Jacques Martel

Mein Körper – Barometer der Seele

Jacques Martel

Mein Körper – Barometer der Seele

Das psychosomatische Lexikon,
das schon beim Lesen hilft

VAK
VAK Verlags GmbH
Kirchzarten bei Freiburg

Titel der kanadischen Originalausgabe:
Le grand dictionnaire des malaises et des maladies

Die Übersetzung beruht auf der 2. Auflage 2007, erschienen bei
Les Éditions ATMA international mit der ISBN 978-2-923364-14-8.

Bibliografische Information der Deutschen Nationalbibliothek
Die Deutsche Nationalbibliothek verzeichnet diese Publikation in der Deutschen Nationalbibliografie; detaillierte bibliografische Daten sind im Internet über http://dnb.d-nb.de abrufbar.

VAK Verlags GmbH
Eschbachstraße 5
79199 Kirchzarten
Deutschland
info@vakverlag.de
www.vakverlag.de
Das komplette Verlagsprogramm finden Sie im Internet unter: www.vakverlag.de

29. Auflage 2025

(Die Auflagen 1 bis 7 erschienen mit der ISBN 978-3-935767-22-4.)
Übersetzung: Ursula Ihle (Hilden, 2003) und Dörte Eliass (Wien, 2011)
Lektorat Dr. Ulrike Strerath-Bolz, Friedberg / Bayern
Umschlag: Sabine Fuchs, fuchs_design, München
Satz: HSB Telecom & Multimedia, Altenmünster
Druck: mediaprint solutions GmbH, Paderborn
Printed in Germany
ISBN 978-3-86731-097-0 (Printausgabe)
ISBN 978-3-95484-182-0 (ePub)
ISBN 978-3-95484-184-4 (PDF)

Inhalt

Dieses Buch ist allen gewidmet,
die nach der Wahrheit suchen,
sowie meinem spirituellen Vater: Peddar Zask.

Hinweis des Verlags

Dieses Buch soll dazu beitragen, das Verständnis von Krankheiten, Verletzungen und Beschwerden zu *erweitern*. Es lenkt den Blick auf *mögliche* psychische Zusammenhänge und Hintergründe von Krankheiten. Damit soll aber nicht behauptet werden, dass *jede* Krankheit in erster Linie psychisch oder gar *nur* psychisch bedingt sei.

Vorwort

Ich akzeptiere ↓♥ meine Heilung

Mir dessen bewusst zu werden, wer ich bin und was ich im Begriff bin zu werden, ist immer sehr aufregend, wenn das, was ich in Bezug auf mich selbst und gegenüber anderen entdecke, schön und positiv ist. Was geschieht aber, wenn die Entdeckungen, die ich bei der persönlichen Entwicklung mache, mir versteckte Seiten meiner Persönlichkeit aufzeigen und dazu führen, dass ich mir der Beschwerden und Krankheiten bewusst werde, an denen ich leide oder die sich in meinem Körper eingenistet haben? Genau das ist im Laufe der letzten Jahre geschehen, als ich feststellte, dass sich aufgrund schlecht verarbeiteter Gemütsbewegungen fast unmerklich Krankheiten bei mir eingenistet hatten. Erst als ich lernte, diesen Strudel von Gemütsbewegungen aller Art, die mich beherrschten, wieder zu harmonisieren, hatte ich die Kraft, sämtliche Beschwerden oder jede Art von Krankheit zu heilen, denen ich erlaubt hatte, sich als Herrscher in mir festzusetzen und Herr über den **Tempel meines Körpers** zu werden. Selbstverständlich war die Verantwortung gegenüber meiner Gesundheit, die ich wieder zu akzeptieren ↓♥ bereit war, Ergebnis eines langen Prozesses der Selbstbeobachtung und des Infragestellens meiner Werte; vor allem hat dies mir aber **die Gewissheit gegeben, dass ich die Kraft habe mich zu heilen**. Dafür hatte ich seit 1988 das Privileg, Jacques Martel zu kennen und in Verbindung mit ihm zu stehen und mir bei den zahlreichen von ihm gehaltenen Vorträgen und Workshops Kenntnisse zu erwerben. Durch die Leichtigkeit, mit der er ein Thema einfach und verständlich macht, das vielen eher komplex erscheinen mag, durch seine bedingungslose Liebe und seinen innigen Wunsch, den Menschen beim Erlangen größeren körperlichen, seelischen und geistigen Wohlbefindens zu helfen, war er mir immer eine Stütze, ein Wegweiser, der mir hilft, meine Schuldgefühle zu vertreiben und sie durch die Übernahme von Verantwortung für mein Leben zu ersetzen, damit ich mich zunehmend freier, wohl in meiner Haut, als Herrin meines Lebens fühle. Jacques hat mir geholfen, Krankheit als eine positive Erfahrung zu akzeptieren ↓♥, die mir Gelegenheit bietet, innezuhalten und mich zu fragen, was eigentlich in meinem Leben geschieht.

Für viele Menschen wie mich war die Krankheit eine Chance, Hilfe zu suchen, eine Sache, die ich oft lieber vermeiden möchte. Ich muss mich daran erinnern, dass **Fallen menschlich ist, Wiederaufstehen aber göttlich**. Um einen Heilungsprozess in Gang zu setzen, ist es unausweichlich, sich anderen zu öffnen, sich gegenüber sich selbst zu öffnen und sich in erster Linie gegenüber der **Liebe** zu öffnen, denn alle Beschwerden und jede Krankheit lassen sich heilen, wenn ich bereit bin zu akzeptieren ↓♥, dass ich meine Scheuklappen ablege und einen neuen und positiven Blick auf jede Situation richte, die ich erlebe, selbst wenn sie noch so schwer ist. Denn ich weiß, dass diese Erfahrung, sobald ich die Bedeutung ihres Eintretens in mein Leben in meinem Herzen verstanden habe, allmählich weiterwirken kann und ich wieder völlig gesund werde.

Dies ist genau der Sinn dieses Buches, das ich als ein außergewöhnliches Instrument der Transformation betrachte. Es ist ein Fenster, das sich zu dieser noch sehr fremden Welt der Gemütsbewegungen öffnet. Es ist ein Instrument, das mir die Möglichkeit gibt, mich gegenüber diesem Samenkorn zu öffnen, das dem Krankheitserreger, dem Virus, dem Tumor oder jeder anderen körperlichen Erkrankung erlaubt hat, sich in meinem Körper auszubreiten und offen zu Tage zu treten. Indem ich mir gestatte, mich durch alle diese nicht oder schlecht verarbeiteten Gemütsbewegungen hindurch zu lieben und zu akzeptieren ↓♥, werde ich einen weiteren Schritt in Richtung von mehr Harmonie, mehr Frieden, mehr Liebe machen.

Wenn ich lerne, dieses **neue Lexikon der Gemütsbewegungen zu entschlüsseln**, kann ich von jetzt an in mein **Gesundheitskapital** investieren, da ich nun in der Lage bin, vielen Beschwerden, die mir auflauern, vorzubeugen und ihnen aus dem Weg zu gehen.

Im Laufe der letzten Jahre, während derer ich mit Jacques am Entstehen dieses Buches gearbeitet habe, war ich überrascht zu sehen, welche Menge an Zeit (Tausende von Stunden) wir in diese Arbeit investieren mussten, ganz zu schweigen von der Energie und der Offenheit, die erforderlich waren, um alle diese schlecht verarbeiteten Informationen zu kanalisieren, die entweder eine Phase meines eigenen Lebens berührten oder eine Situation, die eine mir bekannte Person erlebt hatte.

Wir alle waren mindestens einmal in unserem Leben „krank" und die Tatsache, dass wir die Ursache eines Leidens, von dem wir oder eine uns nahestehende Person betroffen sind, „aufdecken", bringt uns dazu, uns loszulösen und eher zum Zeugen als zum Opfer all dieser Leiden zu werden – in dem Sinne, dass wir eine Krankheit als positiv betrachten und uns von dem negativen Einfluss befreien, den wir durch sie auf uns ausüben lassen. Ich wünsche uns allen, dass uns dies mit Hilfe dieses Werkzeugs gelingt. Jeder von uns soll immer unabhängiger werden, immer besser in der Lage zu erkennen, woher die Beschwerden und Krankheiten kommen, an denen wir leiden oder leiden könnten. Diese Erkenntnis wird als vorbeugende Maßnahme wirken und die Änderungen in unserem Leben herbeiführen, die zur Wiedererlangung unserer Gesundheit erforderlich sind. Es handelt sich um eine gute Ergänzung der zahlreichen bereits existierenden Techniken sowohl auf dem Gebiet der konventionellen als auch der alternativen Medizin, die sich nicht nur für körperliche Heilung als wesentlich erweist, sondern auch für die Heilung des Herzens (der Liebe) – ↓♥ also des Ortes, wo die wirkliche Heilung stattfindet.

Auf Ihre Gesundheit!

Lucie Bernier

Psychotherapeutin, Buchkoordinatorin

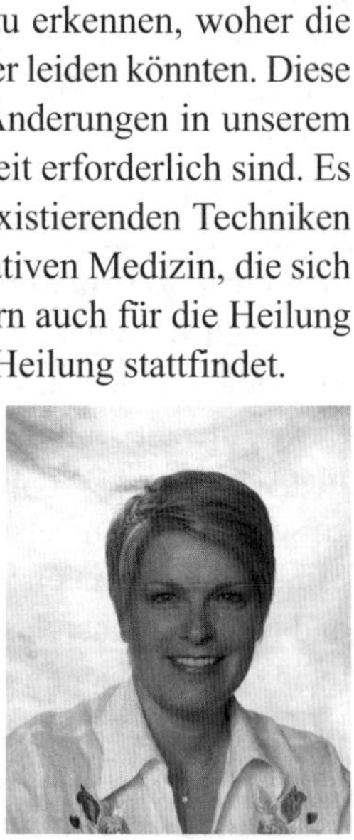

Einleitung

Die Gesundheit ist schon immer ein Thema gewesen, mit dem ich mich sehr stark befasst habe. Schon in frühester Jugend hatte ich mit Gesundheitsproblemen zu tun, ohne deren genaue Ursache zu kennen. Meine Mutter musste mit schwierigen Situationen fertig werden, zu denen über Jahre hinweg Maßnahmen wie Operationen und Behandlungen gehörten und die zu jahrelangen Krankenhausaufenthalten führten.

Da sich nicht genau feststellen ließ, was mir fehlte, fühlte ich mich immer wie mit einem ständigen Zweifel behaftet: Ich glaubte, dass diese Beschwerden psychischer Art sein könnten. Deshalb sagte ich mir: Entweder existieren diese Probleme nur „in meinem Kopf" oder es gibt einen Grund für das, was hier geschieht. – Ich habe mich für die zweite Möglichkeit entschieden und begonnen, nach der Ursache für alle diese von mir erlebten Unannehmlichkeiten zu suchen.

1978 begann ich, im Gesundheitsbereich zu arbeiten, und zwar auf dem Gebiet der Nahrungsergänzung. Zu diesem Zeitpunkt begann ich mir im Rahmen persönlicher Sprechstunden, die ich abhielt, und durch meine Beobachtung darüber klar zu werden, dass es eine Verbindung zwischen den Gemütsbewegungen, den Gedanken und den Krankheiten geben könnte. Ich hatte intuitiv begonnen, den Zusammenhang zwischen bestimmten Gemütsbewegungen und bestimmten Erkrankungen zu erkennen. Als ich mich 1988 für Kurse in Persönlichkeitsentwicklung einschrieb, kam ich in Kontakt mit dem, was man die **„metaphysische" Betrachtungsweise von Beschwerden und Krankheiten** nennen könnte. [Diese Bezeichnung soll im Zusammenhang dieses Buches ausdrücken, dass es um jenseits der physischen Ebene liegende mögliche Bedeutungen und psychische Hintergründe von Krankheiten geht. Anmerkung des Verlags.] Ich sehe uns noch die Liste von Beschwerden und Krankheiten zu Rate ziehen, die Louise Hay in ihrem Buch zusammengestellt hatte. Darüber hinaus beobachtete ich die Menschen, die mit der Erforschung ihrer selbst und anderer begannen, um die Richtigkeit ihrer Argumente zu überprüfen, und zwar voller Begeisterung für die Entdeckung neuer Forschungsansätze, die ihnen ein besseres Verständnis des von ihnen Erlebten ermöglichen würden.

Von diesem Augenblick an ist mein Interesse an dieser Betrachtungsweise unaufhörlich gewachsen, und dies vor allem, da ich eine Neuorientierung auf dem spezifischen Gebiet der Persönlichkeitsentwicklung vornahm. Seit damals überprüfe ich im Rahmen meiner persönlichen Sprechstunden, meiner Kurse oder meiner Workshops ständig die Stichhaltigkeit dieser Angaben über Beschwerden und Krankheiten. Auch heute passiert es mir ständig, dass ich beim Einkaufen im Lebensmittelgeschäft oder im Fotokopierladen anderen Menschen Fragen über ihre Erfahrungen im Zusammenhang mit ihren Beschwerden oder Krankheiten stelle.

Ich sehe diese Menschen vor mir, wie sie mich erstaunt und prüfend ansehen, wobei sie sich fragen, ob ich ein Hellseher oder ein Außerirdischer bin, weil ich Dinge über ihr persönliches Leben weiß, ohne dass sie mir davon erzählt hätten. Die Antwort ist allerdings einfach. Wenn man Beschwerden und Krankheiten entschlüsseln kann und weiß, mit welchen Gemütsbewegungen sie im Zusammenhang stehen, ist es leicht, den Menschen zu sagen, was sie erleben. Also sage ich den Menschen, dass es ganz einfach die Kenntnis der Funktionsweise des Menschen und das Wissen um deren Zusammenhänge mit Gedanken, Gemütsbewegungen und Krankheiten ist, die mir diese Information möglich macht. **Was ich tue, hat also nichts mit Hellsehen zu tun, sondern mit Wissen**.

Mit der Erfahrung und den Kenntnissen, die ich heute besitze, kann ich versichern, dass ein Mensch unmöglich an Diabetes leiden kann, ohne eine tiefe Traurigkeit oder einen Abscheu gegenüber einer von ihm durchgemachten Situation zu erleben. In entsprechender Weise bedeutet für mich das Leiden an Arthritis, dass der Betreffende voller Selbstkritik oder Kritik gegenüber anderen oder gegenüber bestimmten Situationen seines Lebens ist. Für mich ist es ebenso undenkbar, dass jemand an Leberproblemen leidet, ohne Wut oder Frustration sich selbst oder anderen gegenüber zu erleben, und so weiter und so fort. Gelegentlich bekam ich die folgende Bemerkung zu hören: „Beim Entschlüsseln von Beschwerden und Krankheiten richtest du es dir so ein, dass das funktioniert." Ich bekomme dann zu hören, dass *jeder* Wut, Frustration, Leid, Ablehnung usw. verspürt. Darauf antworte ich, dass nicht jeder Mensch auf dieselbe Art und Weise reagiert. Nehmen wir einmal als Beispiel an, dass ich in einer Familie mit zwölf Kindern groß geworden bin, in der der Vater Alkoholiker und die Mutter depressiv war. Meine Brüder und Schwestern hatten dieselben Eltern wie ich, aber jedes Kind ist auf eine andere Weise betroffen, die von *seiner Auslegung* dessen abhängt, was es mit den Eltern erlebt hat. Warum? Weil wir alle unterschiedlich sind und in unserer persönlichen Entwicklung unterschiedliche Prozesse der Bewusstwerdung durchmachen müssen. So kann also die Erfahrung von Ablehnung bei dem einen eine Krankheit auslösen, nicht aber bei dem anderen. **Das hängt davon ab, in welcher Weise ich mich bewusst oder unbewusst betroffen gefühlt habe**. Wenn mein seelischer Stress groß genug ist, wird er in einen biologischen Stress in Form einer Krankheit umgewandelt.

Während eines Workshops wurden die Beschwerden und Krankheiten, die man mir mitteilte, zu meiner großen Freude ziemlich schnell und richtig entschlüsselt. Wenig später sagte mir eine Freundin, die an diesem Workshop teilgenommen hatte: „Jacques, du musst aufpassen, wenn du den Leuten so direkt und umgehend antwortest. Die Leute, die neben mir saßen, hatten den Eindruck, dass der Workshop so eingerichtet war, dass das funktionierte." Das traf natürlich nicht zu. Hier ist es wichtig zu verstehen, dass erstens die von den Beschwerden oder der Krankheit betroffene Person weiß, dass das, was gesagt wird, auf sie zutrifft; aber für die anderen, die nicht persönlich betroffen sind, ist das vielleicht nicht so klar ersichtlich. Zweitens kann uns etwas, was uns neu ist und gerade erst in unser Bewusstsein gerückt wurde, unwirklich erscheinen. Diese Realität zu leugnen kann auch eine Art Selbstschutz sein, damit man sich nicht für das verantwortlich fühlen muss, was einem geschieht.

Hier eine Anekdote, die diese Feststellung belegt: Der berühmte Erfinder Thomas Edison traf die Mitglieder des amerikanischen Kongresses, um ihnen seine neue Entdeckung, das Grammofon, also eine sprechende Maschine, vorzustellen. Als er seine Erfindung in Gang setzte, so wird berichtet, bezeichneten ihn einige Mitglieder des Kongresses als Hochstapler und behaupteten, es müsse irgendeine Manipulation geben, denn für sie war es undenkbar, dass die menschliche Stimme aus einer Kiste herauskam. Die Zeiten haben sich glücklicherweise geändert. Deshalb ist es wichtig, neuen Ideen gegenüber offen zu bleiben, die uns innovative Antworten auf eine Reihe von Problemen geben könnten. In den Vereinigten Staaten und in Europa haben bereits zahlreiche Menschen diese Betrachtungsweise des Zusammenhangs zwischen den Konflikten von Gemütsbewegungen und Gedanken und der Krankheit für sich angenommen, sodass dieser Bereich immer besser erforscht werden kann, nicht nur bei uns in Kanada, sondern weltweit.

In meinen Vorträgen sage ich oft, dass ich einen wachen und scharfen Verstand habe, aber auch eine gute Intuition, und dass die größte Herausforderung meines Lebens diejenige war und immer noch ist, diese beiden Aspekte miteinander in Einklang zu bringen. Meine wissenschaftliche Ausbildung als Elektroingenieur führte zu einer Veranschaulichung der logischen und rationalen Seite der Dinge. Die Physik hat mich gelehrt, dass eine Wirkung auf eine sehr reale Ursache zurückzuführen ist. Später konnte ich eben diesen Zusammenhang zwischen Ursache und Wirkung auf das Gebiet der Gemütsbewegungen und Gedanken anwenden, auch wenn dieses Gebiet weniger greifbar ist als die Physik. Aber stimmt das überhaupt? Auch in einem Bereich wie der Elektrizität, die zur Physik gehört, wird mit etwas gearbeitet, dass nie ein Mensch gesehen hat: Elektrizität. *Wir arbeiten nämlich de facto nur mit Auswirkungen* wie Licht, Wärme, elektromagnetische Induktion, usw. Auf dieselbe Weise sind Gedanken und Gemütsbewegungen nicht unbedingt körperlich im engeren Sinne, aber sie können körperliche Auswirkungen in Form von Beschwerden und Krankheiten haben. Deshalb ist ein Ziel dieses Buches, zu zeigen, dass etwas Unsichtbares wie Gedanken und Gemütsbewegungen eine Reaktion hervorrufen kann, die körperlich und messbar ist, und zwar häufig in Form von Beschwerden und Krankheiten. Kann ich Wut messen? Nein, aber ich kann das Fieber messen. Kann ich die Tatsache messen, dass ich oft den Eindruck habe, im Leben kämpfen zu müssen, um das zu erreichen, was ich erreichen will? Nein, aber ich kann die Anzahl der roten Blutkörperchen messen, die sinkt, wenn ich an Anämie leide. Kann ich die Tatsache messen, dass es in meinem Leben nicht genug Freude gibt? Nein, aber ich kann meinen erhöhten Cholesterinspiegel im Blut messen und so weiter und so fort. Nachdem ich mir also der Gedanken und Gemütsbewegungen bewusst geworden bin, die zu Beschwerden und Krankheiten geführt haben, kann es dann sein, dass ich wieder gesund werde, wenn ich diese Gedanken und Gemütsbewegungen ändere? Ich wage dies zu behaupten.

Allerdings kann dies komplexer oder tiefgründiger ablaufen als der Teil, dessen ich mir bewusst bin. Deshalb kann es vorkommen, dass ich mich an medizinische oder andere Fachleute wenden muss, die mir bei Änderungen in meinem Leben helfen. Wenn ich mich einer Operation unterziehen muss und verstehe, wie es zu dieser Situation gekommen ist, werde ich mich möglicherweise viel schneller wieder erholen als jemand, der nicht wissen wollte oder einfach nicht beachtete, was sich in seinem Leben ereignete. Darüber hinaus wird, wenn ich die Mitteilung, die mir meine Krankheit machen will, nicht verstehe, die Operation oder die Behandlung dem Anschein nach diese Krankheit heilen, aber später kann sich diese in einer anderen Form an einer anderen Stelle meines Körpers wieder bemerkbar machen.

Es bleibt zu hoffen, dass sich immer mehr Unternehmensleitungen der Tatsache bewusst werden, wie sinnvoll es ist, ihre Angestellten auf emotionaler Ebene in ihrer persönlichen Entwicklung zu unterstützen. Auf diese Weise werden sich die Unfälle und die Fehlzeiten im Unternehmen noch weiter verringern lassen, während die individuelle Leistungsfähigkeit steigt. Wenn mein eigenes Leben, mein Familienleben oder mein Berufsleben dazu führt, dass ich mich nicht wohl in meiner Haut fühle, erhöht sich die Wahrscheinlichkeit, dass ich mir (unbewusst) eine Krankheit oder einen Unfall „zuziehe", um nicht arbeiten zu müssen oder damit sich jemand um mich kümmert.

1990 kam mir die Idee, ein Lexikon über die „metaphysischen", hintergründigen Ursachen der Beschwerden und Krankheiten zu verfassen, und 1991 habe ich mit der Arbeit begonnen. Zu diesem Zeitpunkt ahnte ich nicht, wie umfangreich die Arbeit sein würde, die da auf mich zukam. Zum Glück; denn hätte ich es gewusst, hätte ich mich niemals an dieses Projekt gewagt. Aber ich habe mir gesagt: „Immer schön einen Schritt nach dem anderen! Ich werde es schon schaffen. Ich werde so lange arbeiten, bis ich mit den Ergebnissen zufrieden genug bin, um dieses Werk zu veröffentlichen."

Wenn ich das hier erwähne, dann deshalb, weil es genauso viel Arbeit, Energie und Willenskraft erfordert, bei sich selbst etwas zu verändern. Ein amerikanischer Autor hat einmal geschrieben: **„Nur die Mutigen und die Abenteuerlustigen werden Gott persönlich erfahren."** Für mich bedeutet diese Aussage, dass mir meine Entschlossenheit, Herausforderungen anzunehmen, und mein Mut, neue Wege einzuschlagen, einen Zustand der Selbstverwirklichung und des Wohlbefindens verschaffen werden. Dieser Zustand des Wohlbefindens entspricht der körperlichen, geistigen und seelischen Gesundheit.

Von 1978 bis 1988 habe ich mich auf dem Gebiet der Nahrungsergänzungsmittel eingearbeitet. Man kann dies den **orthomolekularen Ansatz** nennen, was so viel heißt wie: „dem Organismus die nötigen Nährstoffe wie Vitamine, Mineralstoffe und andere Nährstoffe in Form von Nahrung oder Nahrungsmittelsupplementen zuführen, um ihn beim Wiederherstellen oder Aufrechterhalten **optimaler Gesundheit** zu unterstützen."

Ich stützte mich damals auf die Arbeiten von Psychiatern und anderen Ärzten, Biochemikern und verschiedenen kanadischen und amerikanischen Forschern, die mit ihren Versuchen festgestellt hatten, dass eine Zufuhr der erforderlichen Nährstoffe in bestimmten Fällen zu einer Besserung oder sogar Wiederherstellung der körperlichen, geistigen oder seelischen Gesundheit führen konnte. Es gibt in der Tat mehrere Ansätze, **eine optimale Gesundheit** zu erreichen, die alle ihre Bedeutung haben, da jede dieser Methoden in der einen oder anderen Weise auf sämtliche Aspekte unseres Lebens Einfluss nimmt. 1996 habe ich eine Fernsehreportageüber ein Krankenhaus gesehen, in der es um einen Patienten ging, bei dem eine dreifache koronare Bypass-Operation durchgeführt werden sollte.[1] Dieser Patient erhielt vor seiner Operation Sitzungen mit Visualisierung, energetischen Behandlungen und Reflexzonentherapie. Auch während der Operation wurde er energetisch behandelt. Nach seiner Operation hat dieser Patient erneut an Visualisierungssitzungen teilgenommen sowie energetische Behandlungen und Reflexzonentherapie erhalten. Diese Behandlungen haben sich als erfolgreich erwiesen, da sich der Patient nach dieser schweren Operation viel schneller wieder erholt hat, als dies bei einem anderen Patienten unter den üblichen Bedingungen der Fall gewesen wäre. Der behandelnde Arzt, Mehmet Oz, gab an, dass er einen solchen Versuch mit 300 seiner Patienten durchführe, um die Ergebnisse der zusätzlich zur konventionellen ärztlichen Behandlung verabreichten alternativen Behandlungen auszuwerten.

So versteht sich also das vorliegende Buch als Ergänzung sämtlicher anderen Methoden, ob aus dem Bereich der Schulmedizin oder der alternativen Heilverfahren. Es handelt daher sowohl von der allopathischen, eher medizinischen Herangehensweise als auch von dem ganzheitlichen Ansatz, der stärker den körperlichen, seelischen und geistigen Aspekt meines Wesens umfasst. Ich wünsche mir, dass Angehörige der Gesundheitsberufe dieses Lexikon als Ergänzung in der Ausübung ihres Berufes nutzen, **als Arbeits- und Untersuchungsinstrument**, um ihre Patienten in deren Heilungsprozess zu unterstützen. Ich für meinen Teil habe Erfahrungen mit Operationen, Schulmedizin, Arzneimitteln, Akupunktur, energetischen Behandlungen, Radiästhesie, Naturheilkunde, Massagen, Farbtherapie, Ernährungstherapie, Vitamintherapie, Bach-Blütentherapie, Chiropraktik, Orthomolekularer Medizin, Irisdiagnostik, Psychotherapie, Rebirthing (bewusste Atmung), Homöopathie, usw. gesammelt. Ich weiß: Wenn es eine für alle wirksame und gültige Methode gäbe, wäre dies die einzig existierende Methode. Aber dies ist nicht der Fall, da der Mensch auf diesem Planeten das Lebewesen ist, das über die meisten Möglichkeiten verfügt, gleichzeitig aber auch am komplexesten ist.

Aus diesem Grund muss ich selbst versuchen zu verstehen, was ich erlebe, und mir dabei, falls nötig, von anderen auf deren jeweiligem Fachgebiet helfen lassen. Derselbe Autor, den ich bereits weiter oben erwähnt habe, schrieb einmal: **„Man sollte von denen lernen, die wissen.“** Deshalb muss ich in jedem Beruf das Beste suchen, was er zu bieten hat. Wenn ich einem Arzt gegenübersitze, sage ich mir, dass er über Medizin mehr weiß als ich und dass ich deshalb aufmerksam zuhören muss, was er

[1] Davon wurde in der Zeitschrift *LIFE* von September 1996 unter dem allgemeinen Thema *The HEALING revolution* berichtet.

mir sagt und vorschlägt, mir aber die Möglichkeit der freien Entscheidung nach Erhalt dieser Information vorbehalte. Ebenso muss ich, wenn ich mich in Gegenwart eines Akupunkteurs befinde, aufmerksam zuhören, was er mir sagt und als Behandlung vorschlägt, da er besser als ich weiß, wie das energetische Gleichgewicht meines Körpers in Abhängigkeit von meinen Meridianen funktioniert. Dasselbe trifft auf sämtliche anderen Berufe zu.
Kürzlich sagte mir eine Dame, sie glaube nicht an all dieses Gerede von Gedanken und Gemütsbewegungen im Zusammenhang mit Krankheiten. Ich habe ihr geantwortet, dass es nicht wichtig sei, daran zu glauben. Nachdem ihr einige Texte vorgelesen wurden, die von Beschwerden und Krankheiten handelten, an denen sie bereits gelitten hatte oder noch litt, ließ sich feststellen, dass sich ihre Einstellung verändert hatte und dass sie dieser Methode gegenüber offener geworden war. In der Tat gibt es in mir einen Teil, der weiß, dass das, was geschieht und über mich gesagt wird, dem entspricht, was ich erlebe, und dass es sich dabei nicht um einen Zufall handelt. Hier bedarf es der Vorsicht: Ich darf mich *nicht* für das „schuldig" fühlen, was mir passiert, und glauben, dass man mir sagt, ich sei selbst daran schuld, dass ich krank sei! Ich bin zwar für das, was mir geschieht, verantwortlich, aber in den meisten Fällen ist es nicht meine „Schuld". **Beschwerden und Krankheiten erlebe ich aus Unwissen über die Gesetze, die die Wirkung der Gedanken und Gemütsbewegungen auf den Körper regieren. Deshalb muss ich mir meiner persönlichen Entwicklung oder im weiteren Sinne meiner geistigen Entwicklung bewusst werden.** Da, wo ich entdeckt habe, dass es wenig oder gar keine Liebe gab, muss ich feststellen, dass die Liebe doch vorhanden war. Das ist gar nicht so einfach, werden Sie mir sagen! Aber so ist es eben. Wenn ich von einem Balkon springe und mir dabei ein Bein breche, werde ich dann behaupten, Gott hätte mich bestraft? In der Tat gibt es ein Gesetz, das Schwerkraft genannt wird und dazu führt, dass ich auf den Boden falle. Dieses Gesetz ist weder gut noch böse, es ist einfach das Gesetz der Schwerkraft. Es bringt nicht viel, zu diskutieren und auf dieses Gesetz wütend zu sein, weil ich mir „seinetwegen" ein Bein gebrochen habe. *Das würde überhaupt nichts an dem Gesetz ändern*, denn **Gesetz ist Gesetz**. So lassen sich alle Krankheiten als Mangel an Liebe erklären. Es heißt, **die Liebe sei die einzige Heilkundige**. Wenn das wahr ist, reicht es dann nicht einfach, Liebe zu geben, um die Heilung eintreten zu sehen? Das stimmt, zumindest in einigen Fällen. In der Tat sieht es so aus, als ob die Liebe Zutritt durch bestimmte Türen finden muss, damit eine Heilung eintritt, und zwar durch die Türen, die durch meine früheren Verletzungen für die Liebe versperrt wurden. Hier gibt es also ein weites Feld für Entdeckungen und Bewusstwerdung!
Es ist nicht Aufgabe dieses Buches, unmittelbare Lösungen für Beschwerden und Krankheiten anzubieten, sondern viel eher, mir dessen bewusst zu werden, dass die Beschwerden und Krankheiten, an denen ich leide, durch meine Gedanken und Gemütsbewegungen verursacht sind. Auf der Grundlage dieser Erkenntnis kann ich die mir angebracht erscheinenden Maßnahmen ergreifen, um etwas in meinem Leben

zu ändern. Schon allein die Tatsache, dass ich weiß, woher meine Beschwerden und Krankheiten kommen, kann ausreichen, um Änderungen in meinem Körper herbeizuführen. In einigen Fällen kann die positive Veränderung 50 Prozent betragen und sogar bis zu 100 Prozent erreichen, das heißt: vollständige Heilung.
Als ich 1988 die Kurse für Persönlichkeitsentwicklung kennenlernte und mir der Veränderungen bewusst wurde, die sich in mir abspielten, hatte ich das Gefühl, neu geboren zu werden, und erblickte am Horizont einen Hoffnungsschimmer für bessere Zeiten. Ich hatte endlich eine Möglichkeit gefunden, bedeutende Veränderungen in meinem Leben vorzunehmen und deren Ergebnisse zu sehen. Ich musste dringend handeln, denn ich hatte erhebliche Probleme mit Autorität und erlebte unglaublich viel Ablehnung, Verlassenheit und Unverständnis. **All das war mir bekannt, aber ich musste einen Weg finden, mich zu ändern, meine inneren Verletzungen zu heilen.** Deshalb habe ich mich auf dem Gebiet der Persönlichkeitsentwicklung engagiert. Meine Arbeit hat es mir ermöglicht, an mir selbst zu arbeiten, während ich mit den anderen daran arbeitete, dass sie ihr Bewusstsein öffnen konnten. **Ich bin fest davon überzeugt, dass jeder von uns die Verantwortung für sich übernehmen und immer selbstständiger werden kann und dass jeder von uns einen hohen Grad an Weisheit, Liebe und Freiheit erreichen kann! Wir alle haben es verdient.**
Dieses Lexikon versteht sich als Instrument zur Bewusstseinsöffnung und zur Selbsterforschung. Wenn sich etwas im Zusammenhang mit meiner Gesundheit ereignet, lese ich nach, was in diesem Lexikon dazu steht, um mir noch stärker bewusst zu werden, was sich da abspielt. In der Tat neigt der Mensch leicht dazu, Dinge, die ihn stören, auszublenden, das heißt, sie aus seinem Gedächtnis zu verdrängen. Wenn ich also dieses Lexikon lese, tue ich es mit den Augen desjenigen, der lernen und sich dessen, was ihm geschieht, stärker bewusst werden will. Mein Intellekt nimmt die Information auf, mit der ich dann arbeiten muss. **Denn die einzige wirkliche Macht, die ich besitze, ist die Macht über mich selbst; ich bin derjenige, der mein Leben erschafft. Je mehr ich mir dessen bewusst bin, desto mehr angemessene Veränderungen kann ich vornehmen.**
Seit einem Jahrhundert und vor allem in den letzten fünfzig Jahren haben wir einen enormen Sprung in technologischer Hinsicht gemacht, was in vielen Fällen zu einer Verbesserung unserer Lebensbedingungen geführt hat. Trotz dieses Fortschritts machen wir uns nicht wirklich klar, dass die Wissenschaft nicht die Antwort für alles ist und dass auf diesem Planeten viele Menschen an Krankheiten leiden. Ob man nun in den Industrieländern oder in den Entwicklungsländern lebt – man muss auf sich Acht geben und sich die folgenden Fragen stellen: Wer bin ich? Wohin gehe ich? Welches Ziel habe ich in meinem Leben?
Es ist wichtig, dass ich dieses Buch wie ein Werkzeug zum Verständnis, zur Erforschung und zur Transformation verwende. Wenn mir beim Lesen der Texte neue Ideen in den Sinn kommen, kann ich die Texte ohne Weiteres mit meinen eigenen Worten ergänzen. **Dieses Werkzeug muss zu einem *lebenden* Instrument werden, zu**

zu dem jeder von uns seinen Beitrag leisten kann. So wurden bestimmte Abschnitte in diesem Buch auf Bitten von Personen verfasst, die von meiner Arbeit an dem Buch wussten. Wenn mich also zum Beispiel jemand gefragt hat: „Hast du in deinem Buch auch über Allergie gegen Erdnussbutter geschrieben?", habe ich geantwortet: „Nein, aber ich *werde* darüber schreiben." So verhielt es sich bei mehreren Krankheiten. Das ist einer der Gründe, weshalb dieses Buch (in der französischen Originalsprache) auch über das Internet zugänglich ist (https://atma.ca/), und zwar nicht nur zum Nachschlagen, sondern auch, um regelmäßig Aktualisierungen vornehmen und Kommentare der Leser hinzufügen zu können.
Ich wünsche Ihnen gute Lektüre!

Jacques Martel
Psychotherapeut

Wichtige Hinweise zum Benutzen dieses Buches

Dieses Buch stellt ein Forschungsdokument über die jenseits des Physischen liegenden Aspekte von Beschwerden und Krankheiten dar: Gedanken, Gefühle und Gemütsbewegungen. Für die Zukunft sind Aktualisierungen vorgesehen, die über das Internet erfolgen werden. Der Autor bittet im Voraus um Verzeihung für Fehler, die sich möglicherweise eingeschlichen haben, und fordert die Leser ausdrücklich auf, ihn direkt auf der Webseite oder schriftlich darauf hinzuweisen.

Der Autor erhebt nicht den Anspruch, auf direkte oder indirekte Weise einen ärztlichen Rat zu geben. Er erhebt ebenso wenig den Anspruch, auf direkte oder indirekte Weise eine ärztliche Diagnose zu stellen. Die in diesem Buch enthaltenen Ideen dienen der Information über eine Möglichkeit, die Ursachen von Beschwerden oder Krankheiten zu erforschen; sie sollen dem Patienten selbst und dem behandelnden Arzt oder Therapeuten helfen, den Ursprung der Beschwerden oder Krankheiten besser zu verstehen.

Die Aussagen in diesem Buch dienen ausschließlich der Information. **Der Autor ist sich der Tatsache bewusst, dass Beschwerden und Krankheiten in diesem Buch nur von einem jenseits der physischen Ebene liegenden, eher psychologischen Standpunkt aus betrachtet werden, dass aber noch andere die Gesundheit betreffende Aspekte dabei eine Rolle spielen können. Der Autor ist sich bewusst, dass Krankheiten wesentlich komplexer sein können, als die hier vorliegenden, bewusst einseitigen Erklärungen dies erscheinen lassen.**

Die vereinfachte Herangehensweise an bestimmte Krankheiten wie Krebs, Diabetes, usw. hat zum Zweck, den Lesern zu helfen, bei der gemeinsam mit medizinischen Fachleuten unternommenen Suche nach der Ursache der Beschwerden oder Krankheiten eine Tür zu öffnen. Die Idee dieses Lexikons ist zunächst, von einer Perspektive auszugehen, um möglichst vielen Menschen die Information so verständlich wie möglich zu machen. **Dieser Ansatz versteht sich als Ergänzung zu jedem allopathischen**[3] und ganzheitlichen Ansatz.

Jeder, der Änderungen an einer bestehenden Behandlung wünscht, sollte darüber mit seinem behandelnden Arzt oder professionellen Therapeuten sprechen. Patienten mit Krankheiten wie Diabetes (insulinabhängig), Herzkrankheiten (mit täglicher Einnahme von Medikamenten) usw. müssen ärztlichen Rat einholen, bevor sie irgendetwas an ihrer medikamentösen Behandlung ändern, selbst wenn sie selbst *glauben*, sie hätten die Ursache ihrer Krankheit gefunden, und selbst wenn sie *glauben*, jetzt sei alles in Ordnung und unter Kontrolle.

[2] **Internetadresse:** https://atma.ca/

[3] **Allopathisch:** Vorgehen, bei dem eine ärztliche Behandlung mit dem Ziel durchgeführt wird, die Krankheit zu bekämpfen. Dieser Begriff wird im Allgemeinen für die Schulmedizin verwendet.

Wer sich dieses Buches zum Zweck seiner eigenen Information bedient und die Information anwendet, tut dies in eigener Verantwortung. Der Autor übernimmt keinerlei Verantwortung für Handlungen oder Entscheidungen, die Leser aus der Lektüre dieses Buches ableiten und die ihrem Wohlbefinden abträglich sein könnten.
Im Text werden aus Gründen der Vereinfachung meist männliche sprachliche Formen verwendet. Mit Ausnahme der Fälle, in denen Krankheiten typisch männlich oder typisch weiblich sind, gilt ein in der männlichen Form verfasster Text ebenso für Frauen.
↓♥: Dieses Symbol im Text steht für die Energie im Zusammenhang mit dem mit einer Situation verbundenen geistigen Bild oder der damit verbundenen Gemütsbewegung; ich lasse diese Energie von meinem Kopf zu meinem Herzen fließen! Entweder kommt es dann zu einer Heilung in Liebe oder zur Verstärkung einer positiven Einstellung.
Die meisten der folgenden Begriffe oder Ausdrücke werden bei ihrem ersten Auftreten in Fußnoten erklärt. Da man ein Lexikon aber nicht wie einen Roman liest, möchte der Autor einige Erklärungen zu den Begriffen oder Ausdrücken, die sich hier und dort im Text finden, vorwegschicken.
Korrekt sein: bedeutet, dass ich in Übereinstimmung mit meinen persönlichen Werten lebe, unabhängig davon, ob diese mit denen der Gesellschaft harmonieren oder nicht, oder mit den Werten der Gesellschaft, in der ich lebe und mit der ich mich identifiziere.
Geerdet sein: bedeutet hier, dass man sich mit der Erde oder der materiellen Welt verbunden fühlt. Dies kann bedeuten, dass jemand „Realist" ist, im Gegensatz zu jemand anderem, von dem man im übertragenen Sinne sagen könnte, er schwebe in den Wolken.
Integrieren, integriert: Dieser Begriff bezieht sich auf den Vorgang, bei dem eine Situation oder eine Idee innerlich verarbeitet wird. Wenn sich der Begriff auf eine emotionale Verletzung bezieht und ich davon spreche, dass ich die Situation integriert habe, dann bedeutet das, dass ich die innere Verletzung im Zusammenhang mit dieser Situation vollständig geheilt und die Bewusstwerdung vorgenommen habe, die zu dieser Erfahrung gehörte.
Mein höheres Ich: bezieht sich auf mein höheres Selbst, das auch als Bewusstsein, Seele oder ähnlich bezeichnet wird.
Mein innerer Führer: Wie der Begriff des „höheren Ich" bezieht sich dieser Begriff auf den Teil in mir, der mich leiten kann, wenn der Glaube daran zu meinen Überzeugungen gehört.
Ausblenden: etwas aus meinem Bewusstsein oder meiner Empfindsamkeit verdrängen.
Muster: ein Denkschema, das zur Wiederholung von Ereignissen in meinem Leben führt.
Reinkarnation: ein Aspekt, der in den neuen Therapieverfahren eine immer größere Rolle spielt, weshalb der Autor hier und da darauf Bezug nimmt. Allerdings wünscht sich der Autor, dass sich der Leser völlig frei fühlt, diese Idee, diese Anschauung zu teilen oder nicht, in dem Wissen, dass die Bemerkungen zum Thema Reinkarnation ausschließlich zum Zwecke der Information gemacht werden.

Yin und Yang: Yin ist der Name, der in der chinesischen Medizin der Energie mit negativer, weiblicher oder intuitiver Polarität gegeben wurde; Yang ist der Name, der der Energie mit positiver, männlicher oder rationaler Polarität gegeben wurde. Man begegnet diesen Begriffen Yin und Yang unter anderem in der Akupunktur. Wenn die Begriffe Yin und Yang im Text verwendet werden, beziehen sie sich eher auf die energetische Polarität oder den intuitiven oder rationalen Aspekt als auf die Akupunktur.

Eine besondere Lesetechnik: Bessere Integration des Gelesenen durch einsilbige, rhythmische und sequenzielle Aussprache

Ich kann die in diesem Buch enthaltenen Informationen verwenden, um Änderungen auf der Ebene meiner Gemütsbewegungen vorzunehmen. Indem ich die nachfolgende Übung ausführe, kann ich mein emotionales Gedächtnis aktivieren und möglich machen, dass ein Teil meiner Gemütsbewegungen von meinem Kopf zu meinem Herzen ↓♥ in Liebe geheilt wird.

Es geht darum, sich den Text über eine Krankheit vorzunehmen und ihn *Silbe für Silbe* zu lesen, wobei man sich pro Silbe mindestens eine Sekunde Zeit lässt. Nehmen wir zum Beispiel **Arthritis**:

„**Arthritis** (allgemein)
Die **Arthritis** wird als entzündlicher Zustand eines Gelenks definiert. Jeder Bereich des menschlichen Bewegungsapparates kann davon betroffen sein: Knochen, Bänder, Sehnen oder Muskeln. Sie ist durch Entzündung, Muskelsteife und Schmerzen gekennzeichnet, denen auf psychischer Ebene **Verschlossenheit**, **Kritik**, **Kummer**, **Traurigkeit** oder **Wut entsprechen**."

Diesen Text lese ich nun wie folgt:

„**Ar-thri-tis** (all-ge-mein)
Die-**Ar-thri-tis**-wird-als-ent-zünd-lich-er-Zu-stand-ei-nes-Ge-lenks-de-fi-niert.-Je-der-Be-reich-des-mensch-li-chen-Be-we-gungs-ap-pa-ra-tes-kann-da-von-be-trof-fen-sein:-Kno-chen,-Bän-der,-Seh-nen-o-der-Mus-keln.-Sie-ist-durch-Ent-zün-dung,-Mus-kel-stei-fe-und-Schmer-zen-ge-kenn-zeich-net,-de-nen-auf-psy-chi-scher-E-be-ne-**Ver-schlos-sen-heit**,-**Kri-tik**,-**Kum-mer**,-**Trau-rig-keit**-o-der-**Wut-ent-spre-chen**."

Und ich setze die Lektüre auf diese Weise mit dem vollständigen Text fort, der im Buch steht. **Es ist ausgesprochen wichtig, sehr langsam zu lesen**, *höchstens eine Silbe pro Sekunde oder noch langsamer.* Es kommt nicht darauf an, ob mein Intellekt die Wörter oder Sätze, die ich ausspreche, versteht. Es kann vorkommen, dass während der Übung Gemütsbewegungen wie Leid oder Traurigkeit auftreten; es kommt darauf an, Liebe in die Situation einzubringen. Ich kann mir den Text über eine Krankheit vornehmen, an der ich derzeit leide, oder über eine Krankheit, an der ich früher gelitten habe oder von der ich befürchte, dass ich sie bekommen könnte. Wenn während der Übung Gemütsbewegungen auftreten, kann ich später oder an einem anderen Tag damit weitermachen, so lange, bis keine Gemütsbewegungen mehr auftreten und ich mich beim Lesen des Textes wohlfühle.

Wenn mir das günstig erscheint, kann ich diese Übung nach einer Meditation oder nach dem Hören von Entspannungsmusik oder einer geführten Entspannungssitzung machen. Ich kann die Übung auch mit dem Text des Vorworts oder der Einleitung durchführen.

Zur Systematik der Darstellung der Beschwerden und Krankheiten

Grundsätzlich sind die Beschwerden und Krankheiten im Hauptteil des Buches wie auch im Register am Ende in alphabetischer Reihenfolge aufgeführt.
Steht nach dem Namen der Krankheit ein Querverweis in Klammern, so liest man dort nach. Beispiel:

Korpulenz (siehe: Gewicht [Übergewicht])

Zusätzliche Informationen über eine Krankheit oder über damit in Zusammenhang stehende Aspekte erhält man durch das Nachlesen unter anderen Stichwörtern. Beispiel:

Agoraphobie (siehe auch: Angst, Tod, Furcht)

Oder:

Haare – Grind (siehe auch: Haare / Kahlköpfigkeit /Haarschwund / [Haarausfall])

Bestimmte Krankheiten sind unter einem übergreifenden Stichwort zusammengefasst, damit die einander ergänzenden Informationen nahe beieinanderstehen. So wurde alles, was in direktem Zusammenhang mit **Blut** steht, unter Verwendung entsprechender Querverweise unter diesem Stichwort gruppiert:

Anämie (siehe: Blut – Anämie)

Diabetes (siehe: Blut – Diabetes)

Hypoglykämie (siehe: Blut – Hypoglykämie)

Wenn ich also so viele Informationen wie möglich über **Anämie** erhalten möchte, muss ich die folgenden Abschnitte lesen:

Blut (allgemein)

Blut (Blutprobleme)

Blut – Anämie

Falls ich mich in einem Unterabschnitt befinde und zum Beispiel Informationen über **Anämie** haben möchte, werde ich diese unter **Blut – Anämie** finden; selbst wenn es nicht eigens mit **„siehe auch“** angegeben ist, setzt dies voraus, dass ich auch die Abschnitte **Blut (allgemein)** und **Blut (Blutprobleme)** lese.
Ebenso muss ich, wenn ich mich in einem anderen Unterabschnitt befinde, zum Beispiel **Ekzem** (unter **Haut – Ekzem**), die Information unter **Haut (allgemein)** und **Haut (Hautprobleme)** lesen.

Hier eine Übersicht der Stichwörter (Beschwerden, Krankheiten und Körperteile), denen mehrere (andere) Beschwerden und Krankheiten zugeordnet sind:

Allergien	Finger	Mund
Anus	Füße	Muskeln
Arthritis	Gehirn	Nägel
Atmung	Haare	Nase
Auge	Haut	Nieren
Beine	Herz	Ohren
Blut	Knochen	Rachen
Bronchien	Krebs	Rücken
Brüste	Leber	Scheide
Darm	Lungen	Wirbelsäule
Drüsen	Magen	Zähne

Hauptteil

Die Stichwörter von A bis Z

A

Abasie (siehe: Gehunfähigkeit)

Abdomen (siehe: Bauch)

Abhängigkeit (siehe auch: Alkoholismus, Rauchen, Zwangshandlung, Drogen, Lungen [allgemein])

Eine **Abhängigkeit** ist auf **eine tiefe innere Leere** zurückzuführen, auf den äußerlichen Versuch, einen Mangel an Selbstliebe oder an Zuneigung von Seiten eines Elternteils auszugleichen. Mit Hilfe der **Abhängigkeit** (von Alkohol, Drogen, Nahrung, Tabak, Sport, Sex, Arbeit) will ich diese Leere, Verzweiflung und Traurigkeit ausfüllen. Mein Leben hat keinen Sinn und befriedigt meine tiefsten Bedürfnisse nicht. Ich empfinde Auflehnung gegenüber der äußeren Welt und tue mich schwer, mein Ego zu erhalten. Ich schaffe es nicht, mich so zu lieben, wie ich bin, und diese vorübergehende Unfähigkeit äußert sich in Wut und Groll gegenüber dem Universum. Ich lebe in einem psychologischen Gefängnis, in dem ich mich als Sklave einer Substanz oder eines Verhaltens fühle. Die **Abhängigkeit** ist daher eine Art **Ersatz**, der mir für kurze Zeit hilft, in einer Welt frei von Problemen zu leben. Während der Alkohol eine gewisse Ekstase und Unempfindlichkeit gegenüber meinem Leben verursacht, bringen mir die illegalen Drogen (Kokain, Haschisch, Heroin, LSD, PCP, Marihuana, usw.) neue Empfindungen und bisher unbekannte, vermeintlich höhere Bewusstseinszustände. Ich fühle mich in Sicherheit und in einer angenehmen Welt, aber früher oder später bin ich mit meinen Unsicherheiten und Ängsten konfrontiert. Die **Zigarette** ermöglicht es, meine Emotionen „in Nebel zu hüllen". **Essen** hilft mir dabei, einen Mangel an Zärtlichkeit und Liebe zu kompensieren. Vor allem die **Abhängigkeit von Zucker** ist ein Zeichen für Leere in Bezug auf menschliche Wärme und Zärtlichkeit und dafür, dass ich meine eigenen Wünsche ablehne. Jede Art der **Abhängigkeit** führt zu mehr oder weniger gut bekannten Reaktionen des menschlichen Körpers. Diese Formen des Missbrauchs sind grundlegend negativ, bei starker **Abhängigkeit** (beispielsweise von Drogen) können bestimmte Arten unkontrollierbarer Ängste (Neurosen) auftreten. **Abhängigkeit** kann sich auch in einer schwer beherrschbaren (beispielsweise sexuellen) Neigung äußern. Der erste Schritt, auf den es ankommt, ist, mir meine Situation bewusst zu machen. Es erfordert viel Liebe und Mut, mich dieser Sklaverei, die mein Leben behindert, zu stellen und mich davon zu befreien. Ich identifiziere den Mangel, den ich in meinem

Leben erlebe. Vor genau diesem Mangel versuche ich zu flüchten, indem ich mich in jemanden oder etwas anderes verliere (Drogen zum Beispiel). Mein Wunsch nach Leben ist groß, aber ich glaube, erfolglos zu bleiben. Ich fühle mich wie ein „Verlierer". Ich habe in meinem eigenen Leben und in der Gesellschaft nicht den Platz, der mir zukommt. Ich gründe mein Glücksniveau auf dem Erfolg der anderen. Diese **Abhängigkeit** führt dazu, dass ich einen Misserfolg nach dem anderen erlebe, und dies bestätigt mich in meinem Gefühl der Unfähigkeit. Ich muss den Teil von mir beiseitelegen, der sich schuldig fühlt und sich der **Abhängigkeit** schämt. Mich zu beurteilen und zu geißeln, da ich weiß, dass ich dieses Verhalten ändern muss, wird nur meine innere Wut und die Schwierigkeit, mich davon zu befreien, vergrößern. Ich habe Angst zu versagen und vor meiner Vergangenheit. Ich akzeptiere ↓♥, mich dem Unbekannten zu öffnen, dem Weg, der mich zu meinem Ziel der Selbstverwirklichung führt. Bedingungslose Liebe ist der Anfang meiner Heilung. Ich frage andere, suche, überprüfe, mache die ersten Schritte. Ich zähme die Gefühle, die in mir wohnen, denn sie sind Teil meiner wahren Persönlichkeit. Ich suche, welche natürliche Heilungsmethode mir helfen kann, besser meine eigene Mitte zu finden, mich zu harmonisieren und meine inneren Kräfte zu stärken, damit ich in Liebe die verschiedenen Mangelzustände aus meiner Kindheit verarbeiten kann. Ich erfülle langsam meine Verantwortlichkeiten und trete wieder in Kontakt mit dem göttlichen Wesen, das ich bin. So kann ich mich von meiner **Abhängigkeit** befreien und unabhängig und autonom werden, weil ich es verdiene, geliebt zu werden. Ich akzeptiere ↓♥ voll und ganz meinen Wert und die Qualitäten, die aus mir ein außergewöhnliches Wesen machen.

Abkapselung

Die **Abkapselung** kann ein Weg sein innezuhalten und mir Zeit zu nehmen, meine Bedürfnisse zu entdecken. Man kann dies auch als Selbstbeobachtung oder Introspektion bezeichnen. Dauert diese Phase allerdings zu lange und wird sie zu einer Gelegenheit, mich vor der Welt zu verschließen, negative Ideen zu wälzen, Selbstmitleid zu pflegen und mich als Opfer zu fühlen, so laufe ich Gefahr, ernsthafte Probleme sowohl seelischer als auch körperlicher Art zu bekommen. – Ich akzeptiere ↓♥, der Welt gegenüber offen zu bleiben, wobei ich aber meine Bedürfnisse respektiere, um in Freude und Harmonie zu leben.

Ablation

(siehe: Amputation)

Abszess oder Empyem (allgemein)

Ein **Abszess** ist eine Art Infektion, die durch die Entstehung und Ansammlung von Eiter an Stelle von normalem Gewebe gekennzeichnet ist. Üblicherweise führt das zur Bildung einer Beule und findet sich ausschließlich in Körpergewebe oder in einem

Organ. Der **Abszess** ist mit dem Lymphsystem verbunden, das überlastet (gefüllt mit Toxinen) ist und das der Organismus in Form von Rötung, Schmerz und Fieber nach außen verlagert. Der **Abszess** weist darauf hin, dass ich eine Reaktion auf **Wut** oder eine emotionale Verletzung, auf ein Gefühl von **Gereiztheit, Konfrontation, Rache, Unfähigkeit** oder **Versagen** zeige, die ich nicht konkret ausdrücken kann. (Eiter steht im Zusammenhang mit meinen Körperflüssigkeiten und meinen Emotionen.) Ich habe eine Kränkung erlebt, die ich nur schwer akzeptieren kann ↓♥. Vielleicht bin ich „tief gefallen", weil ich zu viel auf einmal erreichen wollte: Durch mein aggressives Temperament bin ich schnell vorangeschritten, aber tief im Inneren hegte ich Zweifel und Unsicherheit, oft verbunden mit einer schmerzhaften und erniedrigenden Krankheit, die ich am liebsten aus meinem Leben verbannen würde, die jedoch immer präsent ist. Oft liegt **ein Übermaß an Gereiztheit oder Unzufriedenheit vor, die ich mir selbst oder einem anderen Menschen oder einer Situation gegenüber nicht zum Ausdruck bringen kann**. Ungesunde Gedanken, die bis hin zu Rache gehen können und in mir „gären", verursachen die Infektion und den Eiter. Vielleicht fühle ich mich beschmutzt. Diese zurückgehaltene Frustration kann sich nach außen wenden, damit eine Situation endlich **zu einem Abschluss gebracht**, das heißt: der **Abszess geöffnet** wird. Sie kann eine geistige Erschütterung bei mir auslösen (wie eine Schwellung), in deren Folge Leere und Erschöpfung zurückbleiben. Diese Art der Infektion (**Abszess**) ist nur ein Ausdruck (oder ein Geschöpf) meiner Gedanken. Ich frage mich, ob es ein Geheimnis gibt, das ich für mich behalten habe, oder negative Gedanken, die ich so sehr zurückhalte, dass sie sich an einem Punkt meines Körpers konzentrieren und oft von Schuldgefühlen gefärbt sind. Wenn ich mein Schicksal und meinen Körper bessern möchte, bevor es zu einer noch weiter ausgebreiteten Infektion kommt, ist es höchste Zeit, dass ich an etwas anderes denke, dass ich meine Einstellung ändere. Ich bin sowohl körperlich wie mental verkrampft und ich muss lernen, meine Aufmerksamkeit auf das Positive im Leben zu lenken und meine kreative Energie zu nutzen, um mein gesamtes inneres Universum nach außen zu bringen. Darüber hinaus entspricht der **Abszess** einem tiefen Kummer oder sogar einer **inneren Verzweiflung**, die zu einem tiefen Gefühl der Machtlosigkeit und des Versagens führen. Daraus können Leere und Erschöpfung entstehen. Ich habe den Eindruck, alles verloren zu haben, oder ich befürchte, dass dies eintreten könnte. Der **Abszess** entsteht an der **Quelle** des Kummers, das heißt, die durchlebte Emotion steht im Zusammenhang mit dem Körperteil, an dem der **Abszess** auftritt. Betrifft der **Abszess** beispielsweise mein **Bein**, steht er im Zusammenhang mit Widerstand und Konflikten, die mir zeigen, dass ich mich im Leben in andere Richtungen orientieren muss. Betrifft er beispielsweise meine **Augen**, handelt es sich um die Schwierigkeit zu erkennen, wer ich bin, wohin ich gehe und was mich erwartet. An den Füßen steht er für Schwierigkeiten, Zweifel und Ängste im Hinblick auf die Zukunft oder meine Vorstellung davon. An meinen **Ohren** geht es um etwas, was ich höre. An meinen **Hüften** steht er dafür, dass ich mich schwer tue, das Leben schwungvoll anzugehen, usw. Dies alles hat einen Bezug zu meiner Fähigkeit, aufrecht zu stehen, meine Unabhängigkeit und Freiheit zum Ausdruck zu bringen. Ich akzeptiere ↓♥ in meinem Herzen ♥, meine Ängste, meine Unsicherheiten, meine Befürchtungen zu einem Ende zu bringen, und mein Abszess wird ebenfalls abklingen. Der **oberflächliche Abszess**, der sichtbar oder spürbar ist, entspricht einer **Wut** im Hinblick auf Lebenslagen, die sich leicht erkennen lassen. Auch bei ihm besteht eine Verbindung zu dem betroffenen Körperteil, wie beispielsweise Hals, Rücken, Finger, usw. Der **tiefe Abszess** liegt im Inneren meines Körpers und entspricht einer **Enttäuschung** in Bezug auf meine tiefsten Gefühle. Je nach Lage kann ein **Abszess** ernsthafte Folgen haben. Tritt er beispielsweise in meinem Gehirn auf, steht er im Zusammenhang mit meiner Individualität und der Vorstellung, die ich von mir selbst habe; ein Abszess in der Lunge hängt mit dem Leben, ein solcher in den Nieren hängt mit Ängsten, ein Abszess in der Leber hängt mit Kritik zusammen. Ich kann den Grund für diese **punktuelle Wut** in meinem Leben herausfinden, indem ich mir die Bedeutung klar mache, die der betroffene Körperteil hat. So kann ich mehr **Liebe** und Verständnis für die Situation aufbringen, die diese Wut in mir ausgelöst hat. Unter **Knopflochabszess** versteht man einen oder mehrere oberflächliche Abszesse, die in Verbindung mit einem **tiefen Abszess** oder tiefer liegenden Geweben stehen. Er ist mit bloßem Auge sichtbar. Auf diese Weise sagt mir mein Körper, dass meine **Wut** jetzt mein inneres und äußeres Leben beeinträchtigt. Das ist so, als ob diese **Gereiztheit** meinen ganzen Körper durchdringt und mir die dringende Notwendigkeit klar macht, diese Verletzungen durch **Liebe** zu heilen. Der **heiße Abszess** löst normalerweise eine Entzündungsreaktion aus und kann sehr schnell entstehen. Die Tatsache, dass sich der Abszess oft in eine Membran einhüllt, zeigt deutlich, dass er infolge eines mir schädlichen Gedankens entsteht, der Wut in mir auslöst. Der **kalte Abszess** führt nicht zu einer Entzündungsreaktion und schreitet eher langsam fort. Er kann auf Pilze oder den Koch-Bazillus zurückzuführen sein. Diese Art von **Abszess** weist darauf hin, dass sich meine Wut in **Enttäuschung** oder **Resignation** gegenüber einer Situation äußert. Ich akzeptiere ↓♥ die neuen Gedanken der **Liebe** und bleibe in meinem **Herzen♥** meinem Umfeld gegenüber offen, anstatt meine Aufmerksamkeit auf meine alten Verletzungen, meine Vergangenheit oder auf bestimmte Arten der Rache zu fixieren. Wird mir dieser Prozess des Akzeptierens ↓♥ bewusst, verschwindet der **Abszess** für immer.

Abszess – Analabszess

(siehe: After – Analabszess)

Abszess – Hirnabszess

(siehe: Gehirn – Hirnabszess)

Abszess – Leberabszess

(siehe: Leberabszess)

Abszess – Zahnabszess

(siehe: Zahnabszess)

Abtreibung

(siehe: Entbindung – Abtreibung)

Achillessehne

Die **Achillessehne** verbindet die Muskeln der Wade mit dem Fersenknochen. Es ist die stärkste **Sehne** des Körpers, sie hält bis zu 400 kg aus. Sie erlaubt meinen Gedanken und Wünschen körperlicher wie geistiger Art, sich zu verwirklichen. Sie dient auch dazu, jede Art der Blockade der Bewegung im Bereich des Fußgelenks zum Ausdruck zu bringen. Ich kann beispielsweise ein großes Bedürfnis nach Stabilität haben, aber dies ist auf Grund einer schwierigen finanziellen Lage schwer umzusetzen. Die **Achillessehne** kann viel ertragen: Habe auch ich selbst den Eindruck, dass etwas Schweres auf mir lastet? Sie kann kräftig sein und viel aushalten, wenn die Basis, das Innere, robust ist, aber wenn ich in meinem Inneren nichts spüre, an wen kann ich mich anlehnen? Messe ich vielleicht der Verpackung zu viel Bedeutung bei, während es eigentlich um den Inhalt geht? Welches sind meine Prioritäten, meine Werte? Worauf beruht mein Leben? Bin ich in Kontakt mit meiner göttlichen Essenz oder bewege ich mich eher nur auf der Ebene des Scheins? Gibt es einen Bruch in meinen Beziehungen mit anderen, besonders im Hinblick auf meine Kinder oder meine Eltern? Will ich mich noch immer gern bewegen, weiterziehen, als könnte ich an keinem Ort allzu lange bleiben, ein wenig wie ein Nomade? Ich werde mir dessen **bewusst**, dass die **Achillessehne** in einer aufrechten (vertikalen) Position besser arbeitet, als wenn ich liege. Sie wird geschwächt, wenn es mir unmöglich ist, mich zu erheben. Es kann hier um eine Beförderung, eine Veränderung des sozialen Ranges, den Wunsch, zu einer professionellen Sportmannschaft zu gehören, gehen, was aber verhindert wird. – Ich akzeptiere ↓♥, die Dinge voranzutreiben, um meine Träume zu verwirklichen und die Ziele, die ich mir gesteckt habe, zu erreichen. Ich gründe mein Leben auf sicheren menschlichen Werten. Ich steigere meine innere Kraft, indem ich ich selbst bin.

Achsel(höhle)

(siehe auch: Körpergeruch)

Die **Achselhöhle** ist eine Mulde unter der Schulter, zwischen der Seitenfläche des Brustkorbs und der Innenfläche des Arms. Sie enthält zahlreiche Hautgefäße und Nerven. Durch die **Achselhöhle** ist eine Schweißabsonderung möglich (Schwitzen). Sie steht in Verbindung mit meinen ältesten und tiefsten Kräften und drückt aus, auf welche Weise ich mit ihnen in Kontakt trete. Entweder ich lehne meine sogenannten primitiven Gefühle (zum Beispiel die sexuellen) von Grund auf ab oder ich erlaube ihnen, den gesamten Raum einzunehmen. Ich habe Schwierigkeiten, entschlossen voranzugehen, denn ich schiebe das, was mir meine innere Stimme sagt, beiseite. Weil meine Eltern wollen, dass ich mich **unter ihre Fittiche flüchte**, fühle ich mich in meiner Fähigkeit eingeschränkt, mich von ihnen abzugrenzen, „ich selbst" zu sein. Wenn der **Schweiß** in der **Achsel überhandnimmt**, schäume ich vor Emotionen über, ich lebe in Nervosität und Angst. Es gibt eine Situation in meinem Leben, die ich nicht fühlen kann und die ich für mich behalte, „unter meinen Fittichen". Bei einer **Schwellung der Lymphknoten in der Achselhöhle (Lymphadenopathie)** verberge ich im tiefsten Inneren meine Gefühlsempfindungen und meine Triebe. Nicht immer kann ich sie zurückhalten, was sich in zwanghaftem Verhalten und anschwellenden **Lymphknoten** äußert. Ich habe so viel Angst davor, meine wahre Persönlichkeit zu leben, dass ich es vorziehe, mich an die anderen anzupassen. Dabei entwickele ich eine Abhängigkeit und meine tiefste Natur ist von mir abgeschnitten. – Ich akzeptiere ↓♥, aus meiner Muschel herauszukommen, anstatt versteckt zu bleiben. Ich lasse los, was nicht gut für mich ist. Ich erlaube es meinen inneren, natürlichen Kräften, sich auszudrücken, wodurch ich das Selbstbewusstsein und die Dynamik gewinne, die ich brauche, um meine tiefen Sehnsüchte zu erfüllen.

Addison-Krankheit[4] (siehe auch: Nebennieren)

Unzureichende Ausscheidung von **Kortisol** durch die Nebennieren[5] führt zur **Addison-Krankheit. Es handelt sich um eine Art der Enttäuschung über mich selbst**. Es ist ein Zustand extremer emotionaler und spiritueller Mangelernährung. Wenn ich an dieser Krankheit leide, kann das bedeuten, dass ich mich in meiner Kindheit oft unter einen meiner Elternteile unterordnen musste. Es kann sein, dass ich mich seelisch angegriffen gefühlt, ein starkes Trauma oder eine starke Gereiztheit erlebt habe, wobei ich das Gefühl hatte, dass mein Leben bedroht war. Ich hatte das Gefühl, man wolle mir „ans Leder" und ich müsse mich so schnell wie möglich in Sicherheit bringen. Dieser Zustand hat dazu geführt, dass ich mich im Hinblick auf die Zukunft sehr unsicher fühle und starke Zweifel an meinen Fähigkeiten habe. Diese Krankheit ist durch eine extrem defätistische Einstellung, das Fehlen eines Ziels oder von Interesse an mir selbst oder meinem Umfeld gekennzeichnet. Ich musste aufgeben, „das Handtuch werfen", ohne ein Wort zu sagen, und das hat mir das **Herz♥** gebrochen. Möglicherweise kompensiere ich meine Enttäuschung mit Abhängigkeit von einer Substanz oder gegenüber einer Person. Ich sehe mich als angsterfülltes Opfer. Ich habe den Eindruck, dass mein ganzes Leben eine Tortur ist. Ich lebe viel **Wut** gegen mich selbst. Ich kann keine **Liebe** von anderen empfangen. Ich empfinde viel innere Unruhe und Antipathie. Ich akzeptiere ↓♥, meinen Platz einzunehmen, die Initiative zu ergreifen und die erforderliche Energie aufzubringen, bestimmte persönliche Ziele zu erarbeiten, ohne auf die Anerkennung und Zustimmung durch mein Umfeld zu warten, egal, wie wichtig mein Vorhaben (mein Ziel) ist. Ich versuche eine Methode zu finden,

[4] Thomas **Addison:** englischer Arzt, der 1855 diese Krankheit als eine langsam fortschreitende Nebenniereninsuffizienz beschrieben hat.

[5] **Nebennieren:** endokrine Drüsen, die pyramidenförmig auf dem oberen Pol der Nieren liegen und deren Funktion es ist, bei Lebensgefahr übermenschliche, lebensrettende Kräfte zu mobilisieren.

die mir eine bessere **Verbindung** zu meinem Inneren ermöglicht, wo ich unbegrenzte Fähigkeiten und ein hohes Selbstwertgefühl besitze. So kann ich wieder Herr über mein Leben werden.

Adenitis

(siehe auch: Lymphknoten, Entzündung)

Wenn ich eine Entzündung an einem Lymphknoten habe, lebe ich in Unsicherheit, die auf Angst im Zusammenhang mit meinem Gefühlsleben zurückzuführen ist. Ich fühle mich in einer oder in allen meinen Beziehungen gereizt und vielleicht habe ich Schwierigkeiten, meine Frustrationen, die sich oft in Wut verwandeln, nach außen zu bringen. Wie eine Stange Dynamit bin ich kurz vor dem Explodieren! Der betroffene Körperteil gibt mir einen Hinweis auf den Aspekt meines Lebens, um den es geht. Ich akzeptiere ↓♥, zu versuchen, den Ursprung meines Leidens zu erkennen, um mir die Angst, die mich beherrscht, bewusst zu machen und das Vertrauen aufzubauen, diese Emotion zu überwinden. Ich muss sie nach außen bringen, damit ich mich davon befreien kann.

Adenoide Vegetationen

(siehe: Vegetationen, adenoide)

Adenom

(siehe auch: Brusterkrankungen, Tumor[en])

Im Allgemeinen ist ein **Adenom** ein gutartiger Tumor an einer Drüse. Wie jeder andere Tumor entsteht er durch einen emotionalen Schock, der sich in dem Körperteil, der mit diesem emotionalen Schock in Verbindung steht, verdichtet hat. Dies kann die Bauchspeicheldrüse, eine Brust, die Prostata und sogar eine der endokrinen Drüsen sein wie zum Beispiel die Leber oder eine Niere. Anstatt aus meinem Inneren zu schöpfen, baue ich mein Leben auf den Meinungen, Anschauungen und Worten anderer auf. Ich habe keinen Überblick und es fällt mir schwer, Entscheidungen zu treffen, in welche Richtung ich gehen soll. So trete ich auf der Stelle. Ich greife bestimmte Veränderungen in meinem Leben auf und übernehme neue Ideen, aber ich weiß nicht wirklich, wie ich diese umsetzen soll. Es fällt mir schwer, zu äußeren Einflüssen *nein* zu sagen und die wahren Antworten in meinem Inneren zu finden. Ich akzeptiere ↓♥ die Ereignisse der Vergangenheit, um vertrauensvoll und entschlossen handeln zu können. Ich lasse außerdem zu, dass sich meine Kreativität entwickelt. In erster Linie höre ich auf meine eigene innere Stimme, die genau weiß, was gut für mich ist.

Adhäsion

(siehe: Verwachsungen)

After (Anus)

Der **After** ist die Öffnung des Rektums, über die ich das abgebe, was ich nicht mehr brauche. An diesem Ort löse ich meine Konflikte, meine inneren Gefühle von Groll oder Verbitterung. Die Probleme an dieser Stelle stehen im Zusammenhang mit den Themen Festhalten und Loslassen. Wenn ich als Kind an Verstopfung leide oder in die Windeln mache, liegt das oft daran, dass ich mich an meinen Eltern rächen möchte, die ich als autoritär, manipulierend oder besitzergreifend empfinde. Ich habe wirklich das Gefühl, dass jemand mich absolut nervt! Der **After** ist die Stelle, an der die wichtigsten Giftstoffe aus dem menschlichen Körper ausgeschieden werden. Er ist ein versteckter Teil des Körpers, der gewöhnlich mit meinem unbewussten Anteil in Verbindung steht und der manchmal die sehr harten Gefühle von Gewalt, Wut und Bitterkeit verbirgt. Dies kann der Fall sein, wenn ich zum Beispiel eine Situation erlebt habe, in der ich mich sexuell missbraucht gefühlt habe, besonders wenn es eine erzwungene Penetration gegeben hat. Ich musste mich entblößen, sei es im eigentlichen (sich entkleiden) oder im übertragenen Sinne (ein Geheimnis verraten müssen, seine wahren Gefühle ausdrücken, was ein gewisses Risiko birgt). Es gibt etwas, was mich empört und was ich um jeden Preis aus mir vertreiben will, da ich nicht verdauen kann, was passiert ist. Es scheint mir unmöglich zu sein, zu verzeihen, und eine Verbindung, die auch eine andere als meine **Ehe** sein kann, ist für immer zerstört. Ich befinde mich in einem Identitätskonflikt, der mich versengt. Der After befindet sich auf der Ebene des Beckens, in der Nähe des Steißbeins und des ersten Chakras oder Energiezentrums, dem Bereich zwischen mir selbst und meinem Umfeld. Er steht in Verbindung mit der energetischen Basis des Körpers. Über diese Öffnung werden bestimmte innere Ängste, Stress und Emotionen abgegeben. Ich kann die folgenden Situationen überprüfen: Was versuche ich so stark zu ignorieren, dass ich es festhalte? Wie weit kann ich mich gehen lassen? Bin ich in der Lage, zu entspannen und mich von meinem Leben führen zu lassen? Ich kann mich an etwas oder an jemandem festklammern, der mir viel inneren Schmerz bereitet. Ich spüre mir selbst gegenüber **Selbstgefälligkeit**, während ich mir doch selbst lieber Freude bereiten würde. Schwierigkeiten im Bereich des Anus stehen oft in Verbindung mit einem falschen Verhältnis zu Geld. Ich akzeptiere ↓♥, mir selbst zu vertrauen, indem ich das, was ich nicht mehr brauche, loslasse und durch neue Ideen, positive Einstellungen und neue Projekte ersetze.

After – Analabszess

(siehe auch: Abszess [allgemein])

Der **Abszess** ist eine Ansammlung von Eiter, **Frustration** und **Reizbarkeit** im Zusammenhang mit einer **Situation, die ich nicht loslassen will** (After). Oft rutscht mir etwas heraus, auch wenn ich mich zurückhalte. Dieser Abszess wird sich in jedem Fall bilden. Vielleicht bin ich wütend über mich selbst, weil ich nicht „ausscheiden“, von bestimmten geistigen Fixierungen ablassen will, die mir in meinem derzeitigen Leben schaden. Ich kann sogar voller Rachegefühle stecken in Bezug auf eine Situation aus der Vergangenheit oder einen Menschen, dem zu verzeihen ich mich weigere. Ich fühle mich herabgesetzt, lächerlich gemacht, sogar am Boden zerstört. In meinem Alltag zeigt sich dieser Mangel an Lockerlassen an der Tatsache, dass es Objekte gibt, von denen ich mich nicht befreien möchte, die aber trotzdem keinen großen Wert oder Nutzen für mich darstellen. Diese Beschwerden zeigen mir, dass ich akzeptieren ↓♥ muss, dem Leben und den schönen Dingen um mich herum zu vertrauen. – Ich vertraue einem Menschen oder einer Sache und vor allem verzeihe ich den Menschen in meinem Umfeld. Ich lasse mich fallen und habe Vertrauen in das Leben.

After – Analer Juckreiz (Analpruritus) (siehe auch: Haut – Juckreiz)

Juckreiz steht im Zusammenhang mit Bedauern und Schuldgefühlen in Bezug auf meine jüngste Vergangenheit. Irgendetwas reizt mich oder juckt und ich fühle mich schuldig dem gegenüber, was ich festhalten oder loslassen muss. Ich trage eine Maske, ich verstecke meine wahre Identität. Mein Bedauern und meine Wut könnten aus wenig zufriedenstellenden sexuellen Beziehungen resultieren, die keine Liebe enthalten. Ich stelle mich angesichts bestimmter Ereignisse der Vergangenheit in Frage, derer ich mich unbedingt entledigen will. Es ist in meinem Interesse zu akzeptieren ↓♥, auf meinen Körper zu hören und bei allem Zufriedenheit zu erlangen, da Schuldgefühle nur meiner Entwicklung im Wege stehen, ohne mir wirklich zu nutzen.

After – Analfissuren

Analfissuren sind feine Einrisse, die zu Blutungen am After führen; das bedeutet einen **Verlust der Lebensfreude** im Zusammenhang mit einer Situation, die ich ändern muss. Ich spüre Traurigkeit, die mir vielleicht auch „das Hinterteil zerreißt"; ich prüfe, was diese Traurigkeit verursacht, und akzeptiere ↓♥ die Veränderungen in meinem Leben. Vielleicht fühle ich mich schwach und will mich vor der Außenwelt schützen. Meine Verletzlichkeit führt dazu, dass ich stehen bleibe und mich auf die gut etablierten Positionen zurückziehe. Ich ziehe es vor, in bestimmten unangenehmen Situationen zu bleiben, anstatt das Risiko einzugehen, ins Unbekannte vorzustoßen. Ich fühle mich in einer Situation zerrissen: Soll ich sie zu halten versuchen oder soll ich sie loslassen? Ich klammere mich an das, was ich erworben habe. Ich will mir selbst genügen und die Hilfe der anderen nicht unbedingt benötigen. Ich akzeptiere ↓♥, jetzt „Es reicht!" zu Menschen zu sagen, die zu viel von mir fordern. **Ich höre auf, mich nach anderen zu richten, um mich zu verändern**. Ich beseitige meine Frustration, meine Wut gegenüber einem Menschen oder einem Ereignis, die mich derart „spalten" oder denen gegenüber ich mich „zwischen zwei Stühlen sitzend" fühle. Ich nehme wieder den

Platz ein, der für mich vorgesehen ist. Ich bestätige mich selbst in meinen Bedürfnissen und ich höre auf, den anderen gefallen zu wollen.

After – Analfisteln (siehe auch: Fisteln)

Eine **Analfistel** wird durch eine von mir erlebte Situation verursacht, in der ich **Wut** über das empfinde, was ich zurückhalten will, aber nicht bei mir behalten kann. Es ist, als ob ich alte Abfälle aus der Vergangenheit (alte Denkformen, Emotionen, Wünsche) behalten wollte, es aber nicht schaffe. Es kann sogar sein, dass ich Rachegefühle gegenüber einem Menschen oder einer Sache nähre. So halte ich also die Gefühle der Vergangenheit zurück, die von Groll gefärbt sind. Dies äußert sich in der **Fistel**, einer Art unnatürlichem Kanal zwischen einem inneren Organ und der Haut. Ich kann mich nicht zwischen Körperlichkeit und Spiritualität entscheiden, zwischen Wünschen und Gleichgültigkeit (im weiteren Sinne). Ich habe den Eindruck, mich nicht zu rühren. Ich verschließe mich in meiner Welt, in meinen schwarzen Gedanken und fühle mich unfähig, zu kommunizieren, was ich empfinde. Vielleicht lebe ich in einer Situation, in der ich mich nicht völlig **verheiratet** oder geschieden fühle, und diese Situation zerreißt mich. Ich habe das Bedürfnis, jemanden **um Rat zu fragen**, aber ich ziehe es vor, in meinem stillen Winkel vor mich hin zu brüten. Ich habe das Gefühl, diese Beziehung **notdürftig zu flicken**, aber es ist nicht wirklich alles geklärt. Muss ich diesen **Ring**, der mich mit dem anderen verbindet, zerschneiden? Ich habe das Gefühl, dass mir bestimmte Dinge unter den Fingern zerrinnen. Ich bleibe in meinem **Herzen** offen und akzeptiere ↓♥ bereitwillig, diese „Abfalleimer“ voller dunkler, ungesunder und rachsüchtiger Gedanken **hier und jetzt** vollständig auszuleeren. Ich lerne, frei zu kommunizieren, was ich im Augenblick erlebe, und so wird mein Leben viel freudvoller und ausgeglichener.

After – Analschmerzen (Rectocolitis)

Analschmerzen (Afterschmerzen, auch als Rectocolitis bezeichnet) stehen im Zusammenhang mit **Schuldgefühlen**. Ich habe Schmerzen, weil ich glaube, meine Wünsche nicht wirksam genug in die Tat umsetzen zu können. Es handelt sich um eine Selbstbestrafung, eine Gereiztheit, Lust zur Selbstverurteilung, die auf eine innere Verletzung meiner Empfindsamkeit hindeutet, die durch ein Ereignis in der Vergangenheit, das ich noch nicht akzeptiert ↓♥ habe, angegriffen wurde. Es kann sich um Schuldgefühle im Zusammenhang mit meiner Sexualität handeln (meine oder jene der anderen). Ich erlebe eine tiefe Verzweiflung, die zu Blutbeimengungen im Stuhl und in einigen Fällen sogar zu starken Blutungen führen kann. Ich verhänge über mich selbst schon seit sehr langer Zeit eine Bestrafung und ich verschließe mich vor der Außenwelt. Ich kann akzeptieren ↓♥, dass ich meinen Wünschen gegenüber verantwortungsbewusster werde und dass ich aufhöre, mich in dem, was ich bin, abzuwerten, mich am Leben zu hindern und mich unnötig selbst zu bestrafen. Ich könnte aufhören, mich durch ein „Brennen" im Po belästigt zu fühlen, und einfach neu anfangen, indem ich meine vergangenen, gegenwärtigen und zukünftigen Erfahrungen besser akzeptiere ↓♥ und so tatkräftiger an das Leben herangehe. Ich höre auf, mich selbst zu zerstören, und ich akzeptiere ↓♥, die ganze Schönheit zu sehen, die ich darstelle. Ich lebe für mich selbst, statt mich immer nach den Wünschen und Erwartungen der anderen zu richten.

Ageusie

(siehe: Geschmacksstörungen)

Aggressivität

(siehe auch: Angst, innere Unruhe, Nervenzusammenbruch, Nervosität, Blut – Hypoglykämie)

Die **Aggressivität** ist eine Ansammlung verdrängter Energie, die meistens auf eine im Zusammenhang mit einer Erfahrung oder einer Situation erlebte Frustration zurückzuführen ist. Oft spielt sich das im Unterbewusstsein ab und diese Frustration kann mir mein Leben und meine Existenz derart vergiften, dass ich die **Aggressivität** als Ausdrucksmittel benutze (**Aggressivität** ist ein Ausdrucksmittel!), als Ventil für den in mir herrschenden Druck. Es ist eine Möglichkeit, mich zu verteidigen, denn ich fühle mich angegriffen, nicht respektiert, missbraucht, angespannt, unverstanden. Ich will, dass man mich versteht! Die **Aggressivität** reduziert meine Lebendigkeit. Es kann schwierig sein, offen zu bleiben und die Energie fließen zu lassen. Es liegt auf der Hand, dass sich ein Mensch im Zustand der **Aggressivität** vorübergehend vor allem von der spirituellen Energie und der Öffnung des **Herzens** ↓♥ abschneidet. Es handelt sich um einen **instinktiven, momentanen** und unüberlegten Zustand der Verteidigung und des Schutzes: Ich zweifle an meinem Wert und ich neige dazu, mich stillschweigend abzuwerten, indem ich mir sage, dass ich überfordert bin. Ich fühle mich verletzlich, ich glaube, dass mir eine Gefahr droht. Meine Ohnmacht lässt mich jene angreifen, die ich als besser oder stärker als mich selbst einschätze. Möglicherweise habe ich den Eindruck, dass ich daran gehindert werde, ich selbst zu sein, aber tatsächlich baue ich mir selbst Hindernisse und Grenzen auf. Wenn ich aggressiv bin, habe ich oft das **Gefühl**, der Stärkere zu sein, weil ich mich entscheide, als Erster anzugreifen. Ich versetze mich in einen Zustand von Dominanz und Unterwerfung und fühle mir selbst gegenüber **Zerrissenheit**. Der Mensch, der mir gegenübersteht, wirkt wie ein **Spiegel**. Ich projiziere auf ihn einen Teil von mir, den ich erst noch akzeptieren ↓♥ muss, und dies **drückt** bei mir auf den **Auslöser**. Und die Folge davon? Die Erregung nimmt weiter zu, der Blutdruck steigt und als Nächstes kommt es dann zu Muskelkontraktionen! Ich bin starr und angespannt, auf der Hut, sprungbereit gegen Angriffe! Ich bin in der Defensive und kämpfe gegen meine Ängste. Was ist zu tun? Ich akzeptiere ↓♥, offen zu bleiben, **zuallererst** an mir selbst zu arbeiten, auf meine Intuition und meine innere Stimme zu hören, die mich beschützen und meine Schritte lenken. Ich drücke meine Gefühlsempfindungen aus, welche auch immer dies sein mögen. Ich akzeptiere ↓♥, dass meine größte Kraft in der Fähigkeit liegt, ich selbst zu sein, und dass das wahre Können, das ich zum Ausdruck bringen kann, meine Wahrhaftigkeit ist, viel mehr als das Bild, dass ich „hart wie Kruppstahl" sei.

Agnosie

(siehe auch: Augen – angeborene Leseunfähigkeit)

Bei einer **Agnosie** habe ich Schwierigkeiten, Objekte zu erkennen, ohne dass sich dies mit einem sensorischen Mangel erklären lässt. Die Fehlfunktion drückt ein bestimmtes geistiges Defizit aus (oder verdeutlicht dieses). Sie kommt bei allen Sinnesorganen vor: blind, gehörlos, verbal. Wenn sie **visuell** ist, erinnert mich das Gesehene an einige meiner Verletzungen, die ich nie in den Griff bekam: Dadurch, dass ich den Kontakt mit meiner Umwelt meide, vermeide ich es auch, mich mit meinen eigenen Verletzungen neu zu verbinden. Wenn das Defizit **auditiv** ist, wird es in der Regel von Sprachschwierigkeiten begleitet: Ich schütze mich auch vor den anderen, indem ich mich daran hindere, zu kommunizieren und tiefe und dauerhafte Bindungen zu schaffen. Auf diese Weise vermeide ich das Leiden, das sich einstellt, wenn diese Bindungen zerbrechen sollten. Die **taktile Agnosie** (berühren) hindert mich daran, in körperlichen Kontakt mit jemandem aus meiner Umgebung zu treten. Wie ein Kind, das all das entdeckt, was ihn oder sie umgibt: Ich bin unsicher, ich habe Angst vor dem, was ich dort entdecken werde, und ich richte es so ein, dass mein Körper nicht in der Lage ist, die Objekte zu erkennen. Die **Agnosie** bringt mich in Kontakt mit meinem Unvermögen, mit bestimmten Elementen meines Lebens etwas aufzubauen. Die **räumliche Agnosie** ist die Unfähigkeit, ein Objekt im Raum zu lokalisieren. Sie steht mit der Desorientierung oder dem Gedächtnisverlust in Verbindung: Wenn die Erinnerungen für mich zu schmerzhaft sind, habe ich keine Orientierung mehr. So bleibe ich weit von meiner eigentlichen Natur entfernt und ich kann mich in einer Gemeinschaft nicht platzieren, weil ich mich verloren fühle. Ich akzeptiere ↓♥, dass meine sämtlichen vergangenen Erfahrungen Teil eines Lernprozesses sind. Ich akzeptiere ↓♥, die Lehren anzuerkennen und mir das anzusehen, was sich daraus ergibt. Ab jetzt bleibe ich in Kontakt mit der Realität und ich erkenne, dass ich vor allem durch die Heilung meiner inneren Verletzungen wieder Kontakt mit meinem Ich als Gesamtheit aufnehmen kann. So kann ich mir des Universums bewusst sein, das mich umgibt, und mich wohl und frei fühlen.

Agoraphobie

(siehe: Platzangst)

AIDS – erworbenes Immunschwächesyndrom

Wenn ich das **AIDS**-Virus in mir trage, aber gesund bin, werde ich als seropositiv bzw. HIV-positiv bezeichnet und möglicherweise wird die Krankheit nie zum Ausbruch kommen. Schwächt das HIV-Virus aber mein Immunsystem, dann erkranke ich tatsächlich an **AIDS**. Als **AIDS**-Kranker beobachte ich, dass es in meinem Immunsystem immer weniger T-Zellen (Lymphozyten, eine Variante der weißen Blutkörperchen im **Blut** und in der Lymphe) gibt, sodass es unfähig wird, mich gegen bestimmte Infektionen (wie Lungenentzündung) und gegen Krebs zu schützen. Das **AIDS-Virus** wird über das Blut (bei einer Bluttransfusion mit infiziertem Blut, durch eine infizierte Spritze, durch Berührung einer Wunde mit infiziertem Blut, usw.) oder über Samenflüssigkeit oder Vaginalsekret übertragen. Die Thymusdrüse (die vor der Luftröhre liegt), in der die T-Zellen gebildet werden, ist auf diese Weise ebenfalls betroffen. Das führt wiederum dazu, dass auch die Energie des **Herzens♥** direkt betroffen ist. Die Verbreitung der infizierten Zellen in den extrazellulären Flüssigkeiten und vor allem das Blut selbst entsprechen der emotionalen Energie. Das Blut, das in Verbindung mit dem **Herzen♥** steht, ist Symbol für Liebe und Kummer sowie für Kreativität. So ist mein emotionales System aus dem Gleichgewicht geraten und unfähig, sich frei auszudrücken. **In Bezug auf die Liebe habe ich große Schuldgefühle und den Eindruck, ihr nicht gewachsen zu sein**. Mein Organismus wird schwach und immer empfindlicher für alle Arten von Invasionen. Dies ist so, als ob mein Immunsystem keinen Unterschied mehr zwischen dem machen könnte, was gut für mich ist und was nicht. Ich täte gut daran, mir **bewusst** zu machen, dass ich Emotionen wie Angst und Wut verdränge, dass ich das Wesen verleugne, das ich bin, bis hin zu dem Wunsch nach vollständiger Selbstzerstörung. Gewöhnlich kommt zu dieser Unterdrückung meiner Gefühle eine tiefe Schuldhaftigkeit hinzu, die von innen an mir nagt. Es fehlt mir fast völlig an Selbstachtung und ich habe Angst vor dem Urteil der anderen. Da ich den Blick der anderen auf mich fürchte, gehöre ich sicher auch häufig zu einer gesellschaftlichen Gruppierung, die das Urteil der anderen auf sich zieht, denn ein Teil meiner Umgebung reagiert verständnislos; wenn ich beispielsweise homosexuell bin, medikamentenabhängig, Schwarzer, Prostituierte usw. (also gesellschaftliche Gruppen, die häufig von *AIDS* betroffen sind und die oft vom Rest der Gesellschaft diskriminiert werden). **Meine Unfähigkeit, mich so zu lieben und zu akzeptieren, wie ich bin, führt dazu, dass ich mich nicht mehr schützen kann**, ich bin so schutzlos wie ein kleines Kind. Meine innere Kraft, die normalerweise von Liebe, Akzeptanz ↓♥ und einer starken Lebenslust getragen wird, lässt nach und wird langsam untergraben. **Der Tod kann mir sogar unbewusst als die Lösung für meine Verzweiflung erscheinen**. Ich schäme mich für mich selbst und habe keinen Kontakt mehr mit meinen eigenen Emotionen. Ich fühle mich innerlich total leer. Schon seit langer Zeit habe ich den Eindruck, dass ich über mein Leben keine Autorität mehr habe. Ich bin nicht in der Lage, die Menschen, die ich liebe, um Hilfe zu bitten, in welchem Bereich auch immer. Nur so kann ich letztendlich die Aufmerksamkeit und **Liebe** meiner Eltern bekommen, die ich mir wünsche. Ich betrachte mich als Schande für die Familie und glaube, es sei besser, wenn ich verschwinde … denn dann verursache ich ihnen kein Leiden mehr, indem ich ihren gesamten Erwartungen nicht entspreche. Meine Integrität ist angegriffen. Es ist wichtig, mir **bewusst** zu machen, dass das *AIDS*-Virus entweder durch Blut oder durch Sperma bei einer sexuellen Begegnung übertragen wird, beides sind gewöhnlich Synonyme für das Leben (eine Bluttransfusion kann Leben retten und über den sexuellen Akt kann ich Leben schenken, die Blutlinie fortführen). Es sind Handlungen unbedingter **Liebe**. Wie also kann es sein, dass genau dadurch der Tod übertragen wird? Wo war der innere Bruch zu meiner **Liebe**, durch den sich das Virus als König und Herr in meinem Körper einnisten konnte? Warum bin ich zu meinem eigenen Parasiten geworden anstatt zu meinem besten Freund? Ich entdecke, dass eine sexuelle Erfahrung emotional außerordentlich aufschlussreich sein kann. Selbst auf der spirituellen Ebene kann das zu einer hilfreichen Erfahrung führen, wenn die sexuelle Energie aus dem Basischakra quillt, das die Quelle meiner spirituellen Schwungkraft ist. (Basischakra: eines der sieben Hauptenergiezentren des Körpers, das am Steißbein, also an der Basis der Wirbelsäule liegt) Wird diese Energie aber falsch eingesetzt (ausschließlich zur Selbstbelohnung oder zur Selbstgefälligkeit), kann sie sich gegen mich wenden. Ohne einen ehrlichen Ausdruck von Reinheit kann sie sich in eine krankhafte oder störende Energie verwandeln. Ich lerne also, die Energien in mir zu erkennen, und setze sie zu meiner besten Entwicklung ein. – Ich akzeptiere ↓♥, mich an die Hand zu nehmen, und vertraue mir selbst. Ich lerne, jeden Teil meiner Person zu lieben. Ich muss das Leben ein zweites Mal gebären und akzeptiere ↓♥, für mich selbst zu leben und selbst glücklich zu sein. – Ich akzeptiere ↓♥ mich, wie ich bin – ein göttliches, wunderbares Wesen. Dadurch verhelfe ich auch meinen Kindern zu Souveränität und fördere ihre Entfaltung sowie die Akzeptanz ↓♥ ihres ganzen Wesens.

Akne

(siehe: Haut – Akne)

Akrodermatitis

(siehe: Haut – Akrodermatitis)

Akrokeratose

(siehe: Haut – Akrokeratose)

Akromegalie

(siehe: Knochen – Akromegalie)

Alexie

(siehe: Augen – Leseunfähigkeit)

Alkoholismus

(siehe auch: Allergien (allgemein), Zungenkrebs, Rauchen, Abhängigkeit, Drogen, Blut – Hypoglykämie)

Der Missbrauch alkoholischer Getränke verursacht eine ganze Reihe von Störungen: Körperlich kommt es zu Veränderungen mit Verkrampfungen, die Fähigkeiten und die Funktionen des Gehirns lassen nach, das Nervensystem und die Muskeln sind **ange-**

spannt oder **überspannt**. Ähnlich wie andere Formen der **Abhängigkeit** tritt **Alkoholismus** in dem Augenblick auf, da ich **eine tiefe innere Leere füllen** oder einen Aspekt meiner selbst überdecken muss, der mir wirklich „das Leben zur Hölle" macht! Ich kann aus verschiedenen Gründen unmäßig trinken: Flucht vor meiner Wirklichkeit (Konflikt oder etwas anderes), weil sie mir nicht passt; Aushalten meiner Ängste, Widerstand gegen Autorität (vor allem väterliche Autorität) und gegen die Menschen, die ich liebe, weil ich nämlich Angst habe, mich so zu zeigen, wie ich bin; mir **Mut** antrinken, um entschlossen zu handeln, zu reden, den Menschen die Stirn zu bieten (in der Tat, wenn ich ein bisschen angeheitert bin, bin ich oft offener, weil ich dann nicht so auf meine Inhibitionen[6] oder Hemmungen fixiert bin …); um mir das Gefühl von Macht und Kraft zu geben; um mir in einer gefühlsmäßigen Bindung Macht zu geben, denn mein Zustand wird den anderen bestimmt stören. Ich erkenne keine Situationen mehr, in denen mir Gefahr droht. Ich bin einsam, isoliert, habe **Schuldgefühle, innere Angst**, fühle mich **unverstanden** und in gewisser Weise **verlassen** (von meiner Familie oder in anderer Hinsicht) und ich habe das Gefühl, **überflüssig**, **wertlos**, unbrauchbar, minderwertig und unfähig zu sein, für mich und die anderen zu sorgen. Ich habe mich in zu strengen Wertmaßstäben eingesperrt. Da ich glaube, keine **Liebe** und kein Glück zu verdienen, finde ich mich in einer kalten Umgebung wieder, in der mich niemand versteht. Anstatt robuste Beziehungen mit anderen Menschen aufzubauen, tue ich dies mit dem Alkohol, der „mein bester Freund" wird. Ich finde meinen Platz in der Gesellschaft nicht. Früher hatte ich durchaus die Angewohnheit, intensiv zu leben: Ich erfuhr den Rausch der Geschwindigkeit, der Höhen, der Natur usw., dieser ist nun aus meinem Leben verschwunden. Daher brauche ich eben „einen kleinen Stärkungstrunk". Oft will ich vor einer Konfliktsituation fliehen oder vor einer Situation, die mir wehtut, indem ich meinen Kummer „in Alkohol ertränke" – oder jede andere Emotion, mit der ich nicht gut fertig werde. Vielleicht fühle ich mich in einer Situation nicht unterstützt und so wird der Alkohol zu meinem Halt, zu meiner „Stütze". **Alkoholismus** kann im Zusammenhang mit einer oder mehreren Situationen stehen, die mich innerliche Anspannung versetzen. Wenn ich ein Glas Alkohol trinke, lässt diese Anspannung zunächst nach und ich merke mir diesen Zusammenhang: Anspannung – Alkohol – Wohlbefinden. Das heißt dann, wenn ich mich angespannt fühle, trinke ich **Alkohol** und fühle mich besser. In der Folge kann sich dieses **Verhalten verselbstständigen** und jedes Mal, wenn ich angespannt bin, verleitet mich das in meinem Gehirn gespeicherte Muster, Alkohol zu trinken, um mich besser zu fühlen. Ein Grund für den **Alkoholismus** ist die Schwierigkeit in meiner Kindheit, mit einer Familie zurechtzukommen, in der ein Mitglied (sehr oft der Vater oder die Mutter) **Alkoholiker** war. Dort herrschen im Allgemeinen mehr Zerwürfnis, manchmal sogar körperliche und seelische Gewalt oder alle möglichen Arten von Missbrauch. Ich kann sogar

[6] **Inhibition:** Phänomen der Unterbrechung, der Blockade eines psychischen Vorgangs.

versuchen, mich von dieser Familie, zu der ich gehöre und die mir nicht passt, zu trennen. Meine Moralvorstellungen werden darunter leiden: Die häufigen Streitszenen führen bei mir zu einer Abwertung der Elternrolle und einer mangelnden Integration ethischer Überzeugungen. Ich hätte gern meine Eltern miteinander versöhnt, da ich nicht in der Lage war, mich in diesem zerstörten Haushalt zu entwickeln. In einigen Familien wird die Gewöhnung an Alkohol auch durch die Erziehung erleichtert, wenn die Erwachsenen mich als Kind aus Spaß zum Trinken angehalten oder für einen gewohnheitsmäßigen und regelmäßigen Genuss von Alkohol gesorgt haben, als wäre es ein **normales** Getränk. Die neurotischen Störungen und die Persönlichkeitsveränderungen, die daraus folgen, sind stark begünstigende Faktoren dafür, dass ich im Erwachsenenalter selbst **Alkoholiker** werde. Auch Mangelernährung kann dazu führen, dass im **Alkohol** eine Ergänzung der Nahrung gesucht wird. Außerdem kann der **Alkoholismus** hypoglykämische Zustände herbeiführen, zumal sich die **Alkoholmoleküle** schnell (aber vorübergehend) in Blutzucker verwandeln können. Das erklärt, warum ich, wenn ich als **Alkoholiker** mit dem Trinken aufhöre, möglicherweise eine riesige Menge an Kaffee (der durch das **Koffein** stimulierend wirkt) sowie Zucker, Backwaren oder Süßspeisen (Zuckerlieferanten) zu mir nehme. Es kann auch sein, dass ich stark rauche, weil mir die Zigarette die Stimulation (Beschleunigung des Herzrhythmus) verschafft, die ich brauche, um mich in Form zu fühlen. Es ist wichtig, dass ich die Ursache dieser Traurigkeit, die mit der Hypoglykämie in Zusammenhang steht, herausfinde, denn ich habe diese Ursache noch nicht in Ordnung gebracht. Eine weitere mögliche Ursache für **Alkoholismus** sind Allergien. So kann ich beispielsweise nur im Hinblick auf Cognac, Gin, Roggenwhiskey oder Scotch Alkoholiker sein. Es sieht so aus, als ob mich nur dieses bestimmte Getränk zufriedenstellen könnte. In diesem Fall ist es wahrscheinlich, dass ich gegen einen der Bestandteile, die zur Herstellung dieses bestimmten Getränks dienen, allergisch bin, also beispielsweise gegen Weizen, Gerste, Roggen, usw. Ich muss mich also fragen, gegen was oder wen ich allergisch bin. Der **Alkoholismus** kann auch durch einen Menschen oder eine Situation ausgelöst werden, die ich in meiner Jugend nicht akzeptiert habe. Wenn ich, als ich noch ein Kind war, das Opfer unerwünschter sexueller Berührungen geworden bin, für die ich mich vielleicht schuldig fühle und die von einem **Alkoholiker** ausgingen, kann es passieren, dass mich der Gedanke an diese Situation zum Trinken verleitet. Wenn ich die Wut meines **alkoholkranken** Vaters nicht akzeptiert habe, kann es sehr gut passieren, dass ich in einer Art Assoziation Wutanfälle **wie mein Vater** bekomme und **Alkoholiker** werde. Ich kann beispielsweise trinken, um meine Sorgen, meine Vergangenheit und meine Zukunft, vor allem aber meine **Gegenwart** zu vergessen. *Ich bin unaufhörlich auf der Flucht und schaffe mir eine Welt der Illusion und der Fantasie, eine Art künstlicher Exaltiertheit, um der wirklichen Welt auszuweichen und auf diese Weise eine oft schwer zu ertragende Realität von einem ständig unerfüllten Traum zu trennen.* Ich sehe in meinem Leben keinen wahren Sinn. Dadurch, dass ich den Normen meiner

Eltern oder jenen der Gesellschaft folge, entferne ich mich von mir selbst. Ich fühle mich anders, unangepasst an den Rest der Welt. Was nützen mir die Diplome und wichtigen Titel? Ich sehe die Welt als sehr materialistisch und weiß nicht, wie ich zu einem Teil davon werden soll. Ich muss mich von meiner Kreativität und von meinem Vorstellungsvermögen entfernen und mich „wie die anderen" verhalten. Dadurch habe ich das Gefühl, **meine Seele aufzugeben**. Durch das Trinken verliere für eine bestimmte Zeit den Kontakt mit meinen Gefühlen der Einsamkeit, des Unverstandenseins, der Machtlosigkeit, der Selbstablehnung oder mit dem Gefühl, nicht so zu sein wie die anderen. Ich kann meine Verantwortung abgeben und bin für einen Moment davon „entbunden". Je abhängiger ich von **Alkohol** (oder Drogen) werde, desto schlimmer wird diese Situation, weil ich immer unzufriedener mit meiner Existenz werde. Ich will mich von der Wirklichkeit trennen, indem ich mich in eine Welt der Illusionen flüchte, aber wenn ich allmählich wieder nüchtern werde, erscheint mir die Wirklichkeit noch schwerer zu ertragen und dann kommt es zu Depressionen. Ich möchte die Realität verlassen, um in meiner eigenen Realität zu leben. Ich taumele, ich bin nicht ganz **bei mir**, vor allem wenn ich abhängig werde, und zwar in derselben Art von gefühlsmäßiger Abhängigkeit, die **ich mir vielleicht gewünscht habe** und die mir **mein Vater oder meine Mutter** nie gegeben haben. Bedingungslos geliebt zu werden: Entweder möchte ich mit meiner Mutter verschmelzen, die mir fehlt, oder ich will mich von ihr im Gegenteil befreien, denn ich bin nicht in der Lage gewesen, ihre Liebe anzunehmen und widersetze mich ihr. Ich werde mir außerdem dessen **bewusst**, dass ich im betrunkenen Zustand Dinge ausdrücken kann, die ich im normalen Leben so nie nach außen brächte. Der Alkohol wird also zu einem Mittel, wie ich mein Unbewusstes sprechen lasse. In meinen Krisenmomenten drücke ich aus, was ich im nüchternen Zustand nicht sagen oder tun könnte. – Ich akzeptiere ↓♥, mich von nun an mit meinem Leben zu konfrontieren und aufzuhören, mich zu zerstören, und ich übernehme Verantwortung … Es ist höchste Zeit, meine Aufmerksamkeit auf meine schönen körperlichen und geistigen Fähigkeiten zu lenken, selbst wenn die Vergangenheit für mich schmerzhaft war und wenn die Flasche in gewisser Hinsicht oft **mein bester Freund** war. Ab sofort akzeptiere ↓♥ ich, mein Leben in Ordnung zu bringen, zu beginnen, meine Fähigkeiten und mich selbst zu lieben. Ich bin jetzt auf dem Erfolgsweg. Ich werde in der Lage sein, mir mehr Achtung entgegenzubringen und leichter eine Lösung für meine Probleme (Erfahrungen) zu finden, anstatt mich in einem vorübergehenden oder fast ständigen Zustand der Flucht und der Verzweiflung zu befinden. Ich akzeptiere ↓♥ meine Unterschiedlichkeit und ich stehe voll und ganz dazu. Ich gestatte es meinen einzigartigen Fähigkeiten, sich auszudrücken, in dem Wissen, dass ich die Erwartungen der Gesellschaft nicht mehr erfüllen muss. Ich lasse meine innere Fülle wachsen, indem ich die **Liebe** und Sanftmut trinke, die die Menschen mir geben, und so brauche ich mich nicht mehr übertrieben mit einem Getränk anzufüllen.

Allergie(n) (allgemein) (siehe auch: Alkoholismus, Asthma)

Die **Allergie** ist ein Zustand, in dem ein Mensch durch früheren Kontakt mit einem entsprechenden Antigen die Eigenschaft einer Reaktion auf eine weitere Aggression durch dasselbe Antigen erworben hat, wobei diese Reaktion anders, oft stärker und unkontrolliert verläuft. Eine **Allergie** ist eine überaktive Reaktion des Immunsystems auf ein von außen kommendes Antigen. Die die Allergie auslösende Substanz führt bei den meisten Menschen nicht zu einer Reaktion, wird aber von meinem Immunsystem als gefährlich eingestuft. Diese Reaktion, die auf eine innere Ursache zurückzuführen ist, dient dem Körper oft als Mittel, mir zu zeigen, dass ich in einem Zustand der Aggressivität und der Feindschaft gegenüber einem anderen Menschen oder einer bestimmten Situation lebe, die davon abhängt, *wie mein Geist das auslegt, was ich so besonders erlebe*. Die **Allergie** ist also eine Verteidigung und ein Zeichen, dass mein Ich sich schützt. Die **Allergien** (einschließlich Heuschnupfen) ähneln dem Asthma, wobei die Reaktionen aber eher im Bereich der Augen, der Nase und des Rachens als in den Lungen und in der Brust ablaufen. Wogegen bin ich **allergisch**? Was regt mich so auf? Was ist die wirkliche Ursache für die Gereiztheit und die starke emotionale Reaktion meines Körpers (laufende Nase, tränende Augen, Drang zum Weinen)? Dies alles sind Reaktionen des **Gefühlssystems**, die Freisetzung von Emotionen, die durch eine Reaktion meines Körpers verdrängt wurden. Der Körper reagiert auf etwas, eine Art geistiges Symbol, weil er versucht, etwas abzuweisen, zu verschleiern (das heißt, aus dem Bewusstsein oder von der Empfindungsebene zu löschen) oder nicht wissen zu wollen, was ihn stört. Ich lehne also einen Teil von mir selbst ab, der mich angreift. Dies ist das Mittel, das ich einsetze, um meine Emotionen auszudrücken, um **das Böse zu verjagen**! Nichts kann diese Verweigerungsreaktion aufhalten und das ist natürlich nicht rational, sondern gehört in den Bereich des Instinkts und des Unterbewussten. Es ist, als ob es da etwas gäbe, was da nicht hingehört, ein **Feind**, der meine Schutzbarrieren stört. Dieser Feind nimmt sich einfach die **Macht**, meine Macht zu sein und zu handeln, und das beeindruckt mich. Ich bin von der Macht der anderen auf Kosten meiner eigenen Macht **beeindruckt**. Ich fühle mich von einer unbewussten Angst bedroht, der ich mich verweigere. Die **Allergien** weisen also auf eine **tiefgreifende Intoleranz** hin, vielleicht die Angst, mich voll am Leben zu beteiligen, mich von allen emotionalen Krücken zu befreien, die mich stützen und es mir möglich gemacht haben, in Selbstgenügsamkeit zu leben. Durch meine **Allergie** sondere ich mich von meiner Umgebung ab und lebe ständig in einem Zustand der Wachsamkeit, denn ich bin es mir schuldig, nicht in Kontakt mit dem Antigen als Quelle meiner allergischen Reaktionen zu treten. Ich bleibe abseits und ich kommuniziere wenig. Möglicherweise habe ich Schwierigkeiten, kritisch zu unterscheiden, zu wählen, den Platz einzunehmen, der mir zukommt. Vielleicht habe ich das Bedürfnis, alle Mitglieder meiner Familie durch den sozialen und vor allem den körperlichen Kontakt um mich zu vereinen. Ein **Allergiker** neigt oft dazu, zu glauben, er verhalte sich nicht **richtig**! Ich möchte die Aufmerksamkeit anderer auf mich ziehen, deren Sympathie und Unterstützung gewinnen. Bediene ich mich der **Allergie**, um **Liebe** zu erhalten? Das ist möglich. Eins steht auf alle Fälle fest: Ich habe eine **Allergie**, *weil ich einen Teil von mir ablehne und einen schweren inneren Kampf führe.* **Die Allergie ist mein Widerstand, meine Art, nein zu sagen.** Gegen die Tatsache, dass ich einen Teil meiner selbst ablehne (oft sind es meine sexuellen Wünsche, die ich verleugne), wehrt sich mein Empfindungsvermögen, denn es möchte in vollen Zügen am Leben teilhaben. Dadurch, dass ich lerne, in gewissen Situationen *nein* zu sagen, öffne ich mich und sage *ja* zu allem, was neu ist. Ich habe die Macht zu entscheiden, was für mich in meiner eigenen Welt angemessen ist. Menschen können gegen alle möglichen Dinge **allergisch** sein: Lebensmittel, Gegenstände, Formen, Gerüche. Alles, was mehr oder weniger die fünf Sinne betrifft (vor allem den Geruchsinn, der im Hinblick auf das Gedächtnis der stärkste Sinn ist). Mein Geist speichert eine riesige Menge an Eindrücken, die **gut oder schlecht** für mich sind. Wenn ich gegen etwas **allergisch** bin, ist es sehr gut möglich, dass mein Geist es mit einer bestimmten **guten oder schlechten** Erinnerung verbindet und mein Instinkt diese Erinnerung in diesem Augenblick verdrängt. Die **Allergie** bezieht sich auf die Vergangenheit, die meine Gegenwart behindert oder sie stört. Manchmal will ich mich an bestimmte Ereignisse nicht bewusst erinnern: Dann übernimmt der Körper die Aufgabe, mir das ins Bewusstsein zu rufen, was ich vergessen will. Die **Allergie** tritt oft infolge eines Ereignisses auf, bei dem ich eine **Trennung** von einer Sache, einem Tier, einer Person erlebt habe. Das kann zum Beispiel eine **Sommer**liebe sein, die abrupt beendete. Wenn ich eine Situation erlebe, die mich an diesen für mich traurigen und herzzerreißenden Vorfall erinnert, bekomme ich diese **Allergie**, denn irgendwo erinnert sich mein Körper (erinnern sich meine Sinne) an alles und alles ist in meinen Zellen gespeichert. Wenn eine geliebte Person ihren Körper verlässt und es wurde keine Trauerarbeit geleistet, kann ich allergisch gegen etwas werden, was mich an diese Person erinnert, und damit auch an diese endgültige Trennung, die ich nicht akzeptiere ↓♥. Meine **Haut** reagiert auf den Kummer, der sich aus der Trennung ergibt. Ist die erlebte Situation mit einer großen Angst verbunden, werden meine Nasennebenhöhlen betroffen sein (**Heuschnupfen**, Niesen). In diesem Fall fühlt sich eine Situation nicht gut an und ich versuche, sie zu vermeiden oder mich „weit weg" zu fühlen. Wenn sich dies in eine **Stirnhöhlenvereiterung** verwandelt, glaube ich, mich nicht davon befreien oder aus der Situation herausgehen zu können, in der ich gefangen bin. Überwiegt die Angst, wird sich meine **Allergie** eher in Husten äußern (Atembeschwerden), überwiegt aber eher die Trennung als solche, die ich erlebt habe, werden sich die allergischen Reaktionen mehr auf der Haut auswirken (Ekzem, Urtikaria, Entzündungen der Haut, usw.) Die **Allergie** gegen ein Lebensmittel (beispielsweise Zucker und Alkohol bei einem Alkoholiker) steht im Zusammenhang mit einer Erfahrung, als ich zu etwas, was ich vielleicht über alles geliebt habe, **nein** sagen musste. In der Folge habe ich eine Frustration erlebt bin und **allergisch** geworden. Oft handelt es sich dabei um eine

Angst vor Neuem und vor dem Abenteuer, einen Mangel an Vertrauen in das Leben. Ich fühle mich jetzt gezwungen, auf diese Art von Freude zu verzichten, wobei ich denke, dass das Leben nur aus Gewohnheit besteht, keine Herausforderungen enthält. Welcher Auseinandersetzung möchte ich ausweichen? Was führt bei mir zu einer so starken Reaktion? Was macht mir in meinem Inneren derart Angst? Gibt es etwas, vor dem ich derart misstrauisch bin, dass ich es auf Distanz halten will? Was möchte ich kontrollieren oder über was hätte ich gerne Macht, das mir aber entgleitet? (Diese Angst ähnelt der Angst bei der Anorexie, dass ich nun sorgfältig kontrollieren muss, was ich esse, auch wenn ich daran sterben könnte, vor allem in akuten Fällen einer **Nahrungsmittelallergie**). *Der Allergie liegt immer Reizbarkeit oder Frustration im Zusammenhang mit einem Produkt oder einer Situation zugrunde, die mich stellvertretend daran erinnern sollen, dass ich mir diese Beschwerden bewusst machen und sie verarbeiten muss.* Die **Allergie** manifestiert sich, wenn sich der Rahmen meines Lebens verändert, wenn er erneut in Frage gestellt wird. Meine Bezugspunkte verändern sich, auch wenn es sich um ein glückliches Ereignis handelt, das gut für mich ist. Eine neue Arbeit, ein Umzug führt zu einer gewissen Unsicherheit und kann es notwendig machen, dass ich mich schützen muss. Mein Selbstvertrauen vermindert sich, mir ist „schwindelig". Die Tatsache, dass ich meinen Wert nicht anerkenne, weist darauf hin, dass ich meinen Partner, mein Kind, meinen besten Freund auf ein Podest stelle. Unbewusst irritiert mich das und ich kann gegenüber dieser Person **allergisch** werden. – Wenn ich beginne, mein Leben und meine Ängste in meinem **Herzen ♥** zu akzeptieren ↓♥, wird der Verarbeitungsprozess ausgelöst und die **Allergien**, die mir das Leben schwer machen, verflüchtigen sich. Ich brauche inneren Frieden und vor allem **Liebe**. Ich bleibe offen und alles wird sich zum Besten wenden. Ich beginne, meinen Wert zu akzeptieren ↓♥ und den Dingen auf den Grund zu gehen. Ich kann das Glück in meinem Inneren entdecken. Dadurch, dass ich meine Schönheit und alle meine göttlichen Qualitäten akzeptiere ↓♥, werde ich in Harmonie mit den Menschen sein, die mich umgeben, und die Frustration wird verschwinden.

Allergie gegen Antibiotika

Das **Antibiotikum**[7] (anti = gegen, bio = Leben) ist ein Stoff (bakteriellen oder anderen Ursprungs), der auf den Kampf gegen Keime spezialisiert ist. Keime stellen aber auch Leben dar. Hier gibt es also einen Widerspruch. Wenn es die Aufgabe des Antibiotikums ist, bestimmte Lebensformen in mir zu abzutöten, warum bin ich dann **allergisch gegen Antibiotika**? Wahrscheinlich, weil ich bestimmte Lebensformen, bestimmte **lebendige** Situationen in meiner Existenz ablehne (verschiedene mehr oder

---

[7] **Antibiotikum:** Wir verdanken Sir Alexander Flemming, dem britischen Arzt und Bakteriologen (1881–1955) die Entdeckung des Penicillins. Das war 1928, aber erst 1939 konnte es extrahiert und 1941 an Menschen erprobt werden, was dann das Zeitalter der Antibiotika einleitete.

weniger angenehme Erfahrungen). Ich muss mir dessen bewusst werden und das heißt, ich muss diese Erfahrungen akzeptieren ↓♥. Selbst wenn es für mich schwierige Erfahrungen sind, kann ich daraus etwas lernen. Ich vertraue meinem schöpferischen Potenzial.

Allergie gegen Tiere (allgemein)

Tiere besitzen einen angeborenen Instinkt und eine angeborene Sexualität und jedes Tier stellt einen Aspekt der Liebe dar. So entspricht also eine **Allergie gegen ein Tier** im Allgemeinen einem **Widerstand** gegen den instinktiven oder sexuellen Aspekt, den dieses Tier für mich darstellt. Ich akzeptiere ↓♥ alle Aspekte der Sexualität. Ich akzeptiere ↓♥ auch meine bewussten und unterbewussten Begierden, denn sie sind ein fester Bestandteil meines Wesens.

Allergie gegen Hunde

Es heißt, der **Hund** sei der beste Freund des Menschen. Wenn ich also eine solche **Allergie** habe, muss ich mich fragen, welcher Mensch oder welche Situation mich im Zusammenhang mit Freundschaft in Wut bringt. Wenn ich **allergisch gegen Hunde** bin, kann ich sogar Aggressivität oder eine gewisse Gewalttätigkeit in Verbindung mit Sexualität erleben. Es kann sein, dass ich mich unwohl fühle, weil ich nicht recht weiß, welchen Platz ich Sexualität, Freundschaft und Liebe einräumen soll. Dieses Unwohlsein lässt Wut in mir aufsteigen, die sich in Form einer **Allergie** äußert. – Ich akzeptiere ↓♥, die Grenzen der Freundschaft abzustecken, und definiere sie, um einige Situationen in meinem Leben zu klären, die sich möglicherweise derzeit in einer Grauzone befinden. Ich respektiere mich mit meinen Bedürfnissen und meinen Entscheidungen.

Allergie gegen Katzen

Die **Katze** ist ein Tier, das dem **Unsichtbaren** gegenüber viel sensibler ist als die meisten Menschen. Sie verkörpert die Sinnlichkeit und Sanftmut. Es kann sein, dass eine **Katzenallergie** stärker im Zusammenhang mit diesem Aspekt meiner Persönlichkeit steht, der bestimmte Dinge „fühlen" kann (Weiblichkeit), ohne dafür greifbare Beweise zu haben. Ich kann daher mangelnde Toleranz erleben, da ich keine (rationalen) Beweise habe. Es ist also klar, dass die **Katze** die **weibliche Sexualität** (siehe: weibliches Prinzip) und alle weiblichen Eigenschaften wie Sanftheit, Charme und Zärtlichkeit symbolisiert. Ich lebe einen gewissen Dualismus zwischen dem Bedürfnis, beispielsweise diese Sanftheit zu anzunehmen, und meiner Angst vor ihr. Es gibt eine mit Sexualität verbundene Angst, die aus der Vorstellung des Verbotenen, der Schuldhaftigkeit und sogar des Todes heraus entsteht. Ich muss daher einen dieser Aspekte akzeptieren ↓♥, den ich wahrscheinlich nicht empfangen oder selbst zum Ausdruck bringen will.

Anmerkung: Die **katzenhafte Sensibilität** lässt sich durch die Tatsache erklären, dass das Nervensystem der Katze vor allem an der Körperperipherie sitzt, im Gegensatz zum Menschen, dessen Nervensystem stärker im Körperinneren liegt. Diese besondere Körperstruktur macht die Katze **sensibler** gegenüber Schwingungen oder gegenüber den Menschen oder Orten eigenen Energien: den Energien, die ein Mensch oder ein Ort **ausstrahlt**.

Allergie gegen Pferde

Das **Pferd** steht im Zusammenhang mit dem **instinktiven Aspekt der Sexualität**. Da der Instinkt vor allem mit dem ersten Chakra[8] (oder Steißbein) verbunden ist, kann sich die Angst in der Furcht vor „niedrigen sexuellen Instinkten" ausdrücken und sich in einer **Allergie** gegen dieses kräftige und feurige Tier äußern. Vielleicht meine ich, die Sexualität sei nicht spirituell genug für mich, obwohl ich in meinem tiefsten Inneren den Wunsch habe, diese Erfahrungen zu machen, um die Materie mit mehr Spiritualität zu füllen. – Ich akzeptiere ↓♥, mich also für neue Erfahrungen zu öffnen, die mir helfen werden, mich besser zu erkennen und mich voll zu entfalten.

Allergie gegen Erdbeeren

Die **Erdbeerallergie** steht im Zusammenhang mit Frustration durch einen Widerspruch zwischen dem Gefühl der **Liebe** und dem Vergnügen, das genauso wie Nahrung und Schlaf eines meiner Grundbedürfnisse ist. Diese **Allergie** kann im Zusammenhang mit einem an einen Menschen oder eine Situation gebundenen Ereignis auftreten, das ich erlebt oder auch gerade nicht erlebt habe. Ein Hassgefühl und Frustration zusammen mit Schuldgefühlen können diese **Allergie** bei mir auslösen. Das Vergnügen ist ein derart fester Bestandteil meines Lebens, dass schwere Anfälle von **Erdbeerallergie** eine Atemunfähigkeit, die sogar zum Tod führen kann, auslösen können. Die Lungen stehen für das Leben und durch den Anfall zeige ich, dass ein grundlegendes Bedürfnis in meinem Leben nicht erfüllt wurde. Ich muss mir meine Grundbedürfnisse unbedingt **bewusst** machen und wissen: Wenn ich Nahrung zu mir nehme, handelt es sich dabei um die **Liebe** zu mir selbst; wenn ich schlafe, handelt es sich dabei um die **Liebe** zu mir selbst; auch wenn ich Vergnügen erlebe, ist dies ein Ausdruck der **Liebe** zu mir selbst. Die **Erdbeerallergie** kann auch aus dem Gefühl heraus entstehen, das ich gegenüber einer Person habe oder das diese Person mir gegenüber hat. Möglicherweise sage ich zum Beispiel: „Diese Erdbeere mag ich überhaupt nicht!", was aber heißen soll, dass ein Gesicht mir überhaupt nicht passt, wie man eben sagt: „Sein

---

[8] **Erstes Chakra:** Das erste Chakra oder Basischakra ist eines der sieben Hauptenergiezentren des Körpers und liegt auf der Höhe des Steißbeins, am unteren Ende der Wirbelsäule.

Gesicht gefällt mir nicht." Das kann im Zusammenhang mit einem Familienmitglied geschehen und es macht mich sehr traurig, die bestehende Uneinigkeit zu sehen. – Ich muss akzeptieren ↓♥, dass jeder Mensch seine Individualität besitzt, mit Vorzügen und Ängsten, und dass es in jedem Lebewesen einen sprühenden Funken gibt.

Allergie gegen Erdnüsse (als Öl oder Butter)

Wenn ich **Erdnussöl** oder **Erdnussbutter** zu mir nehme, weckt das in mir die Erinnerung an ein Ereignis aus meiner Kindheit, als ich fürchterlich schuften musste. Ich habe damals vielleicht den Eindruck bekommen, dass ich Arbeiten erledigen musste, ohne dafür ausreichend belohnt zu werden (mit Geld, Zuneigung, usw.). In der Vergangenheit (oder auch jetzt noch) arbeitete ich unermüdlich für sehr wenig Lohn und diese Situation fand ich **schrecklich**, widerlich. Ich war innerlich wütend, so „kleinlich" (wie winzig kleine Erdnüsse) behandelt zu werden. Indem ich versuche, mir das Ereignis oder die Situation im Zusammenhang mit diesem Gefühl wieder in Erinnerung zu rufen, kann ich mein emotionales Gedächtnis verändern und die Situation in Ordnung bringen. – Ich akzeptiere ↓♥, mir alle Aspekte meines Lebens **bewusst** zu machen, in denen ich mich unterstützt fühle und bei denen das Leben für mich relativ einfach verläuft, und ich steigere mein Wohlgefühl, um mir zu helfen, die Eindrücke von Schwierigkeiten, die ich in meiner Kindheit gespeichert habe, auszugleichen.

Allergie gegen Federn

Bin ich gegen einen Menschen oder eine Situation **allergisch** geworden, der oder die mir das Gefühl gibt, **am Boden festgenagelt** zu sein und nicht **davonfliegen** zu können, um mich freier und glücklicher zu fühlen? Ich empfinde höchstwahrscheinlich Wut im Zusammenhang mit dem Gefühl des **Gefangenseins** zwischen einer bestimmten Situation und der **Freiheit, die ich mir wünsche**, um glücklicher zu sein. Vielleicht befinde ich mich in einer Situation, in der ich „**Federn** gelassen" habe oder in der ich tüchtig „gerupft" wurde, und das verärgert mich aufs Äußerste. – Ich akzeptiere ↓♥, dass sich das Universum mit mir beschäftigt und dass mir alles gibt, was ich brauche, um glücklich zu sein.

Allergie gegen Fisch oder Meeresfrüchte

Ich kenne die Redewendung „wie ein Fisch im Netz zappeln", was bedeuten soll, dass ich mich leicht hereinlegen lasse. Diese **Allergie** drückt sehr gut meine **Frustration** gegenüber einer oder mehreren Situationen aus, in denen **ich mich naiv gefühlt habe**. – Ich akzeptiere ↓♥, dass ich meinen Platz einnehmen und mir bewusst machen muss, dass das Leben eine Abfolge von Erfahrungen ist, an denen man lernt. Je größer mein Vertrauen in mich selbst und mein Verantwortungsgefühl wird, desto mehr wird dieses Gefühl der Naivität nachlassen und diese **Allergie** verschwinden lassen.

Allergie – Heufieber (Heuschnupfen)

Diese **Allergie** ist auf eine Reaktion gegen Pollen, das Pflanzenkorn, das **männliche Element** der Pflanze, zurückzuführen. Dieses männliche Element ist das Symbol der Reproduktion und der Befruchtung. Betroffen durch diese **Allergie** sind üblicherweise Augen, Nase und Nasennebenhöhlen. Der Allergie liegt ein **Widerstand** gegen eine Situation in meinem Leben, eine Erinnerung aus der Vergangenheit zu Grunde. Es kann also sein, dass ich mich oft unbewusst gegen **eine Form der Sexualität oder bestimmte Aspekte dieser Sexualität** zur **Wehr** setze, vor allem wenn das, was ich über die Sexualität denke, „anrüchig" ist. Die Angst vor Fortpflanzung kann dabei eine Rolle spielen. Bin ich vielleicht ein Erwachsener, der die Zeit schnell verstreichen sieht und Angst hat, sein Traum von Kindern oder einer Familiengründung könnte sich im Lauf der Zeit verflüchtigen? Bin ich ein Jugendlicher, der sich viele Fragen über das Thema Kinder stellt? Es kann sich außerdem auch um einen Widerstand oder um eine fehlende Akzeptanz↓♥ handeln, dass die Zeit vergeht, was sich vor allem in der Jahreszeit bemerkbar macht, in der auch die **Allergie** erneut auftritt. **Heuschnupfen** kann auch damit verbunden sein, dass ich mich von einer Person getrennt habe und mich diese Trennung sehr mitnimmt. Eine **Allergie gegen Pollen** konfrontiert mich mit meiner Schwierigkeit, dem Leben zu begegnen, mich auf das Abenteuer einzulassen. Das Neue macht mir Angst, genauso wie die Veränderungen in meinem Leben. Natürlich kann ich aus den unterschiedlichsten Gründen eine Allergie **bekommen**, aber eins ist sicher: Ich ersticke in einer Situation oder fühle mich davon erdrückt. Ich lehne mich auf, irgendetwas gefällt mir absolut nicht, aber ich tue es trotzdem und ersticke daran. Ich ändere meine Überzeugung unter dem Einfluss von jemand anderem, ich bin zu allem bereit – und ich ersticke daran. Ich kann mich von Dingen, die gesagt oder getan werden müssen, **erdrückt** fühlen, vor allem, wenn es mir schwerfällt, meinen Platz einzunehmen und nein zu sagen. Außerdem neige ich zu starken Schuldgefühlen. Ich fühle mich minderwertig und fürchte mich vor der Reaktion der anderen. Ich lehne mich selbst ab und will ausstoßen, was mich stört. Ich habe Angst, mich im **Elend** wiederzufinden. Trotzdem bleibe ich in meinen alten Gewohnheiten gefangen. Ich bin starr, genauso wie der Verlauf der Jahreszeiten, deren Abfolge immer gleich bleibt. Ich manipuliere, um mein Ziel zu erreichen … Erkennen Sie die Programmierung? Diese Allergie kann sowohl geistig verankert sein (Weinerlichkeit) als auch „saisonal" auftreten, da die Sommerzeit ideal für den Ausbruch dieser Allergie ist, vor allem wenn ich einen Vorwand brauche, während dieser schönen Jahreszeit etwas weniger zu tun! Manche Menschen leiden bis zu sieben Jahre lang an **Heuschnupfen**! Es ist höchste Zeit, dass ich das sofort abstelle oder es mir mindestens bewusst mache. Ich mache mir bewusst, dass **Heuschnupfen** ein Mittel ist, bestimmten Situationen auszuweichen, weil ich sonst nicht fähig wäre, das Verrichten einer bestimmten Aufgabe oder den Aufenthalt an einem bestimmten Ort abzulehnen. Aber mit dem **Heuschnupfen** habe ich einen guten Grund! Er kann auch ein Mittel dazu werden, mich anders zu fühlen und das Bedürfnis nach Aufmerksamkeit befriedigen. Auf diese Weise müssen die Menschen mich zumindest in der Jahreszeit der **Allergien** bemerken. Wenn ich meinen Lebensraum einnehme, meine Lichtkugel (die ich mir bildlich vorstellen kann, um damit besser gegen meine Umgebung geschützt zu sein und mehr Vertrauen zu erlangen), bin ich in der Lage, mich den anderen gegenüber so zu zeigen, wie ich bin, ohne Verstellung. Das erste Auftreten von **Heuschnupfen** kann unbewusst mit einem einschneidenden Erlebnis verbunden gewesen sein, das bei mir wahrscheinlich starke Emotionen ausgelöst hat. Kommt wieder dieselbe Jahreszeit, erinnere ich mich, oder besser gesagt, mein Körper erinnert sich und der **Heuschnupfen** tritt wieder auf. Ich muss mir dieses Ereignis also unbedingt bewusst machen, um das Krankheitsmuster zu durchbrechen. Ich brauche die Krankheit in der Zukunft nicht mehr, weil ich die erforderliche Bewusstwerdung vollzogen habe. Der **Heuschnupfen** war nur ein Zeichen, das mir helfen sollte, Schluss damit zu machen und die tiefere Ursache meiner Beschwerden zu finden. Ich werde mich jetzt freier fühlen, mein Leben besser im Griff haben. – Ich akzeptiere ↓♥ das, was gut für mich ist, selbst wenn dazu eine bestimmte Form einer neuen und unbekannten Sexualität gehört. Ich weiß, dass in **Liebe** und Harmonie alles möglich ist. Ich akzeptiere ↓♥, aus meiner Isolation auszusteigen, auf die Menschen zuzugehen, da ich die **Allergie** nicht mehr brauche, um Aufmerksamkeit zu erregen, denn ich weiß, dass ich anders und einzigartig bin.

Allergie gegen Milch oder Milchprodukte

Die Milch steht vom ersten Augenblick meines Lebens an für den Kontakt mit der Mutter. Sie ist ein vollständiges Nahrungsmittel, das mir alle Nährstoffe gibt, die ich für mein Wachstum in den ersten Lebenswochen brauche. Da ich die Milch zunächst über den **Kontakt** mit meiner Mutter bekomme, ist dieses Nahrungsmittel außerdem ein Ausdruck der **Liebe, die mir meine Mutter gibt**. Wenn es also in meinem Umfeld einen für mich besonders wichtigen Menschen gibt, entweder meine Mutter oder eine Person, die für mich die Rolle der Mutter spielt, und ich diesem Menschen gegenüber eine Frustration in Verbindung mit der Rolle erlebe, die ich ihm zugeteilt habe, kann dies erklären, warum ich eine **Milchallergie** bekomme. Ich bin frustriert in Bezug auf die Aufmerksamkeit und die Kritik, die mir dieser Mensch entgegenbringt, was den Kontakt unangenehm macht. Ich kann mich außerdem in einer Situation befinden, in der ich mich gefangen und abhängig fühle, dem anderen „ausgeliefert“. Es ist so, als hänge mein Leben von der Entscheidung dieser Person ab, mich zu ernähren oder nicht, was sehr frustrierend und beängstigend ist. Oder bin ich es selbst, der sich zu sehr anlehnt? Wenn sich diese **Allergie** schon bei der Geburt entwickelt, muss ich überprüfen, welche Ängste und Frustrationen meine Mutter möglicherweise während der Schwangerschaft mit mir erlebt hat, wobei ich mir ihre Ängste oder Frustrationen zu eigen gemacht habe, die dann zu dieser **Allergie** geführt haben. Diese Aufmerksamkeit, die mir dieser Mensch widmet, könnte mich dazu bringen, mich zu fragen: „Für wen hält er sich? Hält er sich für meine Mutter?" – Es ist wichtig für mich, zu akzeptieren ↓♥, dass ich Liebe in diese Situation einbringe und meine Gefühle gegenüber dieser bevorzugten und für das Überleben der Gattung wesentlichen Beziehung harmonisiere, die ich gespeichert habe, die Beziehung zwischen einer Mutter und ihrem Kind.

Allergie gegen Pollen

(siehe: Allergie – Heuschnupfen)

Allergie gegen Sonnenlicht

Die Sonne steht für das aktive Prinzip und für die Yang-Energie. Daher symbolisiert sie auch den Vater. Wenn ich der Sonne gegenüber allergisch bin, ist der Kontakt mit meinem Vater (sowohl der körperliche wie auch im symbolischen Sinn) Grund für mein Leiden und meine Erkrankung. Die Beziehung kann schmerzhaft (gewesen) sein, glühend, erstickend, und manchmal ist sie von einem Tag auf den anderen abgebrochen. Der Kontakt ist vielleicht unterbrochen oder gestört, oder er ist zu überwältigend geworden. In all diesen Fällen hat es einen Konflikt gegeben, eine Uneinigkeit oder eine Enttäuschung über etwas oder jemanden, von dem ich mich trennen musste und der eine schmerzhafte Reaktion ausgelöst hat, die ich nicht zu meistern wusste und die bis ins Erwachsenenalter nachwirkt. Weigere ich mich vielleicht auch innerlich, meinen eigenen inneren Vater zu akzeptieren ↓♥? – Ich akzeptiere ↓♥ zu erforschen, was mich stört, und mich mit vollem Vertrauen berühren zu lassen, durch die Wärme der Sonne und meines Vaters! Ich befreie mich von meinen Gefühlsempfindungen, die auf dem tiefsten Grund meines Herzens ↓♥ verborgen lagen. Die Sonne ist Quelle des Lichtes, der Wärme und des Lebens. Ich entscheide mich dafür, mit meiner inneren Sonne in Kontakt zu treten, und schließe Frieden mit der Vergangenheit, um Verantwortung für mich selbst zu übernehmen, mich frei zu fühlen und zu strahlen, sodass ich mich weiter in Richtung meines eigenen Schicksals fortbewegen kann.

Allergie gegen Staub

Da Staub im Zusammenhang mit **Schmutz** und **Unreinheit** steht, bedeutet meine **Stauballergie**, dass ich gegenüber Aspekten meines Lebens, die ich für „schmutzig und unrein" halte, Unsicherheit empfinde, und es ist sehr wahrscheinlich, dass diese Angst in meiner Sexualität zum Ausdruck kommt. Wenn ich **allergisch gegen Staub** bin, kann es sein, dass ich mich unbedingt um meine Selbstachtung kümmern muss. Das Bibelwort „Staub bist du und zu Staub wirst du werden" drückt das Gefühl des Unnützseins aus, das ich möglicherweise immer oder in bestimmten Situationen empfinde. Der Ausdruck „Alles wird zu Staub" kann ebenfalls dieses Gefühl der Nutzlosigkeit versinnbildlichen, das ich in Bezug auf meine Unternehmungen seelischer, gefühlsmäßiger oder materieller Art empfinde. Ich neige dazu, alles zu tun, damit man mich liebt und akzeptiert ↓♥, weil ich glaube, ich sei nicht gut genug. Diese Selbstkritik kann bei anderen dazu führen, dass sie sich von mir entfernen. Selbst wenn ich keine körperlichen Symptome im Zusammenhang mit der **Stauballergie** habe, kann ich ein von Sauberkeit „besessener“ Mensch sein, auf völlig übertriebene Art. Ich kann also herausfinden, welcher Teil von mir meine Sexualität schmutzig findet, oder mich fragen, ob ich Angst habe, dass das schmutzig sein könnte. Ich lerne, mir und allem, was ich tue, eine höhere Wertschätzung entgegenzubringen. – Ich lerne jeden Teil meines Körpers zu akzeptieren ↓♥. Ich sehe ihn als ein Ganzes. Indem ich mir Zeit nehme, bis zum Grund meiner versteckten Gefühlsempfindungen zu gehen, lerne ich mich besser kennen und ich werde mir so eine außerordentliche Kraft zugänglich machen, durch die ich mein Leben in Freude und Kreativität leben kann.

Allergie gegen Wespen- oder Bienenstiche

Ich habe das sichere Gefühl, von meiner unmittelbaren Umgebung ständig **bedrängt** oder **kritisiert** zu werden. Das wirkt so auf mich, als ob man mir ständig „Stiche versetzen“ würde. Wenn ich dann wirklich einen körperlichen Stich bekomme, löst das den Hass aus, den ich in all diesen Situationen in mir angestaut habe, in denen ich mich angegriffen gefühlt habe. Ich habe die Tendenz, mich in mich zusammenzurollen, und glaube, auf diese Weise die Angriffe vermeiden zu können. Schließlich fühle ich mich minderwertig. Das „Gift“, das im Stachel des „Aggressors“ enthalten ist, erinnert mich daran, wie sehr ich das Leben in mir vergiften kann, indem ich nach den gesellschaftlichen Erwartungen und nach jenen meiner Familie oder meines Partners lebe. Ich sehne mich danach, die „Bienenkönigin“ zu sein; stattdessen lebe ich mein Leben, als sei ich eine einfache „Arbeitsbiene“, die genauso wie alle anderen ist. Ich lebe als Opfer. Ich bin misstrauisch und fatalistisch. – Ich akzeptiere ↓♥ zu beginnen, die positive Seite der Dinge zu betrachten. Sobald ich akzeptiere ↓♥, dass ich kein Opfer mehr bin, werden sich die Insekten ein anderes Opfer suchen! Ich lerne, den Platz einzunehmen, der mir zukommt, und untersuche, welche Mittel und Wege zu einem Nachlassen der Kritik aus meinem Umfeld führen können, sodass ich mich besser von dem distanzieren kann, was andere von mir denken. Ich betrachte mich mit dem Blick des Herzens ♥ und akzeptiere ↓♥ meinen wahren Wert.

Alopezie

(siehe: Haare – Kahlköpfigkeit)

Altersbeschwerden

Wenn mein Körper altert, verliert er seine Beweglichkeit. Ich kann schlechter gehen, meine Geschicklichkeit lässt nach. Was will mir mein Körper sagen? Vielleicht bedauere ich Dinge aus meiner Vergangenheit, glaube, keinen Platz mehr in dieser Welt zu haben und dass es Zeit für mich ist, **aufzuhören**. Ich glaube auch, dass das Leben früher besser war. Ich weigere mich, die schönen Dinge in der Gegenwart zu sehen. Meine Gedanken sind auf das Gestern gerichtet und ich kritisiere die Gegenwart. Diese Starrheit in meiner Denkweise überträgt sich auf mein ganzes Wesen. Das **Altern** ist eine Etappe des Lebens, an die ich mich anpassen muss. Aber da ich schon vom ersten Augenblick der Geburt bis zum Tod altere, wann genau in meinem Leben beginne ich, zu „schnell" oder zu „unangenehm" zu altern? Eine Tabelle gibt es dafür nicht. Der **Alterung**sprozess verläuft eher schneller, wenn ich zu sehr in meinem Kopf und wenig in meinem **Herzen♥** lebe. Oder wenn ich meine Schöpferkraft jemandem in meiner Außenwelt überlasse und erlaube, dass die Gesellschaft mir diktiert, was gut für mich ist. Vielleicht will ich auch eine Rolle spielen, um von meiner Umwelt akzeptiert ↓♥ zu werden, lebe aber dadurch nicht nach meinen wahren persönlichen Werten (so schränke ich meine eigene Freiheit ein). Ich weigere mich, meine Emotionen als Verbündete zu sehen, und bleibe für die **Liebe** verschlossen. Töte ich meine Kreativität und meine tiefsten Bestrebungen, dann fühle ich mich möglicherweise auch verbittert und denke an mein Alter. – Ich akzeptiere ↓♥, mir selbst zu vertrauen. Ich akzeptiere ↓♥ auch, auf der Ebene meines **Herzens♥** den gegenwärtigen Augenblick zu leben. Ich lasse los, was für mich nicht gut ist. Ich achte auf das, was mir Freude, Lachen, Energie, **Liebe** für mich selbst und andere bereitet. Ich akzeptiere ↓♥, mich den Veränderungen zu öffnen, und akzeptiere ↓♥, dass ich noch lernen und von **Herzen♥** geben kann. So wird mein Zustand von Tag zu Tag besser. Ich bin davon überzeugt, dass die Jugend des **Herzens♥** und des Körpers ewig dauert. Mein physischer Körper wird diese positiven Gedanken von Gesundheit und Jugend manifestieren.

Altersbeschwerden – krankhafte Altersbeschwerden

(siehe: Senilität)

Alterserscheinungen

(siehe: Altersbeschwerden)

Alterssichtigkeit

(siehe: Augen – Übersichtigkeit und Alterssichtigkeit)

Alzheimer-Krankheit

(siehe auch: Amnesie, Senilität)

Diese Krankheit führt zu einer Degeneration von Hirnzellen, die sich in einem fortschreitenden Verlust der intellektuellen Fähigkeiten bis hin zu einem Zustand der Demenz (geistige Umnachtung) ausdrückt. Diese Krankheit der Moderne, die im Wesentlichen durch den unbewussten Wunsch gekennzeichnet ist, sein Leben zu beenden, einfach Schluss zu machen, diese Welt zu verlassen oder **vor der eigenen Wirklichkeit zu flüchten**, wird durch die chronische Unfähigkeit verursacht, eben diese Wirklichkeit, die Lebenslage zu akzeptieren ↓♥, sich ihr zu stellen, damit fertig zu werden, da ich Angst habe und es mir schlecht geht. Auf diese Weise mache ich mich meinem Umfeld und meinen Emotionen gegenüber unempfindlich. Ich werde benommen und „zerstreut“ und schon erscheint mir das Leben leichter zu ertragen und der Tod akzeptabel ↓♥. Ich habe Angst oder den Eindruck, nicht mehr geliebt zu werden, dass man mich vergisst. Ich reagiere darauf, indem ich mich selbst und den, der ich bin, vergesse. Ich habe so viel gelitten, dass ich nichts mehr fühlen will. Ich glaube nicht, dass man mich im Leben anerkannt hat (vor allem gegenüber meiner Mutter), also erkenne ich auch die anderen heute nicht mehr an. Die **Alzheimer-Krankheit**[9] ist eine bestimmte Form der Demenz. Hauptsächlich lässt das Gedächtnis nach, es kommt zu geistiger Verwirrtheit, zur zunehmenden Unfähigkeit, sich klar auszudrücken, zu einer gewissen Gewaltbereitschaft, die Umgebung wird **nicht mehr adäquat wahrgenommen**, das Verhalten ist sozusagen „unschuldig“ wie das eines Kindes. **Verzweiflung, Reizbarkeit, Lebensmüdigkeit** können dazu führen, dass ich mich in mich selbst zurückziehe und in meiner eigenen Welt lebe. Ich lasse mich langsam sterben. Ich **trenne** mich stillschweigend vom Rest der Welt. Diese Krankheit zeigt mir, dass ich lebensmüde bin, vor einer Situation flüchte, die mir Angst macht, mich gereizt macht oder verletzt, weil ich mich verlassen fühle. Es ist eine Flucht aus der Welt als Erwachsener durch den Verlust der Erinnerung an die gerade zurückliegende Zeit (Kurzzeitgedächtnis) und durch die Rückkehr zu lange zurückliegenden Erinnerungen (Langzeitgedächtnis). Es handelt sich um eine auf den ersten Blick ernste Situation, die ich mir aber lange nicht bewusst mache. Ich gelte als „normaler“ und ausgeglichener Mensch, aber man nimmt wahr, dass ich mich infolge von Verzweiflung, Wut oder Frustration in mich selbst zurückziehe, was mich meinem Umfeld gegenüber unempfindlich macht. Ich weigere mich wahrzunehmen, was um mich herum und in mir selbst geschieht. Ich lasse mich lieber hängen. Es fällt mir möglicherweise sehr schwer, überholte Ideen loszulassen, von denen es in meinem Gedächtnis eine ganze Menge gibt! Und da meine Aufmerksamkeit mehr auf die Vergangenheit als auf die **Gegenwart** gerichtet ist, versagt mein Kurzzeitgedächtnis und **verkümmert**, sodass nichts Neues oder Kreatives mehr hinzukommt. Die Folge davon ist, dass sich das Gedächtnis an alten Dingen **abnutzt**, anstatt neue und frische Ideen hervorzubringen. Diese Krankheit trifft in der Regel vor allem ältere Menschen: Besonders, wenn ich das Pensionsalter erreicht habe, gehe ich von einem produktiven Zustand, wo ich Macht hatte und Verantwortung trug, in ein Leben über, in dem ich mich nutzlos, ohnmächtig und emotional, körperlich und finanziell abhängig fühle. Wie gern würde ich die Zeiger der Uhren zurückdrehen! „Als Kind hatte ich keine Angst vor dem Tod, vor der Zukunft, vor meinen Verantwortlichkeiten – wie gut es mir damals ging!“ Aus medizinischer Sicht spielen bei dieser Krankheit emotionale und geistige Faktoren sowie

[9] Alois **Alzheimer (1864–1915):** deutscher Neuropathologe, der 1906 die Veränderungen im Gehirn eines an Demenz (geistiger Umnachtung) leidenden Menschen beschrieben hat.

deren körperliche Entsprechungen (Körperflüssigkeiten, Blut, Gewebe und Knochen) eine Rolle. Wenn das Blut aus bestimmten Gehirnregionen verschwindet, kommt es zu einer Art Gehirntrauma. Es handelt sich um sehr heftige Reaktionen im Gehirn. Der Blutfluss zieht sich in gewisser Weise aus diesen Gehirnregionen zurück. Der Grund kann eine extreme Angst vor allen Aspekten des Alters oder den ersten Anzeichen für den Tod sein, sodass es zu einem unbewussten Rückzug in ein kindliches Verhalten und zu einer Verdrängung der Gegenwart, der Vergangenheit und der Zukunft kommt. Mein Körper, der von der Degeneration der Hirnzellen angegriffen wird, bereitet mich unbewusst auf den Moment vor, da ich diese Welt verlassen muss. Das äußert sich in einem kindischen Verhalten, in dessen Rahmen ich mir das Ausleben und die Verwirklichung aller meiner Fantasien und Launen erlaube. Bei einer solchen Erfahrung sind Liebe und Unterstützung erforderlich. – Ich akzeptiere ↓♥, den Augenblick zu leben und die Vergangenheit loszulassen, indem ich anfange, mich um mich selbst zu kümmern.

Amenorrhö (Ausbleiben der Regelblutung)

(siehe: Menstruation – Amenorrhö)

Amnesie

(siehe auch: Gedächtnisstörung)

Die **Amnesie** ist der partielle oder vollständige Verlust des Gedächtnisses, der sowohl die in der Vergangenheit als auch die in der Gegenwart gespeicherten Informationen betrifft. Die **Amnesie** lässt sich in mehrfacher Hinsicht mit der Alzheimer-Krankheit vergleichen. Der **amnestische** Mensch leidet furchtbar unter seinem gegenwärtigen Leben. Mein **Wunsch, zu fliehen** und fortzulaufen, ist derart groß (unabhängig von der tatsächlich erlebten Situation), dass ich mich durch **Schmerzen, Wut, Invalidität** oder **Verzweiflung** in mich selbst zurückziehe und mich durch Unempfindlichkeit gegenüber fast allem anderen in mir selbst einschließe. Indem ich **amnestisch** werde, bin ich nicht mehr für mich selbst verantwortlich, denn ich trenne mich von meinem Bewusstsein. Ich gebe mich daher in die Hände anderer. Ich glaube, dass ich auf diese Weise nicht beurteilt oder abgeurteilt werden kann. Ich flüchte, werde benommen oder mache mich einem Menschen oder einer Person gegenüber unempfindlich. Ich weigere mich, die Situationen und Erfahrungen des Alltags zu leben, egal wie intensiv sie sind. Der innere Schmerz verhält sich proportional zu dem Schweregrad der **Amnesie**, ob es sich um eine partielle Amnesie handelt (teilweise geistige Verdrängung sehr schmerzhafter Eindrücke aus der Kindheit) oder eine totale Amnesie (unbewusster Versuch, ein neues Leben und einen neuen Lebenswillen zu bekommen, weil ich mit diesem **ersten** Leben nicht mehr leben will!). Scham und Schuldgefühle, aus welchem Grund auch immer, können auftreten. Ich versuche, mehrere Dinge, wie meine Familie und verschiedene schwierige Situationen, einfach auszublenden. Ich habe eine mehr oder weniger eingeschränkte Verbindung zur aktuellen Wirklichkeit. Die **Amnesie** zeigt sich in dem Augenblick, in dem ich den Eindruck habe, zu viel auf meinen Schultern zu tragen und mit den zu erfüllenden Aufgaben überlastet zu sein. Ich glaube, dass eine zu große Gefahr droht. Ich weiß nicht mehr, in welche Richtung ich gehen soll, und befürchte, jeden Augenblick zu „zerspringen". Häufig wird eine „**Teilamnesie**" angesichts einer schwierigen Situation erlebt, die ich lieber vergesse, um nicht wieder mit den schmerzhaften Empfindungen in Kontakt treten zu müssen, wie zum Beispiel der Trennung von einem mir nahestehenden Menschen. Der Prozess des Akzeptierens ↓♥ und des Verarbeitens ist sehr wichtig, weil mir das Phänomen der geistigen **Verdrängung** bestimmter Erfahrungen bei zukünftigen Erfahrungen böse mitspielen kann. Es ist möglich, dass ich einige dieser Erfahrungen erlebe, ohne zu wissen oder zu begreifen, warum ich sie machen muss! – Ich akzeptiere ↓♥, dass ich mir täglich bewusst werden muss, wer ich bin und was ich in meinem Leben in Ordnung bringen muss, um Verbindung zu meinem wahren **höheren Ich** zu bekommen.

Amphetaminkonsum

(siehe: Drogen)

Amputation

(siehe auch: Selbstverstümmelung)

Die **Amputation** ist eine Operation, die aus der operativen Entfernung eines Körperglieds, eines Teils eines Körperglieds oder eines vom Körper vortretenden Teiles wie der Zunge, der Brust oder des männlichen Glieds besteht. Die vollständige oder partielle **Amputation** eines Glieds, ob infolge eines Unfalls oder aus medizinischen Gründen (Gangrän, Tumor), steht oft im Zusammenhang mit **starken Schuldgefühlen** gegenüber einem bestimmten Aspekt meines Lebens. Ich will, dass diese Situation aus meinem Leben verschwindet, ich will sie mir zu meinem Wohl „abschneiden". Aber statt dass diese Situation sich auflöst, wird der Körperteil entfernt, der sie manifestiert. Dies alles ereignet sich unbewusst. Wird mir der linke Fuß **amputiert**, ist meine Angst oder mein Schuldgefühl so groß, dass ich das „Sterben" der Richtung, die ich in meinem Gefühlsleben einnehmen soll oder eingenommen habe, vorziehe. Das rechte Bein betrifft meine Angst oder mein Schuldgefühl gegenüber meinen Verantwortlichkeiten, usw. Wenn ich die **Amputation** nicht akzeptiert ↓♥ habe, ist dies mit einem emotionalen Schmerz verknüpft (**Phantomschmerz**). Dieses Körperglied wird also zu einem Phantom und ich frage mich, welche Angst mich daran hindert, mit der Realität in Kontakt zu treten. Lange vor der **Amputation** spürte ich Machtlosigkeit, Abhängigkeit. Möglicherweise habe ich mich sogar in einem Aspekt meines Körpers, meines Lebens oder in meinen Beziehungen zu anderen Menschen behindert gefühlt. Diese Behinderung auf psychologischer und affektiver Ebene hat sich auf meinen physischen Körper übertragen. Wenn ich eine **Amputation** erleide, ist es wichtig, mich daran zu erinnern, dass mein Körper auf der energetischen Ebene nicht amputiert ist, und dem metaphysischen Aspekt des amputierten Teils gegenüber offen zu bleiben. Wenn also mein *rechtes Bein* **amputiert** wurde, kann ich Liebe, Verständnis und Integration im Hinblick auf das Bewusstwerden einsetzen, das erforderlich ist, um *meine Verantwortung tatkräftiger zu übernehmen*, **so als ob ich mein Bein immer noch hätte**. – Ich akzeptiere ↓♥, dass ich alle Schuldgefühle abbauen muss, weil ich weiß, dass ich alles so gut mache, wie ich kann. Ich söhne mich mit mir selbst aus und lerne wertzuschätzen, wer ich bin. Wie auch immer die Umstände sind, ich entscheide mich dafür, in meinem Rhythmus voranzugehen, und erkenne an, dass es Gutes und Schönes im Leben gibt.

Amyotrophie (siehe: Atrophie)

Analfissuren (siehe: After – Analfissuren)

Anämie (siehe: Blut – Anämie)

Andropause (siehe auch: Prostata [allgemein], Prostatabeschwerden)

Die **Andropause** (die es nur beim Mann gibt) entspricht der Menopause bei der Frau, auch wenn es dabei nicht zu einer vergleichbaren hormonalen Veränderung kommt. Sämtliche Unsicherheiten in Bezug auf Alter, sexuelle Fähigkeiten, Gefühl von Nutzlosigkeit und Schwäche äußern sich innerlich und äußerlich in Beschwerden, die die Geschlechtsorgane (vor allem die Prostata) und den einen oder anderen Aspekt des männlichen Selbstbildes betreffen. Ich bin in einem Lebensabschnitt angekommen, in dem ich mich ausruhen, eine Pause machen und meine Prioritäten verändern kann. – In meiner Eigenschaft als Mann muss ich, statt mich abzulehnen, akzeptieren ↓♥, meinen Platz in der Welt einzunehmen, der sich in Harmonie mit jedem Aspekt meiner Person findet, sowohl meiner Weiblichkeit als auch meiner Männlichkeit. Ich habe das Recht, mir mehr Zeit für mich selbst zu nehmen, ich fühle mich nicht mehr nur effektiv, wenn ich aktiv bin oder arbeite.

Aneurysma (arteriell) (siehe: Blutung [Hämorrhagie])

Ein **Aneurysma** ist eine Schädigung der Arterienwand, die zu einer Arterienerweiterung führt und durch den Bruch der Blutgefäße das Risiko einer Blutung birgt. Sie kommt vor, wenn ich einen Konflikt mit meiner Familie oder mit Personen erlebe, die ich als Familie betrachte. Man will mir etwas übertragen, aber ich widersetze mich diesem mit aller Kraft. Ich muss meine Sichtweise unter Beweis stellen, was sehr viel **Druck** auf meine Schultern legt. Ich arbeite nur noch mit äußerster Willensanstrengung und drohe etwas zu verlieren, was nicht mehr in meiner Kontrolle liegt. Ich habe Angst, verlassen zu werden, und blockiere die Blutbahnen, denn ich fühle mich ohnmächtig. Ich empfinde mein Leben als schwierig und sehe alles, was mir widerfährt, negativ und pessimistisch. Ich verliere meine Energien, die ich bei jeder Gelegenheit vergeude. Ich versuche, um jeden Preis eine Situation zu bewahren, die mehr oder weniger gut verläuft, die aber in jedem Augenblick zu zerbrechen droht; sei es eine Arbeitsstelle, eine emotionale Beziehung oder etwas anderes. Meine Blutgefäße ziehen sich zusammen, weil ich meinen biologischen Rhythmus nicht beachte, und ich fühle eine Art Druck, die mich zu zerreißen droht. Ich weigere mich, voller Freude im Leben voranzuschreiten und das Leben seinen Gang gehen zu lassen. Das **Aneurysma des Kopfes** (Schädels) bringt ans **Licht**, wie sehr sich meine Ideen manchmal von denen der anderen unterscheiden und wie sehr ich darum kämpfen muss, sie zu verteidigen, denn um mich herum herrscht Unverständnis. Vielleicht fühle ich mich auch nach einem Bruch unverstanden (entweder bin ich gegangen oder jemand anderer), der mich sehr berührt hat. Das **Aneurysma der Aorta** zeigt mir den Druck, den man auf mich ausübt, vor allem von Seiten einer Autoritätsperson, damit ich etwas loslasse, das aber meiner Ansicht nach mir gehört. Das **Aneurysma** verdeutlicht mir meine Verschlossenheit gegenüber den neuen Ideen und Lösungen, die sich mir eröffnen. – Ich akzeptiere↓♥, dass ich mir selbst **Liebe** geben muss. Ich höre auf, nutzlos zu kämpfen, wenn der Augenblick kommt, etwas loszulassen, das direkt mit der Vergangenheit zu tun hat. Ich akzeptiere ↓♥, etwas Erobertes wieder aufzugeben, um mich davon zu befreien. Ich lerne, die Bewegung des Lebens zirkulieren zu lassen, und fühle meine Lebensfreude. So lerne ich auch, im gegenwärtigen Augenblick zu leben.

Angina

(siehe auch: Halsschmerzen)

Die **Angina** ist durch eine Verengung des Rachens infolge einer akuten Entzündung gekennzeichnet. Da gibt es etwas, was nicht „durchgeht", eine festsitzende Emotion, die mich darin hindert, meinem Umfeld meine tatsächlichen Bedürfnisse mitzuteilen. Ich habe das Gefühl, dass ich mit verengtem Rachen (Chakra oder Energiezentrum der Kreativität und der **Ausdrucksfähigkeit**) nicht das ausdrücken kann, was ich erlebe und anderen gegenüber empfinde. Ich halte unnötig an dieser Überzeugung fest. Ich muss herausfinden, was mich zu dieser Überzeugung gebracht hat. Meistens liegt die Antwort in den letzten **48 Stunden** vor dem Auftreten der Beschwerden. Handelt es sich um eine leichte Reizung (entzündete Luftröhre) oder eine kleine Frustration, die ich **nicht hinunterschlucken** kann und die so lange anhalten wird, bis ich meine Einstellung und meine Gedanken geändert habe? „Kommt gar nicht in Frage, dass ich diese Geschichte so ohne Weiteres schlucke", selbst wenn „mir der Rachen wie Feuer brennt". Vielleicht handelt es sich auch um düstere oder negative Gedanken über einen Menschen oder eine Situation. Gibt es etwas, was ich um jeden Preis haben will? Beispielsweise einen neuen Arbeitsplatz, eine außergewöhnliche Schulnote, die mir eine Situation erspart, in der ich mich rechtfertigen, Erklärungen abgeben müsste oder für die ich Rechenschaft ablegen müsste, oder die mich davor bewahrt, den Tod zu spüren, der mich umschleicht? Meine nicht ausgedrückten Gefühle sind in Wallung. Und wenn ich mir schließlich gestatte, die Dinge auszusprechen, kann ich mich noch immer unangenehm oder schuldig fühlen. Ich gebe mir nicht die Erlaubnis, Hilfe von anderen zu erbitten. Unabhängig von der Ursache dieser Krankheit akzeptiere ↓♥ ich, dass es höchste Zeit ist, offen zu bleiben und diesen Kanal wieder zu öffnen, selbst wenn **ich in meiner starken Empfindsamkeit verletzt** wurde. Meine Grundbedürfnisse müssen befriedigt werden und darauf habe ich genauso Anspruch wie jeder andere Mensch. Ich bleibe meinen Bedürfnissen gegenüber offen und konzentriere mich auf mein Inneres, wenn ich diese Art von **Angina** in meinem Rachen vermeiden will. – Ich akzeptiere ↓♥, dass ich um etwas bitten muss, um so mein Herz ♥ zu öffnen und die Geschenke des Lebens zu empfangen.

Angina Pectoris (Brustenge)

(siehe auch: Herz ♥ [allgemein] / Herzinfarkt)

Angina kommt von dem lateinischen Wort *angere*, das so viel bedeutet wie **einengen,** zusammendrücken – was zu *angor* führt, zu Atembeklemmung und Angst. Es handelt sich um einen akuten Schmerz in der **Herz♥gegend** (energetisches Zentrum der Liebe). Dieser vorübergehende Mangel an Sauerstoff in den **Herz♥**muskeln führt zu allen bekannten Folgen: unzureichende Durchblutung dieses Bereichs, chirurgischer Eingriff, Bypass, usw. Das Herz wird oft als **Motor** des Organismus bezeichnet. Die Herzenge repräsentiert eine Angst des Herzens. Wenn ich zu viel Liebe gebe (verbunden mit Anhänglichkeit), kann das Herz durch die viele Besorgnis ermüden und in diesen Situationen nicht mehr genug Freude empfinden, wird also schlechter durchblutet (Freude steht mit dem Blut in Zusammenhang, und eine geringere Durchblutung zeigt dieses Nachlassen der von der Liebe abhängigen Freude). Wenn ich unter **Angina Pectoris** leide, nehme ich mir wahrscheinlich das Leben und die Dinge, die ich tue und mag, **viel zu sehr zu Herzen♥**. Meine Sorgen (ebenso wie meine Freuden) sind übersteigert: Ich bin schnell gereizt und verletze mich leicht, bin wegen einer bestimmten Situation unzufrieden, traurig oder verärgert, obwohl diese Situation **eigentlich gar nicht so schlimm ist**. Ich habe den Eindruck, dass man mich **verspottet**. Es fühlt sich so an, als wäre in meinem Herzen♥ Krieg. Welche Person möchte ich ganz an mich drücken, für immer, oder wen würde ich am liebsten nicht gehen lassen, obgleich der Moment gekommen ist? Meine Aufmerksamkeit ist ständig auf jene Sache oder Person gerichtet. Ich möchte, dass wir „für immer" vereint sind, aber das ist nicht möglich. Anstatt mich zu entfernen und im Strom des Lebens mitzuschwimmen, möchte ich kontrollieren und alles bewahren. Dies ist schwer zu tragen und macht mich unsicher, welche Richtung ich einschlagen soll. Das Gefühl des Verlusts, der Leere, wenn ich loslasse, kann Angst machen und es tut sehr weh, meine gesamten Gefühle in meinem Inneren zu verstecken. Vielleicht schickt mir mein Körper bei solchen Seelenzuständen ein erstes Alarmsignal: Krämpfe und stechende Schmerzen im Herz♥. Mein Herz sendet einen SOS-Ruf, damit ich mir dieser Gefühle und der Tatsache bewusst werde, dass ich in gewisser Weise im Begriff bin, mich durch meine unharmonischen Gedanken zu zerstören, indem ich meine innere Harmonie in Gefahr bringe und ständig ein „schlechtes Gewissen“ habe. Auch sehr starke Freude kann einen **Angina-Pectoris**-Anfall auslösen, weil sich in dem Augenblick das Energiezentrum der Liebe (das Herz♥) weiter öffnet und die Erinnerung an großen Kummer, der dort gegenwärtig ist, aktivieren und so einen **Angina-Pectoris**-Anfall auslösen kann. Vielleicht mache ich viele Dinge aus Verpflichtung und nicht aus Freude. Auf diese Weise hört die Freude auf zu fließen. Das ist so, also ob ich meine Aufmerksamkeit auf andere konzentriere (auf deren Glück und deren Beschwerden), statt mich zunächst um mein eigenes Wohlergehen zu kümmern. Mein Ego ist derart präsent und **aktiv**, dass es von der Gesamtheit meines Seins abgetrennt ist, was zu einer **Blockade auf der emotionalen Ebene** führt. Es handelt sich um eine unbewusste Steigerung des Selbstwertgefühls durch fast ausschließliche Konzentration auf den anderen. Das ist das jüdisch-christliche Prinzip der Aufopferung: **Den anderen geben! Ich werde verletzlich und bekomme Angst, mich denen zu öffnen, die ich liebe**. „Nichts erreicht mich mehr, aber die Schmerzen fangen an!“ Krämpfe, Herzstiche, kalte Hände und Füße. Mein Körper gibt mir eine ernst zu nehmende Warnung, dass irgendetwas nicht in Ordnung ist. (Im Allgemeinen lässt sich diese Warnung auf seelischer Ebene leichter erkennen als auf der körperlichen Ebene.) Ich möchte vielleicht im Unterbewusstsein das „irdische Leben“ gern verlassen, weil ich den Eindruck habe, dass mich die Sorgen erdrücken und ich nicht weiß, wie ich damit fertig werden soll. Aber die Zeit ist dafür noch nicht unbedingt reif! Ich fühle mich zermahlen, unterdrückt und ich habe keine Lust mehr, irgendwelche Anstrengungen zu machen. Wovor habe ich denn wirklich Angst? Es ist interessant, sich bewusst zu machen, dass – da sich die Angina durch eine Verengung der Blutgefäße manifestiert – ich mich fragen muss, ob ich die **Liebe**, die die anderen mir geben, einschränke oder limitiere? Fällt es mir leicht, die Hilfe, die andere mir anbieten, zu akzeptieren ↓♥? **Verdiene** ich das, was man mir gibt? Oder neige ich dazu, es kontrollieren zu wollen, da ich nicht weiß, wie ich mit einer „Überdosis“ **Liebe** und Zuwendung umgehen soll. So gebe ich das Erhaltene sofort zurück, denn ich weiß nicht, wie ich die Geschenke in meinem **Herzen♥** akzeptieren soll. Vielleicht glaube ich auch, dass man zu viel von mir fordert und ich alle Schwierigkeiten regeln soll. So nehme ich eine **geringschätzige Haltung** an. Diese Situationen können jedoch auch aus meiner Einstellung mir selbst gegenüber resultieren: Vielleicht bin ich sehr wettbewerbsorientiert und konzentriere meine ganze Energie auf mich selbst, was mich enorm fordert. Ich schiebe meine affektiven Schwierigkeiten zur Seite. Daher leidet mein Herz♥, denn ich spreche nicht über meine Gefühle. Ich werde mir dessen **bewusst**, dass das Leben ein ständiger Wechsel von Geben und Nehmen ist. Ich bekomme genauso viel, wie ich gebe – vergleichbar der Kontraktion und der Dilatation der Blutgefäße, sonst leide ich unter einem mangelnden Gleichgewicht und ich muss meine Aufmerksamkeit wieder auf dieses für ein gesundes Leben nötige Gleichgewicht richten. Dies ist ein grundlegender Prozess in der menschlichen Existenz und ich bin ein göttliches Wesen, das in diesem Gleichgewicht zum Ausdruck kommen soll. Ich muss mir Folgendes bewusst machen: – Ich akzeptiere ↓♥, dass ich aufhören muss, das Leben zu ernst zu nehmen, und bleibe offen! Das ist leicht, denn ich **möchte** gar nicht sterben, sondern **leben**, mich der **Liebe** öffnen und alle Machtkämpfe einstellen. Ich lenke meine Aufmerksamkeit auf die schönen Seiten des Lebens. Ich lerne, mich so zu lieben, wie ich bin: So kann meine Lebensenergie wieder ihren Platz einnehmen. Das sind die ersten Schritte zu einer tatsächlichen Heilung dieser Krankheit. Ich drücke aus, was ich lebe, und ich lerne, mich zu akzeptieren ↓♥, wie ich bin. Ich kümmere mich um mich selbst, denn mein Glück hängt nur von mir selbst ab. Ich wechsele von Scham und **Hass** zu **Liebe**. Und ein letzter Punkt: Ich achte auf alle Ausdrücke, die mit dem Herzen zu tun haben: ein **Herz♥** aus Stein, ein hartes **Herz♥**, er hat kein **Herz♥**, das ist **herz♥**los usw. Jeder Ausdruck weist darauf hin, dass sich etwas ereignet, was meiner Aufmerksamkeit bedarf …

Angiom

(allgemein) (siehe auch: Haut – Feuermal, Blut – Blutkreislauf, Lymphsystem)

Ein **Angiom** ist kein Tumor, sondern eine Fehlbildung im Gefäßsystem (Lymphgefäße und Blutgefäße). In Anbetracht der Tatsache, dass die Blutgefäße Leitungsbahnen mit dem Zweck sind, Blut und Lymphe im Organismus zu befördern, habe ich den Eindruck, dass mein Leben nicht so verläuft, wie ich es mir vorstelle. Ich weiß nicht mehr, welche Richtung ich einschlagen soll, und fühle mich verirrt. Ich habe das Gefühl, die Kontrolle verloren zu haben. Unsicherheit breitet sich in mir aus und lässt mich das Schlimmste befürchten; ich ignoriere, wer ich bin, und vergeude meine Energien. Ich fürchte mich davor, in Kontakt mit meinen Gefühlen zu treten, was die Zirkulation von Energie blockiert. – Ich akzeptiere ↓♥ voll und ganz, was ich bin, und entscheide mich bewusst dafür, das Glück im Alltag zu leben. Dabei weiß ich, dass ich geschützt bin. Ich verwirkliche mich durch das Schönste in mir, durch mein Trägermedium des **Lichts** und der **Liebe**.

Angst

(siehe auch: innere Unruhe, Klaustrophobie)

Die **Angst** ist durch einen Zustand der seelischen Verwirrung gekennzeichnet, in dem ich glaube, **in meinem Lebensraum eingeschränkt** zu sein und in meinen Wünschen **erstickt** zu werden. Ich fühle meinen Lebensraum durch Grenzen eingeengt, die in Wirklichkeit gar nicht bestehen: „Ich bin gefangen." Oder: „Ich fühle mich wie in einer Falle." Ich kann meine Wut nicht ausdrücken. Ich bin davon überzeugt, dass andere Menschen in meinen Seelenraum eindringen, worauf ich mit einer Art innerer **Einengung** reagiere. Ich vernachlässige meine persönlichen Bedürfnisse, um in erster Linie den anderen zu gefallen und die Liebe zu bekommen, die ich brauche (auch dann, wenn ich diese auf andere Weise erhalten könnte). Ich lebe eine tiefgreifende Unzufriedenheit. Diese Einengung führt im Allgemeinen dazu, dass sich meine Emotionen und meine allgemeine Empfindsamkeit auf Kosten eines angemessenen Gleichgewichts steigern. Da ich in der Verwirrung lebe, ist mein Selbstvertrauen erschüttert; Verzweiflung und sogar der Wunsch, nicht mehr kämpfen zu müssen, breiten sich aus. Ich spüre eine drohende Gefahr, aber ich kann sie nicht identifizieren. Ich habe Angst vor der Zukunft und vor den Anstrengungen, die zur Erreichung meines Ziels notwendig sind. Ich fühle mich vor eine Wahl gestellt, die mir unmöglich zu treffen scheint. Meine Unsicherheit hängt damit zusammen, dass ich meine Macht an ein Wesen in der Außenwelt übertrage, das ich als höher und verwirklichter als mich selbst ansehe, anstatt an meine persönliche Macht zu glauben. Ich möchte geschützt werden, weil ich mich zu schwach fühle, um auf mich selbst zu achten. Ich suche nach einem Sinn in meinem Leben. Da ich mich in Todesgefahr glaube, brauche ich in der Außenwelt jemanden oder etwas, an das ich mich anlehnen kann. Ich bin voller Traurigkeit und fühle mich beansprucht, gebunden, **eingezwängt**, sogar gefangen. Ich habe kein Vertrauen mehr in meine Fähigkeiten. In welcher Situation *habe ich mich in meiner Kindheit so eingeengt gefühlt*, dass ich heute dieses Denkschema noch genauso wie früher nachahme? (Die Begriffe **Angst** und Klaustrophie haben die Bedeutung von **Einengung**.) Für meinen Körper ist es normal, die **körperlichen** Grundbedürfnisse zu erfüllen: den Bedarf an Luft zum Leben und Atmen, an Raum zwischen mir und den anderen, die Freiheit zu entscheiden und zu unterscheiden, was gut für mich ist. Wenn ich ab sofort zu**allererst** auf meine Erwartungen an das Leben eingehe, stehen die Chancen gut, dass ich den Erwartungen der anderen deren Platz lasse: Ich finde mich dann eher in Übereinstimmung mit ihnen! Und das, ohne in deren Lebensraum einzudringen, weil ich mich daran erinnern muss, dass mein Gefühl zu ersticken darauf zurückzuführen ist, dass ich bewusst oder unbewusst die Menschen in meinem Umfeld ersticke. Die **Angst** zeigt sich auch als eine unruhige und bedrückende Erwartung, Befürchtung von „etwas", was passieren könnte, in einem Zustand unbestimmter fürchterlicher Anspannung, die oft keinen Namen hat. Sie kann in Verbindung mit einer konkreten **beängstigenden** Bedrohung auftreten (wie beispielsweise mein Tod, eine persönliche Katastrophe, Bestrafung). Aber häufiger geht es um eine Angst, die keine unmittelbar erkennbare oder in Worte fassbare Ursache hat. Deshalb lässt sich der tiefe Ursprung der **Angst** in meiner Kindheit finden und oft auf Verlassensangst, Angst, die Liebe eines geliebten Wesens zu verlieren, und Angst vor Leiden zurückführen. Wenn ich mich in einer vergleichbaren Situation wiederfinde, tritt die **Angst** wieder auf. Jedes Mal, wenn eine dieser Ängste wieder auftritt, wenn ich eine tatsächlich existierende oder eingebildete Situation durchlebe, empfindet mein Unterbewusstsein das als Alarmsignal: Wenn Gefahr besteht, tritt die **Angst** noch viel stärker auf. In der Kindheit zeigt sich die **Angst** oft in Form von Angst vor der Dunkelheit und in einer Neigung, sich in ein Leben als Einzelgänger zurückzuziehen. – Ab sofort akzeptiere ↓♥ ich, dass ich Unterscheidungskraft, Mut und Vertrauen in das Leben investieren muss, um mich selbst zu respektieren und die anderen ohne Bedauern in ihren eigenen Lebensraum zu entlassen, und ich verbanne sämtliche Gewissensbisse aus meinem Leben. So bekomme ich mehr Überblick und werde im Leben mit sehr viel mehr Scharfblick vorangehen. Ich gebe mir das Recht der Oberherrschaft über mein Leben und meine Entscheidungen. Ich vertraue mir selbst und weiß, dass mir das Leben alles gibt, was ich brauche, in dem Maß, wie ich mit dem Besten rechne und akzeptiere↓♥, dass ich es auch verdiene.

Ankylose (siehe: Gelenkversteifung)

Anorexie (siehe: Magersucht)

Anurie (siehe: Nieren – Anurie)

Anus (siehe: After)

Apathie (siehe auch: Blut – Anämie / Hypoglykämie / Mononukleose)

Die **Apathie** ist eine Form der Unempfindlichkeit oder der Unbekümmertheit. Ich gebe dem Leben gegenüber auf, werde gleichgültig und habe nicht die geringste Motivation, irgendetwas zu verändern. Ich lebe in ständigem Stillstand, ich habe keinerlei Interesse am Leben. Die **Apathie** kann als Folge von Ereignissen auftreten, die meine gesamte Existenz auf dieser Welt in Frage stellen. Ich wehre mich gegen so viel Ungerechtigkeit. Ich will meine Distanz bewahren, um zu vermeiden, noch mehr zu leiden. Ich lebe in der Angst, „dass dies noch einmal passieren könnte". Ich kann von einer Situation **fortgehen** wollen, indem ich vor ihr mangels Motivation oder Freude oder aus Angst vor Enttäuschung flüchte. Ich leiste Widerstand und weigere mich zu sehen, was in mir und um mich herum geschieht, bis ich in gewissem Grad unempfindlich werde, um mich zu schützen. Die **Apathie** kann auch im Zusammenhang mit tiefer Scham und Schuld stehen. Ich versuche auf diese Weise, meinem inneren Wesen gegenüber unempfindlich zu werden. Ich bin wie ein Roboter und finde keinen Sinn in meinem Leben. Ich lebe nach der Norm der anderen. Auf diese Weise bleibe ich mit meinem tiefsten Inneren unverbunden. – Ich akzeptiere ↓♥, mich dem Leben und neuen angenehmen Erfahrungen zu öffnen, und bleibe offen, um ein neues Lebensziel zu finden. Ich tue das mit der nötigen Einstellung. Ich lasse zu, dass mein **Herz♥** mich mit aller Spontanität führt. So entdecke ich aufs Neue Geschmack am Leben und erlaube es allen meinen Sinnen, den Augenblick zu genießen.

Aphasie

(siehe: Augen – Leseunfähigkeit [Alexie], Worte)

Die **Aphasie** ist ein Ausdrucksproblem und / oder ein Problem des Verständnisses gesprochener und geschriebener Sprache (**Alexie**), das auf eine lokalisierte Gehirnverletzung zurückzuführen ist. In einem allgemeineren Sinn ist die **Aphasie** der Erinnerungsverlust gewohnter Zeichen, mit denen der Mensch seine Ideen mit Gleichgesinnten austauscht. Die Sprachzentren liegen in der linken Gehirnhälfte oder auch der rationalen Seite, die auf die Funktionen Lesen, Sprechen, Zählen, Analysieren, Reflektieren, Beziehungen spezialisiert ist. Sie entspricht meiner Yang-Seite (Sender, Aktion). Ich frage mich, wie ich meine Botschaften übermittele. Hat mein Unbewusstes Angst, nicht verstanden zu werden? Zweifele ich an meiner Ausdrucksfähigkeit? Der Gedanke an Selbstausdruck macht mir Angst und so wage ich es nicht, „Wellen zu schlagen". Da ich aus diesem Grund oberflächlich bleibe, kann ich nicht in die Tiefe gehen und die Dinge entdecken, die mich stören würden. Ich fühle mich wie in einem Gefängnis und gleichzeitig befreit mich dieses davon, alles erklären und rechtfertigen zu müssen. Ich fürchte mich davor, von meinesgleichen beurteilt zu werden, und da ich so misstrauisch bin, will ich am liebsten alles kontrollieren. – Ich akzeptiere ↓♥ die Ereignisse meines Lebens auf der Ebene meines **Herzes♥**, ohne alles rationalisiert zu haben. Ich nehme mir Zeit, bewusst geistreiche Worte (Witze) auszuwählen, um auszudrücken, was ich sagen will, und dabei meine Ängste, meine Zweifel und meine Unsicherheiten zu vertreiben. Ich wage es, ich selbst zu sein, und bringe meine Kümmernisse und meine Enttäuschungen nach außen in dem Wissen, dass dies das wirksamste Mittel ist, mich von meinen Geheimnissen und meinem Leiden zu befreien. So finde ich inneren Frieden und den Wunsch, das Universum zu erkunden, von dem ich mich abgespalten habe.

Aphthen

(siehe: Mund – Aphthen)

Apnoe

(siehe: Atmung – Atemstillstand)

Apoplexie

(siehe: Schlaganfall)

Appetit (maßloser ...)

(siehe auch: Ess-Sucht / Bulimie, Blut – Hypoglykämie)

Die Nahrung steht stellvertretend für das Leben, aber auch im Zusammenhang mit **Lust** und einer gewissen **Lebensfreude**. Die Nahrung befriedigt meine körperlichen und emotionalen Bedürfnisse und eine übermäßige Nahrungsaufnahme kann eine Art Kompensation sein, um mehr Leben in mir zu haben, da ich **eine innere Leere**

füllen muss. Es handelt sich um eine tiefe innere Unzufriedenheit in Bezug auf Liebe, um einen **Hunger nach Liebe**, ein Bedürfnis, eine Spannung abzubauen oder mich einfach zu beschäftigen, um nicht über mich selbst nachdenken zu müssen. Ich beurteile meine eigenen Gefühle sehr streng. Ich vermeide es, in mein Inneres zu blicken, und ich finde in der Nahrung ein Gefühl von Freiheit und Zufriedenheit, alle meine Wünsche erfüllen zu können, unabhängig von der aufgenommenen Menge. Das kann der Fall sein, wenn ich eine Hypoglykämie habe, die im Zusammenhang mit einem Mangel an Lebensfreude steht, oder ein übermäßiges Verlangen nach Zucker (im Zusammenhang mit Liebe), das auf ein deutliches Verlangen nach Zärtlichkeit und Zuneigung hinweist. Bei Kindern ist es einfach, deren mangelhaft befriedigte affektive Bedürfnisse zu erkennen: Sie mögen alles, was süß ist. Ob ich nun erwachsen bin oder noch ein Kind, es handelt sich immer um mein Kinder**herz♥**, das verletzt wurde, und ich muss meinen Kindern mehr **Liebe** geben oder mehr erhalten, um meine Bedürfnisse zu befriedigen. – Ich akzeptiere ↓♥, mir dessen bewusst zu werden, dass Essen direkt mit dem Bedürfnis nach Kompensation oder Kontrolle verbunden ist. Jetzt bleibe ich dieser schönen Liebesenergie gegenüber offen, um ein Gleichgewicht, eine tatsächliche Kommunikation, eine Anerkennung meiner selbst, einen Austausch zu finden zwischen dem, was ich bin, und dem, was ich brauche. Gleichzeitig wird der Appetit ausgeglichener, wenn ich emotional glücklicher bin.

Appetitverlust

(siehe auch: Magersucht / Anorexie)

Da die Nahrung im Zusammenhang mit dem Leben steht, lässt sich ein **Appetitverlust** auf **Schuldgefühle** („Ich verdiene es nicht, zu leben, ich habe Angst, ich schütze mich …“) oder auf einen Verlust an Lebensfreude, an Motivation gegenüber einem Menschen oder einer Situation zurückführen. Er ist oft die Folge des Weggangs einer geliebten Person (Enttäuschung, Bruch, Umzug usw.). Ich fühle mich verloren. Die Verletzung ist so groß, dass ich sie am Leben erhalte, indem ich mich selbst zerstöre. Ich kann auch zu viel Aufmerksamkeit auf eine bestimmte Situation meines Lebens lenken und darüber vergessen, dass ich essen muss. Ich weigere mich, tatkräftig zu sein, neue Eindrücke zu gewinnen und aufregende Erfahrungen zu machen, die mich noch froher machen werden. Meine Gefühlsempfindungen „verderben mir den **Appetit**“. So schiebe ich meine Wünsche, meine Ziele, meine Leidenschaften, meine Neugier, meine Vorlieben beiseite. Ich weigere mich, etwas aufzunehmen, zu verdauen, **das Neue zu verschlingen**, das sich mir im Leben darbietet – weil es mir nicht passt. Ich glaube, dass die anderen mich fast erdrücken oder dass sie mich am Leben hindern werden. Vor allem ich selbst bin es, der lieber in der Masse untertaucht oder sich von ihr absorbieren lässt (oft mein Partner oder einer meiner Elternteile). Ich „lasse mir die Butter vom Brot nehmen“. Ich bestrafe oder opfere mich, denn ich glaube nicht, dass ich etwas Besseres verdiene. Ich möchte von den anderen anerkannt werden. – Ich akzeptiere ↓♥, in meinem **Herzen♥** offen für das Abenteuer Leben zu bleiben, und steigere meine Selbstachtung. Ich kann neue Eindrücke (neuen Geschmack) akzeptieren ↓♥ und einen Schritt vorankommen. Ein ausgeglichener Appetit wird sich wieder einstellen. **So, wie „der Appetit mit dem Essen kommt", kommt das Leben mit dem Leben!** – Ich akzeptiere↓♥, meinen Platz einzunehmen und die Leidenschaften und Wünsche anzuerkennen, die mich fordern, und damit in die Außenwelt zu gehen, vor allem im Hinblick auf meine Kreativität.

Arme (allgemein)

Der **Oberarm** gehört zur oberen Gliedmaße, dem **Arm**, und befindet sich zwischen Schultern und Ellenbogen. Er wird im Kern vom **Oberarmknochen** gebildet. Die **Arme** stehen für meine Möglichkeiten, das Leben zu umarmen, zu geben und zu nehmen. Sie stehen für **meine Fähigkeit, neue Lebenserfahrungen anzunehmen** und zu handeln. Ich benutze sie, um etwas zu berühren oder in die Arme zu schließen, meine Kreativität, meine Handlungsfähigkeit und meine **Liebe** auszudrücken. Ich kann Kontakt mit anderen Menschen aufnehmen, mich ihnen nähern und sie in meine Welt aufnehmen. Ich zeige ihnen auch, dass ich sie in Freude und Harmonie liebe. Ihretwegen handele ich, erledige meine Arbeit und entledige mich meiner Verpflichtungen. Meine **Arme** teilen also meine inneren Einstellungen und Gefühle mit und drücken sie aus. Die **Arme** sind dem **Herzen♥** sehr nahe und stehen mit ihm in Zusammenhang. Wenn ich offen bin, spüren die Menschen also, dass die **Liebe** und Energie aus meinem **Herzen♥** kommt. In jeder Hand liegt ein Energiezentrum (und zwar in der Handfläche), das eines der 21 kleineren Energiezentren (oder Chakras) darstellt. Die beiden Energiezentren der Hände stehen in direkter Verbindung zum **Herzen♥**. So kann ich durch meine **Arme** mein Herz erweitern und die Liebe körperlich und energetisch nach außen tragen. Durch die **Arme** kann ich mich verteidigen und mich gegen äußere Angriffe schützen. Wenn ich – im Gegensatz dazu – die Arme instinktiv verschränke, schütze ich mich, oder ich verschließe mich gegen bestimmte Emotionen, die ich ablehne. – Indem ich mein Herz♥ und meine Arme öffne, akzeptiere ↓♥ ich eine Öffnung gegenüber dem Leben und werde in der Lage sein, auf positive Weise zu geben und zu empfangen.

Armbeschwerden

Armbeschwerden stehen im Zusammenhang mit der Schwierigkeit zu handeln und das, was ich tue, meine Arbeit oder meine alltäglichen Erledigungen mit **Liebe** zu füllen. Es handelt sich um eine Blockade von Energie, eine **Zurückhaltung** davon, etwas für mich selbst oder andere zu tun. **Beschwerden** können aus einer Situation heraus entstehen, die ein Leiden durch Verbote und Beurteilungen aus der Vergangenheit wiedererweckt, vor allem seitens meiner Eltern. Vielleicht möchte ich jemanden oder etwas in meine **Arme** schließen oder mit aller Macht umarmen, um Kontrolle auszuüben. Im Gegensatz dazu ist es vielleicht notwendig, dass ich geliebte Personen gehen lasse und akzeptiere, sie nicht mehr um mich sammeln oder schützen zu können (genauso wie der Vogel seine Jungen unter seinen Flügeln schützt). Ich kann auch einen Konflikt mit einer Person erleben, die ich als meinen „**verlängerten Arm**" empfinde. Möglicherweise spüre ich also **Muskelsteifigkeit**, **Schmerzen** oder Hitze (**Entzündung**). Meine **Arme** werden angespannter und weniger beweglich, meine Gelenke (Schultern, Ellenbogen) werden schmerzhafter. Ich weiß, dass die Rolle meiner **Arme** in ihrer Fähigkeit besteht, neue Situationen und Erfahrungen im Leben anzunehmen. Ich lehne mich vielleicht gegen eine neue Situation auf; ich finde meine Arbeit nicht mehr motivierend; ich bin entmutigt, frustriert oder gereizt, weil ich mich nicht richtig ausdrücken kann oder weil ich ein bestimmtes Projekt nicht ohne Schwierigkeiten umsetzen kann. Eine Situation, die ich als „Misserfolg" werte, könnte sich in **Schmerzen** in den **Armen** oder in einem **Armbruch** ausdrücken. Am liebsten würde ich mich mit meiner Ohnmacht von vornherein geschlagen geben. Im Allgemeinen sind **die Knochen meiner Arme** betroffen, wenn ich eine berufliche oder sportliche Aktivität, in der ich sehr gut war, nicht mehr so ausüben kann wie früher. Ich kann die Menschen, die ich liebe, nicht in den Arm nehmen. Ich weigere mich, mir einzugestehen, dass ich mehr als genug von einer für mich unheilvollen Situation habe (**die Arme voll habe**). „Das stört mich in meinem Leben!" Ich sollte **meine Routine durchbrechen**, denn wenn ich mich weigere zu sehen, was ich in meinem Leben verändern muss, könnte es dazu kommen, dass ich mir den **Arm** breche, damit ich verstehe. Im Allgemeinen bedeuten Schmerzen in den **Armen**, dass ich mir zu viel zumute. Vielleicht handelt es sich auch um etwas, was ich nicht **wegstecken kann** oder mich weigere wegzustecken. Das kann so weit gehen, dass ich eine Person oder eine störende Situation ablehne, entweder physisch oder emotional. So erzeuge ich einen Raum, der mir dabei helfen wird, mich mehr in Sicherheit und in Kontrolle zu fühlen. Vielleicht habe ich in meinem **Herzen♥** keine Lust mehr, mit den anderen zu kommunizieren, ich zweifle an allen meinen Fähigkeiten, etwas zustande zu bringen. Es erscheint mir schwierig, im Leben entschlossen zu handeln. Anstatt also die **Arme** auszustrecken wie ein Baby, um geliebten Menschen das Bedürfnis nach Liebe und Berührung zu zeigen, vor allem der Mutter und dem Vater, lehne ich das Universum um mich herum ab. Ich verschließe mich, indem ich die **Arme** vor der Brust verschränke, um mich besser zu schützen. Ich bin zerrissen zwischen der Akzeptanz ↓♥ einer Annäherung und der Ablehnung derselben: So will ich die andere Person zurückweisen. Es kann sich dabei um jemanden handeln, den ich als negativ empfinde, da er nicht mit mir und meinen Werten übereinstimmt; es kann aber auch etwas Positives (wie Wohlstand) sein, das ich ablehne, weil ich nicht das Gefühl habe, es zu verdienen. Die Schmerzen sind also eine unbewusste Art zu zeigen, dass ich leide. Ich muss vielleicht eine Situation oder einen Menschen „loslassen", die oder den ich um jeden

Preis festhalten will. Ein Problem mit Autorität kann sich im **rechten Arm** zeigen, während mein **linker Arm** betroffen sein wird, wenn ich meine Liebe und Freundlichkeit nicht konfliktfrei ausdrücken kann. Männer neigen dazu, die Muskeln ihrer Arme überentwickeln zu wollen, da sie ein Symbol für Kraft und Stärke sind. Dies deutet auf ihre Schwierigkeiten und ihren Widerstand hin, die Energie des Herzens und Sanftheit auszudrücken. Dünnere und schwächere **Arme** zeigen dagegen eine Schüchternheit im Ausdruck meiner Emotionen und einen Widerstand, die Energie frei fließen zu lassen. Meine **Oberarme** entsprechen stärker meinem inneren Ausdruck, während meine **Unterarme** mehr meinem äußeren Ausdruck, dem Handeln, entsprechen. Dies ist der Beginn der Realisierung eines Wunsches. „Ich kremple mir die Ärmel hoch" und handle! Die Sanftheit entspricht der Innenseite meiner **Unterarme**, sie zeigt meine Empfindlichkeit. Es kann sein, dass ich zögere, bevor ich die Dinge der Welt gegenüber körperlich ausdrücke. Vielleicht muss ich meine Gewohnheiten oder meine Art zu handeln ändern und das fällt mir auf Grund meiner Starrheit so schwer, dass meine **Unterarme** auch steif werden. Engagiere ich mich, nehme ich die Angelegenheiten meines Lebens entschlossen in Angriff? In welchem Ausmaß öffne ich mich gegenüber den anderen und mir selbst? Habe ich den Eindruck, dass ich manchmal Schwierigkeiten habe, jemanden „in die Arme zu schließen" oder bestimmte Situationen oder Personen meiner Umgebung zu „umarmen"? Bis zu welchem Punkt habe ich Angst davor, mich anderen zu nähern? Eine Situation stört mich derartig, dass ich kurz vor dem Platzen bin! Wenn ich mich aus Angst vor den Konsequenzen nicht durchsetze, riskiere ich, mir den **Unterarm zu brechen**. Das **Fett des Arms** befindet sich gegenüber der **Herz♥**region. Wenn es zu viel davon gibt, wird das **Herz♥** überschwemmt, was aber geheim bleibt, denn ich habe Angst, meine **Liebe** auszudrücken. Bleibt der **Unterarm** hingegen fleischlos und mager, so könnte dies heißen, dass ich die **Liebe** der anderen nicht akzeptieren ↓♥ kann oder vielleicht dazu neige, mich zu isolieren. In beiden Fällen sollte ich jetzt überprüfen, wie ich **Liebe** gebe und annehme. Halte ich zu viel zurück, damit mir nichts und niemand entgeht? Dann sollte ich mehr geben, damit ich liebenswert bin. Will ich die anderen zu sehr schützen oder fühle ich mich zu sehr in Gefahr? Eine Hautreizung am **Arm** steht im Zusammenhang mit einer Frustration oder Gereiztheit gegenüber dem, was ich tue oder nicht tue, gegenüber meiner Art mich zu äußern oder gegenüber dem, was mir auf Grund des Verhaltens anderer widerfahren kann. Ein **Arm mit Prellungen** zeigt mir, wie hart ich mich selbst behandele oder dass ich glaube, von anderen hart behandelt zu werden oder dass diese ohne Mitgefühl sind. – Ich akzeptiere ↓♥, dass ich mehr **Liebe** in mein Handeln legen, mich „investieren", mich den anderen mit Vertrauen öffnen, die Menschen, die ich liebe, mit **Liebe** und Zuneigung in die **Arme** nehmen (das Bild des Vaters, der seinen Sohn als Zeichen der Liebe in die Arme schließt) muss. Ich erinnere mich daran, dass jemanden in die Arme zu nehmen oft einen therapeutischen Wert hat. Ich schätze meine schönen Eigenschaften der Mitteilungsfähigkeit, der Zärtlichkeit und der Offenheit. Ich konzentriere meine Aufmerksamkeit auf interessante Aktivitäten. Ich übe mich darin, die gute Seite einer jeden Situation zu sehen. Ich tue das, indem ich mir klar mache, wie wunderbar es ist, dass es mir besser geht, als ich dachte. Ich bringe mich auf andere Gedanken, denn ich habe es dringend nötig. Ich „kremple die Ärmel hoch" und handle mit Entschlossenheit. So lasse ich das, was mir nicht gut tut, los und erlaube allem Schönen, zu mir zu kommen. Ich akzeptiere ↓♥ das Leben „mit offenen **Armen**"!

Arrhythmie

(siehe: Herzrhythmusstörungen)

Arterien

(siehe: Blut – Arterien)

Arteriosklerose oder Atherosklerose

(siehe auch: Blut – Arterien, Blutkreislauf)

Die **Arteriosklerose,** auch **Atherosklerose** genannt, ist eine degenerative Erkrankung, die durch die Bildung von Lipidablagerungen (Lipide sind eine Art Fett, das mit Cholesterol in Verbindung steht) an den Wänden der Gehirn-, Koronar-, oder Nierenarterien oder der Arterien der unteren Gliedmaße verursacht wird. Die **Arteriosklerose** ist außerdem eine degenerative Erkrankung, die durch die Zerstörung der Muskelfasern und elastischen Fasern in den Arterienwänden entsteht. Beide Erkrankungen äußern sich in einer Verhärtung der Arterien und Arteriolen, die vor allem zu einem Elastizitätsverlust in deren Wänden, zu einer geringeren Dilatationsfähigkeit und Durchblutung und einer Anhäufung von Fettablagerungen führt. Im Bereich des **Herzens♥** kommt also weniger Liebe zum Ausdruck. Dieser fortschreitende Zustand tritt dann auf, wenn ich im Hinblick auf meine Kommunikationsfähigkeit und meine Gedanken **verhärtet**, **unflexibel** oder **angespannt** bin oder werde. Es ist der äußere Ausdruck eines großen Widerstands und einer Engstirnigkeit auf körperlicher und seelischer Ebene. Ich kann Liebe nur eingeschränkt äußern und auch nur eingeschränkt annehmen. Es existiert also ein Ungleichgewicht zwischen dem Geben und Teilhaben an den anderen und dem Empfangen. Ich habe fixe und unversöhnliche Ideen, bin oft unnachsichtig, starr und ohne Mitleid. Außerdem neige ich dazu, nur die dunkle und negative Seite des Lebens zu sehen. Vielleicht verdränge ich unbewusst meine Emotionen und sage nein zur **Liebe**, weil ich Angst davor habe, mich auszudrücken. Vielleicht lebe ich zu sehr durch die Prinzipien und die Moral, die man mir vermittelt hat, als ich klein war, anstatt meinen eigenen Werten zu folgen. Ich bleibe gefangen in meinem Joch, denn ich fühle mich dort in Sicherheit. Dennoch stagniere ich, anstatt mich zu entwickeln und zu wachsen. Da meine Vision der Dinge begrenzt und sogar vermindert durch meine Ängste ist, passiert dasselbe mit meinen **Arterien**. Ich bin ganz einfach sklerotisch[10], kristallisiert wie

---

[10] **Sklerotisch:** Erstarrt, ohne Entwicklung

meine **Arterien**. Ich fühle mich auf mich selbst beschränkt. Anstatt mich auf meine Intuition zu verlassen, um zu erfahren, was gut und was schlecht ist, vertraue ich äußeren Bezugspunkten. Vielleicht habe ich das Gefühl, dass ich mich geirrt und streng beurteilt habe. Wann und wo habe ich bereits eine traumatische Erfahrung gemacht, die dazu führt, dass ich sogar einen Teil von mir selbst so sehr verachte, dass ich ihn leugne? Wo habe ich mich abgelehnt gefühlt? Diese Krankheit steht also wahrscheinlich im Zusammenhang mit einer in einer Liebesbeziehung erlittenen Verletzung oder mit einer mangelnden Anerkennung dieser Liebe in meinem Leben. Warum soll ich mich darum scheren, was gut für mich ist? Warum soll ich meine Gefühle äußern? Mein Körper zeigt mir, dass es nötig ist, meine Lebenseinstellung zu ändern. Ich mache mir **bewusst**, was sich in meinen Arterien ansammelt: Dies sind die Schuldgefühle, die Verbitterung, die Scham, das Bedauern, das ich jeden Tag erlebe. Indem ich eine offenere, tolerante und sanftere Einstellung mir selbst und meinen Lebenserfahrungen gegenüber akzeptiere ↓♥, kommt der ganze Prozess einer Verbindung mit meinem inneren Ich und dem Universum stärker zum Ausdruck. Ich zeige Freude, Gelassenheit und Flexibilität gegenüber den Menschen in meinem Umfeld und ich überlasse mich dem wahren Ausdruck der **Liebe**. Die Menschen in meinem Umfeld werden diese Veränderung wahrnehmen. – Ich akzeptiere ↓♥, Hilfe anzunehmen. Ich muss auch mehr Kreativität entwickeln, und zwar auf körperlicher Ebene und in Bezug auf die Materie. Das Leben kümmert sich um mich. Ich drücke mich frei aus, um Ansammlungen in den **Arterien** zu vermeiden, und verschiebe meine Grenzen, um mich voll und ganz in meinen zwischenmenschlichen Beziehungen zu engagieren.

Arthritis (allgemein) (siehe auch: Gelenke [allgemein], Entzündung)

Die **Arthritis** wird als ein entzündlicher Zustand eines Gelenks definiert. Jeder Bereich des menschlichen Bewegungsapparates kann davon betroffen sein. Ihre erweiterte Form ist die **rheumatoide Arthritis**, die auch **progredient-chronische Polyarthritis** genannt wird. Sie ist durch Entzündung, Muskelsteifigkeit und Schmerzen gekennzeichnet, denen auf psychischer Ebene **Verschlossenhei**t, **Kritik**, **Kummer**, **Traurigkeit** oder **Wut entsprechen**. Symbolisch gesehen liegen die wesentlichen Eigenschaften eines Gelenks in Anmut und Freiheit der Bewegung. Wird das Gelenk unflexibel und hart, steht die **Arthritis** im Zusammenhang mit einer Art **Starrheit** meiner Gedanken (kristallisierte Gedanken), Einstellungen oder Verhaltensweisen, sodass alle tiefen Emotionen, die ich normalerweise zum Ausdruck bringen müsste, über die körperliche Form dieser Krankheit geäußert werden. Die **Arthritis** tritt also auf, wenn ich zu **unflexibel, anspruchsvoll, dickköpfig, intolerant, moralisierend, kritisierend, engstirnig oder hochmütig** mir selbst, anderen oder meinen Lebenslagen gegenüber bin. Das Leiden, das mich einschränkt, wird meistens von einem Gefühl der Machtlosigkeit begleitet. Ich fühle mich vom System eingeschränkt, in dem ich lebe, und kritisiere die Autorität, die meine Freiheit bremst.

Das Leben ist ein ewiges Gefecht, ein Kampf in jedem Augenblick. Ich habe das starke Gefühl, **nicht richtig geliebt** und **meinem Wert entsprechend** geschätzt zu werden, was viel **Enttäuschung** und **Bitterkeit** sowie schlechte Laune bei mir auslöst. Ich zeige mich deshalb extrem rational. Oft kritisiere ich alles und jeden, weil ich Angst vor dem Leben habe und eine Art **chronischer Unsicherheit** empfinde. Ich fühle mich **ausgenutzt**. Meine Handlungen und Gesten geschehen eher, um anderen einen Gefallen zu tun, als aus eigenem Willen und Interesse, sodass ich aus Pflichtgefühl ja sage, wenn ich in Wirklichkeit nein sagen müsste. Ich bezeichne mich als Opfer, aber das passt mir gut, denn so kann ich Aufmerksamkeit auf mich ziehen. Ich fühle mich ohnmächtig und mache die anderen verantwortlich für mein Martyrium. Auf der ganzen Welt kann ich dabei insbesondere jenen böse sein, die ich liebe, aber vor allem geht es um mich selbst. Ich habe Angst vor der Sanftmut, der Zärtlichkeit, der **Liebe**, die ich in mir trage. Vielleicht habe ich in meiner Kindheit ein Trauma erlebt und verdränge jetzt meine Emotionen, ohne das, was passiert ist, zuzugeben (Verdrängen), weil ich bei dieser Erfahrung enorm gelitten habe und ich mir (unbewusst) erlaube, Vorwürfe zu machen und mich zu beklagen, damit die anderen begreifen, wie groß mein Schmerz war. Diese Äußerung hat etwas mit **Selbstaufopferung** zu tun. Die **Arthritis** kann auch auf die Art und Weise zurückzuführen sein, wie kritisch ich mich und andere **behandele**. Ich habe das Gefühl, auf energetischer Ebene zurückzufallen, als ob man mich in eine andere Richtung drängen würde als nach vorne. Da meine Angst, meine geringe Selbstwertschätzung und meine Starrheit zu tiefen Emotionen in Bezug auf das Warum, das Wie und die Ausrichtung meiner Bewegungen im Leben führen, fühle ich mich unter Zwang, eingeschränkt, unbeweglich oder eingeschlossen. Ich bin also unfähig, mein Verhalten zu ändern, geistig flexibel und zum Verzicht fähig zu sein. Die Lage des **arthritischen Gelenks** zeigt mir, was ich erlebe, und gibt mir mehr Informationen. An den **Händen** (Fingern) stellt sich die Frage: Mache ich wirklich das, was ich möchte? Habe ich meine eigenen Angelegenheiten „gut im Griff"? Gibt es Leute, denen ich nicht mehr „die Hand reichen" möchte? Ich fühle mich schuldig und sehe mein Leben als Versagen, da ich den Eindruck habe, es nicht meistern zu können. Meine Freiheit und Spontaneität, das zu „handhaben", was sich in meiner Welt abspielt, sind durch meine Starrheit und Härte eingeschränkt. An den **Ellenbogen**: Bin ich unflexibel gegenüber nötigen Richtungswechseln in meinem Leben? Erlaube ich anderen, frei zu sein und ihr Potenzial voll auszuschöpfen? An den **Knien**: Vor wem oder was glaube ich niederknien zu müssen und vor wem oder was will ich nicht nachgeben? An den **Hüften**: Ich bin wütend, denn die anderen sehen meine Bedürfnisse nicht. Ich hätte gern, dass sie meine Erwartungen erfüllen, ohne dass ich sie darum bitten muss. Das Becken dient meinen Bewegungen und bei einer Frustration oder einem Gefühl der Ohnmacht wage ich nicht mehr, mich zu rühren; ich schneide mich vom Strom des Lebens ab. – Ab jetzt prüfe ich meine wirklichen Absichten in Bezug auf die Liebe. Ich muss meine Art zu denken ändern und eine neue Einstellung zu meinen Lebenslagen gewinnen. Indem ich der Liebe gegenüber offen bleibe, die überall anwesend ist, und indem ich sie auf ehrlichere Weise zum Ausdruck bringe, wird mein **Herz♥** strahlen und ich werde die anderen genauso respektieren wie mich selbst. Freundschaft, Verständnis und Verzeihen sind mir jetzt möglich. Ich akzeptiere ↓♥, dass ich die einzige Person bin, über die ich Macht ausüben kann. Ich sehe mich als Schöpfer meines Lebens. Die anderen sind nur eine Reflexion der Art und Weise, wie ich mich selbst behandele. Wenn ich gut für mich sorge, werden die anderen dies auch tun.

Arthritis der Finger (siehe: Finger – Arthritis)

Arthritis – Rheumatoide Arthritis – Polyarthritis

Die **rheumatoide Arthritis** oder **progredient-chronische Polyarthritis** ist eine Entzündung, die gleichzeitig mehrere Gelenke befällt. Das Immunsystem ist so krank, dass es beginnt, sich selbst zu zerstören, indem es das Bindegewebe der Gelenke (Kollagen) angreift, sodass eine allgemeine Behinderung mit Schmerzen und geschwollenen Gelenken möglich ist. Es handelt sich rundweg um einen Angriff gegen mich selbst, weil die starken Emotionen von **Rachsucht** und **Schmerz nicht zum Ausdruck gebracht werden können**. Die **rheumatoide Arthritis** oder **Polyarthritis** steht im Zusammenhang mit **tiefer Selbstverachtung**, **Hass** oder **seit Langem unterdrückter Wut**, einer derart starken **Selbstkritik**, dass meine grundlegende Lebensenergie davon betroffen ist. Ich habe Erfahrungen gemacht, bei denen ich große **Scham** und **Schuld** empfunden habe. Es handelt sich um den Ausdruck einer noch tieferen **Kritik an Autorität** oder allem, was für mich Autorität bedeutet: eine einzelne Person, die Regierung, usw. **Ich weigere mich, mich dieser Autorität unterzuordnen**, unabhängig von den Folgen! Ich habe alle Personen auf dem „**Kieker**", die mich stören oder die mir geschadet haben. Meine Beweglichkeit lässt nach und ich kann mich nicht frei ausdrücken (vor allem, wenn es darum geht, eine bestimmte Richtung einzuschlagen, und wenn ich mit meinem Umfeld fließend und freundlich kommunizieren müsste), da meine Gelenke zu schmerzhaft sind. Mein Körper wird steif, genauso wie meine Einstellungen. Ich kann meine starken Emotionen nicht ausdrücken und habe das Gefühl, ständig unterdrückt zu werden. So nehme ich ein zurückhaltendes, aufopferndes Verhalten an und kaue an meinen Emotionen, ohne sie ausdrücken zu können. Ich diene als „Sündenbock", indem ich mich für eine Sache aufopfere, und habe das Gefühl, dass mir „ständig jemand im Nacken sitzt". Diese Krankheit kann mir eine Schwierigkeit anzeigen, Gesten auszuführen, bei denen ich früher sehr viel Geschicklichkeit bewiesen habe. Heute komme ich mir unbeholfen und linkisch vor. Ich werte mich also in Bezug auf diese einst hervorragend ausgeübte Aktivität ab und glaube, an Geschicklichkeit, Kraft und Genauigkeit zu verlieren. So tritt diese Krankheit bei einer Schneiderin auf, die nach Jahren glaubt, langsamer zu werden und weniger geschickt zu sein. Sportler leiden oft an **Polyarthritis**, und zwar hauptsächlich wegen des

Gefühls des Wertverlusts, das sie empfinden, wenn sie keine hundertprozentige Leistung erbracht haben oder wenn ihre Ergebnisse nachlassen. Diese Symptome beweisen, wie ich mich übermäßig diszipliniere und wie viel ich mir abfordere. Ich lasse mir keinen Raum für Irrtümer und Fehler. Ich lehne die schönen Dinge des Lebens ab. Meine Starrheit, meine Frustration und meine innere Wut verbrauchen meine gesamte Energie. Oft werden sie in Sport kanalisiert. Wenn ich einmal weniger aktiv bin oder wenn ich meine sportliche Karriere aufgebe, müssen sich dieselben Frustrationen auf andere Weise manifestieren und könnten in diesem Augenblick als **rheumatoide Arthritis** auftreten. **Diese** kann sich auch dann manifestieren, wenn ich mich starken Zwängen unterwerfe, wenn ich **starrsinnig** oder ein Moralprediger bin oder wenn ich Schwierigkeiten mit Autoritäten habe. Letztere zeigen sich in der Tendenz, alles steuern zu wollen, ohne dass ich mir dies bewusst mache. Ich neige dazu, mich für andere aufzuopfern, was oft auf verdrängte Aggressionen zurückzuführen ist. Aber inwieweit handele ich mit **Liebe** und in Respekt vor mir selbst? Die körperliche und seelische Starre verschlimmert sich aufgrund dieser tief sitzenden Hartnäckigkeit, mich nicht ändern zu wollen, und wegen der Schuldgefühle, die in meinem tiefsten Inneren an mir nagen. – Ich lerne, mich mit meinen Stärken und Schwächen zu akzeptieren ↓♥. Selbst wenn ich den Eindruck habe, weniger gut und weniger effizient zu sein, betrachte ich die Erfahrungen, die ich im Laufe der Jahre gesammelt habe. Ich erkenne an, dass es sich dabei um eine wertvolle Errungenschaft handelt, die aus mir einen einmaligen Menschen macht. Wenn ich mich von all den Emotionen befreien will, die mir das Leben schwer machen, ist es wichtig, dass ich mein **Herz** ♥öffne. Ab jetzt nehme ich mein Leben wieder voll in die Hand, indem ich damit anfange, mich so zu lieben und zu akzeptieren ↓♥, wie ich bin. Ich nehme den Platz ein, der mir zusteht! Ich akzeptiere ↓♥, neue Verhaltensweisen anzunehmen. Ich schätze meine Prioritäten in meinem Leben neu ein und setze mir andere Ziele, die realistischer und mehr in Einklang mit dem sind, was ich liebe, und mir daher Vergnügen und Lebensfreude verschaffen.

Arthritis – Rheumatische Arthritis

Rheumatische Arthritis
(siehe: Rheumatoide Arthritis)

Arthritis urica

(siehe: Gicht)

Arthrose

(siehe auch: Gelenke, Knochen)

Die **Arthrose** ist eine degenerative Beschädigung der Knorpel mit Reaktion der sekundären Knochen ohne entzündliche Ursache. Sie ist entweder örtlich begrenzt oder auf den ganzen Körper verteilt. Allerdings sind am stärksten die Gelenke betroffen, die unter starker mechanischer Belastung stehen, wie beispielsweise die Wirbelsäule (Halswirbel, Lendenwirbel), Hüftgelenke, Handgelenke, Kniegelenke, Fußgelenke. Die von der Arthrose verursachten Schmerzen sind mechanischen und nicht entzündlichen Ursprungs. Sie treten nach längerer Anstrengung auf und verschwinden im Ruhezustand (diese Krankheit wird auch **Verschleißrheuma** genannt). Wenn ich an **Arthrose** leide, ist das so, als ob ich meine starren Einstellungen, Verhaltensmuster und Denkschemata noch verstärke. Diese Krankheit steht im Zusammenhang mit einer **geistigen Verhärtung** gegenüber Autorität, mit einem Fehlen von „Wärme“ in meinen Gedanken (Kälte und Feuchtigkeit beschleunigen das Auftreten einer **Arthrose**). Ich fühle mich sehr leicht ungerecht behandelt und **beschuldige** die anderen für alles und nichts. Meine starren Einstellungen hindern mich daran, nachzugeben, zu verzichten, ganz wie in meinem Leben, wo ich auch keine Lust mehr habe, mich anderen zu beugen. Es handelt sich um die übertriebene Motivation, eine Handlung ohne Erholung und Ausgleich zu Ende zu bringen (ich gehe bis an meine äußersten Grenzen, ohne anzuhalten und mich zu fragen, ob ich zu viel von mir verlange), um den **Eindruck**, einen mir jetzt unerträglich gewordenen Menschen oder eine solche Situation **ertragen** zu müssen, oder um eine starke, verdrängte Reaktion gegenüber irgendeiner Art von **Autorität**. Ich fühle mich **angekettet**, ich habe den Eindruck, **erzwungene Arbeiten** erledigen zu müssen und verpflichtet zu sein, bestimmte Dinge zu tun, für die ich mich schäme, denn ich bin „nicht mehr wert“. Ich bin sehr perfektionistisch und kritisiere mich ständig selbst. Anderen gegenüber hege ich Bitterkeit, da ich mich von ihnen nicht geliebt fühle. Ich will die Arme fallen lassen, nicht mehr gebrauchen, weil ich einfach nicht mehr kann. Ich empfinde immensen Schmerz, denn ich hänge mich an ein Ereignis oder an eine Person aus meiner Vergangenheit. Es fällt mir schwer, mich mit der Realität zu konfrontieren, und ich flüchte vor meinen tiefen Gefühlsempfindungen. Ich vergesse mich selbst und schneide mir jegliche Freude ab, denn ich bin überzeugt, dass andere immer den Vorrang haben. Ich bin sehr unnachgiebig und starr mir selbst gegenüber. Es fällt mir schwer, die Veränderungen und die neuen Gelegenheiten zu akzeptieren↓♥, die sich mir bieten und die meine alten Glaubensgrundsätze in Frage stellen könnten. Mein ständiger Starrsinn provoziert eine anhaltende Spannung. – Mein Körper spricht zu mir und es liegt ganz in meinem Interesse, ihn anzuhören! Ich kann diese Krankheit verarbeiten, indem ich beginne, **bewusst** zu akzeptieren ↓♥, dass ich Wut empfinde und dass meine Gedanken starr sind. Die Energie, die mich durchströmt, ist flüssig, harmonisch, in **Bewegung**. Indem ich in meinem Herzen offen für diese Energie bleibe und indem ich anerkenne, dass ich etwas ändern muss, kann ich den Prozess umkehren und meine Gesundheit bessern! Ich werde flexibler und akzeptiere ↓♥ die anderen so, wie sie sind, ohne sie ändern zu wollen. Dann gewinnt auch mein Körper wieder seine Flexibilität zurück. Von jetzt an entscheide ich mich, dass ich ein Recht auf Glück habe. Ich sorge für mich selbst und die anderen und profitiere davon. Ich lebe in vollen Zügen das „Hier und Jetzt“ und bereite mich darauf vor, dass etwas Besseres für mich bereitliegt.

Asphyxie

(siehe: Atmung – Asphyxie)

Asthenie (siehe auch: Burn-out-Syndrom)

Die **Asthenie** ähnelt dem Burn-out-Syndrom, einer Art energetischer und nervöser Erschöpfung. Sie unterscheidet sich aber von der natürlichen Müdigkeit, die durch Arbeit oder Anstrengung entsteht und bei Ruhe verschwindet. Ich fühle mich am Ende meiner Kraft und meine Lebensenergie ist beeinträchtigt. Hier handelt es sich um einen **Seelenschmerz**, den ich über einen langen Zeitraum meines Lebens verinnerlicht habe. Dieser Schmerz äußert sich auf verschiedenen Ebenen (körperlich und seelisch); verschiedene Zustände oder tiefe Gefühle tauchen wieder auf: Furcht, tiefe Traurigkeit, übersteigerte Empfindsamkeit, Bedauern über vergangene Ereignisse und sogar Bitterkeit. Selbst wenn die **Asthenie**, ob körperlichen oder seelischen Ursprungs, auf mehrere Ursachen zurückzuführen sein kann, überprüfe ich, was bei mir diesen Zustand auslöst. – Ich akzeptiere ↓♥, dass ich all das wieder ändern kann, vorausgesetzt, ich finde die zu Grunde liegende Ursache, die dazu geführt hat, dass ich meine ganze Entschlossenheit „eingebüßt" und eine passive Einstellung angenommen habe und vor jeder Anstrengung ausweiche.

Asthma (siehe auch: Allergien, Lungenerkrankungen, Atmung [Atemwegserkrankungen])

Asthma (auch „stiller Schrei" genannt) ist eine Atemwegserkrankung, die durch Atemschwierigkeiten bis hin zum Ersticken gekennzeichnet ist. Bei einem **Asthma**anfall reagiert das Immunsystem derart stark auf die die Allergie auslösenden Substanzen (Allergene), dass sie zu einer Blockade der Körperatmung, pfeifenden Atemgeräuschen und manchmal sogar zum Tod führen kann. Ich muss das Leben in mich aufnehmen (Einatmung) und ich kann nicht genug geben (Ausatmung), gerate in Panik (**Einatmen** fällt mir leicht, aber ich kann nur schwer **ausatmen**) und meine **Atmung** wird unzureichend und ist sehr eingeschränkt, da ich nur eine sehr geringe Menge an Luft abgebe. Ich spüre immense Angst und fürchte mich vor meinen eigenen Kräften. Ich will Hals über Kopf fliehen. Ich verstecke mich hinter einem Titel, einem Diplom, einer Organisation oder einer Struktur, um in Sicherheit zu sein. So fühle ich mich von der Macht, die ich anderen gebe, erstickt, aber dies ist noch immer besser, als autonom zu werden und meine Verantwortlichkeiten zu übernehmen. Diese Situation kann ich als **Kind** oder als **Erwachsener** erleben. Wenn ich als **Baby asthmatisch** bin, ähnelt meine Angst derjenigen meiner Eltern, die einfach **entsetzlich** ist. Wir schwingen in derselben Stimmung und ich frage mich, ob ich überhaupt genug Kraft zum Leben habe. Ich wünsche mir, dass man mich rettet, dass man mich aus dieser Gefahr befreit, die mich bedroht. Ich bin ohnmächtig und richte mich nach den Vorstellungen der anderen. Klammere ich mich an bestimmte Menschen oder Dinge, die ich nicht loslassen will? Ersticke ich vor Wut oder Aggressivität, die ich nicht erkennen will, sodass es „mich an der Kehle packt"? Habe ich Angst, dass mir etwas fehlt, vor allem Liebe? **Asthma** steht also in engem Zusammenhang zu „Ersticken“. Ich habe in Bezug auf einen geliebten Menschen oder eine Situation das Gefühl, **an der Kehle gepackt** zu werden, ich fühle mich **eingeschlossen:** Ich **ersticke**, es **nimmt mir den Atem**. **Ich fühle mich in meinem Lebensraum eingeschränkt**. Ich lehne das, was sich in meinem Leben ereignet, ab und wünsche mir immer etwas anderes. Mit dieser Einstellung schneide ich mir jedes Freiheitsgefühl ab. Ich glaube, dass ich aus Verpflichtung den Dingen gegenüber leben muss, nicht aus freier Wahl. Ich biete ständig einer Autoritätsperson die Stirn, die mich daran hindert, mich auszudrücken und mir „die Sprache verschlägt“. Ich spüre nicht mehr, dass ich frei bin, zu reden und meinen Raum einzunehmen. Es kann sogar sein, dass ich in Streit lebe, der zu Konfrontation führt, mir das Leben vergällt und für mich eine Bedrohung darstellt. Meine Angst ist so groß, dass mir der **Atem abgeschnitten** wird. Ich habe den Eindruck, dass sich mein ganzes Leben in **Aufruhr** befindet. Am liebsten würde ich mich durch ein Wunder im Bauch meiner Mutter wiederfinden, wo ich in Sicherheit wäre … Trotzdem kann diese **Liebe**, vor allem jene meiner Eltern, erstickend sein: Möglicherweise hat mich meine Mutter überbehütet und ich habe Angst vor ihr, oder mein Vater war allzu autoritär und vielleicht auch zu mütterlich. Manchmal glaube ich, dass ich absolut nicht zeigen darf, dass ich lebe, sondern dass ich lieber verschwinden sollte, um am Leben zu bleiben. Daher würde ich mir gerne nehmen, was mir zusteht, obwohl dies auch gefährlich ist. Ich bediene mich des **Asthmas**, um Liebe, Aufmerksamkeit oder eine Art der gefühlsmäßigen Abhängigkeit zu bekommen. Da Asthma der Luftnot und der Allergie ähnelt, kann ich das Gefühl haben, eingeschränkt zu sein und **andere in meinen Lebensraum eindringen zu lassen**, mich leicht von der Macht der anderen beeindrucken zu lassen (auf Kosten meiner eigenen Macht) oder anderen gefällig sein zu wollen, Handlungen ausführen, die mir nicht passen, sogar so weit zu gehen, dass ich ersticke, um eine innere Revolte in Bezug auf eine Situation zu signalisieren. Das ist ein ausgezeichnetes Mittel, mich stark zu fühlen, alles zu bekommen, was ich will, indem ich andere manipuliere … Wenn ich meine Grenzen als Mensch nicht erkennen will, wird mein Selbstvertrauen plötzlich von Unruhe und Angst abgelöst. Ich werde nicht mehr wissen, wie ich mit meinen Emotionen fertig werden kann, und eine große Einsamkeit empfinden. Ich breche unter der Last der Verantwortung zusammen, die ich ohne jede Hilfe übernehmen muss. Es ist interessant zu erwähnen, dass sich laut wissenschaftlicher Studien **Asthma**-Anfälle bei der Mehrheit der Kinder im September ereignen. Das ist auch völlig normal, denn als Kind habe ich schließlich die ganzen Sommermonate damit zugebracht, mit Freunden meiner Wahl außerhalb des Hauses zu spielen, und die frische Luft genossen. Wenn ich jetzt in die Schule zurückkehre, ist alles eingeteilt, festgelegt. Vielleicht ersticken mich dieser ganze Rahmen und die zu erledigenden Aufgaben (meine Pflichten zum Beispiel) oder auch all das, was ich nicht mehr tun darf (beispielsweise spät ins Bett gehen). Ich muss lernen, meine Stärken und Schwächen richtig einzuschätzen, um in Harmonie mit dem Leben zu sein und dieses genießen zu können. Die anderen werden alles tun, um mich zu retten! Ich erwecke das Bild eines schwachen Menschen, der sehr viel **Liebe** fordert, ohne **Liebe** geben zu wollen, wie ein Kind, das schreit, um seine Bedürfnisse anzumelden, und nicht die Reife besitzt, zu teilen und sich der göttlichen Gabe weit genug zu öffnen. Das Leben ist ein **gegenseitiger, ständiger Austausch und Ausgleich von Geben und Nehmen**. Dies alles steht natürlich im Zusammenhang mit einer **Angst aus der Vergangenheit**, einer Art erstickender **Liebe**, die ich so ausgelegt habe (meistens mütterliche Liebe), einer verdrängten Traurigkeit aus der frühesten Kindheit. Es ist auch eine Angst, die bis auf meinen ersten Atemzug bei meiner Geburt zurückgeht, als ich mich durch **meine Mutter** (unbewusst) oder eine vergleichbare Situation erstickt oder verängstigt fühlte. Die Atmung symbolisiert also die Unabhängigkeit im Leben, die Individualität, die Fähigkeit, selbst zu atmen. Ich kann kein Gefühl der Unabhängigkeit entwickeln, um mein eigenes Leben zu führen, ich fühle mich durch die Ankunft von jemand anderem zurückgewiesen, es fällt mir schwer, für mich zu sorgen und mich von meiner Bindung an meine Eltern zu lösen (eine unterdrückende Abhängigkeit, vor allem von meiner Mutter oder meiner Lebenspartnerin). **Ich kann mir nicht vorstellen, mich von diesem wunderbaren, sanften und beruhigenden Bild (meiner Mutter) zu trennen, zu heiraten oder die Scheidung meiner Eltern mitzuerleben, ohne mich dagegen aufzulehnen!** Bei einem **Asthmaanfall** will ich meine Verzweiflung, meinen Kummer, mein Gefühl des Unverstandenseins hinausschreien. Wenn ich in Kontakt mit einer Person, einer Situation oder einem Gedanken komme, den oder die ich überhaupt nicht toleriere („dagegen bin ich total allergisch!“) und gegen die oder den ich mich nicht behaupten kann, tritt der **Asthmaanfall** auf … Ich habe eine schreckliche Wut, bin halb verrückt vor Zorn, und schon tritt der **Asthma**anfall ein. – Ich akzeptiere ↓♥ zu überprüfen, was mich erstickt und meinen Raum einnimmt. Ich überprüfe, ob diese Beschwerden regelmäßig auftreten, und ändere meine geistige Programmierung. Ich sorge jetzt für mich selbst, ich gebe großzügig und ruhig ohne jeden Zwang. Ich erkenne bescheiden an, was ich zu tun in der Lage bin, selbst wenn das nach wenig aussieht, und vor allem akzeptiere ↓♥ ich, mein **Herz♥** zu öffnen und mich an den Verarbeitungsprozess zu machen, der meinen wirklichen Bedürfnissen entspricht. Alles wird gut, ich werde zufrieden sein, erfüllt mit **Liebe** und Zärtlichkeit und versehen mit einer normalen und ausgeglichenen Atmung. Ich lerne, mich selbst und das Leben zu lieben. Ich lerne auch, mir selbst voll und ganz zu vertrauen. Bei jedem Einatmen fühle ich mich noch mehr unterstützt und durch das Leben abgesichert und bei jedem Ausatmen lerne ich, die Kontrolle abzugeben, loszulassen und mich in den Strom des Lebens fallen zu lassen. So expandiere ich immer mehr und nehme wieder den vollen Raum ein, der mir zusteht. Ich lerne, mich in meiner Ganzheit zu lieben.

Asthma beim Kleinkind

Asthma **beim Kleinkind** ist noch ausgeprägter als **Asthma im Allgemeinen**. Der Säugling hat so große Angst vor dem Leben, dass er schon in diesem Stadium seine Weigerung, hier zu sein, zum Ausdruck bringt. Es ist gut, dass ich mit ihm in Gedanken und mit Worten spreche, mit einem offenen **Herzen♥**, um ihm zu sagen, wie sehr er geliebt und geschätzt wird und dass ich dazu da bin, ihm das zu geben, was er braucht.

Astigmatismus

(siehe: Augen – Astigmatismus)

Atemwegssyndrom, schweres akutes (S.A.R.S.) oder atypische Pneumopathie

(siehe auch: Lungen – Lungenentzündung, Atmung)

Das **schwere akute Atemwegssyndrom (S.A.R.S.)**, das auch **atypische Pneumopathie** genannt wird, ist eine schwere Lungenentzündung, die durch einen plötzlichen Fieberanfall von mehr als 38 °C gekennzeichnet ist, genauso wie durch bestimmte Atemwegssymptome: Husten, Atemnot, Atemschwierigkeiten. Ich habe Angst, ich atme schlecht, ich huste, ich habe Fieber. Meine Temperatur steigt, wenn ich mich wie in einer Falle fühle, in meiner Beziehung, bei meiner Arbeit oder anderswo. Ich weiß, dass mein Lebensraum neu überdacht werden muss, denn meine augenblickliche Situation erdrückt mich. Ich will mich nicht festlegen, mich einlassen. Ich fühle mich von allen Seiten von Menschen überrollt, die meine Existenz vergiften. Es ist dringend notwendig, dass ich mir dies **bewusst** mache und mich von diesen Ängsten befreie, damit ich meine Existenz voll und ganz wahrnehme. Ich stelle mir Fragen über meine Ängste vor diesem Einlassen. – Ich akzeptiere ↓♥, die Situationen zu berücksichtigen, in denen ich „meinen" Platz finde, oder auch, dass es an der Zeit ist, mich frei zu machen, etwas abzugeben, mit einer Situation zu brechen oder etwas an meinem Verhalten zu ändern. Ich lerne, mich nach meinen Bedürfnissen zu richten, und so gewinne ich wieder Harmonie und atme mit vollen Lungen.

Atherosklerose

(siehe: Arteriosklerose)

Atmung (allgemein)

Die **Atmung** ist eine Körperfunktion, die dem Gasaustausch zwischen mir als Lebewesen und der Außenwelt dient. Es handelt sich also um einen Zugangsweg für das Leben, das in mich eindringt. Wenn ich in der Lage bin, tief zu atmen, zeigt das meine

Fähigkeit, meinen Emotionen Kraft und Leben zu verleihen. Eine flache **Atmung** weist auf Angst oder Widerstand gegenüber dem Leben hin, vor allem in Augenblicken der Niedergeschlagenheit oder der Panik, und zeigt mir, dass ich dazu neige, meine Emotionen zu verdrängen. Ich lebe mein Leben so, wie ich atme, also entweder oberflächlich, ohne jeden Sinn, oder entsprechend dem Rhythmus der Jahreszeiten. Das Wechselspiel zwischen „Nehmen“ (Einatmen) und „Geben“ (Ausatmen) geschieht in Harmonie. Die Kommunikationswege zwischen mir und der Außenwelt sind offen und frei.

Atmung – Atembeschwerden

(siehe auch: Asthma, Rachenerkrankungen, Lungenerkrankungen)

Meine **Atembeschwerden** zeigen einen Konflikt zwischen dem Platz, den ich im Leben einnehme, und dem, den ich gerne einnehmen möchte. Es kann sich auch um einen Konflikt zwischen meinen materiellen und spirituellen Wünschen handeln oder um einen Konflikt zwischen meinem Wunsch, zu leben, und dem, alles „loszulassen“. Ich fühle mich vielleicht erdrückt von den Dingen, die ich mich zu tun zwinge, oder den Menschen, die zu treffen ich mich verpflichtet fühle, was unter anderem zu „**Atemnot**“ führt. Sind meine Grenzen gut etabliert oder lasse ich es zu, dass die anderen und das Leben diktieren, wer ich sein soll? Wenn meine **Atembeschwerden** darüber hinaus zyklisch auftreten, muss ich mich fragen, durch welches Ereignis oder welchen Menschen sie ausgelöst werden. Was „nimmt mir die Luft zum Atmen“? Oder will ich, dass man mich „Luft holen“ lässt? Ich kann derart aufgebracht sein, dass meine **Atembeschwerden** unbewusst ein Mittel werden, mein Umfeld zu manipulieren, um das zu erreichen, was ich mir wünsche. Ich fühle mich vielleicht eingeschränkt. Ich bekomme auch **Atembeschwerden**, wenn ich zögere, Dinge oder Gefühle zu geben, zu teilen. Ich habe Angst, Neues in mich aufzunehmen, zu absorbieren oder damit zu verschmelzen, oder vielleicht das Leben selbst, mit all den Freuden, die es schenken kann. Ich glaube kaum noch daran, dass ich einmal wieder lachen werde. Meine **Atemschwierigkeiten** bezeichnen meinen Rückzug in mich selbst. Ich nehme nicht den Raum ein, der mir zusteht. Ich habe keine tiefe Atmung und warte gewissermaßen auf den Tod, meinen „letzten Atemzug“. Vor allem bei der **Schlafapnoe** ist dies typisch. In diesem Fall spüre ich, dass irgendetwas in der Luft nicht stimmt. Ich fühle eine Gefahr, ohne sie identifizieren zu können, und verlange nach Sicherheit, so, als ob ich wieder im Bauch meiner Mutter wäre. – Ich akzeptiere ↓♥, meinen Widerstand aufzugeben, alles fließen zu lassen und mich vertrauensvoll dem Leben zu überlassen. Dann wird es mir leichter fallen, den Platz im Universum zu finden, der mir zukommt. Ich lasse los, was mir nicht mehr gut tut. Ich akzeptiere ↓♥, mich verändert und entwickelt zu haben, und auch wenn sich mein Leben in verschiedenen Aspekten verändert hat und sich einige meiner Träume aufgelöst haben, ist es an der Zeit, mit Vertrauen in die Zukunft zu blicken und den Platz einzunehmen, der mir zukommt. Ich sollte mich so bestätigen, wie ich jetzt bin. Dankbar begegne ich meinen vergangenen Erfahrungen und weiß, dass das Leben sich um mich kümmert.

Atmung – Atemstillstand (siehe auch: Asthma, Atembeschwerden)

Der **Atemstillstand** ist eine Atemkomplikation, gekennzeichnet durch den Stillstand des Atems oder durch eine Verlegung der Luftwege, die den Sauerstoff zu den Lungen bringen und so die Atmung ermöglichen. Dieser sehr plötzlich eintretende Zustand steht im Zusammenhang mit Misstrauen gegenüber dem Leben, seinem Ablauf und bestimmten Ängsten aus der Kindheit. Der Zustand kann durch die Unsicherheit entstehen, „stecken zu bleiben", bewegungsunfähig zu sein, wie meine Atmung „stecken geblieben" ist. Der **Atemstillstand** kann sogar auf eine geistige Fixiertheit in Bezug auf die Sexualität zurückzuführen sein, weil sich die Blockade in diesem Zustand oft in der Kehle äußert, die mit Selbstausdruck, Kreativität und Sexualität in Verbindung steht. Ich fühle mich erschöpft und weiß nicht mehr, wie ich aus meiner Lethargie herauskommen soll. Da ich Angst vor der Zukunft habe, will ich möglicherweise in der Vergangenheit bleiben, im Augenblick der Kindheit oder der Jugendzeit, je nachdem, was für mich schöner war. Ich akzeptiere ↓♥, andere Dinge zu sehen, mich zu bewegen, mich nicht zu **versteifen** und dem Leben zu vertrauen. Ich muss die Verantwortung für mich übernehmen und aufhören, mich auf Frustrationen aus meiner Kindheit zu fixieren. Sie sind da und ich tue das Nötige, um sie zu verarbeiten.

Atmung – Erstickungsanfälle

Erstickungsanfälle weisen darauf hin, dass ich mich eingeklemmt fühle, nicht genug Luft bekomme und nicht genug Platz habe. Die Kehle entspricht dem Energiezentrum, das mit der Wahrheit, dem Selbstausdruck, der Kreativität und (indirekt) der Sexualität in Verbindung steht. Ich fühle mich vielleicht „an der Kehle gepackt". Eine Idee ist mir „im Hals stecken geblieben". Ich fühle mich erheblich kritisiert. Ich habe meine Emotionen so stark verdrängt, dass sie überlaufen. Aber ich versuche weiter, sie zurückzudrängen, obwohl sie in meinem Alltag sehr gegenwärtig sind und ich sie unbewusst so lange nähre, bis sie mich **ersticken**. Vielleicht sind auch manche Situationen so schwer zu akzeptieren, dass sie mich ebenfalls **ersticken**. Ich „ersticke" mich mit bestimmten Situationen aus meiner Vergangenheit, die mich leiden lassen, weil sie noch frisch in der Erinnerung sind. Es fällt mir schwer, mich in die Gesellschaft, in meine Arbeit oder in die Familie zu integrieren. Warum habe ich solche Angst, ich selbst zu sein und mich auszudrücken? Geschieht das aus Angst vor Ablehnung, weil ich glaube, dass ich so, wie ich bin, nicht liebenswert bin? Ich muss unbedingt loslassen und akzeptieren ↓♥, alles, was in mir vergraben ist, an die Oberfläche kommen zu lassen. Die Lösung liegt darin, zu lernen, mich und meine Bedürfnisse mitzuteilen. Welche Erleichterung fühle ich jetzt schon! Und ich stelle fest, dass die anderen keine

Hellseher sind und dass unsere gegenseitigen Bedürfnisse mit Respekt vor dem anderen und in Harmonie erfüllt werden können.

Atmung – Tracheitis (Entzündung der Luftröhre)

Die **Tracheitis,** auch unter dem Namen **akute Bronchitis** bekannt, ist eine Entzündung der Schleimhaut im Inneren der **Luftröhre**, durch die die Luft aus dem Kehlkopf, den Bronchien und Bronchiolen strömt. Sie wird oft mit einer Kehlkopfentzündung, einer akuten Erkältung (Rhinopharyngitis) oder einer Bronchitis in Verbindung gebracht. Meine so beeinträchtigten Luftwege zeigen, dass ich glaube zu ersticken. Da die Luft das Leben ist, fühle ich eine große Traurigkeit und oft Wut. Ich fühle mich von meinem Umfeld unverstanden, was mich nach und nach in einen depressiven Zustand versetzt. Anscheinend **fehlt** mir die **Luft** und ich lebe nur aus Verpflichtung, anstatt selbst frei über mein Leben zu entscheiden. Es ist so, als ob meine beiden Hände hinter meinem Rücken verschränkt wären. Ich lebe eine Dualität zwischen Vernunft und Leidenschaft. Ich ersticke mich, indem ich die anderen kontrollieren will. Ich brauche Raum, vielleicht sogar die Trennung von bestimmten Personen, um mich besser zu fühlen, denn ich bin sehr irritiert. Mein Körper sagt mir, dass ich frei atmen und Platz für die **Liebe** machen soll. – Ich akzeptiere ↓♥ für mich und die anderen Autonomie und Freiheit und finde meine **Würde** wieder.

Aufblähung (allgemein)

Eine **Aufblähung** tritt im Allgemeinen dann auf, wenn ich emotionalen Widerstand empfinde und meine Emotionen verdränge. Ich häufe diese Emotionen an, weil ich mich machtlos fühle oder nicht weiß, wie ich sie ausdrücken soll, aus Angst, jemanden zu verletzen und womöglich selbst verletzt zu werden. Eine **Aufblähung** kann auch ein Schutzmechanismus sein und ich kann mich fragen: Warum habe ich das Bedürfnis, mich zu schützen? Und vor wem oder was? Mache ich mir Illusionen über eine Situation? Illusionen sind mit Wasser verbunden, und wenn ich mir **bewusst** mache, dass diese Illusion die falsche Wahrnehmung einer Situation oder einer Person ist, liegt es in meinem Interesse, diese Werte und meine Wahrnehmung realistisch in Frage zu stellen. Ich kann auch fühlen, dass bestimmte Personen mich belügen oder mir die Wahrheit verschweigen. – Ich akzeptiere ↓♥, meine Wahrnehmungen zu verifizieren, damit die Situationen meines Lebens klarer werden. Ich lerne, das, was ich empfinde, auszudrücken, um frei zu werden und die **Aufblähung** verschwinden zu lassen.

Aufblähung des Bauches

Eine **Aufblähung des Bauches** macht mir bewusst, dass ich in Bezug auf meinen Lebenspartner, meine Kinder oder meine Familie frustriert bin. Wahrscheinlich fühle ich mich auf der Gefühlsebene eingeschränkt oder habe Schwierigkeiten, den Menschen in meinem Umfeld meine Gefühle auszudrücken. – Ich akzeptiere ↓♥, dass ich durch eine veränderte Sichtweise der Dinge und eine positivere Einstellung den Reichtum in meinem Leben sowohl in gefühlsmäßiger als auch in intellektueller, emotionaler und materieller Hinsicht wahrnehmen kann.

Aufregung

(siehe auch: Hyperaktivität)

Die **Aufregung** ist ein Zustand, in den ich gerate, wenn ich ein sehr nervöser Mensch bin, der aber trotzdem seine Energien gut kanalisieren kann! Dieser Zustand ähnelt einem **Ausnahmezustand**, ich bin innerlich unsicher und kann dies nicht kontrollieren. Bei diesem Prozess werden Emotionen nach außen getragen, oft ist dies ein Hilferuf, um anderen zu zeigen, wie ich mich in meinem Inneren fühle: gefangen, misstrauisch, in manchen Situationen ängstlich, tatkräftig, aber oft ungeschickt und vor allem nervenaufreibend für die Menschen in meinem Umfeld! Wenn ich äußerlich und innerlich sehr **aufgeregt** bin, erlebe ich möglicherweise eine Art mangelndes Gleichgewicht, weil es mir schwerfällt, „in meiner Mitte zu ruhen" (stabil und fest verankert zu sein). Ich bediene mich also unbewusst dieses Zustands, weil ich mein Selbstvertrauen stärken muss, mir beweisen muss, dass ich Erfolg haben werde, indem ich die Aufmerksamkeit auf mich ziehe: „Seht doch, wie ich laufe!" Ich akzeptiere ↓♥, mir **bewusst** zu machen, dass ich die Aufregung umso besser kontrollieren kann, je mehr ich verstehe, warum ich dieses Gefühl in mir habe. Ich bleibe ruhig, drücke meine Gefühle und Bedürfnisse mit Worten aus und alles wird gut.

Aufstoßen

(siehe auch: Magen [allgemein])

Aufstoßen ist das geräuschvolle Austreten von Gas aus dem Magen durch den Mund. In unseren Gewohnheiten gilt das als äußerst unhöflich, während man es in Asien als Zeichen der Wertschätzung und des Dankes für ein gutes Mahl erachtet. **Aufstoßen** steht im Zusammenhang mit meinem Wunsch, alles zu schnell zu machen. Auf diese Weise weiche ich auch meinen Ängsten aus. Die Anspannung steigt mit der Notwendigkeit, neue Ideen zu verarbeiten, und ich möchte mich gerne von dieser Anspannung befreien. Ich bin von etwas oder jemandem überwältigt und das Stück ist zu groß, um es auf einmal zu schlucken. Eine Beziehung lastet schwer auf mir und es fehlt mir die Luft zum Atmen, die Freiheit. Unbewusst lehne ich jemanden ab oder schiebe ihn weg, vor allem, wenn noch dazu ein schlechter Geruch vorhanden ist. Ich fühle mich instabil und habe Angst, die Kontrolle zu verlieren. Das Aufstoßen kann mich an all diese Eindrücke erinnern, sowohl an die positiven wie die negativen, die an mir vorbeiziehen. Ich weiß nicht, wie ich sie in mein Leben integrieren soll. Wenn ich zu schnell gehe und Angst habe, wird das Aufstoßen häufiger und kräftiger. – Ich akzeptiere ↓♥, langsamer zu werden und mir die nötige Zeit für meine Mahlzeiten zu nehmen. Ich mache mir **bewusst**, dass ich, wenn ich immer alles so schnell erledige, viele schöne Dinge verpasse, die das Leben angenehm machen. Ich akzeptiere ↓♥, mir Zeit zum Leben zu nehmen, ich fühle mich weniger außer Atem durch die Hektik des Lebens und es geht mir deutlich besser dabei.

Augapfel

(siehe: Augen [allgemein])

Auge(n) (allgemein)

Meine **Augen** sind der Spiegel meiner Seele. Sie erlauben mir, nach draußen zu schauen und sämtliche Emotionen und Gefühle in meinem Inneren auszudrücken. Je nach der Tiefe meiner **Augen** kann man meine Beziehung zur Außenwelt entdecken. Die Funktionsweise meiner **Augen** spiegelt meine Art, das Leben zu betrachten, und meine Beziehung zu diesem Leben wider. Sie stehen auch für die Fähigkeit, in meinem eigenen Leben und in meinem Inneren klar zu sehen. Sie spiegeln den Blick, den ich auf die Dinge habe, und zeigen, auf welche Weise die Gaben der Außenwelt in mein Inneres übertragen werden. Bei einer Interferenz, Ablehnung, Widerstand gegen Informationen, die sich im Kontakt mit meinem Auge ergeben, werden diese lebhaft reagieren. Sehe ich in einer Situation nicht mehr klar oder erscheint mir die Wahrheit verborgen, so finden sich meine Augen nicht mehr zurecht. Habe ich Schwierigkeiten mit dem, was ich sehe, verstehe ich das Gesehene nicht wirklich, dann werden meine Augen reagieren. Meine Augen sind betroffen, wenn es mir besonders schwerfällt, mich mit der Wahrheit, der Realität und der Zukunft abzufinden. Jedes **Auge** stellt einen bestimmten Aspekt meines Wesens dar. Das **linke Auge** steht für den inneren, emotionalen und intuitiven Aspekt, meine weibliche Seite und die Beziehung zu meiner Mutter. Es dient mir als Wächter, indem es mir erlaubt, aufmerksam für alles zu bleiben, was eine Gefahr darstellen könnte, und umgehend zu reagieren. Eine Schwierigkeit mit meinem **linken Auge** zeigt, wie sehr ich an etwas oder jemanden gebunden bin. Ich bin misstrauisch gegenüber meiner eigenen Person und will vielleicht verstecken oder verschleiern, was ich wirklich sehe. Ich möchte mich sicher fühlen und stütze mich auf die anderen. Ich bin emotional abhängig. Ich habe das Gefühl, meine Emotionen nicht kontrollieren zu können. Letztere drängen nur nach Selbstausdruck im Außen! Das **rechte Auge** verarbeitet das Universum und äußere Situationen auf rationale Weise. Es dient dem Erkennen, das es mir ermöglicht, mir eine Identität zu schaffen, und steht in engem Zusammenhang mit meiner maskulinen Seite, meiner Beziehung zu meinem Vater. Wenn mein **rechtes Auge** erkrankt ist, zeigt dies, dass ich feste Wurzeln schlagen und mit meiner eigenen Autorität Kontakt aufnehmen muss. Ich sollte meine eigene Säule sein. Ich habe es nicht mehr nötig, mich an irgendjemanden anzulehnen, mich ohnmächtig zu fühlen. Ich finde einen Weg, mich zu bestätigen, die Zügel meines Lebens in die Hand zu nehmen. Die Unwahrheit verwirrt mein **Auge**. **Probleme mit den Augen** weisen darauf hin, dass es Dinge gibt, die ich mich zu sehen weigere und die häufig meine tiefsten Prinzipien und meinen

Gerechtigkeitssinn in Frage stellen. Wichtig ist auch zu erwähnen, dass die Qualität der Bilder, die durch die Retina in das Gehirn gelangen, davon abhängt, wie mein Nervensystem auf diese Bilder reagiert, denn sie werden durch Nervenimpulse weitergegeben; zusätzlich zu dem real Gesehenen gebe ich jedem Bild auch eine bestimmte Tönung, da ich alle vergangenen Erfahrungen und meine ganze emotionale Last, sowohl die persönliche wie die familiäre und soziale, in diese Färbung einfließen lasse. Mit der **Sicht**, die ich als Sinn einsetzen kann, ist also noch ein weiterer Sinn eng verbunden, und das ist die innere **Wahrnehmung**. Ich kann eine **Augenkrankheit** auch dann bekommen, wenn ich den **Eindruck** habe, keine großen Traumata gesehen oder erlebt zu haben: Es geht darum, zu **sehen**, bis zu welchem Punkt ich eine Situation akzeptiert ↓♥ habe, die ich sowohl innerlich wie äußerlich erlebt habe: Mein Stress ist daher mehr mit der Emotion anlässlich des Gesehenen verbunden als mit den Ereignissen an sich. – Ich akzeptiere ↓♥, im Lachen und in der Freude zu leben. Ich verstärke meine Strukturen, indem ich meiner inneren Weisheit vertraue. Durch die Öffnung des dritten **Auges** (Chakra) erreiche ich eine unmittelbare Vision meines Selbst, der Dinge, der Menschen und der Situationen. Sie verstärkt mein Unterscheidungsvermögen. Wenn ich meinen Blick erst in mein tiefstes Inneres lenke, bevor ich ihn auf die Welt richte, werde ich einen neuen Gesamteindruck und eine neue Betrachtungsweise meines Lebensweges gewinnen. Mein Blick ist aufrichtig und frei von jeglichem Urteil.

Augen – angeborene Leseunfähigkeit

Die **angeborene Leseunfähigkeit**, auch **Wortblindheit** genannt, ist eine krankhafte Unfähigkeit zu lesen. Entweder lese ich Buchstaben ohne Wörter oder ich lese Wörter, ohne die Buchstaben zu lesen, oder ich lese nicht alle Wörter in einem Satz, sodass ich den Sinn nicht verstehen kann. Wenn ich an dieser Krankheit leide, empfinde ich vielleicht große **Besorgnis** gegenüber den Gedanken, mit denen ich mich herumschlage. Je mehr ich die Aufmerksamkeit (in übertriebenem Maße) auf die Aspekte meines Lebens richte, die nicht viel Aufmerksamkeit bedürfen, desto mehr laufe ich Gefahr zu leiden, weil ich in Gedanken verhaftet bleibe, die meine Entwicklung hemmen. Alles Unbekannte lässt mich in großer Unsicherheit leben. So habe ich über mein Leben sehr viel weniger Macht und ich empfinde eine große Leere. – Ich akzeptiere ↓♥, mich innerlich meiner Intuition und meiner Vorstellungskraft zu öffnen, zwei wunderbare Eigenschaften der Seele (der göttliche Funke, der ich bin, mein Bewusstsein), die ich besitze, damit sie sich ausdrücken kann. Wenn ich diese Krankheit heilen will, muss ich mir ansehen, was mein Leben stört, was zu tun, zu sagen oder zu sehen mich die Krankheit hindert oder mir erspart. Indem ich mein **Herz ♥** öffne, bringe ich diese Situation **bewusst** in Ordnung. Für mich als Kind ist das innere Zuhören leichter, weil ich einen besseren „Draht" nach innen habe als die Erwachsenen **und die Liebesmitteilungen meines Herzens leichter entziffern kann**! Ich öffne mich also meiner Intuition und lasse meine Kreativität stärker zum Ausdruck kommen.

Augen – Astigmatismus

Der **Astigmatismus** ist eine fehlerhafte Krümmung der Hornhaut oder der Linse des Auges. Die vertikale Krümmung der Hornhaut ist ausgeprägter als die horizontale Krümmung oder umgekehrt. Dies ist so, als ob ich durch einen Zerrspiegel sehen würde. Diese Fehlsichtigkeit weist im Allgemeinen auf die Angst hin, mir so, wie ich bin, ins Gesicht zu sehen. Eine **mangelhafte Koordination der Augen** kann bedeuten, dass meine Handlungsweise und meine Gedanken nicht mit meinem Umfeld übereinstimmen und so zu inneren Konflikten führen. Ich möchte mir vielleicht eine andere Wirklichkeit schaffen und mich von dem Einfluss meiner Eltern oder anderer Personen befreien, von denen ich mich missbraucht fühle. Da ich in meiner Jugend oft mit Wut oder Ängsten zu kämpfen hatte, haben **meine Augen** diesen Schreckensausdruck bewahrt und die um das **Auge** liegenden Muskeln sind in einem anhaltenden Schockzustand geblieben. Wenn mich das, was ich innen oder außen sehe, irritiert, werden auch **meine Augen** irritiert. Meine Definition einer idealen Welt ist sehr weit von der Realität entfernt und ich ziehe es vor, nicht unbedingt alle Details zu sehen und zu kennen. Wenn ich beispielsweise meinen Vater idealisiert habe und mir klarmache, dass die Welt eigentlich ganz anders aussieht, will ich ihm nicht mehr ähneln. Ich habe dann die Haltung: „Ich organisiere mich ganz allein". Ich bin mir selbst und den anderen gegenüber **misstrauisch**. Ich hefte anderen sehr leicht **Etiketten** an. Dadurch werden meine Beziehungen mit anderen schwierig, besonders mit meinem Partner, denn ich halte Distanz zu ihm. Ich fühle mich **verspottet**, aber ich will alles für mich behalten, ich lasse meine inneren Leiden nicht zum Vorschein kommen. So halte ich lieber aus, auch wenn mir dies schwerfällt und ich die Realität verzerren muss, damit sie erträglich bleibt. Meine emotionalen Narben will ich am liebsten in Schweigen versenken. Der **Astigmatismus** kann auch Folge einer großen Neugierde sein. Mein unstillbares Bedürfnis, alles zu sehen, hat **meine Augen** „abgenutzt". Auf diese Weise empfiehlt mir mein Körper, mir Zeit zu nehmen, um die Dinge wirklich schätzen zu können. Es kann auch bedeuten, dass ich gut daran tue, meine eigene Schönheit anzuerkennen, das wunderbare Wesen, das ich bin. – Ich akzeptiere ↓♥ die Tatsache, dass ich in der Lage bin, voll und ganz für das einzustehen, was ich bin, und in Kontakt mit meinen tiefen Gefühlen zu sein. Ich akzeptiere ↓♥ die **Liebe**, indem ich offen für mich selbst bleibe, und ich zeige diese **Liebe** auch anderen. Ich fordere von mir, die Wahrheit zu sehen, und kann die Botschaften als Weisungen empfangen, die mir meine innere Stimme schickt. So kann ich in meinem Leben klar Bilanz ziehen.

Augen – Blindheit

Ich gelte als **blind,** wenn ich nur noch 10 Prozent oder weniger Sehvermögen habe. Wenn ich von einer solchen Situation betroffen bin, kann ich mich fragen, was ich nicht sehen will oder was zu sehen ich mich fürchte, einen Menschen oder eine Situation. Ich will mich schützen, indem ich mich in meine Welt zurückziehe, die ich nach meinem Belieben erschaffen kann; so fühle ich mich in Sicherheit und die neue Realität ist weitaus angenehmer als das, was ich im wahren Leben sehen konnte. Ich kann mich jetzt leichter mit der Gefahr abfinden, die sich vermeintlich ständig hinter mir befindet und derer ich mich nicht entledigen kann. Ist die Blindheit im Zusammenhang mit einem Unfall oder einer Krankheit aufgetreten, kann ich die Ursache für den Verlust der Sehfähigkeit suchen. Ich bemühe mich dann um die Verarbeitung dieser Ursache, um mir dessen **bewusst** zu werden, was in meinem Fall nötig ist, und darum, zu akzeptieren ↓♥, dass ich wieder „sehe", indem ich meinem inneren Auge erlaube, sich mehr und mehr in **Liebe** und Verständnis zu entwickeln. Wenn ich **seit meiner Geburt blind** bin, frage ich mich, bis wann, sogar in sehr hohem Alter, ich Angst vor der Außenwelt hatte. Will ich wirklich den **Tag** sehen? Wollte man mich verstecken, obwohl ich mich im Bauch meiner Mutter befand? Da ich nicht um mich blicke, vergleiche ich mich auch nicht mit anderen. Wenn ich mich hässlich fühle, eingeschränkt, muss ich mich damit nicht ständig konfrontieren. Manchmal ist es einfacher, das menschliche Elend nicht zu sehen, anstatt ihm zu begegnen. Die Blindheit ist die Reflexion meiner inneren Armut, und wenn ich es akzeptiere ↓♥, meine Aufmerksamkeit nur auf die Schätze in meinem Inneren zu richten, wird sich meine Sicht verbessern und ich kann auch die Schönheit aller anderen Dinge sehen. In welchem Alter auch immer ich **blind** geworden bin, ständig oder teilweise – meine Blindheit steht in Zusammenhang mit der Weigerung, mich für mich selbst, aber auch für die Welt in meiner Umgebung zum Leben zu erwecken. Ich will meine **Augen** vor den Erinnerungen verschließen, die mir nicht guttun, vor allem, wenn ich Waise bin oder mich meine Eltern nie wirklich wahrgenommen und gesehen haben. Wegen einer bestimmten Situation bin ich von einer Person abhängig. Ich schränke meine Freiheit ein. Ich passe mich an die Außenwelt an, während ich doch nach meinen persönlichen Bedürfnissen und meiner tiefsten Wahrheit leben will. Möglicherweise kehrt mein **Sehvermögen** auch wieder ganz zurück: Ich muss akzeptieren ↓♥, wer ich bin, aber auch die Welt in meiner Umgebung, mit all ihren Schönheiten und Schwächen und den bestehenden Ungerechtigkeiten. – Ich akzeptiere ↓♥, mich ab sofort all meinen Ängsten zu stellen, aber auch meinem gesamten Potenzial. Ich akzeptiere ↓♥, aus meiner Opferrolle auszusteigen und zum Schöpfer meines Lebens zu werden. Ich sehe mich in meinen **Augen**, wie ich bin. Ich akzeptiere ↓♥, mich zu neuem Leben für mich selbst zu erwecken und nicht für die anderen. Indem ich Herr meines Lebens werde und die Welt so akzeptiere ↓♥, wie sie ist, und akzeptiere, dass nur ich selbst Macht über mich habe, werden die äußeren und inneren Realitäten klar und ich kann meine **Sicht** wiedergewinnen. Und ich bin derjenige, dem zu gratulieren ist!

Augen – Farbenblindheit

Farbenblind zu sein bedeutet, die Welt ohne Farben, in Grautönen und undifferenziert zu sehen. Möglicherweise sind es bestimmte Farben, die ich nicht sehen kann, oder die Farben, die ich sehe, werden verwechselt (in den meisten Fällen Rot und Grün). Ich muss mich also fragen, in welcher Lebenslage ich im Zusammenhang mit dieser oder diesen Farbe(n), die ich nicht unterscheiden kann, sehr großen Stress erlebt habe. Wenn ich beispielsweise Rot nicht sehen kann, bin ich vielleicht als Kind nur knapp dem Tod entgangen, als ein roter Zug auf mich zuraste. Da Rot jetzt mit sehr starkem Stress assoziiert wird und Symbol für den Tod ist, der mir auflauert, möchte ich unbewusst diese Farbe nicht mehr sehen. Kann ich überhaupt keine Farben sehen, so kann dasselbe Prinzip zutreffen. Oft gibt es sehr viel Gewalt in meinem Leben, ich bin sehr hart behandelt worden, als ich jünger war, und so will ich mich von der Welt abschneiden, denn ich habe kein Vertrauen mehr in andere Menschen. Meine Lebensstrukturen befinden sich nicht mehr in Harmonie mit meinen Werten. Vielleicht habe ich eines Tages entschieden, „nicht mehr in Farbe zu träumen", um nicht mehr enttäuscht zu werden, und das Leben nur noch in **Grau** zu sehen: Da unsere gegenwärtigen Träume die zukünftige Wirklichkeit schaffen, habe ich deshalb irgendwann auch aufgehört, in meinem Alltagsleben Farben zu sehen. – Ich kann jetzt sofort entscheiden, Farben in meiner Vorstellungskraft zu sehen. Ich stelle mir Rosa, Grün oder Blau vor. Wie ein Künstler entscheide ich mich für die Farbmischung. Ich lasse die Einheit, die mir die Welt bietet, auf mich einwirken. Ich lasse meiner Vorstellungskraft freien Lauf, drücke meine Lebensfreude auf hundert verschiedene Arten aus. – Ich akzeptiere ↓♥, dass ich allein Macht über mich selbst habe, und öffne meine Horizonte, damit ich eine neue Sicht der Dinge gewinne. Dadurch kann ich mein Leben in neuem Licht sehen, genauso wie die Lektionen, die ich zu lernen habe.

Augen – Flügelfell (Pterygium)

Das **Flügelfell** ist eine dreieckige Verdickung der Bindehaut, die sich von der Hornhaut bis zum inneren Augenwinkel zieht. Leide ich unter einem **Flügelfell**, fühle ich mich den Unbilden des Lebens ausgeliefert und bin verletzlich für alles in meiner Umgebung; niemand bewahrt mich vor dem, was ich sehe. Ich lebe schlecht mit der Außenwelt, denn mein Kinder**herz♥** weiß nicht, wie es reagieren soll, und schützt sich gegen alle Aggressionen. Ich bin unfähig, mich zu konfrontieren, und vieles in meiner Umgebung entgeht mir. – Ich akzeptiere ↓♥, mit meiner inneren Macht Kontakt aufzunehmen. Ich schaue hin, ohne zu urteilen, was um mich herum passiert. Ich mache mir **bewusst**, was mich stört oder traurig macht und zu meinen eigenen inneren Verletzungen führt. Ich kann nur Herr über mein eigenes Leben sein und ich weiß, dass jeder diese Kraft besitzt – man muss sie nur akzeptieren ↓♥!

Augen – Grauer Star (Katarakt)

Der **Graue Star** ist eine Krankheit, bei der die Linse des Auges nach und nach trüb wird, bis die Sicht verschwommen und verzerrt ist, was früher oder später zur Blindheit führt. Diese Art der körperlichen Behinderung tritt in meinem Leben in dem Moment auf, wenn ich innerlich nicht mehr sehen möchte, was unter meinen Augen geschieht. Ich verweigere mich dem Blick auf die Folgen, den möglichen Einfluss auf mein Leben sowie die Entscheidungen, die ich eigentlich zu treffen hätte. Das, was ich gesehen habe oder für die Zukunft sehe, bringt mich zu der Bemerkung: „Ich traue meinen **Augen** nicht!“ Ich hätte so gerne, dass die Dinge so bleiben, wie sie gegenwärtig sind! Meine Sehkraft lässt nach, weil die Energie nicht mehr bis zu dieser Stelle reicht. Sie wird trüb und glanzlos, ich sehe die Zukunft mit einem dunklen, verschleierten Blick, ohne Fröhlichkeit und **Herzen♥**sfreude. Möglicherweise habe ich eine egozentrische Einstellung und will das Leben nur auf meine Weise sehen, ohne die Wirklichkeit anderer in Betracht zu ziehen. Das ist eine egoistische Haltung, die dazu führen kann, dass ich mich den anderen überlegen fühle. Ich weigere mich, bestimmte Ereignisse oder Einzelpersonen klar zu sehen. Der **Graue Star** entfernt mich von der Gegenwart, entzieht mich dem mich umgebenden Universum. Das missfällt mir in verschiedener Hinsicht und ich muss mir der äußeren und inneren Aspekte der Dinge **bewusst** werden. Ich sehe die Welt in meiner Umgebung wie eine Drohung. Ich bin ständig in Gefahr und fühle mich isoliert, allein in meiner Ecke. Ich habe das Bedürfnis nach anderen Menschen und wäre gern in der Lage, meine Emotionen in Gegenwart der anderen zu leben, aber ich habe Angst vor ihrer Reaktion. Dadurch, dass ich ihr Gesicht „verschleiere“, schaffe ich eine Distanz und so fühle ich mich geschützt. Interessant ist die Feststellung, dass der **Graue Star** eine durchsichtige Membran ist, die verhindert, dass Lichtstrahlen bis in meine Retina (Netzhaut) dringen. Da die Sonne den Vater symbolisiert, kann ich mich fragen, ob ich vor diesem Angst habe und das Bedürfnis spüre, mich zu schützen. Oder habe ich Angst vor dem göttlichen Vater, der selbst das letzte Urteil fällen wird? Der **Graue Star** tritt normalerweise gegen Ende des Lebens auf, in dem Augenblick, da die Angst vor dem Altern aufkommt – und davor, impotent oder machtlos zu werden. Die Türen schließen sich vor mir. Ich benutze den **Grauen Star** als Schutz, denn „ich will mein zukünftiges Bild nicht sehen, solange es nicht da ist, aus Angst, dass ich es zu hässlich finde.“ Ich weigere mich zu sehen, was passiert oder passieren wird, denn es erscheint mir unumgänglich; ich will die Entwicklung verlangsamen oder die „Aggression“, die auf mich zukommt, verhindern. Wenn ich Kinder habe, empfinde ich diese angesichts der Situation als undankbar. Durch meine Starrheit muss ich „die andere Seite der Medaille“ nicht sehen. Da ich das Heute nicht mehr sehen kann, ist es notwendig, mich mehr an die Vergangenheit zu erinnern, die ich als die „gute alte Zeit“ betrachte und von der ich mich nicht lösen möchte. Ich büße meine geistige Beweglichkeit und Handlungsfreiheit ein, werde intolerant und vergesse oft Ereignisse, die mir widerfahren sind. Deshalb kann es nicht in meinem Interesse liegen, die Zukunft zu sehen, die mir wohl sehr düster erscheint (der **Graue Star** tritt sehr häufig in Entwicklungsländern auf). Ich kann meine Imagination nicht mehr benutzen, um mir die Zukunft vorzustellen. Dies ist so, als ob die **Augen** ständig voller Emotionen wären, die meine Sicht verschleiern. Ich kann allerdings diesen Schleier, der mich hindert, die Wirklichkeit tatsächlich wahrzunehmen, heben, indem ich meine Aufmerksamkeit auf mein inneres **Licht** lenke. Vor allem, wenn ich jünger bin und an **Grauem Star** erkranke, trifft dies zu: Ich muss mich entscheiden, damit sich das Leben darauf einlässt, mir alles zu bringen, was ich brauche, sowohl auf körperlichem wie auf emotionalem und spirituellem Gebiet. – Ich akzeptiere ↓♥ die Anstrengung, in mein Inneres zu schauen, wo ich das ganze **Licht** und die Schönheit sehen werde, die mich umgibt. Ich tauche ein ins Leben!

Augen – Grüner Star (Glaukom)

Beim **Grünen Star** ist der Kanal, über den das Kammerwasser des **Auges** abfließt, verlegt, sodass diese Flüssigkeit nicht mehr abfließen kann und dadurch den inneren Druck erhöht. Diese Flüssigkeit steht für all die Tränen, die ich in meinem ganzen Leben hätte weinen sollen und die, da sie sich angesammelt haben, Druck auf die Netzhaut ausüben und somit die Sehkraft beeinträchtigen. Am häufigsten tritt der **Grüne Star** bei Menschen über sechzig Jahren auf, die oft das Gefühl haben, **genug gesehen zu haben**. Er kann ein Zeichen für alten Groll sein oder die Weigerung, zu verzeihen. Ich kann das Gefühl haben, nicht mehr mithalten zu können, vom Leben **überwältigt** zu werden; ich habe Angst vor der Zukunft. Da ich mich häufig müde fühle, ändert sich das Leben und ist emotional schwieriger zu ertragen. Ich weigere mich, mich altern zu sehen. Ich kann die Bilder der Zukunft nicht mehr sehen und das passt mir gut. Da ein vom **Grünen Star** betroffenes **Auge** wie eine Lupe reagiert, gibt es jemanden oder etwas in meinem Leben, dem ich so schnell wie möglich näher kommen möchte. Das kann zeitlich oder räumlich sein. Es ist so, als wäre ich im Rückstand. Das Ziel ist so nahe, aber ich spüre eine Gefahr, die mich verfolgt. Der **Grüne Star** verpflichtet mich dazu, nur auf die Zukunft zu sehen und nicht seitwärts, als hätte ich Augen wie ein Pferd. Ich habe das Gefühl, versagt zu haben oder einiges in meinem Leben verpasst zu haben, und empfinde deshalb Bedauern. Es ist so, als ob mir die Gelegenheiten gerade in dem Augenblick aus den Fingern gleiten, da ich meine, etwas erreicht oder fertiggestellt zu haben. Ich fühle mich wie in einem Tunnel, das Leben rast an mir vorbei: Es geschehen so viele Dinge in meinem Inneren und außerhalb von mir, dass ich den Eindruck habe, mich in einem leeren Raum zu befinden; meine vorher bekannten Bezugspunkte verändern sich und ich bin sehr traurig zu sehen, dass ich das, woran ich so hänge, verliere. Mein Leben ist **blaugrün,** voller Melancholie und Elend. „Was hält die Zukunft für mich bereit? Will ich sie wirklich auf jeden Fall kennen?“ Ich sehe keine Möglichkeiten und Lösungen, um in meinem Leben Erfolg zu haben. Zwar bieten sich mir Gelegenheiten, aber ich schlage sie ständig nieder und schränke meine eigene Freiheit ein. Ich würde die Vergangenheit so gern zurückhalten können und die Dinge so bewahren, wie sie sind … Ich stehe unter einem äußeren Druck und glaube zusammenzubrechen! – Ich akzeptiere ↓♥, den Schleier zu lüften und mit Liebe und Zärtlichkeit zu schauen. Ich höre auf, mich an die anderen anzuklammern, und lebe intensiv den gegenwärtigen Augenblick. Ich verzeihe und akzeptiere ↓♥, das Leben mit der größtmöglichen Toleranz zu sehen.

Augen – Hornhautentzündung (Keratitis)

(siehe auch: Entzündung, Geschwür)

Die **Hornhautentzündung** geht mit starken Schmerzen einher und führt oft zur Bildung von Geschwüren. Eine **Hornhautentzündung** tritt auf, wenn ich Kummer oder Ohnmacht wegen einer Sache oder eines Menschen empfinde, bei deren Anblick ich wütend werde. Ich befinde mich in einem Zustand, in dem ich einen Menschen sogar wirklich schlagen würde, oder ich wünsche mir im übertragenen Sinne, dass die betreffenden Menschen „vom Unglück geschlagen" werden, damit ich eine bestimmte Befriedigung erlange. Diese Wünsche entspringen meiner Eifersucht. Vielleicht will ich mich auch vor etwas oder jemandem verstecken, um nicht gesehen zu werden oder um etwas in meiner Außenwelt zu verbergen. Ich kann mich auch in einer Situation befinden, in der ich den visuellen Kontakt mit einer Person verliere oder in der man mir einen Kontakt mit etwas oder jemandem aufdrängt. Da die **Hornhaut** die „Fensterscheibe" des **Auges** ist, muss ich sie undurchsichtig machen, damit sie zu einer „Mauer" wird, die mich schützt. – Ich akzeptiere ↓♥, dass mir mein Körper ganz einfach sagt, **dass ich lernen muss, das Leben mit anderen Augen zu betrachten, mit einer neuen Einstellung der Offenheit und des Verständnisses**. Ich kann Dinge sehen, die mir nicht gefallen, und muss mich von ihnen distanzieren. Ich muss lernen, die Kontrolle meiner Augen über die Dinge, die Menschen oder die Situationen um mich herum, über die ich keinerlei Macht habe, aufzugeben.

Augen – Kurzsichtigkeit

Bei **Kurzsichtigkeit** habe ich Schwierigkeiten, in die Ferne zu sehen. Meine Unsicherheit gegenüber der Zukunft führt dazu, dass ich die Dinge größer und beunruhigender sehe, als sie in Wirklichkeit sind. Ich bin wohl nicht bereit, mich ihnen zu stellen. Was sich in meiner Nähe befindet, kann ich sehen, während meine Weitsicht verschwommen ist, weil die Augenmuskeln zusammengezogen und verspannt sind. Ein **Nebel** hindert mich daran, die Gefahr in der Ferne zu sehen. Ich bin also in der Lage, mich meiner unmittelbaren Wirklichkeit und meinem Leben „von einem Tag zum anderen" mit Leichtigkeit zu stellen. Es fällt mir aber schwer, mir meine eigene Vorstellung von der Zukunft zu machen und Möglichkeiten vor mir zu sehen, mich zu konfrontieren und meine Ängste und Unsicherheiten hinter mir zu lassen. Vielleicht bin ich zutiefst von einem **Geheimnis** verstört, das vielleicht nie gelüftet werden kann und für das ich nie die Lösung finde. Meine innere Wahrnehmung der Wahrheit ist **vernebelt**. Was ich sehe und fühle, ist verzerrt. Da ich sehr gut in der Nähe sehe, fällt es mir schwer, in bestimmten Situationen Spielraum zu bekommen. Beispielsweise hätte immer wieder nur wenig gefehlt und ich wäre in einen Autounfall verwickelt worden. Wenn ich **kurzsichtig** bin, neige ich zu einem befangenen und introvertierten Verhalten, das möglicherweise auf Erfahrungen aus meiner Kindheit zurückzuführen ist, die ich als erschreckend und missbräuchlich empfunden habe (wie der feindselige oder wütende Blick eines Elternteils). Wenn mich beispielsweise ein Lehrer oder ein Onkel geschlagen hat, bin ich **kurzsichtig** geworden, weil ich Angst vor ihm hatte und ihn nicht sehen wollte. Ich wurde schon bei seinem Anblick nervös, unruhig, weil ich wusste, was mich erwartete. Ich fühlte mich **bedrängt** und hätte mir gewünscht, der Situation zu entkommen. Ich habe die **Notwendigkeit** gespürt, meine Welt durch die **Kurzsichtigkeit** zu schützen, wie beim Autismus. Wenn ich nicht gerade einen anderen Konflikt erlebt habe, ist meine Nahsicht überdurchschnittlich gut, weil ich (unbewusst) weiß, dass es wichtig ist, genau zu sehen, was um mich herum geschieht, damit ich mich verteidigen kann oder die richtigen Gesten wähle, sobald die Bedrohung näher rückt, damit diese mich nicht verletzt. Die **Kurzsichtigkeit** weist im Allgemeinen auf eine übertriebene Ichbezogenheit hin. Dieser Zustand wird gut beschrieben durch den Ausdruck „nicht über seine Nasenspitze hinaussehen". Aus Müdigkeit oder Faulheit oder vielleicht auch aus Enttäuschung durch das Leben will man nicht in die Ferne sehen. „Ich traue meinen **Augen** nicht" beschreibt genau, was ich empfinde. Es ist manchmal leichter, mich selbst zu bemitleiden, als zu handeln. Verbringt mein Partner viel Zeit in weiter Entfernung? Ich kann mich fragen, ob die Redeweise „aus den Augen, aus dem Sinn" auch in meinem Fall zutrifft … Oder es fehlt mir möglicherweise die Gegenwart meines Vaters … Ich sehe die Realität und meine Zukunft mit viel Misstrauen, denn ich erkenne meine eigene Kraft und meine innere Weisheit nicht. Ich fühle mich von den anderen verletzt und habe keine Lust mehr, mit ihnen zu interagieren. Ich bin ohnmächtig, ohne Unterstützung, und so kann ich mich nicht voranbewegen. – Wenn ich akzeptiere ↓♥, die Außenwelt anzusehen, kann ich über mich selbst etwas lernen. Meine Sehfähigkeit wird größer und gleichzeitig entwickelt sich mein innerer Lebensraum. Ich wähle neue Wege und vertraue mir. Ich akzeptiere ↓♥, dass jede Person für ihr eigenes Leben verantwortlich ist, und dadurch, dass ich die Zukunft positiv und schön sehe, wird sich diese Sichtweise auch in meinem Leben manifestieren.

Augen – Makuladegeneration der Netzhaut

Die **Makuladegeneration** ist die häufigste und schwerste Form der **Netzhautdegenerationen**. Sie besteht aus einer progressiven Zerstörung des „gelben Flecks" (zentraler Bereich der Netzhaut, in dem die Sehschärfe am höchsten ist). Sie kommt am häufigsten bei Personen vor, die älter als 70 Jahre alt sind. Ich bin mit Situationen konfrontiert, in denen ich in einer Sackgasse stecke. Dies ist oft der Fall, wenn ich sehe, wie eine Person, die mir wichtig ist, ihren Körper verlässt. Ich fühle mich ohnmächtig angesichts meines Schmerzes, denn ich habe keine Macht über den Tod, weder über meinen eigenen noch über den der anderen. Da ich diese Vision nur schwer ertragen kann, schneide ich mich von der Welt ab, ich will sie nicht mehr sehen. Ich frage mich sogar, was ich hier noch mache … Ich akzeptiere ↓♥, dass ich auf dieser Erde noch eine Rolle spielen muss. Durch meine Gegenwart manifestiere ich das **Licht** und die Liebe, die auf meine Umgebung ausstrahlen, besonders auf die Menschen, die ich liebe. Ich entscheide mich dafür, meine Träume zu verwirklichen, und so lasse ich das Leben in mir fließen. Mein Körper, vor allem meine Augen, regenerieren sich und ich habe alle nötige Energie, um mein Leben maximal zu leben!

Augen – Netzhautablösung

Die **Netzhautablösung** ist eine Augenerkrankung, die durch die Ablösung der Netzhaut von der darunter liegenden Schicht verursacht wird, weil das Kammerwasser unter die Netzhaut dringt. Die **Netzhautablösung** wird durch eine Situation ausgelöst, in der etwas, was vor meinen Augen geschehen ist, sehr großen Stress verursacht hat. Ich habe den Eindruck, dass dieses Bild *eines für mich entsetzlichen Ereignisses* **für den Rest meines Lebens in meinem Gedächtnis haften bleiben wird**! Ich konnte meine **Augen** von der Person oder Situation nicht abwenden. Der erste große Stress der **Augen** tritt oft als kleines Kind ein, denn ich habe noch nicht den Reflex wie als Erwachsener, sie zu schützen, wenn ich etwas Traumatisierendes sehe. Vielmehr sind sie an das geheftet oder **geklebt**, was vor mir passiert. Später könnte sich allzu großer Stress in eine **Netzhautablösung** verwandeln. Was sich bei mir eingeprägt hat, kann sich „nicht ablösen". Ich kann mich auch fragen, ob ich mich nicht auf gewisse Weise von der Welt, in der ich lebe, absondern möchte. Ich habe das Vertrauen ins Leben im Allgemeinen verloren und will mich nicht mehr einlassen, denn ich misstraue allem. Ich lehne meine Umgebung ab, denn ich will nicht mehr leiden. Ich will die anderen nicht mehr „mit meinem Blick berühren" … Ich misstraue ihnen. Der Schmerz, den man mir zugefügt hat, führt dazu, dass ich in mich zusammenschrumpfe. Meine traurigen Erinnerungen verfolgen mich überall hin. Ich fühle mich vom **Licht** abgeschnitten. Es ist wichtig, dass ich mich diesem Bild stelle, anstatt es in mir vergraben oder es leugnen zu wollen. Ich kann mich an einen Therapeuten wenden, der mir helfen wird herauszufinden, warum ich dieses beunruhigende Ereignis sehen musste und was ich daraus lernen kann. Ist dieser Prozess abgeschlossen, vermeide ich weitere Situationen, die zu einer **Netzhautablösung** führen könnten. Ich akzeptiere ↓♥, dass ich mein Leben mit meinen negativen Gedanken gegenüber mir selbst und den anderen erschaffen konnte. – Ich akzeptiere ↓♥, wieder Kontakt mit mir und meinen Träumen und Wünschen aufzunehmen. Ich akzeptiere ↓♥, mich den Menschen anzunähern und auf der Ebene des **Herzens♥** meine Erfahrungen zu teilen. Indem ich meinen Emotionen wieder näher komme, nähere ich mich auch meiner göttlichen Essenz an, und so können meine **Augen** einen Prozess der Heilung beginnen.

Augen – Netzhautprellung (siehe auch: Gehirnerschütterung)

Auf der körperlichen Ebene ist eine Prellung Folge eines heftigen (direkten oder indirekten) Aufpralls, bei dem einer meiner Körperteile versteckte Verletzungen erfährt, die einer eingehenderen Untersuchung bedürfen. Im Falle einer **Netzhautprellung** weigere ich mich zu sehen, was mir in die **Augen** springt, weil ich mich schwer tue, meine Betrachtungsweise der Dinge zu ändern und loszulassen. Ich weigere mich beharrlich. – Ich akzeptiere ↓♥ loszulassen, meine alten Gedanken und Betrachtungsweisen fallen zu lassen und Platz für neue Gedanken zu machen, die schon da sind. Von jetzt an höre ich auf meine Intuition und meine Gefühle und lasse mich von ihnen leiten. Ich fühle mich deutlich freier und gelassener.

Augen – Pupille

Die **Pupille** ist die zentrale Öffnung der Iris, durch die das Licht ins Auge strahlt. Sie dosiert die Menge des **Licht**es, die eindringt. Die **Mydriasis** ist eine anormale **Pupille**nerweiterung bei einer Unbeweglichkeit der Iris. Bei einer derartigen Problematik frage ich mich, was wirklich wichtig für mich ist: Ich kann das Zentrum meines Lebens nicht fassen. Welchen Sinn hat mein Leben, wie sehen meine Ziele aus? Wenn ich die Antworten in der Außenwelt suche, statt sie in meinem inneren Zentrum zu finden, im **Herzen♥** meines **Herzens♥**, bleibt mir dieser Sinn verborgen. Eine erweiterte Pupille (**Uveitis**) weist mich auf eine Situation hin, die ich dringend regeln müsste (siehe auch: Entzündung). Bei einem Größenunterschied zwischen den beiden Pupillen (**Anisokorie**) ertrage ich den Anblick einer Situation oder eines Aspektes meines Lebens nicht. Die Dinge sind nicht klar, alles ist düster. Ich kann die Bilder nicht aushalten, die sich in meinen Augen spiegeln. Ich fühle mich allein, wie eine Waise, die sich nicht an ihren Vater oder ihre Mutter wenden kann, um sich Hilfe oder Schutz zu verschaffen. In meinem tiefsten Inneren bin ich zwiegespalten. So versuche ich, im Gleichgewicht zu bleiben, trotz des Schmerzes, der groß und allgegenwärtig ist. – Ich akzeptiere ↓♥, **Licht** auf unklare Zustände zu werfen, und nehme mir die Zeit, darüber nachzudenken, was ich klären möchte. Ich höre auf meine innere Stimme und bringe die Situationen nach meinen eigenen Bedürfnissen in Ordnung. So kann ich das **Licht** am Ende des Tunnels sehen und in meinem Leben mit Vertrauen und Entschlossenheit vorangehen.

Augen – Retinitis pigmentosa oder Retinopathia pigmentosa

Die **Retinitis pigmentosa**, auch **Retinopathia pigmentosa** genannt, gilt als Erbkrankheit, bei der die für die Lichtaufnahme zuständigen Sehzellen degenerieren. Meistens sind Kinder davon betroffen. Das **Auge** kann sich nicht an die Dunkelheit anpassen und das Gesichtsfeld engt sich mit der Zeit ein. Diese Krankheit wird auftreten, wenn ich mich meiner selbst schäme, für das, was ich auf körperlicher und geistiger Ebene bin. Ich finde mich **lächerlich**. Diese Scham kann auch die Folge einer Situation sein, bei der ich Zeuge war und die ich entsetzlich fand. Meine kindliche Sicht wurde beschmutzt. Ich will mich diesem grässlichen Anblick der Dinge widersetzen! Ich wünschte, die anderen würden ihren Blick anderswohin richten als auf mich. Vielleicht bin ich Perfektionist und die Tatsache, dass ich große Erwartungen an mich selbst habe, verursacht mir viel Stress. Ich habe möglicherweise Angst, nicht alles zu schaffen, was mich im Leben erwartet. Oder ich weigere mich, mein Älterwerden zu sehen, da mir der Tod Angst macht. Eine Situation, in der ich mich verlassen fühle, hat zur Folge, dass ich mich von jemandem entferne, den ich liebe und nicht mehr wie früher sehen kann. Mein Körper antwortet auf diesen Stress durch eine Einengung meines Gesichtsfelds, und zwar in der Hoffnung, auf diese Weise auch den Stress zu mindern. – Ich muss lernen, mich so zu akzeptieren ↓♥, wie ich bin, und mich mit einem positiven Blick zu betrachten, denn ich bin ein einzigartiger Mensch.

Augen – Schielen (Strabismus) (allgemein)

Wenn ich von **Strabismus** betroffen bin, sagt man allgemein, dass ich **schiele**. Die Sichtachsen meiner **Augen** sind nicht parallel. Das **Schielen** ist ein Zeichen für Widersprüchlichkeiten, Dualitäten und Unsicherheiten in meinen Beziehungen zu meinem Umfeld, für einen ständigen Kampf zwischen dem Bedürfnis nach Einsamkeit und dem Bedürfnis nach Bewunderung, für einen Wunsch nach Unabhängigkeit und gleichzeitig die Angst vor dem Alleinsein. Die Annehmlichkeit der Ruhe steht in ständigem Widerspruch zu dem Zwang, Fragen zu stellen. Es fällt mir schwer, mich auf ein Thema zu **konzentrieren**. Ich fürchte mich vor Personen und Situationen, ich finde sie „verdächtig“. Ich akzeptiere ↓♥, meine wahren Bedürfnisse zu erkennen und mich in jeder beliebigen Situation wohl zu fühlen.

Augen – Einwärtsschielen (Strabismus convergens)

Beim **Einwärtsschielen** weicht der Blick zur Nase hin ab. Das bedeutet im Allgemeinen, dass ich mich weigere, die Dinge so zu sehen, wie sie sind, weil sie oft Unsicherheit in mir auslösen. Vielleicht möchte ich auf diese Weise Menschen ausweichen, die ich als bedrohlich empfinde, die ich als **Räuber** betrachte. Ich ziehe es vor, Scheuklappen aufzusetzen. Meine **Augen** überwachen ständig die Umgebung für den Fall einer möglichen Gefahr. Ich fürchte mich vor dem, was mir passieren könnte. Je nachdem, welches **Auge** schielt, kann ich bestimmte Aspekte meiner Persönlichkeit entdecken. Ist es mein **linkes Auge, das nach innen schielt**, bin ich ein furchtsamer Mensch, der an einem starken Minderwertigkeitskomplex leidet. Ist es dagegen mein **rechtes Auge**, bin ich wahrscheinlich sehr empfindlich und nachtragend. Das Schielen hilft mir, meine ganze Aufmerksamkeit und Intelligenz auf mich selbst zu richten oder auf eine Sache oder einen Menschen, die oder den ich die ganze Zeit überwachen will. Wenn das **linke Auge stark nach oben schielt**, bin ich ein Träumer, irrational, ohne Zeitgefühl. Trifft das auf mein **rechtes Auge** zu, bin ich undiszipliniert und mit einer irrationalen Intelligenz ausgestattet. Das **Schielen** führt außerdem dazu, dass ich die Dinge nur zweidimensional sehe. Beim **Einwärtsschielen** habe ich Schwierigkeiten mit meiner Bewegungsrichtung. Meine Unsicherheit und meine Ängste führen dazu, dass ich nach der absichernden Gegenwart einer Person suche. Ich kann dann „nur **Augen** für diese Person haben". Wenn ich jung bin, handelt es sich in diesem Fall um einen oder beide Elternteile, aber meine Suche kann auch auf eine Gruppierung gerichtet sein. Bei einer physischen Person ist es so, als ob eines oder beide **Augen** ständig nach der Gegenwart dieser Person suchten, die für mich meine Sicherheit und auch eine bestimmte Autorität symbolisiert. Meine **Augen** sondieren in verschiedene Richtungen. **Schielende** Augen können mich auf eine Situation verweisen, in der ich verwirrt, allein bin. Ich bin zwischen zwei Personen zerrissen und weiß nicht, wie ich mich positionieren soll. Damit ich meine Wahrnehmung einheitlicher machen kann, sollte ich die Dinge von allen Seiten betrachten und ihre Wirklichkeit akzeptieren ↓♥. – Ich achte auf alle Mitteilungen, die mir mein Körper macht, und entdecke, wie schön es ist, das Leben in seiner Ganzheit zu sehen. – Anstatt meine Sicherheit in meiner Umgebung zu finden, akzeptiere ↓♥ ich, in mein Inneres einzudringen. Ich lasse alles, was mein Leben beeinflussen könnte, sein und baue mir ein Leben nach meinen Bedürfnissen, meinen Bestrebungen, meinen inneren Kräften auf. So finde ich die Stabilität in meinem Inneren. Je mehr ich innerlich harmonisch bin, desto mehr haben die **Augen** das Bedürfnis, ihre Normalposition wieder einzunehmen. Meine Sichtweisen dürfen anders sein als die der anderen. Es ist wichtig, mir selbst treu zu bleiben.

Augen – Auswärtsschielen (Strabismus divergens)

Wie beim **Einwärtsschielen** weicht der Blick auch beim **Auswärtsschielen** ab, diesmal nach außen. Dies bedeutet auch eine Angst davor, die Gegenwart ohne Umschweife zu betrachten. Ist das **rechte Auge** betroffen, zeigt das eine enorme intellektuelle Anstrengung, um die Beziehung zwischen Intelligenz und Lebenslage zu erleichtern. Ich habe den Eindruck, als drehte meine Intelligenz sich im Kreis. Das macht mich potenziell anfällig für Depressionen. Ist das **linke Auge** betroffen, bin ich ein sehr empfindsamer Mensch und meine Handlungen erfolgen in Abhängigkeit von dieser Empfindsamkeit.

Ich sehe mich als leichte **Beute**, denn ich fühle mich sehr verletzlich. Das **Auswärtsschielen** zeigt mir, dass ich mich in der Position eines Opfers befinde oder dass ich ohnmächtig bin. Ich brauche einen Überblick, um so viele Dinge wie möglich zu sehen und mich zu schützen. Es kann sich dabei um mein emotionales Leben handeln, oder ich sehe mögliche Lebenspartner kommen und will es vermeiden, aufs Neue verletzt zu werden. – Ich akzeptiere ↓♥, in der Gegenwart zu leben und jede Situation offen anzusehen. Meine Empfindsamkeit wird mir ab jetzt erlauben, einsichtige Entscheidungen zu treffen, weil ich weiß, dass ich immer geführt und beschützt werde.

Augen – Übersichtigkeit und Alterssichtigkeit

Bei der **Übersichtigkeit** und der **Alterssichtigkeit** ist die Sicht aus der Nähe gestört. Die **Übersichtigkeit** kommt am häufigsten bei Jugendlichen vor und ist auf eine Anomalie der Brechung des Lichts im Auge zurückzuführen. Bei der **Alterssichtigkeit** kommt es zu einer progressiven Verminderung der Anpassung des Auges; sie betrifft in der Regel Personen im Alter von mehr als 40 Jahren. Beide stehen für eine Angst vor der Gegenwart. Was gibt es im Leben, in meiner Nähe, das ich nicht sehen will? Es kann sich um meine Unfähigkeit handeln, deutlich zu erkennen, was mir zugänglich und in meiner Nähe ist. Ich lasse mich von den anderen und den äußeren Ereignissen ablenken, anstatt in mein Inneres zu schauen und dieses besser zu entwickeln. Dieser Zustand kann von einem Schock oder einem Trauma verursacht worden sein, die mich zu der Überzeugung gebracht haben, die Gegenwart sei nicht für mich bestimmt. Ich werde also extrovertiert und schaue in die Ferne, um die Ereignisse in meiner Nähe zu übersehen. Meine Träume richten sich in die Zukunft. Meine Augen werden wie ein **Ausguck** und beobachten ständig, was sich in der Ferne tut. Ich will mich angesichts bestimmter Aspekte meines derzeitigen Lebens zurückziehen, daher sehe ich in die Ferne, um zu erkennen, welche Zukunft sich mir eröffnet. Es fällt mir schwer, Menschen auf einer nahen und intimen Ebene zu begegnen. Ich flüchte vor der Person, die ich eigentlich bin. Ich wage nicht einmal, mir ins Gesicht zu blicken. Ich liebe nicht, was ich sehe, und vermeide es, mich allzu sehr von belastenden Situationen betreffen zu lassen. Etwas entgeht mir. Ich will alles voraussehen. Sogar das Dach, unter dem ich lebe, erscheint mir gefährlich. Was die **Alterssichtigkeit** anbelangt, bin ich durch das, was sich in der Gegenwart ereignet, beunruhigt: Ich werde älter, die Kinder verlassen das Haus, ich werde traurig. Ich reagiere empfindsamer auf Gerede und Kritik. So verändert sich mein Sehvermögen in Abhängigkeit von dem, was ich sehen und was ich nicht sehen will. Ich ziehe mich in gewisser Weise zurück und entferne mich von meinem gegenwärtigen Leben. Ich bin mir des Todes stärker bewusst und fühle mich verletzlich angesichts dessen, was auf mich und meine Familie zukommt. Dieser Tod kann symbolisch für den Augenblick stehen, in dem ich in Rente gehe. Ich muss mich vorbereiten, Pläne machen und ich frage mich, ob ich über genügend finanzielle Ressourcen verfüge, um sie in die Tat umzusetzen. Die **Alterssichtigkeit** kann auch früher im Leben auftreten, in einem jungen Alter; dann muss ich mich mit dem Tod konfrontieren. Ich spüre, dass ich so viele Bewährungsproben bestehen musste, als hätte ich zwei auf einmal erlebt. Ich fühle mich so, als wäre mein Körper benutzt, übel zugerichtet worden. Wenn nur eines der beiden **Augen** betroffen ist, muss ich unbedingt die Situationen in Betracht ziehen, die mit der betroffenen Körperseite zu tun haben (linke Seite: Intuition, rechte Seite: Verstand). – Ich akzeptiere ↓♥, das jetzige Leben mit all seiner Schönheit zu betrachten, und ich weiß, dass ich jetzt und hier in Sicherheit bin. Ich akzeptiere ↓♥, meine emotionale Welt und die Situationen, in denen mir unwohl zu Mute ist, direkt anzusehen. Ich konfrontiere mich mit meinen Ängsten, meinen Unsicherheiten. Nur indem ich akzeptiere, dass ich die Gegenwart betrachte, kann ich die Zukunft gestalten, denn ich muss mir bewusst machen, was ich verändern will, und meine ganze Energie auf die Schaffung einer neuen Welt richten, die an meine Bedürfnisse angepasst ist. Ich akzeptiere ↓♥, auf meine innere Weisheit zu hören, die sich in meiner Intuition ausdrückt.

Augen – Verblendung

Wenn ich mich weigere, **meine Augen zu öffnen**, um die Außenwelt zu sehen, bleibt mir nur die Wahl, in mich hineinzusehen und mir meine Innenwelt **bewusst** zu machen. Gibt es eine Person in meinem Leben, durch die ich mich **blind** machen lasse, sodass ich mir schließlich selbst nicht mehr vertrauen kann? Wer stört meine Wahrnehmung? Ich akzeptiere ↓♥, den Reichtum und das Licht in meinem Inneren zu sehen.

Augenbindehautentzündung (Konjunktivitis)

Die **Augenbindehautentzündung** ist eine Entzündung der durchsichtigen Membran, die das Innere der Augenlider und den Augapfel bedeckt. Es gibt einen unmittelbaren Zusammenhang zwischen der **Augenbindehautentzündung** und dem, was ich sehe. Unbewusst weigere ich mich, eine Situation oder ein Ereignis zu sehen, mit der oder dem ich nicht einverstanden bin oder die oder das mich verletzt. Meine Art zu sehen ist schmerzhaft, denn ich verweigere mich dem neuen Verständnis oder der Sichtweise der anderen. Ich kann mich nicht in jemand anderen hineinversetzen – daher die Unmöglichkeit zu verzeihen. Ich empfinde Frustration, Gereiztheit und Auflehnung. „Ich ertrage nicht, was ich sehe!" Es ist, als ob die **Augen** ohne Unterlass den **Schmutz** wegwaschen wollten, den ich in der Situation sehe, die mich **wütend** macht. Es kann sich um etwas Niederträchtiges handeln und es ist absolut notwendig, die Familie von jedem Urteil oder Skandal „reinzuwaschen". Das Ergebnis ist ein geistiges Anschwellen und Erstarren sowie eine emotionale Überreaktion, die dem Weinen ähnelt. Das Leben, die Freude und die Begeisterung fehlen mir. Meine Erinnerungen tun mir weh und ich flüchte mich in eine irreale Welt, in eine Welt der Romantik. Ich widersetze mich dem Leben, die Realität ist unerträglich. Meine Traurigkeit und meine Verzweiflung führen dazu, dass ich regelmäßig an den Tod denke, denn ich will meinem Schmerz ein Ende machen. Ich ziehe es vor, vorübergehend blind zu sein, da mir das, was ich sehe, Leiden verursacht. Ich will mich der Verbindung zum anderen, die durch den Blick meines Gegenübers entsteht, entledigen. Eine Situation mit meinem Partner, die zu einer Trennung führen könnte, kann eine **Augenbindehautentzündung** auslösen. – **Ich nehme mir Zeit, innezuhalten, und ich akzeptiere ↓♥, die Situation, die mich stört, zu sehen und mich zu fragen, warum sie existiert**. Ich gebe mir die Erlaubnis, zu weinen und meinen Kummer und meine Verzweiflung so nach außen zu bringen. Ich bleibe offen und aufnahmebereit und vermeide es so, erneut eine **Augenbindehautentzündung** zu bekommen. Ich nehme wieder Kontakt mit der Realität auf. Ich lasse die Vergangenheit los. Ich nehme mein Leben in die Hände. Ich akzeptiere ↓♥ meinen Kummer, damit er sich in inneren Frieden verwandelt. So bin ich mir der Gesamtheit meiner Möglichkeiten bewusst und ich erschaffe mein Leben so, wie ich es mir wünsche.

Augenerkrankungen

Augenerkrankungen, unter anderem die Blindheit, sind eine Möglichkeit, mich dem zu verschließen, was ich sehe. Ich will das, was sich um mich herum abspielt, lieber ignorieren und meide optische Eindrücke, die mich in Frage stellen. Bevor ich eine Realität akzeptiere, die schmerzhaft, abstoßend oder verworren sein könnte, **schließe ich lieber die Augen**. Ich verzerre meine Wahrnehmung der Menschen und kann mich so besser mit meinem Alltag konfrontieren. Zum Beispiel kann ich „meine Kinder zusehends größer werden sehen", trotzdem stelle ich mir in meinem Kopf vor, dass sie klein bleiben. Lieber **errate** ich etwas, als alles klar zu sehen, denn die Realität könnte sich als sehr störend erweisen. Es könnte sich hier um ein ungelüftetes Geheimnis handeln, oder meine Mutter schweigt in einer Situation, die mich – wenn auch nur unbewusst – berührt. So entscheide ich mich bewusst dafür, „die **Augen** zu schließen". Es fällt mir schwer, eine Gefahr zu orten, vor der ich mich fürchte. **Blindheit** kann verursacht werden durch Diabetes (siehe dort) oder durch eine Ansammlung von Dingen, die ich nicht akzeptieren will, weil sie mir Verwirrung und ein Gefühl der Orientierungslosigkeit vermittelt. Oft reduzieren sich meine Sehfähigkeit und die Energie meiner Sehorgane als Folge eines Schocks, eines Traumas oder einer großen inneren Angst. So bewahre ich die Schwärze meiner Gedanken, meiner Erinnerungen, meiner Emotionen, die ich lieber verstecke. Es kann sich vor allem um die Angst handeln, jemanden oder etwas zu verlieren, der oder das mir lieb und teuer ist. Ich bin **erschrocken** und sehe lieber nicht, was sich für mich daraus ergeben könnte. Allerdings scheint das äußere Dunkel oft eine innere Öffnung auf eine private, geheime und farbige Welt zu mit sich zu bringen. Ich öffne mich stärker meinem inneren Geist. Durch meine eigene negative Einstellung kann ich meine **Augen** schädigen. Wenn ich sie benutze, um andere zu missbrauchen, zu manipulieren oder aus einem egoistischen Grund zu verführen und zu kontrollieren, lassen meine Augen diese Realität durchscheinen und sie sind düster und unklar. **Rote Augen** drücken meine innere Müdigkeit aus, da ich ständig gegen meine verdrängten Emotionen kämpfe. Meine **Augen** stechen, wenn ich wütend darüber bin, was ich sehe und erlebe. Ich suche andauernd mit den **Augen** Dinge oder Personen, die ich mir „aneignen" will. **Trockene Augen** zeigen mir, dass ich gegenüber einer Person meine Würde verliere oder dabei bin, sie zu verlieren. Dabei möchte ich gern gelassen bleiben. Es ist so, als ob meine **Augen** erstarren und ihre Feuchtigkeit verlieren. Ich hindere mich selbst daran, vor anderen Menschen zu weinen. **Blau geschlagene Augen** zeigen, dass ich entweder jemanden *in flagranti* erwischt habe oder mich selbst erwischen ließ, zumindest aber, dass ich Angst habe, etwas könnte eines Tages ans Licht kommen … Es kann sich um Handlungen, aber auch um geheime Gedanken handeln, die ich lieber nicht offenlegen möchte. Eine **Verformung des Auges** (Astigmatismus, Kurzsichtigkeit, Übersichtigkeit) weist darauf hin, dass ich auf übertriebene Weise Antworten in der Welt um mich herum statt in meinem Inneren suche. Je mehr ich außerhalb von mir suche, desto mehr entferne ich mich von meinem inneren Kern. Ein verschleierter Blick (Katarakt, Glaukom) zeigt, dass meine Sicht der Wirklichkeit das Gegenteil von dem ist, was ich sehe. Das zeigt mir, dass ich meine Aufmerksamkeit nur schwer auf das Wesentliche lenken kann und/oder dass ich das, was ich sehe, ablehne. Mein Blick ist **verstohlen**, damit ich nicht bemerkt werde oder ganz einfach, um nicht alles klar sehen zu müssen, was um mich herum passiert. Ich mache mir **bewusst**, dass eine **Brille**, die ich möglicherweise brauche, um meine Sicht zu korrigieren, mir auch eine Art Schutz vor äußeren Aggressionen bietet: Ich verhindere das Eindringen anderer in mein Universum und kann mich gleichzeitig hinter meinen **Brillen**gläsern verstecken. So vermeide ich es, meine wahren „Farben" zu zeigen. Wenn ich **übermäßig sensibel auf Licht** reagiere, sehe ich mein Leben völlig schwarz und erkenne nur den schattigen Teil meines Daseins. Ein „**Veilchen**" bringt meine innere Gewalt nach außen. Meine negative Einstellung hat jemanden oder etwas angezogen, um mich zu schlagen, wie ich es am liebsten selbst tun würde. Wenn meine **Augäpfel aus ihren Augenhöhlen treten** (**Exophthalmus**), bin ich ständig auf der Hut. Es tritt eine Verzerrung ein zwischen dem, was ich sehe, und der Realität, was mir enormen Stress verursacht. Ich neige dazu, mich verfolgt oder in Gefahr zu fühlen, und meine Augäpfel treten hervor, um meine Umgebung besser zu sehen. Ich akzeptiere ↓♥ die Schönheit um mich her und nehme mir Zeit hinzuschauen. Ich habe meine **Augen** nur, um das Schöne in meiner Umgebung und in meinem Inneren zu sehen.

Augenerkrankungen bei Kindern

Augenerkrankungen bei einem **kleinen Kind** deuten auf Stress durch die Familie hin: eine Weigerung, das zu sehen, was geschieht. Ich sehe oder lehne die ganze Traurigkeit und den Schmerz meiner Eltern ab und ziehe es vor, meine Augen zu verstecken, um nicht zu sehen. Treten diese Probleme in der Schule auf, so zeigt dies, dass ich Angst vor dem Unbekannten habe: Ich weiß nicht mehr, welchen Weg ich einschlagen soll. Ich will vor der Außenwelt flüchten. **Augenerkrankungen**, die in der Jugend auftreten, stehen für Angst vor der Sexualität. Es ist wichtig, dass ich als Elternteil mein Kind dazu bringe, über seine Ängste zu sprechen, damit ich es beruhigen und ihm helfen kann, sie zu überwinden.

Augenlider (allgemein)

Die **Augenlider** bedecken und schützen meine Augen. Geschwollene, gereizte oder verfärbte **Augenlider** sind ein Zeichen für Traurigkeit, zum Beispiel verursacht durch die Trennung von einem geliebten Menschen. Diese Traurigkeit äußert sich in Tränen. Ich will mich aber zurückhalten und meinen Schmerz in mir behalten. „Ich verschließe die Augen vor offensichtlichen Dingen, die schwer zuzugeben sind." Ich bin von jemandem getrennt, wobei dies auch mein Heimatland sein kann. Wenn ich mich ausruhen oder schlafen will, muss ich die Augen schließen. Dabei handelt es sich um eine willkürliche Bewegung. Sind meine **Augenlider** aber ständig halb geschlossen, gibt es etwas oder jemanden in meinem Leben, vor dem ich flüchten möchte oder dem ich nicht ins Gesicht sehen kann. Das kann auch jemand oder etwas sein, den oder das ich nicht sehen darf. Ich verweigere mich dem Blick und dem Urteil der anderen, denn es fällt mir leicht, mich selbst herabzusetzen und abzulehnen. Ich befinde mich in der Defensive und fühle mich unter Druck. Wenn ich darüber hinaus noch unter starker Anspannung stehe, neigen meine **Augenlider** dazu, sich häufiger zu öffnen und zu schließen. **Herabhängende Augenlider (Ptosis)** zeigen mir eine tiefe Traurigkeit und eine Resignation gegenüber den Ereignissen, die ich nicht mehr sehen will. Es ist, als ob über einen Teil meines Lebens der Vorhang fiele. Was ich sehe, ist weit von meinem Ideal entfernt. Ich war Zeuge eines Ereignisses, das schlimmer war als alles bisher Erlebte … **Bei Frauen** manifestiert sich dies häufig im linken Auge und offenbart eine festgefahrene, enttäuschende Beziehungssituation. Wenn die **Augenlider** (meistens das untere Augenlid) sich **nach außen drehen (Ektropium)**, bin ich sehr unsicher; da mein Leben völlig durcheinander ist, habe ich Angst vor dem Unbekannten und dem Tod. Wenn sich die **Augenlider** ins Augeninnere drehen (**Entropion**), erhalte ich nicht die Aufmerksamkeit und Zärtlichkeit der anderen, die ich brauche. Die **Blepharitis** (Entzündung) drückt meinen Zwiespalt aus zwischen dem Aussprechen der Wahrheit und dem „Verschließen meiner Augen", also dem Schweigen. Ich kann auch versuchen, meine Tränen zu verbergen … Ich akzeptiere ↓♥ zu sehen, dass ich meine Augen schließe, um mich besser auf meine Mitte zu konzentrieren, aber es ist ebenso wichtig, dass ich sie weit öffne, um sämtliche Schönheiten der Welt und sämtliche Möglichkeiten, die sich mir bieten, zu sehen.

Augenlider – Blinzeln

Wenn ich unter mehr Stress oder Anspannung als normalerweise stehe, neigen meine

Augenlider dazu, sich häufiger zu öffnen und zu schließen. Ich bin in Bezug auf das, was ich sehe, wie „unter Strom". Gibt es eine Situation, die ich in meinem Leben lieber nicht sähe? Ich akzeptiere ↓♥ Augenblicke der Ruhe und Entspannung in meinem Leben und lerne, die positive Seite der Dinge zu sehen.

Augenringe

Normalerweise sind **Augen mit dunklen Augenringen** ein Anzeichen für Müdigkeit, oft ausgelöst von einer Allergie, die wiederum die Folge einer Abhängigkeit von einem Produkt ist. Es kann sich auch um eine Anämie handeln, was einen Eisenmangel anzeigt. Ich fühle mich in meinem Leben eingeschränkt, es hat seinen Glanz verloren. Ich glaube, belauscht, umringt, sogar bedroht zu sein, und weiß keinen Ausweg. – Ich akzeptiere ↓♥ meine Unabhängigkeit und dass mein Glück nur von mir selbst abhängen sollte. Die Anerkennung durch die anderen ist dann etwas Zusätzliches und nicht die Voraussetzung für mein Wohlbefinden.

Augentrockenheit (siehe: Augenerkrankungen)

Augenzittern (Nystagmus)

Das **Augenzittern** ist eine Abfolge von unwillkürlichen, abgehackten und schnellen Bewegungen des Augapfels, oft Zeichen einer Störung des Nervenzentrums. Wenn meine **Augen** an **Augenzittern** leiden, ist das darauf zurückzuführen, dass sie ständig mit Suchbewegungen beschäftigt sind. Ich muss mich fragen, wann dieses **Augenzittern** in meinem Leben aufgetreten ist. Normalerweise wird dieser Augenblick mit einer Phase zusammenfallen, in der ich mich in einer für mich gefährlichen Lebenslage befand und ständig sämtliche Möglichkeiten abgesucht habe, um dieser Situation zu entrinnen. Ich glaube, dass ich nur entkommen kann, wenn ich ständig meine Umgebung nach Elementen überwache, die mir dabei helfen, das Leben mehr wertzuschätzen. Ich weiß nicht mehr, wohin mit den **Augen**. Ich muss dieses Ereignis unbedingt ausfindig machen, um mir den Ursprung der Krankheit bewusst machen und sie so heilen zu können. Es scheint mir auch so, als würden ständig Bilder vor meinem inneren Auge vorbeiziehen, bis ich ganz benebelt bin. Mir ist danach, die Augen zu senken, damit das alles aufhört. – Ich akzeptiere ↓♥, mir **bewusst** zu machen, dass die Gefahr in der Vergangenheit zwar tatsächlich bestanden haben kann, jetzt aber in jedem Fall nicht mehr besteht und dass ich ständig geleitet und beschützt bin.

Ausfluss (siehe auch: Candida, Infektionen, Haut – Juckreiz, Eileiterentzündung)

Ausfluss ist die Folge einer Scheideninfektion, die entweder die Verweigerung von Geschlechtsverkehr oder Schuldgefühle oder Aggressivität gegenüber meinem Partner zum Ausdruck bringt. Oft ist sie auf mein Gefühl der Machtlosigkeit gegenüber meinem Partner zurückzuführen, und da ich den Eindruck habe, keinerlei Macht über ihn zu haben, wird diese Krankheit ein Mittel der Manipulation, die mir das Gefühl gibt, die Situation und damit meinen Partner zu kontrollieren, weil *ich* es bin, die entscheidet, ob ich Geschlechtsverkehr haben will oder nicht. Ich habe so sehr das Bedürfnis nach **Liebe**, aber ich erwarte sie von meiner Außenwelt, anstatt sie mir selbst zu geben. Da ich mich nicht in Kontakt mit meinen Bedürfnissen und Wünschen befinde, spiele ich das Opfer. Ich stelle meine Wünsche hinter die der anderen. Ich unterwerfe mich und lasse mich sogar ausnutzen, wenn ich nicht selbst meinen Partner ausnutze. Ich ignoriere komplett meine kreativen Energien. Die Tatsache, dass ich eine Frau bin, heißt nicht automatisch, dass ich mich anderen unterwerfen muss. Ich kann mich einfach nicht mehr den anderen anpassen, Zugeständnisse machen, vor allem in meiner Paarbeziehung nicht. – Ich akzeptiere es ↓♥, meinen Platz einzunehmen, meinen wahren Wert zu erkennen und mich davon zu überzeugen, dass ich die Einzige bin, die die Kontrolle über mich und mein Leben hat.

Ausschlag (siehe: Hautausschlag)

Autismus

Autismus ist die äußerste Weigerung, sich der physischen Realität der Außenwelt zu stellen, was zu einer Art Rückzug in eine Innenwelt führt, in der Einbildung und Fantasie herrschen. Ich flüchte vor einer Situation oder meinem Umfeld, weil ich zu sehr leide oder meine Empfindsamkeit mit Füßen getreten sehe. Mein Kummer, meine Traurigkeit, mein Groll, meine Ängste oder meine Verzweiflung sind so groß, dass ich mich von der Körperlichkeit „abtrenne“, obwohl ich immer noch denselben Körper habe. Ich flüchte mich in die Stummheit, die für mich die einzige Möglichkeit darstellt, wie ich mich befreien kann, denn die Außenwelt erscheint mir feindlich und bedrohlich. Vielleicht will ich eine oder mehrere Personen aus meinem Leben entfernen und deshalb ignoriere ich sie und tue so, als ob sie nicht existierten. Die Tatsache, dass ich mich als **Autist** freiwillig in meiner hermetischen Innenwelt eingeschlossen habe, bedeutet, dass ich täglich Tausende von Informationen erhalte, die in meiner Innenwelt „gespeichert“ werden, anstatt mit anderen Menschen ausgetauscht zu werden. Ich befinde mich in einem schwarzen Loch, in einer Sackgasse. Ich habe das Gefühl, dass die Ansprüche, denen ich genügen muss, so hoch sind, dass es leichter ist, sich in Stummheit zu verbarrikadieren, als ständig mich selbst übertreffen zu müssen und anderen (Eltern, Lehrern, Autoritätspersonen, Vorgesetzten, usw.) gegenüber „Rechenschaft ablegen“ zu müssen. Ich bin es mir schuldig, außerordentlich leistungsfähig zu sein, sobald ich spreche. Das führt dazu, dass ich zehn Mal alles überprüfe, bevor ich ein Wort ausspreche, denn wenn ich mich irren würde, wäre das eine Katastrophe … Ich verpflichte mich also, mich zum Schweigen zu bringen und die Informationen in meinem Inneren zu bewahren, wenn meine Aussagen nicht perfekt sind. Es ist so, als wäre meine Sprache in mir eine Bombe: Ich würde gerne Dinge sagen, aber der Druck ist so groß, dass ich lieber im Schweigen verharre. Seitdem ich in diese Welt gekommen bin, fühle ich mich ausgeschlossen, fremd, am Rande stehend. Die Angst, dass man mir wehtun oder dass ich den Erwartungen nicht entsprechen könnte, führt zum Rückzug in mich selbst. Meine Unfähigkeit, meine Träume und Ziele zu erreichen, drängt mich zu einem Leben in einer Welt, zu der niemand Zugang hat. Ich baue um mich herum eine Festung. So befinde ich mich gewissermaßen im Exil. Meine Isolation beweist mein Bedürfnis nach Perfektion und erinnert mich umso mehr daran, dass ich „weniger als nichts" bin; ich bin ein totaler Versager, denn ich wage es noch nicht einmal, Neues zu versuchen. Sehr oft bin ich ein hypersensibles Kind und habe schon im Bauch meiner Mutter die Ängste und Unsicherheiten meiner Eltern gespürt. Vielleicht haben sie die Welt, in der ich leben sollte, als feindselig empfunden. So entschied ich mich, in meinem Kopf zu leben, da die anderen für mich gefährlich sind. Meine derzeitigen inneren Zustände ähneln sicherlich denen meiner Eltern damals (so ist es immer, denn wir sind in einer wechselseitigen Resonanz). Es ist wichtig, dass sich meine Eltern ihren inneren Zustand bewusst machen, der meinem so gleicht (ihre Unfähigkeit zur Kommunikation in bestimmten Lebensbereichen), damit wir alle aus unseren seelischen Gefängnissen ausbrechen können. Mein Umfeld muss in der Lage sein, mit mir von innen heraus zu kommunizieren, um mich in Verbindung mit etwas Neuem zu bringen oder eine bessere Verbindung zur Außenwelt herzustellen. Wenn man sich so in meine Innenwelt hineinversetzt, ist es einfacher, mit mir Kontakt aufzunehmen und meine Bedürfnisse und Ängste zu kennen, damit ich anschließend das nötige Vertrauen und die nötige Öffnung äußern kann, um Kontakt mit der Außenwelt aufzunehmen. – Ich akzeptiere ↓♥, mir eine innere Sicherheit aufzubauen, ein Vertrauen in mich selbst, bevor ich mit meiner Umwelt wieder in Kontakt trete. Auch wenn es hierbei ein gewisses Risiko geben kann, entscheide ich mich für diesen Schritt und dafür, auf die anderen zuzugehen. Das Leben besteht aus Herausforderungen. Ich sehe mir alle meine Träume an, alle Projekte, die ich realisieren kann, und akzeptiere ↓♥, zu mir selbst und zu neuem Leben zu erwachen. Ich weiß, dass ich immer die notwendige Unterstützung und Hilfe haben werde, die ich brauche. Ich höre auf, mich zu kritisieren. Ich weiß, dass ich anders bin, einzigartig, und dass ich wertvolle Talente besitze. Ich verfüge über jede notwendige Freiheit, um sie in meinem Rhythmus und vollkommener Sicherheit zu kultivieren.

Autoimmunkrankheiten

(siehe auch: Immunsystem)

Eine **Autoimmunkrankheit** ist dann gegeben, wenn mein Immunsystem meinen Organismus angreift. In diesem Fall ist mein Leben leer und „lohnt nicht mehr, gelebt zu werden". Ich werte mich ab und werfe mir bestimmte „Irrtümer" vor, die mir in der Vergangenheit unterlaufen sind. Bestimmte Eigenschaften meines Körpers oder meiner

Persönlichkeit lehne ich ab; ich ertrage sie nicht. Ich richte mich bei meinen Entscheidungen nach den anderen und ihren Erwartungen. Ich glaube nicht, dass ich das Glück oder die Macht verdiene, etwas in meinem Leben zu verändern. Meine eigenen Gedanken, Emotionen, Seelenzustände, negativen Glaubenssätze greifen zunehmend meinen Körper an: Ich zerstöre mich selbst. – **Ich akzeptiere ↓♥**, jeden Teil meines Wesens geöffnet und mit bedingungsloser **Liebe** für mich selbst und in meiner eigenen Göttlichkeit anzunehmen. Ich löse mich von den Erwartungen und Werten der Gesellschaft, um mir meine eigenen Bezugspunkte zu bauen. Von heute an höre ich auf, aggressiv gegen mein eigenes Wesen vorzugehen. So verbinde ich mich mit meiner Schöpfungsmacht und mit der Heilung, die meine natürliche Immunität nährt und unterstützt.

Autoritäres Wesen

Ein Mensch, der sich **autoritär** verhält, befindet sich in starker unbewusster oder bewusster Auflehnung gegenüber Autorität in allen ihren Formen. Ich bin fest davon überzeugt, dass diese Auflehnung der einzige Weg ist, mich verständlich und den anderen begreiflich zu machen, „wo es lang geht“ – „So laufen die Dinge in dieser Welt!“ Unglücklicherweise (vor allem für die Menschen, die diese Macht auf eine Masse von Einzelpersonen anwenden), bin ich unerträglich egozentrisch. Im Hintergrund zeichnet sich Wut ab, vor allem wenn ich Widerstand gegen meine Forderungen spüre. Ich stelle mich auch „taub“ gegenüber dem, was mir gesagt wird. Als **autoritärer** Mensch **knirsche** ich möglicherweise **mit den Zähnen** oder habe **Knieprobleme**. „Es kommt gar nicht in Frage, dass ich mich einer Sache beuge!“ Nichts kann mich aufhalten, weder eine Situation noch bestimmte Umstände, mit Ausnahme vielleicht der Dinge, **die mich direkt und tief in meinem verletzten Herzen♥ treffen**. Mein Bedürfnis nach **Liebe** ist sehr groß und nur die Öffnung des **Herzens♥** kann es dem **Licht** ermöglichen, mein trauriges Leben aufzuhellen. Das Schlimmste, was mir als **autoritärem** Menschen passieren kann, ist, mich vor jemandem oder etwas beugen zu müssen, der oder das größer ist als ich. Meistens treten in diesem Zusammenhang körperliche Beschwerden auf. Öffnet sich das **Herz♥** nicht, wird sich das Leben darum kümmern. Ich akzeptiere ↓♥, dass mein Bedürfnis nach **Liebe** groß ist. Je deutlicher ich mir das bewusst mache, desto besser kann ich Mittel finden, dieses Bedürfnis zu stillen und mein verletztes **Herz♥** zu heilen.

Azidose

(siehe auch: Gicht, Rheuma)

Säure steht oft im Zusammenhang mit etwas, was Metall angreift, und etwas, was bitter ist („seelische Bitterkeit“). So zeigt die **Azidose**, dass ich mich **weigere**, eine Situation zu **verarbeiten**, die sich jetzt auf einer unbewussten Ebene anstaut und dabei auf körperlicher Ebene zu einem hohen Säuregehalt im Blut und in der Flüssigkeit, in der die Zellen schwimmen, führt. **Verarbeiten** bedeutet, alle Probleme, Situationen oder Konflikte zu lösen, zu behandeln bzw. zu regeln, die mich stören, mir mein Leben **vergiften**. So kann ich mich beispielsweise fragen, welche Situation (oft emotionaler Art) mich innerlich auffrisst und **mich dem Leben gegenüber so bitter macht**. Es kann sein, dass ich derzeit eine Situation erlebe, die in mir eine Unzufriedenheit mit der Beziehung zu **meiner Mutter** an die Oberfläche bringt. Es kann sogar sein, dass ich eine ähnliche Unzufriedenheit in meiner Beziehung zu meinen Kindern, Freunden oder Angestellten, für die ich **„wie eine Mutter“** fühle, erlebe. Ich habe Schwierigkeiten, mich zu stoppen; ich wage nicht, mich auszuruhen, mir Zeit für mich selbst zu nehmen. Die **metabolische Azidose**, die generell mit meinem Körper zusammenhängt, spiegelt meine Bitterkeit gegenüber dem ganzen Leben. Die **respiratorische** oder **gasförmige Azidose** ist darauf zurückzuführen, dass ich Kohlensäure nicht gründlich genug über meine Atmung ausscheide. So steht also meine Bitterkeit im Leben vor allem in Verbindung mit meiner Beziehung zu meiner Umwelt und den Menschen in meinem Umfeld. Bei Diabetikern kommt häufig die **diabetische Ketoazidose** vor. Die **Milchsäureazidose** ist hingegen außergewöhnlich. Beide Formen führen zu Koma und Dehydratation. Im Fall der **Milchsäureazidose (Laktatazidose)** findet man im Blut eine übergroße Menge an Milchsäure. Da das Blut normalerweise der Transportweg für Freude ist, führt dies dazu, dass meine Bitterkeit im Leben und alle Ereignisse mich stark in Mitleidenschaft ziehen. Deshalb kann dieser Zustand auftreten, wenn ich Diabetiker bin (was einer tiefen Traurigkeit entspricht), an einer Niereninsuffizienz leide (die starken Lebensängsten entspricht) oder wenn ich an Leukämie erkrankt bin, einer Art Blutkrebs (die dem Gefühl entspricht, im Leben immer für alles kämpfen zu müssen). Im Extremfall ist **Rheuma** die direkte und manchmal unausweichliche Folge von übermäßiger Säure, das heißt einer **Azidose**. – Ich akzeptiere ↓♥ in meinem Herzen♥ die Aufgabe, meine Lebenslagen zu erkennen und zu behandeln, selbst wenn sie mich irritieren und ärgern. Indem ich meine Aufmerksamkeit auf einen bewussten Prozess der Öffnung und des Akzeptierens ↓♥ lenke, kann ich vermeiden, dass ich diese schmerzhafte Krankheit (und ihre Behandlung) körperlich zu ertragen habe. Ich löse diese Situationen, um mehr Freude, innere Befreiung und inneren Frieden zu erleben.

B

Ballenzeh
(siehe: Zehen – Ballenzeh)

Bandscheibe
(siehe auch: Rückenschmerzen / Lendenwirbelsäule / Lumbago)

Eine **Bandscheibe** ist ein elastischer Knorpel, der die Wirbel miteinander verbindet und die Rolle eines Puffers spielt. Nach einem Trauma verschiebt sich die **Bandscheibe**, sodass ein Vorsprung entsteht, der einen heftigen Schmerz am Ort der Verschiebung auslöst. Normalerweise drückt der vorgefallene Bandscheibenkern auf die Wurzeln des Ischiasnervs und es entsteht ein hartnäckiger Nervenschmerz. Eine Situation destabilisiert mich, sie wirft mich „zu Boden". Ich fühle mich zwischen zwei Seiten gefangen und muss die Rolle eines Mediators spielen, eines Puffers. Ich muss die Schläge dämpfen und das verlangt mir sehr viel ab. Vor allem bei der Arbeit kann es sein, dass ich mich nicht kompetent fühle, die von mir verlangten Aufgaben auszuführen. Selbstkritik und eine strenge Haltung mir selbst gegenüber können eine **Degeneration der Bandscheiben** (**Discarthrose**) zur Folge haben. Ich bin wie meine Bandscheiben eingeklemmt, aber ich tue nichts, um die Situation zu verändern. Bei einer Entzündung (**Discitis**) reagiere ich übertrieben, als würde ein Feuer ausbrechen, wie eine Bombe, die detoniert, wenn ich erbost bin. Ich bin direkt, manchmal schneidend in meinen Bemerkungen oder meiner Kritik, was meine Wut nach außen trägt. – Ich akzeptiere ↓♥, Verantwortung für mich selbst zu übernehmen. Ich stelle mich in Frage und lerne, meine Reaktionen gegenüber dem Leben und anderen Personen zu dämpfen, indem ich meine Irrtümer zugebe. Ich regele meine Differenzen mit mir selbst und nehme den Platz ein, der mir zusteht. Dabei respektiere ich die Meinung der anderen. So wird mir mein Wert bewusst und ich kann anderen objektiver Hilfe leisten.

Bandscheibendegeneration
(siehe: Bandscheibe)

Bandscheibenvorfall
(siehe: Hernie – Diskushernie [Bandscheibenvorfall])

Bandwurm
(siehe: Darm – Bandwurm)

Basedowsche Krankheit, Morbus Basedow
(siehe: Schilddrüse – Morbus Basedow)

Bauch (Abdomen)

(siehe auch: Aufblähung [... des Bauches], Darmbeschwerden)

Der **Bauch** oder das Abdomen ist der untere Bereich des Körperstamms, der hauptsächlich den Darm umschließt. Wenn ich mich im Alltag mit Nahrung vollstopfe, habe ich einen „vollen **Bauch**", nur noch Lust zum Schlafen und fühle mich ziemlich unwohl. Ich muss lernen, mir Zeit zu nehmen, jede neue Situation nach und nach aufzunehmen, um mich in Ruhe an Veränderungen in meinem Leben gewöhnen zu können und mich so vor Ungeduld und Frustration zu schützen. Da der Bauch der Ort ist, in dem ein Kind heranwächst und sich darauf vorbereitet, vom Zustand eines Einzelgängers in einen Zustand mit mehr sozialen Beziehungen zu wechseln, ist der **Bauch** auch das Gebiet für **Beziehungen**. Jedes Problem in diesem Bereich steht im Zusammenhang mit Konflikten und Blockaden zwischen mir und dem Universum, in dem ich lebe, die dann im Rahmen der persönlichen Beziehungen zum Ausdruck kommen, die meine Wirklichkeit ausmachen. In einer **scheußlichen** oder furchtbaren Situation reagiert mein **Bauch** stark, besonders, wenn ich mich erniedrigt fühle. Diese Region ist **angespannt**, wenn ich zerbrechlich und mir wenig sicher über mich selbst bin und den Eindruck habe, dass jemand versucht, mit allen Mitteln über mich zu triumphieren. Der **Bauch** ist eher **locker**, wenn ich vom Leben desillusioniert wurde, wenn mir die ganze Welt egal ist. **Bauch**beschwerden zeigen mir, dass ich eine negative Wahrnehmung des Lebens habe und Groll empfinde, da es mir schwerfällt, neue Ideen zu integrieren, die mein Leben verbessern könnten. Dieser Groll kann aus dem Gefühl der Ohnmacht gegenüber einer als dominant erlebten Vaterfigur meines Lebens resultieren. Ich glaube, mich opfern zu müssen und dass man mich manipuliert. – Ich akzeptiere ↓♥, meine Gedanken und Gefühle durch die anderen und durch das mich umgebende Universum kennenzulernen. Da der **Bauch** der Sitz meiner innersten Absichten und meines Empfindens von gut und böse ist, geben mir Beschwerden in diesem Bereich einen guten Hinweis auf das, was sich in mir im Hinblick auf meine Emotionen abspielt.

Bauchfellentzündung (Peritonitis)

(siehe auch: Blinddarmentzündung)

Die **Bauchfellentzündung** ist eine chronische oder noch häufiger akute Entzündung des Bauchfells. Sie löst in der Regel einen Schmerz aus, der wie ein „Dolchstoß" in den Unterleib empfunden wird und oft von Erbrechen begleitet ist. Dieser Schmerz weist mich auf eine affektive Unordnung hin, auf ein dringendes Bedürfnis, meine Angst vor dem Verlassenwerden zu ordnen. Ich habe die Signale, die mein Körper mir schon geschickt hat, bisher nicht berücksichtigt. Die **Bauchfellentzündung** verdeutlicht, dass diese Schmerzen mit der Intensität der ungeregelten Emotionen zusammenfließen. Sie sind so lebendig und stark in mir, dass sie von selbst ausbrechen. Mein Leiden wird eines Tages ans Licht kommen. Dies ist eine Form der Selbstzerstörung, ein Mittel um zu sagen: Pass auf mich auf. Warum gehe ich so hart mit mir selbst um? Ich bin „wegen der anderen“ irritiert und aggressiv. Ich fühle mich angegriffen, als ob man mir einen Schlag in den Bauch verpasst hätte. Ich würde mich gerne schützen, mir selbst einen Panzer schaffen. Vielleicht nagen auch bestimmte Schmerzen an mir. – Anstatt mich als Opfer zu sehen, akzeptiere ↓♥ ich, ein Sammelbecken von **Liebe** zu sein und für meine Freuden wie für meine Leiden selbst die Verantwortung zu tragen. Ich sehe die Situation, die mich beschäftigt, mit neuen Augen und lasse los, unabhängig von den Umständen und den Personen. Ich höre auf, die anderen zu kritisieren, weil sie nicht auf das reagieren, was ich von ihnen erwarte. Ich nutze die Intelligenz des **Herzens♥**, um ruhig mit der Person zu sprechen, um zu verstehen und die Situation zu regeln. Unabhängig von der Empfänglichkeit der anderen Person lasse ich die bedingungslose **Liebe** in mir und um mich herum frei fließen. Ich akzeptiere ↓♥, mein Glück in die Hand zu nehmen, wie auch immer die Umstände aussehen. Ich allein bin für mein Leben verantwortlich. Lasse ich in mir selbst los, entspannt sich mein Körper und ich kann meine Emotionen viel besser verarbeiten. So werde ich „fließender“ und harmonischer.

Bauchschmerzen (siehe auch: Darm, Bauch)

Beim Kind und beim Erwachsenen bedeuten **Bauchschmerzen** ein Gefühl der Verlassenheit, der Einsamkeit. Ich reagiere sensibel auf ein Ereignis, ohne dass ich meine Reaktion ausdrücken könnte. Dies führt zu einer inneren Rebellion. **Bauchschmerzen** beim Kind sind oft eine Art Sorgen für sich selbst. Sie sind die Weigerung zu kommunizieren, aus Angst davor, nicht gehört zu werden. Ich bin ängstlich, denn ich weiß nicht, was ich aus all meinen Möglichkeiten machen soll. Habe ich gute Entscheidungen getroffen? Ich will „korrekt“ sein? Ich habe Angst, zu leiden und zu sterben. Ich habe den Eindruck, dass man mich ständig überwacht, und mein Stressniveau ist sehr hoch. Es handelt sich um eine Weigerung, sich mitzuteilen, aus Angst, nicht gehört zu werden. Ich kann zu mir selbst sprechen, um mich zu beruhigen und mir mehr Selbst-vertrauen zu verschaffen. Ich akzeptiere ↓♥ außerdem die Kommunikation mit meinem Umfeld, indem ich **Liebe** zu den anderen fließen lasse. Ich vertraue dem Leben.

Bauchspeicheldrüse (Pankreas) (siehe auch: Blut / Diabetes / Hypoglykämie)

Die **Bauchspeicheldrüse** befindet sich ungefähr zehn Zentimeter über dem Bauchnabel.[11] Die **Bauchspeicheldrüse** bildet Enzyme, die dazu beitragen, die Nahrung zu verdauen. Hier wird der Insulinspiegel aufrechterhalten, der zur Stabilisierung des

[11] Die **Bauchspeicheldrüse** ist mit dem Energiezentrum (Chakra) des **Solarplexus** verbunden, das sich an der Basis meines Brustbeins befindet, einige Zentimeter über meinem Bauchnabel.

Zuckergehaltes im Blut beiträgt. Gerät sie aus dem Gleichgewicht, entstehen **Diabetes** oder **Hypoglykämie** (siehe dort für mehr Einzelheiten). Sie symbolisiert die Freiheit, die Kraft, die Herrschaft über sich selbst, meine Definition des „Ich". Wenn ich viele Emotionen lebe, kann ich auch Schwierigkeiten haben, diese zu verdauen. Sollte sich dieser Zustand länger hinziehen oder sollte ich in großer Traurigkeit leben, kann es sein, dass ich eine **Hypoglykämie** entwickele (die mit fehlender Freude zu tun hat). Als Sitz des EGO, meiner emotionalen Energie, der Gefühle, befindet sich dieses Energiezentrum ständig in Bewegung. Es erfasst die Ausstrahlung des anderen (positive und negative). Die **Bauchspeicheldrüse** steht für meine Fähigkeit, Liebe auszudrücken und sie in mir zu verarbeiten, und für meine Fähigkeit, entgegengesetzte Gefühle zu tolerieren (beispielsweise Wut), ohne dass es mich schmerzt. Eine Schwierigkeit auf der Ebene des **Pankreas** zeigt mir, dass meine Gefühle verwirrt sind, sodass ich sie nicht wirklich verdauen kann. Ich würde gerne die Kontrolle und die Macht über die anderen behalten, und so rege ich mich innerlich auf und mein Selbstvertrauen sinkt. Es entsteht ein innerer Kampf vor Hindernissen, ich habe Angst vor neuen Herausforderungen und bin zu erschöpft, um mich herumzuschlagen, sodass mein Energiepegel absinkt. Meine Freiheit liegt mir am Herzen. Wenn die **Bauchspeicheldrüse** schlecht funktioniert, so ist das oft eine Folge traumatisierender Ereignisse, wie der Verlust eines lieben Wesens, ein Schock, den ich in mir verborgen habe, der mich aber destabilisiert hat. Er steht für Primärinstinkte, die ich unterdrücke. Oft handelt es sich um eine Situation, in die ein anderes Familienmitglied verwickelt ist und in der es darum geht, mehr Macht oder mehr Geld zu bekommen (beispielsweise in einer Erbangelegenheit). Es kann auch sein, dass ich mich im Zentrum des Konflikts befinde (ich beschuldige mich selbst, man will mich „jagen"), oder eine andere Person (ich bin dann die Person, die vor sich hinschimpft). Diese Situ ation, in der ich eine emotionale Last trage, kann dazu führen, dass ich mir **Sorgen** mache. Die **Bauchspeicheldrüse** hat mit Zwängen und mit dem „Wiederkäuen" zu tun: Ich spiele immer wieder dieselben Gedanken durch, ohne Lösungen zu finden. Ich empfinde eine Situation in meinem Leben als **widerlich** und ungerecht. Befinde ich mich in einer Lebenslage, die ich kaum verkraften kann und die ich **niederträchtig, schändlich** oder **ekelhaft** finde, kann es sogar sein, dass ich an einem **Krebs der Bauchspeicheldrüse** erkranke. In diesem Fall bin ich **empört**, ich widersetze mich mit aller Macht und verharre dabei auf meiner Position. Vielleicht habe ich zum Beispiel meinen Namen verloren oder vergeblich nach meinen Wurzeln gesucht. Die **Bauchspeicheldrüse** steht in Verbindung mit meiner Lebensfreude, ich fühle mich missbraucht und habe so sehr Angst vor dem Versagen, dass ich lieber gar nichts unternehme. Da ich weder Ziele noch Erwartungen habe, bin ich auch nicht enttäuscht! Lasse ich es zu, dass neue Situationen leicht in meinem Leben Platz bekommen, oder rebelliere ich gegen Veränderung? Welche Veränderungen oder Anpassungen sollte ich vornehmen, um meine Emotionen besser zu assimilieren? Wie akzeptiere ↓♥ ich die Geschenke des Lebens? Ist es für mich leicht, mit allen meinen

Sinnen zu spielen, oder verweigere ich mich eher allen Formen des Glücks und fühle mich angesichts bestimmter Situationen **unwürdig**, sogar meines eigenen **Namens**? Ich neige dazu, **herablassend** zu sein. Ich empöre mich über bestimmte Situationen. Ich kann mich sogar **gedemütigt** fühlen und hätte gern die Möglichkeit, mich zu verteidigen. Neige ich dazu, zwei Herren oder Ratschlägen gleichzeitig zu folgen? Ich muss mir meine Bedürfnisse bewusst machen und die richtigen Maßnahmen treffen, um das zu finden, was ich mir wünsche. Dies wird mir dabei helfen, **bewusst** wahrzunehmen, dass meine Angst vor dem Mangel nicht mehr berechtigt ist, denn von nun an werde ich auf allen Ebenen im Überfluss leben. Ich muss ein Gleichgewicht zwischen dem Geben und Nehmen finden, zwischen Arbeit und Freizeit. Ich brauche keine künstlichen Stimulanzien (Drogen, Nahrung, Sexualität, usw.), sondern ich brauche nur zu lernen, mich so zu lieben, wie ich bin. Ich muss mir selbst „Annehmlichkeiten" schenken. Ich sollte mir meine Wahrnehmung von Zucker oder von den Süßigkeiten des Lebens allgemein genauer ansehen. Ist Zucker für mich verhängnisvoll und wie Gift? Weigere ich mich, mir selbst „eine gute Zeit zu gönnen" oder mir Geschenke zu machen, weil ich glaube, diese nicht zu verdienen, oder aus Sorge, dass ich für materialistisch gehalten werde? Meine wenig harmonische Beziehung zum Zucker und seinen Erscheinungsformen auf emotionaler Ebene (**Liebe**, Sanftheit, Zärtlichkeit) wirkt sich auf meine **Bauchspeicheldrüse** aus. – Ich werde mir dessen **bewusst**, dass ich mich mit einer harmonischen **Bauchspeicheldrüse** gut und ausgeglichen, einfach in Frieden fühle. Ich glaube, an der richtigen Stelle in meinem Leben zu sein, und fühle mich wohl in meiner Haut. Ich akzeptiere ↓♥, dass alles in meinem Leben Erfahrung ist, ich passe mich an Situationen an und lasse meine Emotionen los. Ich höre auf, alles kontrollieren zu wollen, sowohl Personen als auch Situationen.

Bauchspeicheldrüsenentzündung (Pankreatitis) (siehe auch: Anhang C)

Ich empfinde große Wut auf das Leben, weil es mir keine „Annehmlichkeiten" mehr bietet. Ich will das Leben loswerden. Ich bin unendlich wütend und fühle mich bei einer Person oder in einer Situation eingesperrt. Ich befinde mich in einer Sackgasse und lieber verharre ich mit allen meinen Emotionen an Ort und Stelle, denn ich fühle mich ohnmächtig und weiß nicht, wie ich mich mit ihnen abfinden soll. Ich gebe lieber auf, statt mich zusätzlich anzustrengen. Ich bin voller Unsicherheit, lasse mich gehen und habe alle Spannkraft verloren, sowohl auf körperlichem Gebiet als auch auf der Ebene meiner Gefühle. Anstatt darauf zu warten, dass von irgendwoher „Annehmlichkeiten" kommen, sollte ich sie mir besser selbst schenken, da ich weiß, dass ich sie verdiene. Ich entscheide mich dafür, zu leben. Ich verjage meine schwarzen Gedanken. Statt vor meinen Emotionen zu flüchten, heiße ich sie willkommen und sehe mir an, was sie mir sagen wollen. Ich befasse mich mit der gesamten Traurigkeit, die sich hinter meiner Wut versteckt. Ich lasse alles, was mir in meinem Leben nicht gefällt, los und baue mir neue Rahmenbedingungen für mein Leben auf (sowohl persönliche, familiäre wie auch professionelle). So schaffe ich mir ein neues Leben, erfüllt von Freude und Glück.

Bechterew-Krankheit (Bechterew-Strümpell-Marie-Krankheit oder Spondylitis ankylosans)

Die **Bechterew[12]-Krankheit** ist ein rheumatoider Schmerz, der durch ein Trauma ausgelöst wird. Sie ist das Ergebnis einer starren und wenig flexiblen Denkweise. – Ich lasse mein Ego beiseite, weil es zu viel Platz einnimmt. – Ich muss akzeptieren ↓♥, in Bezug auf die **Liebe** (zu mir selbst) flexibler zu sein, Vertrauen in meine Lebenslagen zu haben.

Becken

(siehe auch: Hüfterkrankungen, Beckenöffnung)

Das **Becken** ist der knöcherne Bereich, der die untere Körperhälfte mit der oberen Körperhälfte verbindet und gleichzeitig von ihr trennt. Es ist der **Ursprungsort aller Bewegungen** zur Fortbewegung und zur körperlichen Betätigung. Es entspricht der Sicherheit, mit der ich **mich im Leben vorwärtsbewege**. Das Becken stellt **Macht** in allen ihren Formen dar. Es ist das Behältnis, das die Energien der Macht aufnimmt, die das Ego nähren. Ein Problem auf dieser Ebene zeigt mir, dass ich möglicherweise Angst habe, im Leben entschlossen voranzugehen. Vielleicht hänge ich mich zu sehr an die Vergangenheit. Da auf dieser Körperhöhe das Kind in der Schwangerschaft getragen wird, kann es sein, dass mein **Becken**leiden mit einem Aspekt meiner Schwangerschaft zu tun hat, bei der ich Frustrationen meinen Eltern gegenüber – genauer gesagt: meiner Mutter gegenüber – erlebt habe. Vielleicht habe ich viele Verantwortlichkeiten auf mich genommen und ich erzeuge nun diesen Zustand in meinem Leben aufs Neue, weil ich für alle die Mutter sein will. Ein **Becken**leiden kann auch damit zusammenhängen, dass ich, aus welchen Gründen auch immer, eine Person nicht zu mir nehmen kann. Das kann ein Neugeborenes sein, aber auch jemand, den ich gern bei mir unterbringen würde, obgleich dies unmöglich ist. Eine Gefahr bedroht also meine familiäre Sicherheit und mein Gefühl der Unabhängigkeit. Das **Becken** ist mit dem sexuellen Energiezentrum und mit Vergnügen in allen seinen Formen verbunden.

---

[12] Wladimir Michailowitsch **Bechterew** (1857–1927): Er gehörte zu den Mitarbeitern I. Pawlows. 1893 beschrieb Bechterew die nach ihm benannte Krankheit. 1904 wies er auf den „Bechterew-Mendel-Reflex" hin, der eine Läsion der Pyramidenbahn anzeigt. Bekannt ist auch der „**Bechterew**-Kern" auf dem Gehörgang. Bechterew beschrieb außerdem Nervenbahnen im Gehirn und im Rückenmark.

Ich schneide mich von angenehmen Empfindungen ab, weil ich glaube, sie nicht zu verdienen. Möglicherweise fühle ich mich auch betrogen oder glaube, dass man mir einen Schlag unter die Gürtellinie verpasst hat: So bin ich also in einer defensiven Position. Wenn ich ein **breites Becken** (und einen großen Po) habe, glaube ich im Unterbewusstsein, dass das Leben oder einzelne Situationen meines Lebens meine Macht **einschränken**. Ich versuche also, meine Macht wiederzugewinnen. Ich versuche körperlichen Ausgleich zu schaffen, indem ich ungewollt sämtliche Energien an dieser Stelle blockiere (Furcht, Unsicherheit, Wut). Daraus könnten Beschwerden oder ein Konflikt im Hinblick auf meine Sexualität entstehen. Es ist wichtig, dass die Energien harmonischer in meinem Körper fließen können und dass ich fest daran glaube, das Nötige dafür getan zu haben. Selbst wenn ich Macht haben will, kann ich mir **bewusst** machen und mit meinem **Herzen♥** akzeptieren ↓♥, dass **es keine Macht** zu erlangen gibt, außer auf geistiger Ebene. Wenn ich alle diese Energien freisetzen und ein besseres energetisches Gleichgewicht finden möchte, fange ich damit an, mich selbst so zu lieben, wie ich bin, Freude, Vertrauen und Glauben an all das zu zeigen, was ich tue. Ich leere dieses Behältnis der Macht und lasse das Leben frei fließen. Wenn ich bestimmte Probleme im Bereich meines **Beckens** habe, ist es auch möglich, dass ich die Bedeutung meiner Grundbedürfnisse nicht richtig einschätze, wie beispielsweise Unterbringung, Nahrung, Sexualität. Ich muss die Bedeutung, die ich den verschiedenen Aspekten meines Lebens gebe, neu überdenken, damit mein Leben auf soliden und gesunden Grundlagen ruht.

Beckenöffnung

(siehe auch: Becken, Hüften)

Die **Beckenöffnung** wird von Hüften und Wirbelsäule gebildet. Schmerzen in diesem Bereich sind oft stechend. Dieser von den Hüften gestützte Bereich des Beckens hilft mir beim Vorankommen, bei der Bewegung und gibt mir Schwung im Leben und bei einem neuen Projekt. Bei dem Projekt kann es sich um die Geburt eines Kindes, aber auch um die Geburt meiner selbst handeln, vor allem, wenn es um neue Einstellungen und Verhaltensweisen geht. Dazu gehört sowohl sexuelle als auch zwischenmenschliche Kommunikation. Ich zögere, mich an einem Projekt oder an einer Beziehung zu beteiligen. Oder im Gegenteil, vielleicht fällt es mir schwer, mich einer Verantwortlichkeit, einer Beziehung, einer Arbeit oder eines gegebenen Versprechens zu entledigen. Ich fühle mich „gefangen", bei mir wird „hart durchgegriffen". Eine **rezidive oder chronische Beckentorsion** zeigt generell meine Schwierigkeit an, meine intellektuellen Bestrebungen und existenziellen Wünsche an den Alltag oder an mein materielles und irdisches Leben anzupassen: „Es gibt so viele Dinge, die ich gern erreichen würde, aber ich kann nicht, weil …" – Ich akzeptiere ↓♥, dass ich voller Vertrauen Entscheidungen über einen Richtungswechsel treffen kann, dass ich Initiative zeigen kann, um den ganzen Reichtum meiner inneren Welt und alle Möglichkeiten, die sich mir bieten, zu entdecken.

Begehren, fehlendes (siehe: Sexuelle Frustrationen)

Behinderungen, angeborene

Eine **Behinderung** ist die Schwäche, das Fehlen, die Veränderung oder der Verlust einer Funktion. Ein Mensch mit einer **angeborenen Behinderung** muss sich in seinem Leben großen Herausforderungen stellen. Es ist wichtig, den betroffenen Körperteil zu betrachten. Dies ist ein Hinweis auf die besondere Herausforderung, der sich dieser Mensch stellt. Diese **Behinderung** kann auch auf ungelöste Konfliktsituationen zurückzuführen sein, die meine Eltern während der Schwangerschaft erlebt haben (oder davor, oder sogar meine Großeltern oder Urgroßeltern) und die ich erneut erlebe, um sie zu verarbeiten und die damit zusammenhängende Lektion des Lebens zu lernen. Ich befinde mich in einer persönlichen und familiären Situation, in der es sehr strikte Lebensstrukturen gibt, welche häufig auf den sozialen Druck zurückzuführen sind, denen auch ich glaube, genügen zu müssen. Ich fürchte mich vor dem Blick der anderen und der Kritik. Ich akzeptiere ↓♥, das Recht zu haben, anders zu sein, und dass es wichtig ist, dem Weg meines **Herzens♥** zu folgen.

Beine (allgemein) (siehe auch: Bewegungsapparat)

Die **Beine** symbolisieren meine Bewegungen und meine Autonomie. Meine **Beine** tragen mich vorwärts oder rückwärts, geben mir meine eigene Richtung, Stabilität und Standfestigkeit. **Sie stehen daher für meine Fähigkeit, im Leben voranzukommen, tatkräftig zu handeln** und dabei meine Vergangenheit hinter mir zu lassen. Meine **Beine** ermöglichen es mir, Menschen entgegenzugehen oder ihnen auch nicht entgegenzugehen, mich ihnen zu nähern oder mich von ihnen zu entfernen. Meine **Beine** sind auch mit der Mutter (der Mutter Erde) verbunden. Das **linke Bein** steht für die emotionale Seite und für die Tatsache, dass ich an einen Ort nicht gehen kann, selbst wenn ich es wollte. Das **rechte Bein** steht für die rationale Seite und die Tatsache, dass ich an einen Ort nicht gehen möchte, selbst wenn ich es müsste. Meine **Beine** drücken meine Beziehung zum Vorwärtsgehen aus, zu meiner Bewegung. Sie spiegeln außerdem die Orientierung, die ich in meinem Leben einnehme (Arbeit, Familie, sexuelle Orientierung usw.), und die Richtungen, die ich einschlage, um dorthin zu gelangen. Sie stehen außerdem für den ganzen Bereich meiner **Beziehungen** zu meinem Umfeld. Eine Krankheit an meinen **Beinen** kann anzeigen, dass ich zu verwurzelt in meinem Alltagsleben, in meiner Routine und meiner Komfortzone bin. Schwache **Beine** zeigen, dass wenig Energie in ihnen fließt, was auf mangelnde Selbstsicherheit hindeutet, auf die Unfähigkeit, aufrecht zu stehen und einer Situation oder einem Menschen gegenüber Stärke zu beweisen. Ich neige dazu, mich von anderen abhängig zu machen. Ich suche meine Unterstützung und Motivation bei den anderen, anstatt sie in mir zu finden. Die *Dicke* der Beine gibt mir ebenfalls Informationen: Mit **dünnen**

Beinen habe ich mehr Schwierigkeiten, Kontakt mit der materiellen Welt zu halten, und ich würde meine Verantwortung am liebsten an andere delegieren, anstatt sie selbst zu übernehmen. **Dicke Beine** dagegen tragen ein schweres Gewicht: all die Verantwortung, die ich beschlossen habe zu übernehmen (vor allem auf materieller Ebene), und zwar nicht nur meine eigene, sondern oft noch die der anderen, die ich aus „Pflichtgefühl" ebenfalls übernommen habe.

Beine – Beschwerden in den Beinen

Wenn ich Probleme mit meinen Beinen habe, muss ich innehalten und mir die Frage stellen: Welche derzeitige oder für später erwartete Situation macht mir Angst vor der Zukunft? Ich widersetze mich Veränderungen, fühle mich wie „gelähmt" und kann derart erschrocken sein, dass ich am liebsten „meine **Beine** in die Hand nehmen und weglaufen" würde. Aber ist das wirklich die richtige Lösung? Mit wem habe ich Probleme auf der rationalen Ebene, die zu Spannungen und Konflikten führen? Schwierigkeiten an meinen **Beinen** können meinen Eindruck manifestieren, von anderen nicht **unterstützt** zu werden, vielleicht besonders im Hinblick auf meine Mutter. Ich **breche unter** meinen Verantwortlichkeiten **zusammen**. Daher fällt es mir schwer, mich auf ein oder beide **Beine** zu stützen. Es gibt Bewegungen, die mir nur schwer zu realisieren scheinen: Zum Beispiel, wenn ich mich frage, ob ich mich weit von meinem Vater entfernen soll oder ob ich mich dieser Person lieber wieder annähere. Ich will mich nicht rühren. Ich fürchte, dass mein Lebensrahmen, der so geordnet scheint, zu viele Veränderungen erfährt. Ich habe große Ziele, aber ich glaube, dass ich nicht über die Fähigkeiten verfüge, sie zu erreichen. Ich bin in einer Sackgasse. Ich fühle mich belastet, etwas lastet auf meinen Schultern. Wenn ich zweifele oder Angst vor dem Weg habe, den ich einschlage, kann ich sogar so weit gehen, dass ich mir ein **Bein breche**. Ich entwickle mich jeden Tag, in jedem Augenblick weiter und **Beschwerden in den Beinen** sind nichts anderes als der Ausdruck dessen, dass es im Augenblick Hindernisse gibt, die ich überwinden muss, um meinen Weg zu noch mehr Glück und Harmonie fortzusetzen. – Ich akzeptiere ↓♥ zu lernen, meine innere Unsicherheit zu kanalisieren; egal, mit welcher neuen Situation ich es zu tun habe, ich kann mir vertrauen und meinen Widerstand gegen Veränderungen überwinden.

Beine – Krampfadern

(siehe: Blut – Krampfadern)

Beine – Oberschenkel

Meine **Oberschenkel** sind der obere Teil meiner Beine. Sie werden vom **Oberschenkelknochen (Femur)** getragen und stehen für meine Neigung, Dinge, die mit meiner Vergangenheit zu tun haben, festzuhalten. Meine **Oberschenkel** stehen für die Kraft meiner maskulinen Seite, die alle meine Energien enthält, alle Kräfte in mir.

Wenn meine Kraft in Frage gestellt ist, wenn ich in bestimmten Situationen zurückweichen muss, muss ich meine Grenzen neu einschätzen, was ich schwer zu akzeptieren ↓♥ finde. Je nachdem, was ich mir in meinem Leben zu erreichen erlaube oder woran ich mich hindere – meine **Oberschenkel** werden darauf reagieren. Wenn ich die Vergangenheit ständig aufs Neue erlebe oder in Bezug auf bestimmte Ereignisse Schuldgefühle habe, kann sich das in meinen **Oberschenkeln** ansammeln, die dann dicker werden. Vielleicht empfinde ich auch noch immer Groll oder Bitterkeit. Es ist, als ob mich meine Vergangenheit zurückhalten und am Weiterkommen hindern würde. Da ich verängstigt und wenig vertrauensvoll bin, habe ich Angst, entschlossen voranzugehen, mir fehlt der Rückhalt. Oft hindert mich meine Vergangenheit daran, innig mit mir selbst und anderen umzugehen. Ich schneide mich von meiner Sensibilität und meiner tiefsten Essenz ab. Meine Verletzungen und Traumata führen dazu, dass ich schleppend gehe, die Beine „hinter mir her ziehe". Ich lebe meine Sinnlichkeit und meine sexuellen Bedürfnisse nicht wirklich aus, was eine Quelle für Wut und Frustration darstellt. Die Tatsache, dass ich selbst Kinder haben könnte, reaktiviert alle diese Verletzungen der Vergangenheit und meine **Oberschenkel** werden davon betroffen. **Dicke Beine** können auch ein Zeichen dafür sein, dass ich zu viel ansammle (in materieller, emotionaler und intellektueller Hinsicht), dass ich zu viele Dinge „für den Fall der Fälle" aufhebe, aus Unsicherheit, aus Angst, mir könnte etwas oder jemand fehlen. So wie die Eichhörnchen lege ich Reserven an für den Fall, dass es zu einer Hungersnot kommt, die aber kaum wahrscheinlich ist. Ich tue gut daran, einmal kräftig „Hausputz" zu halten, um nur das zu behalten, was mir wirklich nützlich ist. Ich habe an den **Oberschenkeln** Beschwerden, wenn ich meine Energien und Talente zu sehr für mich behalte, die ich weiter ausschöpfen müsste. Meine Kreativität ist erschöpft, meine Kraft, fruchtbar zu sein sowohl auf körperlichem wie auch emotionalem Gebiet, wird durch meine Passivität und meinen übertriebenen „Gehorsam" gegenüber Autoritäten (beispielsweise gegenüber meinen Eltern) neutralisiert. Möglicherweise bin ich machtlos und frage mich, bis zu welchem Punkt ich es akzeptiert ↓♥ habe, dass meine Eltern oder meine Lehrer mein Leben definieren, statt dass ich selbst Herr über mein Schicksal wäre. Bei einem **Oberschenkelbruch** ist meine Basisstruktur betroffen. Ich befinde mich in **Opposition** (sowohl körperlich wie verbal) gegenüber jemandem oder etwas, dem ich **die Stirn bieten** muss. Ich habe den Eindruck, zu stagnieren oder mich vielleicht sogar rückwärtszubewegen. Mein **Gegner** ist stärker als ich, und ich muss **nachgeben**. Ich gelange immer mehr zu der Überzeugung, dass man für mich sorgen muss, denn egal, was ich tun will oder wohin ich gehe, ich stoße auf eine Mauer. Man interessiert sich nicht für mich oder meine Bedürfnisse. Deshalb bittet man mich auch immer weiter, noch mehr zu tun, ohne dass ich dafür etwas zurückbekäme … Ich akzeptiere ↓♥, ab jetzt mein Leben in vollen Zügen zu leben. Ich nehme wieder den Raum ein, den ich den anderen überlassen habe. Ich lasse alle diese Energien zu, die so lange eingesperrt waren. Meine Kreativität darf sich nun entwickeln. Ich fühle die ganze befreiende Kraft der Fähigkeit, die Wahrnehmung meiner inneren

Kräfte auszudrücken. Ich kann mich nur in Sicherheit fühlen, wenn ich mich an meine eigenen Kräfte anlehne und nicht an die der anderen. Je mehr ich mich ins Tun begebe, desto lebendiger fühle ich mich!

Beine – Unterschenkel

Meine **Unterschenkel** sind der untere Teil meiner Beine. Sie werden vom Schienbeinknochen und vom Wadenbeinknochen getragen. Meine **Unterschenkel** machen es mir möglich, weiterzukommen, daher entsteht Bewegung. Sie sind auch ein Schutz vor meiner Vergangenheit, wenn ich im Leben vorwärtsgehe. Wenn ich **Schmerzen** oder **Krämpfe** in den **Unterschenkeln** habe, brauche ich einen langsameren Lebensrhythmus. Will ich bestimmte Ereignisse aufhalten, die mich erwarten und mir Angst machen? Habe ich den Eindruck, dass sich die Ereignisse überstürzen, dass alles zu schnell geht? Habe ich Schwierigkeiten, mich einer Person, einer Situation oder einer Glaubensvorstellung gegenüber neu zu positionieren? Wie auch immer, ich neige dazu, mich in meinen alten gedanklichen Schemata zu „verschanzen", und fühle mich angespannt und hin- und hergerissen von äußerem Druck. Wenn der **Wadenmuskel** betroffen ist, frage ich mich, ob ich meine Aufmerksamkeit zu sehr auf ein bestimmtes Problem richte. Ich „trete auf der Stelle". Ich bin eigensinnig und höre wenig auf das, was meine innere Stimme mir zu sagen hat. Ich bin sehr bitter angesichts einer Situation (wie zum Beispiel einer Erbstreitigkeit) und in meinem Leben gibt es keine Freude mehr. Mein Glück hängt von anderen ab, anstatt aus meinem Inneren zu kommen. Ich verweigere mir selbst die schönen Dinge des Lebens. Wenn das **Schienbein** betroffen ist, bis zu welchem Punkt bin ich dann lahmgelegt? Die **Schienbeine** sind die Stützen, die meinen Körper tragen. Tragen sie ihn mit Freude oder ist er eine immense Last? Das **Schienbein** steht für mein Kopfzerbrechen, meine Schwierigkeit, mobil zu sein. Ich neige dazu, den anderen zu folgen, wenig zu handeln, um mein Leben zu verbessern. Ich glaube, mich mit wenig im Leben zufriedengeben zu müssen, und das deprimiert mich. Ich stelle mich infrage, was eigene Kinder betrifft. Ich kann mich auch angegriffen fühlen und hätte große Lust, jemandem einen Fußtritt zu verpassen! Stattdessen bleibe ich jedoch immobil und habe eher materialistische und weniger menschliche und spirituelle Ziele. Es mangelt mir an Selbstvertrauen und es fällt mir schwer, ich selbst zu sein. Ich weiß nicht, welchen Weg ich einschlagen soll. Ich fühle mich bedroht und würde gerne angreifen. Ich will mich von meiner Mutter entfernen, aus der Abhängigkeit herausgehen, denn ich empfinde sie als schwere Last. Wenn das **Wadenbein** betroffen ist, sitze ich zwischen zwei Stühlen. Ich fühle mich bei einer Entscheidung zerrissen. Ich will unabhängig werden, aber etwas hindert mich daran. Mein Körper sagt mir, dass ich Vertrauen in die Zukunft haben kann und dass sich das Leben um mich kümmert. – Ich akzeptiere ↓♥ diese Kraft, die in mir ist, und ich kann anderen voll und ganz vertrauen, da ich auch meinem eigenen unbegrenzten Potenzial vertraue. Ich entscheide mich für das Leben, das ich leben will, für einen neuen, viel einfacheren und bereichernderen Weg. Ich akzeptiere ↓♥, hinzusehen und in alle Richtungen aktiv zu werden. Ich richte meine Aufmerksamkeit nur auf schöne Dinge. Ich bin mein eigener Stützpfeiler und das Leben unterstützt mich in jedem Augenblick!

Beklemmung

Wenn ich mich **beklommen** fühle, ist das wie ein Gewicht auf meinem Brustkorb, also im Bereich der Lungen. Ich habe möglicherweise das Gefühl zu ersticken. Es kann sich um mich erdrückende Emotionen oder Sorgen oder um nagende Auflehnung handeln. Ich fühle mich vielleicht von der Autorität und der „Macht“ überwältigt, die ich als missbräuchlich empfinde. Ich empfinde möglicherweise **Druck** durch einen Menschen oder eine Situation, der auf eine tiefe innere Unsicherheit zurückzuführen ist, die dazu führt, dass ich die Situation so schnell wie möglich in Ordnung gebracht sehen möchte. Ich fürchte Kritik und verschließe mich in gewisser Weise, um unbemerkt zu bleiben und nicht unangenehm aufzufallen. – Ich akzeptiere ↓♥, die Macht zu übernehmen, die mir zusteht. Ich werde mir der Freiheit **bewusst**, die ich besitze. Ich befreie meine negativen Gefühle, um Platz zu machen für Ruhe und **Liebe**. Ich mache mir meine eigene Freiheit **bewusst**. Ich lasse meine negativen Gefühle heraus, um Platz für Ruhe und **Liebe** zu schaffen.

Beklemmung – Atembeklemmung

Dieser Zustand weist auf ein mangelndes Gleichgewicht zwischen meinem Inneren und dem Außen hin. **Es handelt sich um ein sehr starkes Gefühl, das das Leben daran hindert, frei in mir zu fließen**. Ich muss mir das bewusst machen und mich fragen, ob dieser Druck aus meinem Inneren kommt und was mich bei diesem wahrscheinlich sehr grundlegenden Gefühl daran hindert, tief und gleichmäßig zu atmen. Irgendetwas brennt in mir; es ist so, als ob meine **Lungen** überhitzen würden. Dieses Gefühl wird durch meine Unsicherheiten und mein Zagen und Zaudern vergrößert. – Ich akzeptiere ↓♥ es, loszulassen, mich nicht mehr dazu zu verpflichten, mich auf festgelegte Weise zu verhalten oder die Dinge so und so zu tun. Um mir zu helfen, den Druck zu vertreiben, atme ich Licht ein, das mich erleuchtet, und **Liebe**, die meine Emotionen reinigt und so wieder ins Gleichgewicht bringt.

Beleibtheit (siehe: Gewicht – Übergewicht)

Bergkrankheit (siehe auch: Appetitverlust, Aufblähung, Ohrensausen, Übelkeit, Kopfschmerzen, Schwindelanfälle)

Beim Aufenthalt in großen Höhen können eine Reihe von Störungen auftreten, die alle auf den geringeren Sauerstoffgehalt der Luft zurückzuführen sind. Mein Körper hat

Schwierigkeiten, sich genug Sauerstoff zu verschaffen: Ich bin zu wenig offen oder ich passe mich zu wenig an. Beim Aufstieg in solche Höhen wechsle ich die Bewusstseinsebene, was sich wie ein Schock auswirken kann. Die Störungen, die ich bei mir beobachte, sind nur der Widerhall meiner Ängste und bewussten oder unbewussten inneren Verletzungen. Es steht fest, dass ich diese Veränderungen des Bewusstseins auf der körperlichen Ebene besser verkraften kann, je besser ich körperlich in Form bin. – Ich akzeptiere ↓♥, ruhig zu bleiben, Vertrauen in mich selbst und das Leben zu haben, mich für andere Horizonte zu öffnen sowie mein Gefühl der inneren Freiheit stärker zu entwickeln.

Besorgnis

Besorgnis steht im Zusammenhang mit **Zweifel**, Furcht vor einer Situation oder einem Menschen, von denen ich eine „Gefahr" ausgehen fühle. Innerlich erlebe ich Unverständnis für das, was mir passiert. Mein Geist fantasiert über alle möglichen Ideen und ich laufe Gefahr, meine Mitte zu verlieren. – Ich lenke meine Aufmerksamkeit ab jetzt auf mein inneres Wesen und akzeptiere ↓♥ in meinem **Herzen♥** meine Lebenserfahrungen, wobei ich mich aber gleichzeitig schütze.

Betrunkenheit

(siehe: Alkoholismus)

Bettnässen (Enuresis)

(siehe: Inkontinenz)

Wenn mein Kind während des Schlafens ins Bett macht, erfahre ich etwas über bestimmte Befürchtungen und Ängste meines Kindes in Bezug auf elterliche oder schulische **Autorität**. Als Kind, das unter **Inkontinenz** leidet, will ich vielleicht auf diese Weise meine Emotionen (die der Urin darstellt) loswerden, die ich im Laufe des Tages ansammle, und zwar oft aus Angst vor Strafe oder aus Angst, den anderen zu missfallen und nicht mehr geliebt zu werden. So drücke ich ein tiefes **Unwohlsein** aus. Ich stehe im Lauf des Tages so sehr unter Druck, dass ich diesen in der folgenden Nacht loslassen muss. Dieser Druck stammt sehr häufig von meiner Familie oder vom Schulsystem. Es ist so, als ob ich mich gegen meine Eltern wenden würde, die die „oberste Autorität" besitzen. Mein Bettnässen ist eine kleine Rache, denn gewöhnlich sind meine Eltern wütend darüber. Ich stehe in einem Konflikt mit ihrer **Fürsorge**. Da ich mich **tagsüber** nicht ausdrücken kann, verschiebe ich meine Selbstäußerung auf die Nacht. Mein Leben ist mit einer bestimmten Vorstellung von Sicherheit verbunden: Niemand soll mein Geheimnis entdecken, ich möchte es eigentlich bewahren, aber es ist stärker als ich und so lasse ich mich in der Nacht, wenn alle schlafen, und in der Dunkelheit meines Zimmers los. Ich habe Angst, vor meinen Eltern zu weinen, also erledige ich das im Stillen. So vermeide ich es, ihre Reaktion auf meine Tränen zu sehen, auch wenn ich mich am nächsten Morgen damit konfrontieren muss … So wie Tiere ihr Gebiet durch ihren Urin markieren, kann ich als Kind das unbewusste Bedürfnis haben, mein kleines Kindergebiet ebenfalls abzustecken, weil ich Angst habe, dass man es mir wegnimmt oder nicht respektiert, was in mir zu großer Unsicherheit führt. Diese Unsicherheit wird noch stärker, wenn ich im Dunkeln schlafen muss. Als Kind kann ich eine starke Trennungsangst von jemandem oder etwas Geliebtem empfinden und es ist, als ob ich nachts um Hilfe rufe, weil ich „Wärme“ brauche. Mein Schamgefühl und meine Ohnmacht rufen um Hilfe. – Ich akzeptiere ↓♥, dass ich mir als Eltern oder Erzieher die Empfindsamkeit meines Kindes gegenüber Autorität bewusst machen muss, dass ich ihm mit Worten der **Liebe** helfen muss, die bei ihm zu einem größeren Vertrauen führen und ihm die Möglichkeit geben, sich von meiner übergroßen Autorität zu befreien.

Beule (allgemein)

(siehe auch: Zyste)

Eine **Beule**, auch **Geschwulst** genannt, ist eine Gewebsveränderung, die an einer Körperstelle oder in einem Organ tastbar ist. Sie ähnelt einer Explosion des Körpers, der in mir schreit und nach außen dringen will, wie ein Ei, das kurz vor dem Bersten steht. Was nach Ausdruck, Klärung, Gesagtsein drängt, kann ich nicht mehr wegschieben. Habe ich den Eindruck, dass ich mich zu sehr in mein Inneres zurückziehe? Dass ich zu viel tue (im Sinn von „mich abrackern“) mit wenig Ergebnissen? Bin ich gerade in einer konfliktreichen Situation mit meinem Chef? Es gibt einen Widerspruch zwischen dem, was existiert, und dem, was ich ausdrücke: Alles, was ich zurückhalte, kann in Form einer Schwellung explodieren. Dies kann Anlass zu Konfrontationen mit meinem Umfeld sein. Ich stelle mir über eine Situation Fragen, in der ich meine Bedürfnisse nicht ausdrücken konnte und die ich vielleicht dadurch verschlimmert habe, dass ich alles sorgsam bewahren wollte. – Ich akzeptiere ↓♥, meine Ideen und meine Empfindungen frei auszudrücken. Ich kann auch aufschreiben, was in meinem Inneren passiert und was ich gern klären möchte, bevor ich es mit den anderen teile. Durch diese Übung kann ich die Überfülle in mir loslassen, auf die Ebene des **Herzens♥** zurückkehren und meinen Frieden wiederfinden. So erlange ich innere Ruhe und Harmonie mit mir selbst und meiner Umgebung. Nun kann ich meine Gedanken klar ausdrücken, mit vollem Vertrauen und in unbedingter **Liebe**.

Bewegung

(siehe: Bewegungsapparat)

Bewegungsapparat

(siehe auch: Knochen)

Der **Bewegungsapparat** steht im Zusammenhang mit meiner Beweglichkeit und meiner Flexibilität sowie mit meiner inneren und äußeren Offenheit. Er umfasst die Knochen, die Muskeln, die Sehnen und die Bänder. **Das Gerüst, das meinen gesamten Körper stützt, besteht aus Knochen. Sie stehen für meine moralischen**

Prinzipien, meine Struktur, meine Ehrlichkeit, meine Geradlinigkeit, meine Stabilität. Wenn ich in meinen Gedanken zu unflexibel werde, werden auch meine Knochen starr und brechen leichter. **Meine Extremitäten und meine Muskeln stehen für mein Handeln und meine Bewegung**. Mit meinen Händen kann ich Dinge erfassen und festhalten. Meine Beine machen es mir möglich, im Leben weiterzukommen. Probleme, die die Bewegung betreffen, zeigen mir, dass ich Angst vor Fortschritten habe. Ein Mangel an Bescheidenheit oder die Weigerung, nachzugeben oder meine Fehler zuzugeben, wird zu Schwierigkeiten beim Kniebeugen führen. Meine Füße stehen für Stabilität. Mit ihnen bewahre ich den Kontakt zum festen Boden, ich „stehe mit beiden Beinen (und Füßen) fest auf dem Boden". Jeder Teil meines Körpers hilft mir, mir meine Flexibilität oder meine Starrheit bewusst zu machen. – Ich akzeptiere ↓♥, auf meinen Körper zu hören, weil er mich innerlich leitet.

Bewegungskrankheit

(siehe: Seekrankheit)

Bindegewebsschwäche

Ein Gewebe ist eine Ansammlung von Zellen mit derselben Form oder Funktion. Die Rolle des **Bindegewebes** ist die, andere Körpergewebe zu unterstützen, das Muskelgewebe, das Nervengewebe und das Epithelgewebe (das innere und äußere Körperoberflächen bedeckt) zu ernähren und Zwischenräume zwischen diesen Geweben zu füllen. Ich muss mich fragen: „Was brauche ich, um mich emotional, körperlich und spirituell zu ernähren?" Fühle ich mich ausreichend unterstützt oder habe ich den Eindruck, alles selbst machen zu müssen, einschließlich „Löcher stopfen" zu müssen, bei der Arbeit oder zu Hause? Da ich mich leicht selbst abwerte, muss ich mich nützlich und wichtig machen. Ich fühle mich oft in meiner Freiheit eingeschränkt und neige dazu, anderen die Verantwortung für meine Leiden zu geben. Ich bin nachtragend und verzeihe nur schwer. – Ich akzeptiere ↓♥, dass ich meinen Seelenzustand und meine Bedürfnisse mitteilen muss: Auf diese Weise kann ich mich besser kennenlernen, mein Leben in die Hand nehmen und mir die Hilfe suchen, die ich brauche und auf die ich Anspruch habe.

Bindehautentzündung

(siehe: Augenbindehautentzündung)

Blähungen

(siehe auch: Magen / [allgemein] / Magenerkrankungen, Darmgase)

Blähungen werden durch eine Ansammlung von Luft oder Wasser im Bereich des Magens oder des Bauchs verursacht. Sie stehen im Zusammenhang mit Frustration auf der Gefühlsebene, mit dem **Gefühl** des Unbefriedigtseins. Wenn ich von einem **Gefühl** spreche, dann deshalb, weil es sich um ein geistiges Gebilde handelt, um den Eindruck meines Gehirns, dass mein Magen immer noch mehr will, dass ich immer noch mehr Aufmerksamkeit und Zuneigung will. Ich fühle mich verpflichtet, enorm viele Dinge sehr schnell zu erledigen. Ich erkenne nicht wirklich, was mir das Leben Gutes gibt. – Ich prüfe ernsthaft, wie stark mein Bedürfnis nach Zuneigung tatsächlich befriedigt ist. Das ist immer eine Frage der inneren Wahrnehmung. Das Gefühl, **aufgeblasen** zu sein, vermittelt mir den Eindruck einer Schwangerschaft. Habe ich vielleicht bewusst oder unbewusst den Wunsch, ein Kind zu bekommen? – Ich akzeptiere ↓♥, mir jetzt bewusst zu sein, dass mir das Leben genau das gibt, was ich im Augenblick brauche. Anstatt stumm wie ein **Grab** zu sein und mich vor der Zukunft zu fürchten, wage ich es, meine Bedürfnisse auszudrücken. Ich akzeptiere ↓♥, ein lächelnder Mensch zu sein, die guten Seiten des Lebens zu sehen, zu leben und offen zu bleiben.

Bläschenausschlag

(siehe: Herpes [Lippen...])

Blasen

(siehe: Haut – Blasen

Blaue Flecken

(siehe: Haut – Blaue Flecken)

Blausucht

Wird ein Kind mit **Blausucht** geboren, liegt eine Fehlbildung des Herzens aus dem Embryonalstadium vor, die dazu führt, dass das sauerstoffarme Blut (blaues oder venöses Blut) in den arteriellen Kreislauf zurückfließt, ohne durch die Lungen geflossen und dort mit neuem Sauerstoff angereichert (rotes oder arterielles Blut) worden zu sein. Leide ich als Kind an **Blausucht** (auch **Blue Baby** genannt), so habe ich möglicherweise im Bauch meiner Mutter deren große Angst gespürt, sich der Liebe der Außenwelt zu öffnen. Dies kann auf eine starke Verletzung und eine Abschottung gegen die **Liebe** zurückzuführen sein, ausgelöst durch ein Ereignis, das ihr das Herz♥ gebrochen hat. Ich darf meine Mutter nicht für meinen Zustand verantwortlich machen. Gemäß dem Affinitätsgesetz bin ich in diese Familie gekommen, weil ich eine solche Herausforderung in Bezug auf die Liebe anzunehmen hatte. Ich tue nichts anderes, als auf körperlicher Ebene stärker die für mich erforderliche Bewusstwerdung auszudrücken, und meine Mutter und ich können uns dabei gegenseitig unterstützen. – Ich akzeptiere ↓♥ von jetzt an, dass die **Liebe** das Leben selbst ist und dass meine zunehmende **Liebes**fähigkeit einen Schutzwall aus **Liebe** bildet, der mich bei meinem Austausch mit der Außenwelt schützt.

Blinddarmentzündung (Appendizitis)

(siehe auch: Anhang C, Bauchfellentzündung [Peritonitis])

Die Blinddarmentzündung ist eine Entzündung des Caecums (lateinisch: blind), das sich am Ende des Dickdarms befindet. Diese Krankheit ist auf **Wut in Verbindung mit**

einer Spannung oder akuten Situation zurückzuführen, mit der ich nicht fertig werde und die mich innerlich zum „Kochen“ bringt. Meistens handelt es sich um eine Situation auf der Gefühlsebene, die meine Empfindsamkeit und meine Emotionen aus dem Gleichgewicht bringt. Dieses Ereignis kann durch meine Angst ausgelöst worden sein, als Ausdruck für meine düsteren Gedanken und meine Sorgen. Ich kämpfe innerlich einen Kampf zwischen Leben und Tod. Ich erlebe eine tiefgreifende Angst und sollte eine für mich wegen der entstehenden Verantwortlichkeiten schwere Wahl treffen. Ich ziehe es vor, mich in meine Arbeit oder andere zu erledigende Dinge zu flüchten. Ich fühle mich wie in einer „Sackgasse“ (das ist die Form des **Blinddarms**), weil ich das Gefühl habe, unterdrückt zu sein, was dann in mir **Angst, Unsicherheit, Niedergeschlagenheit** und das Gefühl der **Verlassenheit** auslöst. Oft steht dieser Ärger im Zusammenhang mit einem oder mehreren Mitgliedern meiner Familie oder den mit der Familie verbundenen Prinzipien und Wertvorstellungen. Es kann sich um eine Situation im Zusammenhang mit Geld, vor allem Taschengeld, handeln. Vielleicht musste ich einen Geldbetrag einstecken, den ich in letzter Minute verloren habe. Es kann sich auch um jemanden handeln, den ich gerne in mein Leben „einfügen“ würde, den aber irgendwelche Umstände daran hindern. Ich möchte beispielsweise, dass mein Lebenspartner mit mir zusammenzieht, aber er oder sie möchte nicht oder ich habe nicht genug Platz, um ihn oder sie unterzubringen, usw. Es gibt ein „Hindernis“ im Strom des Lebens und ich verdränge eine ganze Reihe von Emotionen. Ich bin dabei, eine neue Hürde zu überwinden, einen Wendepunkt in meinem Leben einzuleiten, und habe Angst vor den Veränderungen, die dies mit sich bringen wird, da ich von bestimmten Personen abhängig bin. Dies kann sogar bis zu Lebensangst führen. Ich kann die neuen Wirklichkeiten nicht mehr ausreichend filtern, um mich davor zu schützen. Ich sehe keinen anderen Ausweg. Ich habe den Eindruck, dass ich mich nicht von etwas entleeren oder befreien kann. Ich horte etwas, bis mein **Blinddarm** nicht mehr kann. Ich muss über das, was ich erlebe, sprechen können, „auspacken“, weil ich das, was passiert, nicht verdauen kann, sondern es sehr enttäuschend finde. Ich fühle mich wie in einer Sackgasse und ich finde eine Situation sehr „hässlich“ und schwer zu steuern. Ich habe Angst vor dem Leben und ich halte meine Spontaneität zurück. Ich habe den Eindruck, dass man mich in jedem Augenblick angreifen, mir „die Taschen leeren“ könnte, sowohl auf materieller Ebene wie auch auf der Ebene der **Liebe**. Ich kann nur schwer die negativen Elemente aus meinem Leben eliminieren. Die üblichen Symptome bestehen in Hitze und Rötung infolge der Entzündung und Schmerzen infolge der Spannung. Ich **leide sehr stark**, wenn sich die **Blinddarmentzündung** in eine **Bauchfellentzündung** (**Blinddarmdurchbruch**) verwandelt. – Ich akzeptiere ↓♥ es, anzuhalten, Abstand zu nehmen und gemäß meinen Bedürfnissen zu leben, weniger nach den Erwartungen der anderen. Ich lasse das Leben seinen Gang gehen und akzeptiere ↓♥ die Situationen, die sich ergeben, als das Beste für mich. Ich bleibe im **Herzen♥** offen und lasse meine Schutzbarrieren behutsam und gut ausgewogen fallen. Ich nehme mir Zeit, mich zurückzuhalten, und genieße das Leben in vollen Zügen.

Blindheit
(siehe: Augen – Blindheit, Augenerkrankungen)

Blue Baby
(siehe: Blausucht)

Blut (allgemein)

Soll ein Fahrzeug gut funktionieren, so braucht es guten Treibstoff. *Der **Treibstoff** des Körpers ist das Blut,* das, um wirksam zu sein, frei in meinem Körper fließen können muss. Treibstoff enthält auch Schmutzanteile, die *dem Motor – dem **Herzen♥*** – schaden können. **Blut steht für die Lebensfreude,** den **Lebensdurst,** und Unreinheiten darin führen überall in meinem Körper zu Beschwerden. Je nachdem, wie ich mich ernähre, wird mein Magen Energie liefern, die mein **Blut** entweder stärkt oder schwächt. Wie bei meinem Fahrzeug muss ich den richtigen Treibstoff wählen. Das **Blut** steht für die Energie, die in mir fließt. Es ist sogar das Zentrum des **Herzens♥**. Die **roten Blutkörperchen (Erythrozyten)** transportieren den Sauerstoff der Lungen bis zu den Zellen. Sie tragen das Leben, das Handeln. Die **weißen Blutkörperchen (Leukozyten)** verteidigen den Organismus gegen Eindringlinge und repräsentieren so, wer ich bin, meine Persönlichkeit. Der Blutkreislauf symbolisiert den Wunsch, das menschliche Wesen zu entwickeln. Eine schlechte Durchblutung zeigt mir, dass die Liebe blockiert ist. Ich kann meine Gefühle nicht mehr zum Ausdruck bringen und stehe im Konflikt mit der **Liebe**. Ein Baby im Bauch seiner Mutter ist mit dieser durch das Blutsystem verbunden: Das Blut enthält meine gesamte genetische Erblast. Wenn ich also auf der Ebene des **Blutes** Schwierigkeiten habe, kann ich mich fragen, ob ich einen Konflikt mit einem **Familien**mitglied habe, mit meiner „**Blutlinie**“ [Abstammung, Stammbaum], meinem **Klan**: Vielleicht fühle ich mich bei ihr wie ein **Fremder**? Stelle ich meine emotionale Beteiligung in Frage? Mein Körper teilt mir Folgendes mit: Ich soll mein **Blut** in den Adern **fließen** lassen, soll die Liebe bis zu meinem Herzen kommen lassen und akzeptieren ↓♥l, dass ich gebe und empfange. Auf diese Weise finde ich wieder Lebensfreude. Ich mache Platz für neue Ideen, denn ich bin ein **außergewöhnlicher** Mensch!

Blut – Anämie
(siehe auch: Blut / Leukämie, Blutkreislauf)

Bei einer **Anämie** vermindern sich die Hämoglobin[13]-Mengen im Blut. Das Eisen befindet sich im Zentrum des Hämoglobins, an das Eisen sind Sauerstoff und Kohlenstoff gebunden. Die **Eisenmangelanämie**, die auf einen Eisenmangel im Blut zurückzuführen ist, kommt am häufigsten vor. Das **Blut** steht für **Lebensfreude**, **Liebe** und **Emotionen**. Der anämische Zustand steht im Zusammenhang mit einem Mangel an

[13] Pigment der roten Blutkörperchen, die den Sauerstofftransport von den Lungen ins Gewebe sicherstellen.

Freude, Kraft und Tiefe in der Liebe zu mir und zu anderen; mit dem fehlenden Glauben an meine Fähigkeit, wirklich und entschieden zu lieben; **mit Entmutigung und Lebensverweigerung** oder mit dem Eindruck, wertlos zu sein und Abwehr gegen die **Liebe** zu empfinden, wodurch sich diese Geringschätzung meiner Person erklären lässt. Ich werte alles ab, was mich leben lässt und was mich durch das Leben trägt, vor allem meine Hoffnungen und meine Ambitionen. Ich lebe mein Leben mit einem „Ja, aber …“, also mit wenig oder gar keinem Interesse, und fühle mich von allem eingeschränkt. So glaube ich, meine tiefsten Ziele nicht erreichen zu können. Ich habe den Eindruck, dass ich **zusammenbreche**, dass mein Leben oder meine Familie **zerbröckeln**. Was mich leben lässt und trägt, ist in meinen Augen nicht mehr viel wert. Ich muss mich auf andere stützen, denn ich halte mich für zu schwach, um meine tiefsten Wünsche zu realisieren. Es können sogar Verzweiflung und Resignation bestehen. Ich fühle mich „ausgehöhlt“, schwächlich und ich **erbleiche**, da ich glaube, dass mir all meine Energien entzogen werden. Es ist so, als ob mir jemand „das **Blut** aussaugen“ würde, ich liege in **Scherben** … Ich ersticke in meiner Umgebung oder häufig in meiner Familie, bei der ich mich an die Seite gedrängt fühle. Warum muss ich bis zur Erschöpfung gehen, um von den Menschen, die ich liebe, anerkannt zu werden? Möglicherweise verhalte ich mich den Ereignissen des Lebens gegenüber auch sehr streng. Ich kann mich auch über jemanden so sehr ärgern, dass ich ihn unterdrücken will, da ich glaube, meine Last so erleichtern zu können. Alle diese Symptome sind die Folge einer Schwäche des **Bluts**. Ein an **Anämie** leidender Mensch empfindet nicht mehr genug Freude und Motivation, um mit seinen Aufgaben fertig zu werden, und fühlt sich nicht mehr in der Lage, all dem, was er sich wünscht, **hinterherzurennen**. Ich habe den Eindruck, dass ich Situationen nicht mehr in den Griff bekommen kann oder dass meine Handlungen nicht gerecht sind. Aber warum weigere ich mich eigentlich, die Energie des Universums einzusetzen, die mir zur Verfügung steht? Wovor habe ich Angst? Ich habe das tiefe Gefühl, von meiner Familie nicht geliebt zu werden, und ich kann sogar das Bedürfnis verspüren, unbewusst oder nicht, ein Familienmitglied zu eliminieren oder unschädlich zu machen. Ich lebe in einem Konflikt mit der **Liebe** meiner Angehörigen. Mir fehlt die Motivation, denn ich weiß nicht, was mir im tiefsten Inneren Freude macht, und auch zu meinem Inneren habe ich keinen Kontakt. Die Zukunft wird verschwommen, unsicher, gefährlich. Meine negativen Gedanken gegenüber mir selbst entziehen mir die Energie. Es ist so, als ob ich die physische Energie nicht integrieren könnte. – Ich akzeptiere ↓♥, **ja** zu dieser wunderbaren Energie zu sagen, die darauf wartet, meinem Leben in **Liebe** zu dienen. Ich wähle sorgfältig die Nahrungsmittel aus, die mir dabei helfen, meinen Körper und mein Blutsystem zu nähren und meine Kräfte zu erneuern. Ab jetzt schaue ich mich um, beobachte und entdecke die Liebe um mich herum. Sie ist überall: in der Familie, am Arbeitsplatz und bei meinen Freunden. Und es gibt Lichtwesen, die mir in meiner Weiterentwicklung helfen können. Ich akzeptiere ↓♥ es, mein Leben zu leben und nicht das der anderen. Ich erkenne meine tiefsten Bedürfnisse an.

Blut – Arterien

Arterien sind die Blutgefäße, die das sauerstoffreiche **Blut** vom **Herzen♥** zu den Organen bringen. Diese Blutgefäße (wie alle anderen Blutgefäße – Venen, Kapillaren, usw.) sind Mittel der **Liebe**, damit sie die göttlichen Eigenschaften zum Ausdruck bringen kann. Sie befinden sich überall im Körper und stehen in Kontakt mit jedem einzelnen Körperteil. Die **Arterien** stehen in Verbindung mit allem, was Leben genannt wird. Sie lassen die **Lebensfreude** fließen und ermöglichen es mir, **mich mitzuteilen, meine Emotionen zum Ausdruck zu bringen**, den Kontakt zum Universum aufrechtzuerhalten. Sie zeigen mir, mit welcher Intensität ich mich selbst in mein Leben einbringe. Steigt die nervöse Anspannung stark an, kommt es zu einem emotionalen Ungleichgewicht, dessen Ursache ein innerer Konflikt zwischen meiner körperlichen und meiner spirituellen Welt sein kann. Ich befinde mich in einer Situation, in der ich nicht aktiv werden kann: Zum Beispiel will ich vielleicht das Haus verlassen, aber etwas hindert mich daran, diese Handlung auszuführen. Eine **Verstopfung** der Arterien weist mich darauf hin, dass ich in einen Aspekt meines Lebens oder in eine Emotion zu verwickelt bin, die für mich unheilvoll sein kann, wie Wut, Eifersucht usw. Fällt es mir schwer, meine Emotionen auszudrücken oder höre ich ganz auf damit, **verschließe** (blockiere) ich mich, was zu unterschiedlichen Krankheiten in Verbindung mit dem Herzen führen kann, wie beispielsweise Arteriosklerose, Thrombose, Angina Pectoris, Krampfadern. Die Lebensfreude fließt nicht mehr in mir. Möglicherweise schätze ich das gering, was ich erreicht habe. Was ich in meinem Leben realisieren will, erfordert zu viel Energie und zu große Anstrengungen. Es fällt mir schwer, meine Arbeit gut zu strukturieren oder zu gründen. Dies alles kann die Quelle für eine **arterielle Embolie eines Körperglieds** sein. Meine **Hals-und Kopfschlagadern** sind beeinträchtigt, wenn ich ständig das Gefühl habe, meine Ideen verteidigen zu müssen, oder wenn ich Angst habe, dass die anderen mir meine guten Ideen stehlen. Meine Frustration und meine Wut gegen das Leben können eine **Arterienentzündung** hervorrufen. – Damit die Energie wieder freier fließen und so die Entstehung von **Sklerosen**, das heißt energetischen Blockaden, verhindern kann, muss ich mich der Freude auf beständigere Weise öffnen und sie fließen lassen. Dazu öffne ich mein **Herz♥** und akzeptiere ↓♥, meine Einstellung zu ändern und mich der Liebe zu öffnen, damit sie überall in meinem Körper hingelangen kann.

Blut – Blutplättchen

(siehe auch: Blut – Blutgerinnsel / Thrombose)

Die **Blutplättchen** sind Blutzellen, die eine wichtige Rolle bei der Blutgerinnung spielen. Wenn die Zahl der Blutplättchen unter der Norm liegt (**Thrombopenie**), muss ich mich fragen, woher meine Schwierigkeit kommt, mich in meine Familie oder in eine Gruppe zu integrieren, mit der ich mich identifiziere. Bestimmte Konflikte lassen die schon bestehenden Bindungen in der Gruppe prekär werden und drohen zu eskalieren, wenn die Personen nicht **handeln**. Ich würde gerne eingreifen, um sozusagen die Scherben wieder zusammenzukleben, aber etwas hindert mich daran. In dieser Situation fühle ich mich zerbrechlich, denn ich will niemanden verletzen. In meinem Lager bin ich allein, sitze zwischen zwei Stühlen und fühle mich ohnmächtig. – Ich akzeptiere ↓♥, nicht die Macht über mein eigenes Leben zu haben. Ich bleibe gegenüber den Entscheidungen der anderen neutral, vor allem, wenn diese die Familienmitglieder betreffen. Ich weiß, dass wir alle in unseren Entscheidungen geführt werden, und lasse es zu, dass sich das Universum um die Menschen kümmert, die ich liebe. Ich sorge für mich, ohne mich von Aussagen oder Konflikten der anderen beeinflussen zu lassen.

Blut – Cholesterin[14] (siehe auch: Blut / [allgemein] / Blutkreislauf)

Cholesterin steht im Zusammenhang mit dem **Blut**, dem Symbol der **Lebensfreude**. Es entstammt bestimmten tierischen Nahrungsmitteln. Unser Organismus baut es in der Leber um. Es erscheint wie ein essenzieller Bestandteil unserer Zellwände. Ist aber zu viel davon im Körper, setzt es sich an den Wänden der Blutgefäße ab und verringert so nach und nach den Durchmesser der Gefäße. **Warum? Weil es mir an Lebensfreude fehlt!** In meinem tiefsten Inneren glaube ich nicht, dass ich es verdient habe, glücklich zu sein, mich zu freuen: ***Die Lebensfreude fließt nicht mehr richtig***! Ich mache mir Sorgen. Ich sollte mein Leben wieder mit Sinn erfüllen. „Verläuft mein Leben so, wie ich es mir wünsche?" Ich muss mich fragen, ob ich zu viel tue oder ob ich mich zu sehr beunruhige, besonders gegenüber meiner Mutter und meiner Familie. Nach bestimmten Ereignissen, wie beispielsweise dem Eintritt ins Rentenalter, kann der Gehalt an **Cholesterin** in meinem Blut ansteigen, weil es mir an der Lebensfreude fehlt, die ich mit meinen Arbeitskollegen oder den Menschen hatte, denen ich im Rahmen meiner Arbeit begegnet bin. Ein solcher Anstieg kann auch durch das Weggehen eines Menschen ausgelöst werden, den ich liebte und der mir Lebensfreude verschaffte. In diesem Fall interpretiert mein Körper das Ereignis als einen Mangel an Lebensfreude und bringt das **Cholesterin** zum Ansteigen, anstatt Diabetes als Zeichen tiefer Traurigkeit zu entwickeln. Eine andere Ursache kann der Verlust meines Haustiers oder jede andere Situation sein, in der meine Lebensfreude geschmälert wird. Das kann auch der Fall sein, wenn ich **ein Projekt in die Tat umsetzen**, etwas aufbauen möchte, das mir wichtig ist, mir aber niemand dabei helfen will. **Ich kann also nur mit mir selbst rechnen, was mich stark mitnimmt**. Lasse ich zu, dass sich dieser Zustand verschlimmert, dann kann das eines Tages zu einem **Herzanfall** führen. Wenn

---

[14] **Cholesterin:** Es gibt mehrere Formen von Cholesterin, darunter das **LDL** (englisch ***L***ow ***Density Lipoproteins*** [Lipoproteine geringer Dichte]), das auch „schlechtes" Cholesterin genannt wird, und **HDL** (englisch ***H***igh ***Density Lipoproteins*** [Lipoproteine hoher Dichte]), das auch als „gutes" Cholesterin bezeichnet wird.

es mir nicht gelingt, diese Situation mangelnder Lebensfreude in Ordnung zu bringen, wird Aspekt meines Lebens davon beeinträchtigt, der der **Liebe** entspricht. Nimmt meine Freude ab, ist das so, als ob ich weniger **Liebe** in mir spüren würde, und deshalb wirkt sich auch ein Mangel an Lebensfreude auf das **Herz♥** aus. Ein **erhöhter Cholesterinwert** zeigt mir, dass es schwierig ist, wirklich am Leben teilzunehmen. Es ist so, als ob ich ein Komödiant wäre, der in einem Theaterstück mitspielt: Ich gehöre zwar zum Stück, aber die Gefühle sind nicht wirklich meine. Ich spiele eine Rolle, um anderen Freude zu machen, während ich mir tatsächlich selbst etwas Gutes tun sollte. Ich bin hyperaltruistisch geworden, um zu vermeiden, dass man mich als egozentrisch beurteilt. Ich halte meine Träume für unrealistisch, nicht akzeptabel. Ich suche nach meiner Identität. Ich identifiziere mich nicht mehr mit meiner Familie, die ich als zerschlagen und zerstört betrachte. Bei dieser Familie kann es sich um meine biologische Familie handeln, aber auch um eine Gruppe, zu der ich gehöre, oder um meine Arbeitskollegen. Ich hätte gern, dass sich diese Gruppe wieder einander annähert und harmonisch lebt, aber ich fühle mich nicht in der Lage einzugreifen. Der Hauptanteil des **Cholesterins** tierischen Ursprungs (aus Fleisch und Milchprodukten) ist Teil der zu reichhaltigen Ernährung der Menschen in der westlichen Welt. Lebensmittel mit einem zu hohen Gehalt an **Cholesterin** stehen für die egoistische Befriedigung meines Appetits. Ich fühle mich gut und denke nicht einen Moment daran, dass dieses Übermaß meine Gesundheit beeinträchtigt oder sogar zerstört! Es ist eine Illusion zu glauben, dass ich meinem Körper etwas Gutes tue. Ich prüfe, ob ich mich auf eine etwas zu egoistische oder egozentrische Weise liebe. Indem ich Lebensmittel mit zu viel **Cholesterin** zu mir nehme, leugne ich die Freuden des Lebens. Eines Tages werde ich den Preis dafür bezahlen müssen. Will ich wirklich dieses Problem haben? – Ich akzeptiere ↓♥, mich umgehend zu ändern und die Lebensfreude in mir fließen zu lassen, so wie ein Kind, das sich über die Schönheiten des Lebens freut! Ich neutralisiere meine Lebensangst durch Freude und akzeptiere ↓♥ sie als Teil meines Lebens. Ich akzeptiere ↓♥, ich selbst zu sein und meine Träume zu verwirklichen. Ich genieße jeden Moment meines Lebens, denn ich habe das Recht, glücklich zu sein.

Blut – Diabetes

(siehe auch: Erbkrankheiten, Blut – Hypoglykämie)

Diabetes ist ein Krankheitszustand, der durch die übermäßige Ausschüttung einer Substanz in den Urin gekennzeichnet ist. Allein verwendet bezeichnet der Ausdruck „Diabetes" die **Zuckerkrankheit** (man verwendet auch die Begriffe **juveniler Diabetes**, **Insulinmangel-Diabetes** und **infantiler Diabetes**). Sie ist auf eine unzureichende Ausschüttung von Insulin durch die Bauchspeicheldrüse zurückzuführen, sodass der Blutzuckerspiegel nicht mehr gehalten werden kann. Der Zuckergehalt im **Blut** steigt also zu stark an und das **Blut** ist nicht mehr in der Lage, den in ihm zirkulierenden Zucker richtig zu verwerten. Dieser Überschuss an Zucker ist an der Erhöhung des Blutzuckergehalts und am Auftreten von Harnzucker zu erkennen. **Da Zucker im**

Zusammenhang mit Liebe, Zärtlichkeit und Zuneigung steht, spiegelt der Diabetes unterschiedliche Gefühle innerer Traurigkeit wider. Es handelt sich um einen Mangel an Liebe, denn auf Grund früherer Verletzungen muss ich mein Umfeld und die Menschen darin kontrollieren. Ich erlebe einen affektiven **Mangel**. Ja! **Wenn ich an Diabetes erkrankt bin, leide ich im Allgemeinen unter ständiger Traurigkeit, unter von unbewusster Traurigkeit gefärbten, verdrängten Emotionen und mangelnden Annehmlichkeiten**, wodurch ich **mich verhärte**. Die Annehmlichkeiten sind ständigem Schmerz gewichen. Deshalb fange ich an, Zucker in jeder möglichen Form – Nudeln, Brot, Leckereien, usw. – zu mir zu nehmen, um den Mangel auszugleichen. Das kann sich gefühlsmäßig, gesellschaftlich oder finanziell nachteilig auswirken. Ich glaube, dass ich „durchhalten" muss, ich bin **gezwungen** zu **kämpfen**, dem Leben, den Menschen, den Ereignissen zu **trotzen**. Ich suche jeden nur möglichen Ausgleich. Ich schränke mich in vielen Bereichen ein. Ich werde „bitter" dem Leben gegenüber und finde das Leben selbst bitter, weshalb ich anfange, dies mit einem „süßeren" Zustand auszugleichen. Ich bedauere das, was gewesen ist, aber auch das, was hätte sein können. Ich glaube, Glück und Lebensfreude nicht zu verdienen. Da ich mich schwer tue, **Liebe** zu empfangen, fühle ich mich erstickt und überlastet, in einer unkontrollierbaren Situation gefangen. Diese Situation, die ich nicht bewältigen kann, kompensiere ich durch meine Ernährung. So entsteht ein Übergewicht, durch das das Auftreten von **Diabetes** begünstigt wird. Das **Übermaß** wird über den Urin ausgeschieden. Ich habe ein großes Bedürfnis nach Liebe und Zuneigung, weiß aber nicht, wie ich mich verhalten und reagieren soll, wenn sich die Gelegenheit bietet, sie zu bekommen. Ich empfinde Autoritäten als ungerecht, ich zweifle sie an oder habe das Vertrauen in sie verloren: Es kann sich dabei um meinen Vater, aber auch um die Autorität meines Arbeitgebers oder desjenigen handeln, der in meiner Religion die Autorität verkörpert. Ich tue mich schwer, **Liebe** von anderen anzunehmen, und mein Leben bietet mir kein Vergnügen. Da ich die kleinen Freuden des Lebens nicht akzeptiere ↓♥, entwickele ich die Krankheit Diabetes, die mir gerade die „kleinen, gezuckerten Süßigkeiten" von damals verbietet. Ich kann mich nur schwer gehen lassen und aufrichtige **Liebe** ausdrücken. Ich kann mich angesichts eines bestimmten Kontexts, der mich einengt, sogar verpflichtet fühlen, meine Gefühle von Freude, **Liebe** oder Leidenschaft nicht zu zeigen. Oft habe ich übertriebene Erwartungen (ich will, dass die anderen meine Wünsche erfüllen), die zu Frustrationen, Wut auf das Leben und Rückzug in mich selbst führen. **Ich empfinde große Abwehr gegenüber einem Ereignis, das ich eigentlich verhindern will, von dem ich aber meine, ich müsste es ertragen, und** ich weigere mich **nachzugeben.** So leicht kann ich nicht **verzichten**! Beispielsweise kann es sich um eine Trennung, einen Umzug, eine Prüfung, usw. handeln. Die erlebten Emotionen können oft mit dem Verlust eines geliebten Wesens oder einer tiefen Einsamkeit zusammenhängen und sie können mich sogar zur Verzweiflung führen. Oft sind auch meine Familienmitglieder oder diejenigen, die für meine Familie stehen, daran beteiligt. **Dazu kommt ein Gefühl des Ekels, des Widerwil-**

lens, der Verachtung. Seit diesem Ereignis habe ich Schwierigkeiten, auf Grund vieler Zwänge die Annehmlichkeiten im Leben zu finden, die ich brauche. Obwohl die Zeit vergeht, bleiben der Mangel und der damit verbundene Schmerz bestehen … Ich habe vielleicht meinen besten Freund oder einen echten Verbündeten verloren, eine der wenigen Personen, denen ich mich anvertrauen konnte und die alles von mir wussten. Ich widersetze mich, weil ich Angst vor etwas oder jemandem habe, und ohne mir dies bewusst zu machen, entwickele ich eine Paranoia[15]. Ich denke ständig unbewusst oder bewusst daran und glaube, dass ich mich mit einem riesigen **Gegner** konfrontieren müsse. Inzwischen weiß ich nicht mehr, wer der „Stärkere" sein wird. Wird die Bestie die Oberhand behalten? Befindet sich diese in meiner Umgebung oder in mir selbst? Diese Situation ist für mich sehr **beunruhigend**. Ich bin bereit zu kämpfen, aber gegen meinen Willen. Genau dafür stellt mein erhöhter Zuckergehalt im Blut die Reserven zur Verfügung: damit ich jederzeit kämpfen kann (der Blutzucker versorgt meine Muskeln mit der notwendigen Energie). Kann es bei einem Konflikt mit einer Autorität nicht sogar sein, dass ich ein gewisses Vergnügen dabei empfinde, wenn ich mich jemandem (oder einem Prinzip) widersetze? Dies führt zur Entstehung einer **Hyperglykämie**. Möglicherweise ist auch meine Machtlosigkeit sehr präsent und ich fühle mich unfähig, aktiv zu werden, meine Aufgaben zu Ende zu bringen. Es fehlt mir an Energie, entschlossen voranzugehen, mich weiterzubewegen, als würde ich gedrängt, Dinge zu tun, gegen die ich mich **wehren** will. Biologisch produziert der Zuckergehalt in meinem Körper jenes „Mehr" an kalorischer Energie, das dieser zur Bewegung braucht. So erhöht sich der Zuckerpegel in meinem Blut, da es sich um den am schnellsten umsetzbaren und nutzbaren Zucker handelt. Ich werde also „mächtig" und stark und kann schnell und effizient die nötigen Dinge erledigen. Ich muss mich umgehend in den Griff bekommen. Ich muss Situationen ändern, die mich beeinträchtigen, indem ich beginne, **Liebe** und Freude in allen Dingen zu sehen. Zucker ist mit Annehmlichkeiten und mit **Liebe** verbunden. Wenn ich als **Kind Diabetes** habe, befürchte ich, dass einer oder beide Elternteile mir nicht vertrauen und von mir enttäuscht sind. Ich habe Angst, mich zu entfalten und ich selbst zu werden. Nach Annehmlichkeiten und Zuwendung sehne ich mich, ohne zu wissen, woher ich diese bekommen soll. Ich bin mir unsicher, weiß aber auch nicht, wie ich diese Unsicherheit artikulieren soll, also verhärte ich mich. Am liebsten würde ich mich damit nicht konfrontieren und fühle mich angesichts dieser Aufgabe angespannt. Ich mache mir ständig Sorgen und drehe mich im Kreis. Ich scheine keinen Einfluss auf mein Leben zu haben, alles wird von außen bestimmt. Die Unkenntnis darüber, wer ich bin, macht mir Angst: Wie soll ich mir Vertrauen verschaffen? Ich habe mein „Ich" als menschliches Wesen noch nicht akzeptiert ↓♥. Ich bin verunsichert, instabil gegenüber meinem

---

[15] **Paranoia**: geistige Störung, die durch Größen- und Verfolgungswahn gekennzeichnet ist.

zukünftigen Leben. Ich wehre mich dagegen, aufzuwachen und erwachsen zu werden. Der **Diabetes** oder die **Hyperglykämie** (zu hoher Blutzucker) und die **Hypoglykämie** (zu niedriger Blutzucker), die beide im Zusammenhang mit mangelnder Freude stehen, sind unmittelbar auf die Liebe zurückzuführen, die ich weder für mich selbst noch für andere zum Ausdruck bringen kann. Beim **Schwangerschaftsdiabetes**, der meistens in der zweiten Hälfte der Schwangerschaft auftritt, muss ich mir dieselben Fragen stellen wie beim **Diabetes**. **Es kann sein, dass mir tiefeTraurigkeit, Widerwille oder Abwehr bewusst werden.** Diese Schwangerschaft kann in mir die mehr oder weniger bewusste Erinnerung an Gefühle aus meiner Kindheit wachrufen und als Folge davon kann ich an **Diabetes** erkranken. Nach der Entbindung zeigt mir die Rückkehr zu meinem Normalzustand an, dass diese Gefühle verschwunden sind oder erheblich an Bedeutung verloren haben, sodass der Blutzuckerspiegel wieder normal wird. Als Mutter muss ich mich fragen, ob ich mich selbst nicht als zu klein und abhängig empfinde, wie mein kleines Baby in diesem Augenblick. Es kann sein, dass ich nicht in der Lage bin, meinen Platz einzunehmen, was mir enormen Kummer bereitet. Wird das Baby jetzt nur eine weitere Person sein, die in meinen Lebensraum eindringt? Ich habe jetzt schon Schwierigkeiten, mich zu akzeptieren ↓♥, wie ich bin. Die Schwangerschaft verändert meinen Körper und es fällt mir schwer, Harmonie mit diesem neuen Bild zu entwickeln, das ich nach außen trage. Ich betrachte mich als faul und passiv und verurteile mich, statt mir **Liebe** und Mitgefühl zu schenken. Wenn ich **diabetisch** bin und Insulin-Injektionen bekomme, muss ich mich fragen, womit diese Abhängigkeit auf affektiver Ebene zusammenhängt: Bin ich noch immer von einem oder beiden Elternteilen abhängig? Gebe ich anderen so viel **Liebe** und Zuwendung, wie ich selbst brauche, oder fühle ich mich zu „leer" oder allein, um diese **Liebe** geben zu können? An wen oder was **hänge** oder **klammere** ich mich? Es gibt so viel **Liebe**. Bin ich mir der **Liebe** anderer Menschen wirklich bewusst? Es gibt Menschen, die mich lieben, und ab sofort muss ich das auch bewusst wahrnehmen. Als Kind ist es an der Zeit, die Initiative zu ergreifen und entschlossen voranzugehen. Es bieten sich mehrere Möglichkeiten, mein Leben zu verbessern, aber ich wehre mich dagegen, weil diese Aktivität große Veränderungen zur Folge hätte. Ich bin dessen müde, ständig den „Teufel am Schwanz zu ziehen". Vielleicht fühle ich mich auch zu wenig von meinem Vater unterstützt – oder von der Person, die für diesen steht. Oder mein Vater ist an mir und an meinen Aktivitäten völlig desinteressiert. Ich fühle seine Gleichgültigkeit. Als Frau oder als ein Mann mit stark entwickelter weiblicher Seite sehne ich mich danach, aktiver und unabhängiger zu werden. Eine solche Entwicklung wird sich aber auf meine Umgebung auswirken und so befürchte ich, dass meine Aktivität mich von den Menschen entfernt, die ich liebe. Ich habe im Übrigen Schwierigkeiten, ihre Ratschläge zu akzeptieren ↓♥, denn diese könnten meine Freiheit einschränken. Manchmal lässt sich mein Ego hinreißen und ich werde von wilden Wutanfällen gepackt oder nehme starre Haltungen ein. – Ich akzeptiere ↓♥ die Vergangenheit so, wie sie ist, mit einer bestimmten Distanziertheit. Ich öffne mich für das Leben, denn ich weiß, dass es schöne Momente für mich bereithält, und ich möchte diese auch akzeptieren ↓♥. Ich vertraue mir selbst und brauche niemanden mehr, um mich anzulehnen: Ich besitze alle Kraft und die notwendige Entschlossenheit, um mein eigenes Glück zu erschaffen. Wunder geschehen dann, wenn ich mein **Herz♥** öffne! Dadurch, dass ich meinen **Widerstand** aufgebe, werde ich von meinen Frustrationen befreit und so kann ich im Rhythmus des Lebens und der Jahreszeiten leben. Ich lerne, mich in Sicherheit zu fühlen und Zuwendung und Zärtlichkeit zu suchen und die Liebe zu spüren, die mir meine Nächsten entgegenbringen. Ich werde mir meines wahren Wertes **bewusst**. Ich entwickele meine Spontaneität und mein inneres Kind darf sich mit Fröhlichkeit und Selbstsicherheit vollsaugen. Genauso höre ich auf, mich selbst zu zerstören, und erschaffe mir ein erfülltes, schönes Leben voller Annehmlichkeiten.

Blut – Gangrän

(siehe auch: Amputation, Infektionen)

Die ischämische **Gangrän** ist die Folge einer verlangsamten und schließlich ganz zum Erliegen gekommenen Durchblutung in einem oder mehreren Körperteilen, was zum Absterben des Gewebes führt. Der Blutfluss steht im Zusammenhang mit dem Ausdruck oder dem Entzug meiner Liebe zum Universum und meiner Lebensfreude. Betrifft die **Gangrän** also beispielsweise meine Beine, dann ist der Entzug der Liebe in mir so stark, dass er jede Vorwärtsbewegung zum Erliegen bringt. Meistens besteht in einem solchen Fall eine große Angst und Unsicherheit in Bezug auf die Zukunft und ihre Auswirkungen für mich. Ich zerstöre und vergifte mich durch tiefsitzende Schuldgefühle, Scham und Kummer, und ein Teil von mir ist im Begriff zu sterben. Ich fühle mich zutiefst beschmutzt. Ich wende mich nach innen, anstatt mich zu entwickeln. Ich habe meine Schöpferkraft verloren. Das Leben entweicht, es gibt keine Lebensfreude mehr. Da ich mich zerstöre, wünsche ich mir dasselbe von den anderen, denn ich habe den Eindruck, dass ich Macht über sie besitze, und ich möchte, dass sie sich genauso ohnmächtig fühlen wie ich. Bei einer **trockenen Gangrän** wird das Gewebe nicht mehr durchblutet. Ich muss also Kontakt mit mir selbst und mit der Freude aufnehmen, die ich in Bezug auf den Lebensaspekt brauche, der zu dem betroffenen Körperteil gehört. Bei einer **feuchten Gangrän**, die aufgrund einer Infektion entsteht, muss ich mit vergiftenden Gedanken, ja, mit Todesgedanken in Bezug auf mich selbst und auf das Leben im Allgemeinen fertig werden. Die (seltenere) **Gasgangrän** ist auf die bakterielle Infektion einer Verletzung, vor allem durch Bakterien, die sich in einer sauerstoff- oder luftarmen Umgebung entwickeln, zurückzuführen. Als Folge bilden sich unter der Haut unter dem Einfluss der Krankheitserreger übel riechende Gase. In dieser Situation bestehen nicht nur Todesgedanken gegenüber einem Teil von mir, sondern auch eine tiefe Ablehnung eben dieses Teils. – Ich akzeptiere ↓♥, das **Blut**, die Liebe wieder in den Ausdruck meiner selbst, in mein Leben aufzunehmen. Ich lerne, mich so zu akzeptieren ↓♥, wie ich bin, und die Lebensfreude wieder zu entdecken. Ich werde Herr meines Lebens.

Blut – Hämatom (siehe auch: Unfall, Blut / [allgemein] / Blutkreislauf)

Ein **Hämatom** tritt infolge einer Blutung auf, bei der sich **Blut** in einem Gewebe oder Organ ansammelt. Da ein **Hämatom** fast immer infolge eines Traumas entsteht, muss ich mich fragen, welche Angst oder Schuldgefühle mich daran hindern, die Freude in meinem Leben frei fließen zu lassen. Vielleicht habe ich mich so bestraft. Ich fühle mich wie inmitten eines Blutbads. Ich versuche, wieder in Kontakt mit meinem wahren Potenzial zu treten. Die Ansammlung von **Blut** zeigt mir, dass ich mehr Freude in mein Leben bringen muss, und der betroffene Körperteil gibt mir Auskunft über den Aspekt meines Lebens, in Bezug auf den ich mehr Freude äußern sollte.

Blut – Hämaturie (siehe auch: Adenom, Harnblase / Harnblasenerkrankungen / Zystitis, Harn – Harnweginfektionen)

Unter **Hämaturie** versteht man das Auftreten von **Blut** im Urin, entweder in mikroskopischen (nicht mit dem bloßen Auge sichtbaren) oder in makroskopischen (mit dem bloßen Auge sichtbaren) Mengen. Da der Urin für meine alten Emotionen steht, die ich loslasse, und ein **Blut**verlust mir einen Verlust an Freude anzeigt, ist eine **Hämaturie** also ein Symbol für eine mehr oder weniger stark ausgeprägte Traurigkeit im Zusammenhang mit diesen alten Emotionen, die mich innerlich zerreißen. Es ist lange her, dass ich gelacht habe … Ich würde gern weit weggehen und die Verantwortlichkeiten, die auf mir lasten, hinter mir lassen. Ich fühle mich in bestimmten Aspekten meines Lebens unreif, aber tief in meinem Inneren weiß ich, dass ich ein Führer werden könnte. Ich sehe in einer Situation, die oft mit meinem Partner zu tun hat und in der ich mich gefangen fühle, nicht mehr klar. Dies ist so, als ob die **Liebe** in mir zerrissen, zerstört wäre. So werde ich starr und gehe in die Defensive. Ich bin verwirrt und zweifle an meinen Entscheidungen, da ich kein Vertrauen mehr in mich setze. Vielleicht erlebe ich auch einen Konflikt mit einem Familienmitglied, den ich gern loslassen würde. Ich muss herausfinden, welche Ereignisse zu dieser emotionalen Zerrissenheit geführt haben, damit ich mir mit Sanftheit und Verständnis begegnen kann und die Heilung eintritt. Ich akzeptiere ↓♥, mir Zeit zu nehmen, um die Veränderungen zu sehen, die ich in meinem Leben vornehmen muss. Ich akzeptiere ab jetzt auch, meine Ideen und meine Träume in Taten umzusetzen. So kann die Freude wieder in mir fließen.

Blut – Hypoglykämie (siehe auch: Allergien [allgemein], Gehirn – Gleichgewichtsverlust, Blut [allgemein] / Diabetes)

Eine **Hypoglykämie** ist ein anormal niedriger **Blut**zuckerspiegel, am häufigsten hervorgerufen durch eine mangelnde Zufuhr von Kalorien (Energie) oder durch ein Übermaß an stark gezuckerter Nahrung, manchmal auch durch zu viel Insulin. Der für die Ausschüttung von Insulin zuständige Teil der Bauchspeicheldrüse ist überaktiv. Als

Folge davon fehlt es den Zellen und Muskeln an Energie spendender Glukose. Das ist genau das Gegenteil von dem, was man bei Diabetes beobachtet, denn hier besteht ein Übermaß an Insulin oder körperlicher Bewegung. Zucker steht in enger Verbindung mit **Belohnung, Zuneigung, Sanftheit und Zärtlichkeit**. Er ist in psychischer Hinsicht der äußere Ausdruck von Liebe. Bin ich vielleicht auf der Suche nach dieser Liebe? Erwarte ich, dass sie von außen kommt? Nehme ich Zucker zu mir, um diesen Mangel an Liebe auszugleichen? Eine **Hypoglykämie** kann infolge verschiedener Gegebenheiten auftreten: *Vielleicht gebe ich anderen so viel, dass ich mir selbst nichts mehr geben kann?* Mein Leben ist vielleicht im Ungleichgewicht und ich habe Lust, alles fallen zu lassen und zu flüchten. Das zeigt mir, dass ich damit anfangen muss, mich selbst zu lieben und meine Bedürfnisse zu respektieren. Die **Hypoglykämie** kann auch durch starke Emotionen ausgelöst werden: eine tiefe Traurigkeit, die mir Angst macht und sogar Feindseligkeit und **Widerwillen** gegen andere Menschen verursacht. Habe ich unerfüllte, unbefriedigte Erwartungen? Ich lehne das ab, was von außen kommt, besonders von einer Autoritätsperson, und bin immer wieder sehr ärgerlich. Möglicherweise habe ich auch große Angst vor etwas oder jemandem, verbunden mit **Ekel** und dem Wunsch, dem auszuweichen. Ich kann auch von meinem physischen Körper angeekelt sein, den ich ständig im Spiegel sehe. Ich muss mich mit aller Kraft **widersetzen**, um dieser **schrecklichen** und **widerlichen** Angelegenheit, die mich **abstößt** und die ich unerhört finde, möglichst aus dem Weg zu gehen. Meine Kräfte werden dadurch **geschwächt**. Es kann sich dabei ebenso um einen Gegenstand wie um eine Geste oder eine Äußerung handeln, von der mir „übel" wird. Diese Sache oder Person, die ich **abstoßend** finde, ist auch **niederträchtig**! Ich kann reagieren, indem ich mich widersetze und aufhöre zu kämpfen, damit die „Sache" so schnell wie möglich beendet ist. Wenn man mich körperlich verletzt, also aufhört zu argumentieren oder Widerworte zu geben, riskiert mein Gegenüber, dass ich mich versteife, auch wenn das, was ich dabei aushalten muss und mir auferlege, unerträglich ist. So empfinde ich die geringsten Gesten meines Lebens zunehmend als **stumpfsinnig**. Ich würde gerne alles über Bord **werfen**. Vielleicht empfinde ich auch übermäßigen inneren Druck oder Anspannung, über die ich keine Kontrolle zu haben glaube. Mein Leben ist aus dem Gleichgewicht geraten und ich habe die Orientierung verloren. Die körperliche Ursache kann auch in einer Lebensmittelallergie liegen. Ich muss also die entsprechenden körperlichen Untersuchungen vornehmen lassen und herausfinden, gegen wen oder was ich allergisch bin. Bei einer **Hypoglykämie** werde ich immer schwächer und dies erinnert mich daran, dass ich mich in bestimmten Situationen gerne schwach und als Opfer fühle, um so die Aufmerksamkeit der Menschen zu erringen. Dies ist leichter, als einen geraden Rücken zu bewahren und für das zu kämpfen, an das ich glaube. Ich verstecke mich, muss aber akzeptieren ↓♥, die Zügel meines Lebens selbst in die Hand zu nehmen. – Ich akzeptiere ↓♥, was mir geschieht, und weiß, dass ich anderen Menschen erst dann mehr geben und diese lieben kann, wenn ich mir selbst mehr gebe. Ich kann anderen nicht geben, was ich mir selbst nicht gebe. Ich beschließe, mein

Leben freudiger zu gestalten. Ich gehe auf meine Erwartungen ein. Mein Körper ist weise, ein treuer Freund, auf den ich höre. Ich akzeptiere ↓♥ meine Rolle als Führer anstatt den anderen zu folgen.

Blut – Infektiöse Mononukleose

(siehe auch: Angina, Müdigkeit, Infektionen [allgemein], Milz, Kopfschmerzen)

Die infektiöse **Mononukleose** ist eine Infektion, die durch einen Anstieg der Lymphozyten, einer Sorte der weißen Blutkörperchen, gekennzeichnet ist. Diese Krankheit tritt vor allem bei Jugendlichen oder jungen Erwachsenen auf. Sie wird durch Tröpfchen- oder Kontaktinfektion übertragen. Wenn ich als Erwachsener an dieser Krankheit erkranke, versuche ich die Ursache herauszufinden, so als ob ich ein Jugendlicher wäre, und ich beobachte, welche Erinnerungen aus meiner Jugend dadurch wachgerufen werden. Ich will das Leben voll auskosten, fühle eine Veränderung in mir und **ich habe das Gefühl, ständig um alles kämpfen zu müssen, was ich mir wünsche**. Mein Verteidigungssystem entwickelt sich, um die Angriffe und Einschränkungen auszugleichen, von denen ich glaube, dass das Leben sie mir auferlegt. Ich fühle mich gegenüber den Hindernissen, die sich mir präsentieren, **allein**, weit weg von meinen Angehörigen. Ich möchte mich so gern durch meine Familie, meine Freunde und die Gesellschaft **akzeptiert** ↓♥ fühlen! Ganz wie der Wolf, will ich Teil der Meute sein. Manchmal bin ich so müde … wie Müll oder gesellschaftlicher Abschaum. Ich setze mich selbst herab und schließlich will ich auch die anderen zurückstoßen, gleichzeitig aber habe ich das Bedürfnis, mich anzulehnen. So entstehen ein innerer Zwiespalt und eine große Spannung. Ich fühle mich mit den Hindernissen, die sich mir stellen, *allein gelassen*. Ich erkranke an **Mononukleose**, wenn ich mich in einer Situation schuldig fühle, wenn ich mehr Freiheiten haben will, wenn ich die Menschen oder das Leben allgemein kritisiere. Ich leide tief an mangelnder **Liebe**. Die **Mononukleose** steht in Verbindung zu **Milz**problemen, da der Umfang der **Milz** zunimmt. – Ich akzeptiere ↓♥, in meinem Leben gründlich Hausputz halten und mehr Liebe mir selbst und anderen gegenüber entwickeln. Ich schöpfe wieder Mut und Selbstvertrauen und damit finde ich auch wieder die Energie und Lebensfreude, die mich mehr Liebe empfinden lassen.

Blut – Krampfadern

Krampfadern treten normalerweise an den Beinen auf. Sie sind die Folge von erweiterten **Venen**: So kann das Blut nicht mehr zum **Herzen♥** aufsteigen, denn die Venenklappen funktionieren nicht mehr normal. Meine Beine machen es mir möglich, im Leben weiterzukommen, von einem Ort zum anderen zu gehen. **Krampfadern** an den Beinen weisen auf eine schlechte Durchblutung hin. Daraus kann ich schließen, dass mir der Ort, an dem ich mich befinde, oder das, was ich derzeit mache, nicht mehr gefällt. Ich habe keine Freude mehr daran. Es kann sich dabei um eine mir langweilig gewordene Liebesbeziehung oder Arbeit handeln. Auch daheim kann ich mich abwerten, vor allem meine weibliche Seite. Ich suche nach meinem Platz, meinem kleinen „Nest“. Ich will mich nicht mehr in eine bestimmte Richtung bewegen, aber ich weiß auch nicht mehr, wie ich mich von dieser lösen soll. Mein Leben ist voller Unzufriedenheiten; es ist leidenschaftslos, glanzlos. So „geize“ ich mit meinem Lachen und mit meiner Fröhlichkeit. Ich will immer noch mehr! Die Strukturen, in denen ich mich bewege, passen nicht mehr zu mir. Das **Blut** steht für die Lebensfreude und das Fließen von Liebe in meinem Universum und die Venen sind das dazugehörige Transportmittel. Das in meinen Venen fließende **Blut** ist auf dem Rückweg zu meinem **Herzen♥** und bringt die ganze Liebe mit, die es im Universum erhalten hat. **Krampfadern** können ein Zeichen sein für einen tiefen emotionalen Konflikt in direktem Zusammenhang mit meiner Fähigkeit, Liebe zu geben und zu empfangen. Ich bin nicht mehr ehrlich zu mir selbst. Emotional gesehen gibt mir die von mir eingeschlagene Richtung oder mein Aufenthaltsort nicht das, was ich mir erwartet habe. Meine „emotionale Bewegung“ ist dadurch verwirrt und blockiert. Ich habe das Gefühl, ein enormes Gewicht mit mir herumzuschleppen, wie ein Gefangener mit einem Klotz am Bein. Oft handelt es sich um eine finanzielle Last, da ich viele Geldsorgen habe und ständig gegen **Geiz** ankämpfen muss. Im Allgemeinen habe ich mehr den Eindruck, meine Lebenslagen zu erdulden, als sie selbst zu gestalten. Ich lebe unter einem „Ich muss“ und fühle mich ständig zu etwas verpflichtet. So hindere ich mich daran, ich selbst zu sein und Dinge für mich zu tun. **Krampfadern** an den Beinen treten oft während der Schwangerschaft auf, was auf bestimmte Befürchtungen in Bezug auf diesen Zustand hinweist. Als schwangere Frau habe ich Angst, meine Liebe mit jemand anderem teilen zu müssen, in meiner neuen Rolle als Mutter und mit all der Verantwortung für ein Kind meine Individualität zu verlieren. Welchen Platz werde ich bei diesem Kind und bei meinem Partner einnehmen? Werde ich alle Hilfe und Unterstützung bekommen, die ich brauche? Die Last der Verantwortung wird noch drängender sein. Ich fühle mich überfordert und habe Angst, nicht alles zu schaffen, weil ich Kleinigkeiten zu wichtig nehme. Dadurch kann sich Entmutigung einstellen. Ich fühle mich nicht unterstützt und getragen (das Tragen von **Stütz**strümpfen wird Frauen mit Krampfadern empfohlen oder soll deren Auftreten verhindern). Wenn ich diese Situation wieder ins Gleichgewicht bringen will, muss ich unbedingt lernen, das zu lieben, was ich tue. – Ich akzeptiere ↓♥, mich frei zu entscheiden und zu bewegen, ich verschaffe mir Respekt und drücke meine Bedürfnisse aus. Ich bitte um Hilfe, wenn es notwendig ist. Ich brauche mich nicht mehr zu rechtfertigen. Ich lebe von meinem **Herzen♥** aus und sorge für mich. Ich erfreue mich voll und ganz am Leben.

Blut – Leukämie

(siehe auch: Blut / Anämie / Blutkreislauf)

Wenn sich meine weißen Blutkörperchen unkontrolliert vermehren, leide ich an dem, was man **Blutkrebs** oder **Leukämie** nennt. **Blutkrebs** bedeutet, dass in meinem

Leben die Freude nicht mehr frei fließt. Ich empfinde tief in mir Hass, der oft gegen einen meiner Elternteile gerichtet ist. Ich zerstöre mich selbst, weigere mich zu kämpfen. Wenn ich als Kind an **Leukämie** erkranke, dann weigere ich mich, erneut geboren zu werden, ich bin von dem, was ich auf der Erde sehe, tief enttäuscht. Das Großwerden symbolisiert eine Gefahr für mich. Ich sehe den ganzen Druck, erfolgreich zu sein und dies ist zu viel. Ich will wieder gehen, den Körper verlassen. Oft tritt **Leukämie** nach dem Verlust eines geliebten Wesens auf (es kann sich auch um ein Tier handeln, an dem ich besonders hing). Es kann sich aber auch um eine Distanz handeln, die sich zwischen mir und einem meiner Elternteile eingestellt hat, oft dem Vater. Diesen Abstand empfinde ich häufig als sehr schwierig. Ich glaube, mich in eine andere Familie integrieren zu müssen, in einen anderen Familienzusammenhang, damit man mich verteidigt. Ob als Kind oder auch als älterer Mensch will ich der Familie so sehr gefallen und ihre großen Erwartungen erfüllen, dass ich mich dafür „umbringe", um dies zu erreichen. Diese Art **Krebs** steht in direktem Zusammenhang mit dem Ausdruck von **Liebe** in meinem Inneren. Sie kann auch infolge eines Ereignisses auftreten, das mich geprägt und dazu geführt hat, dass ich mich selbst herabsetze. Diese Geringschätzung betrifft mein gesamtes Wesen, ist sehr stark und sitzt sehr tief. Nehmen wir das Beispiel eines Jungen, dem der begehrte Platz in der Fußballmannschaft seiner Schule verweigert wird. Ein Drama! Es ist, als ob das Leben jeglichen Sinn verloren hätte und nicht mehr lebenswert wäre. Ich habe nur das Recht auf die **Brosamen**, ich fühle mich **ärmlich**. Ich suche nach meinem Platz in einer Gruppe oder in meiner Familie. Ich habe keine Motivation mehr, also will ich auch an meinem Leben nicht mehr weiter bauen. Ich kann das Gefühl haben, mich ständig übermäßig schützen zu müssen, um das zu erhalten, was ich mir wünsche. Vielleicht fühle ich mich schutzlos (es sind oft Kinder und **ältere Menschen**, die im von Leukämie betroffen sind …). Vielleicht habe ich eine große Frustration erlebt und meine Emotionen heftig erstickt. Wenn meine Liebe zum Leben oder mein Lebenswille in irgendeiner Weise verletzt wurde, kann meine Einstellung zur Liebe misstrauisch, verwirrt oder entfremdet werden. Ich will mich dann von allen Gefühlen abschotten. Anstatt mit meinen Emotionen zu leben, tue ich nur noch so, als ob. Das Leben hat keinen Sinn mehr. Ich fühle mich möglicherweise wie ein Sklave gegenüber einer anderen Person. Ich habe meine tiefe Identität verloren, ich habe keine Lust mehr, mich zu verteidigen. Es fehlt die **Liebe**, besonders die des Vaters. Ich ersetze die **Liebe** in gewissem Maß durch Geld. Mein Ich ist „abgenutzt". Wenn ich älter bin, beispielsweise im Rentenalter, kann ich mir dessen bewusst werden, dass es jetzt zu spät ist, meine Ziele zu erreichen. Ich bin über meine Projekte sehr enttäuscht: Entweder, es gibt davon zu viele, oder sie lasten schwer auf mir, weil ich sie nicht alle realisieren kann, oder ich glaube, es könnte schon zu spät sein, sie zu Ende zu führen. Ich fühle **Wut** in meinem **Herzen♥**. – Ich akzeptiere ↓♥, *mit* dem Strom des Lebens zu schwimmen anstatt dagegen. Ich treffe die nötigen Maßnahmen, um das Überleben in mir durch Leben zu ersetzen. So werde ich in größerem

Frieden mit mir selbst leben und kein Bedürfnis nach übertriebenem Schutz mehr haben. Ich lasse die Vergangenheit los und setze mich dafür ein, in jedem Augenblick wahrhaftig zu sein. Ich nehme Kontakt mit meinen tiefsten Wünschen auf. Ich habe den Mut, meine tiefsten Emotionen zu zeigen. Ob als Kind oder als Erwachsener, ich muss in der Wahrheit und Echtheit leben, um wieder Kontakt mit dem aufzunehmen, was in mir ist.

Blut – Leukopenie

Eine **Leukopenie** ist die Abnahme der Anzahl weißer Blutkörperchen, die zu einem Ungleichgewicht im **Blut** führt. Die weißen Blutkörperchen sind dann wie kleine Soldaten, die die Waffen strecken. Ich will nicht mehr kämpfen, ich habe zu viel Kummer. Es handelt sich möglicherweise um eine Art Flucht, weil ich immer auf eingefahrenen Wegen bleibe und mich daran hindere, Neues auszuprobieren, um mich immer in Sicherheit und als Herr über die Situation fühlen zu können. Ich bin emotional verarmt und würde gerne wieder in einer Familie sein, in Ruhe und Harmonie. – Ich akzeptiere ↓♥, dass ich mich um mich selbst kümmern muss, um meine inneren Kräfte aufzutanken und auf diese Weise wieder mehr Freude am Leben zu finden – mit all dem Aufregenden, das es zu bieten hat.

Blut – Phlebitis

Die **Phlebitis** ist eine Stauung des Bluts in den Venen, hauptsächlich in den unteren Extremitäten. Der Auslöser ist ein Blutgerinnsel, begünstigt durch eine Bewegungsunfähigkeit (Gips), Krampfadern oder eine übersteigerte Blutgerinnung. Das **Blut** steht für das freie Fließen des Lebens in den Venen der unteren Extremitäten. Deshalb ist mein Fortbewegungsmittel behindert, gereizt und schadhaft, denn dieses Blutgerinnsel weist auf einen Verlust an Lebensfreude im Zusammenhang mit den Beinen hin, die mich zu den verschiedenen Bestimmungen in meinem Leben bringen. Die **Phlebitis** tritt auf, wenn ich ein brutales Erlebnis habe, das dazu führt, dass ich mich sehr unverstanden fühle und meine Freiheit eingeschränkt wird. Ich habe Lust, „zuzubeißen" und die betrefende Person „auszusaugen". Da das Blut in meinen Beinen nicht mehr meine Beine aufwärtsfließt, fühle ich mich verpflichtet, jemand anderem aufzuhelfen, häufig meinem Ehemann, der immer „niedergedrückt" ist und alles schwarzsieht. Je nachdem, ob das Problem im linken Bein (meine Innenwelt), im rechten Bein (meine Außenwelt) oder in beiden Beinen auftritt, kann mir dieser Verlust an Freude aufzeigen, in welchem Bereich oder auf welcher Ebene ich zögere oder mich weigere voranzukommen, ein neues Ziel zu akzeptieren ↓♥. Ich mache mir über bestimmte Situationen meines derzeitigen Lebens Sorgen. Auf Grund einer Emotion, eines Gefühls, das meine Lebensfreude, mein Lebensglück einschränkt, komme ich also zum Stillstand oder werde aufgehalten. Ich kann auch in meiner Sexualität frustriert sein. Ich neige dazu, anderen die Schuld daran zu geben, und mache sie für das verantwortlich, was mir fehlt und mir die Lebensfreude zum Weiterkommen nimmt. Ich fühle mich nicht besonders „sicher auf den Beinen“, instabil. Meine Zweifel lasten schwer auf mir. Ich fühle mich ohnmächtig. **Verdiene** ich es, glücklich zu sein? Ich habe den Eindruck, stehen zu bleiben, zu „gerinnen“, nichts bewegt sich mehr. Oder will ich vielleicht genau das? – Ich akzeptiere ↓♥, den Kummer, die Unzufriedenheit, die Frustration, die ich empfinde, unbedingt loslassen und die Verantwortung für das übernehmen, was sich in meinem Leben ereignet. Ich akzeptiere ↓♥, dass ich die Kraft habe, mein Leben so zu gestalten, wie ich es will. Allerdings muss ich dazu akzeptieren ↓♥, dass ich ein Recht auf Glück habe und dass ich es verdiene, dass Freude und Frieden meinen Lebensweg prägen. Ich kehre zu mir selbst zurück, ins Herz♥ des Lebens und der Wahrheit.

Blut – Sepsis

Die **Sepsis** ist eine schwere Infektion, eine generalisierte **Blut**vergiftung. Man **vergiftet sich** sozusagen **das Leben**. Ich spiele eine Opferrolle und tue gut daran, mich zu fragen, durch wen oder was ich mir meine Existenz vergiften oder verseuchen lasse. Ich stagniere in einer Situation, ich fühle mich, als würde ich „verfaulen“. – Ich akzeptiere ↓♥, dass ich voll und ganz für meine Entscheidungen verantwortlich bin, und ich mache mir die Freuden bewusst, die das Leben bietet.

Blut – Thrombose

(siehe auch: Blut – Blutkreislauf)

Das **Blut**, das in meinen Venen fließt, steht für die Lebensfreude. Eine **Thrombose,** das heißt, die Entstehung eines Blutgerinnsels in einer Vene oder Arterie, führt zu einer Blockade, die das **Blut** daran hindert, frei zu fließen. Dieser Zustand zeigt, dass es in der Freisetzung und im freien Fließen von **Liebe** ebenfalls eine Blockade gibt. Da ich mich alleine fühle, habe ich Kummer und den Eindruck, dass ich gegen zu große Schwierigkeiten ankämpfen muss und nicht in der Lage bin, damit fertig zu werden. Mein Leben scheint ins Stocken geraten zu sein, ich fühle mich vernachlässigt, verlassen und unverstanden. Ich habe das Gefühl, keine **Liebe** mehr in mir zu haben, und werde unflexibel. Ich werde in meinem Verhalten und Denken immer starrer, was zu einer Verhärtung meiner Arterien und schließlich meines ganzen Körpers führt. Ich kämpfe gegen Veränderung und richte mich in meinen Positionen ein. Gibt es eine Person oder einen Glauben, an den ich mich anklammere und den ich nicht loslassen kann? Interessant ist, dass sich die **Thrombose** vornehmlich im Bereich der **Venen** manifestiert. Vielleicht bin ich in einer Situation, in der ich vor allem Hilfe von anderen (sei sie psychologischer, materieller oder finanzieller Art) nur schwer annehmen kann. Ich glaube, dass ich alles allein schaffen kann. Ich halte die **Liebe** zurück. Wenn meine **Beine** von der **Thrombose** betroffen sind, zeigt mir das meine Angst weiterzukommen, meine Neigung, auf der Stelle zu verharren, Bewegung einzubüßen. Ich kann mich auch am Boden festgenagelt fühlen. Es kann auch ein Hinweis auf eine Unsicherheit sein, die ich empfinde, weil sich mein Partner von mir entfernt oder ich mich von ihm. Indem ich versuche, die Beziehung festzuhalten, beschleunige ich noch deren Scheitern. Vielleicht fühle ich mich auch in meinen Emotionen eingezwängt. – Ich akzeptiere ↓♥, mich dem Leben immer mehr zu öffnen, und akzeptiere ↓♥ die Veränderungen als Zeichen von Weiterentwicklung. Ich drücke meine Frustrationen aus und so werde ich aktiv und kreativ.

Blutdruck – Hypertonie (Bluthochdruck)

Ein Mensch, der an **Hypertonie** leidet, ähnelt einem Dampf- oder Schnellkochtopf. Ich sammle über lange Zeit Gedanken und Emotionen an, die ich nicht zum Ausdruck bringe. Oft bin ich überempfindlich und kann mich schlecht beherrschen. Ich schlucke meine Wut und meinen Ärger herunter, bis ich innerlich koche. Möglicherweise neige ich auch dazu, alles vor mir her zu schieben, was ich zu sagen oder zu tun habe, und zwar aus Angst oder mangelndem Selbstvertrauen. Dies führt zu einer starken nervösen Anspannung, weil ich einen riesigen Berg vor mir sehe und nicht weiß, ob ich alle meine Vorhaben überhaupt schaffe. Ich kann auch fabulieren und meine Probleme übertreiben, was dazu führt, dass meine Schuldgefühle die Anspannung noch verstärken. Mein Wunsch, alles unter Kontrolle zu haben und alle Situationen meines Lebens zu lösen, verstärkt ebenfalls den Druck, der unerträglich werden kann. Ich fühle mich oft ohnmächtig, weil ich nicht mehr kann oder Anordnungen nicht mehr gehorchen will, besonders bei meiner Arbeit. Da ich große Angst vor Ablehnung habe, fühle ich mich bedroht und bin immer auf der Hut. Ich habe mich ausgelöscht gefühlt, ohne Verteidigung. Ich erlebe eine intensive **Spannung** in einer emotionalen oder affektgeladenen Situation und möchte meinen Stresspegel senken. Es fällt mir schwer, die **Liebe** der anderen zu empfangen und zu fühlen. Ich habe mich dieser **Liebe** verschlossen, um nicht mehr zu leiden; so will ich weder **Liebe** geben noch sie empfangen. Meine **Hypertonie** kann auch auf meine bewusste oder unbewusste Angst vor dem Tod zurückzuführen sein sowie auf meinen Wunsch, so viel wie möglich aus meinem Leben zu machen, um all die Ziele zu erreichen, die ich mir gesteckt habe. Das Gehirn steuert die Nervenspannung und das **Herz♥,** das den Rhythmus vorgibt und das Blut erwärmt: Zusammen regulieren sie die Spannung. Setze ich mich selbst unter Druck oder habe ich vielmehr den Eindruck, dass dieser Druck von anderen kommt? Verneine ich die Aspekte meiner Persönlichkeit, die verzweifelt ans Licht zu kommen suchen? Fühle ich mich **unterdrückt**? Vielleicht spüre ich Bedrohung, wenn ich meine wirklichen Emotionen ausdrücke, und das deprimiert mich. Ich muss immer der Beste sein, leistungsstark, unter Einsatz meiner maximalen Fähigkeiten. Bin ich auf körperlicher Ebene nicht so erfolgreich wie auf intellektueller, werden der **Druck** und die Anspannung enorm. Ich suche überall nach Harmonie und fühle mich selbst für andere Personen verantwortlich. Was für eine Aufgabe habe ich mir da gestellt! Da ich zu Hyperaktivität neige (was mir dabei hilft, meine Sorgen zu vergessen), werde ich diese Harmonie am besten erreichen können, wenn ich mir bei den zu erledigenden Dingen Prioritäten setze und mir Zeit nehme. Dann kann ich sehen, was in meinem Inneren geschieht, und alle Emotionen ausdrücken, die nach außen drängen. – Ich akzeptiere ↓♥ zu lernen, ganz langsam Dampf abzulassen und mir des Drucks **bewusst** zu werden, unter den ich mich setze. Ich vermeide, dass sich Druck ansammelt, der dann zur Explosion führt. Ich lerne, mir selbst zu vertrauen. Ich lerne, diesen Druck nicht mehr zu brauchen, um mich lebendig zu fühlen. Ich akzeptiere ↓♥ mich so, wie ich bin, und erkenne an, dass ich ein einzigartiges Wesen bin.

Blutdruck – Hypotonie (niedriger Blutdruck)

Im Gegensatz zur Hypertonie ist der Blutdruck bei **Hypotonie** zu niedrig. Dabei ist zu beachten, dass jemand einen vergleichsweise niedrigen Blutdruck haben und sich dabei sehr wohl fühlen kann; das heißt, dass der Blutdruck in diesem Fall für den Betreffenden normal ist, da er die Lebensqualität nicht beeinträchtigt. Wenn ich unter meiner **Hypotonie** jedoch leide, kann es sein, dass es mir an Lebenswillen fehlt. Ich habe das Gefühl, dass nichts klappt, dass ich erst gar keine Anstrengung zu unternehmen brauche, da mir ja doch nichts gelingen wird. Ich fühle mich meiner Energie entleert und kann die Last der Ereignisse nicht mehr ertragen. Ich bin völlig entmutigt. Ich habe jegliche Lebensfreude verloren. Ich empfinde mich als Opfer und habe den Eindruck, als befände mein Leben sich in einer Sackgasse. Ich fühle mich ohnmächtig gegenüber dem, was man von mir verlangt, um innerhalb der etablierten Normen der Gesellschaft zu leben, die nicht unbedingt meinen persönlichen Werten entsprechen. Ich habe Angst, auf bestimmte Träume verzichten zu müssen. Die **Hypertonie** kann zu einem Ohnmachtsanfall führen. Er ist ein Zeichen dafür, dass ich vor meiner Verantwortung, bestimmten Situationen oder Menschen flüchten möchte. Denn wenn ich mich damit auseinandersetze, muss ich Stellung beziehen und Maßnahmen ergreifen, zu denen ich möglicherweise keine Lust habe. Ich fühle mich verantwortlich für die ganze Welt in meiner Umgebung und dies ist zu schwer zu tragen. Dies kann sehr früh in meinem Leben begonnen haben. Ich fühle mich so schwach, machtlos, ausgelaugt … Ich habe keine Lust mehr, mich für das Leben zu engagieren. – Mein Körper teilt mir mit, dass ich mir vertrauen und entschieden handeln soll. Ich beschließe, mich von meiner inneren Kraft leiten zu lassen. – Ich akzeptiere ↓♥, mir Zeit für mich selbst zu nehmen. Dadurch, dass ich einen ausgeglichenen Zustand wiederfinde und entdecke, wer ich bin, nehme ich wieder Kontakt mit meinen Leidenschaften auf. Indem ich jeden Tag so einfach wie ein Kind lebe, finde ich meine Lebensfreude wieder. Ich gebe den anderen ihre Verantwortungen zurück und beschäftige mich nur mit meinen eigenen. Mein **Blutdruck** bleibt möglicherweise niedrig, aber dann ist er nur ein

Zeichen, dass mein Stresspegel fast bei Null liegt und dass ich mein Leben im Einklang mit dem Strom des Lebens führe.

Blutdruckabfall

(siehe: Blutdruck – Hypotonie)

Bluterkrankheit (Hämophilie)

(siehe auch: Erbkrankheiten / Blut / [allgemein] / Bluterkrankungen / Blutkreislauf / Diabetes)

Die **Bluterkrankheit** ist eine Erbkrankheit, bei der eine Störung der **Blut**gerinnung vorliegt. Sie wird durch die Mutter übertragen und nur Jungen leiden daran. Die Mädchen bleiben davon verschont (bis auf manchmal geringere Probleme). Da mein **Blut** schlecht gerinnt, kann eine Verletzung, beispielsweise ein Schnitt, zu einem nur schwer aufzuhaltenden **Blut**verlust führen, der lebensgefährlich werden kann. Selbst wenn es sich um eine Erbkrankheit handelt, ändert das nichts daran, dass ich mich in dieser Situation befinde, um eine bestimmte Bewusstwerdung im Zusammenhang mit Freude zu vollziehen. Bei dem kleinsten Zwischenfall oder Unfall besteht für mich Lebensgefahr, wenn ich nicht schnell eingreife. Ich muss *mir bewusst machen, was bei mir zu einer solchen Verzweiflung führt*, dass ich durch Verbluten sterben könnte. Ich fühle mich in meinem affektiven und sozialen Leben nicht in Sicherheit. Ich habe die äußere Welt nie wirklich integriert. Ich bin sehr einsam und halte mich in meinem Leben für unfähig, erfolgreich zu sein. Alles, was ich anfange, wird sauer. Ich bin in der Vergangenheit oft verletzt worden und glaube, immer in der Defensive bleiben zu müssen. Eine Drohung schwebt über mir. Ich reagiere unangemessen, wenn ich Widerstand wahrnehme. Ständig zweifele ich, was mich daran hindert, autonom zu sein und entschlossen zu handeln. Ich lebe in einem Zwiespalt: Einerseits will ich autonom sein, andererseits bin ich abhängig und will, dass man mich verwöhnt. Ich lebe nach dem Willen der anderen, anstatt den Bestrebungen meines Herzens♥ zu folgen. Ich kann mir ansehen, ob bestimmte Aspekte des **Diabetes** auf das zutreffen, was ich empfinde. – Ich akzeptiere ↓♥, mir zu vertrauen. Ich gehe auf das Problem zu, anstatt defensiv zu bleiben. Ich weiß, dass ich immer geleitet und geschützt bin, wenn ich nach meinem Herzen♥ handele. Ich nehme die **Liebe** und Annehmlichkeit in meinem Leben an. Ich habe mehr Freude in meinem **Herzen♥**.

Bluterkrankungen

(siehe auch: Blut / Anämie / Leukämie)

Eine schlechte Durchblutung weist auf einen Mangel an Lebensfreude hin. Ich fühle mich erstarrt, meine Ideen sind unklar. Ich glaube, sehr um mein Leben kämpfen zu müssen. Mein Blut ist angegriffen, denn ich lebe mehr durch meine Gedanken als mit meinen Emotionen. Ich habe keine Lebensfreude mehr. Eine Krankheit, die mein **Blut** beeinträchtigt, ist Zeichen einer tiefen, unakzeptierten Verletzung, deren Urheber ich nicht verziehen habe. Ich muss daher **heimlich** leben und fühle mich einer Gruppe oder einer Familie nicht wirklich zugehörig. Ich leide darunter, keinen wirklichen Platz in meiner Herkunftsfamilie zu haben. Alles in meinem Kopf gerät ins **Schwimmen (Mischblut) und** ich verliere meine Richtung. Da ich mich selbst nicht respektiere, bin ich ständig kurzatmig und habe wenig Energie. Ich lebe oberflächliche Beziehungen, in denen Geld, Macht, Sex und Schein Könige und Herrscher sind. Ich glaube, ständig die **Zustimmung** der anderen zu brauchen, um „korrekt" zu sein. Ich beunruhige mich, wälze ständig Sorgen in meinem Kopf, auch wenn es gar keinen Grund dafür gibt. Eigentlich will ich mit meinem **Herzen♥** und meiner Sensibilität leben. Ich **huste Blut**, wenn meine Empfindsamkeit am Ende ihrer Kräfte ist und zu viele schmerzhafte Erinnerungen aus der Vergangenheit mich verfolgen, von denen ich mich unbedingt befreien sollte. Es ist so, als würde mein Körper einen Ölwechsel brauchen. Es fehlt an Bewegung, an Veränderung, an Neuem. – Ich akzeptiere ↓♥ neue Ideen, nehme die schönen Dinge um mich wahr, lächle dem Leben zu, um meine Lebensfreude wiederzufinden. Ich werde mir dessen **bewusst**, dass ich so lange lebe, wie ich zu leben wünsche. Es liegt ganz an mir! Ich nehme wieder Kontakt mit der Zartheit und der **Liebe** in mir auf.

Bluthochdruck

(siehe: Blutdruck – Hypertonie)

Blutgerinnsel (... in den Venen oder Arterien), Blutklümpchen

(siehe auch: Blut – Thrombose)

Das Blut bedeutet die Freude, die in meinem Körper fließt. Wenn es gerinnt, bildet sich ein **Blutgerinnsel**, eine halbfeste Masse. Dieser Vorgang ist notwendig, um eine Blutung aufzuhalten, wenn die Blutgefäße durch eine Verletzung zerrissen sind. Bei einer **fehlerhaften Blutgerinnung** scheint es mir unmöglich zu sein, die zugrundeliegende emotionale Verletzung zu überwinden oder zu heilen. In gewissem Sinne lasse ich mich sterben: meine Ohnmacht, meine mangelnde Macht über mein Leben, die zu Verzweiflung führt. Ich lebe immer in der Vergangenheit. Meine tiefen Energien sind im Ungleichgewicht. Wenn sich spontan ein **Blutgerinnsel** bildet (**Thrombose**), beispielsweise infolge eines schlechten Blutkreislaufs, kann dies einen partiellen oder völligen **Aderverschluss** oder eine **Embolie** zur Folge haben. Dies ist so, als ob ich beschließe, das Fließen mit einem Stopfen zu verhindern. Dieses **Blutgerinnsel** kann ein wohl gehütetes Geheimnis symbolisieren, eine Lüge oder einen Verrat, die niemals ausgedrückt worden sind. – Ich akzeptiere ↓♥, die Freude fließen zu lassen, und erwache zu einem neuen Leben. Ich erkenne meine Macht an und den Platz, der mir zusteht. Jede Situation, jede Schwierigkeit in meinem Leben bringen mir mehr Weisheit und **Liebe**. Ich habe alles, was notwendig ist, um mein Leben zu verändern: Ich muss mich nur dafür entscheiden!

Blut im Stuhl

(siehe auch: Blut – Blutungen)

Blutkörperchen

(siehe: Blut)

Blutkreislauf

(siehe auch: Herz, Raynaud-Syndrom)

Der **Blutkreislauf** steht im Zusammenhang mit dem Herzen und dem **Blut**, dem Symbol des Lebens. Das **Blut** fließt durch sämtliche Blutgefäße des Körpers: Arterien, Arteriolen, Venen, Venolen, Kapillaren. Diese Blutgefäße sind wichtig, um **Liebe**, Freude und Leben im ganzen Körper zu verteilen. Mein **Herz♥** (Zentrum der Liebe) akzeptiert ↓♥, das **Blut** zu jedem Teil meines Körpers zu bringen, egal wie wichtig oder unwichtig er ist. Das **Blut** steht für meine Lebenskraft, meine Lebensfreude und das, was ich jetzt in diesem Universum bin. Sämtliche Durchblutungsstörungen haben mit dem **Blut** und mit der Gesamtheit meines Wesens zu tun. Wenn ich mich in einer emotional oder geistig schwierigen Lebenslage befinde, lässt die Energie, die mich beseelt, nach. Diese Schwäche des **Bluts** und des **Blutkreislaufs** bedeutet, dass ich mich emotional aus einer Situation zurückziehe, die mich im Moment zu stark mitnimmt, weil ich nicht genug Energie habe, um damit fertig zu werden. Ich schütze mich vor meinen energetisch zu starken Emotionen, weil ihre deutliche Gegenwart schmerzhaft ist. Ich lasse nicht genug **Liebe** in meinem Leben fließen. Ich übe strenge Kritik an mir selbst, habe Kummer, empfinde große innere Traurigkeit. Meine Lebensfreude und gute Laune lassen nach, meine Ideen werden unklar, mein gesellschaftliches Leben ist wenig aufregend, eher trübselig und langweilig. Ich verschließe mich dem Leben gegenüber. Ich muss viele Projekte, Ideen, Empfindungen zum Fließen bringen, sonst wird alles infolge meiner Unannehmlichkeiten, meines Kummers, meiner Müdigkeit, meiner Wut erstarren. Dieselbe Wirkung würde eine Übererregung oder eine Zwangsvorstellung haben, die den **Blutkreislauf** aus dem Gleichgewicht bringt. Der Mangel an Lebensfreude lässt mich vor meiner Verantwortung fliehen. Blockaden in mir lassen mich bestimmte Situationen vermeiden. Das ist eine Art, zum Leben **nein** zu sagen, unbewusst den Tod herbeizuwünschen. Verschiedene Verhaltensmuster können sich erneut zeigen: Kontrolle, Sich-gehen-Lassen, Gleichgültigkeit gegenüber dem Leben, ein übertriebenes Bedürfnis nach Aufmerksamkeit, Todesverlangen … **Durchblutungsstörungen** treten zuerst an den Händen und Beinen auf, den am weitesten außen gelegenen und aktivsten Teilen meines Körpers, die mir meine Richtung im Universum geben. **Durchblutungsstörungen** in meinen **Beinen** stehen im Zusammenhang mit meiner emotionalen Ausrichtung, mit den Emotionen, auf die ich mich verlassen kann und die mir wichtig sind. Betreffen die **Durchblutungsstörungen** meine **Hände**, handelt es sich um den Ausdruck meiner Emotionen und des Wunschs, das einzustellen, was ich gerade mache. In beiden Fällen handelt es sich um einen inneren Rückzug, einen Rückzug von der vollen emotionalen Teilnahme an meinem Universum. Ich will an dem ganzen Treiben nicht mehr teilhaben und halte Abstand! Ein **Blutgerinnsel** steht für ein wohl gehütetes Geheimnis, ein Ereignis, bei dem ich den Eindruck hatte, dass man mich verrät, mich betrügt, bei dem ich es zuließ, dass sich meine Emotionen verhärteten und in Form eines **Blutgerinnsels** manifestierten, statt weiterhin frei zu fließen. – **Ich akzeptiere ↓♥**, mich direkt anzusehen und vor allem meine Einstellung zum Leben zu beobachten! Ist das Leben nicht so außerordentlich, dass es sich lohnt, es voll zu genießen? Ich öffne mein **Herz♥** für die Liebe, nehme mich selbst in die Hand und lasse mich vom Leben leiten. Es wird immer alles für mich zum Besten geschehen.

Blutpfropf (siehe Blutgerinnsel [... in den Venen oder Arterien] / Blut – Thrombose)

Blut spucken (siehe: Bluterkrankungen)

Blutung (Hämorrhagie)

Eine **Blutung** ist durch einen starken und plötzlichen Blutverlust gekennzeichnet. Dieses unkontrollierte Vergießen von **Blut** steht oft im Zusammenhang mit einer Erschütterung oder einem emotionalen Trauma. Emotionen wie Verbitterung und Angst, die ich zu lange zurückgehalten habe, lassen sich in mir nicht mehr unter Kontrolle halten und brechen plötzlich hervor. Möglicherweise laufen die Dinge nicht meinen Erwartungen und Wünschen entsprechend. Meine Widerstandskraft ist erschöpft, ich bin seelisch ausgelaugt, gebe auf – und ein großer Teil meiner Lebensfreude verlässt mit einem Mal meinen Körper. Meine große emotionale Verletzung ist noch offen und manifestiert sich durch eine **Blutung**. Vielleicht fühle ich mich **erniedrigt**, in meinem tiefsten Ich angegriffen und kann mich nicht verteidigen. Ich fühle mich ausradiert, **massakriert**, ohnmächtig und bin sehr aggressiv. Ich lebe gefährlich, denn das Leben ist ja nicht mehr viel wert. Ich verliere meine Kraft und Lebensfreude. Dies ist so, als ob ich mich selbst verneinte. Ich suche nach Stabilität in meinem Leben. In meiner Familie herrscht Zwietracht und dies macht mich sehr traurig. Es ist wichtig, sich anzusehen, welcher Körperteil angegriffen ist, um mehr Informationen darüber zu haben, was ich lebe. Zum Beispiel sagt mir **Blut im Urin**, dass ich Lebensfreude im Zusammenhang mit meiner Familie verloren habe. Eine **Blutung im Magen** zeigt mir, dass das Austreten des Blutes mit einem emotionalen Schock verbunden ist, den ich nicht verarbeitet habe. Ich „zerfresse“ mich von innen, verliere meine Lebensfreude. Es wäre dringend erforderlich, diese Situation zu regeln, diese Trauer zu überwinden, um so eine bessere Blutzirkulation zu erzielen. Was den **postnatalen Blutverlust** anbelangt, so ist dieser normal. Wenn die Wehen jedoch zu lange dauern, ist die Gebärmutter zu ausgeweitet und es kann eine **Blutung** auftreten, die oft mit Angst, einer grundlegenden Erschütterung oder einem emotionalen Trauma verbunden ist, sogar mit einer körperlichen oder stimmungsmäßigen Mattigkeit, die als **postpartal** bezeichnet wird. Ich halte mich für eine bestimmte Zeit zurück, verkrampfe mich und entspanne mich plötzlich wieder; so sinkt mein Widerstand genauso wie meine Lebensenergie. Ich bin allein und mit mir selbst konfrontiert. Vor allem anderen ist meine Aufmerksamkeit auf das Baby in mir gerichtet. Die **Liebe** in meinem Inneren wird durch Leere ersetzt, die die anderen nicht füllen können. Ich bin gewissermaßen von mir selbst abgeschnitten. Ich akzeptiere ↓♥, mir der mit der Niederkunft verbundenen Ängste bewusst zu werden, und lerne, besser zu atmen. Ich richte meine Aufmerksamkeit auf das „Hier und Jetzt", um meine Emotionen zu meistern und um meinen Uterus zusammenzuziehen und loszulassen. Mein Kind entlasse ich ruhig in die Freiheit, indem ich mir vertraue. Wenn ich auf meinen Körper höre, kann ich eine Mitteilung wahrnehmen, mit deren Hilfe ich in mehr Harmonie leben kann. Ich lerne, loszulassen und meine Emotionen stärker zum Ausdruck zu bringen. Wenn ich mich freier fühle, lenke ich meine Aufmerksamkeit auf die Freude in mir und um mich herum.

Blutungen

Blutungen lassen sich mit Tränen, einem Verlust an Freude vergleichen. Wenn ich leide, fließen die Tränen und mein Kummer ist so groß, dass es scheint, ich würde Blut weinen. Wohin entflieht meine Lebensfreude? Warum empfinde ich diesen Kummer, diese Aggressivität, sodass ich rot sehe? Dies kann an meinen Fragen nach den Ursprüngen liegen, meiner Zugehörigkeit zu einem Familienverbund, meinen **Blut**sverbindungen. Die **anorektale Blutung (Blut im Stuhlgang)** zeigt mir, wie sehr ich mich an die Vergangenheit anhefte. Dies hat zur Folge, dass ich stagniere und stecken bleibe. Ich fühle mich an die Wand gedrängt (im Allgemeinen, aber auch in meinem Sexualleben) und beschuldige die anderen, die Vergangenheit wegen meiner gegenwärtigen Fehler. Ich ziehe mich in mich selbst zurück und lebe in Einsamkeit, um zu vermeiden, dass ich aufs Neue verletzt werde. – Ich akzeptiere ↓♥ die Chance, bewusst zu leben, und finde wieder Freude. Ich mache mich von meiner ganzen Traurigkeit frei und akzeptiere ↓♥, das anzunehmen, was das Leben mir gibt.

Boshaftigkeit

(siehe auch: Rechthaberei)

Boshaftigkeit ist ein krankhafter Wunsch, anderen auf Grund von Hass durch Worte oder Taten zu schaden. Auf diese Weise will ich mir beweisen, dass ich „Recht habe". Dies kann auf tiefe Verletzungen zurückzuführen sein, sodass ich meine Verbitterung und Frustration gegen andere richte. Da ich dem Leben oder anderen Menschen die Schuld an meinen Leiden gebe, will ich mich rächen, in der Hoffnung, dadurch eine Art von Befriedigung zu erlangen. Für mich ist das eine Art, meiner Aggressivität Luft zu machen, um mehr inneren Frieden zu finden. Ich habe das Bedürfnis nach Veränderung, nach Handlungsfreiheit, aber gleichzeitig macht mir diese auch Angst und so verschließe ich mich. Ich lebe also einen großen inneren Zwiespalt. Wenn mir ein solches Verhalten bei mir auffällt, kann ich mir Hilfe suchen, damit ich besser mit mir zurechtkomme. Denn selbst wenn ich meine Gereiztheit durch **Boshaftigkeit** äußere, merke ich sehr wohl, dass das mein Leiden nur vorübergehend lindert. – Ich akzeptiere ↓♥, dass mein Leiden mir gehört. Anstatt mich rächen zu wollen, höre ich auf meine Emotionen und auf ihre vorrangige Quelle. Auf diese Weise kann ich Lektionen des Lebens lernen, die ich zum Wachsen brauche. Ich kann offene und gütige Verhaltensweisen gegenüber meinem Umfeld entwickeln und in größerem inneren Frieden leben.

Bradykardie

(siehe: Herzrhythmusstörungen)

Bronchien (allgemein)

(siehe auch: Lungen)

Die **Bronchien** sind die Wege, über die die Luft in meine Lungen dringt. Sie stehen für das Leben. Beschwerden oder Schmerzen im Bereich der **Bronchien** sind meistens ein Zeichen dafür, dass ich mit dem Leben nicht zurechtkomme, dass ich in meinem Leben wenig Interessen und Freude habe. Die **Bronchien** stellen meinen Lebensraum dar, meine Grenzen, vor allem mein Revier im Rahmen meiner Partnerschaft, meiner Familie und meiner Arbeitswelt. Wenn ich den Eindruck habe, dass ich meinen Lebenstraum verliere oder dass sich jemand darin einmischt, wird meine Unsicherheit Beschwerden an den **Bronchien** auslösen. Die Angst kann sich festsetzen, wenn es **Wortwechsel** oder Dispute gibt, die Konflikte ankündigen. Es besteht eine unmittelbare Gefahr. Ich will mich stark zeigen und erdulde bestimmte Ereignisse, ohne mich zu **wehren**. Vielleicht habe ich das Gefühl, dass mir Luft fehlt, dass ich **am Ersticken** bin, dass ich mich selbst verliere. Oder ich habe den Eindruck, dass die **anderen** mich ersticken. Ich neige dazu, andere zu **beneiden**. Ich mache mir Sorgen, was die anderen über mich denken; ich mag das „**Gerede der Leute**" überhaupt nicht, denn ich habe Angst, dass man über mich lacht und mich **anschwärzt**. Meine gute Laune ist dahin. Wie ein Gorilla würde ich am liebsten meine Brust aufpumpen und auf meinen Brustkorb schlagen, um die anderen zu beeindrucken und der Bedrohung zu entkommen. Oft ist meine Paarbeziehung gefährdet. Beim Mann geht es eher um den Aspekt der Arbeit, beispielsweise die drohende Entlassung; bei einer Frau ist in der Regel die Familie betroffen, wie zum Beispiel ein krankes Kind. Ich akzeptiere ↓♥, dass ich Vertrauen haben muss, dass – wenn ich meinen Lebensraum gut abgegrenzt habe und ihn von anderen genauso respektieren lasse wie meine Rechte, – niemand in mich „eindringen" kann, da der Lebensraum eines jeden gut abgegrenzt ist und jeder in Respekt und Harmonie leben kann. – Ich überprüfe, welche Person oder welche Situation im Zusammenhang mit diesem Schmerz steht und was ich tun muss, um das zu ändern. Ich tue besser daran, Situationen zu schaffen, die Lachen und Entspannung fördern.

Bronchitis

(siehe auch: Lungenerkrankungen)

Die **Bronchitis** (… itis = Wut) ist durch eine Entzündung der Bronchialschleimhaut gekennzeichnet (die Bronchien sind der Teil der Atemwege, durch die die Luft von der Luftröhre zu den Lungen gelangt). Es handelt sich um eine Krankheit, die hauptsächlich im Zusammenhang mit der Atmung steht und mit der Aufnahme von Luft und Leben mit Freude und Gefallen (Einatmung), um sie anschließend vorübergehend und bereitwillig wieder hinauszulassen. Die Entzündung bedeutet, dass ich Wut oder Frustration in Verbindung mit verdrängten Emotionen empfinde, dass Worte in mir sind, die ich ausdrücken und herauslassen muss; dass ich mich in einer erdrückenden Situation befinde, in der ich mich drangsaliert fühle; dass es einen Konflikt voller Aggressivität und Kritik gibt (familiäre Umwälzungen, Streit, usw.). Oft handelt es sich um ein familiäres Umfeld, das von Spannung, Schweigen und Lügen belastet ist. Meine Freiheit wird eingeschränkt. Es fehlt mir Zeit für mich selbst. Ich kann nicht mehr „verschnaufen", atmen. Ich habe zu wenig Vertrauen in andere. Ich will den Menschen nahe sein, die ich liebe, aber gleichzeitig ersticke ich, was zu einer großen inneren Zerrissenheit führt. Wenn zu dieser Konfliktsituation auch Streit und starke Auseinandersetzungen gehören, kann ich sogar an einem **Bronchialkarzinom** (Krebs) erkranken (die häufigste Form des **Lungenkrebs**es**)**. Es gibt eine innere Störung, die mich daran hindert, mein wahres Ich zu zeigen und meine Rechte angemessen geltend zu machen. Ich versuche, mich meinen Nächsten mitzuteilen, aber ich schaffe es nicht, inneren Frieden zu finden. Das Leben scheint für mich bereitzuhalten, dass ich von einer anderen Person getrennt lebe, häufig von meiner Mutter. Die familiäre Situation ist sehr schwierig. Ich empfinde daher eine gewisse Entmutigung dem Leben gegenüber und höre auf zu kämpfen, um meinen Weg fortsetzen zu können. Ich habe wenig Freude am Leben und empfinde eine tiefe innere Niedergeschlagenheit und Unzufriedenheit. Ich möchte gerne unabhängig sein, aber ich bin sehr unsicher. Wo liegen meine Grenzen? Meine Situation ist unerträglich; mein Gefühl der Ohnmacht und mein innerer Schmerz führen dazu, dass ich mich gegen die Impulse meines **Herzens♥** wehre. Der **Husten** weist darauf hin, dass ich mich von einer Sache oder einem Menschen befreien will, die oder der mich stört und mich wütend macht. Als **Kind** kann ich Unsicherheit oder Angst gegenüber dem empfinden, was in meiner Familie passiert. Vielleicht fühle ich lebhaft den Kummer meiner Eltern, die unterdrückte Wut, und ich glaube, all dies erdulden zu müssen, da ich zu jung bin, um mich abzugrenzen oder mich von dem Geschehen zu distanzieren. Ich bin von meinen Eltern beeinflusst und lebe in einem emotionalen Gefängnis. Wenn ich eine **chronische Bronchitis** vermeiden möchte, muss ich **meine Einstellung** zum Leben ändern. Ich bin in eine Familie hineingeboren, in der jedes Mitglied ähnliche Erfahrungen macht wie ich. Meine Eltern und meine Geschwister lernen auch, so gut sie können. Ich akzeptiere ↓♥, dass ich anfangen muss, die Freude und **Liebe** in mir und in jeder meiner Lebenserfahrungen zu sehen. Ich akzeptiere ↓♥, dass ich verantwortlich für mein eigenes Glück bin, und höre auf zu glauben, dass mich die anderen glücklich machen werden. Der erste Schritt zu meiner Unabhängigkeit ist, meine eigenen Entscheidungen zu treffen und eigenständig zu atmen!

Bronchitis – Akute Bronchitis

(siehe: Atmung – Tracheitis)

Bronchopneumonie

(siehe auch: Lungenerkrankungen)

Die **Bronchopneumonie** ist eine Entzündung der Atemwege, die die Bronchiolen und die Lungenalveolen betrifft. Sie steht in direktem Zusammenhang mit dem Leben, mit der Tatsache, dass ich mich durch das Leben zurückgesetzt und eingeschränkt fühle. Ich empfinde das Leben als ungerecht und bin deshalb gereizt. Ich habe das Gefühl, nicht wirklich zu atmen, und zweifellos habe ich in mir Traurigkeit und Wut auf das Leben angesammelt. Ich bin durch eine Situation irritiert und ich weigere mich, meine Verantwortlichkeiten zu übernehmen. Es handelt sich um eine schwerere Infektion als die einfache **Bronchitis** oder die **Lungenentzündung**, weil **der innere Schmerz stärker ist**. – Ich akzeptiere ↓♥, dass ich das Leben auf eine neue Art und Weise atmen muss, mit einer anderen Einstellung, voller Liebe und Freude.

Brust (allgemein)

Die **Brüste** stehen für das **Bewusstsein** dessen, wer ich bin, und für meine Großzügigkeit mir selbst und den anderen gegenüber. Sie stehen für mütterliche Schönheit. An ihrem Zustand kann ich das Gleichgewicht zwischen Geben und Nehmen, zwischen meiner männlichen und weiblichen Seite ablesen. Ein gutes Gleichgewicht oder ein guter Austausch führen zu wahrhaftiger Fruchtbarkeit in allen Aspekten meines Lebens. So ist mein emotionales Leben in guter Harmonie mit meiner rationalen Seite. Eine Person mit großen **Brüsten** (ob Mann oder Frau) hat sich oft schon sehr früh verpflichtet gefühlt, andere zu bemuttern, um geliebt zu werden. Selbst wenn ich die Fähigkeit besitze, mich um andere zu kümmern, stelle ich fest, dass ich es oft aus Angst vor Ablehnung tue und weil ich durch die Bewunderung, die mir diese Seite einbringt, die Anerkennung der Menschen in meinem Umfeld gewinne. Vielleicht habe ich selbst das Bedürfnis, bemuttert zu werden … Im Gegensatz dazu können kleine **Brüste** bedeuten, dass ich vielleicht an meinen Fähigkeiten als Mutter zweifle und deshalb ständig das Bedürfnis habe, diese Fähigkeiten unter Beweis zu stellen. Die **linke Brust** steht für den emotionalen, gefühlsbetonten Aspekt meiner mütterlichen

Seite, während die **rechte Brust** in Verbindung mit der Rolle und den Verantwortlichkeiten als Frau in der Familie und der Gesellschaft steht[16]. Sind meine **Brüste weich und schlaff**, tue ich gut daran, mit mehr Entschiedenheit zu sprechen und zu handeln. Bei der Frau symbolisieren die **Brüste** auch die Weiblichkeit und die Verführung. Oft werden sie in übertriebener Weise bewundert. Mit dem Wachsen der **Brüste** wird das Mädchen zur Frau. Sie lösen eine ganze Reihe von Reaktionen bei der Frau aus. Es kann sich um die Angst handeln, zum Sexsymbol oder lächerlich zu werden. Möglicherweise empfinde ich Scham, fühle mich erniedrigt. Vielleicht möchte ich keine Kinder bekommen, weil mich das bewusst oder unbewusst an einen früheren Schock erinnert. Möglicherweise habe ich auch Ängste davor, gleichzeitig Frau und Mutter zu sein. Oder wusste ich vielleicht nicht, wie ich meiner Rolle sowohl als Frau wie auch als Mutter gerecht werden sollte? – Ich akzeptiere ↓♥, genauso viel zu bekommen, wie ich gebe. Ich akzeptiere ↓♥ meine Weiblichkeit.

Brust – Mastitis

Die **Mastitis** ist eine sehr schmerzhafte Entzündung der **Brust**, die beispielsweise während des Stillens auftreten kann, sodass abgestillt werden muss, wenn sich an der Brustwarze Eiter bildet. Ich provoziere Beschwerden, beispielsweise weil ich nach der Niederkunft (oder aus anderen Gründen) sehr müde bin; auf diese Weise ist es mir im Rahmen meiner Mutterschaft erlaubt, abzustillen, ohne Schuldgefühle haben zu müssen. Vielleicht fühle ich mich auch selbst zu stark bemuttert, entweder durch meinen Lebenspartner oder durch mein Umfeld. Außerdem können diese Schmerzen in den **Brüsten** ein Zeichen dafür sein, dass ich zu hart mit mir selbst bin. Ich habe den Eindruck, mich opfern zu müssen: für meine Familie, meine Arbeit oder aus einem Grund, der mir am **Herzen♥** liegt. Ich kann nicht mehr, ich bin aggressiv und die Frustrationen häufen sich. – Ich akzeptiere ↓♥, dass meine Art des Funktionierens mich an meiner Entfaltung hindert. Ich sehe mir aufmerksam alle meine Qualitäten an. Ich frage mich, warum ich so sehr das Bedürfnis habe, mich für jemanden nützlich zu machen. Ich akzeptiere ↓♥ meinen Wert, denn ich muss niemandem etwas beweisen. Indem mich mir selbst mehr **Liebe** gebe, kann ich auch anderen ohne Gegenleistung mehr geben, ohne Erwartung und ohne den Wunsch, sie zu kontrollieren. Es sind Gesten, die ohne den Wunsch nach Gegenleistung erbracht werden, wie von einem Kind. Ich bin

[16] Laut der ***Biologie totale des êtres vivants*** [Anm. d. Übersetzerin: Umstrittene Heilmethode des ehemaligen französischen Arztes Claude Sabbah, zu Deutsch: „Die totale Biologie der Lebewesen“, auch als biologisches Dekodieren bezeichnet] beeinflusst die Frage, ob ich Links- oder Rechtshänder bin, den Konflikt, auf den die Brustbeschwerden zurückzuführen sind. Diese Theorie wird hier nicht berücksichtigt, die Interpretation ist jedoch genauso gerechtfertigt wie jene Annahme, dass die rechte Körperseite mit dem rationalen, die linke mit dem affektiven und emotionalen Aspekt einer Person zu tun habe. Es sollte möglich sein, beide Seiten der Interpretation zu berücksichtigen.

in der Lage, ja und nein zu sagen, je nachdem, wie es für mich passt. Ich akzeptiere ↓♥ deshalb, die anderen ihre Entscheidungen selbst treffen zu lassen, und lerne mich zu lieben. Ich erkenne an, dass jeder von uns mit seinen eigenen Erfahrungen aufwächst.

Brust – Stillbeschwerden (siehe auch: Brust – Mastitis)

Schwierigkeiten beim Stillen resultieren unter anderem aus **Rissen an den Brustspitzen** oder aus einem **Milchmangel**. Es fällt mir schwer, diesen Aspekt meiner Mutterrolle zu akzeptieren ↓♥. Ich habe den Eindruck, dass dieses Kind meine Freiheit einschränken wird. Ich sehe mich wie eine „Maschine zur Milchproduktion" und stelle nur schwer jene Verbindung mit meinem Kind her, die den meisten Frauen als so außergewöhnlich erscheint. Bei mir ist das ganz anders und so frage mich, was „mein Problem" ist! Ich werde ängstlich, denn dieses Kind ist abhängig von mir. Ich muss mich fragen: Wie kann ich meinem Kind durch den Akt des Stillens **Liebe** geben, wenn ich mich seiner unwürdig fühle? Also mache ich Dampf. Ich achte mich selbst kaum und schenke mir nicht die **Liebe** und Zärtlichkeit, die ich so sehr brauche ... wie kann ich aber meinem Baby etwas geben, das ich selbst nicht habe? Ich will viel tun, um dieses Kind zu nähren, und gebe enorm viel. Dabei vergesse ich die Frau in mir, die ihren Platz völlig der Mutter überlassen hat; da ich mich der Aufgabe nicht gewachsen fühle und viel zu viel tun will, bin ich überfordert und verliere die Nerven. Wie kann ich meinem Partner gegenüber liebevoll, gleichzeitig aber auch Mutter für mein Kind sein? Ich muss lernen, mich an diese neue Situation zu gewöhnen, ein wenig zu dosieren, mich anzupassen. Das **Quäntchen Nahrung** (Milch) für mein Kind kann zeigen, dass ich selbst seit der Ankunft dieses Babys von meinem Partner wenig emotionale Nahrung (Zuwendung, Zärtlichkeit, Aufmerksamkeit usw.) bekommen habe, weil das Kind „den ganzen Raum einnimmt" und die gesamte Aufmerksamkeit auf sich zieht. Dies kann mich an meine Beziehung zu meiner eigenen Mutter erinnern, in der ich Kälte, Leere und Mangel spürte. Die neue Mutterrolle reaktiviert meine emotionalen Verletzungen durch meine eigene Mutter. Wie soll ich gleichzeitig eine gute Mutter und eine gute Liebende sein? Wie grenze ich die Intimität zu meinem Kind ein, um mich wohlzufühlen? – Ich akzeptiere ↓♥ meinen Körper und meine Person, so wie ich bin. Ich nehme meinen Platz und den Raum ein, den ich brauche und der mir zusteht. Ich akzeptiere ↓♥, diese **Liebe** mit meinem Kind zu teilen, da ich weiß, dass es in meinem Leben ist, um mir zu helfen, ein besserer Mensch zu werden. Es bringt mir Freude und unbedingte **Liebe**. So bestimme ich zunehmend mein Leben selbst und kann mein Freiheitsgefühl wachsen lassen.

Brustbein (Sternum)

Das **Brustbein** ist ein flacher Knochen, der in der vorderen Mitte des Brustkorbs liegt und an dem die ersten sieben Rippenpaare und die Schlüsselbeine ansetzen. Da es gut sichtbar ist, wenn ich meinen Oberkörper vorwölbe, ist es mit dem Bild verbunden, das ich von mir habe und nach außen projiziere. Sollte ich meine eigene Existenz bedauern oder ständig an meinem Tun zweifeln, kann sich mein **Brustbein aushöhlen**. Ich fühle mich **mittelmäßig**. Vielleicht neige ich zu Rebellion und konfrontiere andere mit Aggressivität, da ich in der Vergangenheit verletzt worden bin. Ich **bäume** mich wie ein Pferd vor einem Hindernis auf. Ich kann mich auch plötzlich in einer Situation befinden, in der ich mich nicht von einer Person verabschieden, sie nicht mehr in den Arm nehmen konnte. Ich habe die Naivität und Spontaneität des Kindes verloren und bin zu einem Gladiator geworden, der sein Schwert benutzt, um sich in dieser in meinen Augen undankbaren Welt durchzuschlagen. Wenn mein Bauch dominiert und mehr hervorragt als mein Brustbein, fällt es mir schwer, meine eigene Identität zu akzeptieren ↓♥, und ich kämpfe gegen etwas an. Ich bin ganz rund, denn ich verstecke meine Emotionen und weiß nicht, wie ich meinen Platz einnehmen soll. Ich will allen gefallen. So bin ich in meinen Worten zu sanft und kann keine Grenzen setzen. Stattdessen richte ich Frustrationen und Situationen gegen mich selbst. Ich höre auf, mich dem, was ich bin, und den Ereignissen des Lebens zu widersetzen. Ich entscheide mich dafür, mich kennenzulernen und mich wertzuschätzen, so wie ich bin. – Ich akzeptiere ↓♥, voll und ganz an der Transformation meines Lebens teilzunehmen, denn ich bin der Schöpfer dieses Lebens. Ich akzeptiere ↓♥, mich aufrecht zu halten und mich vertrauensvoll auszudrücken.

Brustdrüse (Thymus) (siehe auch: AIDS, Immunsystem)

Die **Brustdrüse** ist eine kleine Drüse im Brustraum auf der Höhe des Herzes♥ (diese Drüse ist am direktesten mit dem Energiezentrum des Herzens♥ verbunden, dem Herz♥chakra). Sie produziert eine Sorte der weißen Blutkörperchen, die sogenannten T-Lymphozyten. Diese spielen eine entscheidende Rolle in der Immunreaktion des Organismus. Die Thymusdrüse steht in Beziehung mit dem Immunsystem, dem oberen Teil des Rückens, dem unteren Teil der Lungen, dem **Herzen♥**, der Haut, dem Blut, dem Vagusnerv und dem Blutkreislauf. Sie symbolisiert Altruismus, Verzeihen, Empathie, meine Wahrnehmung von **Liebe**, die göttliche Macht, den Willen der Seele und die Einheit des universellen **Bewusstseins**. Sie ist das Zentrum der **Liebe** und wirkt sich auf das Immunsystem aus, das Lymphozyten produziert. Sie wird vom Hypothalamus und der Integrität beeinflusst. Sie ist ein Yin-Yang-Zentrum, sowohl maskulin wie feminin, und mit der Fähigkeit verbunden, sich berühren zu lassen, die Dinge zu spüren, außerdem mit bedingungsloser **Liebe**. Sie ist eine Relaisstation, eine Verbindung zwischen der **Liebe** meiner Eltern und meiner Position ihnen gegenüber. Sie ist mit der Immunität des Neugeborenen aufgeladen. Ihre Aktivität vermindert sich mit dem Alter. Eine **Disharmonie** dieses Zentrums zeigt eine **fehlende Akzeptanz des Selbst** an. Ich habe Schwierigkeiten, zu geben und zu nehmen, und es geht mir nicht gut im Hinblick auf die **Liebe**. Ich habe Angst vor Zurückweisung oder davor, lächerlich gemacht zu werden, und schließe mich in Schweigen ein, um mich zu schützen. Bei Groll richtet sich meine Energie auf den Hass und dient eher der Rache als dem Verzeihen, was zu einem Absinken der Energie führt, denn der Mangel an **Liebe** führt zu einem Schwinden meiner Immunkräfte. Probleme mit der **Brustdrüse** zeigen mir, dass ich den Eindruck habe, man wolle mir etwas entwenden, das mir gehört, oder man habe mir etwas für mein Leben Essenzielles weggenommen. Es kann sich um eine Arbeit, einen Partner, einen materiellen Gegenstand usw. handeln. Man hat mich „brotlos" gemacht! Für den Bruchteil einer Sekunde habe ich mich schutzlos gefühlt und nicht gewusst, wie ich mich verhalten soll: Dieser Aspekt betrifft den Kampf zwischen mir und den anderen. In einem ersten Reflex will ich meine Mutter um Hilfe bitten. Ich suche die Autonomie, aber ich zweifele an mir. Meine Unsicherheit führt dazu, dass ich mich an andere anhängen will. Ich lehne es ab, mit **Liebe** und Akzeptanz ↓♥ dessen, was ich bin, für mich selbst zu sorgen. Ich lebe im Opfer. Die Tatsache, dass ich meine Vergangenheit zurückhalte, hindert mich daran, in der Gegenwart zu leben. Ein **Tumor** der **Thymusdrüse (Thymom)** zeigt mir, dass ich erneut in Frage stelle, wer ich in meiner Familie bin und wie ich mich angesichts meiner Wurzeln positioniere. Wenn sich die **Brustdrüse** in **Harmonie** befindet, kann ich durch sie **bewusst** mit meiner **Identität** umgehen. Sie ist ein Kanal für göttliche **Liebe**. Ich bin zu innerer Heilung und zu unbedingter **Liebe** in der Lage. Ich erledige die Dinge mit dem **Herzen♥**, ich gebe und empfange mit Liebe und finde die Kraft, mich nicht manipulieren zu lassen. – Ich akzeptiere ↓♥, dass das Verzeihen für meine Entwicklung und meine innere Harmonie notwendig ist. Meine Lebensfreude erhöht die Immunität. Ich merke, wie gut ich Tag für Tag geschützt bin. Ich schätze, was ich heute besitze, denn das Leben ist ständige Bewegung, und morgen werde ich vielleicht etwas anderes besitzen. Je mehr Distanz ich zur materiellen Welt habe, desto größer ist mein Gefühl von Freiheit! Ich lasse den Hass und den Zwiespalt in mir los und ersetze diese durch Wahrheit.

Brustenge

(siehe: Angina Pectoris)

Brusterkrankungen (Schmerzen, Zysten)

(siehe auch: Brustkrebs, Brust – Mastitis)

Wenn meine **Brüste schmerzen**, muss ich mich fragen, ob ich meinen Kindern oder einem Lebensaspekt, der für meine Kinder steht[17], oder meinem Lebenspartner gegenüber ein übertrieben beschützendes oder dominierendes Verhalten an den Tag

[17] **Ein Lebensaspekt, der für meine Kinder steht**: Dies kann in der Arbeit ein Projekt sein, das ich begonnen habe und mit dem ich mich wie mit einem Kind befasse; ein Familienmitglied, ein Neffe oder eine Nichte oder ein anderes Kind, das ich wie mein eigenes Kind betrachte; meine Eltern, um die ich mich jetzt kümmern muss und die Aufmerksamkeit wie Kinder brauchen.

lege. Habe ich Angst davor oder habe ich tatsächlich erlebt, dass man mir eine mir sehr liebe Person genommen hat? Vielleicht bin ich körperlich von ihr getrennt worden, oder es kam ein Bruch in meinen persönlichen Beziehungen vor, in denen es an Kommunikation oder Austausch fehlt. Mein unerfülltes Bedürfnis, mit den Dingen und Lebewesen verbunden zu sein, lässt in meinem Leben eine Leere entstehen. Ich bin von einem der Meinigen verleugnet worden und leide sehr darunter. Oder vielleicht habe auch ich selbst die anderen verleugnet. Ich bin verängstigt und denke viel nach. Meine Freiheit scheint mir eingeschränkt zu sein. Ich bin wenig mit meinen Gefühlen beschäftigt und will dominieren, ich bin besitzergreifend. Ich beurteile die anderen sehr scharf und will nicht hören, was sie sagen. Mir soll nichts entgehen. Ich bezweifle meinen Wert und entflamme leicht in **Liebe**, denn ich verliere mich in Beziehungen, um mein mangelndes Vertrauen und meine Wertschätzung für mich selbst zu kompensieren. Die Freude, die ich empfinden könnte, wird durch meinen alten Kummer und meine Sorgen verwässert, die mir seit Jahren folgen. Meine Ängste und meine Unsicherheit sind stärker als mein Bedürfnis, mein Schicksal selbst in die Hand zu nehmen. Ich glaube, sündhaft zu leben. Ich gebe all meine Kraft dem Rationalen, um mich von meinen Gefühlen zu entfernen. Trotzdem sind meine Gefühle immer präsent und meine Brüste können **hypersensibel** werden, wenn sie diesen Schmerz und Kummer durchscheinen lassen. Eine **Zyste** kann auftreten, wenn ich Schuldgefühle in Bezug auf Mutterschaft habe oder wenn ich einen emotionalen Schock erlitten habe. Wenn ich die Menschen, die ich liebe, zu stark beschützen will, hindere ich sie am Leben, treffe Entscheidungen an ihrer Stelle und werde eine **gluckenhafte Mutter**. – Ich akzeptiere ↓♥, diejenigen, die ich liebe, selbstständig werden zu lassen, damit sie zu verantwortungsvollen Menschen heranwachsen. Ich lasse meine wahre Persönlichkeit wachsen. Ich verdiene, dass es mir besser geht. Wenn ich meine Ängste, meine Sorgen, meine Ressentiments aus der Vergangenheit loslasse, werden meine Brüste wieder ganz gesund werden.

Brustfellentzündung (siehe: Lungenentzündung und Brustfellentzündung)

Brustkorb

Der **Brustkorb** ist der vordere und äußere Teil des Rumpfes, der sich von den Schultern bis zum Bauch erstreckt. Der **Brustkorb** steht im Zusammenhang mit meinem Sinn für Identität und meinem inneren Wesen. Ich neige dazu, meinen **Brustkorb** vorzustrecken, um mir Mut zu machen und mich stark zu zeigen, oder im Gegenteil, ich ziehe mich aus Angst, Unbehagen oder Verzweiflung zurück. Dort befinden sich mein **Herz♥** und meine Lungen, Organe, die für ein unabhängiges Leben entscheidend sind. Bei Beschwerden oder Schmerzen in diesem Bereich kann ich mich fragen: „Wurde meine Empfindlichkeit in Bezug auf meine Familienbeziehungen in der letzten Zeit getroffen?" – „Habe ich Angst, einem Menschen oder einer Situation gegenüber Verpflichtungen einzugehen, sodass ich Gelegenheiten vermeide, in denen ich mich hingeben oder überhaupt geben müsste?" – „Flüchte ich vor allen möglichen negativen Emotionen, die sich vermischen und mich zerstören?" – „Bin ich angesichts meiner Paarbeziehung desillusioniert?" Ich erlebe eine Situation wie ein Versagen und dies lastet schwer auf mir. – Ich akzeptiere ↓♥, dass es sehr nützlich ist, meine wahren Gefühle und meine Verletzlichkeit zu zeigen: Wenn ich aufrichtig bin, kann ich nur gewinnen!

Brustkrebs

(siehe: Krebs – Brustkrebs)

Brustwarzen

(siehe: Brust)

Brustwirbelsäule

(siehe: Rückenschmerzen – Brustwirbelsäule)

Bruxismus

(siehe: Zähneknirschen)

Buckel

(siehe: Rundrücken)

Buerger-Syndrom

(siehe auch: Arm, Rauchen, Taubheitsgefühl, Entzündung, Blut – Blutkreislauf)

Das **Buerger-Syndrom** oder **Thrombangiitis obliterans** ist eine Krankheit, bei der die Durchblutung der Arme und Beine infolge einer Entzündung der Gefäßwände mehr oder weniger gestört ist. Sie betrifft vor allem die Arterien, aber auch die Venen. Die Krankheit entwickelt sich weiter zu Hautwunden und Amputationen wegen Thrombosen. Sie kommt sehr selten vor, ist sehr bedrohlich und kann innerhalb nur weniger Monate tödlich enden. Dieses Leiden tritt hauptsächlich bei Mitteleuropäern auf und das Rauchen spielt ebenfalls eine Rolle, da die Ursache der Entzündung häufig die Reizstoffe sind, die aus der Zigarette ins Blut gelangen. Durch das Taubheitsgefühl in meinen Armen und Beinen zeigt mir mein Körper, dass ich gegenüber den Situationen des Lebens – in Verbindung mit den Armen – und dem, was mich in der Zukunft erwartet – in Verbindung mit den Beinen – unempfindlich werden möchte. Ich will einen meiner Elternteile, oft meine Mutter, vor Leiden durch bestimmte Verhaltensweisen und Worte des Partners schützen. – Ich akzeptiere ↓♥, diese Nachricht meines Körpers ernst zu nehmen und mehr „Durchblick" in meinem Leben zu akzeptieren ↓♥. Wenn ich aufhöre zu rauchen, wird es mir umso besser gehen.

Bulimie

(siehe: Ess-Sucht)

Burnett-Syndrom

(siehe: Milch-Alkali-Syndrom)

Burn-out-Syndrom oder Erschöpfung

(siehe auch: Asthenie, Depression)

Ein **Burn-out-Syndrom** äußert sich im Allgemeinen, wenn ich einen Kampf um ein bestimmtes Ideal erfolglos aufgegeben habe. Die in die Umsetzung dieses Ideals investierte Zeit und Energie sind so groß, dass ich „die Kerze an beiden Enden gleichzeitig anzünde". Ich bin erschöpft und krank geworden. Es handelt sich um eine tiefe innere Leere, weil ich eine Situation ablehne, in der ich eine wirkliche, konkrete und dauerhafte Veränderung sehen möchte, beispielsweise an meinem Arbeitsplatz, in meiner Familie oder meiner Partnerschaft. Ich bin Perfektionist und opfere mich auf, ich will mein Ideal erreichen. Vielleicht ist es auch ein Teil meiner selbst, den ich nicht akzeptiere ↓♥. Ich fühle mich so, als ob ich gegen die ganze Menschheit kämpfen müsste, da sie meinen Erwartungen und tiefen Überzeugungen nicht entspricht. Es ist, als sähe ich eine Lüge, einen Leichtsinn oder ein kollektives Loslassen, mit denen ich mich uneins fühle und die meine tiefste Wahrheit erschüttern. „Warum weitermachen? Ich gebe auf, es wird mir zu viel." Besonders bei Lehrkräften und Krankenpflegepersonal kommt es oft zu einem **Burn-out-Syndrom** als Reaktion auf das jeweilige Arbeitssystem. Ein Gefühl der Ohnmacht gegenüber einem nicht realisierbaren Ideal ist dabei sehr präsent. Es handelt sich um eine Art Zwang, denn ich will das System mit neuzeitlicheren Methoden **um jeden Preis** ändern. Gleichzeitig habe ich möglicherweise Schwierigkeiten, mich an die neuen Technologien anzupassen, die ich als aggressiv wahrnehme. Wenn ich den Eindruck habe, dass ich die Welt retten muss, dann muss ich sofort meine Einstellung überprüfen. Ein **Burn-out-Syndrom** ist auch eine Art Flucht. Ich sollte mich fragen: Wovor will ich durch mein exzessives Arbeiten flüchten? Habe ich Angst, mit mir alleine zu sein? Brauche ich einen Vorwand, um nicht mit einem Lebenspartner zusammen zu sein, den ich nicht mehr ertrage? Was will ich beweisen, während ich gleichzeitig vor der Angst vor Misserfolg flüchte? Mein großes Bedürfnis ist die Anerkennung. So treibt mich meine Angst vor Kritik dazu, immer mehr zu arbeiten, bis ich nicht mehr kann. Die Symptome eines **Burn-out-Syndroms** sind ziemlich deutlich: geistige und körperliche Erschöpfung, nachlassende Lebensenergie, unzusammenhängende Gedanken! Zuerst kommt die **Erschöpfung** und dann die Ruhe und Erholung, damit ich meine Energien wieder aufladen kann. – Ich akzeptiere ↓♥, dass ich es nicht allen recht machen muss! Das ist eine Idealvorstellung und die Wirklichkeit liegt darin, zu wissen, dass ich in allem mein Bestes gebe und mich vollständig einbringe. So finde ich wieder Gelassenheit, inneren Frieden und wirkliche Liebe in meinem Handeln.

Bursitis oder (seriöser) Gelenkerguss

(siehe auch: Arthritis, Arme [Beschwerden in den Armen], Schultern, Entzündung, Kniebeschwerden, Achillessehne)

Eine **Bursitis** (auch **Hygrom** genannt) ist eine Entzündung oder Schwellung der Schleimbeutel an Schultergelenk, Ellenbogen, Kniescheibe oder Achillessehne (am Fuß). Dieser Schleimbeutel, der wie ein kleines Säckchen aussieht, enthält eine Flüssigkeit, die die Reibung an den Gelenken verringert. Ein Schleimbeutel ermöglicht also eine fließende, mühelose und anmutige Bewegung. Die **Bursitis** steht oft im Zusammenhang mit meinen Erlebnissen bei der Arbeit. Eine **Bursitis** weist hin auf eine **Frustration** oder **starke Gereiztheit**, **verhaltene Wut** über eine Situation oder einen Menschen, den ich vor lauter Wut am liebsten „schlagen" würde, falls die Arme betroffen sind (Schultergelenk oder Ellenbogen), oder dem ich am liebsten „einen Fußtritt geben" würde, falls die Beine betroffen sind (Kniescheibe oder Achillessehne). Meine Gedanken sind **fixiert und** irgendetwas passt mir absolut nicht! Es reicht mir, aber anstatt auszudrücken, was ich empfinde, halte ich meine Emotionen zurück. Es ist möglich, die Ursache für diesen Wunsch nach Zuschlagen herauszufinden, indem ich überprüfe, was ich mit dem schmerzenden Arm machen kann und was nicht. Habe ich links Schmerzen, geht es um die affektive Ebene. Rechts sind Verantwortung und rationale Ebene betroffen (beispielsweise die Arbeit). Ich habe Schmerzen, auch wenn ich mich zurückhalte, jemanden zu schlagen. Ich muss eine angemessenere Art finden, meine Empfindungen auszudrücken. Vielleicht sehe ich mir mein Leben genauer an und frage mich, ob es darin noch genug Sinn gibt: Gibt es noch Dinge, die ich aufregend finde, oder ist es nicht tatsächlich so, dass ich mich zutiefst langweile? Ich bin gereizt. Vielleicht habe ich sogar den Eindruck, dass man mich ausnutzt. Habe ich das Recht, glücklich zu sein? Ich warte häufig auf die anderen, obwohl ich selbst die Initiative ergreifen muss, damit ich erreiche, was ich im Leben will. – Anstatt mich auf die anderen zu stützen, akzeptiere ↓♥ ich, dass ich mich selbst an der Hand nehme. Andernfalls bleibe ich in diesem bewegungslosen Zustand. Ich finde die Ursache meiner Schmerzen heraus, bleibe offen und ändere meine Einstellung, indem ich meine Gefühle und Emotionen besser akzeptiere ↓♥. Ich kann sie zu meinem Nutzen und dem der anderen in Liebe und Harmonie umwandeln. Mein Körper sagt mir nur, dass ich eine positivere Einstellung annehmen soll, um mich den neu auftretenden Situationen anzupassen.

C

Calcaneus (siehe: Ferse)

Calciumablagerungen

Calcium ist ein Mineral, das der „starrsten" Energie entspricht, das heißt dem Knochen. **Calcium** steht im Zusammenhang mit meiner geistigen Energie, der geistigen Struktur meines Wesens. Zu **Ablagerungen** kommt es, wenn sich die Energie an einer bestimmten Stelle fixiert und „kristallisiert" (ähnlich wie Gallensteine) und zu Schmerzen und Entzündung führt. Was ist der Grund dafür? **Calciumablagerungen** sind im Allgemeinen zurückzuführen auf unbewegliche Gedanken, auf **mangelnde Nachgiebigkeit gegenüber Autorität**, die ich ablehne. Ich bin der Meinung, dass mich das Respektieren dieser zusätzlichen Forderung in meinem Leben daran hindert, völlig frei zu sein. Eine Möglichkeit, diese **Calciumablagerungen** in Liebe umzuwandeln, ist eine geistige Offenheit und ein auf Kommunikation gerichtetes Hauptaugenmerk sowie Bewegung und Sport. Ich akzeptiere ↓♥, dass ich, wenn ich anderen Menschen gegenüber offen bin, weniger unter Autorität zu leiden habe und sehr viel stärker teile. So bleibe ich unabhängig und frei und werde weise!

Candida (siehe auch: Ausfluss, Infektionen, Soor)

Es gibt mehrere Arten von Candida. Die beim Menschen am häufigsten vorkommende Art ist **Candida albicans**. Sie kommt zwar bei Männern und Frauen vor, aber bei Frauen hört man häufiger davon. **Candida** ist ein Wort lateinischen Ursprungs und bedeutet **weiß**. Es handelt sich um eine Scheideninfektion, die durch die Vermehrung von Hefepilzen verursacht wird. Sie ähneln weißer, krustenartiger Hefe und treten bei einer gestörten Scheidenflora auf. Normalerweise werden die Bakterien der Scheide mit den Candida-Pilzen fertig, aber hier hat sich die Situation geändert. Diese Infektion steht in einem natürlichen Zusammenhang mit meinem **Engagement** für mich selbst und meinem Partner im Hinblick auf meine Sexualität, auf Situationen und Emotionen, die auf Grund früherer persönlicher Konflikte nicht ausgedrückt wurden. Ich stelle meine Sexualität und meine sexuellen Aktivitäten in Frage sowie meine Bereitschaft, mit meinem Partner intimere Aspekte meiner selbst zu teilen. Die Infektion kann beispielsweise auftreten, wenn ich mit einem neuen Partner eine sehr intime Beziehung habe. Ich werde mich dann wahrscheinlich mehr der Liebe, dem Teilen und der Hingabe öffnen. Das ist neu für mich und ich brauche etwas Zeit, um mich auf diese Situation einzustellen, selbst wenn **Candida**-Pilze auftreten. **Candida**-Pilze können auch mit einem Gefühl der **Erniedrigung** und des **sexuellen Missbrauchs** im Zusammenhang stehen. Es handelt sich um eine Art körperlichen und sexuellen Schutzes, da mich die **Reizung** am Geschlechtsverkehr hindert. Was reizt mich so?

Ich prüfe, welcher innere Aspekt meiner Sexualität sich gestört fühlt, und finde die wirkliche Ursache für meine körperliche und seelische Reizung. Woher kommt meine Frustration? Habe ich den Eindruck, dass ich die anderen über mein Leben entscheiden lasse? Gehe ich das Risiko ein, mich anderen gegenüber zu öffnen, vor allem dem anderen Geschlecht, oder bleibe ich verschlossen? Warum fühle ich mich an die Seite geschoben und als Opfer, warum nehme ich meinen Platz nicht ein? Ich fürchte, meine Naivität zu verlieren, meine Unschuld, meine Reinheit. Ich akzeptiere ↓♥, dass ich meinen Platz im Leben einnehmen und mich selbst respektieren muss. Ich nehme mir Zeit, das, was geschieht, zu erkennen und einzuschätzen, und ich akzeptiere ↓♥ Liebe und meine innere Offenheit und Geduld ebenso wie diese Äußerungen, die von meinem Partner kommen.

Candidose

(siehe: Candida, Soor, Scheidenentzündung)

Cellulite

Cellulite ist keine Erkrankung, sondern eine biologisch-genetisch bedingte Veränderung des Bindegewebes, eine Art „Dellenbildung" der Haut, hauptsächlich im Bereich der Oberschenkel, Oberarme, Hüften und des Gesäßes, umgangssprachlich auch als „Orangenhaut" oder „Reiterhose" bezeichnet. Sie kommt fast ausschließlich bei Frauen vor. [Als Synonym für **Cellulite** ist die Bezeichnung **„Zellulitis"** allgemein verbreitet, aber aus medizinischer Sicht inkorrekt: Zellulitis ist ein entzündlicher Prozess des Unterhautgewebes. Anmerk. d. Verlags]

Cellulite steht im Zusammenhang mit Ängsten, Aspekten meiner selbst, die ich zurückhalte, verdrängten Emotionen, **Reue** und **Groll**, die ich hege. Das bezieht sich auf mein Engagement mir selbst oder einem anderen gegenüber. **Ich fürchte mich davor, mich ganz** auf den Menschen, den ich liebe, **einzulassen,** und weigere mich, entschlossen zu handeln. Diese Angst kann ihre Wurzeln in einem Ereignis haben, bei dem ich mich **verlassen** gefühlt habe. Ich weigere mich, einen Teil meiner Jugend näher zu betrachten, denn oft ist es so, dass ich verletzt und von bestimmten **traumatisierenden** Erfahrungen gezeichnet wurde, die mich heute noch belasten und meine Kreativität und mein Kinder**herz♥** hemmen. **Cellulite** kommt sehr viel häufiger bei Frauen als bei Männern vor, weil ich als Frau viel früher anfange, mir um meine **äußere Erscheinung**, meine **Figur** Gedanken zu machen, die ich mir den gesellschaftlichen Normen entsprechend perfekt wünsche. Ich fühle mich wie eine „ausgepresste Orange". Ich finde mich hässlich, minderwertig und neige zu Abhängigkeitsbeziehungen. Der ästhetische Aspekt erhält eine übertriebene Bedeutung. Ich verdränge meine kreative Seite und vergifte mich selbst, indem ich die gesamte Energie, die zum Ausdruck drängt, sei es durch Kunst oder Kommunikation, in mir einsperre. Eine **„Reiterhose"** an den Oberschenkeln zeigt mir, dass ich mich verpflichtet fühle, meine Kinder ständig zu überwachen, damit sie etwas Besseres werden (oder jeweils das, was für meine

Kinder steht). So möchte ich meine weibliche Kraft schützen und habe Angst vor dem Verlassensein. Die **Cellulite** ist ein Anzeichen dafür, wie passiv ich mein Leben lebe. Ich lasse die anderen für mich handeln, anstatt mich proaktiv und positiv zu verhalten. Meine Unsicherheit ist groß, da ich Angst habe, meinen „Ort des Friedens“ zu verlieren. – Ich akzeptiere ↓♥, dass ich prüfen muss, welche Gefühle mich am entschlossenen Handeln hindern, und dass ich diese behutsam in meinen Alltag integrieren muss. Ich erkenne meinen wahren Wert an und lasse es zu, dass sich meine Kreativität entwickelt. So kann die Energie in meinem Körper frei zirkulieren.

Charcot-Krankheit oder amyotrophische Lateralsklerose (Multiple Sklerose)

Die **Charcot-Krankheit** oder **amyotrophische Lateralsklerose** ist eine degenerative Erkrankung des Nervensystems, an der in der Mehrzahl Männer leiden. Ich mache mich ständig klein und glaube immer mehr, dass ich in meinem Leben nichts erreiche und in meiner Arbeit nie vorankommen werde. Ich stagniere in alten Verletzungen, die ich im Lauf der Jahre sorgfältig gehütet, genährt und bewahrt habe. Innerlich tue ich mir Gewalt an, alles beunruhigt mich und macht mich unsicher, hypersensibel und nervös. Ich vertraue niemandem und vor allem mir selbst nicht. So fühle ich mich überwacht, **verfolgt**, sogar **beschattet**. Meine negativen Haltungen gegenüber mir selbst sperren mich in ein Gefängnis; dabei bin ich unflexibel. – Ich akzeptiere ↓♥, dass ich um Hilfe bitten und einem Therapeuten vertrauen muss, der mir dabei hilft, diese **Wagenladung** voller Leiden zu erleichtern. Ich akzeptiere ↓♥, mein Leben positiv zu gestalten. Ich erkenne an, dass ich ein einzigartiges Wesen bin und dass ich das gesamte notwendige Potenzial in mir trage, um die Ziele zu erreichen, die ich mir setze. Indem ich wieder ein positives Bild von mir selbst aufbaue, wird auch mein Körper dies tun.

Chlamydien-Infektion

(siehe: Geschlechtskrankheiten)

Cholera

(siehe: Darm – Durchfall)

Cholesterin

(siehe: Blut – Cholesterin)

Chronische Erkrankungen

Das Wort **chronisch** kommt vom griechischen *chrónos* = Zeit. Eine **chronische Erkrankung** kann über Monate und Jahre entstehen. Bei einer Erkrankung lässt der Begriff **chronisch** an etwas Bleibendes, Unheilbares denken, das man bestenfalls leicht korrigieren oder lindern kann. Ich erkranke an einer **chronischen Erkrankung**, wenn ich mich weigere, mich weiterzuentwickeln, aus Angst vor dem, was mir die Zukunft bescheren wird. Unabhängig von der Art der **chronischen Erkrankung,** die ich mir zugezogen habe, kann ich mich fragen, was ich glaubte, nicht ändern zu können. Im Hinblick auf welchen Aspekt meines Lebens denke ich: „Daran lässt sich ja sowieso nichts ändern"? Ich ähnele einer Stange Dynamit, die kurz vor dem Explodieren ist; ich halte mich so sehr zurück, dass ich mich danach sehne, eine Ersatzlösung zu finden. Welches „Geschenk" macht mir diese Krankheit in Form von Aufmerksamkeit von Seiten meines Umfelds? Welche Bestätigung meiner Resignation in Bezug auf eine mögliche Änderung meiner Einstellung zum Leben, usw.? Die für mich einfachste Lösung ist sicherlich, nichts zu tun, denn das einzig Angemessene scheint es zu sein, die Hände in den Schoß zu legen. Die Herausforderung, die sich mir stellt, ist, mich selbst in die Hand zu nehmen und mein Bewusstsein der Idee zu öffnen, dass alles möglich ist. Ich kann mich über die Ergebnisse informieren, die andere Menschen mit **chronischen Erkrankungen** erzielt haben, denen eine Heilung gelungen ist. Wie sind sie vorgegangen? Wenn die konventionellen Verfahren zu keinem Ergebnis führen, kann ich es mit alternativen, energetischen oder anderen Methoden versuchen, aber **mit kritischem Unterscheidungsvermögen**, um zu sehen, welche Methode *mir* helfen kann. Wenn ich davon ausgehe, dass alles möglich ist, werde ich leichter Lösungen finden, die mich vielleicht nicht vollständig heilen, aber meinen körperlichen, seelischen und emotionalen Gesundheitszustand bessern.

Chronisches Müdigkeitssyndrom (siehe: Fibromyalgie)

Claudicatio (Hinken) (siehe auch: Bewegungsapparat)

Die **Claudicatio** ist durch einen unregelmäßigen Gang gekennzeichnet. Die Ursache kann muskulärer oder neurologischer Art sein und in Verbindung mit einer Lähmung oder Steifigkeit eines Fußes, eines Knies oder einer Hüfte auftreten. Es steht fest, dass in meinem Leben nicht alles so „läuft", wie ich es mir gewünscht hätte, vor allem meine Sexualität. Irgendetwas „hakt". Ich sitze in der Klemme oder muss etwas unternehmen oder eine Entscheidung treffen. Ich möchte entschlossen handeln, aber Ängste hindern mich daran, dies auf harmonische Weise zu tun. Wenn ich **einwärtsgehe**, begebe ich mich in eine bestimmte Richtung, ohne Lust dazu zu haben. Ich akzeptiere es ↓♥, diese Ängste zu identifizieren; so kann ich wieder mehr Harmonie in mein Leben bringen und auf diese Weise wieder mit größerer Regelmäßigkeit laufen.

Colitis (siehe: Darm – Colitis)

Colitis ulcerosa (siehe: Darm – Dickdarm / Colitis ulcerosa)

Coryza

(siehe: Schnupfen [des Gehirns])

Couperose

(siehe: Haut – Rosazea oder Couperose)

Crohn-Krankheit

(siehe: Darm – Crohn-Krankheit)

Cushing-Syndrom

(siehe auch: Nebennieren [Erkrankungen der Nebennierenrinde])

Das **Cushing-Syndrom**, das als Folge einer Überproduktion an Nebennierenhormon (Kortikoide) auftritt, äußert sich vornehmlich in Symptomen wie Fettleibigkeit im Gesicht, am Hals und am Rumpf (Bisonhöcker), arteriellem Bluthochdruck, Schwangerschaftsstreifen, einer übermäßigen Behaarung, einer Muskelatrophie mit Asthenie (Schwäche) usw. Es kommt außerdem zu geistigen und körperlichen Störungen, einem Ungleichgewicht, das zu dem Gefühl führt, andere würden in mich **eindringen**, da ich nach und nach den Kontakt zu meiner eigenen Kraft verloren habe. Es stellt sich ein Gefühl der Machtlosigkeit ein, ich „ertränke" mich in zu vielen Ideen, die mich überschwemmen. Ich bin verloren, ich weiß nicht, in welche Richtung ich mich wenden soll. Als Reaktion darauf versuche ich, bewusst oder unbewusst, die anderen um mich herum zu unterdrücken. Wenn die Nebennieren nicht normal funktionieren, beobachte ich eine Reihe von Symptomen, die unter der Bezeichnung **Cushing-Syndrom** zusammengefasst werden. Ich merke, dass sich bestimmte Körperteile verändern: das Gesicht, der Hals, der Rumpf, während die unteren Extremitäten immer dünner werden. Ich gerate körperlich und geistig aus dem Gleichgewicht. Ich fühle mich machtlos, ich bin mir der Macht in mir nicht mehr **bewusst**. Als könnte man mit mir jeden Moment „zusammenstoßen". Ich überlebe so eben, und ich habe an einer außerordentlich schweren Vergangenheit zu tragen. Ich muss unbedingt durch für mich hilfreiche Gesten mehr Kontakt zur Wirklichkeit aufnehmen. Ich setze diese Macht ein, um meine Lebensqualität zu verbessern. Ich lerne, mir zu vertrauen, und akzeptiere ↓♥ es, meinen Platz einzunehmen und nach dem zu leben, was ich empfinde und was ich bin.

D

Darm – Bandwurm (Taeniasis)

Der **Bandwurm** ist ein parasitärer Wurm, der sich im Darm ansiedelt und einige Millimeter bis mehrere Meter lang sein kann. Die parasitäre Krankheit, die auf einen Befall mit diesem Wurm zurückzuführen ist, wird **Taeniasis** genannt. Der **Bandwurm** entwickelt sich bei einem Menschen, der glaubt, dass ihm Ideen oder Denkweisen aufgezwungen werden, die seinen eigenen entgegengesetzt sind. Ich fühle mich auf irgendeine Weise weit weg und getrennt von meiner Mutter und will ihr Freude machen, indem ich immer anständig und ordentlich bin. Ich fühle mich traurig und unverstanden, missbraucht und beschmutzt. Ich habe möglicherweise das Gefühl, von „Parasiten" umgeben zu sein. Da es mir schwerfällt, mich auszudrücken und nein zu sagen, lasse ich mir meine Energie „abzapfen". Das Auftreten eines **Bandwurms** wird auch durch Besorgnis und Kummer, die ich nicht loslassen kann, begünstigt. Dieser bittere Geschmack erschwert meine Verdauung, aus meinen Lungen kommt eine verdorbene Energie, Parasiten richten sich ein und verursachen Gereiztheit und Nervosität. Kann auch ich manchmal für andere Personen zu einem Parasiten werden, weil ich glaube, dass ich sie absolut brauche, um in meinem Leben Erfolg zu haben oder um Schutz zu finden? Ich lebe von Illusion und Betrug. Ich bin sehr kritisch und wie ein Wurm, ohne Wirbelsäule: Ich muss mich an die anderen anlehnen. Ich negiere, wer ich bin, als würde ein Fremder in mir leben. Ich fühle mich weit entfernt von meinem eigentlichen Wesen und erlebe eine große Leere. – Ich akzeptiere ↓♥, meine Ideen zu pflegen, mache Platz für Freude und Vergnügen, um mein Inneres zu heilen. Ich nehme den Platz ein, der mir im Leben zukommt. Ich mache wieder Gebrauch von meiner Kraft. Ich steuere mein Leben, wie ich es wünsche. Ich lebe in der Wahrheit und kehre zu den wahren Werten zurück.

Darm – Colitis

(siehe auch: Entzündung, Darm – Dickdarmbeschwerden)

Eine **Colitis** (…itis = Wut) ist eine manchmal mit Geschwüren einhergehende Entzündung des **Dickdarms**. Die Rolle des Dickdarms lässt sich mit meiner Art vergleichen, mich zu verhalten und meine eigene Welt zu behandeln. Wenn ich unfähig bin, im Umgang mit Autorität und meinen persönlichen Beziehungen (Lebenspartner, Eltern, Lehrer, Arbeitgeber, usw.) ich selbst zu bleiben, kontrolliere ich meine Gesten und Handlungen aus Furcht vor der Reaktion des anderen, dessen Anerkennung und **Liebe** ich brauche. So lebe ich immer mehr auf passive Weise und werde fatalistisch. Ich fühle mich ohnmächtig angesichts einer Person oder einer Gruppe, deren Autorität oder Macht ich mich unterwerfe. Ich bin Helfershelfer (Komplize), aber nicht die Nummer eins, der Chef. Ich erdulde Situationen, die mir schwer verdaulich sind. Es ist so, als ob man wiederholt „auf mich einschlagen" würde. Ich fühle mich unterdrückt und zurückgewiesen. Ich neige zu einem obsessiven, zwanghaften Verhalten. Ich hänge mich an die Vergangenheit, und anstatt im Leben voranzugehen, bleibe ich in einer Erwartungshaltung. Eine **Colitis** tritt oft bei Kindern auf, die Angst vor den Reaktionen ihrer sehr strengen und sehr anspruchsvollen Eltern haben. Ich spüre einen Mangel an **Liebe** von Seiten meiner Mutter. Ich habe **ein so großes Bedürfnis nach Zuneigung, Liebe und Wertschätzung**, dass ich **um jeden Preis gefallen** will (selbst um den Preis, meine Persönlichkeit und meine Grundbedürfnisse zu unterdrücken). Ich bin nicht ich selbst und wage nicht, meine Emotionen zum Ausdruck zu bringen, sondern verdränge sie. Ich bin mir selbst gegenüber sehr fordernd, und da ich immer bis zum Maximum meiner Fähigkeiten gehe, lebe ich unter viel Stress. Ich schlucke immer wieder Dinge herunter, die ich eigentlich schwer verdaulich finde. Diese **gefühlsmäßige Abhängigkeit** löst Wut in mir aus, die mich von innen her auffrisst, Frustration und ein Gefühl der Erniedrigung. Sind diese Gefühle sehr stark, bildet sich ein **Geschwür**. Meine emotionalen Reaktionen haben mich gewarnt, dass ich meine Einstellung ändern muss, aber ich habe die Warnung nicht verstanden. Jetzt kommt also das körperliche Signal. Wie soll ich mich verhalten? Die **Colitis haemorrhagica** (Entzündung des Dickdarms mit Blutentleerung) zeigt mir, dass sich der Konflikt besonders in Zusammenhang mit einem oder mehreren Familienmitgliedern oder einer Gruppe gegenüber manifestiert, die ich als Familie betrachte. – Ich akzeptiere ↓♥, dass das Glück aus dem kommt, was ich innerlich fühle. **Ich lerne, mich selbst zu lieben**, ich selbst zu sein, und ich **nehme meinen Platz im Leben ein**. Ich lasse meine vorgefassten Ideen und meine Vorurteile los. Ich gewinne Unabhängigkeit und Selbstständigkeit und stelle fest, dass ich immer glücklicher werde, weil ich jetzt in Übereinstimmung mit meinem eigenen Wesen handele.

Darm – Crohn-Krankheit (Enteritis regionalis Crohn) oder Ileitis

(siehe auch: Blinddarmentzündung, Darm – Durchfall)

Die **Crohn-Krankheit** oder **Enteritis regionalis Crohn** [auch: Morbus Crohn] ist eine Entzündung des letzten Abschnitts des Dünndarms, des Ileums, die durch starke Schmerzen gekennzeichnet ist. Bei bakteriellen oder viralen Erkrankungen kann sie den Anschein einer Blinddarmentzündung haben. Infektionen, die im Rahmen von AIDS oder Tuberkulose auftreten, können zu einer Entzündung des Ileums führen, aber bei den schweren chronischen Fällen handelt es sich um die **Crohn-Krankheit**. Es kann eine Art der Selbstbestrafung infolge starker Schuldgefühle sein. Ich hege „schwarze" Ideen von Wut und Verzweiflung. Ich will meine Kinder daran hindern, selbstständig zu werden, und tue alles, was in meiner Macht steht, um dies zu verhindern. Meine Selbstachtung ist betroffen: Ich fühle mich „einer Situation nicht gewachsen", finde mich „nicht korrekt", „zu nichts gut", „weniger als nichts". Ich habe so wenig Achtung vor mir selbst, dass ich glaube, niemand könne mich lieben und ich müsse mich minderwertig fühlen. Ich unterwerfe mich immer mehr. Diese Gefühle kommen zu einer materiellen oder affektiven Mangelsituation hinzu. Ich habe den Eindruck, dass der Gegenstand meines Mangels mir widerrechtlich auf abstoßende, verachtenswerte Weise entzogen wurde. Dazu kann noch die Angst vor dem Tod kommen. In mir tobt Auflehnung. In meinem ganzen Körper lastet der Hass schwer auf mir, aber ich weigere mich vielleicht, ihn zu sehen. Dafür kann eine Lüge der Grund sein, was meine Furcht vor Ablehnung durch die anderen noch verstärkt. Da es mir schwerfällt, mich in eine Gruppe zu integrieren, bleibe ich mit meinen Sorgen still in meinem Winkel. Ich fühle mich wie ein König (Königin) in meinem Schloss; ich klammere mich an meine Krone und verstecke mich hinter ihr. Ich fühle mich von der ganzen Welt bedroht, und so nutze ich eine Maske, einen Titel, um mich dahinter zu verbergen. Ich will den anderen gefallen, um mir Macht zu nehmen und meine Ohnmacht nicht zeigen zu müssen. Ständig bin ich auf dem Kriegspfad. Ich kann nicht akzeptieren ↓♥, wie bösartig meine Familie mir gegenüber war, und davon wird mir ganz schlecht. Da ich den Eindruck habe, ein Nichts zu sein, kann mir diese Krankheit die Aufmerksamkeit bringen, die ich brauche, aber zu vermissen glaube. Mein Selbstwertgefühl ist gering und ich bin *energetisch gesehen zu offen im Bereich meines Bauches, so dass ich alles Mögliche aufnehme*, einschließlich dessen, was in meinem Umfeld negativ ist und mir schaden kann. Ich lehne mich so stark ab, als wäre mein Bauch, energetisch gesehen, ein Abfalleimer und als *erlaubte* ich den Menschen in meinem Umfeld, ihre negative Energie über mich auszuschütten. Ich lasse mich immer wieder fertigmachen, weil ich meinen Platz nicht ausreichend ausfülle und meine Lebenslagen ablehne, was schließlich zu Durchfall führt. Ich suche intensiv nach meiner eigenen Identität oder Spiritualität und der Schweregrad der Krankheit zeigt mir, wie stark ein grundlegender, wesentlicher Aspekt meines Lebens betroffen ist. – Ich akzeptiere ↓♥, die Maßnahmen zu finden, mit deren Hilfe ich meine Selbstachtung steigern und meine tatsächliche Identität, *meinen Platz* in der Familie oder der Gesellschaft finden kann. Dies wird mir helfen, wieder mehr Ruhe und Harmonie in mein Leben zu bringen. Die Tatsache, dass ich wirklich den Platz finde, der mir zukommt, wird mir einen natürlichen Schutz gegen mein Umfeld verschaffen, sodass ich wieder die Sicherheit meines „Ich bin“ finde. – Das Leben ist schön und ich habe ein Recht zu leben!

Darm – Dickdarmbeschwerden (Kolon) (siehe auch: Krebs – Dick darmkrebs)

Der **Dickdarm** (**Kolon**) befindet sich zwischen Dünndarm und Mastdarm. An diesem Ort endet die Verdauung und die Substanzen werden für die Ausscheidung vorbereitet. Wenn der Dickdarm betroffen ist, muss ich mich fragen: „Was halte ich so sehr zurück?“ Nach mehreren Jahren muss ich mich jetzt von einem Aspekt oder sogar der ganzen Situation distanzieren, damit Platz für neue Bedingungen oder Lebenslagen geschaffen wird. Es kann sich dabei um meine Arbeit oder um mein Privatleben drehen. Ich habe Angst vor dem Mangel, der Einsamkeit, vor Schmerzen. Ich bin es mir selbst schuldig, den nächsten Schritt aus einer üblen und entwürdigenden Lage heraus zu machen, die schmerzhaft oder ärgerlich war und die ich mir noch immer nicht erklären kann. Es kann sein, dass mein Ruf geschädigt wurde, was mich sehr irritiert. Ein **gereizter Dickdarm** zeigt mir, dass ich über das normale Maß hinaus nervös bin, sobald ich mit Unbekanntem konfrontiert werde. Ich weiß nicht, wie ich Grenzen setzen soll, und vielleicht fühle ich, dass meine Intimität ins Lächerliche gezogen wird. So beginne ich, alles zu kontrollieren, um mich sicher zu fühlen. Bei einer **unnormalen Schleimentwicklung** muss ich mich fragen, was ich auf diese Weise ansammele (unter anderem Emotionen), das eine innere Leere füllt, mich aber daran hindert, den Kurs auf meine Lebensziele weiter zu verfolgen. Die **Oxyuriasis** (Befall des **Dickdarms** mit Madenwürmern), die vor allem bei Kleinkindern zu finden ist, bringt mein Gefühl des Missbrauchs ans **Licht**. Meine Beziehungen und meine Ideen verwirren mich, da ich sehr an der Vergangenheit und an Menschen hänge. Ich will einem Elternteil unbedingt gefallen. Das stürzt mich in Verwirrung und lässt mich Energie vergeuden; ich spüre eine große Distanz und Trennung von meinem Gegenüber. Ich sollte die Bindungen zu einer Situation oder Person durchtrennen. – Ich akzeptiere ↓♥, mit der Vergangenheit aufzuräumen, ich lasse die alten Gedanken los, um Platz für meine innere Weisheit zu schaffen. Ich werde mir zunehmend meiner inneren Reichtümer bewusst, indem ich eine längst vergangene Geschichte loslasse und neue Erfahrungen integriere. Indem ich die Bewegung des Lebens frei in mir strömen lasse, weiß ich, dass ich mich immer gewappnet für Veränderungen fühle und daraus gewachsen und bereichert hervorgehen werde.

Darm – Dickdarm / Colitis ulcerosa (siehe auch: Darm – Colitis)

Die **Colitis ulcerosa** (Cu) ist eine entzündliche Krankheit des Verdauungstraktes, die ausschließlich den Mastdarm und den Dickdarm (Kolon) betrifft. Bei der Krankheit wechseln meistens Durchfall und Verstopfung. Der Stuhlgang enthält Blut. Das Leiden ist chronisch, oder es wechseln „entzündliche Schübe“ mit unterschiedlicher Schwere mit manchmal verlängerten Phasen nachlassender Krankheitssymptome ab. Die Entzündung ist eine Reaktion des Organismus auf eine Aggression, wer auch immer der Aggressor sein mag. Die entzündliche Reaktion entspricht dem Zustrom von Verteidigungszellen des Organismus, die auch Immunzellen genannt werden (weiße Blutkörperchen, einige scheiden Antikörper aus), deren Rolle die Eliminierung des Aggressors ist. Durch wen oder was fühle ich mich angegriffen? Ich habe den Eindruck, dass mich etwas durch meine selbst auferlegten Spannungen von innen vergiftet. Etwas im Zusammenhang mit meiner Familie kann ich nicht verdauen und ich kann mich auch nicht davon befreien. Man klammert sich an mich und ich kann nicht mehr! – Ich akzeptiere ↓♥, meinen Platz einzunehmen und mich gegenüber anderen zu abzugrenzen, besonders gegenüber Familienmitgliedern. Ich bestätige meine Bedürfnisse und fühle mich frei in meiner Wahl.

Darm – Divertikulitis

Die **Divertikulitis** ist eine Entzündung von kleinen Ausbuchtungen **(Divertikel)** in der Wand des Dickdarms. Dieses Problem steht im Zusammenhang mit verhaltener Wut in meinem Alltag (…itis = Wut). Ich bin derzeit in einer Situation, in der ich mich gefangen fühle und für die ich keinen Ausweg sehe. Das führt zu Anspannung, Druck, Schmerz und Kummer. Ich fühle mich, als wäre ich in eine Falle gelockt worden. Mein Darm wird zerbrechlich, wie auch mein emotionaler Zustand. Ich misstraue ständig mir selbst und erwarte das Schlimmste. Ich teile nur sehr zurückhaltend mit anderen. Ich will niemanden in den Winkel meines persönlichen Lebens eindringen lassen. Der erste Schritt zu einer Lösung ist das Akzeptieren ↓♥ dieser Situation. Wie kann ich eine Sache in Ordnung bringen, deren Existenz ich mich weigere zu akzeptieren? Ich akzeptiere ↓♥ also diese Situation als gegeben und bleibe offen für den Zustrom göttlicher Kraft, der mir die nötige Liebe bringt, um diese Erfahrung zu verarbeiten. Ich lasse meine alten Ressentiments los. Durch mein Akzeptieren ↓♥ und meine Öffnung bieten sich mir verschiedene Lösungen, weil mich die Wut nicht mehr blind macht.

Darm – Dünndarmbeschwerden

(siehe auch: Darm – Colitis)

Der **Dünndarm** folgt auf den Magen und befindet sich vor dem Dickdarm. An diesem Ort findet die Absorption der Nahrung statt. Dies entspricht der Integration und der Verarbeitung von Informationen, die in meinem Bewusstsein ankommen, und der Entscheidung, wie ich mit diesen Informationen umgehe. Ich analysiere, was gut für mich ist und was ich zurückweisen will. Bin ich verstört oder verängstigt oder glaube ich, meine Werte oder Prioritäten auf die Seite stellen zu müssen, um anderen zu gefallen, wird mein **Dünndarm** reagieren. Ich bin ständig mit Entscheidungen und Wahlmöglichkeiten konfrontiert. Wenn ich Angst habe, dass mir etwas fehlt, wenn ich die anderen für mich entscheiden lasse, anstatt auf meine innere Stimme zu hören, kann mein **Dünndarm** nicht mehr effektiv arbeiten. Durch die Abgeschlossenheit meines Geistes, meine Kritik und meine Weigerung, meine Vergangenheit loszulassen, integriere ich keine neuen Ideen und Erfahrungen in mein Leben. Ich fühle mich möglicherweise von meiner Familie oder von meinem Partner abgetrennt, als habe sich eine Struktur aufgelöst. Sollten die Unstimmigkeiten unerträglich werden und ich kann sie nicht mehr kontrollieren, tritt **Krebs** auf. Ich will zu viel verstehen und analysieren, warum die Dinge so geschehen, und dies zerfrisst mich von innen. Ich bin zutiefst traurig darüber, dass ich mich nicht akzeptiert ↓♥ fühle, vor allem von meiner Familie. Verborgene, **kaschierte** Themen oder Probleme, die hätten geregelt werden können, „verfaulen" in meinem Inneren. – Ich akzeptiere ↓♥, mich vertrauensvoll für neue Erfahrungen zu öffnen. Ich lasse die Bewegungsenergie wieder in mein Leben. So kann ich mich mit Leichtigkeit vorwärtsbewegen und auf meine innere Stimme hören, die genau weiß, was gut für mich ist. Ich danke der Quelle für alles, was ich empfange und ich in diesem Augenblick genieße.

Darm – Durchfall

Durchfall ist eine akute oder chronische, zu häufige Ausscheidung von Stuhlgang. **Durchfall** entsteht durch eine derart schnelle Beförderung der Nahrung vom Magen in den **Darm**, dass sie nicht richtig verdaut wird. Der **Durchfall** kann vorübergehend oder chronisch sein (wenn der Zeitraum drei Wochen übersteigt). **Dieser Zustand wird oft durch die Angst vor einer für mich unangenehmen oder völlig neuen Situation oder Wirklichkeit oder durch den Wunsch, sie zu vermeiden oder davor zu flüchten, ausgelöst.** Es kommt eine Flut von neuen Ideen auf mich zu und ich habe keine Zeit, diese zu verarbeiten. Ich wünsche mir, dass bestimmte Dinge in meinem Leben schneller gingen, und das führt zu großer Ungeduld. Ich fühle mich durch etwas für mich Neues in einer Falle und meine innere Empfindsamkeit gerät völlig durcheinander. Vielleicht fühle ich mich gegenüber meinen Verpflichtungen, gegenüber dem Gesetz gefangen. Ich **lehne** mich ab, mache mir selbst Vorwürfe und bin verzweifelt! Ich habe eine Gemeinheit einstecken müssen, die ich nicht verdauen kann, und ich will sie so schnell wie möglich wieder loswerden. Jemand ist mir „an die Nieren gegangen", ich bin versteinert. *Zudem habe ich derzeit ein sehr hässliches Bild von mir selbst. Ich habe Schuldgefühle. Die Ereignisse wachsen mir über den Kopf.* Ich habe Schwierigkeiten, in meinen intimen Beziehungen die **Liebe**, Zärtlichkeit und Freundlichkeit der anderen zu akzeptieren ↓♥. Ich lebe eine Abhängigkeit, die es mir unmöglich macht zu agieren. Ich brauche wirklich Abwechslung. Es ist nicht die Nahrung, die ich nicht vertrage, sondern es sind meine Gedanken. Ich will etwas Gefährliches oder Übles eliminieren. Da ich es mit Worten nicht „ausscheiden" kann, drückt sich mein Körper anders aus! Wenn ich mich ständig mit der Angst herumschleppe, mich abgelehnt zu **fühlen**, oder dem Wunsch, andere abzulehnen, oder mich in der Falle fühle, werde ich sehr wahrscheinlich **Durchfall** bekommen. Möglicherweise fühle ich mich so außer mir oder von den Ereignissen überrollt, dass ich diesen Zustand so bald wie möglich beenden möchte. Gleichzeitig lasse ich die unangenehmen Gedanken los, die damit verbunden sind. Ich kann mich auch ohnmächtig fühlen und ziehe es vor zu flüchten, statt mich der Situation zu stellen. Ich habe Schwierigkeiten, nein zu sagen und mich zu respektieren; der **Darm** verweigert die Verdauung und scheidet sofort aus, was ich nicht in meinem Inneren lassen will. Ich suche meine Identität, die am liebsten mit den Erwartungen meiner Eltern übereinstimmen sollte. Wenn ich nicht auf das Leben und seine Signale höre (wie einige andere Menschen leben), kommt es auch spontan zu **Durchfall**. Diese Gefühle erlebe ich auch im Fall von **Cholera**; ich bin mir meines kreativen Potenzials nicht **bewusst**, ich suche meine Sicherheit in etwas außerhalb meiner selbst (einem Gott, einer Regierung usw.). Ich fühle mich ohnmächtig, verzweifelt, denn ich habe keine Ressourcen. Ich glaube, dazu verdammt zu sein, im Elend zu leben. – Ich akzeptiere ↓♥, mir Zeit zu nehmen, auf mein Herz zu hören, um zu verstehen, was in meinem Leben geschieht. So kann ich die Situationen und meine Vergangenheit in meine Existenz integrieren und verarbeiten. Wenn ich wirklich deutlich langsamer werde, merke ich, wie sehr ich geradewegs an allem vorbeigerannt bin, so wie die Nahrung im **Darm**, ohne mir die Zeit zu nehmen, alles Gute und Schöne im Leben zu sehen. Mein Körper sagt mir, dass ich dem Leben vertrauen muss, dass ich unterstützt werde, dass mich niemand verlässt. Ich akzeptiere ↓♥ meine kreativen inneren Kräfte. Ich akzeptiere ↓♥, das Glück zu verdienen und meinen eigenen Raum zu haben, wo ich in Respekt für mich selbst und die anderen lebe. So kann ich, wo ich in der Welt lebe, eine bessere Welt erschaffen, in der es sich gut leben lässt.

Anmerkung: Manche Reisende in Entwicklungsländern bekommen **Reisedurchfall oder Reisediarrhö**. Die Beobachtung enormer Armut und großen Elends öffnet das **Herz♥** und verursacht Störungen – im Geist genauso wie im Körper. Oft handelt es sich um eine unbewusste Reaktion, die mir zeigt, wie sehr ich mich an einen bestimmten Komfort oder an einen bestimmten Rhythmus oder eine Lebensweise gewöhnt habe.

Darm – Gastroenteritis

(siehe auch: Magenbeschwerden / Gastritis, Darm – Durchfall, Übelkeit)

Die **Gastroenteritis** ist eine akute Entzündung der **Magen- und Darmschleimhaut**, die durch Erbrechen und Durchfall infektiösen Ursprungs gekennzeichnet ist. Möglicherweise lassen sich eine „äußere“ Ursache und ein Zusammenhang mit der Aufnahme von kontaminiertem Wasser oder Nahrung feststellen. Allerdings muss ich nach der „inneren“ Ursache suchen, die zu diesem Ereignis geführt hat. Im vorliegenden Fall ist der Reizauslöser viel stärker als bei einer Gastritis, weil nicht nur die Stelle betroffen ist, an der die Nahrungsmittel in den Körper kommen, sondern auch die, an der ihre Verarbeitung beginnt. Dies zeigt, dass ich durch das, was mir passiert, derart gereizt und frustriert bin, dass ich überhaupt nichts aufnehmen kann. Ich will also eine Situation oder einen Menschen ablehnen – wenn nicht sogar das Leben selbst – und bin „rot vor Wut“. Das löst dann Durchfall und Erbrechen aus. Es fällt mir schwer, die Ereignisse zu akzeptieren ↓♥. Vielleicht halte ich an bestimmten Denkmustern fest, die jetzt überflüssig geworden sind. Ich finde einen Menschen oder eine Situation schwer verdaulich und das wendet sich gegen mich und infiziert mich emotional. Ich werde von bestimmten Gedanken verfolgt, die mich von innen zerfressen. Ich lebe in ständiger Unsicherheit. Verzweiflung überkommt mich und meine Empfindsamkeit ist schwer gestört. Ich habe Angst vor mir selbst, vor dem, was in mir ist. Ich betrachte mich als schlecht und habe Angst, zu viele Feinde zu haben. Ich lebe in großer Unsicherheit und ziehe es vor, in der Masse unterzutauchen, anstatt mich über sie zu erheben. Ich höre auf, um mich herum Wellen zu schlagen. Ich gestatte mir nicht, mein Leben so zu leben, wie ich es mir wünsche. Es kann sein, dass ich Schwierigkeiten habe, eine Autorität zu verdauen, denn ich neige dazu, nach etablierten Gesetzen zu leben, gegen die zu verstoßen ich nach meinen alten Glaubenssätzen keine Möglichkeit sehe. – Ich akzeptiere ↓♥, mich einer neuen Wirklichkeit, neuen Ideen zu öffnen und wieder zu lernen, anderen Menschen und dem Leben zu vertrauen. Ich lerne wieder, meine Enttäuschung zu äußern, anstatt sie in meinem Inneren nagen zu lassen, wo sie mir alle möglichen Beschwerden zu verursacht. Ich höre auf, von meiner Umwelt eine Bestätigung zu erwarten.

Darm – Mastdarm (Rektum) (siehe auch: After)

Der **Mastdarm** ist der letzte Abschnitt des Dickdarms, der auf den Colon sigmoideum[18] (Sigmoid oder Sigma) folgt und im After mündet. Wenn mich etwas oder jemand in meinem Leben ärgert und ich dies als schlecht oder „gemein" erachte, würde ich diese Sache oder diesen Menschen gerne aus meinen Gedanken und aus meinem Leben ausstoßen. Schaffe ich das nicht, kommt es zu Schmerzen oder Blutungen im **Mastdarm**. Wenn ich diese Situation auf sehr heftige Weise erlebe, wie eine große, unverzeihliche **Schweinerei**, die ich unmöglich loslassen kann, könnten dadurch Probleme im **Mastdarm** entstehen, ja sogar ein **Krebs**. Es kann sich auch um den Weggang eines geliebten Wesens handeln, den ich nicht akzeptiere ↓♥, denn ich habe das Bedürfnis, in Kontakt zu sein, zu kommunizieren, mich anderen mitzuteilen. Ich halte mit aller Macht an einer Person oder einer Situation fest. Es fällt mir schwer, zu verzeihen, was geschehen ist, loszulassen und zu etwas anderem überzugehen, da ich mich erniedrigt fühle. Trotzdem kann ich Abneigung und Zurückweisung verspüren. Warum also um jeden Preis daran festhalten? Oft geht es dabei um eines oder mehrere Mitglieder meiner Familie. In diesen Situationen ist häufig der **s-förmige obere Teil des Mastdarms** betroffen. Vielleicht möchte ich etwas oder jemanden in meinem Leben loslassen und fühle mich dazu nicht in der Lage. Es kann sich aber auch um etwas oder jemanden in der Außenwelt handeln, der sich in mein Leben drängt, was mich erheblich irritiert. Ich lerne offen zu bleiben und versuche zu verstehen, warum mich diese Situation stört. Ich sehe, dass der Mensch, von dem ich glaube, er habe schlecht gehandelt, vielleicht gute Gründe für sein Handeln hatte. Wenn der **untere Teil des Mastdarms** betroffen ist, handelt es sich um eine Situation, in der ich mich fragen muss, wo mein Platz ist und wohin ich im Leben gehe. Vor allem meine sexuelle Ausrichtung kann in Frage gestellt sein. Ich hinterfrage, wer ich bin, welche Richtung ich einschlagen soll,

---

[18] **Colon sigmoideum:** S-förmiger Teil des Dickdarms, der von der linken Seite der Beckenhöhle nach unten verläuft und bis zum Mastdarm (Rektum) reicht.

da man sehr autoritär mit mir umgegangen ist, als ich klein war. Ich fühle mich möglicherweise sehr allein und verlassen. In meiner Familie hat es mir an Anerkennung gefehlt, so suche ich jetzt nach meinem Platz. Ich habe den Eindruck, „zwischen zwei Stühlen zu sitzen“. Da ich in meiner Familie keinen Platz habe, fühle ich mich von den anderen abgeschnitten und habe Angst, verlassen zu werden. Lebe ich mein eigenes Leben oder das der anderen? Der Einsatz ist sehr hoch und ich kann so verkrampft sein, dass sämtliche Muskeln verspannt sind. Wichtig ist die Feststellung, dass sich dieser Zustand auf ein Ereignis oder einen Zustand meiner Kindheit beziehen kann: Die Ausscheidung beim Kind ist lebenswichtig und steht für meine Fähigkeit oder Schwierigkeit gegenüber jeder Autorität, vor allem gegenüber meinen Eltern, und für eine gewisse Angst, die Kontrolle zu verlieren. Erkrankungen im Zusammenhang mit der **Darmentleerung** spiegeln die Art und Weise, mit der ich meine inneren Beschwerden und die verborgenen Aspekte meiner Persönlichkeit zurückhalte oder loslasse. Ich akzeptiere ↓♥, meine Eigenschaften anzuerkennen, und glaube, dass aus meinen Entscheidungen immer das Beste wird. Ich muss weitergehen, indem ich **Vergebung** oder **Milde** walten lasse, mir selbst oder jemandem anderen gegenüber. Es ist ein wenig so, als ob ich mir selbst die **Absolution** dafür geben würde, mich von so viel Negativem zu befreien, das ich jahrelang in mir bewahrt habe und das ich jetzt loswerden will. So kann ich meinen inneren Frieden wiederfinden und **König** und Herr meines eigenen Lebens sein.

Darm – Ruhr (Dysenterie)

(siehe auch: Darmkolik/Darm – Durchfall)

Die **Ruhr** ist eine ansteckende Infektionskrankheit mit geschwürartiger Entzündung des **Dickdarms**. Die **Ruhr** zeigt mir, wie sehr ich auf die Zukunft konzentriert und von meiner Vergangenheit (und von mir selbst) abgeschnitten bin. Ich beharre auf meinen Einstellungen und wende mich gegen Personen, die anderer Ansicht sind. Die **Amöbiasis** oder **Amöbenruhr,** die bekannteste Form der Ruhr, ist auf einen Darmparasiten zurückzuführen. Sie zeigt mir, dass sich jemand an mich anklammert. Dies ist ein wahrer „Parasit“. Wenn es wenigstens ich selbst wäre, der sich an andere anklammert … Ich habe immer mein Bestes gegeben, mich dabei aber oft selbst vernachlässigt. Am liebsten wäre es mir, wenn jemand meine Nachfolge antritt, denn bestimmte Dinge kann ich nicht mehr tragen oder leisten, sowohl in körperlicher wie auch psychologischer Hinsicht. Die **Bakterienruhr** geht auf ein Darmbakterium zurück. Sie weist darauf hin, dass ich nicht in der Lage bin, mich zu verteidigen. Ich lasse es zu, dass die anderen ihren Vorteil aus mir ziehen. Ich gehe nirgendwohin, ich sitze „auf dem Trockenen“, sowohl finanziell als auch in Bezug auf meine Gefühle. Ich werde hart und trocken, um mich zu schützen. Ich akzeptiere ↓♥, mit meinen gegenwärtigen Emotionen im Kontakt zu bleiben, mir meine Wahrhaftigkeit bei jenen Dingen zu bewahren, die ich in meinem Leben verändern will. Ich bitte, wenn nötig, um Hilfe, ich übernehme die Verantwortung für mich selbst und werde wieder zum Herrn meines Lebens!

Darm – Verstopfung (siehe auch: Dickdarmkrebs)

Im **Darm** kommt es zu **Verstopfung**, wenn die Muskelbewegungen, die die Darmentleerung möglich machen, sehr langsam werden und so zu einer Ansammlung von Abfällen führen. Diese Abfälle sind nichts anderes als der körperliche Ausdruck meiner düsteren Gedanken, Befürchtungen, meiner Wut und Eifersucht, mit denen ich überlastet bin. Oft tritt eine **Verstopfung** im Zusammenhang mit einer an Ballaststoffen armen Ernährung auf. Es ist ein Hinweis auf einen auf innerer Unsicherheit beruhenden, starken Wunsch, die Ereignisse meines Lebens zu **kontrollieren**. Ich bin ein **sehr unsicherer Mensch, der die Anerkennung durch andere braucht**. Möglicherweise hänge ich obsessiv an Details und will alles mehrmals kontrollieren, um mich abzusichern, dass „alles unter Kontrolle" ist. Dies führt dazu, dass ich mir Fragen über meine Identität gegenüber Menschen stelle, die mich an meinem Platz in der Gesellschaft umgeben. Meine Unsicherheit macht mich sogar kleinlich und egoistisch. Begünstigt wird **Verstopfung** durch finanziell angespannte Situationen, Konfliktsituationen, Reisen, weil ich mich dann am unsichersten, „ohne Halt" fühle. Oft lebe ich einen Zwiespalt zwischen dem „Ich will gehen" und dem gleichzeitigen „Ich will dableiben". Das Unbekannte macht mir Angst. **Ich klammere mich an überholte Ideen und meinen persönlichen Besitz**. Es kann sich auch um eine Person handeln, die ich zurückhalten will. Mir Bekanntes erlaubt mir eine gewisse Kontrolle und gibt mir die **Illusion von Sicherheit**. Ich halte mich an der Vergangenheit fest, als deren jämmerlicher Sklave ich mich fühle. Ich bin überfordert, ohnmächtig und nicht in der Lage, bestimmte Situationen meines Lebens zu ändern, und dies „geht mir auf den **Wecker**". Ich habe so viel Angst vor Beurteilung, dass ich meine Spontaneität verdränge, mich am Weiterkommen hindere. Ich verdränge auch meine „Probleme" und Emotionen aus der Vergangenheit, aus Angst, sie könnten wieder auftauchen und ich müsste mich mit ihnen auseinandersetzen. Ich lebe unter Druck. Ich fühle mich in einer Situation eingeengt und das geht mir auf die Nerven. Ich neige dazu, aus Angst vor Mangel auf materieller Ebene Reserven anzulegen. Als **Kind** hat es mir möglicherweise ein Gefühl von Macht gegeben, wenn ich meinen Stuhl aufgehalten habe; als Erwachsener kann ich unbewusst dasselbe Ziel haben, als Zeichen einer Herausforderung der Autorität im Allgemeinen. Wann habe ich mir erlaubt, meinen Platz einzunehmen und ich selbst zu sein? Wann habe ich mich zum letzten Mal frei und voller Schwung gefühlt? Was hält mich zurück? Warum diese Schamhaftigkeit zu lieben, diese Zurückhaltung, anderen oder mir selbst etwas zu geben, sowohl auf der Ebene der Freundschaften wie auch emotional? Warum diese ganzen Schuldgefühle? – Ich akzeptiere ↓♥, unbedingt alles **loszulassen**, was mir nicht gefällt. – Ich akzeptiere ↓♥ mich hier und jetzt von der Vergangenheit zu befreien, voranzuschreiten und ein aufregenderes Leben zu führen. Ich fühle mich viel entspannter, denn ich vertraue dem Leben.

Darmbeschwerden

(siehe auch: Krebs – Dickdarmkrebs (Kolonkarzinom) / Dünndarmkarzinom, Darm – Colitis / Verstopfung / Durchfall, Verdauungsstörungen)

Der **Darm** ist das Zentrum für die Aufnahme und Verarbeitung von Nahrung. Er passt auf, was für den Körper gut ist und stößt alles andere aus. Diese Nahrung kann körperlicher (Nahrungsmittel), emotionaler (Emotionen, Gefühle) oder geistiger Art (Gedanken) sein. Alles, was mich traurig, furchtsam, verwirrt macht, Auflehnung, Schamgefühl oder ein anderes unharmonisches Gefühl auslöst, kann sich im **Darm** freisetzen und **Darmbeschwerden** verursachen. Da die Verdauung im **Darm** stattfindet, werde ich **Darmbeschwerden** bekommen, wenn ich verärgert bin und mich als Opfer eines „Schlags unter die Gürtellinie" oder einer „Gemeinheit" fühle, die ich einfach nicht „verdauen" kann. Ganz besonders betroffen werde ich dann sein, wenn der „Bösewicht" ein Familienmitglied ist. **Darmbeschwerden** treten oft als Folge einer Trennung auf, von meinem Partner, aber auch von einem Teilhaber, einem Kind, einem Lehrer usw. Da ich diese Situation nicht in den Griff bekomme, wird sie sich auf der Ebene meines Darmes manifestieren. Ich könnte **„vor Hunger sterben"** und ich weigere mich auch weiterhin starrsinnig zu akzeptieren ↓♥, was passiert ist. Betreffen die **Darmbeschwerden** meinen Dünndarm, neige ich möglicherweise dazu, mit sehr bestimmten Meinungen im Hinblick auf Gut und Böse über erlebte Situationen zu urteilen. Ich bin „verhärtet", da ich als Kind sehr streng behandelt wurde. Ich neige wahrscheinlich auch zu dem Eindruck, dass mir im Leben sehr viel fehlt. Ich habe Schwierigkeiten, meine wahren Bedürfnisse wahrzunehmen und sie mir wirklich **anzueignen**. Der **Darm** (und vor allem der **Dickdarm**) steht auch im Zusammenhang mit **meiner Fähigkeit, mich gehen zu lassen**, mich innerlich in ausreichender Sicherheit zu fühlen, um spontan reagieren zu können. **Mein Darm ist ein Symbol dafür, wie weit es mir gelingt, die Ereignisse in meinem Leben fließen zu lassen**. Ich kann ein sehr starkes Bedürfnis haben, etwas **festzuhalten** und das, was mir geschieht, zu **kontrollieren**. Ich klammere mich an bestimmte Dinge, Menschen oder Situationen, manchmal bis hin zu Eifersucht und besitzergreifendem Verhalten, und mein **Darm** ist von all dem, was ich unnützerweise zurückhalte, überfüllt, möglicherweise bis hin zu einer **Verstopfung** oder einer **Tuberkulose**. Kritik zerfrisst mich, Klatsch und Geschwätz dagegen berühren mich. Ich widersetze mich der Veränderung, denn größere Unabhängigkeit macht mir Angst. Ich lasse mich Schmerz und Kummer erleben, denn es fällt mir schwer, bei einer Person oder einer Situation zum nächsten Schritt überzugehen. Eine **schlechte Absorptionsfähigkeit des Darms** zeigt mir, dass ich nicht weiß, was gut für mich ist. Lieber gehorche ich gelehrig einem Chef, einer Religion usw., als dass ich nach meinen eigenen Vorstellungen und inneren Werten leben würde. Wenn ich kapituliere, weil ich keinen Sinn mehr in meinem Leben erkenne, kann eine **Darmperforation** auftreten. – Ich akzeptiere ↓♥, unabhängig zu sein und mir zu sagen, dass ich in mir alle erforderlichen Mittel habe, um mir das zu erschaffen, was ich möchte. Der einzige Mensch, über den ich Kontrolle haben kann, bin ich selbst!

Darmgase oder Flatulenz oder Meteorismus

(siehe auch: Blähungen, Aufblähung [allgemein] / [... des Bauches])

Die **Flatulenz** (auch **Meteorismus** genannt) ist eine Produktion von Darmgasen mit Blähungen. Der Ausstoß von Gasen kann sich entweder durch den Mund oder durch den After vollziehen. Die Gase sammeln sich im Verdauungstrakt. Wenn ich mich an einem Menschen oder einer Situation, die ich festhalten möchte, festklammere, ist das so, als ob ich für mich Unerwünschtes und Nachteiliges festhalte, das sich in Form von **Darmgasen** äußert. **Ich habe Angst und klammere**, denn ich habe den Eindruck, etwas oder jemand Wichtiges zu verlieren, sowohl auf der Gefühlsebene wie auf der intellektuellen, materiellen oder spirituellen Ebene. Es kann auch sein, dass ich dieselben Gefühle und Unsicherheiten immer wiederkäue, und dies gärt in mir und äußert sich in dem Augenblick, in dem ich am wenigsten darauf gefasst bin, und macht sich „bemerkbar“ ... Ich kann mich auch dazu zwingen, eine Situation, einen Menschen oder eine Emotion (im übertragenen Sinn) „herunterzuschlucken“, die gegen meine Prinzipien und mein Gewissen verstoßen. Die Folge davon ist, dass ich anschwelle. Ich will die Probleme der ganzen Welt lösen und diese Last ist schwer zu tragen. Vielleicht gibt es auch Parasiten in meinem Leben, die meiner Entwicklung schaden? Ein Krieg in meinem Inneren stört meinen Frieden. Wenn die **Gase** sehr übel riechen, gibt es Dinge in meinem Leben, die „mir stinken“ und die ich eliminieren will, um meine Freiheit, meinen Raum wiederzufinden. – Ich akzeptiere ↓♥, mir die Erlaubnis zu geben, nachzuspüren, was um mich herum passiert, und loszulassen. Ich lerne, auf das Loslassen zu vertrauen, weil ich weiß, dass ich immer alles habe, was ich brauche.

Darmkolik

(siehe auch: Blähungen)

Eine **Kolik** ist durch eine oder mehrere Kontraktionen gekennzeichnet, die infolge einer großen **inneren Anspannung** auftreten oder infolge einer Situation, die mich verletzlich macht und die mir derart auf die Nerven geht, dass es zu einer Stauung im Darm, zu Magenschmerzen, Schmerzen an den Drüsengängen und den Harnwegen kommt. Ich bin gegenüber einer solchen Situation oder Person ungeduldig und irritiert. Ich ärgere mich, habe „**Bauchgrimmen**“. Ich habe keine Kontrolle mehr und das stört mich. Ich zweifle an meinen Fähigkeiten, es fehlt mir an Selbstvertrauen, ich fühle mich einem Problem nicht gewachsen oder weiß nicht, wie ich es lösen soll. Ein typisches Beispiel im Zusammenhang mit den **Koliken des Neugeborenen (Dreimonatskoliken)** ist, wenn ich als Mutter Angst habe, mich nicht richtig um mein Baby zu kümmern, nicht genug für es zu tun. Das Baby spürt meine Ängstlichkeit und wird selbst unruhig (ein an **Koliken** leidendes Kind braucht Ruhe, Geduld und Liebe). Ich akzeptiere ↓♥, dass sich im Leben alles zum Besten entwickelt. Ich **lasse** also **los** und tue voller Liebe mein Bestes. Was mir wie Probleme und Unsicherheit vorkam, sehe ich jetzt einfach als Erfahrungen, die mir in meiner Entwicklung weiterhelfen und an denen ich wachsen kann. Atemübungen, Entspannungsübungen und Meditation können mir helfen, wieder Kontakt zu meinem inneren Wesen aufzunehmen, sämtliche Kräfte in mir zu mobilisieren und meine **Ungeduld** einem Menschen oder einer **ärgerlichen** Situation gegenüber verschwinden zu lassen.

Darmkrebs

(siehe: Krebs – Darmkrebs)

Daumen

(siehe: Finger – Daumen)

Daumenlutschen

Durch **Daumenlutschen** möchte ich das Wohlgefühl, das ich im Bauch meiner Mutter empfunden habe, wieder herstellen. Manchmal wird der Daumen auch durch den Mittelfinger ersetzt, der für Empfindsamkeit steht. Die Wärme und Feuchtigkeit meines Mundes geben mir Sicherheit, das Gefühl, vor der Außenwelt geschützt zu sein. Das **Daumenlutschen** oder das Lutschen an jedem anderen Finger verschafft mir den Eindruck einer Ersatzbefriedigung. Ich werde mir **bewusst**, wie sehr ich mich als hilflos und abhängig von den anderen fühlen kann. Ich hungere danach, zu lernen, mich selbst zu entfalten. Anstatt diese Leere mit Nahrung zu füllen, **lutsche ich am Daumen**. Ich tröste mich mit mir selbst und bleibe in meiner Welt. Als Kleinkind drücke ich durch diese Geste meine Angst aus, groß und erwachsen zu werden. Wenn mein oder meine **Finger gegen meinen Gaumen gelegt** sind, sehne ich mich nach meinem Vater, nach seiner Gegenwart, die mich schützt. Wenn die **Finger unter der Zunge** liegen, hinter den Schneidezähnen des Unterkiefers, habe ich vermehrt das Bedürfnis nach Zuwendung, nach der Gegenwart der Mutter. Ich muss mein Gefühl der inneren Sicherheit stärken, indem ich mich um mich selbst kümmere und mir Freude bereite. – Ich akzeptiere ↓♥, das auszudrücken, was ich fühle, und bemühe mich, auf die anderen zuzugehen und um Hilfe zu bitten. Anstatt mich auf meinen Daumen zu verlassen, um mich zu stützen, vertraue ich meinen inneren Kräften und akzeptiere die Tatsache, dass ich ständig geschützt bin …

Depression

(siehe auch: Neurasthenie)

Die nervöse Depression, in der Regel einfach **Depression** genannt, ist ein pathologischer Zustand, der durch eine **tiefe innere Traurigkeit** gekennzeichnet ist, begleitet von seelischem Leid, einem Verlust des Selbstwertgefühls, einer psychomotorischen Verlangsamung. Eine **Depression** äußert sich in **Geringschätzung** und **Schuldge-**

fühlen, die mich von innen auffressen. Beide Elemente müssen vorhanden sein, damit eine **Depression** auftritt. Sobald ich eines davon in den Griff bekomme, egal ob Abwertung oder Schuldgefühle, habe ich die **Depression** überwunden. Ich bin **depressiv**, fühle mich elend, weniger als nichts. Ich kann mich sogar dafür schuldig fühlen, dass ich existiere. Ich lebe ständig in der Vergangenheit und habe Mühe, davon loszukommen. Die Gegenwart existiert nicht und die Zukunft macht mir Angst. Es ist mir unmöglich, im „Hier und Jetzt" zu leben. Ich ziehe es vor, ständig in der Vergangenheit zu leben und immer zurückzublicken. Der **Gegenwart** gegenüber bleibe ich gleichgültig. Ich habe keine **Lust**, irgendetwas zu tun. Um eine Frustration zu vermeiden, vor allem auf sexueller Ebene, schneide ich mich von allen Bedürfnissen ab. Ich habe keine Lust, mich an der Hand zu nehmen. Es ist wichtig, jetzt eine Veränderung in meiner Sichtweise herbeizuführen, weil sich alles verändert. Die **Depression** tritt häufig in einer entscheidenden Phase meines Lebens auf (beispielsweise in der Jugend), da sie mich dazu zwingt, mich in Frage zu stellen[19]. Ich will um jeden Preis ein anderes Leben führen. Ich bin zwischen meinen Idealen (meinen Träumen) und der Wirklichkeit hin und her gerissen, zwischen dem, was ich bin, und dem, was ich sein möchte. Es handelt sich um eine innere Unausgeglichenheit (vielleicht chemischer oder hormoneller Art) und meine Individualität ist nicht mehr wiederzuerkennen. Ich fühle mich in meinem Lebensraum eingeschränkt und verliere langsam die Freude am Leben, den Sinn meines Lebens. Ich fühle mich überflüssig, armselig, wie ein **Nichtstuer**, wie eine Last für die anderen. Ich neige dazu, sehr leicht zu resignieren, und habe Lust, etwas aufzugeben, zu **kündigen**, zu gehen. Ich setze mich unter sehr viel Druck, um meine Emotionen im Zaum zu halten und sie in meinem tiefsten Inneren einzuschließen. Wenn dieser Druck zu groß wird, setzt die Depression ein: So sind die anderen verpflichtet, mich von bestimmten Verantwortlichkeiten zu entlasten. Dieser Druck kann auch von meinen Eltern, meinem Partner, meinem Chef, von der Gesellschaft insgesamt kommen. Der Zwang, in meiner Ehe und meinem Familienleben erfolgreich zu sein, trägt dazu bei, meinen Stress zu erhöhen und immer mehr von mir zu verlangen und mir die Latte viel zu hoch zu legen. Wenn das „Fass überläuft", folgt die **Depression**. Ich fühle mich eingeklemmt, ohnmächtig und minderwertig. Mit anderen Worten: Die **Depression** hat ihren Ursprung in einer Situation, die ich in Bezug auf mein Territorium, das heißt das, was zu meinem Lebensraum gehört, erlebe, ob es sich dabei um Menschen (*meine* Eltern, *meine* Kinder, *meine* Freunde, usw.), um Tiere (*mein* Hund, *meine* Fische, usw.) oder um Dinge (*meine* Arbeit, *mein* Haus, *meine* Möbel, usw.) handelt. Mein Konflikt kann sich auf ein Element meines Territoriums

[19] Es ist festzuhalten, dass auch Kinder an Depressionen leiden. Sie ist schwieriger zu identifizieren oder die Eltern achten nicht darauf, aber sie kommt häufig vor. Wenn ich ein Kind bin, das sich sehr leicht Schuldgefühle macht und glaubt, die Ursache für Familienprobleme oder Eheprobleme meiner Eltern zu sein, lauert die Depression …

beziehen, das ich Angst habe **zu verlieren**, oder auf einen **Streit**, der sich auf meinem Territorium abspielt und der mich stört (beispielsweise Streitigkeiten zwischen Geschwistern), oder auf etwas, was ich schon verloren habe, wobei ich mir im Zusammenhang mit diesem Verlust bestimmte Worte oder Handlungen vorwerfe. Ausdrücke wie beispielsweise „Du nimmst mir die Luft zum Atmen" drücken in etwa aus, was ich empfinde. Ich habe manchmal Schwierigkeiten, meinen Lebensraum, mein Territorium abzugrenzen. Was gehört nur mir alleine und was gehört den anderen? Ich bin ständig unzufrieden mit einer Situation, die oft mit einem Familienmitglied zu tun hat. **Depressive Menschen** sind oft sehr durchlässig für ihr Umfeld. Ich fühle alles, was sich um mich herum ereignet, und das erhöht noch meine Empfindlichkeit, was dann zu dem Gefühl führt, eingeschränkt zu sein und von seinem Umfeld überflutet werden. Anstatt eine gewisse Distanz zu wahren, erlebe ich alles „von ganz nahe", was unnütz einen großen Teil meiner Energie verbraucht. Auch wenn ich mich darum schlagen würde, würde ich verlieren, das weiß ich wohl. Ich neige daher dazu, einmal Begonnenes nicht zu Ende zu führen. So ist es für mich sehr **belastend** zu sehen, dass all mein Tun nicht ausreichend sein wird. Möglicherweise neige ich sogar zur Selbstzerstörung. Ich bin **nostalgisch**, schrumpfe zusammen, werde **folgsam** wie ein Hund, um nicht zu stören. Ich habe den Eindruck, etwas zu **erdulden** oder zu sterben. Lachen gehört nicht mehr zu meinem Leben. Ich lasse es zu, dass die anderen mich überrollen. Es kann auch sein, dass ich Aufmerksamkeit brauche, um mein Selbstwertgefühl zu steigern. Dabei wird die Depression zu einem unbewussten Mittel, mein Umfeld zu manipulieren. Ich kann sehr viel Energie auf ein Projekt oder für etwas verwenden, das mir am Herzen liegt, auch wenn dieses vielleicht nicht unbedingt gut für mich ist. Das Leben wird dafür sorgen, dass mir etwas anderes passiert, das besser für mich ist. Aber ich bin so auf die gewünschte Sache konzentriert, dass ich all das Positive, das mir widerfährt, nicht mehr sehe. Ich muss mich daran gewöhnen, eine Gesamtsicht der Ereignisse zu bekommen und zu erkennen, dass etwas Besseres auf mich wartet als das, was ich mir gewünscht habe. Die **Wochenbettdepression** setzt einige Wochen oder sogar Monate nach der Geburt ein. Ich fühle mich entmutigt. Ich habe Angst, mir könnte die neue Situation misslingen, und ich weiß keine Lösung. Vielleicht hat das Baby eine Zeit lang eine innere Leere gefüllt. Jetzt bin ich mit mir selbst konfrontiert, mit dieser Einsamkeit und Leere. Ich glaube nicht an meine Möglichkeiten und Kräfte, ich weiß nicht, wie ich „etwas erreichen" kann. All dies kann durch meine eigenen Erinnerungen an meine Kindheit oder an meine Geburt gesteigert werden, die möglicherweise sehr schmerzhaft waren. Ich überprüfe umgehend die Ursachen meines **depressiven** Zustands. War ich als junger Mensch depressiv? Welche prägenden Ereignisse in meiner Kindheit lassen mir mein Leben jetzt so unbedeutend erscheinen? Welches Lebensdrama nagt noch innerlich an mir? Handelt es sich um den Verlust eines geliebten Wesens, meines Lebenssinns, oder habe ich mein Lebensziel aus den Augen verloren? Es nützt nichts, vor der Wirklichkeit und meiner Verantwortung zu fliehen (beispielsweise durch Selbstmord), selbst wenn mir das der einfachste Weg zu sein scheint. Es ist wichtig, die Verantwortlichkeiten in meinem Leben festzustellen, denn ich werde mehr brauchen als Antidepressiva, um meine **Depression** zu heilen: Ich muss an den Ursprung zurückgehen, das **Übel** der Seele heilen. Die **depressive Verstimmung** ist ein vorübergehender Zustand, eine Phase der Mattigkeit, der Unlust, der Erschöpfung, der Niedergeschlagenheit oder Entmutigung. Dieser Zustand ist zumeist von kurzer Dauer (ein Tag oder mehrere Tage). Sie tritt auch in Form der **saisonal-affektiven Störung (SAD)**, vor allem der **Winterdepression** auf, als depressiver Zustand vor allem im Herbst oder Winter. Sobald das Tageslicht abnimmt, weil die Tage kürzer werden, tritt ein übergroßes Bedürfnis auf, zu essen und zu schlafen, und andere Symptome einer **Depression** kommen hinzu. Die zunehmende äußere Dunkelheit erinnert mich an meine eigenen dunklen Seiten, an Situationen, in denen ich „das Licht am Ende des Tunnels" nicht mehr sehe, an ausweglose Situationen. Alles, was mir begegnet, erscheint mir in einem negativen Licht. Ich fühle mich als machtloses Opfer, ziehe mich in mich selbst zurück und vermeide jede Kommunikation, sogar mit mir selbst, um jede Übertragung oder Infragestellung meiner Verantwortlichkeit. Ich akzeptiere ↓♥, genügend Abstand zu meinem Leben zu gewinnen. Ich betrachte die Dinge, die mir passieren, mit Distanz und akzeptiere ↓♥, die Lektionen zu sehen, die ich zu lernen habe. Ich lenke meine Aufmerksamkeit auf meine Prioritäten und mache mir bewusst, dass mir das Leben viele Geschenke macht. Ich nehme mir Zeit, mir selbst Gutes zu tun, mich auszuruhen und neu zu ordnen, um meine Energien und meine Ideen wiederzufinden. So bestimme ich mein Leben und ich habe die Energie, alle meine Projekte zu Ende zu führen. Ich akzeptiere ↓♥, dass ich einzigartig bin. Ich habe alles, was ich brauche, um mein Schicksal zu ändern, und kann mich bewusst dafür entscheiden, dass sich die Raupe in einen Schmetterling verwandelt. Ich habe die Wahl, „loszulassen" oder zu „kämpfen". Ich höre auf, mich zu widersetzen und darauf zu bestehen, dass alles nur nach meinem Willen passiert. Ich diszipliniere mich, ich beginne **eine Sache auf einmal** und trage Sorge, diese auch zu Ende zu führen. Indem ich Verantwortung übernehme, gewinne ich mehr Freiheit und meine Bemühungen zahlen sich aus. Ich beginne wieder mit Projekten, erlaube mir zu träumen, mein Leben zu gestalten, wie ich es möchte, mit dem notwendigen **Respekt** für mich selbst! Die Anerkennung der anderen brauche ich nicht mehr. Ich lasse sie ihr Leben leben und gebe mir das Recht und den notwendigen Raum, mich zu entfalten. Ich lasse von den Lasten ab, die ich trage, und habe dabei ein gutes Gewissen. Ich bin ganz einfach ich selbst: Ich höre auf, mir unnötigen Druck zu machen, und die **Depression** wird verschwinden.

Demenz

(siehe: Alzheimer-Krankheit, Senilität)

Demineralisierung (allgemein)

Man verwendet diesen Begriff, um den Verlust der mineralischen Elemente des Körpers im Skelett zu bezeichnen. Diese Elemente wie Phosphor, Kalzium, Natrium,

Eisen, Silizium, Magnesium usw. braucht der Körper. Eine **Demineralisierung** kann zu Anämie führen. Diese zeigt sich durch Müdigkeit, Mangelerscheinungen in den Knochen oder Schlafmangel. Weiße Flecken auf den Fingernägeln sind ein Zeichen für Demineralisierung. Meinem Körper fehlt es an Vitalität und Elan. Ich verliere Mineralstoffe und ich habe keine Tatkraft. Denke ich oft, dass mir das Leben entgeht oder dass ich etwas verpasse? Bin ich dabei, mich in meinen alten Schemata zu verlieren, bis ich versande? Meine negative Haltung und mein defätistischer Opfergeist erzeugen eine „Flucht vor meinen Energien". – Ich akzeptiere ↓♥, meiner inneren Führung zu vertrauen, und lerne, mich neu zu strukturieren. Ich treffe die notwendigen Entscheidungen, um die Veränderungen vorzunehmen, die notwendig sind, um bestimmte, für mich schädliche Aspekte neu zu organisieren und um das „Salz des Lebens" zu schmecken. Ich akzeptiere ↓♥, mich nur noch auf die positiven Seiten meines Lebens zu konzentrieren.

Dermatitis

(siehe: Haut – Dermatitis)

Dermatitis, seborrhoische

(siehe: Haut – Ekzem)

Diabetes

(siehe: Blut – Diabetes)

Diarrhö

(siehe: Darm – Diarrhö)

Diphtherie

(siehe auch: Rachen, Kehlkopf)

Die **Diphtherie** ist eine Infektionskrankheit, eine Angina, die zunächst zur Bildung von Pseudomembranen führt, später durch ihr Gift zu Verletzungen am Nervensystem (Lähmung), an den Nieren oder im **Herzen♥**. Die **Diphtherie** ist durch die Bildung einer Membran in Kehle und Rachen gekennzeichnet, die zu einer Schwellung führt. Ich kann nur schwer schlucken. Da es mir der Rachen möglich macht, zu sprechen und mich auszutauschen, zeigt mir die **Diphtherie**, dass ich mich im Austausch mit den anderen **zurückhalte**. Ich kann das, was ich empfinde, nicht ausdrücken und **schlucke** meine Emotionen und Bedürfnisse herunter. Ich fürchte, mich in meinen zurückgehaltenen Emotionen zu ertränken. Ich ersticke mich selbst mit allem, was ich nicht ausdrücke. Ich fühle mich lächerlich, so viel Angst zu erleben. Ich habe oder hatte Angst, mir selbst nicht genug zu Hilfe kommen zu können, wenn ich in Gefahr bin, und ich kann diese Angst in meinen Träumen sehen. Ich habe **Angst vor Ablehnung** und **stelle Mutmaßungen** über die Reaktionen der anderen **an**. Ich bin hart mit mir selbst, denn ich erwarte dasselbe von den anderen. In meinem Schweigen und meiner Ohnmacht lasse ich es zu, dass die anderen mein Leben kontrollieren. Ich habe Schwierigkeiten, meinen Körper zu akzeptieren ↓♥. Ich flüchte mich vor mir selbst und habe Angst zu sterben. Trotzdem muss ich mir **bewusst** machen, dass ich in verschiedenen Facetten meines Lebens bereits gestorben bin, weil ich den natürlichen Strom des Lebens nicht frei in mir fließen lasse und nicht zulasse, dass er durch mich seinen Ausdruck findet. – Ich akzeptiere ↓♥, dass ich meine Bedürfnisse und Gefühle unbedingt zum Ausdruck bringen muss, anstatt sie zu ersticken. Ich muss mich ändern. Ich akzeptiere ↓♥ mich, so wie ich bin, und lerne mich zu lieben. Wenn ich mich liebe und respektiere, werden mich auch die anderen lieben und respektieren.

Divertikulitis

(siehe: Darm – Divertikulitis)

Down-Syndrom oder Trisomie 21

Das **Down-Syndrom** ist eine angeborene Krankheit, bei der schon bei der Geburt das Kind morphologische Anomalien aufweist (die Diagnose ist oft anhand des Gesichts sowie der einzigartigen Vierfingerfurche möglich). Die Krankheit wird die intellektuelle Entwicklung des Kindes durch eine Debilität beeinflussen; auch Herzfehler können mit diesem Leiden verbunden sein. Bei einem **Down-Syndrom** macht mir die künstliche Welt Angst und ich akzeptiere ↓♥ nur schwer bestimmte störende und bedrohliche Aspekte. Es gibt so viele Verantwortlichkeiten, die mit dem Erwachsenwerden verbunden sind, dass ich lieber in einer „Kinderwelt" bleibe, einer Welt, in der Einfachheit, Spontaneität und Lebensfreude regieren. Ich will mich weder in die Normen der Gesellschaft verstricken noch ihnen genügen. Ich fühle schon vor meiner Geburt, dass ich oder meine Eltern anders als die anderen sind; ich will von der Welt getrennt und gleichzeitig so nahe wie möglich bei meiner Mutter sein, die mich zu schützen weiß. Meine Aggressivität spiegelt nur meine Frustrationen, nicht alle meine Ziele erreichen zu können. Wenn eines meiner Kinder von Trisomie 21 betroffen ist, frage ich mich, bis zu welchem Punkt dieses Kind mir beibringen soll, nach den wahren menschlichen Werten zu leben, alles mit Liebe und Dankbarkeit zu tun … – Ich akzeptiere ↓♥, jede Erfahrung mit Offenheit und Vertrauen in den anderen und das Leben aufzunehmen. Ich lasse bei jeder neuen Begegnung, jedem meiner Kontakte mit Personen, Tieren und Objekten mein Vertrauen neu wachsen. So fühle ich mich immer lebendiger und immer mehr als Teil dieser Welt. Ich lerne, meine Prioritäten und meine Werte an gute Orte zu geben, und lasse die Beurteilung der anderen los. So wird es mir besser gehen und ich strahle vor Freude.

Drogen

(siehe auch: Abhängigkeit)

Drogen, diese wahre Geißel der Menschheit, stellen eine der für das Überleben des Menschen schlimmsten Arten der **Flucht** dar. Die aus Pflanzen oder synthetischen Substanzen gewonnenen sogenannten „sanften" (Marihuana, Haschisch, usw.) oder „harten" **Drogen** (PCP, Kokain, Heroin, usw.) werden oft aus einem oder mehreren der folgenden Gründe konsumiert: Verzweiflung, Schamgefühl, extreme Flucht, Angst vor dem Unbekannten und vor Verantwortung. Die **Droge** ist meine Zuflucht, **ich schütze mich vor mir selbst**. Wenn ich mich dem Leben und der Verantwortung verweigere, laufe ich Gefahr, dass mich meine inneren Schwächen zum Konsum von **Drogen** treiben. Ich habe Angst, mich der Wirklichkeit zu stellen und Anstrengungen unternehmen zu müssen. Meine Wille wird schläfrig und ich treffe immer weniger Entscheidungen. Ich „lasse mich leben“ … Mehrere Arten von **Drogen** verursachen starke Abhängigkeit, die nichts anderes tut, als meine innere Abhängigkeit widerzuspiegeln: Kriminalität, abwesende(r) Eltern(teil), Introvertiertheit, Neurose, emotionale oder sexuelle Zwangsleiden, die ich zu verdrängen suche, indem ich meinen Geist „dope“. Das Gefühl, von einem geliebten Wesen (Eltern, Geschwister, Tier, usw.), einem Ort oder einer Situation, die mir viel Glück geschenkt haben, getrennt, ja ihnen regelrecht „entrissen“ zu sein, kann zu einer inneren Leere führen, vor der ich mit Hilfe der **Drogen** flüchten will. Vielleicht leide ich unter der Beziehung zu einem Elternteil, oft unter der Mutter, die gefühllos und spröde war. Die **Drogen**, die Stimulanzien sind, ermöglichen es mir, in „höheren Regionen“ zu schweben, ungeahnte Höhen zu erreichen und Erfahrungen zu machen, die mir vorgaukeln, endlich „glücklich“ zu sein, indem ich mich entziehe. Ich komme nicht mehr ohne **Drogen** aus und meine Abhängigkeit wird mit der Zeit immer schlimmer. Der erste Schritt besteht darin, mir offen und ohne Maske bewusst zu machen: Warum nehme ich diese Substanz? Ich mache mir bewusst, dass es immer einen Grund dafür gibt. Egal, um welchen Grund es sich handelt, akzeptiere ↓♥ ich, den wahren Grund herauszufinden. Ich akzeptiere ↓♥ mich so, wie ich bin, und lerne meine Bedürfnisse auszudrücken. Ich brauche viel Mut, um den **Drogenkonsum** einzustellen, aber meine Motivation ist die Suche nach innerer Ruhe. Wenn ich es schaffe, in allen Lebenslagen ich selbst zu sein, werde ich wirklich in innerem Frieden leben und mich in diesem Universum an meinem Platz fühlen.

Einige dieser **Drogen** sind:

Haschisch, Marihuana: Ich bin auf der Suche nach einer Welt ohne Probleme, ich flüchte.

Amphetamin, Kokain: Beide Drogen stimulieren die Produktivität; Suche nach Erfolg, Liebe, Anerkennung.

LSD, Meskalin, Drogenpilze, Heroin: Ich suche nach starken Empfindungen und nach **Bewusstsein**serweiterung. Im Fall von **Heroin** frage ich mich, bis zu welchem Punkt ich meine Mutter oder eine einflussreiche Frau in meinem Leben idealisiert habe, die ich wie eine Heldin betrachte: Habe ich diese Ansicht noch immer oder hat sie mich enttäuscht oder verraten?

Opium: Es bringt Genuss, Trägheit und vermittelt einen falschen Eindruck inneren Friedens.

Drogenpilze (Konsum von Drogenpilzen) (siehe: Drogen)

Drüsen (allgemein)

Eine **Drüse** ist ein Organ, dessen Funktion durch Bilden (Synthese) und Ausscheiden (Sekretion) einer Substanz gekennzeichnet ist. Diese Substanzen sind spezifisch und essenziell für die Harmonie des Körpers. Es gibt zwei Hauptarten von Drüsen: **endokrine** und **exokrine Drüsen**. (Das griechische Wort *krínein* bedeutet -scheiden, -trennen, -sondern.) Die **endokrinen Drüsen** (ohne Kanäle) scheiden ihre Hormone (die als Botenstoffe fungieren) im Inneren des Körpers aus, beispielsweise ins Blut: die Schilddrüse, die Leber, die Nebennieren usw. Diese **Hormone** sind notwendig, um das Gleichgewicht des Körpers zu bewahren (Homöostasie). Die **exokrinen Drüsen** scheiden ihre Produkte außerhalb des Körpers durch einen Kanal aus, der an der Oberfläche der Haut ins Freie tritt. Diese Substanzen stammen aus der Schleimhaut oder vom Verdauungstrakt (zum Beispiel: Speichel**drüsen**, Duft**drüsen**, Tränen**drüsen**, die Leber oder die Bauchspeichel**drüse**). Die **Drüsen** sind Spiegel des „Ich" und jede von ihnen ist mit einem Energiezentrum verbunden (Chakra). Eine Funktionsstörung meiner endokrinen **Drüsen** zeigt ein fehlendes Gleichgewicht oder eine Disharmonie meiner Energiezentren an. Diese **Drüsen** schütten ihre Sekrete in meinen Körper aus, wo sie wie Brennstoffe wirken, die der Körper zum Funktionieren braucht, um die anderen Organe zum Arbeiten zu bringen. Genau diese Interkommunikation zwischen den **Drüsen** führt zu einer Harmonie oder Disharmonie und zu einem guten oder schlechten Gleichgewicht. Dadurch, dass ich immer bewusster lebe und mein Leben selbst gestalte, anstatt auf eine automatisierte Weise zu funktionieren, ist ein gutes Arbeiten meiner **Drüsen** gewährleistet.

Drüsenerkrankungen (siehe auch: Adenom)

Die Funktionsstörung einer oder mehrerer **Drüsen** zeigt mir, dass es mir schwerfällt, eine Motivation, einen „Brennstoff" zu finden, um ein neues Projekt in Angriff zu nehmen oder in einer bestimmten Situation zu handeln (ich neige dazu, es immer wieder aufzuschieben). Das kann sich auch auf der rationalen Ebene abspielen, auf der ich Verwirrung empfinde und die zu erledigenden Dinge nicht klar sehe. Dies deutet auf eine gewisse innere Unsicherheit hin. Ich bin desorganisiert, unaufgeräumt, sowohl in meinen Gedanken wie in meinem Leben. Eine Fehlfunktion der **Drüsen** kann sowohl auf nicht realisierte Bedürfnisse als auch auf zu starke Emotionen hinweisen. Als Spiegel des *Ich* reflektieren die **Drüsen** den Ausdruck meines Inneren. Sie sind betroffen, wenn ich passiv in einer Opferhaltung lebe oder wenn ich auf unbewusste Weise eher in meinem Kopf als in meinem **Herzen♥** bin. Bei einer **Drüsenentzündung** mache ich denen Vorwürfe, die mich verletzt und erniedrigt haben. Ich kann mich nur noch schützen … Ich akzeptiere ↓♥, mir selbst zu vertrauen, da ich alle erforderlichen Eigenschaften besitze, um tatkräftig zu handeln.

Duodenum (siehe: Zwölffingerdarm)

Dupuytren-Kontraktur (siehe: Hände – Dupuytren-Kontraktur)

Durchfall (siehe: Darm – Durchfall)

Durst (siehe auch: Sonnenstich, Nierenprobleme, Blut – Diabetes)

Durst ist ein natürliches Phänomen, das zum Gleichgewicht von Substanzen wie beispielsweise Salz und Zucker in meinem Blutsystem beiträgt. Wenn ich ein sehr starkes **Durstgefühl** (Polydipsie) habe, sind meine Gedanken verwirrt, mein Herz schlägt wie wild, ich kann nicht mehr klar sehen und meine Kehle ist ausgetrocknet. Etwas fehlt mir zu meinem Glück. Trinken! Einen kurzen Augenblick lässt mein **Durst** nach, kommt aber schnell wieder, da er auf der geistigen Ebene entsteht. Also muss ich die Ursache dafür herausfinden: Was langweilt mich im Leben? Ist es meine Arbeit? Welcher Gedanke oder welche Angst verursachen mir einen trockenen Mund oder Geist? Habe ich den Eindruck, „immer noch **Durst**" in meinem Leben zu haben? Worüber bin ich unzufrieden, wonach habe ich noch immer das Bedürfnis und kann nie genug bekommen? Wenn ich die Ursache gefunden habe, bekomme ich diesen scheinbar unstillbaren **Durst** unter Kontrolle. Scharfe Gewürze sind dafür bekannt, sexuelle Begierden anzufachen. Richtig eingesetzt kann dies den **Durst** stillen. Dagegen wird eine unbefriedigende sexuelle Beziehung den **Durst** steigern, das Gefühl eines Mangels noch verschärfen. Der Wunsch, diesen Mangel auszugleichen, zu trinken, steht für meinen Lebenswillen, denn Wasser ist das Symbol des Lebens. Wenn ich dagegen sehr wenig trinke und nur selten **Durst** habe, habe ich zu viel Speichel; ich bin zu sehr auf mich selbst konzentriert, um zu sehen, was sich anderswo ereignet als in „meiner kleinen Welt", und ich öffne mich nicht genügend der äußeren Welt. – Ich akzeptiere ↓♥, mich dem Leben und der **Liebe** mehr zu öffnen, um endlich „meinen **Durst** stillen" zu können.

Dysmenorrhö (siehe: Menstruationsbeschwerden)

E

Egozentrik

Wenn ich **egozentrisch** bin, neige ich dazu, alles, was um mich herum geschieht, auf mich zu beziehen. Ich halte mich selbst für den Mittelpunkt der Welt. Im Gegensatz zu einem egoistischen Menschen denke ich an andere und helfe ihnen auch, aber immer nur im Rahmen meiner eigenen Interessen. Wenn ich auf diese Weise lebe, muss ich einen Ausgleich für mein Unsicherheitsgefühl finden, um mich nicht unterdrückt zu fühlen. Ich muss mir bewusst machen, dass es außer mir noch andere Menschen gibt. Ich behalte den Platz, der mir im Leben zukommt, kann aber trotzdem den Standpunkt der anderen in Betracht ziehen. Ich öffne mich für meine eigene Empfindsamkeit. Ich höre auf, Nabelschau zu betreiben, und bin nun offen für das Teilen, für Freundschaft und für **Liebe**. So gebe und nehme ich.

Eierstöcke (allgemein) (siehe auch: Frauenkrankheiten)

Die **Eierstöcke** stehen für meinen Wunsch, Kinder zu bekommen, sowie für meine Kreativität, meine Geschicklichkeit, meine Weiblichkeit: für die Tatsache eine Frau zu sein und als solche ausgefüllt und zufrieden zu sein.

Eierstöcke – Erkrankungen der Eierstöcke

Erkrankungen der Eierstöcke deuten auf einen tiefen Konflikt in Bezug auf die Tatsache hin, eine Frau zu sein, in Bezug auf den Ausdruck der Weiblichkeit oder die Mutterrolle. Vielleicht habe ich auch meine kreative Seite unterdrückt. Es ist, als ob ich mich von einem Teil von mir abtrennen würde, denn die **Eierstöcke** sind der Beginn des entstehenden Lebens. Sie liegen im Becken, dem Bereich, mit dem ich ein Kind gebären kann, aber auch neue Aspekte meiner selbst, und wo ich mich selbst entdecken kann. Der innere Konflikt kann also im Hinblick auf die Entdeckung und Gestaltung meines eigenen Lebenswegs bestehen. Ich spiele lieber eine Rolle, die mich vor Gefahren schützt, anstatt ich selbst zu sein. Da ich mein gesamtes Potenzial eingesperrt habe, ist auch meine Kreativität verschlossen. Ich fühle mich von den anderen meiner Freiheit beraubt, dabei bin ich es selbst, die sich Fesseln anlegt. **Fatalistische** Gedanken beeinflussen mich. Vielleicht will ich auch eine Überproduktion der Eierstöcke kompensieren. Eine **Zyste des Eierstocks**, d.h. eine unnormale Wasseransammlung im Eierstock, zeigt mir, dass sich Emotionen angestaut haben, da ich ständig die alten Gedanken oder Scherereien wieder aufwärme. Fühle ich mich angesichts der Tatsache, dass ich Mutter werde, hin- und hergerissen? Aus welchem Grund halte ich mich dabei zurück, noch ein Kind zu bekommen? Habe ich vor Kurzem etwas erlebt, das mich an eine traumatisierende sexuelle Erfahrung erinnern könnte? Wenn ich mich nicht würdig fühle, Kinder zur Welt zu bringen, **kommt** die **Produktion der Eierstöcke** möglicherweise ganz **zum Erliegen.** Ein **Ovarialkarzinom (Eierstockkrebs)** kann infolge des Verlusts eines geliebten Wesens entstehen. Ich habe den Eindruck, dass mein Leben und das Leben von jemand anderem, den ich liebe, durch einen **Verlust ruiniert** ist. Bei Männern entspricht diese Krebsart dem **Hodenkrebs**. Oft ist ein Kind durch Unfall, Krankheit oder Abtreibung ums Leben gekommen. Es kann sich auch um einen Menschen handeln, mit dem ich nicht blutsverwandt bin, den ich aber „**wie mein eigenes Kind** geliebt" habe. Das **Verlustgefühl** kann auch ein abstraktes Element betreffen wie beispielsweise eine neue Arbeit meines Lebenspartners, die zu dessen häufiger Abwesenheit oder später Heimkehr führt und dazu, dass er (oder sie) mit den Gedanken ständig bei der Arbeit ist. Für mich ist das so, als ob ich den Partner *verloren* hätte, den ich früher kannte und mit dem ich glücklich war. Es kann sich auch um den **Verlust** eines *Projekts* handeln, das mir am Herzen lag und das **gescheitert** ist. Wenn ich dieses Projekt beispielsweise ins Leben gerufen habe, habe ich zu anderen darüber wie von „meinem Baby" gesprochen. Meine Schuldgefühle gegenüber dem fraglichen Ereignis sind sehr häufig ein bezeichnendes Element und Auslöser der Krankheit. Ich habe jetzt Schwierigkeiten damit, mich einzulassen, denn ich fühle mich von einer Person des anderen Geschlechts zerrissen. Ein **Krebs der Eierstöcke** folgt auf eine schmerzhafte Situation, die das Bild meiner Mutter beschädigt hat und Ohnmacht und den Eindruck von Versagen auslöst. Die Basis meines Lebens angesichts der Schöpfung ist in Frage gestellt. Ganz genauso wie den **Tumor** gibt es viele Dinge, die mir nicht gefallen, aber ich weigere mich, mit den angemessenen Veränderungen fortzufahren. – Welche Situation auch immer besteht, es ist wichtig, dass ich **sofort** alle Gefühle, die mich beherrschen, akzeptiere ↓♥, sie ausdrücke, damit meine innere Wunde heilen und ich mich der Zukunft zuwenden kann, mit einer positiven Einstellung und voller neuer Pläne.

Eifersucht

Eifersucht wird als ein mit Neid gemischtes Gefühl des Missmuts definiert, das darauf zurückzuführen ist, dass jemand anderes das bekommt oder besitzt, was ich gerne bekommen hätte oder besitzen würde. Es ist die Folge einer inneren Unsicherheit, von geringem Selbstwertgefühl und Selbstvertrauen, die mich an meiner Fähigkeit zweifeln lassen, Dinge im Leben zu schaffen, oder zu der Angst führen, ich könnte das verlieren, was ich habe (vor allem meinen Partner). Ich werde aggressiv und frustriert. Mein Misstrauen gegenüber anderen vergrößert sich, ich führe schädliche Selbstgespräche und hege falsche Glaubensvorstellungen. Ich bin sehr empfindlich jeder Kritik gegenüber und gegenüber dem Geschwätz infolge der **Eifersucht** anderer Menschen mir gegenüber. Ich mache mir bewusst, dass meine Ängste mich dazu verleiten, Kontrolle über einen Menschen oder eine Situation auszuüben. Aber in Wahrheit sind es meine Ängste, die Kontrolle über mein Leben ausüben. – Ich akzeptiere ↓♥, dem Leben zu vertrauen, ich trenne mich von meinen alten Glaubensvorstellungen und treffe die erforderlichen Maßnahmen, um meine inneren Verletzungen zu heilen: durch psychotherapeutische Einzel- oder Gruppensitzungen oder durch eine energetische Behandlung, die mich in stärkeren Kontakt mit meiner eigenen inneren Kraft bringt. Ich begreife, dass die **Eifersucht** mich einsperrt und das Leben der anderen vergiftet. Ich werde mich dann freier fühlen, mehr Vertrauen haben, das ich in Freiheit und Vertrauen den anderen gegenüber umsetzen kann. So werde ich in größerer Harmonie mit mir selbst und meinem Umfeld leben.

Eileiterentzündung

(siehe auch: Chronische Erkrankungen, Frauenkrankheiten, Infektionen [allgemein])

Eine **Eileiterentzündung** (Salpingitis) kann akut oder chronisch sein. Die **Eileiter** symbolisieren die Begegnung mit meinem Partner und die Kommunikation, die sich daraus ergeben kann. Diese Krankheit tritt oft im Zusammenhang mit Machtlosigkeit gegenüber einem Sexualpartner auf. Habe ich Das Gefühl oder die Angst, von meinem Sexualpartner **betrogen** zu werden? Habe ich das Gefühl, dass mich ein mir nahestehender Mensch wie mein Lebenspartner, mein Vater, ein Bruder, mich durch ihr Verhalten oder ihre Handlungen **betrogen** haben – was mich sehr wütend macht? Oft geht es um einen Aspekt der Sexualität, den ich **hässlich** oder **erniedrigend** finde. Da die **Eileiter** der Ort der Begegnung zwischen den Keimzellen der Frau und des Mannes sind, habe ich möglicherweise Beziehungsschwierigkeiten bei bestimmten Begegnungen in meinem Alltag. Ich halte das Fundament meiner Paarbeziehung für nicht sehr solide. Werden wir eines Tages ein Kind haben können? Ist es uns möglich, unsere Familie erhalten? – Ich akzeptiere ↓♥, die Situation mit Liebe zu füllen, um die Wahrheit in der Erfahrung zu erkennen, die mich mein Leben machen lässt. So werde ich wieder glücklicher, lebe in mehr Freude und Gelassenheit.

Eiter

(siehe: Abszess – Empyem)

Eiterfluss

(siehe: Zahnfleischerkrankungen)

Ejakulation, vorzeitige

Die **vorzeitige Ejakulation** kann im Zusammenhang mit meinen ersten sexuellen Erfahrungen stehen. Ich fühle mich beim **Masturbieren** schuldig, weil ich es als „schlecht" oder „verboten" empfinde. Also beeile ich mich mit dem **Ejakulieren**. Da ich gleichzeitig Sexualität lebe und glaube, dazu nicht das Recht zu haben, „beeile" ich mich: Was ich tue, ist schlecht und ich verstoße gegen bestimmte Regeln. Verbotenes Vergnügen hatte schon immer eine starke Anziehungskraft und ich versuche (unbewusst), dieses Vergnügen neu zu erleben. Es kann auch sein, dass ich mich in meinem **Wunsch nach Leistungsfähigkeit** unter **Druck** setze und **selbst nervös** mache. Ich möchte mir und meinem Partner oder meiner Partnerin beweisen, was ich kann, was zu ärgerlichen und oft unerwarteten Ergebnissen führt. Möglicherweise empfinde ich auch Begehren und besitzergreifende Gefühle gegenüber meinem Partner/meiner Partnerin, die so groß sind, dass ich sie nicht kontrollieren kann. Der Kontakt mit meinem Partner/meiner Partnerin kann diese Angst wiederbeleben, die **Liebe** zu verlieren oder verlassen oder abgelehnt zu werden, sodass ich vollkommen verunsichert bin. Kann es sogar sein, dass ich mich unbewusst an ihm/ihr rächen will? Ich akzeptiere ↓♥, mich zu entspannen und die sexuelle Befriedigung in Verbindung mit der Masturbation in einem von Zwängen und Schuldgefühlen freien Klima neu zu erlernen. Allein oder mit meinem Partner oder meiner Partnerin entdecke ich die Befriedigung der Masturbation, wobei ich den Augenblick der **Ejakulation** jedes Mal länger hinauszögere. Das wird zu einem Spiel, das mir viel Vergnügen bereitet. Ich kann mich auch einer Psychotherapie unterziehen, die mir hilft, die Schuldgefühle aus meiner Kindheit abzubauen und meinen Leistungsdruck zu mindern, indem ich mehr Selbstvertrauen entwickle.

Eklampsie

(siehe: Schwangerschaft – Eklampsie)

Ektropium (Fehlstellung des Augenlids)

(siehe: Augenlider [allgemein])

Ekzem

(siehe: Haut – Ekzem)

Ellenbogen (allgemein)

(siehe auch: Gelenke)

Die **Ellenbogen** stehen für Bewegungsfreiheit, Flexibilität, Leichtigkeit einer Richtungsänderung im Falle neuer Situationen oder Lebenserfahrungen. Sie deuten auf den Themenbereich rund um Ehrgeiz, Besitz, Arbeit und Faulheit hin. Der Ellenbogen ist das bewegliche Gelenk des Armes, das Kreativität und anmutige Ausführung meiner täglichen Gesten möglich macht, die mir die Übersetzung eines Wunsches in seine Verwirklichung ermöglicht. Durch die **Ellenbogen** kann ich neue Ideen empfangen und tief in meinem Inneren suchen, um die Richtungen einzuschlagen, die für mich die passendsten sind. Wenn meine **Ellenbogen** stark und flexibel sind, kann ich große Aufgaben vollbringen. Schmerzen oder Steifigkeit im **Ellenbogen** stehen für einen Mangel an Flexibilität und für die Angst, in einer unangenehmen Situation „gefangen" oder eingeklemmt zu sein. Da die **Ellenbogen** im Zusammenhang mit dem Handeln stehen, bin ich möglicherweise rigide und urteile über diejenigen, die die Dinge anders machen als ich und dadurch vielleicht meine eigenen Gewohnheiten in Frage stellen. Ich sehne mich danach, Anweisungen zu erhalten, und wenn meine Routine beeinträchtigt und aus dem Gleis gebracht ist, werden meine **Ellenbogen** reagieren. Vielleicht habe ich Angst, in einem Bereich inkompetent zu sein, der mir am **Herzen♥** liegt, und infolgedessen kann ich meine Familie nicht unterstützen. Ich weigere mich, eine neue Richtung einzuschlagen, indem ich unbewusst die Energie des **Herzens♥** blockiere, die bis zu diesem Gelenk fließt. Ich fühle mich verpflichtet, Dinge gegen meinen Willen zu tun, „meine **Ellenbogen** zu gebrauchen". Ich ziehe mich in mich selbst zurück, denn ich misstraue der Welt um mich herum. Ich verharre auf meinen Positionen, anstatt mich neuen Ideen zu öffnen. Ich stütze mich auf das, was ich habe, denn ich habe Angst vor dem Neuen und Unbekannten. Sogar wenn ich manchmal Angst habe, mich gehen zu lassen, wenn mir eine andere Person einen Stoß mit dem **Ellenbogen** gibt, muss ich mit dieser „zusammenhalten", um mich zu schützen. Mit zwei gesunden **Ellenbogen** kann man jemanden fest in den Arm nehmen. – Ich akzeptiere ↓♥, mehr Energie in alles zu legen, was ich tue, und wage es, meine Emotionen kraftvoller auszudrücken. Dann fällt es mir leicht, das Leben und seine zahlreichen Veränderungen zu akzeptieren ↓♥. Ich gebe mich ihm leichter hin und es sorgt für mich, so wie ich es verdiene. Ich bleibe offen für die Liebe, was es mir leichter machen wird, die alltäglichen Erfahrungen ohne Aggressivität, vielmehr mit Nachgiebigkeit und geistiger Offenheit zu erleben. Ich akzeptiere ↓♥, in mich hineinzuschauen, um dort die Antworten auf meine Fragen zu finden, und ich akzeptiere ↓♥ die neuen Richtungen in meinem Leben als Herausforderungen in dem Wissen, dass die Geschenke genauso groß sind wie die geleisteten Bemühungen.

Ellenbogen – Tennisellenbogen (Epikondylitis)

Der **Tennisellenbogen** ist eine Entzündung des **Ellenbogengelenks**. Meine **Ellenbogen** geben mir die nötige Flexibilität, die Richtung zu ändern. Im Falle einer Entzündung muss ich mir bewusst machen, warum und gegen was ich so viel Widerstand leiste. Es kann sein, dass ich als Folge von sich ständig wiederholenden Ereignissen in meinem Leben Frustration empfinde, das Gefühl, ständig **Schläge einstecken** zu müssen. Vielleicht habe ich den Eindruck, dass ich mich mehr einsetze als andere, um bestimmte Aufgaben zu erledigen oder bestimmte Ziele zu erreichen, und ich bekomme nicht die Anerkennung, die mir zusteht. Ich neige dazu, das, was ich in der Vergangenheit gelernt habe, zu vergessen; daher mache ich immer wieder dieselben Fehler. Der **Tennisellenbogen** kann anzeigen, dass es etwas gibt, das es mir nicht zu realisieren gelingt oder das man mich verpflichtet zu tun, obgleich ich dazu keine Lust habe. Ich bin sehr wütend angesichts einer Situation und ich hätte Lust, jemandem einen Fausthieb zu verpassen, aber ich halte mich zurück. – Ich akzeptiere ↓♥, meine überholten Ideen und Verhaltensmuster loszulassen, um die für meine Entwicklung beste Richtung einzuschlagen. Ich akzeptiere ↓♥ auch, in den Ereignissen, mit denen ich konfrontiert werde, Liebe fließen zu lassen.

Embolie
(siehe: Blut – Blutkreislauf)

Embolie, arterielle
(siehe: Blut – Arterien)

Embolie, im Gehirn
(siehe: Gehirnerkrankungen, Schlaganfall

Embolie, Lungen-
(siehe: Lungenerkrankungen)

Empfindsamkeit

Die **Empfindsamkeit** oder eher **Überempfindlichkeit** führt dazu, dass ich meine Emotionen kaum beherrschen kann. Jede Kleinigkeit bringt mich aus der Fassung. In einem solchen Zustand fühle ich mich wie gelähmt, mein Blick verschleiert sich und vielleicht verliere ich sogar das Gleichgewicht. Ich empfinde **Unsicherheit**, **Furcht** und **Angst,** ich werde hyperaktiv und neige dazu, alles zu dramatisieren. Ich neige auch dazu, mich nicht wirklich auf meine Handlungen zu konzentrieren, meine Aufgaben nicht richtig zu erfüllen, nur noch wenige Pläne umzusetzen, weil mich die Angst lähmt. Ich werde auf emotionaler und körperlicher Ebene anfällig. Das führt dazu, dass ich mich isoliere, um mich zu schützen. Die **Überempfindlichkeit** zeigt sich in den folgenden körperlichen Symptomen: beschleunigter Herzschlag, Engegefühl im Hals, erschwerte Verdauung (bis hin zum Magengeschwür), Verstopfung, Durchfall und Muskelsteifigkeit. Da ich Angst vor dem Unbekannten habe, werde ich mir Gewohnheiten zulegen, um diese Angst zu verringern. Woher kommt diese Aufregung? Sie kann die Folge eines Gefühlstraumas, wiederholter Konflikte, eines Lebens mit viel Unsicherheit (affektiver oder materieller Art), usw. sein. – Ich akzeptiere ↓♥, wieder Kontakt mit meinem eigentlichen Wesen aufzunehmen, meine **Empfindsamkeit** als Mittel der Kommunikation mit anderen zu betrachten. Meditation, Entspannungstechniken oder jede andere Methode, die mich zur Ruhe bringt, können mir helfen, wieder den Kontakt zu meinem Inneren herzustellen und meine Emotionen ins Gleichgewicht zu bringen. Auf diese Weise entdecke ich wieder meine wahren Bedürfnisse und lerne, mir selbst zu vertrauen, denn ich weiß, dass für meine Entwicklung alles zum Besten gerät.

Empyem
(siehe: Abszess)

Endokarditis, rheumatische
(siehe: Rheuma)

Endometriose

Eine **Endometriose** ist das Vorkommen einzelner Schleimhautstücke außerhalb der normalen Auskleidung der Gebärmutterhöhle. Sie steht mit der unbewussten

Ablehnung von Mutterschaft im Zusammenhang. Sie kommt häufig vor, wenn die Beziehung zu meiner Mutter oder das Erbe, das sie mir hinterlassen hat (sowohl auf körperlichem wie auf emotionalem Gebiet) mit dem in Konflikt stehen, was ich bin und welchen Platz ich im Leben einnehmen will. Ich weiß nicht, wie ich mich angesichts dieser **Frau**, die so einflussreich in meinem Leben war, positionieren soll. Wenn ich mich ausdrücke, habe ich Angst, dass sie sich von mir abwendet. Kann es sein, dass sich meine Eltern liebten, dass ich diese Tatsache aber negierte? Wenn ich aus einer sogenannten „zerbrochenen" Familie stamme, befürchte ich eventuell, dass die Familie meines zukünftigen Kindes nicht perfekt sein könnte, dass sie möglicherweise nicht gut genug ist. Es ist, als wäre das Nest dieses Kindes anderswo und ich könnte es nicht angemessen bei mir empfangen. Habe ich Zweifel an meiner Beziehung? Habe ich Angst, dass ich oder mein Partner sich „woanders umsehen" werden? Führen meine Ambitionen und meine Partnerschaft dazu, dass ich Angst habe, ein Kind könnte mein ganzes Leben verändern? Ich zweifle an meiner Fähigkeit, eine gute Mutter zu sein. Vielleicht habe ich Angst oder den Eindruck, das Kind könnte woanders ein **Heim**, eine Bleibe finden, außerhalb meines Hauses. Wenn ich zum Beispiel weiß, dass ich mein Kind die meiste Zeit in eine Krippe geben muss, befürchte ich eventuell, dass es sein wahres Zuhause mit diesem Ort oder mit der Person identifiziert, mit der es so viel Zeit verbringt. Es kann auch sein, dass ich die Welt, in der ich lebe, nicht akzeptiere. Wie kann ich dann ein anderes Wesen in diese Welt setzen? Dennoch habe ich bereits vor meiner Geburt die Wahl getroffen, in diese Welt zu kommen. Ich frage mich, wer bewirkt, dass ich solche Schwierigkeiten habe, mich so zu akzeptieren ↓♥, wie ich bin, und meine Kreativität in die richtigen Bahnen zu lenken. Ich lasse mir auf der Nase herumtanzen, ich schlucke alles, ohne etwas dagegen zu sagen. Ich glaube, nicht die Kraft zu haben, zu stehen und mich zu bestätigen, und erlebe andauernd Misserfolge. Ich werde aggressiv, denn ich weiß, was mich daran hindert, die Dinge zu realisieren, und habe Schwierigkeiten, mich auf meine Ziele zu **fokussieren**. – Ich akzeptiere ↓♥, mir die Beziehung zwischen meinen Befürchtungen, Zweifeln, Unsicherheiten und der Situation, die ich erlebe, bewusst zu machen, und ich akzeptiere ↓♥, meine Empfindungen offen auszudrücken. Ich behaupte mich als Individuum. Ich erkenne an, was ich bin, und lasse nicht zu, dass mich jemand missbraucht. Alle werden mich respektieren und so werde ich mich entfalten und meiner ganzen Kreativität den nötigen Raum schenken.

Entbindung (allgemein)

(siehe auch: Schwangerschaft – [Komplikationen in der Schwangerschaft] / [Verlängerung der ...], Geburt [Ablauf meiner Geburt])

Die **Entbindung** ist für das Kind, das geboren wird, möglicherweise eine der am stärksten traumatisierenden Übergangserfahrungen, die es gibt. Es handelt sich um ein natürliches Geschehen: Ich als Frau bringe das Kind zur Welt, das ich trage. Die Schmerzen bei der **Entbindung** können im Zusammenhang mit verschiedenen Ängsten stehen, vor allem mit der Angst davor, bei der Entbindung zu leiden, und mit den Schmerzen, die ich in Bezug auf **das innere Kind, das ich selbst bin**, angesammelt habe. Die Beschwerden und Leiden können auch darauf zurückzuführen sein, dass das Kind, das im Begriff ist, auf die Welt zu kommen, mich ständig an die Realität und die Verantwortung erinnern wird, die ich gegenüber diesem inneren Kind in mir habe. Ich empfinde vielleicht Unsicherheit gegenüber **diesem Teil von mir, der aus meinem Fleisch und Blut ist** und für den ich die Verantwortung übernehme. In dieser Situation, wie in vielen anderen, bringt die **Entbindung** mehrere mehr oder weniger begründete Überzeugungen mit sich, beispielsweise die, dass man bei der Entbindung leiden muss (so wie man angeblich leiden muss, um *schön* zu sein!). Dies trifft aber nicht unbedingt zu, vor allem nicht auf der Ebene eines höheren Bewusstseins. Die Schmerzen können mich viel eher, vor allem unbewusst, **schmerzlich daran erinnern, dass ich von einer Welt des Lichts in die viel begrenztere Welt der Materie in Form eines Körpers hinübergewechselt bin**. Schwierigkeiten bei der **Entbindung** entstehen oft, wenn ich bewusst oder unbewusst Angst habe, bei diesem Vorgang zu sterben oder dass das Kind stirbt. Dies gilt vor allem dann, wenn ich bereits ein Kind verloren habe oder einmal fast gestorben wäre. Während der Schwangerschaft bin ich innerlich gefüllt: Das zukünftige Kind füllt meine innere Leere aus. Ich fühle mich mit dem Kind derartig verbunden, dass wir so untrennbar sind wie zwei Finger einer Hand. Im Augenblick der **Entbindung** muss ich mich jedoch erneut mit dieser Leere auseinandersetzen, die äußerlich für eine bestimmte Zeit ausgefüllt war, im Inneren jedoch immer noch vorhanden ist. Ich kann daher die **Entbindung** wie einen tiefen Schmerz empfinden, einen Verlust, eine schmerzhafte Trennung. Ich konnte entscheiden, wie ich meine Schwangerschaft gestaltete: was ich aß, was ich trank, die geeigneten Körperübungen, ob ich weiter rauche oder nicht … Ich hatte eine gewisse Kontrolle über die Lebensbedingungen der ersten neun Lebensmonate meines Kindes. Aber jetzt habe ich keine Kontrolle mehr darüber, wie die **Entbindung** verlaufen wird. Ich fühle mich machtlos und ein Teil von mir kann sich dem Auf-die-Welt-Kommen des Kindes widersetzen. Und es können sich noch viele andere Fragen stellen: Was erwartet mich nach der Geburt dieses Kindes? Werde ich für meinen Lebenspartner noch genauso anziehend sein? Bin ich eine gute Mutter? Hat mein Kind alles, was es braucht? Möchte ich vielleicht gar nicht **entbinden**, da ich mich in einem glücklichen Zustand befinde, in dem ich von meinem Lebenspartner mehr geliebt und verwöhnt werde? Wie dem auch sei, **entbinden** ist eine fantastische Erfahrung. Die **Entbindung** ermöglicht es mir, meine wahren Fähigkeiten in Augenblicken des Übergangs und bei zukünftigen Veränderungen zu zeigen. – Ich akzeptiere ↓♥, Vertrauen zu haben, weil ich weiß, dass ich die nötige Kraft und Energie habe, um mein Kind auf die Welt zu bringen und mich angemessen darum zu kümmern. Ich profitiere von dieser Gelegenheit, um mich selbst innerlich neu zu gebären. Ich akzeptiere ↓♥ außerdem, mich um mein inneres Kind zu kümmern: Wenn ich fähig bin, mir die **Liebe** zu geben, die diese innere Leere füllt, kann ich umso mehr für mein Kind da sein.

Entbindung – Schwangerschaftsabbruch, Fehlgeburt, Totgeburt

Schwangerschaftsabbruch oder **Fehlgeburt** bedeuten das Ende der Schwangerschaft vor dem 180. Tag (etwa 6,5 Monate). Im Allgemeinen spricht man von **Schwangerschaftsabbruch**, wenn es sich um einen gewollten **Schwangerschaftsabbruch** oder eine **Abtreibung** handelt. Erfolgt der **Schwangerschaftsabbruch** spontan (das heißt, der Abgang des Fötus wurde nicht provoziert), so spricht man von einer **Fehlgeburt**. Wenn der Tod nach 189 Tagen Schwangerschaft oder während der Wehen eintritt, spricht man von einem **tot geborenen Fötus** (**Kind**). Wenn ich eine **Fehlgeburt** erleide, frage ich mich, wer ein Kind haben wollte: ich oder mein Lebenspartner? Unbewusst habe ich Angst, dass das Kind, das auf die Welt kommen soll, unser Leben als Paar, meine Arbeit, meine Gewohnheiten verändert. Ich fürchte, nicht die notwendigen Eigenschaften zu haben, um eine gute Mutter zu werden, und dies kann auf Ereignisse aus meiner eigenen Kindheit zurückzuführen sein. Werde ich dabei **versagen**, eine gute Mutter zu sein? Lebe ich mein Leben in vollen Zügen? Habe ich Zweifel, weil es vielleicht kein wirklich passender Moment ist, um ein Kind zu bekommen? Wollte ich das Kind nur haben, um meine innere Leere auszufüllen? Ich lebe in einer derartigen Unsicherheit, dass ich ständig das Gefühl habe, „auf **Eiern** zu gehen". Als Mutter kann ich in einem derartigen psychischen Gefängnis leben, dass ein Kind im Augenblick „zu viel" ist. Ich habe das Bedürfnis nach Freiheit. Ich möchte ausbrechen, alles ausstoßen. Ich fühle mich wie abgetötet und es ist vielleicht besser für mich und für das Kind, zu warten und stärker und mehr zentriert zu sein, bevor ich gebäre. Es ist auch möglich, dass es sich die Seele, die sich inkarnieren sollte, anders überlegt hat oder dass sie nur ausprobieren wollte, wie es ist, einige Monate ihres Lebens auf der Erde zu verbringen. Auch für sie könnte das Leben wie ein Gefängnis erscheinen. Häufig kommt es auch vor, dass während einer zweieiigen **Zwillingsschwangerschaft** nur ein Kind ausgetragen werden kann. Das überlebende Baby kann, wenn es davon weiß, ewig auf der Suche nach dem anderen und seiner **Liebe** sein und von einem Schuldgefühl geplagt werden, weil es überlebt hat. … Möglicherweise hindere ich mich auch daran, Freude zu empfinden, also auch Orgasmen, denn in gewissem Sinn trage ich den Tod in mir. Im Fall eines **Schwangerschaftsabbruchs** kann dies eine Reaktion auf die Männer und die Aggression sein, die ich erlebt habe. Es kommt häufig vor, dass ich danach an Gewicht zunehme, was dem Gewicht entspricht, das das zu gebärende Kind haben sollte.

Wie auch immer die Situation aussieht, ich akzeptiere ↓♥, dass ich mit meinem **Herzen** ♥ offen bleiben und die nötigen Energien mobilisieren muss, um diese „unreife" Situation in Ordnung zu bringen. Andernfalls besteht die Gefahr, dass zukünftige Schwangerschaften mit Komplikationen einhergehen und vorzeitig enden. **Liebe**, Verantwortung und gegenseitiger Respekt der Lebenspartner (bei einem Paar) sind die wesentlichen Gefühle, die zum Ausdruck kommen müssen, wenn ich möchte, dass mein Kind **zum vorgesehenen Geburtstermin** zur Welt kommt. Ich lerne, gut für mich zu sorgen. Ich setze mich dafür ein, glücklich zu sein und mich zu lieben, wie ich bin. Ich entdecke die Freiheit neu, zu sein, wer ich bin. Indem ich in der Lage bin, die Verantwortung zu übernehmen und die notwendigen Entscheidungen zu treffen, könnte ich mir das Geschenk machen, ein Kind zu bekommen und die innere Kraft zu haben, es durch das Leben zu führen.

Entbindung – Vorzeitige Entbindung (Frühgeburt)

Eine **vorzeitige Entbindung (Frühgeburt)** ist eine Entbindung zwischen der 29. und der 38. Schwangerschaftswoche. Wenn dies geschieht, kann es sein, dass ich mich nicht **reif** genug fühle, dieses Kind zum vorgesehenen Geburtstermin auf die Welt zu bringen. Vielleicht lehne ich dieses Kind unbewusst ab, so wie ich mich vielleicht selbst manchmal abgelehnt fühle. Die unbewusste Angst, eine Verantwortung übernehmen zu müssen, der ich nicht gewachsen bin oder der ich mich nicht gewachsen fühle, kann dazu führen, dass ich mir sehnlichst wünsche, so früh wie möglich zu entbinden, damit die durch das Warten ausgelöste Angst aufhört. Dieser Bewusstseinszustand wird meistens geleugnet, egal, ob ich möchte, dass diese Angst aufhört, oder ob ich das Kind ablehne. Ich stelle mir die Szene vor: Ich, eine Frau, die ihr Kind ablehnt? Das ist zwar möglich, aber die meiste Zeit wandelt sich diese Situation in eine unbewusste Ablehnung dieser fantastischen Erfahrung. – Wie dem auch sei, ich akzeptiere ↓♥, dass sich alles zum Besten entwickelt hat, sowohl für mich als auch für das Kind, das auf die Welt kommen soll.

Enteritis

(siehe: Darm – Gastroenteritis)

Entzündung

(siehe auch: Anhang C)

Eine **Entzündung** ist eine lokale Reaktion des Organismus auf einen Krankheitserreger und durch Rötung, Wärme, Schmerzen und Schwellung gekennzeichnet. Sie ist der körperliche Ausdruck für eine innere **Entzündung**. Ich bin wutentbrannt über etwas oder jemanden: Die meiste Zeit ist es das Feuer der Leber oder der Galle, die viel zu heftig brennt, und das äußert sich über meinen Körper. Ich muss mich fragen, welcher Aspekt meines Lebens mich „rot vor Wut“ macht, „zum Kochen“ bringt und später zu Schuldgefühlen führen wird, wenn diese nicht schon die Ursache für die **Entzündung** sind. Es ist wichtig, den betroffenen Körperteil zu betrachten, um eine weitere Information über die Ursache der **Entzündung** zu erhalten. Ich fühle mich eingeengt, limitiert. Mein Leben ist starr, zu strukturiert. Die **Entzündung** gibt mir ein Zeichen, dass ich eine Situation in meinem Leben nicht loslassen will. Ich widersetze mich der Veränderung. Ich kämpfe mit Wut. Was ich vorher brauchte, um mich zu stützen und entschlossen voranzugehen, brauche ich nun nicht mehr zum Dasein. Der Gegensatz, den ich lebe, macht mich wütend. Er irritiert mich bis zur Weißglut. Es ist wichtig, zu prüfen, ob es in der Vergangenheit ein sexuelles Problem gegeben hat, das nicht gelöst, sondern verdrängt wurde, oder ob ich das Gefühl eines Verlusts hatte, den ich nicht akzeptiert habe und der mich sehr reizbar macht. Auf diese Weise kann ich mir diese Situation bewusst machen und sie anders und besser verstehen. Ich hinterfrage meine Einstellungen und prüfe, ob ich einen akuten inneren Konflikt lebe, angesichts dessen ich mich gegen die anderen Menschen in meiner Umgebung stelle. – Ich akzeptiere ↓♥, anders zu sein und meine Meinungen auszudrücken, auch wenn sie sich von denen der anderen unterscheiden. Ich bestätige, wer ich bin, und meine Einzigartigkeit. Ich lerne, mir zu vertrauen und spontaner zu leben.

Enuresis

(siehe: Inkontinenz, Bettnässen)

Enzephalitis

(siehe: Gehirnentzündung)

Epidemie

Eine **Epidemie** ist die Ausbreitung einer ansteckenden Krankheit. In der Regel handelt es sich um eine Krankheit in Form einer Entzündung. Es kann leicht für mich sein zu denken, dass der Grund der Krankheit nicht in meinen Emotionen liegt, sondern dass eine **Epidemie** eben niemanden verschont, weil ja gleichzeitig mit mir noch mehrere andere Menschen erkrankt sind. Aber der Unterschied, ob ich eine Krankheit alleine oder gleichzeitig mit anderen Menschen bekomme, besteht lediglich darin, dass im letzteren Fall eben mehrere Menschen gleichzeitig in derselben Lebenslage sind. Ebenso kann ich persönliche oder kollektive Unsicherheit im Hinblick auf Politik, Wirtschaft, Umwelt oder persönliche Wut zur selben Zeit erleben wie andere Menschen. Die Art der Krankheit gibt mir einen Hinweis auf das, was ich mir **bewusst** machen muss. – Ich akzeptiere ↓♥, dem Teil von mir wieder Liebe zu geben, der danach verlangt, um in meinem Leben wieder Ruhe und Harmonie zu finden.

Epikondylitis

(siehe: Tennisellenbogen)

Epilepsie

(siehe: Gehirn – Epilepsie)

Epiphyse

(siehe: Zirbeldrüse)

Epistaxis

(siehe: Nasenbluten)

Erbrechen

(siehe: Übelkeit)

Erektion – Erektionsstörung

(siehe: Impotenz)

Erfrierungen

(siehe: Haut – Erfrierungen)

Erkältung

Eine **Erkältung** kommt in dem Moment, da mein Geist starr wird. Ich fühle mich in Frage gestellt und bedroht. Die **Erkältung** gibt mir **eine Entschuldigung, allein zu sein**. Ich mache mir bewusst, dass ich mich gegenüber den Ereignissen in meinem Leben versteife. Aus welchem Grund fühle ich mich bedroht? Ich prüfe, wer oder was (ein Mensch oder ein Ereignis) diese Anspannung verursacht hat, und stelle fest, dass es meine Ängste und Befürchtungen waren, vielleicht auch mein Wunsch, anderen zu gefallen. Ich brauche Liebe und Anerkennung. Der Mangel an **Liebe** bewirkt, dass ich mich erkälte. Die **Erkältung** steht für die Einsamkeit, das Leiden, den Schrecken, die dunkle Seite der Dinge. Etwas hat mich kalt werden lassen, mein **Herz♥** zum Erstarren gebracht. Ich fühle mich **kalt,** weil mir etwas „**kalt** den Rücken herunterläuft". – Ich akzeptiere ↓♥, loszulassen und nicht über mich zu urteilen. Ich handele mit mehr Flexibilität mir selbst gegenüber; die anderen sind nur mein Spiegelbild. Alles, was mir im Leben geschieht, ist da, um mich über mich selbst hinauswachsen zu lassen.

Erschöpfung

(siehe: Burn-out-Syndrom)

Erstickungsanfälle

(siehe: Atmung – Erstickungsanfälle)

Ess-Sucht (Bulimie)

(siehe: Magersucht (Anorexie), Appetit [maßloser ...], Gewicht – Übergewicht)

Die **Ess-Sucht** ist eine Zwangskrankheit, ein unkontrollierbares Bedürfnis, große Mengen an Nahrung in sich aufzunehmen, eine nervöse Störung, da ich mich in **völliger Auflehnung** gegen das Leben befinde. Die **Ess-Sucht** hat dieselben inneren Ursachen wie die Fettsucht und die Magersucht. Ich esse übermäßig, um mich vollständig zu befriedigen oder eine Art der **Liebe** und Zuneigung wiederzuerlangen (Nahrung ist ein Symbol für Leben, **Liebe** und Emotionen). Ich versuche, emotional *eine tiefgreifende Leere in mir zu stillen, einen Selbsthass*, der so stark ist (Ekel, Verachtung), dass ich diese Leere um jeden Preis anfüllen will, wobei ich mich lieber von der Nahrung (dem Leben) beherrschen lasse als mich dem Leben zu öffnen. Ich verleugne einen Teil meiner selbst oder eine Situation und ich empfinde Kummer oder Wut, weil ich mich isoliert, getrennt oder abgelehnt fühle. Ich lehne meinen Körper völlig ab. Ich weigere mich, auf dieser Erde zu leben. Ich will diese ganzen Frustrationen und Ängste nicht mehr leben. Ich habe Angst zu verlieren, was ich besitze, und fühle mich unsicher, weil ich vielleicht anders bin als die anderen. Ich fühle mich nicht mehr fähig, im Leben „herzhaft zuzubeißen". Ich habe nicht alles, was ich mir wünsche, oder ich habe meine Wünsche und Emotionen **nicht ausreichend unter Kontrolle**. Ich habe ständig ein enormes Bedürfnis, mich stärker zu fühlen als die Nahrung, meine Gefühle und Emotionen. Ich bringe mich deshalb lieber zum Erbrechen, als gesund zu sein, weil ich tiefe Verachtung für mich empfinde. Ich erlebe eine unlösbare innere Zerrissenheit. Ich wünsche mir, dass sich die Menschen mir nähern und bei mir den Eindruck ihrer und meiner Emotionen hinterlassen, aber gleichzeitig fühle ich mich davon so gestört, dass ich sie sofort zurückweisen will, um in meiner Intimität nicht berührt zu werden und die Kontrolle über meine Gefühle zu behalten. Der Blick auf mich selbst, sowohl von Seiten der anderen wie von meiner eigenen Person, löst einen Konflikt in Zusammenhang mit meiner Identität sowie mit dem Bild aus, das ich projiziere und das mir oft missfällt. Ich sage mir, dass ich nichts bin und dass ich mich in der Masse verliere, darin untergehe – was ich mir manchmal selbst so einrichte. Trotzdem würde ich gern meinen Platz einnehmen, „Gewicht haben", anders sein! Meistens lebe ich in tiefer Depression, Verzweiflung, Angst, die ich zu mildern versuche, eine Frustration, die ich kompensieren will, und habe ein Selbstbild, das ich aufwerten will: Ich möchte so gerne, dass dieses Bild perfekt ist! Die **Ess-Sucht** steht in starkem Zusammenhang mit der Mutter (Lebensquelle), mit der Mütterlichkeit und der Schöpfung. Lehne ich mich gegen meine Mutter auf? Habe ich das Gefühl, als junger Mensch kontrolliert und drangsaliert worden zu sein, sodass ich durch diese Art zu essen vor meiner Mutter fliehen, sie neutralisieren (im psychischen Sinne) oder diesen Planeten verlassen will? Macht es mir Freude, mich so zu verhalten? Habe ich das Abstillen als Baby vielleicht wie ein **Verlassenwerden** erlebt? So, als ob ich meiner Mutter „entrissen" würde? Falls das zutrifft, habe ich das Gefühl „zu verhungern" und deshalb das Bedürfnis, große Mengen an Nahrung zu essen, um die Leere zu füllen und den Stress zu mindern. Ich fühle mich verloren, den Schmarotzern ausgeliefert. Als **Ess-Süchtiger** muss ich der **Liebe** gegenüber offen bleiben. Die Notwendigkeit zu akzeptieren ↓♥, dass ich aus diesem depressiven Zustand etwas lernen muss, führt mich zur **Liebe und** ich lerne, mich als Kanal für die göttliche Energie mehr zu lieben und zu akzeptieren ↓♥. Ich bin in der Welt, um eine Aufgabe zu erfüllen: für mich, mit meiner Mutter und den Menschen, die ich liebe. Warum sollte ich mich an der Schönheit des Universums nicht erfreuen? Ich akzeptiere ↓♥ meinen Körper so, wie er ist, das Ego und seine Grenzen, die Nahrung als Lebensgabe. Ich akzeptiere ↓♥ die Liebe zu mir selbst und zu den anderen und ich entdecke die Freude, auf dieser Welt zu sein. Das ist alles.

Euthanasie (siehe auch: Tod)

Die **Euthanasie** ist keine Krankheit, sondern eine Handlung, mit der wir einem unheilbar kranken Menschen als unerträglich beurteilte Leiden ersparen wollen. Diese Handlung ermöglicht ein Weggehen, einen schmerzfreien Tod. Wenn ich mich in der Rolle desjenigen befinde, der für den anderen zu entscheiden hat, ob sein Leben verkürzt werden soll, kann dies für mich einen moralischen Konflikt bedeuten. Wenn ich glaube, dass das Leben auch nach dem Tod weitergeht, ist es wichtig, dass ich bei meiner Überzeugung bleibe. Ist dies nicht der Fall, kann ich mich fragen, ob der Mensch vor mir wirklich ein Ausdruck des Lebens ist. Ich mache mir **bewusst,** dass dies Teil einer persönlichen Entscheidung ist. – Ich kann meine Angehörigen mündlich oder schriftlich über die Entscheidung informieren, die sie für mich treffen sollen, falls ich nicht mehr bei Bewusstsein bin. Ich akzeptiere ↓♥, meinen Willen und meine Wünsche auszudrücken, und erleichtere damit anderen gegebenenfalls die Entscheidung, sodass sie diese in größerer Harmonie treffen können.

Ewing-Knochensarkom (siehe: Knochenkrebs – Ewing-Knochensarkom)

Exhibitionismus

Exhibitionismus bezieht sich auf die Zurschaustellung von Geschlechtsteilen. **Exhibitionismus** steht in direktem Zusammenhang mit der Erziehung, die ich erhalten habe, und mit der Art, wie ich meine **Sexualität** lebe. Wenn man mir beigebracht hat, dass Sexualität etwas Tierisches, Schmutziges und Entwürdigendes sei, habe ich bestimmt versucht, sie zu unterdrücken. Wenn das nicht der Fall war, dann handele ich entsprechend dem, was ich gelernt habe. Ich habe daher das Bedürfnis, mich von dem Zwang, den ich im Hinblick auf meine Sexualität empfinde, zu befreien. Wenn ich mich dem **Exhibitionismus** hingebe, ist dies für mich eine Möglichkeit, über mich selbst hinauszuwachsen, um akzeptiert ↓♥ zu werden: eine Form der Provokation. Da ich nicht in Kontakt mit meinem Inneren bin, scheine ich für die **Liebe** nicht geschaffen zu sein. Ich kann mit niemandem eine intime Beziehung beginnen, denn ich habe Angst vor Verletzung. Lieber mache ich mit bestimmten Personen meine Erfahrungen, aber immer mit einer trennenden Distanz. So kann ich flüchten, wann ich will. Ich suche im Außen die Aufregung, denn ich fühle mich innerlich leer. Das **Exhibitionieren** gibt mir eine gewisse Macht. Meine unbewussten Triebe und Begierden kontrollieren mich. Unbewusst will ich mich vielleicht an jemandem rächen, der mir wehgetan hat, als ich klein war. Ich fühle mich machtlos und in meinem Geschlecht nicht anerkannt. Ich mache mir **bewusst**, dass der Mensch mit sexuellen Bedürfnissen geschaffen wurde, dass deren Erprobung aber einen **liebe**vollen Rahmen braucht. – Ich akzeptiere ↓♥, dass die Sexualität etwas Schönes und Gesundes ist, das mir Befriedigung verschafft. Die Sexualität gehört zu meiner Entwicklung auf der körperlichen Ebene. Ich akzeptiere ↓♥, mich der **Liebe** vorbehaltlos zu öffnen. Indem ich mich selbst respektiere, erwerbe ich die notwendige Kraft, um meine Verletzlichkeit auszudrücken. Ich wage es, wahrhaftig zu sein, mein Gegenüber tut dies auch und so kann sich eine schöne Beziehung entwickeln, geprägt von Einverständnis und der Fähigkeit zu teilen.

Exophthalmie

(siehe: Augenerkrankungen)

F

Falten

Falten sind Hautrisse. Es kann sich um Ausdrucksfalten (Mimikfalten) oder Altersfalten handeln. Die elastischen Fasern der Lederhaut sind unterbrochen und das restliche Bindegewebe ist mitbetroffen. **Falten** können durch einen emotionalen Schock, eine Umwälzung oder ein inneres Leiden entstehen. Die Einriffelungen in meiner Haut kristallisieren und drücken die Qualen und den Schmerz aus, die an meiner Haut nagen. Möglicherweise habe ich auch eine Trennung oder ein Ereignis erlebt, bei dem ich mich von einem Menschen, einer Situation oder einem Gegenstand lösen musste. Ich empfinde Kummer, Verzweiflung, Verständnislosigkeit und inneren Schmerz. Wenn ich mir ständig Sorgen mache, oft im Zusammenhang mit meiner Arbeit, wenn ich Zweifel habe oder mich überfordert fühle, setzen sich diese Unsicherheiten in meiner Haut fest und bilden **Falten**. **Vertikale Falten unter den Augen** bezeugen eine übermäßige Spannung, Aggressivität und Ungeduld. – Ich akzeptiere ↓♥, die Vergangenheit loszulassen. Ich treffe Entscheidungen in meinem Leben und in meinen verhärteten seelischen Strukturen, die mein Vorankommen behindern. Wenn ich lerne zu akzeptieren ↓♥, dass jedes Ereignis meines Lebens dazu da ist, mich wachsen zu lassen, und dass ich durch Loslassen bedingungslose **Liebe** zum Ausdruck bringe, haben meine **Falten** keine Daseinsberechtigung mehr und können verschwinden. Weisheit verleiht dem **Herzen♥** wahre Jugend.

Farbenblindheit

(siehe: Augen – Farbenblindheit)

Fasziitis, nekrotisierende

Die **nekrotisierende Fasziitis** dringt in unterschiedliche Gewebeschichten ein, die die Muskeln umgeben (Faszien). Die Krankheit zerstört das Gewebe und kann innerhalb von 12 bis 24 Stunden zum Tod führen. Sie ist unter anderem an starkem Fieber und einem roten und schmerzhaften Ausschlag zu erkennen, der sich am Ort einer kleineren Verletzung entwickeln kann (beispielsweise einer Schnittverletzung). Ich möchte etwas Wichtiges in meinem Leben verändern, aber ich spüre, dass meine Festung von allen Seiten attackiert wird. In mir schwelt ein innerer Konflikt, eine Zerrissenheit; darin kann ich mich weder zurückbewegen noch die Richtung verändern, wie ich will. Habe ich wirklich den Schutz und die notwendige Unterstützung, um meinen Wunsch in die Tat umzusetzen? Meine tiefsten Überzeugungen sind mit Füßen getreten worden. Von außen sagt man, dass ich eine „eiserne Hand" habe. Bleibe ich meinen Ideen treu oder bin ich starrsinnig, auch wenn ich mich mit meinem Verhalten selbst zerstöre? Es fällt mir schwer, Widerspruch zuzulassen. Meine negativen Einstellungen versengen mich innerlich. Ich spüre so viele Begrenzungen und Barrieren, die man errichtet, um mich bei einem meiner Vorstöße aufzuhalten, dass ich wütend werde. Ich bin außer mir, bis aufs Blut gereizt, ich bekomme eine „Gänsehaut“. Vielleicht habe ich auch Angst vor einer Trennung, entweder in meinem Privatleben oder in Bezug auf meine Arbeit. Dies könnte, so glaube ich, dramatische Folgen für meine Zukunft und meinen guten Ruf haben. – Ich akzeptiere ↓♥, flexibler an Ereignisse und das Leben allgemein heranzugehen. Ich höre auf, alles kontrollieren zu wollen, ich entwickle Geduld und nabele mich von der Meinung anderer ab. Indem ich immer die positiven Seiten einer Sache sehe, halte ich mir mein **Herz♥** offen und die **Liebe** kann frei in mir und um mich herum zirkulieren. Ich lerne, der Quelle für alles zu danken, was ich bekomme, ich kläre meine Ziele und betrachte die Situation mit Mut, wobei ich akzeptiere, den Dingen ihren freien Lauf zu lassen. Ich akzeptiere ↓♥ außerdem, von anderen Hilfe anzunehmen, und verstehe, dass ich im freien Strömen der Energie die Kraft wiederfinde, mit der ich meine Ziele in Frieden und Heiterkeit erreichen kann.

Faulheit

Faulheit ist eine Neigung, jegliche Aktivität zu vermeiden, jegliche Anstrengung zu verweigern. Sie steht im Zusammenhang mit Lebensüberdruss im Allgemeinen: ein Sich-gehen-Lassen, weil ich keine Lust habe, mich anzustrengen oder mich zu irgendetwas zu zwingen. Indem ich Aktivität vermeide, brauche ich mich nicht kritisieren zu lassen oder mich selbst in Frage zu stellen. Ich bleibe auf meiner Insel, in der Monotonie. – Ich akzeptiere ↓♥, in die Aktion zu gehen. Ich fange an zu handeln, Dinge zu tun, um mir wieder Energie, Schwung und Lebensfreude zu verschaffen. So entdecke ich meine Talente, die ich mir bis heute aufgespart und versteckt habe und die mir ein großes Gefühl der persönlichen Selbstverwirklichung verschaffen!

Fehlgeburt

(siehe: Entbindung – Fehlgeburt)

Ferse

Die **Ferse** symbolisiert die Vergangenheit, auf die ich mich stützte, meinen Halt. **Schmerzen an der Ferse** bedeuten Angst, Unverstandensein und ein Gefühl **mangelnder Unterstützung bei meinen Verpflichtungen**. Da die **Ferse** der Stützpunkt meines Körpers ist, weist ein Schmerz an dieser Stelle auf Unsicherheit gegenüber meiner Zukunft hin. Ich bin zögerlich und mit mir oder meinem Leben unzufrieden und ich habe den Eindruck, die Kontrolle über meinen Körper zu verlieren. Da mein ganzer Körper auf meinen **Fersen** ruht, kann ich das Bedürfnis nach einem festen Halt im Leben haben, um in Sicherheit weiter voranschreiten zu können. Möglicherweise lasse ich es zu, dass jemand anders mir Energie entzieht, er „ist mir auf den **Fersen**“. Auch von meinem Vorgesetzten fühle ich mich ständig **verfolgt**. Ich hänge mich an die Vergangenheit. Ich fühle mich wie ein Nichts. Meine Existenz ist sehr unbefriedigend und ich fühle ständig eine Art Hunger: Es gibt so vieles, was mir missfällt, und ich kann nicht alles geistig verdauen. Ich trage das Gewicht der anderen auf meinen Schultern und weiß nicht, wie ich meine Grenzen klar machen soll. Ich bin von meiner inneren Kraft abgeschnitten und fühle mich verpflichtet, mich ständig einzubremsen. Wenn das **Fersenbein** betroffen ist (ausladender Knochen, der die **Ferse** bildet), stelle ich intensiv mein Dasein und meine Identität in Frage. Sehe ich mein eigenes Leben oder will ich das der anderen imitieren? Gegen welche Situation wehre ich mich so hartnäckig und will vor ihr flüchten, mich ihr entziehen? – Ich akzeptiere ↓♥, dass ich mir vertrauen und sicher vorangehen kann. Ich nehme den Platz ein, der mir zukommt. Ich lasse die Vergangenheit los und wende mich der Zukunft zu, indem ich auf meine innere Autorität höre, diese kleine innere Stimme, die genau weiß, was ich brauche.

Fett, Fettleibigkeit, Fettsucht (siehe auch: Gewicht – Übergewicht)

Das **Fett** symbolisiert die Energie, die Macht, die „kleinen Freuden", die man sich gönnt. Je mehr Energie aktiv ist und frei zirkuliert, desto weniger habe ich die Tendenz, mich im **Fett** festzuklammern. Je schwerer ich bin, desto schwerer fällt es mir auch, mich zu bücken, also meine Energie zu nutzen, die meinen Emotionen, meiner Kreativität entspricht. Wenn ich also fettleibig bin, bin ich überempfindlich und habe das Bedürfnis, mich zu schützen. Dieses Schutzbedürfnis liegt im Wesentlichen auf der Ebene des zweiten Chakras (zwischen Nabel und Schamgegend), des Chakras der Sexualität, und auf der Ebene des dritten Chakras (im Bereich des Sonnengeflechts, am unteren Ende des Brustbeins), des Chakras der Emotionen. Die Emotionen und Ideen häufen sich an und heften sich aneinander, genauso wie die Kilos in meinem Körper. Männer scheinen in diesem Bereich ein größeres Schutzbedürfnis zu haben. Fettsucht ist oft Ausdruck einer Unsicherheit oder eines „Mangels" auf affektiver Ebene: Man „erwartet" etwas, was sich nicht einstellt, und sucht am falschen Ort, was zu Unzufriedenheit und Frustration führt und mich schließlich aufbläht. Ich sehne mich nach **Liebe,** gleichzeitig misstraue ich ihr. Ich fühle mich **angegriffen** (körperlich oder psychisch) und dies lässt mich aggressiv werden. Lieber vertraue ich nur mir selbst. Ich habe den Eindruck, in meinem Leben eingeschränkt zu sein, und da ich meine Umgebung als leer empfinde, fühle ich mich verlassen. Ich will als starke Person gelten und so versuche ich unbewusst, diese Kraft nach außen zu tragen, indem ich als Mensch „von stattlicher Figur" auftrete, also korpulent bin. – Um abzunehmen, akzeptiere ↓♥ ich, dass ich meine Haltung in zwischenmenschlichen Beziehungen verändere. Ich höre auf mit den Erwartungen und lüfte ruhig alles aus, was unnütz und schädlich ist. Ich lerne, mir und dem Leben zu vertrauen, damit das schützende **Fett** verschwinden kann. Ich drücke meine Emotionen offen aus und lerne mich so zu lieben, wie ich bin. Ich akzeptiere ↓♥, in meinem Leben klare Entscheidungen zu treffen, und höre auf, mich danach zu richten, was andere von mir sagen oder glauben. Indem ich aus mir selbst heraus lebe, steigere ich mein Selbstvertrauen und mein Körper wird sich meinem neuen Selbstbild auf natürliche Weise anpassen. So werde ich ein Abbild meiner Freude und meines Jubels.

Fettpolster an den Oberschenkeln („Reiterhose") (siehe: Cellulite)

Feuermal (siehe: Haut – Feuermal)

Fibrom und weibliche Zysten (siehe auch: Zyste[n])

Das **Fibrom** ist ein gutartiger Tumor aus Bindegewebe. **Fibrome** treten zumeist an der Gebärmutter auf, dem Sitz von **Mütterlichkeit**, **Weiblichkeit** und **Sexualität**, das heißt all dessen, was mein Heim, meine Familie betrifft und in dessen Zusammenhang ich einen emotionalen Schock (Verletzung oder Missbrauch in der Vergangenheit) erlitten haben kann. Habe ich mich vielleicht von meinem Partner verletzt gefühlt, ohne mich ausdrücken zu können, um wieder Harmonie herzustellen? Gibt es in mir seit Langem verdrängte Gefühle von **Schuld**, **Scham** oder **Verwirrung**, die diese Weichteilmasse gebildet haben? Dies kann auf einen emotionalen Schock im Zusammenhang mit meinen ersten sexuellen Erfahrungen oder einen schlecht verkrafteten Schwangerschaftsabbruch zurückzuführen sein. Ich fühle mich innerlich leer und will diese Leere um jeden Preis füllen. Ich lebe oberflächlich, flüchte vor meinen Bedürfnissen und meinen Wünschen. Lieber verhalte ich mich wie die anderen. Vielleicht empfinde ich Groll jemandem gegenüber, der mich verletzt hat. Möglicherweise habe ich auch Vorbehalte gegen eine eventuelle Schwangerschaft. Habe ich das Gefühl, die anderen zu unterstützen, sie zu nähren, weil ich glaube, unentbehrlich zu sein? Ich habe Lust auf Erneuerung und Veränderung in meinem Leben und weigere mich, meine kreative Seite und meine Abenteuerlust nach außen zu bringen. Interessant ist die Feststellung, dass historisch eine verheiratete Frau erst in dem Augenblick zu einer „Gattin" wurde, als das erste Kind zur Welt kam. Sie trug dann das „Gewebe" des Mannes. **Fibrome in der Gebärmutter** treten häufig um das vierzigste Lebensjahr auf, in dem Augenblick, in dem ich mir als Frau **bewusst** mache, dass ich bald körperlich nicht mehr in der Lage sein werde, Kinder zu bekommen. Vielleicht habe ich mich ja schon entschieden, dass ich keine oder keine mehr bekommen möchte, aber mein Körper weiß, dass dies meine „letzte Chance" ist; das Überleben der Menschheit hängt davon ab! Wenn ich mich also schuldig wegen der Zahl der tatsächlichen oder möglichen Kinder fühle, werden sich diese Schuldgefühle in Form eines **Fibroms** manifestieren. Es kann sich auch um ein Kind handeln, das nur in meiner Vorstellung existiert, das ich so gern mit einem bestimmten Partner gehabt hätte, ohne das je etwas daraus wurde. Symbolisch kann das **Fibrom** auch genau jenes Projekt (beispielsweise eine Firma) darstellen – mein Baby –, für dessen Erschaffung (Zeugung) ich so viel Zeit verwendet habe und das sich in letzter Minute nicht realisieren ließ, aus welchem Grund auch immer. Dieses „Baby" überträgt sich ins Körperliche als **Fibrom** – ein Kind, das nie das Licht der Welt erblickt hat. Gefühle der Ohnmacht und von „Es ist zu spät" verfolgen mich und können sich in Verbitterung verwandeln. Ich weiß, dass die Weichteile des Körpers die unbewussten Denkmuster darstellen. Also gibt es eine Ansammlung von negativen Denkmustern und Einstellungen, die jetzt eine feste Form angenommen haben. Es ist höchste Zeit, dass ich mit meinem Partner und jedem anderen Mitglied meiner Familie rede und das ausdrücke, was ich empfinde. Ich muss aufhören zu verschweigen, was ich wusste, aber nie enthüllen wollte. – Was die Gefühle von Schuld, Scham und Verwirrung angeht, akzeptiere ↓♥ ich, dass ich im betreffenden Augenblick mit bestem Wissen und gemäß meinem Entwicklungsstand gehandelt habe. Ich verzeihe mir und befreie mich von dieser Last. Ich fühle mich viel leichter und jeder neue Tag zeigt mir, dass ich mich akzeptiere ↓♥ und als Frau immer glücklicher werde. Ich nehme mein Leben selbst in die Hand und gehe in die Richtung, die gut für mich ist. Ich höre auf, die Vergangenheit immer wieder aufs Neue durchzugehen. Stattdessen wende ich mich der Zukunft zu, da ich mich gut geführt weiß. Ich nutze meine Kreativität, um meine Leidenschaften und meine Träume ins Leben zu bringen.

Fibromatose

(siehe: Muskeln – Fibromatose)

Fibromyalgie

Die **Fibromyalgie** (auch: Chronisches Müdigkeitssyndrom) ist eine Störung des Muskelgewebes und Knochengerüsts, die sich durch ständige Schmerzen, Empfindsamkeit, Brennen in den Muskeln, Schlafstörungen und extreme Müdigkeit (Energieverlust) und erhöhte Steifheit am Morgen äußert. Achtzehn über den ganzen Körper verteilte Punkte sind besonders schmerzhaft: Muskeln und Sehnen der Schultern, am Hals, zwischen den Schulterblättern, im unteren Teil des Rückens, am Ischiasnerv, an den Knien, an den Ellenbogen, an den Handgelenken und an der Brust. Für die Diagnose reicht es, wenn die Symptome an elf Punkten auftreten. Frauen sind siebenmal häufiger betroffen als Männer. Zu den Ursachen gehören eine chronische Unausgeglichenheit des Nervensystems als Folge eines emotionalen Schocks oder eines Unfalls, ein übertrieben aktives Immunsystem (es geht immer weiter gegen ein nicht oder nicht mehr existierendes Virus vor, nach einer Grippe zum Beispiel) oder eine Störung des Tiefschlafs. So glaube ich, dass ich „nichts wert" bin, und fühle mich ohnmächtig, in meinem Leben Veränderungen vorzunehmen. Dieses Syndrom (Gesamtheit der Symptome, die gleichzeitig auftreten) steht in engem Zusammenhang mit einer Neigung zum Perfektionismus sowie mit Angst und mit hohen Erwartungen an mich selbst, die über meine Grenzen hinausgehen. Ich erlebe einen großen inneren, seelischen Schmerz, der mich ständig verfolgt. Er kann seine Ursache in einem Ereignis haben, das ich erlebt habe, als ich jünger war, aber große Schuldgefühle ausgelöst hat. Ich glaube, überflüssig zu sein und habe große Schwierigkeiten, Bestätigung zu finden. Zusätzlich fühle ich mich überfordert und so, als wäre ich von sehr hoch oben heruntergefallen. Ich erlebe viel Druck von Seiten meiner Umgebung, aber im Grunde bin ich es selbst, der sich zu sehr drängt. Ich bin wütend und meine, keine **Liebe** von meiner Umgebung zu empfangen. Ich will nicht entschlossen vorangehen, lieber schneide ich mir meine Emotionen ab, kann aber dadurch das Leben nicht voll genießen. Woher kommt dieser ständige Schmerz? Häufig tritt er dann auf, wenn ich wiederholte, monotone Gesten ausführe. Dies ruft mir mein seelisches Leiden in Erinnerung, mich bis ins Unendliche dazu zu zwingen, Verantwortlichkeiten zu übernehmen, die ich mir nicht selbst ausgesucht habe. Ich wollte bestimmten Prinzipien treu bleiben, die im Gegensatz zu meinen tiefen Bedürfnissen standen. So lebe ich ein Leben, zu dem ich überhaupt keine Lust habe … – **Ich akzeptiere ↓♥**, für mich selbst zu sorgen, mir den Genuss zu gönnen, den ich brauche. Ich lasse das Kind in mir leben, das zu schnell erwachsen geworden ist. Ich muss keine Superfrau (oder Supermann) mehr sein, nur noch ich selbst. Ich habe das Recht auf Glück und auf ein freudvolles Leben. Meine Kreativität darf sich über das Spiel, die Künste, Sport oder jede andere Aktivität ausdrücken, die mir ein größeres Wohlbefinden verschafft. So entfalte ich mich und es stellt sich ein großer innerer Friede ein.

Fibrose

(siehe: Sklerose)

Fibrose – Zystische Fibrose

(siehe: Mukoviszidose)

Fieber (allgemein)

(siehe auch: Hitzschlag)

Wenn die Temperatur meines Körpers auf über 38 °C ansteigt, habe ich **Fieber**. **Fieber** ist ein Symptom für **Emotionen, die mich verbrennen**. Diese Emotionen wandeln sich in **Wut** über mich und die anderen oder über ein Ereignis und diese Wut ergreift von meinem ganzen Körper Besitz. Warum wähle ich eine derart extreme Reaktion? Ist das meine Art des Ausgleichs, um Ruhe zu finden und mehr **Liebe** und Aufmerksamkeit zu bekommen? Brauche ich eine Auszeit, um mich an eine sehr schnell sich verändernde Wirklichkeit anzupassen? Was irritiert mich in meinem Leben? Im Allgemeinen handelt es sich um eine „glühende" Emotion, die auf einmal hochkommt, oder um Leben, das „zu heiß" wird, als dass ich noch damit umgehen könnte. Daraus entstehen eine starke Wut, eine Empörung, Enttäuschung oder Sorge. Ich sorge mich um alles, was um mich herum passiert, außer um das Wichtigste: mein inneres Wohlbefinden. Ich will, dass man auf mich stolz ist, aber wie nehme ich mich selbst wahr? Bei einem **Kind** kann plötzlich auftretendes **Fieber** mit einem inneren Konflikt, mit Wut oder einer verdrängten Verletzung in Verbindung stehen. Als Kind kann ich meine Emotionen verbal noch nicht kommunizieren und drücke sie daher mit meinem Körper aus. – In jedem Fall muss ich akzeptieren ↓♥, dass ich die Ursache dieses **Fiebers** identifizieren muss. Ich werde wohl eine Anhäufung von Gereiztheit und Wut vorfinden, die hochkommen, wenn ich über vergangenem Unglück brüte. Anstatt mir selbst Gewalt anzutun, mache ich mir meine Bedürfnisse **bewusst** und akzeptiere ↓♥ zu lernen, dass ich mich mitteile, um auszudrücken, was ich empfinde. Ab jetzt sammle ich nichts mehr an: Ich weiß, dass die Lösung im Dialog liegt.

Fieber – Heufieber

(siehe: Allergien – Heufieber)

Fieber – Sumpffieber

(siehe: Malaria)

Fieberbläschen

(siehe auch: Herpes [allgemein] / [Mund …] / [Lippen …])

Ein Schub von **Fieberbläschen** steht im Zusammenhang mit meiner Bewusstseinsbildung. Ich stelle mir viele Fragen über mich selbst und das Leben im Allgemeinen. Ich lebe in einem Konflikt zwischen meiner eigenen Identität und meinen Beziehungen mit anderen Menschen. Die einzige Möglichkeit, die mein Körper gefunden hat, um diesen emotionalen Konflikt nach außen hin sichtbar zu machen und mich davon zu befreien, sind diese zusammen mit **Fieber** auftretenden **Fieberbläschen**. Was hindert mich daran, ich selbst zu sein? Meine Angst vor Ablehnung! Wenn das eintritt, muss ich herausfinden, warum ich nicht in Harmonie mit mir selbst lebe. Ich mache mir mein Bedürfnis bewusst, in allen Lebenslagen ich selbst zu sein. Ich akzeptiere ↓♥ auch, mich auszudrücken, denn mein Umfeld kann nicht erraten, was mich bedrückt. Da ich die anderen so akzeptiere ↓♥, wie sie sind, erreiche ich Verständnis. Indem ich wieder ich selbst werde, nimmt die Harmonie wieder ihren Platz in meinem Leben ein.

Filzläuse

(siehe auch: Geschlechtskrankheiten)

Normalerweise bekommt man **Filzläuse** oder Schamläuse über Geschlechtsverkehr. Ich fühle mich schuldig, schmutzig, weil ich eine sexuelle Beziehung außerhalb des gesellschaftlich erlaubten Rahmens hatte, oder ich habe das Gefühl, dass es nur darum geht, meine persönlichen Bedürfnisse zu befriedigen, ohne dass ich eine Bindung an meinen Partner empfinde. Ich schäme mich und will mich nicht mit den tiefsten Bedürfnissen meines Körpers und meiner Sexualität auseinandersetzen. Ich habe Angst, dass man mir wehtut. Ich bin abhängig von den anderen: Es ist einfacher für mich, mich zu unterwerfen, als mit dem Risiko der Zurückweisung gerade zu mir zu stehen. Ich fühle mich in meinem eigenen Lebensraum, meiner Intimität überwältigt. Ein Kind mit **Filzläusen** reagiert möglicherweise auf einen Elternteil, oft auf die Mutter, die die Unordnung oder fehlende Reinlichkeit ihres Kindes ablehnt, denn das Kind entspricht nicht den elterlichen „Kriterien“, die sich oft als sehr anspruchsvoll, manchmal als unrealistisch erweisen. Als Kind reagiere ich sehr sensibel auf Kritik und Bemerkungen meiner Eltern, die ich als parasitär empfinde. – Ich akzeptiere ↓♥, dass jede Lebenslage eine Erfahrung ist, und ich lerne, meine Bedürfnisse und das, was gut für mich ist, zu erkennen. Ich lerne, stolz auf mich zu sein.

Finger (allgemein)

Die **Finger** sind die Verlängerung meiner Hand und Werkzeuge, die dem Ausdruck meiner alltäglichen Handlungen dienen. Sie stehen für das Handeln **im gegenwärtigen Augenblick, für die Einzelheiten des Alltags,** für meine Geschicklichkeit und das Wissen. Durch den Tastsinn kann ich lieben, streicheln, schimpfen, etwas aufbauen und etwas schaffen. Meine **Finger** sind der konkrete Ausdruck meiner Gedanken und Gefühle. Eine Verletzung am **Finger** zeigt mir, dass ich vielleicht übertreibe, mich an Einzelheiten hänge, zu weit gehe und zu schnell handele. Ich richte meine Aufmerksamkeit auf zu viele Dinge gleichzeitig und verzettele meine Energie. Ich bin ungeduldig oder fühle mich durch bestimmte Gesten oder Bewegungen gestört, die ich ausführen muss. Mein Pflichtgefühl ist aufs Äußerste in Frage gestellt. Ich kümmere mich um zu vieles. Ich vergesse, dass jede Einzelheit meines Lebens, jeder Augenblick wertvoll ist. Meine Schuldgefühle führen dazu, dass ich Angst habe, mir selbst „auf die **Finger** zu klopfen" oder mir Vorwürfe zu machen, etwas gesagt zu haben. Ich bin gegenüber bestimmten kleinen Einzelheiten ungeduldig, was meine perfektionistische Seite ans **Licht** bringt. Unabhängig von der Art der Verletzung (Schnittwunde, Schürfwunde, Warze, usw.), schade ich mir durch mein derzeitiges Handeln. Normalerweise sind die Tiefe der Verletzung und das betroffene Gewebe (Haut oder Knochen) wichtig. Ein Schnitt bis auf den Knochen beispielsweise weist auf eine tiefere Verletzung hin als eine einfache Schürfwunde. Ich prüfe den (die) betroffenen **Finger** und erhalte eine deutlichere Antwort auf meine Fragen. Wenn ich mir **einen Finger quetsche**, muss ich mich fragen, in welchem Aspekt meines Lebens ich mich erdrückt fühle. Ich bin unsicher, weil ich Angst habe, das zu verlieren, was ich besitze. Wenn einer oder mehrere meiner **Finger gekrümmt** sind, sollte ich darauf achten, wie die **Finger** sich krümmen und welche Richtungen sie mich so einzuschlagen heißen. Wenn sich die **Finger** ineinander verflechten, bin ich dann sehr in die Aktivitäten verwickelt, die ich erledigen muss, oder in all die Details meines Alltags? Wenn die Fingerzwischenräume sehr groß sind, gibt es vielleicht eine Disharmonie oder einen Konflikt, durch den ich mein Gefühlsleben, meine Arbeit, mein Familienleben und mein sexuelles Leben nicht in Einklang bringen kann (ich sollte mir die betroffenen **Finger** und die passende Beschreibung dazu ansehen)? Sich krümmende **Finger** können auch anzeigen, dass ich mich in mich selbst zurückziehe oder dass sich die Hände schließen, um eine Faust als Zeichen von Wut oder dem Wunsch zu formen, jemanden oder etwas zu schlagen. **Steife Finger** weisen auf meine Inflexibilität gegenüber Details meines Alltags hin. Wenn sich die Finger **nicht bewegen** lassen, fühle ich mich bei dem, was ich sagen oder tun möchte, wie gelähmt. Ich mache mir schwere Vorwürfe, weil ich nicht in der Lage bin, eine Arbeit zu erledigen, was im Gegensatz zu meinem Ethos steht. – Ab jetzt akzeptiere ↓♥ ich, mir die Zeit zu nehmen, eine Sache nach der anderen zu erledigen, denn ich akzeptiere ↓♥ meine menschliche Dimension. Ich zügele meine Ungeduld, die mich zu schnellem Handeln antreibt.

Finger – Arthritische Finger

(siehe auch: Arthritis [allgemein])

Die Arthritis ist eine Entzündung der Gelenke, die Schmerzen verursacht und ein Symbol für **Kritik**, Selbstbestrafung, Missbilligung und einen großen Mangel an Liebe darstellt. **Arthritische Finger** (das heißt: die Einzelheiten des Alltags) weisen daher auf das Gefühl hin, nicht richtig **geliebt** zu werden, und sogar auf ein Gefühl der Ohnmacht. Ich überlasse den anderen die Macht. – Ich akzeptiere ↓♥, mich zu lieben und mir zu verzeihen, denn wie sollen die anderen mich lieben, wenn ich es selbst nicht tue?

Finger – Daumen

Der **Daumen** steht im Zusammenhang mit **Druck** – Druck auf mich selbst wie auch auf andere! Es handelt sich um einen starken **Finger**, der meine Kraft, mein Machtbedürfnis symbolisiert, meine Fähigkeit, mir etwas zu nehmen, und der zum Stoßen, Verurteilen, Drücken und zur Beurteilung sowohl der Taten anderer (**Daumen** nach oben oder nach unten) als auch meiner eigenen Handlungen dient. Er ist mit dem Mund und dem Geschmack verbunden. Richte ich den **Daumen** bei geschlossener Hand nach oben, zeige ich meine Zustimmung; richte ich den **Daumen** nach unten, zeige ich meine Missbilligung oder Ablehnung. Der **Daumen** steht im Zusammenhang mit meinem **Intellekt**, meinem Austausch mit anderen und meiner Empfindsamkeit. Ein „gesunder" **Daumen** symbolisiert ein Gleichgewicht zwischen meinen Gedanken und meinen Gefühlen. Wenn ich Angst habe und mir ständig Sorgen mache, wird mein **Daumen** betroffen sein. Auch wenn ich mich vom Leben oder von anderen gedrängt fühle, verletze ich mich leicht am **Daumen**. So fühle ich mich also unter Druck, bestimmte Dinge zu tun, gleichzeitig aber auch verpflichtet, mich an bestimmte Verhaltensweisen, Doktrinen oder Religionen zu halten, ohne dass ich mich wehren kann. Dies beeinflusst meine Interaktion mit anderen, denn ich werde manchmal aggressiv und reagiere nur noch, da ich mich nicht mehr im Einklang mit meinen tiefsten Wünschen verhalte. Was ich wirklich machen will, bleibt auf der gedanklichen Ebene, ohne dass ich diese in die physische Realität umsetze. Der **Daumen** entscheidet also über die Art von Kontakt zu anderen Menschen und zu mir selbst. Schwierigkeiten auf dieser Ebene können damit zusammenhängen, dass ich nur schwer von meinen Sorgen aus der Vergangenheit lassen kann, meinen alten Gedanken. Da ein Kind in Situationen, in denen es sich verletzlich fühlt, am **Daumen** lutscht, stellt dieser Sicherheit und Schutz dar. Sämtliche Verletzungen des **Daumens** stehen im Zusammenhang mit einer zu großen geistigen Anstrengung, einer übermäßigen Ansammlung an Ideen und **Sorgen,** oft gegenüber einem Kind, oder einer defätistischen Neigung. Habe ich einen gesunden Austausch mit anderen? Dränge ich andere zu sehr oder fühle ich mich von ihnen zu einem hektischen Leben gedrängt? Habe ich Angst davor, die Kontrolle zu verlieren? **Dränge** ich mich selbst **ganz gehörig**? Wenn ich die Nase von einer Situation gestrichen voll habe oder mich etwas stört, tut mir mein **Daumen** weh. Wenn ich mir den **Daumen breche**, muss sich mein Leben auf radikale Weise ändern. Möglicherweise fühle ich mich an die Wand gedrängt. Dies macht mir innerlich sehr viel Angst, denn ich muss meine Verhaltensweisen aus der Vergangenheit ändern, da sie negative Folgen nach sich ziehen. Der **Daumen** ist ein Symbol für Leben und Überleben, den Lebenswillen im Gegensatz zur Todessehnsucht (wenn ich meinen Daumen im Inneren meiner geschlossenen Hand halte, bin ich ein introvertierter Mensch, der vielleicht gerne sterben möchte oder der das Bedürfnis hat, sich in sich selbst zurückzuziehen, um sich gegen die Außenwelt zu schützen). Ich sehe mir an, ob ich Angst vor dem Sterben habe – oder davor, mein Leben nicht mehr bestimmen zu können. Der **Daumen** erinnert mich an meine innere Macht, meinen Wert, meine ursprünglichen Kräfte. Er zeigt die Leichtigkeit, mit der ich meine inneren Reichtümer transformieren kann, alle meine Wünsche und Bedürfnisse im körperlichen Bereich. – Ab jetzt tue ich alles, um mit mir selbst im Frieden zu leben. Ich beobachte die Zeichen im Zusammenhang mit meinem **Daumen** und bleibe aufmerksam, wenn mir etwas passiert. Ich lasse die Traurigkeit in mir an die Oberfläche kommen. Ich akzeptiere ↓♥ das Leben und meine Lebenslagen, ohne zu dramatisieren, denn ich weiß, dass sich das Universum meiner annimmt! Ich höre auf, negativ zu denken, und akzeptiere ↓♥, mich auf meine eigenen Grundlagen und Werte zu stützen; auf diese Weise entferne ich mich von den familiären Einflüssen, denen ich noch verhaftet bin. Ich befreie mich von meiner Überfülle an Gedanken und akzeptiere ↓♥, mein Leben selbst in die Hand zu nehmen.

Finger – Kleiner Finger

Der **kleine Finger** steht in direkter Verbindung mit dem **Herzen♥**. Er stellt die Familie und sämtliche familiären Aspekte dar, vor allem die **Liebe** und die Harmonie in der Familie, aber auch die Geheimnisse und die Lügen. Er ist mit dem Hören (den Ohren) und der Intuition verbunden, und nicht ohne Grund sagt man: „Ich spüre das im **kleinen Finger** …" Er symbolisiert die Weisheit, die Integrität, die Wahrheit, die Öffnung gegenüber mir selbst und den anderen, die Kommunikation. Er kann jedoch auch meine verschlagene und überhebliche Seite repräsentieren, die ich benutze, um meine persönlichen Bedürfnisse zu befriedigen. Wenn ich mich an diesem **Finger** verletze, weist das auf Emotionen hin, die ich in Bezug auf meine Familie erlebe und die ich besser stärker zum Ausdruck brächte, einen Mangel an Harmonie in meiner Partnerschaft oder einfach einen Mangel an Selbstliebe. Ich habe ein „taubes Ohr" und höre nicht auf die Botschaften meiner Intuition, meinen „**kleinen Finger**". Ich brauche eine Veränderung in meinen Beziehungen, um diese wieder in Harmonie mit meinen neuen

Denkweisen, Vorstellungen und Zielen zu bringen. Ein Schaden am **kleinen Finger** (Schürfwunde, Verbrennung, usw.) zeigt in jedem Fall eine zu große Empfindsamkeit. Ich habe mit Sicherheit die ärgerliche Angewohnheit, mich über jede Kleinigkeit aufzuregen, und meine Empfindsamkeit behält die Oberhand. Ich werde eingebildet und das bringt mich aus dem Gleichgewicht und hindert mich daran, die Menschen und die Ereignisse meines Lebens zu verstehen. Anstatt aus meiner inneren Weisheit heraus zu handeln, lebe ich nach dem Willen der anderen. Das führt zu Unschlüssigkeit und Unsicherheit. Ich missachte meine Intuition und gebe meinen Gedanken und endlosem Wiederkäuen Macht über mich. Wenn ich mir den **kleinen Finger breche**, habe ich das dringende Bedürfnis, mich von einem Aspekt meines Lebens zu befreien, der in Verbindung mit einer Autorität steht. Es kann sich auch um ein Geheimnis handeln, das ich seit sehr langer Zeit mit mir herumtrage und das in meinem Inneren an mir nagt. – Ich akzeptiere ↓♥, die Ereignisse und Lebenslagen mit der Einfachheit eines Kindes zu betrachten. Indem ich sie entdramatisiere und geistige Offenheit zeige, lerne ich, mich zu behaupten und mitzuteilen, um dann umso freudiger weiterzumachen. Ich brauche sehr viel mehr innere Ruhe. Anstatt eine Rolle zu spielen und in einer Welt zu leben, in der Äußerlichkeiten wichtiger sind als das innere Wesen, tue ich besser daran, mich auf die einfachen Dinge zu konzentrieren und ich selbst zu sein.

Finger – Mittelfinger

Der **Mittelfinger**, der längste **Finger** der Hand, steht für **Kreativität, Sexualität, Kraft und Wut**. Er symbolisiert die Berührung, die Arbeit, die Produktivität und die Fruchtbarkeit. Eine Verletzung oder ein Schmerz an diesem **Finger** bedeutet, dass mein Geschlechtsleben nicht so ist, wie ich es mir wünsche, oder dass ich mich zu leicht in mein Schicksal ergebe. Auf Grund von Unzufriedenheit empfinde ich Kummer oder Anspannung und nach und nach kommt Wut auf. Diese Reaktion hindert mich daran, meine geheimsten Wünsche in die Wirklichkeit umzusetzen. Meine Kreativität ist durch einen Mangel an Vertrauen eingeschränkt. Ich beunruhige mich zu sehr und träume viel, anstatt mein Leben auf reale und dauerhafte Weise zu planen. Meine Frustrationen hindern mich daran, vorwärtszugehen. Mein Minderwertigkeitsgefühl führt zu Schwierigkeiten mit meiner Sexualität, in der ich meine Kreativität zum Ausdruck bringen könnte. So bleiben meine tiefsten Impulse unterdrückt. Ich lebe tendenziell aus einer extremen Haltung heraus: Entweder fürchte ich mich vor meiner Verantwortung und bleibe an einem Ort kleben, oder ich beharre sehr streng auf Gesetzen und will um jeden Preis meine Ziele erreichen. Ich verhalte mich wie ein Kind, so als ob ich noch nicht erwachsen und reif wäre. Ich identifiziere umgehend, welcher Bereich meiner Sexualität oder meiner Kreativität betroffen ist. Welcher Teil von mir fordert es, zu wachsen und sich zu entwickeln und auch die damit verbundenen Verantwortlichkeiten zu akzeptieren ↓♥? Ein **Bruch des Mittelfingers** zeigt einen Widerstand und eine Starrheit insbesondere bei Berührungen, die eine große Aggressivität in meinem Inneren entstehen lassen. Es kann sich hier um meine berufliche Laufbahn handeln, aber auch generell um meine Leistungen (sexuelle ebenso sehr wie persönliche oder intellektuelle). Ich akzeptiere ↓♥, lieber meine Bedürfnisse zum Ausdruck zu bringen, als Wut in mir aufsteigen zu lassen. Ich mache mir bewusst, dass mich nur meine Ängste (Stolz) daran hindern, mich auszudrücken. Meine sexuellen Erfahrungen werden bereichernd, statt eine Leere auszufüllen. Ich lerne es, mein Leben jeden Tag neu zu gestalten. Anstatt mich mit einem Bild oder mit Oberflächlichkeiten aufzuhalten, gründe ich mein Leben auf meinen Werten und inneren Prioritäten.

Finger – Nagelhäutchen

Das **Nagelhäutchen** ist eine dünne Hautschicht an der Basis des Nagels. Je dicker das **Nagelhäutchen** ist und je schneller es wächst, desto mehr neige ich dazu, hart mit mir selbst zu sein. **Ich kritisiere** ständig wegen Kleinigkeiten **an mir** herum, weil ich Perfektionist bin. – Ich akzeptiere ↓♥, mich als menschliches Wesen in der Entwicklung zu betrachten, das immer sein Bestes gibt. Ich höre auf, so streng über mich zu urteilen, und akzeptiere ↓♥ mich, wie ich bin, damit ich in Harmonie weiter voranschreiten kann.

Finger – Ringfinger

Der **Ringfinger**, in dem das Wort „Ring" enthalten ist, ist das **Symbol der Verbundenheit,** der **Vereinigung** und stellt meine gefühlsmäßigen Bindungen dar. Er steht für die Vision (den Blick) und auch für die Art, wie ich mit mir selbst verbunden bin. Mein **Ringfinger** ist eingeschränkt, wenn ich mich hinter den anderen verstecke, anstatt meinen Platz einzunehmen, und wenn mein Leben völlig ungeordnet oder voller Widersprüche ist. Er steht für meine **Freiheit** und meine **Verbundenheit** mit anderen. Jede Verletzung an diesem **Finger** ist auf einen **Kummer** oder ein Problem in diesen Beziehungen zurückzuführen: gegenüber meinem Ehepartner, meinen Kindern oder vielleicht sogar gegenüber meinen Eltern. Es kann auch um einen Teilhaber gehen oder um jemanden, mit dem ich einen Vertrag geschlossen oder zu dem ich eine besondere Beziehung habe. Diese Verletzung ist das äußere Zeichen einer inneren Verletzung, über die ich wahrscheinlich mit niemandem gesprochen habe. Ich tue mich schwer, eine **Verbindung** zu mir selbst herzustellen und mit diesem inneren Kummer zu leben, der mich erdrückt. Vielleicht übertreibe ich die Situation. Was stört mich? Fühle ich mich von einer Person oder in einer Situation ungerecht behandelt? Da ich mich selbst nicht kontrollieren kann, versuche ich, Macht über andere auszuüben. Stattdessen müsste ich aber eigentlich eher akzeptieren ↓♥, dass ich loslassen und mich auf diese Weise befreien kann. Ich lebe noch immer nach dem, was andere sagen und denken, und das schränkt mich ein. Möglicherweise fühle ich mich gefährdet und vielleicht neige ich dazu, mich an andere anzuhängen. Ich erlebe Kälte in meinen Beziehungen und behandle mich selbst eher kalt und unmenschlich. Ein **Bruch des Ringfingers** zeigt mir, dass ich mich zum Wohl anderer zu sehr vergesse. Eine Situation ist unerträglich geworden, da ich mir nicht den notwendigen Raum gebe, mich zu entfalten und ich selbst zu sein. Ich akzeptiere ↓♥, Abstand zu nehmen, um die Situation klarer zu sehen. Was hindert mich daran, mich auszudrücken? Stelle ich **Mutmaßungen** über die Reaktionen der anderen an? Ich lerne, dies zu überprüfen, und stelle fest, dass es einen sehr großen Unterschied zwischen **Mutmaßung** und **Wissen** gibt. Diese Überprüfung erlaubt mir, viel harmonischere Beziehungen aufzubauen, und lehrt mich den Dialog. Ich akzeptiere ↓♥, mich zu entblößen, mich zu entfalten und glücklich zu sein und dabei in Harmonie mit meinem Umfeld zu bleiben.

Finger – Zeigefinger

Der **Zeigefinger** ist der Finger des Urteils und des Wissens und ist dem Geruchssinn zugeordnet. Er steht für das **Ego** mit allen seinen Aspekten: **Autorität, Stolz, Selbstzufriedenheit** … Wenn ich in meiner nonverbalen Kommunikation oft den **Zeigefinger** erhebe, wenn ich mit dem **Finger** auf etwas oder jemanden **zeige**, weist das auf eine **Ablehnung** elterlicher oder anderer **Autorität** hin. Ich versuche Autorität auf „reaktive" Weise auszudrücken, das heißt in Auflehnung gegen die verschiedenen Arten bestehender Autorität. Meine Angst vor Autorität kann sogar zu Verdauungsstörungen führen. Ich habe Angst, in eine Falle zu gehen, nicht meinem wahren Wert entsprechend anerkannt zu werden. Ich habe Angst vor Autorität und kann sie in meinem Leben nicht akzeptieren. Ich will um jeden Preis meinen Standpunkt durchsetzen! Wenn ich meinen **Zeigefinger** einsetze, um meine Ideen auf ziemlich autoritäre Weise durchzusetzen, ist das meine Art, meine „persönliche Macht" geltend zu machen und mein Gefühl der Ohnmacht zu verstecken. Ich mache mir **bewusst**, dass es häufig meine Ängste sind, die mich so handeln lassen. Ich bin emotional sehr empfindlich und habe das dringende Bedürfnis, mich im Leben in Sicherheit zu fühlen. Ich habe Angst vor dem Urteil der anderen, davor, dass sie ihre Beziehung zu mir überdenken, sei es die Freundschaft oder die Liebesbeziehung. Ich mache mir klar, dass es mich nirgendwohin führt, den anderen zu beschuldigen oder bei allem und jedem Recht zu behalten. Ich hebe mir meine Energie für die wichtigen Dinge auf. Ist es wirklich die Autorität, die mich stört? Vielleicht handelt es sich eher um ein Gefühl der Machtlosigkeit oder Unsicherheit, das in Bezug auf die elterliche Autorität in meiner Kindheit wieder auftauchte. Wenn ich mich abwerte, kann ich den Eindruck haben, dass die anderen mich ignorieren oder dass sie mich dominieren wollen. Ich würde so gern den ersten Platz einnehmen, aber das ist nicht der Fall. Ich bin von mir selbst wie von den anderen **enttäuscht**. Ein **Bruch des Zeigefingers** zeigt mir, dass ich mich zu sehr an bestimmte Personen oder Situationen klammere: Wenn ich nicht mehr in der Lage bin, mich zu kontrollieren, was könnte mir dann passieren? Ich bin ängstlich, geradezu panisch, denn anstatt meine wahre innere Kraft zu benutzen, verlasse ich mich lieber auf raffinierte Tricks, um zu bekommen, was ich möchte. Ab jetzt akzeptiere ↓♥ ich die Formen der Autorität, die mich stören, und weiß, dass sie da sind, damit ich mich in eine positive Richtung entwickle. Anstatt mich von dieser Autorität frustrieren zu lassen, suche ich lieber nach meinem wahren inneren Wert. Ich akzeptiere ↓♥, weniger im Kopf als in meinem **Herzen♥** zu leben, und ich akzeptiere die verschiedenen Emotionen in mir. Ich öffne meinen Geist und zeige nicht mehr mit dem Finger auf andere, sondern wage es, in den Spiegel zu sehen und mein Leben selbst in die Hand zu nehmen.

Fistel(n)

Eine **Fistel** ist ein Kanal, der auf direkte und anormale Weise zwei innere Organe (interne Fistel) oder ein inneres Organ und die Haut (externe Fistel) miteinander verbindet. Damit ein solcher Kanal entstehen kann, muss es eine starke, schon lange andauernde Blockade in diesem Bereich geben. Unbewusst war ich so **ängstlich**, dass ich mich **zurückgehalten** habe und den normalen Weg **blockiert** habe. Was verbirgt sich hinter meiner Ängstlichkeit? Ich habe Angst vor Ablehnung oder davor, verlassen, lächerlich gemacht oder hintergangen zu werden. Ich zögere, mich gehen zu lassen. Ich ziehe mich in mich selbst zurück, um mich zu schützen. Da ich Angst habe zu leiden, halte ich alles zurück, angefangen mit meinen Emotionen. Ich kann sogar Rachegelüste oder einen Tötungswunsch in mir vergraben haben, oft gegen einen Menschen gerichtet, selbst wenn derlei Gelüste meiner Persönlichkeit im Grunde widersprechen. Ich akzeptiere ↓♥, dass hinter jeder Emotion Stolz steht, und je mehr Stolz da ist, desto größer wird meine Angst. Ich muss meine Mitte in der Gegenwart wieder finden und auf meine Intuition hören. Das Leben ist eine Schule, in der ich lerne. Wenn ich mein Lernen blockiere, blockiere ich auch meine Entwicklung.

Fistel(n) – Analfisteln

(siehe: After – Analfisteln)

Flatulenz

(siehe: Darmgase)

Flöhe

(siehe: Filzläuse)

Follikulitis

(siehe: Haarerkrankungen)

Fraktur

(siehe: Knochenbruch)

Frauenkrankheiten

Frauenkrankheiten weisen darauf hin, dass ich mich schwer tue, die Tatsache zu akzeptieren, dass ich eine Frau bin. Ich weiß nicht einmal, wie ich meine Weiblichkeit zum Ausdruck bringen soll. So zu handeln, dass ich den Erwartungen an eine Frau gerecht werde, macht mir Angst. Ich habe Angst vor Unterordnung. Möglicherweise bin ich in einer Umgebung von Frauen aufgewachsen, die „stark“ sein mussten, Entscheidungen treffen mussten usw., das heißt, sie hatten „die Hosen an“. Oder bin ich unter Frauen aufgewachsen, die sich untergeordnet und ihre eigene Persönlichkeit aufgegeben haben? Ich mache mir bewusst, dass ich auf Grund meiner Erziehung meine männliche Seite viel stärker entwickelt habe oder dass ich mir geschworen habe, das Gegenteil von Unterordnung, ich selbst zu sein, indem ich meine männliche Seite zum Nachteil meiner Weiblichkeit zum Ausdruck bringe. – Ich akzeptiere ↓♥, eine Frau zu sein, denn ich bin als solche vollständig, und ich drücke meine Gefühle aus. Ich kann stark sein und trotzdem Sanftheit, Liebe, Verständnis usw. zeigen. Jede Frau hat ihre eigene Art, ihre Weiblichkeit zum Ausdruck zu bringen. Es liegt an mir, meine Art zu wählen. Ich stelle fest, wie glücklich ich darüber bin, eine Frau zu sein.

Friedreich-Ataxie

Die **Friedreich**[20]**-Ataxie** ist eine Erkrankung des Nervensystems (Ataxie bedeutet gestörte Koordination von Bewegungsabläufen), die durch eine Degeneration des Rückenmarks und des Kleinhirns (an der Schädelbasis; zuständig für die für Gleichgewicht und Bewegung erforderliche Koordination der Muskeln) gekennzeichnet ist. Im Allgemeinen ist sie auf ein Denkschema bei mir als Mutter zurückzuführen. Dieses Denkschema ist so stark, dass der Fötus, der in mir wächst, es aufnimmt und sich ihm bedingungslos unterordnet (wie die Liebe einer Mutter zu ihrem Kind). Ich erwarte so sehr, ein Kind zu haben, das meinen Traum oder meine Träume erfüllt, dass das Kind sich schließlich völlig unfähig fühlen wird, mich zufriedenzustellen. Wenn ich dieses Kind bin, habe ich Angst, nicht alles erfüllen zu können, was meine Mutter von mir verlangt, und dem nicht gerecht zu werden, wofür ich „programmiert“ wurde. Ich habe Angst, im entsprechenden Augenblick nicht den richtigen Körper zu besitzen. Ich spüre, dass meine Freiheit bereits berührt und eingeschränkt ist. Es kommt also zu einer Blockade in meiner Entwicklung. Ich will mich vom Rest der Welt isolieren. Als Mutter lebe ich in einem imaginären Reich, in dem ich einen bestimmten sozialen Status bewahren muss, und ich schätze es überhaupt nicht, wenn man versucht, die offensichtliche Ruhe zu stören, die hier herrscht. Unabhängig vom Alter meines Kindes muss ich, als seine Mutter, ihm erklären, dass ich zwar hohe Ideale für dieses Kind im Sinn habe, aber nur deshalb, weil ich es liebe und das Beste für es wünsche. Egal, welche Stärken und Schwächen mein Kind hat, ich liebe es so, wie es ist, ohne dass es ein „Supermann“ werden müsste. Ich akzeptiere ↓♥, meine Prioritäten im Leben zu

---

[20] Nikolaus **Friedreich** (1838–1927): deutscher Neurologe, der diese Krankheit zum ersten Mal 1881 beschrieb. Er interessierte sich hauptsächlich für die erblichen Formen der Ataxie.

prüfen, herauszufinden, was mir wirklich wichtig ist. Während der Schwangerschaft kann ich innerlich mit meinem Kind sprechen, weil es schon in diesem Alter alles versteht, was ich ihm sage. Ist es schon auf der Welt und älter, nehme ich mir die Zeit, mit ihm zu reden: Es wird dann meine ganze Liebe spüren, sodass der Heilungsprozess beginnen kann. Liebe und Vergebung sind die stärksten Mittel zur Wiederherstellung der Harmonie zwischen zwei Menschen.

Frigidität

(siehe auch: Frauenkrankheiten)

Die **Frigidität** besteht in mangelnder sexueller Befriedigung der Frau während des Geschlechtsverkehrs. Im Allgemeinen liegt dem ein tiefes Trauma oder ein seelischer Konflikt zu Grunde. Im Mittelpunkt dieses Zustandes steht die Angst: Angst vor sexuellen Bedürfnissen und der Lust, die mich „unanständig" wirken lassen könnte; Angst, mich hinzugeben und die Kontrolle zu verlieren. Ich habe Angst, „etwas zu verlieren", wenn ich mich der Sexualität „unterwerfe". Ich fühle mich überwältigt und habe den Eindruck, mich nicht verteidigen zu können. Ich möchte gern die Kontrolle behalten, und da diese im Augenblick des Orgasmus abhandenkommt, vermeide ich ihn. So entgehe ich diesem Zustand, in dem ich mich dem anderen ausgeliefert fühle. Lieber kontrolliere ich meine Emotionen und die Ereignisse, damit ich auf keinen Fall in einer prekären Situation lande. In diesem Augenblick fühle ich, dass ich Macht über mich habe, aber auch über den anderen. Dieses Verhalten wird noch verstärkt, wenn meine sexuelle Aufklärung im Verborgenen ablief oder wenn meine Eltern die Sexualität als etwas Schlechtes, als abscheuerregend betrachteten oder eine Form der Sexualität außerhalb der gesellschaftlichen Normen praktizierten. In Wirklichkeit handelt es sich um die Angst, mich dem zu stellen, was ich in mir verberge. Unter dem Einfluss dieser Angst fühle ich mich oft hässlich und wertlos. Ich schäme mich und habe starke Schuldgefühle. Meine Erziehung hat einen großen Einfluss auf die **Frigidität**. Wird die Sexualität als etwas Erniedrigendes betrachtet, das mit den niedrigsten menschlichen Instinkten in Verbindung steht? Habe ich von Resignation und Unterordnung im Zusammenhang mit sexuellen Beziehungen gehört, mit der Andeutung, dass das alles überhaupt nichts mit Vergnügen zu tun habe? Wurde ich in meiner Kindheit Opfer eines sexuellen Missbrauchs? Falls ja, lehne ich meine Sexualität möglicherweise unbewusst ab und es fällt mir schwer, mich anfassen zu lassen, ohne dabei Angst und Abscheu zu empfinden. – Ich mache mir bewusst, dass es in der Sexualität nichts Unanständiges gibt. Ganz im Gegenteil, Sexualität zwischen Partnern, die damit einverstanden sind und eine Beziehung gegenseitiger Anerkennung und tiefer Liebe leben, **ist schön und gesund**. Ich akzeptiere ↓♥, mich meinem Partner zu öffnen, ihm meine Ängste und Befürchtungen und auch meine Bedürfnisse mitzuteilen. Ich stelle fest, dass Sexualität zu meiner Körperlichkeit gehört und eine Quelle der Entfaltung im Hinblick auf meine Entwicklung ist. Es ist wichtig zu erwähnen, dass bei bestimmten Personen (sowohl Männern als auch Frauen), die sich in einem Wachstumsprozess befinden, zu einem bestimmten Zeitpunkt die sexuellen Bedürfnisse kaum oder gar nicht präsent sind. Das ist dann der Fall, wenn ich gelernt habe, alle meine Energien der Kreativität und der sexuellen Energie voll und ganz zu nutzen, sodass die sexuelle Energie für eine gewisse Zeit keinen wichtigen Platz in meinem Leben einnimmt. Vergnügen wird über die Fülle erlebt, die ich jeden Augenblick in mir selbst und in einer Freude und einem Glück erlebe, mit denen ich mich verbinden kann, sogar außerhalb des Rahmens sexueller Beziehungen. – An welchem Lebensschritt auch immer ich mich jetzt befinde, ich akzeptiere ↓♥, dass es wichtig ist, mich mit meinen Bedürfnissen zu respektieren, mich der Tatsache zu öffnen, dass Sexualität eine Quelle des Vergnügens und eine gesunde Form der Kommunikation mit meinem Partner / meiner Partnerin sein kann. Wenn ich mich missbraucht fühle oder wenn der Sex für mich oder den anderen zu einem Weg wird, meine innere Leere zu füllen, ist es meine Verantwortung, ihn mit meinem Partner zu teilen. Auf diese Weise vermeide ich Machtspiele und es gibt nur noch einen Austausch auf der Ebene der **Liebe**.

Frosch im Hals

(siehe: Rachen – Frosch im Hals)

Frösteln

Wenn ich leicht **fröstele**, fürchte ich mich vor **Kälte** oder bin dagegen sehr empfindlich. Dieses **Frösteln** tritt oft als Folge eines Ereignisses auf, bei dem ich eine Trennung von einem Menschen, einem Tier oder sogar einem Gegenstand (beispielsweise einem Kuscheltier) erlebt habe, die mir sehr wichtig waren und von denen ich weiß, dass ich sie nie wiedersehen werde. Ich fühle eine große Leere, eine große **Kälte**, weil ich Liebe, Aufmerksamkeit, den Körperkontakt mit dem Gegenstand der Trennung verloren habe. Ich bin nicht mehr in Kontakt mit menschlicher Wärme und fühle mich allein. Oft empfinde ich mich in meiner Beziehung zu meinem Vater als leer, distanziert, abwesend. Meine Ängstlichkeit verstärkt dieses **Kältegefühl**. Vor allem als Kind glaube ich, dass jemand, der stirbt, in den Himmel kommt. Aber da ist es doch **kalt**! Und schon fange ich an zu **frösteln**, denn wenn ich mit der **Kälte** in Kontakt komme, tue ich das auch mit dem Verstorbenen! Ich mache mir auf diese Weise bewusst, dass ich mehr Wärme, vielleicht auch mehr **Liebe** in meinem Leben brauche oder mich mit dem aussöhnen muss, was mich von meinem Symbol der **Liebe** getrennt hat. Es ist wichtig, mir das Ereignis bewusst zu machen, das das **Frösteln** ausgelöst hat, und das Weggehen des Menschen (des Gegenstands, Tiers), von dem ich getrennt wurde, wirklich zu akzeptieren ↓♥, um Frieden mit mir selbst und der Situation zu schließen. Ich akzeptiere ↓♥, dass ich Schwierigkeiten habe, mir selbst diese Wärme zu geben, die ich brauche. Ich neige dazu, mich herabzusetzen, und verhindere so, dass die **Liebe** in mir frei fließen kann. Durch meine Angst ziehe ich mich in mich selbst zurück. Ich flüchte mich in meine Gedanken. Umso notwendiger ist es jedoch, aus der Einsamkeit auszusteigen und zu zeigen, wer ich bin. Indem ich die **Liebe** akzeptiere ↓♥, nehme ich mehr Kontakt mit mir selbst und den Menschen in meiner Umwelt auf.

Furcht (siehe auch: Nierenprobleme)

Furcht ist ein Gefühl der Vorahnung und Sorge in Bezug auf eine **tatsächliche oder eingebildete Gefahr**. Wenn ich mich **fürchte**, schlägt mein **Herz♥** sehr schnell und ich bin angespannt. **Furcht** breitet sich in mir aus, wenn ich beunruhigt, **meiner selbst** nicht sicher, entmutigt, sehr emotional usw. bin. Gegenstand meiner **Furcht** kann entweder ein Misserfolg sein oder Verlassenwerden, Ablehnung, Verletzung, usw. Sie wird in meinen Augen derart reell, dass mein ganzer Körper und vor allem meine **Nieren** darauf reagieren. Meine **Furcht** vergrößert die Wahrscheinlichkeit, dass alles, wovor ich mich fürchte, tatsächlich eintritt. **Furcht vor Krankheit kann ein auslösender Faktor für eine Krankheit sein**. Es ist wichtig, dass ich mir bewusst mache, dass meine **Furcht** mein Leben beherrscht, nicht die anderen Menschen oder Situationen. Die sechs wesentlichen Arten von **Furcht** sind die vor dem Tod, vor Krankheit, vor Armut, vor dem Verlust von Liebe, vor dem Alter und vor Kritik.[21] Die Tatsache, dass ich mich **fürchte**, zeigt mir, dass ich meine Macht aus der Hand gegeben habe. Wenn etwas passiert, wird diese Sache oder jemand anderer mein Leben kontrollieren. Wenn meine Befürchtungen so weit gehen, dass sie meinen Verstand bestimmen, kann ich unter **Panikattacken** leiden. Ich bin nicht mehr in der Lage, neutral und distanziert zu bleiben. Ständig bin ich unausgeglichen und leicht verletzlich. Die Erwartungen der anderen interessieren mich mehr als meine eigenen Bedürfnisse. Mir fehlt mein Orientierungspunkt und manchmal glaube ich tatsächlich, dass ich drauf und dran bin, verrückt zu werden. – Ich akzeptiere ↓♥ umgehend, die **Furcht** durch Vertrauen zu ersetzen. Ich habe die volle Kontrolle über mein Leben. Ich bitte darum, in meinen Handlungen oder Worten immer zum Wohlergehen aller geführt und beschützt zu werden. Dasselbe gilt für meine Familienmitglieder und für alle Menschen, die ich liebe.

Furunkel (siehe: Haut – Furunkel)

Furunkel – Scheidenfurunkel (siehe: Haut – Scheidenfurunkel)

Füße (allgemein)

Die **Füße** stellen meinen Kontakt mit der Energie spendenden Erde dar. Sie stehen im Zusammenhang mit meiner Beziehung zu und meinen Konflikten mit meiner Mutter.

---

[21] Die **Furcht** zeigt mir, in welchen Aspekt meines Lebens ich mehr **Liebe** investieren muss. Die **Furcht** weist den Weg, um mir **bewusster** über den emotionalen Konflikt zu werden, den es zu regeln oder zu integrieren gilt, um mich mit mehr **Liebe**, Weisheit und Freiheit wiederzufinden.

Diese Konflikte können bis zum Zeitpunkt meiner Empfängnis zurückgehen. Meine **Füße** geben mir Stabilität, wenn ich mich auf ein Ziel, auf einen Wunsch zu oder in eine Richtung bewege. Sie helfen mir, mich in meiner Beziehung zum Universum in Sicherheit zu fühlen. Sie stehen für meine Einstellung zu meinen Lebenslagen, genauso wie für meine soziale Stellung. Wenn mein **linker Fuß** stärker ist als der **rechte Fuß** (oder umgekehrt), kann mir das Hinweise geben, welche Tendenzen ich in meiner Fortbewegung oder meinem körperlichen, geistigen oder spirituellen Kontakt mit dem Boden bevorzugen soll. Wenn ich mit nach außen gedrehten **Füßen** laufe, bin ich mir möglicherweise nicht über die eingeschlagene Richtung sicher oder ich verzettele meine Energien in vielen verschiedenen Projekten. Wenn ich dagegen mit nach innen gedrehten **Füßen** laufe, zeige ich Verschlossenheit oder Widerstand gegen die in meinem Leben einzuschlagenden Richtungen.

Füße – Fersenschmerz (Plantarfasziitis) (siehe auch: Ferse)

Der **Fersenschmerz** ist ein Knochenauswuchs, der sich an der inneren Seite des Fersenbeins befindet. Letzterer ist ein Knochen, der den Fersenvorsprung und die hintere Stütze des Fußgewölbes bildet. Ich weiß nicht mehr, woher ich komme und wohin ich gehe. Aber eines ist sicher: Mir fehlt eine Verankerung sowie innere Fundamente und Stabilität. Ich befinde mich wie in einem schwarzen Loch. Welche Richtung soll ich einschlagen? Welchen Sinn soll ich meinem Leben geben? Offenbar ist mein Leben in bestimmten Augenblicken so schwer, dass ich einen Teil davon vergessen habe. Ich muss lernen, irgendwo Wurzeln zu schlagen, eine Stabilität zu finden, ein Gleichgewicht. Was „hinkt“ in meinem Leben? Betrifft das Leiden mein Beziehungsleben, meine affektiven Beziehungen oder meine Arbeit? – Ich akzeptiere ↓♥, auf meinen Grund zu gehen und mich mit meinen tiefsten Wünschen zu verbinden, mir neue Ziele zu setzen. Ich konzentriere mich auf die Gegenwart und vertraue in die Zukunft, die mir nur Gutes bringen kann. Indem ich auf meine innere Stimme höre, werden sich die Tore vor mir öffnen und mir eine große innere Zufriedenheit und unendliche Freude bringen.

Füße – Schwielen und Hühneraugen (siehe auch: Haut – Schwielen)

Schwielen und **Hühneraugen** sind Verdickungen an der Hautoberfläche, und zwar dort, wo diese ständig der Reibung ausgesetzt ist. Das **Hühnerauge** bildet einen gelblichen, schmerzhaften Kegel und kann aufgeschwemmt wirken. Es sitzt auf dem Rücken der Zehengelenke, zwischen den Zehen oder an der Fußsohle. **Schwielen** sind ebenfalls Verdickungen der oberen Hautschichten an einer Reibungszone des **Fußes**. Sie sind rund und bewahren auf ihrer Oberfläche die normale Zeichnung von Hautlinien, anders als Warzen. Mit meinen **Füßen** bewege ich mich vorwärts, aber irgendetwas sagt mir, dass das nicht ganz glatt läuft … Die **Schwiele**, diese kleine Schwellung, gibt mir einen Hinweis auf meine ängstliche Lebenseinstellung. Ich sehe nicht alle positiven Aspekte meines Lebens und kann es deshalb nicht richtig genießen. Ein **Hühnerauge** unterscheidet sich in der Natur des Schmerzes: Dieser ist viel präsenter und intensiver und zeigt mir ein Gefühl von tiefer Schuld. Ich habe Angst, voller Vertrauen dem Unbekanntem entgegenzugehen, weil es mir nicht gelingt, „natürlich" zu bleiben, die Dinge auf einfache Weise zu erledigen. Ich lasse andere für mich entscheiden. Es fällt mir schwer, tatkräftig zu handeln: Das Leben ist auf materieller Ebene schwer und erfordert von mir große Anstrengungen, um tatkräftig voranzugehen. Ich nehme einen Anlauf in Richtung Zukunft, zögere dann aber und dränge zu sehr oder nicht genug. Was beunruhigt mich so? Es ist mir unmöglich, im Augenblick zu leben. Vielleicht will ich mich an jemandem rächen. Ich verhärte mich. Ich vermeide es, meinen inneren Schmerz auszudrücken. So manifestiert er sich in meinem Körper. Ich will tatkräftig vorangehen und meine Ziele verwirklichen, aber meine Emotionen sind so verstrickt, dass sie mich behindern. Vielleicht glaube ich auch, dass meine Mutter mich am Leben hindert. Welche Person ist ein „Stachel" in meinem Leben? Welche Situation erlebe ich immer wieder. Stehe ich sehr unter Druck oder gibt es sehr viel Reibung? Ich suche nach dem Grund für diese Schwierigkeit, in meiner Gegenwart zu leben oder mit Blick auf meine Zukunft zu leben. Sind Traurigkeit und Kummer oder Angst vor Misserfolgen die Ursachen? Natürlich kann ich mit einer Operation die Größe meiner **Hühneraugen** verringern, aber das reicht nicht, weil ich nicht an die wahre Ursache herangehe. – Ich akzeptiere ↓♥, mir anzusehen, was mich derart stört und auf meinem Weg behindert. Ich akzeptiere ↓♥, alle schwarzen Ideen und Schuldgefühle zu verjagen. So erreiche ich eine bessere Übereinstimmung mit dem Leben. Mein Vertrauen in das Leben wird dadurch umso größer.

Füße – Warzen an den Fußsohlen

(siehe auch: Füße – Schwielen oder Hühneraugen)

Eine **Warze an der Fußsohle** äußert sich normalerweise in einer kleinen, glänzenden Stelle unter dem **Fuß**, um die herum sich Hornhaut bildet und die bei Druck schmerzt. Eine **Warze an der Fußsohle** zeigt mir Ängste im Hinblick auf die Zukunft und meine Verantwortlichkeiten. Auf diese Weise rufe ich um Hilfe. Der Schmerz will mir zu verstehen geben, dass ich dem Leben mit Wut begegne. In welche Richtung muss ich gehen, die mir aber Schmerzen oder Frustration bereitet? Möglicherweise lasse ich mich von kleinen Hindernissen schnell aus der Fassung bringen und stelle die Bedürfnisse der anderen über meine eigenen. Vielleicht empfinde ich auch Geringschätzung gegenüber meinen sportlichen Fähigkeiten. Ich kann ein überdurchschnittlich guter Sportler sein, mich aber dennoch gering schätzen, weil ich immer der Beste oder unter allen Umständen immer gleich leistungsfähig sein will. Ich habe vielleicht den Eindruck, dass mich meine **Füße** nicht so gut tragen wie die der anderen. Ich vergleiche mich mit anderen und fühle mich ihren körperlichen Fähigkeiten weit unterlegen. Ich spiele eine Rolle, damit ich von den anderen akzeptiert ↓♥ werde. Ich häufe

Frustrationen an. Ich bin verletzlich und stütze mich ganz auf meine **Füße**, auf Personen oder Dinge in meiner Außenwelt. Mein Körper sagt mir, dass es nichts bringt, wenn ich mich derart quäle, und dass ich vertrauensvoll im Leben voranschreiten kann. Ich muss meine Stärken und Schwächen akzeptieren ↓♥ und mit der nötigen Ausdauer werde ich auch Erfolg haben.

Fußbeschwerden

Mit meinen **Füßen** bewege ich mich auf meinem Lebensweg fort. Mein Gehirn ist die Befehlszentrale für meine **Füße**. Die Lehre von den Reflexzonen zeigt uns, dass der gesamte Körper auf den **Fußsohlen** dargestellt ist. Das heißt, dass mir alle Probleme mit meinen **Füßen** Auskunft über den Körperteil geben, der mir etwas mitteilen will. Ein Problem mit meinen **Füßen** zeigt mir einen Konflikt im Hinblick auf meine Richtung und Bewegung, meine Schwierigkeit, ein Ziel zu verfolgen, und das Bedürfnis nach mehr Stabilität und Sicherheit im Leben. Die Zukunft mit all ihren Unwägbarkeiten macht mir Angst. Es fällt mir außerdem schwer, die Vergangenheit loszulassen. Vielleicht stelle ich mir die Frage, welche konfliktreiche Situation ich gegenüber meiner Mutter erlebe (im ganzen Leben oder nur in einem Teil davon): Die Erde steht hier im weiteren Sinn für die Mutter, meine **Füße** befinden sich fast ständig in Kontakt mit ihr, auch wenn ich mich in der betreffenden Situation unangenehm von der Verschmelzung mit meiner Mutter berührt fühle. Sei es, dass ich mir etwas mehr Distanz zwischen uns wünsche, die aber kaum herzustellen ist, sei es, dass ich noch immer davon träume, meiner Mutter nahe zu sein, und mir meine Lebensumstände diese Annäherung unmöglich machen. Fällt es mir schwer, mich vom Nest meiner Familie zu entfernen? Lasse ich mir leicht „auf die **Füße** steigen"? Meine **Füße** können auch dann reagieren, wenn ein Familienmitglied kurz davor ist, seinen physischen Körper zu verlassen: Unbewusst weiß ich, dass er bald der Erde übergeben wird, und diese Realität will ich nicht wahrhaben. Ich würde ihm gern „mit Händen und **Füßen**" helfen. Wenn meine **Füße** schmerzen, muss ich langsamer gehen. Ist das auf Langeweile zurückzuführen oder auf die Entmutigung vor all meiner Verantwortung und all dem, was ich zu tun habe und was mir nicht realisierbar erscheint? Oder bewege ich mich – ganz im Gegenteil – vielleicht im Eiltempo und mein Körper sagt mir, dass ich langsamer machen soll, um einen „Unfall" zu vermeiden? Ich trage schwere Verantwortlichkeiten und es fällt mir schwer, dem normalen Strom der Dinge zu folgen. Ich will die Dinge völlig umstürzen, etwas **schnell erledigen**, und ich stütze mich auf die anderen anstatt auf meine inneren Reserven. Ich fürchte, ein Projekt oder ein Unternehmen nicht „auf die Beine stellen" zu können. Ein Krampf im linken oder rechten **Fuß** zeigt mir, auf welcher Ebene ich zögere oder mich weigere weiterzukommen oder vor welcher Richtung ich mich fürchte. Liegt die Blockade in mir oder außerhalb von mir? Ich muss in einer bestimmten Situation Stellung beziehen und habe Angst**, „den Boden unter den Füßen zu verlieren**". Wenn ich mir den **Fuß verrenke**, habe ich

Lust zu gehen, mich von einer Person zu distanzieren, aber ich bin verpflichtet zu bleiben. Wenn ich mir den **Fuß** nur **anstoße**, behindert etwas oder jemand mein Leben. Bei einem **Bruch** halte ich starrsinnig an einer Lebensrichtung fest, obgleich das Leben von mir will, dass ich damit aufhöre und die zu treffenden Entscheidungen neu einschätze. Ein **Plattfuß** weist auf eine sehr gerade, sehr starre Wirbelsäule hin, das heißt also auf eine wenig nachgiebige Struktur. Es ist ein Zeichen für schlecht abgesteckte persönliche Grenzen, wenn es keinerlei Raum gibt zwischen meinem voll aufgesetzten **Fuß** und dem Boden, auf dem ich laufe. Ich gebe meine Identität auf. Ich fühle mich deshalb verletzlich, und um mich zu schützen, behandele ich die Dinge eher oberflächlich, anstatt einen tiefergehenden Kontakt herzustellen und „Wurzeln zu schlagen“, ob in einer Gefühlsbeziehung, in einem Arbeitsverhältnis oder in jedem anderen Bereich. Eine Folge davon ist auch, dass ich meine Arbeit und mein Privatleben nicht trenne, sondern beides oft zum Schaden meiner sonstigen Beziehungen ineinander übergreifen lasse. Da die Erde für meine Mutter steht, bezeichnet das „Kleben“ meiner **Füße** an dieser ein Bedürfnis nach Nähe, nach Verschmelzung, bewusst oder nicht, mit meiner Mutter oder der Person, die diese Rolle in meinem Leben einnimmt. Ich will an ihr „haften“ bleiben. Bei einem **Hohlfuß** dagegen bewege ich mich schwerfälliger, wie bei einer stark belasteten Wirbelsäule. Er zeigt auch eine klare Trennung zwischen meinem Geschäftsleben und meinem Privatleben. Das führt dazu, dass ich für mich bleibe und schweigsam bin, da es mir schwerfällt, ein Gespräch zu beginnen und Kontakt mit anderen aufzunehmen. In diesem Fall möchte ich vor meiner Beziehung zu meiner Mutter eher flüchten. Ich will autonom sein, anders, von ihr unterschieden. Wenn ich meine Emotionen im Hinblick auf die in meinem Leben einzuschlagende Richtung zurückhalte, äußert sich das in **geschwollenen Füßen**, während sich ein Übermaß an Emotionen in **Schweißfüßen** äußert. Ich schleppe etwas in meinem Leben mit mir herum (mit den **Füßen** dahinschlurfen) und ich möchte, dass es schneller geht! Ich kann auch Angst haben, meiner Stellung beraubt zu werden. Bei **kalten Füßen** muss ich mir Fragen über meine Beziehung zu meiner Mutter stellen und die Ursache für diese vielleicht sogar **eiskalten Füße** herausfinden. Vielleicht finde ich meine Beziehung zu meiner Mutter einfach distanziert und „kalt“. Es kann sich auch um eine Situation gegenüber dem Tod handeln, die mich zu Eis gefrieren lässt. Wenn ich auf **den Zehenspitzen gehe**, warum habe ich dann das Bedürfnis, mich zu verstecken oder unbemerkt zu bleiben? Es ist so, als ob ich mich ständig retten müsste (genauso wie ein **Klumpfuß** mein Bedürfnis nach Flucht symbolisiert). Meine spirituellen Ambitionen sind sehr hoch und es fällt mir schwer, mit der körperlichen Welt in Kontakt zu treten. – Ich akzeptiere ↓♥, meine **Füße** zu lieben, weil sie es sind, die mein ganzes Wesen auf seinem Lebensweg tragen. Je mehr ich sie liebe und akzeptiere ↓♥, desto leichter wird ihnen ihre Arbeit fallen. Ich entscheide mich dafür, dem Weg der Freude und dem zu folgen, was sich in Harmonie mit meinen tiefen Wünschen befindet. Indem ich Kontakt mit meinen Wurzeln aufnehme, kann ich mich entfalten und mit Anmut und Entschlossenheit vorangehen.

Fußgelenke (siehe auch: Gelenke)

Das **Fußgelenk** ist ein sehr flexibler und beweglicher Teil des Körpers. Es dient dazu, den Körper zu stützen, und durch seine Lage im Körper muss es großen Druck aushalten. Es ist eine Art Brücke oder Verbindung zwischen mir und der Welt. Es erlaubt mir, die Füße fest auf dem Boden zu halten, die Energie von oben nach unten und umgekehrt fließen zu lassen, Kontakt mit der Mutter Erde zu halten. Es ist auch die Stelle, an der ich meine Fähigkeit ausdrücke, mich vorwärtszubewegen, aufzustehen und sicher und fest verankert stehen zu bleiben. Das **Fußgelenk** führt die Richtungswechsel aus und ist daher Symbol für meine Entscheidungen, die ich auf der Grundlage meiner Überzeugungen und Wertvorstellungen treffe, und für meine Verpflichtungen, die ich dementsprechend eingehe. Meine **Fußgelenke** zeigen mir, inwiefern ich in der Lage bin, mich auf mich und auf meine Ressourcen zu verlassen, oder ob ich im Gegensatz dazu die Tendenz habe, mich auf andere zu stützen oder mich sogar an sie zu klammern. Sämtliche Verletzungen oder Schmerzen an den **Fußgelenken** stehen im Zusammenhang mit meiner Fähigkeit, flexibel genug zu bleiben, um die Richtung wechseln zu können. Ich weiß nicht, woran ich mich halten soll. Soll ich bleiben oder gehen? Ich bin destabilisiert und habe das Gefühl, dass ich Personen, die ich bewundere, „nicht das Wasser reichen" kann, wie beispielsweise meinen Eltern. Es fällt mir schwer, mich von ihnen zu entfernen, besonders von meiner Mutter. Wenn ich davor Angst habe, werde ich in Entscheidungssituationen unflexibel. Handele ich zu schnell, ohne nachzudenken, oder habe ich Angst vor derzeitiger oder künftiger Verantwortung oder habe ich das Gefühl, nicht stabil zu sein, dann laufe ich Gefahr, die Energie in meinen **Fußgelenken** zu bremsen. Vielleicht fühle ich mich schuldig, eine bestimmte Richtung eingeschlagen zu haben, oder dazu verpflichtet, in eine Richtung zu gehen, die mir nicht entspricht. Wie die Raupe habe ich Angst, aus meinem Kokon zu kriechen. Je nachdem, wie stark die Energie blockiert ist und wie stark ich mich dem Lauf des Lebens gegenüber verschließe, kann es zu einer **Verstauchung** oder einem **Knochenbruch** kommen. Ohne meine **Fußgelenke** kann ich mich nicht aufrecht halten. Vielleicht muss ich mich auf neue Betrachtungsweisen, neue, offenere und flexiblere Kriterien „stützen". Meine **Fußgelenke** kümmern sich um mich und mein Inneres, sie unterstützen mich im Leben. Gibt ein **Fußgelenk** nach oder bricht es, habe ich keine solide Grundlage mehr, ich muss die Richtung ändern, ich befinde mich in einem geistigen Konflikt. Mein **Fußgelenk** kann mich nicht mehr stützen und der ganze Körper gibt nach. In gewisser Weise bricht auch mein Leben zusammen, aber es handelt sich mehr um ein Zeichen, dass etwas nicht in Ordnung ist, als um einen tatsächlichen Zusammenbruch. Bei einer Verstauchung des **Fußgelenks** stockt die Energie in diesem Gelenk und mein Stützapparat verformt sich. Nichts ist mehr klar und eindeutig definiert. Der Druck ist zu stark und ich weiß nicht mehr, woran ich mich halten soll. Ich bin in meinen Bewegungen eingeschränkt, entweder weil mich jemand behindert und mir keine Erlaubnis gibt, oder durch eine andere Unmöglichkeit. Ich neige dazu, eher dem Urteil der anderen zu vertrauen als meinem eigenen. Es fehlt mir an Entschlossenheit. Ich will mich stabilisieren und mich wirklich physisch und emotional auf die Beziehungen mit anderen einlassen. Handelt es sich um etwas sehr Tiefgehendes, eine für mein Wohlergehen unausweichliche Änderung, kommt es eher zu einem **Bruch des Fußgelenks**. Ich glaube, dass mich die anderen daran hindern, entschlossen voranzugehen, aber tatsächlich bin ich es selbst, der wirklich eine andere Richtung einschlagen muss. Es geht um meine Ehre, meine Sicherheit, mein Lebensziel und die Richtung meines Lebens. Jede Einschränkung der **Fußgelenke** ist in der Regel von einer **Schwellung** begleitet, in der sich die Überfülle an Emotionen manifestiert, die mich stagnieren lässt, anstatt mit Vertrauen und Entschlossenheit voranzuschreiten. Das **Ödem** zeigt mir, dass ich mir Sorgen mache und meine wiederkehrenden negativen Gedanken mich an einem Ort stehen bleiben lassen. Wenn ich **schwache Fußgelenke** habe, die sich leicht verletzen, muss ich mich fragen: „Ist meine Fähigkeit geschwächt, mich selbst zu stützen, und habe ich immer das Bedürfnis, dass eine Institution oder ein anderer Mensch für mich die Verantwortung übernimmt?" Ich verdränge meine Emotionen so sehr, dass ich Gefahr laufe, mir den **Knöchel** zu **verstauchen**. Egal, welcher Art die Einschränkung sein mag, die Zeit der Unbeweglichkeit, die folgt, erlaubt es meinem Körper und meinem Inneren, den Aspekt meines Lebens, der der Änderung bedarf, angemessen zu verarbeiten, und der daraus folgenden Veränderung, ihren Platz in meinem Leben einzunehmen. – Ich werde mir der Situation oder der Beziehung **bewusst**, in der ich mich **verfangen** habe. Ich muss mich außerdem fragen: Da diese Einschränkung an den **Knöcheln** verhindert, dass ich bestimmte Aufgaben oder eine Arbeit erledige, welchen Vorteil ziehe ich aus dieser Immobilität? Ich akzeptiere ↓♥ das Leben und alles, was es mir bringt. Auf diese Weise kann ich das Leben von seiner guten Seite nehmen!

Fußpilz

(siehe auch: Haut [allgemein], Hauterkrankungen, Immunsystem)

Fußpilz ist eine Infektion, die durch einen mikroskopischen Pilz ausgelöst wird. Er ist eine der zahlreichen Formen des **Hautpilzes**. Er tritt zwischen den Zehen auf und äußert sich in einer verkrusteten, rissigen Haut. Diese Krusten und Risse können unterschiedlich tief gehen. Das Leiden zeigt mir, dass mein Geist gereizt oder verärgert ist, dass ich mich eingeschränkt oder unfähig fühle, so weiterzukommen, wie ich es möchte, dass ich Angst vor der Zukunft habe. Es fällt mir schwer, mich so zu akzeptieren ↓♥, wie ich bin, und ich wünsche mir die Akzeptanz ↓♥ und Bewunderung der Menschen in meinem Umfeld, wie ein Sportler, der erfolgreich ist und bewundert wird. Im Gegensatz zu diesem fühle ich mich jedoch **verbannt**. Muss ich **ins Exil gehen**, um Frieden zu finden? Dieses Verhalten führt zu Stress und innerem Schmerz. Ich lebe in einem tiefen Widerspruch: Ich schätze die Möglichkeit, in Sicherheit, „unter den Fittichen" anderer zu leben. Gleichzeitig fühle ich mich gefangen. Ich trage eine Maske von Härte, damit ich mein wahres Gesicht nicht zeigen muss. Die Reizung der Zehen steht im Zusammenhang mit den Einzelheiten und der Richtung in meinem zukünftigen Leben, mit den abstrakten Gedanken und den energetischen Konzepten, den Befürchtungen und dem Mangel an Verständnis. – Ich akzeptiere ↓♥, mich mir bildlich auf einer Straße vorstellen, auf der man sich gut bewegen kann und auf der ich mich voller Vertrauen fühle. Das wird mir helfen, meine Ängste loszulassen, und wird mehr Harmonie in mein Leben bringen. Ich lerne es, nach meinen Bedürfnissen und Wünschen zu leben. Ich lüfte meine Maske und lebe meine Emotionen auf einfache und natürliche Weise.

G

Gähnen

Das **Gähnen** ist ein in der Gesellschaft je nach deren sozialen Konventionen mehr oder weniger gut akzeptierter ↓♥ „natürlicher Nachahmungsreflex". (Ich sage „natürlich", da es bis jetzt keine medizinische Behandlung dafür gibt.) Nachahmung bezieht sich darauf, dass sie impulsiv und unbewusst bei einem Menschen auftritt, der einen anderen beim **Gähnen** beobachtet. Es ist ein Zeichen dafür, dass ich ins Bett gehen und mich ausruhen sollte, wenn ich müde oder erschöpft bin und meine Kräfte erneuern muss. Es ist auch ein Zeichen für Nahrungsmangel, denn es kommt vor, dass ich **gähne**, wenn ich nicht genug gegessen habe, oder auch, wenn meine Verdauung zu langsam ist. Was langweilt mich und was verdaue ich in meinem Leben nicht wirklich? Ich langweile mich so sehr, dass ich das auf unbewusste Art ausdrücke, ob ich nun gerade alleine fernsehe oder mich in Gesellschaft eines Menschen befinde, der mir nicht liegt. Das Gähnen sagt: „Ich will in Ruhe gelassen werden." Wie der brüllende Löwe zeige ich meine Unzufriedenheit. Ich will den Feind zurückdrängen, ich will mich verteidigen. Man soll sich mir nicht allzu sehr nähern! – **Gähnen** gehört zum Leben und ich akzeptiere ↓♥ es mit Liebe und Offenheit. Es ist wichtig, diesen körperlichen Ausdruck zuzulassen, der früher von der Erziehung verpönt war! Ich lasse meine Widerstände fahren und erlaube es den anderen, sich mir zu nähern und sich auch mit mir zu befassen.

Gärung

(siehe: Magenbeschwerden)

Gallenblase

(siehe auch: Gallensteine, Lebererkrankungen)

Die **Gallenblase** ist ein membranöses Reservoir unterhalb der Leber, in dem sich die Gallenflüssigkeit sammelt, die von der Leber ausgeschieden wird. Diese **Gallenflüssigkeit,** kurz auch **Galle** genannt**,** eliminiert die giftigen Substanzen im Darm. Die **Galle** steht für die Entfernung von für mich negativen Emotionen und Erfahrungen. Sie repräsentiert meine Anpassungsfähigkeit und die Fähigkeit, meine Emotionen zu verarbeiten, um meine Lebenskraft voll und ganz zu entfalten. Schwierigkeiten in diesem Bereich sind auf emotionale Verhaltens- und Denkmuster voller Bitterkeit und Gereiztheit gegenüber meinem Leben oder anderen Menschen zurückzuführen. Wenn sich diese Muster verfestigen, verwandeln sie sich in **Gallensteine**. Wenn meine **Gallenblase** nicht gut funktioniert, kann die Ursache dafür meine Unsicherheit oder Besorgnis über einen geliebten Menschen sein. Meine Bindung an diesen Menschen kann Emotionen hervorrufen, die ich nur schlecht beherrschen kann. Der Verlust (Tod) einer Person wird für mich sehr schwierig und eine Quelle für **Groll**: Daraus entsteht dann oft Streit über die Teilung von Besitz (Erbstreitigkeiten). Situationen mit derartigen

Konflikten stören meine **Gallenblase**, denn ich habe Angst, die Partie zu verlieren und mich von Dingen oder Personen trennen zu müssen, die mir lieb sind oder die man mir wegzunehmen droht. Ich bin verwirrt und ambivalent gegenüber meinen Gefühlen. Ich habe Schwierigkeiten, Dinge genau voneinander zu unterscheiden oder in meinen Emotionen und Verantwortlichkeiten klar zu sehen und richtig zu handeln. Es kann auch sein, dass ich mich ständig verpflichtet fühle, mein Handeln zu rechtfertigen, und dass ich meine Lebenslage oft als „ungerecht“ empfinde, was mich dann sehr **wütend** macht. Gegenüber bestimmten Personen, Handlungen oder **Gesten** werde ich **bitter**, ja sogar **rabiat**. Schließlich entwickele ich **Abneigung** und strebe nach **Rache**. Ich habe den Eindruck, dass man meinen Lebensraum **einschränkt**. Die Wut, die oft genug still bleibt, und mein Kummer führen dazu, dass ich mich von der Welt zurückziehe. Ich fühle mich sehr **feindselig**. Ich würde mich gerne zeigen und der ganzen Welt beweisen, was ich kann, aber ich bleibe verschlossen in meinem Panzer. So zweifele ich. – Ich akzeptiere ↓♥, mich von diesen bitteren Gefühlen frei zu machen. Ich sollte jede Erfahrung, die ich mache, als Gelegenheit betrachten, mich besser kennenzulernen, und meine Empfindsamkeit auf positive und kreative Weise einsetzen, anstatt andere zu kontrollieren oder zu manipulieren. Nur durch den Ausdruck meiner inneren Gefühle und indem ich vergangene prägende Erfahrungen loslasse, kann ich mich befreien und in Frieden leben.

Gallengänge

(siehe: Gallenblase)

Gallensteine oder Cholelithiasis

(siehe auch: Leber [Erkrankungen der ...], Milz)

Gallensteine sind im Allgemeinen eine Ansammlung oder mehrere Ansammlungen von Cholesterin oder Kalk. Sie stammen aus der Galle, dem Sekret der Leber, das für die Verdauung der Nahrungsmittel sorgt. Die Galle fließt durch die Gallenblase und dort befinden sich die **Gallensteine** (entweder ein einzelner großer Stein oder mehrere kleine Steine). Die Galle ist bitter und dickflüssig und sie steht für innere **Bitterkeit**, Kummer, Aggressivität, Unempfindlichkeit, Groll, Frustration oder Unzufriedenheit, die ich mir selbst oder anderen Menschen gegenüber empfinde. Die **Gallensteine** stehen für einen tieferen Schmerz als die einfachen Symbole im Bereich von Milz, Leber oder Gallenblase. Es handelt sich um kristallisierte Energie, **sehr harte Gedanken** und Gefühle, **Bitterkeit**, Neid und sogar **Eifersucht**, die sich in Form von Steinen verfestigt haben und im Laufe der Jahre genährt und angehäuft wurden. Es kann sich auch um ein Talent handeln, eine Kraft, die ich nie nutzen wollte, weil ich mich nicht gut genug gefühlt habe, verletzlich oder minderwertig. Ich häufe meine inneren Kräfte an, statt sie zu nutzen. Ich bin wütend, aber ich wende die Wut gegen mich, denn tief in meinem Inneren kenne ich meine Fähigkeiten genau. Irgendwann habe ich mich dafür entschieden, mich zu verstecken, um mich vor der Außenwelt zu schützen. Ich flüchte vor dem Urteil der anderen. Die **Gallensteine** können seit Langem „versteckt" bestanden haben, bis eine plötzliche und heftige Emotion sie ins Bewusstsein bringt, begleitet von sehr starken Schmerzen. Oft bin ich entschlossen, tatkräftig zu handeln, endlich voranzukommen, Türen aufzustoßen, aber **irgendetwas hält mich zurück**, schränkt mich ein und erdrückt mich und oft erfolgen meine Handlungen aus Angst. Ich bin dann vom Leben frustriert, zeige Reaktionen der „Bitterkeit" und Gereiztheit gegenüber anderen, kann mich nicht entscheiden, weil es mir an Mut mangelt und meine inneren Kräfte schlecht kanalisiert sind. Ich habe mich selbst nicht im Griff. Deshalb habe ich **Gallensteine**. Was beeinflusst mein Leben? Bin ich zu stolz? Welche Schulden trage ich noch aus der Vergangenheit (sowohl finanzielle wie emotionale oder spirituelle), die ich noch bezahlen muss, entweder weil ich sie vergessen habe oder weil ich auf die Bezahlung aus eigenem Willen verzichten wollte? – Selbst wenn die **Gallensteine** Ausdruck eines **verhärteten Lebens** sind, muss ich akzeptieren ↓♥, mich von der Vergangenheit frei zu machen und **mildere Gedanken** und Einstellungen zu haben, eine andere Art der Öffnung gegenüber dem Leben, indem ich die Vergangenheit, lange zurückliegende Gefühle und alte, bittere Emotionen loslasse, sodass ich wahrhaftige **Liebe** zum Ausdruck bringen kann. Ich gebe mir das Recht, meine wahren Bedürfnisse auszudrücken, auch wenn dies beinhaltet, dass ich zu anderen nein sagen muss. Der Prozess des Akzeptierens ↓♥ in meinem **Herzen♥** wird mir helfen, die Dinge meines Lebens deutlicher zu sehen und den Weg zu finden, der zu einer Verbesserung meiner Situation führt. Ich nutze alle meine Talente in Sanftmut aus und kann mich so voll entfalten.

Gangrän

(siehe: Blut – Gangrän)

Gastritis

(siehe: Magen – Gastritis)

Gastroenteritis

(siehe: Darm – Gastroenteritis)

Gaumen

(siehe: Mund – Gaumen)

Gebärmutter (allgemein)

(siehe auch: Krebs – Gebärmutterhalskrebs, Frauenkrankheiten, Prolaps)

Die **Gebärmutter** ist das Symbol meines Frauseins, **das Zentrum meiner Kreativität**. Sie steht auch für die Macht des Gebärens, die Sicherheit, die Wärme. Sie ist ein Zufluchtsort. In diesem warmen und ein Gefühl der Sicherheit verleihenden Heiligtum erfolgt die Einnistung des befruchteten Eis. Probleme mit **den Eierstöcken oder der Gebärmutter,** beispielsweise ein **Abknicken** derselben, zeigen mir, dass es Zeit ist, meine Kreativität weiterzuentwickeln, die mir wieder Kraft geben wird, mein Leben zu handhaben. Ich sollte mich fragen: „Wie fühle ich mich als Frau? Fühle ich mich schuldig, schamhaft oder verraten, weil ich Kinder zur Welt gebracht oder eben auch nicht zur Welt gebracht habe? Bin ich enttäuscht, nie die gewünschte Familie gehabt zu haben – oder nie das gewollte Kind? Fällt es mir schwer, Frau, Ehefrau, Geschäftsfrau, Geliebte zu sein?" Vielleicht habe ich den Eindruck eines Rückschritts. Diese Region berührt meine Empfindungen am tiefsten, die größten Geheimnisse können von innen an mir nagen: Schuld, Scham und Einsamkeit. Eine nicht geleistete Trauerarbeit kann dafür der Grund sein. Nach einer Entfernung der Gebärmutter sind diese Gefühle noch stärker: die Verzweiflung zu sehen, dass ich keine „echte Frau" mehr bin, keine „große **Dame**", nutzlos, nicht mehr begehrenswert … all das kann mich bis zur Depression treiben. Auch wenn ich mich in schlechter **Übereinstimmung** oder Abstimmung mit meinem Partner fühle, kann mich das traurig machen. Ich gebe mir für mein Unwohlsein selbst die Schuld und dies kann zu einer **Entzündung der Gebärmutter** führen. Was ich in ihr sehe, erinnert mich ständig an die Dinge, die ich an mir selbst nicht mag, da sie mein Spiegel ist. Ich lehne mein Leben und meinen eigenen Körper ab. Aber ich kann diesen Bereich des Beckens und damit neue Aspekte meines Wesens wieder aufleben lassen. Ich kann die Suche nach mir selbst weitertreiben. Entsteht eine Krankheit in meiner **Gebärmutter**, beispielsweise ein Tumor, so frage ich mich, wie die Sexualität der anderen auf mich wirkt, vor allem die meiner Kinder und Enkelkinder. Empfinde ich deren Sexualität als „nicht korrekt", als unnormal, als etwas, „was man nicht tut"? Sehe ich meine Kinder oder Enkelkinder in moralischer oder körperlicher Gefahr? Laufen sie Gefahr, sich zu verletzen? Gibt es etwas an meinen Kindern und deren Partnerschaft, was ich „hässlich" finde? Stören mich der Platz oder die Rolle der einzelnen Familienmitglieder? Bin ich vielleicht dabei, meine „Kleinen" zu verlieren, weil sie zu schnell erwachsen werden (ich hätte so gerne, dass sie klein bleiben und in Sicherheit sind …)? Bei dem Gedanken an meine Enkel spüre ich fast die Pflicht, wieder die Elternrolle zu übernehmen. So wird mein Freiheitsgefühl aufs Neue eingeschränkt … Es ist so, als ob es ein Unglück gäbe, das meine Familie und mein Haus bedroht. Alle diese Fragen können meine leiblichen Kinder oder Enkelkinder oder einen Neffen, ein Nachbarskind, einen Schüler betreffen, der für mich wie ein eigenes Kind ist. Ich möchte Ereignisse der Vergangenheit so gern bewahren, dass dies meine kreative Ausdruckskraft behindert. Ich lehne das Kind ab, das ich bin und das ich zur Seite gelegt habe, weil ich glaubte, dies sei notwendig, um erwachsen zu werden. In meinem tiefsten Inneren möchte ich vorangehen, die Dinge in die Hand nehmen, aber ich bin frustriert, denn etwas hindert mich daran. Bei einer **Retention der Plazenta** (Schwierigkeiten bei der Nachgeburt) werde ich mir meiner Angst **bewusst**. Ich habe Angst loszulassen. Ich mache mir Sorgen, will mein „Kleines" nicht in die neue Welt entlassen, und so versuche ich, einen Teil von ihm zurückzuhalten. So verliere ich Blut, was mit einem Verlust von Freude verbunden ist. „Verliere ich die Freude über dieses Kind in mir? Denn es muss sich bald mit dieser Welt konfrontieren und ich habe Angst um dieses Kind …" – Ich akzeptiere ↓♥, selbst neu geboren zu werden. Anstatt die Sitten und Gebräuche, die mein Leben bestimmt haben, zum Schweigen zu bringen, akzeptiere ↓♥ ich, sie harmonisch zu integrieren. Ich mache mir **bewusst**, dass ich über das Leben der anderen keinerlei Macht habe und dass jeder sein eigenes Leben führen muss. Ich habe meinen Kindern die beste Erziehung gegeben und kann stolz darauf sein! Ich akzeptiere ↓♥, das Kind in meinem Inneren in **Liebe**, Freude und Hoffnung leben zu lassen.

Gebärmutterhalskrebs (siehe: Krebs – Gebärmutterhalskrebs)

Geburt – Ablauf der Geburt (siehe auch: Entbindung)

Während der neun Monate der Schwangerschaft, als ich noch ein Fötus war, waren alle meine Sinne bereits entwickelt und ich habe alles erfahren, was meine Mutter, mein Vater und die Menschen um mich herum zum Ausdruck gebracht haben. Ich konnte auch ihre Emotionen und Seelenzustände wahrnehmen, vor allem die meiner Mutter, mit der ich eine enge und starke Verbindung hatte. Die Art und Weise, wie ich das Gehörte oder Gefühlte ausgelegt habe, wird eine Auswirkung auf mein Verhalten in der Zukunft haben. Ich kann beispielsweise den Eindruck gehabt haben, dass meine Mutter meinetwegen bei der Geburt zu leiden hatte. Oft hat sie selbst dazu beigetragen, die Schmerzen noch zu verstärken, nicht zuletzt durch ihre Angst und die Tatsache, dass sie unbewusst ihre eigene, vielleicht als sehr schmerzlich empfundene **Geburt** noch einmal erlebte. Ich kann auch zu dem Schluss kommen, dass meine Mutter *meinetwegen* fast gestorben wäre. Dann werde ich mein ganzes Leben Schuldgefühle haben, weil ich meiner Mutter wehgetan habe, und diese Schuldgefühle werden sich auf mein Verhältnis zu anderen Menschen auswirken. Wenn ich mich **als ungewolltes Kind** gefühlt habe, das man am liebsten verstecken wollte, lebe ich mein Leben möglicherweise wie ein Phantom. Vielleicht empfinde ich ein großes Gefühl von Zurückweisung und ich gehe eher auf Distanz zu meinem Umfeld. Bei mangelndem Elternkontakt kann ich versuchen, dies zu kompensieren, indem ich anderen Menschen übertrieben nahekomme, ich werde zu einer „Klette“.

Außerdem werden der Ablauf meiner **Geburt** oder die eingesetzten Hilfsmittel sich auf meine späteren alltäglichen Verhaltensweisen auswirken, die in einem Bezug zu diesem **Ablauf meiner Geburt** stehen. Dies trifft vor allem zu, wenn sich in meinem Leben große Umwälzungen oder Veränderungen ereignen, die ich nicht beeinflussen kann. Hier einige der häufigsten Beispiele: Bei einer **schlechten Lage im Bauch** meiner Mutter war die **Geburt** extrem schwierig und schmerzhaft. So führe ich später ein sehr opferbereites Leben, in dem ich mich immer weiter bestrafe und glaube, dass man nur auf diese Weise leben könne. Ich neige dazu, viel Schmerz und Frustration auszuhalten, bevor ich aus bestimmten Situationen herausgehe. Infolge einer **zu frühen Geburt** werde ich oft ungeduldig sein. Ich möchte eine Aufgabe fertiggestellt haben, bevor ich überhaupt damit angefangen habe. Möglicherweise glaube ich, nicht vollständig zu sein, dass mir etwas fehlt, was ich andauernd suche. Wenn darüber hinaus über einen bestimmten Zeitraum eine **Behandlung im Brutkasten** durchgeführt wurde, werde ich oft eine tiefe Einsamkeit und ein Gefühl der Machtlosigkeit gegenüber bestimmten Situationen oder Menschen erleben, was dazu führen wird, dass ich mich isoliere und ein sehr geringes Energieniveau habe. Ich werde Angst vor der Dunkelheit haben, da ich schon früh im Leben hellem **Licht** und Lärm ausgesetzt war. Möglicherweise habe ich ein sehr tiefsitzendes Gefühl, abgelehnt worden zu sein, da meine Mutter mich nach der Geburt allein gelassen hat oder weil ich glaube, sie habe mich „hinausgeworfen". In diesem Fall begebe ich mich eher wieder in die Situationen, aus denen man mich vertrieben hat, sei es die Wohnung, meine Arbeit oder affektive Beziehungen. Kontakte sind rar oder fehlen ganz. Über einen bestimmten Zeitraum hinweg hat es mir an Nahrung von meiner Mutter gefehlt; daher neige ich zu zwanghaftem Essen, um diesen Mangel nicht noch einmal erleben zu müssen. Ich musste den Menschen zuhören, die mich im Krankenhaus besuchen kamen: „Wie du ums Überleben kämpfen musst!" Als Erwachsener bewahre ich das Gefühl, um mein Leben ebenso kämpfen zu müssen wie um die Dinge, die mir wichtig sind. Loslassen, freigeben werden für mich zu Synonymen für Todesgefahr. Die Tatsache, dass ich in den **Brutkasten** gegeben wurde, diente meinem Überleben und dort nahm ich vor allem an Gewicht zu. Später habe ich möglicherweise Schwierigkeiten, Gewicht zu verlieren, da ich schon kurz nach meiner Geburt begriffen habe, dass ich ein bestimmtes Gewicht halten muss, um zu überleben. Infolge einer **verspäteten Geburt** wird es mir hingegen schwerfallen, pünktlich zu sein und Arbeiten rechtzeitig abzuschließen. Ich lasse mir Zeit und fühle mich bei dem, was zu tun ist, oft gedrängt. Außerdem will ich die Dinge auf meine eigene Weise erledigt sehen. Gegenüber Menschen, die mir Vorwürfe wegen meiner Unpünktlichkeit machen, verhalte ich mich möglicherweise aggressiv, weil ich glaube, dass *äußere Ereignisse* an meiner Verspätung schuld sind. Ich grübele eher über etwas nach, bevor ich handele, da es mir schwerfällt, Entscheidungen zu treffen. In meinem Leben neige ich vielleicht auch dazu, mich an Personen zu klammern, mit denen ich mich wohl fühle. Vielleicht wollte meine Mutter mich länger bei sich behalten, da sie um mich besorgt und glücklich war, mich in sich zu fühlen. Oder wollte eher ich selbst mit ihr verschmolzen bleiben? Die Tatsache, dass ich **zu spät oder zu früh geboren** wurde, führt also mit der Zeit zu konfliktreichen Situationen. Ich akzeptiere ↓♥ zu lernen, mir Zeit für mich selbst zu nehmen, wie auch dafür, meine Aufgaben gut zu erledigen. Anstatt ständig in der Zukunft oder in der Vergangenheit zu leben, lerne ich, im gegenwärtigen Augenblick zu sein.

Eine **eingeleitete Geburt** bedeutet oft, dass ich noch nicht bereit war, auf die Welt zu kommen. Möglicherweise empfinde ich starke Frustration, die mich mein ganzes Leben lang begleiten wird. Vielleicht werde ich meinem Umfeld gegenüber misstrauisch. Eine **eingeleitete Geburt** oder ein **Kaiserschnitt** führen oft zu Frustration und Wut beim Kind, weil es noch nicht bereit dafür ist, auf die Welt zu kommen: Entweder es fühlt die Sorgen der Mutter oder es hat selbst Angst. Ein **Kaiserschnitt** ist eine drastische Maßnahme: Das Kind wird auf brutale Weise aus dem Bauch der Mutter geholt. Es liegt also auf der Hand, dass dieser zu rasche Übergang Frustrationen nach sich zieht. Deswegen weinen gerade diese Neugeborenen in den ersten Lebensmonaten sehr viel. Die Tatsache, dass die Geburt erzwungen werden musste, impliziert manchmal, dass es der Arzt war, der den Zeitpunkt der Geburt bestimmt hat. Auf meinen Alltag wirkt sich das später so aus, dass jemand anderer meine Entscheidungen übernimmt. Eine völlig konträre Reaktion meinerseits ist auch möglich, nämlich dass ich es überhaupt nicht ertrage, wenn andere für mich entscheiden, da ich mein Schicksal nicht „in ihre Hände geben" will. Dann zählt nur meine eigene Meinung, denn unbewusst erinnere ich mich an meine Geburt, bei der man es unterließ, mich nach meinem Wunschtermin zu fragen.

War es erforderlich, meine **Geburt unter Anästhesie** durchzuführen, neige ich möglicherweise dazu, jederzeit einzuschlafen und die Wirklichkeit zu „betäuben". Es fehlt mir an einem klaren Wahrnehmungsvermögen und ich lege die Ereignisse auf meine Weise aus, entsprechend meinen Ängsten. Es handelt sich hier um eine Form der Flucht, ähnlich wie eine Droge: Indem ich benommen werde, „einfriere", vermeide ich, in Kontakt mit meinen Emotionen und meinen Ängsten zu treten. Ich habe Schwierigkeiten, Zärtlichkeit anzunehmen, und möglicherweise leide ich auch an Hautkrankheiten. Vielleicht habe ich ausgeprägte Angst vor Schmerzen und bin bei der Arbeit eher abgelenkt, da es mir schwerfällt, Aufgaben zu erledigen, die mehr Zeit und Energie erfordern.

Hatte ich **bei der Geburt die Nabelschnur um den Hals**, fühle ich mich von Menschen oder Lebenslagen leicht „erstickt". Möglicherweise bin ich im Bereich des Halses empfindlich, tue mich schwer, mich auszudrücken, mich einfach und entschieden mitzuteilen. Ich neige dazu, mich „an der Gurgel gepackt" zu fühlen. Dies kann die Verzweiflung der Mutter gegenüber dem zu gebärenden Kind ausdrücken, die sich fragt, ob ihr Baby unter bestmöglichen Bedingungen geboren wird und ob es wirklich auf die Welt kommen will. Sie will es nicht gehen lassen.[22] Möglicherweise geht es mir schlecht, wenn ich eine Krawatte, ein Halstuch oder Schmuck tragen muss, denn dies erinnert mich unbewusst daran, dass ich bereits einmal beinahe mit der **Nabelschnur um den Hals** gestorben wäre. Ich ertrage auch nur schwer die Nähe anderer Menschen, sowohl körperlich als auch auf der Beziehungsebene, denn ich habe das Gefühl, dass man mir „die Luft zum Atmen nimmt", und ich habe überhaupt keine Lust, mir „die Schlinge um den Hals zu legen", indem ich heirate.

Wenn ich durch **Kaiserschnitt** zur Welt gekommen bin, gibt es zwei mögliche Szenarios: Vielleicht hat sich das Kind entschlossen, die Mutter zu verlassen, aber es ist

---

[22] In einem seiner Bücher erwähnt Patrick Drouot, dass einem hohen Prozentsatz (60 Prozent) der Menschen, die mit der **Nabelschnur um den Hals** geboren wurden, durch Rückführung in eines oder mehrere frühere Leben **bewusst** geworden sei, dass sie früher gehängt worden seien.

eingeklemmt. Die andere Möglichkeit ist, dass man es geholt hat, bevor es dazu bereit war. In diesem Fall habe ich ganz allgemein Schwierigkeiten, Projekte zum Abschluss zu führen. Eine längere und anhaltende Anstrengung fällt mir schwer. Ich lasse mich leicht entmutigen. Ich ziehe es vor, dass andere Personen Dinge an meiner Stelle tun, und fühle mich oft nicht in der Lage, etwas selbst zu erledigen. Vielleicht habe ich auch das Gefühl, dass mich das Leben oder die Menschen ungerecht behandeln oder dass ich sozusagen nicht die gebührende Belohnung für meine Bemühungen bekomme. „Gebt dem Kaiser, was dem Kaiser gebührt!" Eine **Kaiserschnitt-Geburt** erspart es mir als Mutter, über die Vagina zu entbinden. Möglicherweise habe ich in meinem Leben eine Situation erlebt, in der ich mich missbraucht gefühlt habe, egal, ob das nun tatsächlich der Fall oder nur eine schreckliche Angst war. Wirklich wichtig ist die Art und Weise, wie ich diese Vorstellung oder Handlung erlebt habe. Da ich mich nicht an dieses schreckliche Ereignis erinnern will, kann ich also mit dem **Kaiserschnitt** mein Baby einfacher auf die Welt bringen. Als Kind kann ich in diesem Fall ein zögerliches und ängstliches Verhalten entwickeln und Schwierigkeiten haben, mich auf das Leben einzulassen. Ich vertraue meinen eigenen Entscheidungen nicht, denn ich habe Angst, mich zu täuschen. Da es den Hautkontakt mit der Mutter im Augenblick der Geburt nicht gegeben hat, werde ich vielleicht später nur schwer den Hautkontakt bei der Sexualität wertschätzen können.

Bei einer **Geburt in Steißlage** habe ich häufig Schuldgefühle, weil ich glaube, dass die Menschen in meinem Umfeld meinetwegen leiden. Ich halte viel in mir zurück und tue mich schwer, mich fallen zu lassen und anderen zu vertrauen. Ich stehe deshalb unter starker innerer Anspannung. Alles, was ich erlebe, ist schwierig und scheint eine Ewigkeit zu dauern. Ich fühle mich im Leben nicht gut gesichert. Deswegen befinde ich mich in einer Art Rückwärtsgang, da ich mich nicht erwünscht fühle oder den Eindruck habe, den Wünschen und Erwartungen meiner Eltern nicht zu entsprechen. Möglicherweise habe ich den Eindruck, in meinen Handlungen und Projekten eingeschränkt zu sein. Es ist, als ob die Menschen und meine Lebensumstände sich verschwören, um mich von neuen Projekten, die ich in Angriff nehmen will, abzubringen.

Bei einer **Zangengeburt**, bei der die Zangen meinen Kopf während der Austreibungsphase der Geburt schützen sollten, leide ich möglicherweise unter Kopf- oder Nackenschmerzen und dem Eindruck, in meinem Leben vielen Schwierigkeiten zu begegnen, vor allem zu Beginn eines neuen Projekts oder einer neuen Beziehung. Ich habe immer wieder den Eindruck, den Lebensumständen „die Stirn bieten" zu müssen, um mein neues Projekt oder meine neue Beziehung verwirklichen zu können. Ich lade mir sehr viel Druck auf die Schultern und empfinde eine boshafte Freude, wenn ich unnötigerweise immer mehr Verantwortung übernehme. Ich fühle mich „gezwungen", Dinge zu tun, und habe oft den Eindruck, dass ich „keine andere Wahl habe". Ich glaube, bis zum letzten Augenblick warten zu müssen, um etwas zu erledigen. Häufig erlebe ich Notsituationen, in denen ich das Bedürfnis nach Hilfe von außen habe, ganz genau wie bei einer Geburt. Ohne diese Hilfe würde ich sterben … Wenn ich als Baby jedoch mit der Mutter verschmolzen bleiben wollte, erlebe ich Hilfe von außen als negativ, denn sie nahm mir den Kontakt mit meiner Mutter.

Ich kann meine Eltern über die Einzelheiten meiner **Geburt** befragen. Schon die Tatsache, dass mir die Probleme in diesem Augenblick bewusst werden, wird mir zu mehr Verständnis verhelfen und es mir möglich machen, die daraus folgenden Verhaltensweisen, die mir möglicherweise nicht gefallen, zu ändern.

Als **Zwilling** oder **Mehrling** kann ich mich fragen, warum meine Eltern so unter Druck standen, Kinder zu zeugen, dass sie zur gleichen Zeit zwei oder noch mehr davon in die Welt setzten. Hatten sie Angst, ein Kind zu verlieren, und zeugten sie unbewusst deswegen ein zweites, um sich abzusichern? Welcher Grund auch immer vorlag, ich bedanke mich bei Ihnen, dass sie mir das Leben geschenkt haben …

Geburt – Frühgeburt (siehe: Entbindung – Frühgeburt)

Gedächtnisschwund (siehe auch: Alzheimer-Krankheit, Amnesie)

Das **Gedächtnis** hat die Fähigkeit, Ideen und Emotionen zu speichern und die Dinge ins Bewusstsein zu holen, derer man sich gerne erinnern möchte. Nach einem emotionalen Schock werde ich möglicherweise Ängste, Befürchtungen oder Kummer aus meinem **Gedächtnis** ausblenden. Ich vermeide es beispielsweise, mich an eine schmerzhafte Trennung zu erinnern, an ein schwer zu tragendes Drama, an alles Anstrengende. Das Unterbewusstsein verweigert dem Bewusstsein, sich zu erinnern, Informationen **zu behalten**. Das ist eine unbewusste Flucht vor einer Wirklichkeit, die für mich schwer zu ertragen wäre. Mein Gehirn entscheidet sich dafür, nur „gewinnbringende Lösungen" zu bewahren, nicht aber solche, die mit Schmerz verbunden sind oder die mich wieder mit unangenehmen Situationen konfrontieren, in denen ich den Eindruck hatte, versagt zu haben. Ich habe das Bedürfnis, mich anzulehnen und mich von anderen unterstützt zu fühlen. Ich fühle mich überfordert und lasse das, was mir am **Herzen♥** liegt, los – aus Angst, erfolglos zu bleiben. Die Flucht ist einfacher als die Angst und der Kummer. Ich akzeptiere ↓♥ es, die volle Verantwortung für mein Leben zu übernehmen, indem ich mir **bewusst** mache, dass jede Situation dazu dient, mich selbst besser kennenzulernen und freier zu fühlen.

Gefühllosigkeit – Erstarrung

Gefühllosigkeit ist dadurch gekennzeichnet, dass eine Extremität gefühllos und schwer wird, kribbelt und oft unbeweglich wird. Die körperliche **Gefühllosigkeit** ist das Spiegelbild meiner geistigen **Gefühllosigkeit**. Ich leide, bin verletzt. Mein Schmerz ist so groß, dass ich mich entschließe, nichts mehr zu empfinden. Ich **lasse**

mein emotionales Leben erstarren. Ich ziehe mich zurück, denn ein Teil von mir wurde verletzt und ich will ihn nicht mehr spüren. Ich mache mich also weniger empfindsam. Ich werde inaktiv im Verhältnis zu dem, was um mich oder in mir vorgeht. Ich habe Angst, dass ich mir ins eigene Fleisch schneide. Ich lasse einen bestimmten Bereich sozusagen absterben, um nicht mehr leiden zu müssen. Diese Verletzungen bestehen oft schon seit der Kindheit, sind mit den Jahren schlimmer geworden und ich trage sie wie eine Last. Ich habe nicht gelernt, mich selbst zu lieben, und habe mich der Liebe gegenüber verschlossen, anstatt sie und mein Mitgefühl zu teilen. Es handelt sich um eine Art Flucht. Vielleicht empfinde ich innere Kälte, den Wunsch, Liebe vorzuenthalten, mangelnde Dynamik. Da ich befürchte, keine Macht über mich selbst zu haben, neige ich dazu, andere zu kontrollieren, sie zurückzuhalten. Oft geschieht es im Lauf der Jahre, dass die Träume und Ambitionen, die ich in jüngerem Alter hatte, verschwinden. Oder besser, ich lasse sie „**erstarren**", da ich die Hoffnung verloren habe, sie zu realisieren. Ich werde lethargisch. Trotzdem sind sie noch immer vorhanden, und wenn ich mich in einer Phase befinde, in der ich mich selbst in Frage stelle, können diese Träume mich wieder verfolgen, da ich sie nicht realisiert habe. Wenn auch unbewusst, will ich den Kontakt mit ihnen vermeiden, damit ich den Schmerz nicht noch einmal erleben muss, auf sie verzichtet zu haben. Die **Erstarrung** soll mich nur daran erinnern, dass meine Träume noch immer lebendig sind und dass ich noch Zeit habe, sie zu verwirklichen, um meinem Leben einen neuen Sinn zu geben. Anhand des betroffenen Körperteils und der betroffenen Körperseite (links oder rechts) kann ich identifizieren, auf welcher Ebene sich meine Verletzung befindet. Ich akzeptiere ↓♥, dass es Zeit ist, wieder an Spontaneität im Leben zu gewinnen, mehr **Liebe**, Dynamik und Enthusiasmus in Bezug auf den betroffenen Lebensbereich in mir zu wecken. Auf diese Weise werde ich meine Lebensqualität steigern – wozu ich ein Recht habe. – Ich akzeptiere ↓♥ hier und jetzt zu lernen, mich mehr zu lieben und mich der **Liebe** wirklich zu öffnen, anstatt diese **Liebe** und mein Mitgefühl **zurückzuhalten**. Ich hebe die Barriere auf, die ich seit Langem errichtet hatte. Je mehr ich lerne, mich selbst zu lieben, desto mehr nehme ich wahr, dass es eine Gegenleistung dafür gibt: Ich erfahre **Liebe** und Freundschaft. Die Gelassenheit, die ich immer draußen gesucht habe, entspringt jetzt aus mir selbst und ich teile sie anderen mit.

Gehirn (allgemein)

Das **Gehirn** ist die Energiezentrale, die zentrale Verarbeitungsstelle für sämtliche Informationen in unserem wunderbaren menschlichen Organismus: Es allein umfasst 30 Milliarden Neuronen, von denen jedes eine besondere Fähigkeit besitzt. Das Gehirn ist das Kommandozentrum und hat mit meiner Autonomie und meiner Kontrolle über mein Leben zu tun. Es steht in Verbindung mit dem siebten Chakra (Kronenchakra) oder Energiezentrum, das seinen „Sitz" in der Zirbeldrüse hat (auch Epiphyse genannt). Es hat [– wenn man einem bekannten, stark vereinfachenden Modell folgt; d. Verlag] zwei deutlich abgegrenzte Hälften: Die **rechte Gehirnhälfte**, das Yin[23] der Chinesen, steht für Weiblichkeit (Introvertiertheit), Kreativität, Globalität, Intuition, Wahrnehmung der Kunst. Sie ist die **empfangende** Hälfte. Sie ist zuständig für Erfahrungen, Empfindungen, das Spürbare, für meine Wahrnehmungen der inneren Welt. Die **linke Gehirnhälfte**, Yang, ist die **gebende** Hälfte, die „dominiert", die extrovertiert, aggressiv, rational, logisch ist und alles analysiert. Sie ist mit der Wahrnehmung der äußeren Welt verbunden, den gedanklichen Konzepten, den Worten und Zahlen, dem Denkvermögen. Sie koordiniert das „Wie" und arbeitet detaillierte Pläne aus. Genährt wird sie durch erworbenes Wissen. Sie richtet sich auf die Zeit, die Tatsachen und das Können. Jede Gehirnhälfte steuert die gegenüberliegende Körperseite (also: die rechte Gehirnhälfte die linke Körperseite und umgekehrt). Die Kreuzung, an der die Hirnnerven zur anderen Körperseite hinüberwechseln, liegt auf der Höhe des verlängerten Rückenmarks (oben am Nacken). Menschen mit Schlaganfällen in der linken Gehirnhälfte sind oft auf der rechten Seite gelähmt (siehe Gehirn – Zerebrale Durchblutungsstörung). Ein weiterer Kreuzungspunkt befindet sich auf der Höhe der Augennerven, beim Sitz des Chakras oder Energiezentrums des dritten Auges, hinter der Nasenwurzel (zwischen den Augenbrauen). Das **Gehirn** ist also das Organ, das den Sitz der Gedanken darstellt, das Wissen, mein *höheres Ich*, das Zentrum des Universums sowie die Identifizierung mit jeder Art von Göttlichkeit. Sagte Sokrates nicht: „Erkenne dich selbst und du wirst das ganze Universum und die Götter erkennen"?

Gehirnerkrankungen

Probleme mit meinem **Gehirn** zeigen mir, dass ich dazu neige, alles, was ich erlebe, mit meinem Kopf oder meiner rationalen Seite (linke Gehirnhälfte) verstehen zu wollen. Ich lasse meine Gefühle beiseite, da ich Angst habe, mit ihnen in Berührung zu kommen, und versuche, mich davon zu überzeugen, dass sie nichts taugen und mir eher schaden als nutzen. Ich bin in meiner Denkweise sehr starr geworden und will um jeden Preis recht haben! Es gibt Informationen oder neue Erkenntnisse, die sich mir präsentieren, die ich aber nicht berücksichtigen will. Ich fühle mich **ungeschickt** und vielleicht lebe ich sehr viel **Verwirrung**. Es fällt mir daher schwer, meine Meinung zu ändern und zuzugeben, dass ich mich möglicherweise getäuscht habe. Eine **Gehirnembolie** zeigt mir, dass ich mich in einer Situation gefangen fühle, über die ich immer wieder nachgrübele und der ich um jeden Preis entkommen will, auch wenn dies beinhaltet, dass ich diese Welt verlasse. – Ich akzeptiere ↓♥, meine übertrieben „erwachsene", ernste und rationale Seite etwas zu vernachlässigen und meine

[23] **YIN**: So bezeichnet die chinesische Medizin die emotionale oder feminine Energie. Die rationale oder maskuline Energie wird **YANG** genannt.

„kindliche“ Seite wiederzufinden, die gerne lacht, Spaß hat und vor Naivität und Freude am Lernen strahlt.

Gehirn – Adams-Stokes-Syndrom (siehe auch: Gehirn – Epilepsie / Synkope, Schwindelanfälle)

Das **Adams-Stokes-Syndrom** ist ein neurologischer Vorfall, der auf eine plötzliche Verminderung der Durchblutung des Gehirns zurückzuführen ist. Da sich die **Herz♥**schläge vermindern, muss ich mich fragen, aus welcher Situation ich mich zurückziehen will, da ich mit dieser nicht mehr umgehen kann. Mein Kummer ist groß und tief und ich hänge mich an bestimmte schmerzhafte Erinnerungen. Es fällt mir schwer, freudvolle Augenblicke zu erleben, denn in mir gibt es einen endlosen Schmerz (emotional oder berufsbedingt). Ich sammele leicht Bitterkeit an und bin starrköpfig, ich will nicht loslassen. Ich schiebe den Zeitpunkt immer weiter auf, an dem ich zu etwas anderem übergehen könnte, denn ich habe Angst vor dem Unbekannten. – Ich höre auf, den Kummer zu rationalisieren, und akzeptiere ↓♥, meine Trauerarbeit über diese Situation zu leisten. Ich akzeptiere ↓♥, alles loszulassen, über das ich keine Kontrolle habe und das schädlich für mich ist. Ich lenke meine Aufmerksamkeit auf die guten Seiten des Lebens. Ich öffne meinen Geist, um zu akzeptieren ↓♥, dass die Vergangenheit hinter mir liegt, und gehe entschlossen voran, denn ich habe aus der Vergangenheit meine Lehren gezogen. So schließe ich Frieden mit meiner Geschichte. Ich lasse das Leben in mir und in sämtlichen Neuronen frei fließen. Ich bin damit einverstanden, empfänglich zu bleiben und neue Erfahrungen zu leben, die es mir erlauben, mit dem Miteinander, der Freude und dem Glück zu experimentieren, genauso wie **Liebe** zu geben und zu empfangen.

Gehirn – Apallisches Syndrom (siehe auch: chronische Erkrankung)

Wenn ich mich in diesem Zustand befinde, habe ich keinerlei feststellbare Bewusstseinsaktivität. Ich lebe in einem Zustand, der allgemein als **„vegetativ“** bezeichnet wird. Mein **Gehirn** ist durch einen längeren Herzstillstand oder ein Schädelhirntrauma geschädigt. Da mein **Gehirn** meiner Individualität entspricht, empfinde ich große Ängste oder Schuldgefühle, bis hin zu dem unbewussten Versuch, vor dem Leben zu flüchten. Ich fühle mich nicht in der Lage, Projekte zu Ende zu führen und große Pläne zu realisieren. Angesichts meiner begrenzten Fähigkeiten möchte ich mich am liebsten von dieser Welt „abtrennen“, die ich als ungerecht empfinde. – Ich akzeptiere ↓♥ es, dass in diesem Zustand die Tatsache, dass ich noch am Leben bin, meinen Nächsten erlaubt, sich langsam an mein Weggehen aus dieser Welt zu gewöhnen und mir ihre Liebe auszudrücken, während ich mich in Ruhe darauf vorbereiten kann, diese Welt zu verlassen und die Wirklichkeiten und Ebenen eines höheren Bewusstseins zu erreichen.

Gehirn – Creutzfeldt-Jakob-Krankheit[24] (CJK)

Die **Creutzfeldt-Jakob-Krankheit (CJK)** ist eine sehr schwere Gehirnerkrankung, die innerhalb weniger Monate tödlich endet. Sie betrifft Personen, die älter als fünfzig Jahre alt sind, und ruft Demenzerscheinungen mit gravierender neurologischer Schädigung hervor. Die Krankheit kommt bei Menschen selten vor, ist aber übertragbar: Man spricht von der übertragbaren spongiformen Enzephalopathie. Es handelt sich um eine Demenz oder um eine Beeinträchtigung der „intellektuellen" oder kognitiven Funktionen (des Bewusstseins) einer Person. Die Krankheit ähnelt einer Infektion durch Prionen (infektiöse Partikel), die über die Nahrungsaufnahme von Kalbfleisch kranker Kälber (Rinderwahnsinn) übertragen wird. Diese Krankheit tritt auf, wenn ich mir Fragen über mein Leben stelle: Ich weiß nicht mehr, wo mir der Kopf steht. Ich lebe mein Leben an der Oberfläche, wie ein Automat oder ein Tier. Ich liebe es, wenn alles geordnet ist und es keine Überraschung gibt. Ich vermeide das Leiden und den Schmerz in allen ihren Formen. Ich ziehe es vor, eine Distanz gegenüber den Menschen und meinen eigenen Emotionen zu wahren. So missachte ich meine Fähigkeiten und mein gesamtes kreatives Potenzial. Ich flüchte vor einer für mich störenden Realität und im Lauf der Jahre bin ich dem Leben gegenüber gleichgültig geworden. Geht es mir mit diesem Verhalten noch gut? Versucht das Leben, mir mehr zu geben, wenngleich ich die Türen verschlossen habe, weil ich glaube, nicht mehr zu verdienen? Der Mangel und die Oberflächlichkeit machen mein Leben unangenehm. Ich verstecke mich hinter einem Titel, einem Büro, einem Buch, einem Sport, den ich übertrieben ausübe, usw. Ich schrecke auch vor einer gewissen Grausamkeit nicht zurück, um mir zu beschaffen, was ich will. Ich bin fast eine Art „**Menschenfresser**" und es ist mir egal, wie viel Schaden ich anderen zufüge. Ich lehne es ab, mich völlig in das Leben zu involvieren. Da ich Angst vor Verletzungen habe, vermeide ich menschlichen Kontakt. Es fehlt mir an Kommunikation mit meinen Emotionen und meinem Umfeld. Lieber verbringe ich mein Leben in einer Art Schlummer und mein **Hirn** tut dasselbe. – Anstatt mich selbst oder den Rest der Welt abzulehnen, akzeptiere ↓♥ ich, in Kontakt und in Kommunikation mit dem Universum um mich herum zu treten. Ich akzeptiere ↓♥, alle meine Sinne aufblühen zu lassen, um so viele Erfahrungen wie möglich zu machen. Wie auch immer die Emotionen aussehen, die in mir hochsteigen, ich bin ständig geschützt. Ich gestatte es der Lebensfreude, sich in allen Zellen meines Körpers und besonders in den Zellen meines Gehirns einzunisten. Ich verzichte auf meine Fluchtmechanismen und nehme das Leben an, mit allen Erfahrungen, die es mir bietet. Indem ich mein ganzes Potenzial annehme, entdecke ich meinen wahren Wert und kann so Dinge mit Freude und Motivation ausführen und mich der Selbstverwirklichung annähern.

---

[24] **Creutzfeld-Jakob**: Es handelt sich hier um die Namen zweier deutscher Mediziner, Creutzfeld und Jakob, welche die Krankheit 1920 zum ersten Mal beschrieben haben.

Gehirn – Epilepsie

Die **Epilepsie** entsteht durch eine schlechte Kommunikation zwischen den einzelnen Zellen des **Gehirns** und in jedem Fall durch eine übermäßige Erregbarkeit dieser Zellen. Der dadurch entstehende Stau in den Nervenbahnen führt zu einer Überlastung und zur Bildung von Schockwellen, die die anderen Teile meines **Gehirns** angreifen. **Epileptische Anfälle** können von unterschiedlicher Intensität sein. So kann ich beispielsweise zu den Menschen gehören, die einfach nur für ein paar Augenblicke geistesabwesend sind, mit nur wenigen Sekunden **Bewusstsein**sverlust (auf Französisch als *Petit Mal* = kleiner epileptischer Anfall bezeichnet). Er zeigt mir, dass ich mich aus einer Situation flüchten möchte, da ich meine Verantwortlichkeiten als zu groß empfinde. Dies löst Angst und Ungeduld in mir aus. Mein **Gehirn** überhitzt, denn ich richte zu viel Aufmerksamkeit auf meine rationale Seite, anstatt spontaner zu leben. Ich bin von meinen Emotionen abgeschnitten und ich weiß nicht, was ich dagegen machen soll. Ein **epileptischer Anfall** bringt sehr viel Gewalt ans **Licht**, die ich gegen mich selbst richte, und er zeigt mir, wie sehr ich die Tendenz habe, mich durch allzu strenges Urteil zu bestrafen. Möglicherweise gehöre ich aber auch zu denjenigen, die vollständig das **Bewusstsein** verlieren und fünf bis zehn Minuten lange schwere Krampfanfälle erleiden (*Grand Mal* genannt). Wenn ich eine solche Situation erlebe, liegt das bestimmt daran, dass ich glaube, das Leben werde mir nur Ablehnung, Gewalt, Wut und Verzweiflung bringen, sodass ich ständig kämpfen muss. Ich fühle mich verfolgt und schuldig für die Aggressivität, die in mir aufsteigt, sodass ich sie verdränge. Ich unterdrücke im Übrigen alle Gefühle, die nach außen wollen. Durch meine Unsicherheit ist mein Kopf zwar voller Ideen, aber sie sind alle ein wenig durcheinander. Dies bringt eine große Instabilität in mein Leben. Ich habe den Eindruck, in einem Gefängnis zu leben und mich an mein Umfeld anpassen zu müssen, sodass meine Freiheit eingeschränkt wird. Ich fühle mich unter dem **Einfluss** von jemandem oder von etwas, was größer ist als ich. Ich muss gegen einen Gegner kämpfen, den ich manchmal selbst nicht kenne! Ich widersetze mich so sehr, dass sich mein Körper in einem bestimmten Moment von dieser Überladung an Emotionen und Frustrationen befreien muss. Ich erlebe eine intensive Angst, die mich die Kontrolle verlieren lässt. Ich fürchte, jemanden oder etwas zu verlieren, was „mir gehört" und von dem ich getrennt bin. Ein panischer Wind weht durch mein Leben und es scheint mir, als hätte ich die Kontrolle über mein Leben verloren. So schütze ich mich, indem ich das Bewusstsein verliere. Da meine Beziehungen mit den anderen und mit der Gesellschaft sehr schwierig sind, will ich mich zeitweilig völlig davon abschließen, um wieder „Atem zu schöpfen". Dies zeigt meinen tiefen Zwiespalt und mein Gefühl, in der „Falle zu sitzen". Ich neige dazu, mich zu bestrafen und mich hart zu behandeln. Anstatt auf meine Intuition zu hören und im Augenblick zu leben, bin ich nur im Kopf und gebe den Gedanken und Dingen, die zu tun ich mich verpflichtet habe, Priorität. Meine Nervenbahnen überhitzen. Ich will meine Umgebung so sehr kontrollieren, dass mein Körper „außer Kontrolle" gerät, um mir **bewusst** zu machen, dass ich nur über mich selbst bestimmen kann. Es reicht mir. Das alles verlangt mir viel zu viel Mühe ab. Ich lehne dieses Leben ab, das mich um jeden Preis leiden lassen will. Ich möchte unempfindlich werden, indem ich mich in mich selbst zurückziehe. Oft wird dieser Rückzug durch Verzweiflung und Wut ausgelöst. Gleichzeitig fühle ich mich vom Leben verfolgt und lasse zu, dass es mir mit einer gewissen Gewalt begegnet. Meine Selbstablehnung ist enorm, sodass ich in Identitätskonflikte gerate. Während des **epileptischen Anfalls** wird mein Körper steif, um gegen die Verletzungen zu protestieren, und ein Krampf nach dem anderen rollt über mich hinweg, wie große Wellen, die es mir erlauben, meine lange unterdrückte Wut, Bitterkeit und Aggressivität herauszulassen. Ich kann nicht anders, als mich diesen intensiven Gefühlen zu überlassen, die mich beherrschen. Ich flüchte mich vor derart leidvollen Situationen in die Bewusstlosigkeit, entweder weil ich Angst habe oder weil ich verwirrt bin oder weil ich darunter leide. In diesen Augenblicken hat der Geist nicht mehr die geringste Kontrolle. Ich glaube, gegen ein Phantom zu kämpfen. Bei einem Anfall beobachte ich die ausgeführten Bewegungen und sie sagen mir, was ich vorher mit Worten oder Gesten nicht zeigen konnte oder wollte. Das ist wie eine Befreiung. So teilt die **Epilepsie** meinem Umfeld mein großes Bedürfnis nach **Liebe** und Aufmerksamkeit mit. Die der **Epilepsie** zu Grunde liegende Ursache geht oft auf die Anfänge der Kindheit oder sogar bis in die Schwangerschaft zurück. Als Kind habe ich starke Schuldgefühle gehabt und diese Gefühle verfolgen mich mein ganzes Leben lang, das ich als täglichen Kampf betrachte. Es kann sich auch um einen sexuellen oder anderen Missbrauch handeln – oder um eine Situation, die so wahrgenommen wurde –, um eine Ablehnung oder ein in der Kindheit als **Trennung** wahrgenommenes Ereignis. Die Tatsache, dass ich mich von jemandem getrennt fühle, impliziert einen Kontaktverlust auf körperlicher Ebene. Hier kann es sich um die Beziehung zu meinem Vater handeln, dem ich auch nahe sein und für den ich etwas tun wollte. Oder es können meine eigenen Kinder sein, von denen ich seltener höre, als ich es möchte, oder zu denen ich Kontakt verloren habe. Der **epileptische Anfall** kann also ein Mittel werden, mehr Aufmerksamkeit zu bekommen oder mein Überlegenheitsgefühl zu verstärken. Da die **Epilepsie** eine Überlastung der **Nervenleitungen** anzeigt, wird klar, dass die Dinge, mit denen ich im Alltag fertig werden muss, zu viel Platz einnehmen. Ich muss in dieser Situation wählen. Das Gefühl der Überlastung kann durch einen Vorfall entstehen, den ich in meinem Geist übertreibe. Diese Übertreibung kann zu Arroganz führen, weil ich glaube, mehr zu wissen als alle anderen. Vielleicht neige ich auch zu übermäßiger Abstraktion oder dazu, übermäßig stark in seelischen Sphären zu weilen. Auf diese Weise vermeide ich eine Auseinandersetzung mit der objektiven Wirklichkeit. Darüber hinaus kann die **Epilepsie** Folge einer schrecklichen Angst sein (vor dem Tod, vor Krankheit, vor dem Verlust eines anderen Menschen, usw.). Zu meiner Angst kommt eine Beeinträchtigung der Motorik hinzu, wie um mich am Fortbewegen zu hindern (beispielsweise muss ich zu einer Beerdigung gehen und will das nicht). Ich müsste sofort etwas tun, aber das ist mir unmöglich! Ich mache mir **bewusst**, was sich in mir abspielt, und akzeptiere ↓♥, meine Bemühungen nicht mehr allein auf das Negative zu richten, sondern zu sehen, wie viel **Liebe** und Schönheit die Welt mir gibt. Mein Körper sagt mir durch die **epileptischen Anfälle**, dass ich aufwachen und aufhören muss, in meinem Gedankengefängnis zu leben. Ich **akzeptiere** ↓♥, loszulassen und mein Leben in vollen Zügen und spontaner zu leben. Ich überlasse die Kontrolle den anderen. Ich befreie mich von all den Emotionen, die ich gern mit den anderen teilen will, da ich weiß, dass dies die einzige Möglichkeit ist, aus meinem selbst gebauten Gefängnis auszusteigen. So kann ich meine Wahrheit und den Platz finden, der mir zusteht.

Gehirn – Gleichgewichtsstörungen oder Schwindelanfälle

Auf körperlicher Ebene wird mein **Gleichgewicht** durch die Verteilung meines Körpergewichts aufrechterhalten. Das erlaubt mir, mich zu bewegen, ohne mich zu der einen oder anderen Seite zu neigen. Die Steuerung des Gleichgewichts befindet sich auf der Höhe meines Innenohres, im Ohrlabyrinth. Die Befehle für die Bewegung kommen aber aus dem **Gehirn**, und zwar über das Sehen, die Propriozeption (Tiefensensibilität; winzig kleine Rezeptoren registrieren Informationen über die Stellung und Bewegung meiner Gelenke sowie über meine Muskelspannung) und das Gleichgewichtsorgan in meinem Innenohr sowie vor allem vom **Kleinhirn**, das die Befehle integriert. Fühlt sich mein Gehirn **gedrängt** und von Situationen oder Ereignissen **überfordert**, wird es gleichzeitig in sämtliche Richtungen gezerrt und **verliert sein Gleichgewicht**. **Gleichgewichtsstörungen oder Schwindelanfälle** treten oft zusammen mit **Hypoglykämie** (einem Mangel an Zucker [Glukose] im Blut; siehe: Blut – Hypoglykämie) auf. Meinem Leben fehlt es an Süße. Es kann sich um eine Flucht vor einer Situation handeln, die sich für mein Gefühl zu schnell entwickelt. Die Schwindelanfälle treten auf, wenn die Wirklichkeit erdrückend wird, weil ich mir falsche Vorstellungen gemacht habe und meine Erwartungen nicht erfüllt worden sind. Dadurch verliere ich mein Gefühl für Gleichgewicht und Harmonie. Mein Unterscheidungsvermögen ist eingeschränkt und mein Leben scheint „drunter und drüber“ zu gehen. Zwar können die Schwindelanfälle verschiedene körperliche Ursachen haben, wie beispielsweise **Hypoglykämie** (Unterzucker), einen **zu niedrigen Blutdruck** (Hypotonie), eine **Verlangsamung der Herzfrequenz**, ein Problem auf der Ebene des Ohres oder ein Defizit auf der Ebene der Nierenenergie, doch steht dieses Problem im Zusammenhang mit **Flucht**. Wenn ich mich bewusst oder unbewusst hin- und hergerissen fühle, versuche ich mich zu „betäuben“, um das zu vergessen, was ich erlebe. Meine Energien sind ausgestreut, verzettelt, und so glaube ich, über mein Leben nicht mehr bestimmen zu können. Am liebsten möchte ich einen großen Umweg machen, aber ich weiß, dass ich am Ende doch vor dem stehe, was mir Angst macht. Eine **Labyrinthitis** (Entzündung des Innenohres, häufig als Komplikation einer Mittelohrentzündung) zeigt mir, dass ich mich in Details verliere, in Aufgaben oder Aktivitäten, die im Augenblick zweitrangig sind. Ein Teil von mir widersetzt sich den Veränderungen, die sich daraus ergeben. Ich habe mich bei einer Unternehmung engagiert und kann nicht mehr aufhören oder meine Aktivitäten auch nur verlangsamen. Die Unsicherheit lähmt mich. Der Zweifel führt dazu, dass ich mich an Personen oder Dinge anlehne. Ich verdränge meine Emotionen, sodass ich nur noch oberflächlich lebe. – Ich akzeptiere ↓♥, dass ich mir **bewusst** machen muss, wenn ich in zu viele verschiedene Richtungen auf einmal gehen will, und lasse mir die nötige Zeit, um mein **Gleichgewicht** wiederzufinden. Ich höre außerdem auf die Botschaften, die mir mein Körper schickt, und akzeptiere ↓♥ sie. Ich akzeptiere ↓♥, mir Zeit zu nehmen und Annehmlichkeiten zu gönnen. Ich nehme mir die Zeit, alles Schöne und Gute in meinem Leben zu genießen. Ich identifiziere klar meine Prioritäten und bestätige meine Wahl mit Überzeugung. Ich schreite weiter voran und weiß, dass ich selbst Herr über mein Leben bin. Ich brauche die Zustimmung anderer nicht mehr, besonders jene meiner Eltern. Ich akzeptiere ↓♥, anders zu sein und es zu verdienen, Glück zu empfinden. Ich öffne mein **Herz♥**, um **Liebe** und Freude in meinem Leben anzunehmen.

Gehirn – Halbseitenlähmung

(siehe auch: Gehirn – Hirnabszess / Schlaganfall)

Die **Halbseitenlähmung** ist die Lähmung einer Seite des Körpers (links oder rechts), die durch eine Schädigung im Gehirn verursacht wird. Sie kann infolge eines großen körperlichen oder emotionalen Schocks auftreten, beispielsweise nach dem Tod eines geliebten Wesens (meiner „besseren Hälfte"), der oft einen Zustand tiefer Verzweiflung und einer stark beeinträchtigten Empfindsamkeit auslösen kann. Ich habe den Eindruck, dass man mich **kaputtmacht**. Eine weitere Ursache kann auch ein heftiger Wutausbruch sein. Es kann zum Beispiel sein, dass ich von zwei **Müttern** aufgezogen wurde und dass mir dies überhaupt nicht passt. Mein Körper sagt mir, dass ein Teil meiner selbst nicht mehr reagieren kann, er hat nicht mehr die Kraft. Handelt es sich um ein Gefühl der Machtlosigkeit gegenüber einer schwierigen Situation? Ich fühle mich in zwei Hälften zerrissen, man will mir etwas wegreißen – mir jemanden wegnehmen, der mir sehr lieb ist. Ich habe ständig das Bedürfnis nach Hilfe, denn ich kann den Verpflichtungen des täglichen Lebens nicht nachkommen. Ich mache Dinge nur zur Hälfte und das stört mich. Ich kann auch mein Leben nur halb leben. Die betroffene Körperseite zeigt mir, ob eher mein Gefühlsleben (linke Seite) oder eher mein Intellekt (rechte Seite) als Ursache in Betracht kommt. – Ich akzeptiere ↓♥ es, mir selbst Zeit zu lassen, meine Verletzungen zu heilen, da ich weiß, dass jede noch so schwere Erfahrung einen stärkeren Menschen aus mir macht.

Gehirn – Hirnabszess

Wenn mein **Gehirn** von einem **Abszess** betroffen ist, der von meinen Nebenhöhlen oder meinem Mittelohr oder einem anderen Körperteil ausgeht, zeigt dies meine Wut im Zusammenhang mit der Verantwortung für mein Leben und der Angst, die Kontrolle über meine Unabhängigkeit zu verlieren. Ich habe Schwierigkeiten, alle Elemente meines Lebens zu analysieren, denn alles verändert sich sehr schnell und ich bin sehr schnell begeistert. – Ich akzeptiere ↓♥, dass ich Vertrauen in die göttliche Kraft haben muss, die mir innewohnt und mich dahin führt, wo ich mein ganzes Potenzial entdecken kann.

Gehirn – Hirntumor

Ein **Tumor** ist eine Wucherung von anormalen Zellen im Gehirn. Der **Tumor** steht im Zusammenhang mit **verdrängten Emotionen**, **tiefen Gewissensnöten**, **Leiden aus der Vergangenheit**, die ich gegen mich selbst richte. Der **Primärtumor im Gehirn** (siehe auch die Erklärung zu generalisiertem Krebs im Abschnitt Krebs [allgemein]), der sich aus **Gehirn**zellen entwickelt, zeigt mir, dass meine Informationsverarbeitungszentrale noch bestimmte Ideen, Überzeugungen und Denkschemata speichert, **die keine Daseinsberechtigung mehr haben**! Der **Tumor** ist auf einen heftigen emotionalen Schock zurückzuführen in Verbindung mit einer Situation oder einem Menschen, den ich **sehr geliebt** habe, möglicherweise auch mit etwas, wodurch ich sehr gelitten habe, oder mit jemandem, dem gegenüber ich noch Hass, Rachsucht, Ängste, Wut und Frustrationen empfinde. Das kann gegenüber meinem Vater sein, der mich abwertete. Ich musste mich andauernd selbst übertreffen, Lösungen finden, und so „überhitzt" sich mein Gehirn. Wenn der **Tumor** im oberen Bereich meines Gehirns, in der Mitte oder an der Hypophyse liegt, dann habe ich oft einen emotionalen Schock im Zusammenhang mit meiner Spiritualität, meiner Intuition usw. erlebt. Ich bin sehr **starrsinnig** und weigere mich, meinen Blick auf das Leben und meine Verarbeitung der derzeitigen Wirklichkeit zu ändern. Es handelt sich um einen tiefgreifenden geistigen Widerstand dagegen, im Jetzt und Hier zu sein, mein Leben und alles, was damit zusammenhängt, zu akzeptieren. Ich bin **starr** und auf meine Gedanken **fixiert**, innerlich verwirrt und habe Schwierigkeiten, einen Punkt zu machen. Ich schwebe, ich bin abwesend und lebe oft in der Negation. Ich glaube, dass meine intellektuellen Fähigkeiten ungenügend sind, um eine Lösung für eine genaue Situation zu finden: Ich muss mich um jeden Preis selbst übertreffen! Ich bin Träger einer geistigen Energie, die nicht mehr meinen innersten Bedürfnissen entspricht und das Gegenteil meiner göttlichen Bestrebungen ist. Mein Körper reagiert heftig und so kommt es mit einem Mal zu einem unkontrollierten Wachstum bestimmter Zellen des **Gehirns**. Es handelt sich um einen kritischen und gefährlichen Zustand, und wenn ich das Wachstum dieses **Tumors** stoppen will, muss ich meine verschlossene Einstellung in eine Offenheit des **Herzens♥** umwandeln. Ich muss mir **bewusst** machen, dass ich eine radikale Veränderung in meinem Leben herbeiführen muss und dass dies der ideale Augenblick dafür ist. Ich muss mich von der Vergangenheit und von allem Negativen, das daran anhaftet, befreien und meine Ambitionen auf das Positive richten, auf das, was ich in meinem

Leben wirklich tun will. – Ab sofort akzeptiere ↓♥ ich, das Leben mit mehr Offenheit und Flexibilität zu betrachten. Das Leben verändert sich ständig und entwickelt sich immer zum Besten. Mein persönliches Vertrauen wird mir helfen, dieses Ziel zu erreichen. Ich akzeptiere ↓♥, umso mehr auf meine innere Stimme zu hören und spontaner zu sein, und lasse die Kontrolle des Geistes los.

Gehirn – Huntington-Krankheit (siehe auch: Gehirn – Tic-Erkrankungen) oder Chorea Huntington

Die **Huntington-Krankheit**[25] oder **Chorea Huntington** oder **Erbchorea** ist eine seltene Krankheit, von der man annimmt, dass sie erblich sei. Sie befällt das Nervensystem und die Muskelkontraktion. Sie tritt in der Regel im Alter zwischen 35 und 50 Jahren auf und ruft stoßartige Bewegungen und eine fortschreitende Verschlechterung der intellektuellen Fähigkeiten hervor. Diese Krankheit ist ein Auslöser mentaler Probleme wie Impulsivität, Aggressivität und Depression. Ich lebe in einer emotionalen Wüste, ich fühle mich komplett von den anderen abgeschnitten, insbesondere von meinem Partner. In mir ist eine immense Leere. Ich werde von Sehnsüchten heimgesucht, die ich für unrealisierbar halte. Ich bin auf der Suche nach meiner Identität. Ich begebe mich auf die „Jagd“ nach Beziehungen, vor allem, wenn ich alleine lebe. Letztere aber sind nur oberflächlich. Andere Menschen erscheinen mir unzugänglich. Da sie meine Bedürfnisse nicht erfüllen, fühle ich mich frustriert, nachtragend. Ich wende mich nach links und rechts und stürze mich in das Geschehen. Jedes Mal glaube ich, endlich das gefunden zu haben, was mich glücklich macht. Stattdessen erlebe ich nur eine Enttäuschung nach der anderen. – Ich akzeptiere ↓♥, mich ab sofort an der Hand zu nehmen. Ich lerne mich kennen, erkenne meine Emotionen an und die Tatsache, dass ich selbst die Macht habe, mein Leben zu ändern. Anstatt auf die anderen zu warten, bringe ich die Dinge entschlossen in Gang, um meine Ziele zu realisieren. Ich lehne mich nicht mehr an die anderen an, sondern verbinde mich mit meiner inneren Kraft. Ich bewege mich in meinem eigenen Rhythmus. Ich bin aufmerksam für meine Sinne und nehme mir die Zeit, jeden Augenblick meines Lebens zu genießen, sogar in den kleinsten Dingen. So kann ich mich wieder umso mehr mit dem irdischen Leben verbinden und verschaffe mir ein größeres Gleichgewicht.

Gehirn – Hydrocephalus

Mit **Hydrocephalus** oder auch **Wasserkopf** bezeichnet man einen Überschuss an Gehirn-Rückenmarks-Flüssigkeit in den Hirnkammern. Ich frage mich ständig,

[25] George **Huntington** (1851–1916): amerikanischer Arzt aus New York. Er praktizierte in Long Island und beschrieb 1872 die chronischen Formen der Krankheit in der Familie. Die „Erbchorea“ trägt seinen Namen.

welchen Platz ich hier auf dieser Welt einnehme. Ich fühle mich verlassen und es kommt sogar vor, dass ich glaube, mich auf dem falschen Planeten zu befinden. Ich trage eine tiefe Traurigkeit in mir, denn ich meine, dass ich nicht hätte auf die Welt kommen sollen. Es fällt mir schwer, mich mit der Realität zu konfrontieren. Manchmal denke ich auch, ich sollte lieber wieder nach „dort oben" zurückkehren, denn ich fühle mich nicht in Harmonie mit meiner Umgebung. Meine nicht kanalisierten Emotionen stauen sich immer weiter an und sind kurz davor, „überzulaufen". – Ich akzeptiere ↓♥, meinen Gedanken und Emotionen freien Lauf zu lassen, und erlaube mir so, mehr Kontakt mit meinem Körper und mit dem Universum um mich herum aufzunehmen. Ich bin sicher, dass ich hier eine wichtige Rolle spiele, und akzeptiere ↓♥, sie zu entdecken und anzunehmen. So lebe ich in der Freude des gegenwärtigen Augenblicks!

Gehirn – Parkinson-Krankheit[26] (siehe auch: Nerven, Zittern)

Bei der **Parkinson-Krankheit** handelt es sich um eine Degeneration der Nervenzentren im **Gehirn**, vor allem in den Bereichen, die die Bewegungsabläufe steuern. Es kommt zu einem Zittern, das normalerweise die Hände und den Kopf betrifft. Wenn ich zittere und **bebe**, liegt das daran, dass ich eine drohende Gefahr für mich oder meine Lieben fühle oder sehe. Das kann die Angst vor Kontrollverlust (der dann immer stärker wird!) sein, Unsicherheit oder die Unfähigkeit, entschlossen zu handeln. Ich fühle mich unfähig oder ohnmächtig, mein Bestes zu geben. Ich finde meine Leben sehr **chaotisch** und sehne mich nach mehr Stabilität, aber ich scheine Schwierigkeiten zu haben, diese zu erreichen. Ich **schüttele** den Kopf als Zeichen der Verzweiflung. Ich habe Angst vor der Zukunft, nicht mehr zu leben, also wozu soll ich alles gut abschließen? Vielleicht habe ich ein Trauma erlitten, einen Missbrauch oder Schwierigkeiten, die Spuren hinterlassen haben und bei mir Gefühle wie Kummer, Frustration, Schuld, Wut oder Depression hervorrufen und zu Erschöpfung und Entmutigung führen. Davor will ich fliehen, anstatt mich diesen Problemen zu stellen und sie zu lösen. Vielleicht fühle ich mich durch meine zu strenge Erziehung eingeschränkt, wo es in erster Linie um Leistung ging. Vermutlich war ich ein sehr **unruhiges** Kind. Wenn ich mich völlig gesund fühle und zittere, ist dies häufig auf die Angst vor einer Aufgabe zurückzuführen, weil mir das Selbstvertrauen fehlt. Ich **befürchte** immer das Schlimmste. Das gleiche Zittern kann auch häufiger und automatisch vorkommen, sodass es später als **Parkinson-Krankheit** diagnostiziert wird. In diesem Fall habe ich wahrscheinlich viele Situationen erlebt, in denen man mir aufdrängte, wie ich etwas tun sollte, und so entwickelte ich eine innere Nervosität. Man **hinderte** mich daran, ich

---

[26] James **Parkinson** (1755–1824): Dieser englische Arzt hat die Krankheit der Zitterlähmung beschrieben, die heute seinen Namen trägt.

selbst zu sein. Vielleicht musste ich in einer bestimmten Situation auch meine Gestik beherrschen. Wenn ich „total nervös" bin und will, dass diese Belastung **aufhört**, kann mein überspannter Körper nicht mehr und die Überladung ruft permanente körperliche Reaktionen hervor. [27] Es ist, als ob der Hass, den ich in mir angesammelt habe, meinen ganzen Körper in Bewegung brächte. Die Geste, die man mir verboten hat, drängt nach außen, als wollte sie zeigen, dass ich noch am Leben bin. Es fühlt sich an, als würde ich in einem geparkten Auto sitzen, das nicht weiterfahren kann. Ich bin an diesen Platz gekettet und das irritiert mich aufs Äußerste. Ich zerstöre mich langsam selbst, was dann zu der aktuellen Verschlechterung der Nervenfunktionen führt. Eine Machtlosigkeit über die Motorik meiner **oberen Extremitäten** (vor allem meiner Arme und Hände) ist oft auf eine Situation zurückzuführen, in der ich einen Menschen, eine Sache oder ein Ereignis abweisen wollte oder diese, ganz im Gegenteil, **fassen** und festhalten wollte, mich dazu körperlich oder seelisch aber nicht in der Lage gefühlt habe. Dies kann ernsthafte Folgen haben und bis zum Tod führen. Der Fall tritt ein, wenn mein Partner kurz davor ist, seinen Körper zu verlassen, und ich ihn mit aller Kraft zurückhalten will. Da ich glaube, bei dieser Aufgabe versagt zu haben, ist es so, als verspürte mein Körper eine Anspannung und wolle sich davon befreien. So beginnt er, sich ohne meine „Erlaubnis" zu bewegen. Wenn meine **unteren Extremitäten** betroffen sind (meine Beine und Füße), dann deshalb, weil ich diesen Menschen, diese Sache oder dieses Ereignis hätte abweisen oder zurückhalten wollen. Ich möchte vor dieser Situation flüchten, in der ich mich überfordert fühle und die ich als ausweglos empfinde. Ich neige dazu, alles kontrollieren zu wollen, und die Krankheit erinnert mich daran, dass mir dies bei anderen nicht gelingt. Ich kann noch nicht einmal mehr meine eigenen Glieder steuern! So will ich verzweifelt die Kontrolle über andere erlangen, während mir **bewusst** wird, dass ich nur mich selbst wirklich kennen kann. Ich akzeptiere ↓♥, dass ich mich wieder in den Griff bekommen und lernen muss, *mein* Leben zu steuern und nicht das der anderen, indem ich dem Leben vertraue und mir sage, dass ich es verdient habe, zu leben. Ich lasse mich von **Liebe** leiten. Anstatt anderen alles Mögliche beweisen zu wollen, akzeptiere ↓♥ ich, dem Rest der Welt mein inneres Universum mit allen Emotionen zu zeigen, die sich dort in vielen Jahren angehäuft haben. Ich bin ich selbst, mit dem **Herzen♥** eines Kindes, und jetzt lebe ich mein Leben auf spontane Weise.

Gehirn – Schlaganfall

(siehe auch: Gehirn – Zerebrale Durchblutungsstörung / Synkope / Blutung)

Ein **Schlaganfall** (oder **Gehirnschlag**) ist ein Begriff aus der Umgangssprache und bezieht sich auf eine parenchymatöse Blutung im Gehirn. Die **Apoplexie** oder der

[27] Interessant ist die Tatsache, dass diese Krankheit in der Mehrzahl Männer betrifft, die von Natur aus eher YANG, also handlungsaktiver sind, was natürlich auch Bewegung impliziert.

Schlaganfall ist die plötzliche und mehr oder weniger vollständige Außerkraftsetzung aller Gehirnfunktionen, die durch einen plötzlichen Bewusstseinsverlust und Verlust der Beweglichkeit gekennzeichnet ist, wobei aber das Blut weiter zirkuliert und auch weiter geatmet wird. Häufig wird er durch eine Gehirnblutung hervorgerufen. Der Schlaganfall ist Ausdruck eines enormen Bedürfnisses, **Widerstand gegen das Leben** und **gegen Veränderungen zu leisten** und verschiedene Aspekte meines Lebens und meines Wesens **abzulehnen** und **zu verleugnen**. Das Transportmittel meiner Freude, das Blut, kann einen Teil meines **Gehirns** nicht mehr ausreichend versorgen. Dieser Teil hört auf zu arbeiten und verursacht eine Lähmung. Bei einer **Krise durch einen Schlaganfall** bin ich unfähig, durch meine Worte oder durch eine Geste zu äußern, was mich wütend macht. Ich bin unruhig und konfus. Ich werde mir **bewusst**, dass ich alles regeln und für die anderen kontrollieren möchte. Ich mische mich in das Leben der anderen ein. Ich gehe über meine Grenzen, da ich zu viel erreichen will. So richte ich meine gesamte Aufmerksamkeit auf die anderen, vergesse mich dabei aber selbst. Ich bin ständig auf der Flucht. Deshalb verbitte ich mir, dass sich andere Menschen in mein Leben einmischen (wie ich es bei den anderen tue …). Ein **Schlaganfall** tritt häufig auf, wenn ich älter bin; er zeigt meine Angst vor dem Alter, meine Unsicherheit gegenüber der Unterstützung, die ich von meiner Familie erhalten werde, sowohl emotional wie auch finanziell. Wenn ich dem Leben Widerstand entgegensetze, heißt das, dass ich bereit bin, aufzugeben und verschlossen zu bleiben. Lieber sterbe ich. Das ist leichter und die Zerstörung ist meine einzige Rettung. Das ist die Niederlage! Diese Lähmung hindert mich daran, meine Lebensenergie und mein kreatives Potenzial voll zum Ausdruck zu bringen. Meine Aktivitäten sind jetzt eingeschränkt. Wenn ich meine Lebensfreude wiederfinden will, muss ich mich schnell der Intuition und der Liebe öffnen und stärker ausdrücken, was ich empfinde. Vor allem fange ich an, mehr und mehr Vertrauen in das Leben zu haben. Ich richte meine Aufmerksamkeit auf meine eigenen Werte und meine eigenen Qualitäten. Ich lasse dieses Leben in mir wachsen. Ich setze mich für den Frieden ein, die **Liebe** und das Wohlergehen aller und helfe so den anderen, sich freier und respektierter zu fühlen.

Gehirn – Synkope

Eine **Synkope** äußert sich in einem kurzen und vollständigen, aber reversiblen Bewusstseinsverlust. Dieser Bewusstseinsverlust wird durch eine mangelnde Versorgung des **Gehirns** mit Sauerstoff verursacht. Sie kann, muss aber nicht die Folge eines Herzstillstandes sein. Sie kann auf eine Art Atemdepression oder Atemstillstand oder eine plötzliche Erweiterung von Blutgefäßen (infolge eines emotionalen Schocks) zurückzuführen sein, bei der das **Gehirn** nicht genug Blut und damit nicht genug Sauerstoff hat. Mein Geist verlässt meinen Körper für einen kurzen Augenblick, so als ob ich mich in mich selbst zurückziehen und von der körperlichen Welt abschotten möchte. Ich ziehe mich zurück, weil ich nicht mehr weiß, wie ich mit einer bestimmten Situation umgehen soll. Ich habe die Hoffnung verloren, aus dieser Situation befreit zu werden. Ich will mich aus dem Leben zurückziehen, denn dort passiert so viel! Anstatt meiner inneren Stimme zu folgen, richte ich mich lieber nach den Erwartungen der anderen. Die **Synkope** ist ein Zeichen dafür, dass ich „aufwachen" und das tun muss, was mir wirklich Freude macht. Dieser Zustand lässt sich nicht mit dem eines Yogi [28] vergleichen, da dieser eine Technik beherrscht, die darauf abzielt, den Geist durch die Harmonisierung von Bewegungen, Herzrhythmus und Atem von sämtlichen körperlichen Zwängen zu befreien. Ich akzeptiere ↓♥, dass ich mir klarmachen muss, weshalb ich aus meinem Körper fliehen wollte, welche Angst, welche innere Panik eine solche Situation ausgelöst hat. Ich weiß, dass ich in allen Situationen geführt und beschützt bin, und akzeptiere ↓♥, mir des Lebens in mir voll bewusst zu bleiben. So nehme ich wieder meinen Platz im Universum ein und kann mit vollen Lungen atmen!

Gehirn – Tic-Erkrankungen

Tic-Erkrankungen werden als die plötzliche Ausführung von wiederholten und unfreiwilligen Bewegungen definiert. Sie zeigen eine Entgleisung der Nervenspannung und ein Ungleichgewicht im **Gehirn**. Wenn ich an einem oder mehreren **Tics** leide, bin ich sehr wahrscheinlich ein besonders emotionaler Mensch, der viel Aggressivität verdrängt. In meiner Jugend habe ich meine Erziehung als starr und perfektionistisch empfunden. Mit Hilfe des Tics äußere ich die Unruhe und Bitterkeit, die ich in meinem Inneren empfinde. Vielleicht erlebe ich eine Situation, die ich als **Sackgasse** empfinde, und ich stehe mit dem **Rücken zur Wand**. Mir fehlt es an Zeit, eine Gefahr lauert. Etwas ist kurz davor, zu explodieren (vielleicht meine eigenen Emotionen!), ein Familiengeheimnis will ans Licht. Als Junge bin ich vielleicht verletzt gewesen, weil eine Autoritätsperson mich zu bestimmten Handlungen zwang. Das würde erklären, warum **Tic-Erkrankungen** bei Jungen viermal häufiger auftreten als bei Mädchen. Mädchen sind normalerweise empfänglicher für Autorität und fühlen sich deshalb im Allgemeinen seltener verletzt durch diese Art von Zwang. Vielleicht habe ich mich auch als junger Mensch auch über das Verbot bestimmter Bewegungen geärgert (beispielsweise sich in der Kirche zu bewegen), sodass mein Körper sich jetzt gegen meinen Willen bewegt, in einer Art Reaktion oder Auflehnung gegen das, was man mir früher verboten hat. Ich kann sogar den Eindruck haben, jemandem gegenüber das „Gesicht zu verlieren", was zu **Tics** besonders im **Gesicht** führt. Mein Gesicht will die Gefahr, den Ag-

---

[28] **Yogi:** Ein Mensch, der ein bestimmtes Stadium in seiner spirituellen Entwicklung erreicht. Er kann seinen Körper durch Meditationspraxis bewusst für einen unterschiedlich langen Zeitraum verlassen. Manche Yogis können sogar ihren Herzschlag verlangsamen oder praktisch anhalten, um ihn dann wieder in Gang zu bringen.

gressor zurückdrängen. Ich bin **irritiert** gewesen, genervt oder sogar verärgert, und jetzt sind es meine **Tics**, die mich reizen. Ich habe **Tics im Kiefer**, wenn man mir in meiner Kindheit oft gesagt hat, ich solle „den Mund halten". Die angehäufte und unausgesprochene Wut dringt nun durch den **Tic** nach außen, als würde ich still weitersprechen. Das unregelmäßige **Augenblinzeln** kann mich an eine Erfahrung erinnern, in der man mir zublinzelte, oder kann mir sagen, dass ich erfolglos die Aufmerksamkeit und den Blick von jemand anderem suche. Ich tue gut daran, mir diesen Zustand **bewusst** zu machen, die Blockaden aus meiner Vergangenheit zu reinigen und meine Bedürfnisse klar auszudrücken.

Gehirn – Zerebrale Durchblutungsstörung

(siehe auch: Infarkt [allgemein], Blut [allgemein] / Arterien, Blutkreislauf, Blutdruck – Hypertonie)

Dieses Problem steht im Zusammenhang mit dem Blutkreislauf und den Blutgefäßen. Verursacht wird es durch eine Blutung oder durch den Verschluss einer Blutbahn mit einem Blutgerinnsel, das von einer Arterie stammen oder vom **Herzen♥** kommen kann. Es kann in verschiedenen Situationen auftreten, die alle mit **Liebe** zu tun haben. Es handelt sich um eine sehr heftige Reaktion, ein **kategorisches Nein** zu einem Gleichgewicht usw., das mir anzeigt, unter welchem Aspekt sich diese Angst sich in meinem Leben zeigt. Vielleicht habe ich den Eindruck, dass ich die Mittel verliere, mein Leben zu steuern. Bei einem **hämorrhagischen Hirninfarkt** reißt eine Arterie und führt zu einer Blutansammlung in einem Teil des **Gehirns**. Vielleicht erlebe ich innerhalb meiner Familie oder in meinem Arbeitsmilieu eine derart große Anspannung, dass sich diese angesammelte Spannung im Zerspringen meiner Lebensfreude (Blut) Luft macht, das symbolisch für meinen ganzen Kummer steht. Je nachdem, ob sich der **Schlaganfall** in der rechten **Gehirn**hälfte (intuitive Seite) oder der linken **Gehirn**hälfte (rationale Seite) ereignet, akzeptiere ↓♥ ich, die Mitteilung, die mir mein Körper machen will, umso besser zu entschlüsseln, Frieden mit mir selbst schließen und schneller wieder auf die Beine kommen. – Ich stelle mir mein **Gehirn** bildlich vor, wie es in einer Flüssigkeit aus weißem und goldenem **Licht** badet, um allen meinen Nervenzellen zu erlauben, sich zu erholen und die Arbeit auf eine neue Art aufzuteilen, damit ich schneller wieder gesund werde.

Gehirn – Zerebralparese

Die **Zerebralparese** tritt oft bereits bei der Geburt auf und äußert sich in einer Anomalie des **Gehirns**. Das Gewebe des Gehirns ist ganz oder teilweise gelähmt, je nach der Art der Schädigung. Ich frage mich, warum ich (als das Kind) schon seit der Geburt an dieser **Parese** leide. Vielleicht handelt es sich um eine karmische Auswirkung (für diejenigen, die an Wiedergeburt glauben: Ursache steht im Zusammenhang mit einem früheren Leben) oder eine so heftige Erfahrung vor der Geburt, ein so starkes geistiges

Trauma, dass ich mich vollständig verschließe und jede Vorwärtsbewegung, jeder Fortschritt vollständig gestoppt ist. In gewisser Weise bin ich ein Gefangener meiner Vergangenheit, einer Struktur, die mich einschränkt, anstatt mich wachsen und entwickeln zu lassen. Vielleicht fühle ich mich gelähmt, gezwungen, einem Weg zu folgen, der mir nicht gefällt. Dies können die Erwartungen meiner Eltern oder der Gesellschaft oder sogar meiner Genealogie, meiner Familie, sein, die hoffen, die Irrtümer der Vergangenheit auf irgendeine Weise wiedergutzumachen. Es ist so, als ob ich „das Gesicht", „ihr Image" wieder aufwerten könnte. Kann ich diese Aufgabe wirklich erfüllen? Die **Zerebralparese** ist ein Zustand, der derzeit noch irreversibel ist (ich sage „derzeit", da sich die Medizin der Zukunft nicht voraussagen lässt); trotz bedingungsloser **Liebe** und Aufmerksamkeit der Menschen in meinem Umfeld kann ich davon nicht befreit werden. Wenn eine Heilung eintritt, liegt diese eher auf spiritueller Ebene.

Gehirnblutung

(siehe: Gehirn – Zerebrale Durchblutungsstörung)

Gehirnentzündung (Enzephalitis)

Zum **Gehirn** (Enzephalon) gehören Großhirn, Kleinhirn und Hirnstamm. Das Gehirn ist der übergeordnete Teil meines Nervensystems, das meinen gesamten Organismus steuert. Das Gehirn steht daher für meine Individualität auf ihrer höchsten Ebene. Wenn der Kopf allgemein für meine Individualität steht, entspricht das Gehirn meiner *inneren* Individualität. Wenn im Bereich des Gehirns eine Entzündung, **Gehirnentzündung (Enzephalitis,** die spanische Grippeepidemie der Jahre 1916 bis 1920 ist legendär) auftritt, ist dies ein Zeichen der Wut über das, was ich bin. Ich lehne mein Leben ab, weil es Veränderungen mit sich bringt. Ich fürchte, meine Individualität, meine persönlichen Errungenschaften zu verlieren. Ich habe Angst, die Kontrolle über mich zu verlieren, über das, was mir geschieht und noch geschehen könnte. Ich fühle mich in meinem Selbstausdruck eingeschränkt. Ich fühle mich unfähig, wenn ich mein Leben nicht analysieren kann und alles unklar ist. Ich akzeptiere ↓♥ es, dass ich mich neuen Aspekten meiner selbst gegenüber öffnen und dem Leben vertrauen muss. Ich ersetze die Starrheit und Flexibilität, die strenge Fassung bestimmter Bereiche meiner selbst durch Offenheit, um neue Aspekte bei mir selbst zu entdecken. Ich gebe mir, was ich an Liebe und Verständnis brauche, und ich lasse inneren Frieden sich in mir ausbreiten.

Gehirnerschütterung

Bei einer **Gehirnerschütterung** handelt sich um die Erschütterung des gesamten **Gehirn**s bei einem Schädelhirntrauma, die zu einer vorübergehenden Bewusstlosigkeit führt. Sie ist eine Art Flucht, ein jähes und direktes Mittel, anzuhalten und zu beobachten, was sich in meinem Leben ereignet. Die **Gehirnerschütterung** macht mir klar, dass ich mich unbewusst derart an meine überholten Ideen oder Einstellungen klammere, dass diese auf die neuen Ideen prallen, die ihren Platz einnehmen wollen. Vielleicht klammere ich mich auch an jemanden oder an etwas; ich überlasse anderen die Verantwortung für mein Leben. Ich definiere mich über andere, anstatt ich selbst zu sein. Ich fühle mich in Sicherheit, wenn ich jemandem nahe bin, aber diese Anlehnung erstickt mich, denn im Grunde meines Herzens will ich mein eigenes Leben führen, statt nach dem Willen der anderen zu handeln. Ich kann mit Hilfe von Alkohol, Drogen oder Spiel vor meinen Emotionen flüchten, aber früher oder später werde ich mich mit der Realität konfrontieren müssen. Es hat in meinem Leben einen Ruck gegeben, ich fühle mich durch eine Person oder deren Worte erschüttert. Es gibt einen einen „nicht enden wollenden" Kampf, der mich bis ins Mark trifft. Ich werde auf indirekte Art gezwungen, innezuhalten, mein Leben zu überprüfen und zu sehen, in welche Richtung ich mich jetzt wenden will. Ich komme auf meine Prioritäten zurück. Vielleicht habe ich auch zu viele Dinge im Kopf, verzettele mich, muss wieder auf den Boden der Tatsachen kommen. Es kommt zu einem Zusammenstoß und dann zu einem heftigen Schlag. Die **Gehirnerschütterung** ist die Folge einer Kopfverletzung oder eines Unfalls, der meinen Kopf, mein Gehirn und meinen Geist „erschüttert". Mein Körper ist vorübergehend abwesend und nicht bei Bewusstsein. Wo bin ich in meinem Leben angelangt? Welche Richtung soll ich einschlagen? Wandert mein Geist gleichzeitig in sämtliche Richtungen, ohne wirkliche Orientierung? Ich akzeptiere ↓♥, dass ich die Füße wieder auf den Boden bekommen, zur Wirklichkeit zurückkehren muss, um die Situationen, die ich derzeit erlebe, wirklich und auf angemessene Weise in Ordnung zu bringen. Eine **Gehirnerschütterung** lässt sich verhindern, wenn ich akzeptiere ↓♥, den Ereignissen in meinem Leben gegenüber ganz offen zu bleiben.

Gehirnhautentzündung (Meningitis)

(siehe auch: Entzündung, Immunsystem, Kopf)

Die **Gehirnhautentzündung** ist eine Infektion der Gehirn-Rückenmark-Flüssigkeit mit einer Entzündung der Membran, die das **Gehirn** und das Rückenmark überzieht. Sie weist auf eine Schwäche des Immunsystems und eine Unfähigkeit zum Selbstschutz hin. Die **Gehirnhautentzündung** signalisiert mir eine Schwäche und Unfähigkeit, gegen sehr starken Druck von außen zu kämpfen, vor allem auf intellektueller Ebene. Oft liegt das daran, dass ich mich nicht selbst schützen kann. Da ich überempfindlich bin, erlebe ich alles viel intensiver und bin stärker betroffen, selbst von Dingen, die anderen banal erscheinen. Zu viele Gedanken drängen sich in meinem Kopf, bis sie mein **Hirn** „zusammendrücken". Ich „zerbreche mir dauernd den **Kopf**". Dazu kommt die Gesamtheit meiner aggressiven und frustrierten Gefühle, die ich nicht verbalisieren kann. Man **reizt** mich, aber ich weiß nicht, wie ich mich **verteidigen** soll. Ein Teil von mir existiert nicht, er ist fast tot, denn ich verleugne ihn oder verstecke mich vor mir selbst und den anderen: Das ist meine kreative, extravagante, sensible Seite. Ich ziehe es vor, in die Masse einzutauchen und unbemerkt zu bleiben. Ich fühle mich wie in einem Gefängnis, aber dieser Zustand ist mir lieber, als mein Gesicht im Spiegel anblicken zu müssen und dort zu entdecken, wer ich wahrhaftig bin. Anstatt in meinem **Herzen♥** nachzusehen, was passiert, bleibe ich lieber in meinem Kopf. Auf diese Weise kann ich mich schützen. Ich bin hypersensibel und lade immer wieder alles auf meine Schultern und will die Probleme der ganzen Welt lösen. Ich habe Angst, den Kopf zu verlieren, dass mir „der Kopf abgerissen wird", dass er „zerspringt", zum Beispiel, wenn es so aussieht, als verlöre ich meine Arbeit. Als Kind wurde ich vielleicht von meiner **Mutter** sehr umsorgt und abgeschirmt und jetzt muss ich mich selbst **verteidigen**. Vielleicht habe ich auch das Gefühl, dass in meiner Umgebung keine **Liebe** existiert oder dass etwas oder jemand mir hier „total auf die Nerven geht". Diese Krankheit teilt mir mit, dass ich mich gegen Schläge von außen schützen und mich für das Handeln der anderen nicht verantwortlich fühlen soll, während ich aber für mich selbst die Verantwortung übernehme. Mit anderen Worten: Es handelt sich um eine **Revolte**, ich bin verärgert und Schrecken überkommt mich. Da das **Gehirn** den gesamten Körper steuert, steht die **Gehirnhautentzündung** für eine tiefe innere Schwäche, die mich im tiefsten Inneren meines Wesens trifft. Da die **Gehirnhautentzündung** die Befehlszentrale meines Körpers, das **Gehirn**, in Gefahr bringt, muss ich unbedingt akzeptieren ↓♥, mich für das Leben zu entscheiden und mich in die Hand zu nehmen, „den Kopf oben zu behalten" und in mir die innere Kraft freizusetzen, die es mir erlauben wird, ein bereicherndes Leben voller wunderbarer Erfahrungen zu führen. Ich lerne zu vertrauen und akzeptiere ↓♥, die Schatzkammern in meinem **Herzen♥** anzusehen. Ich sehe mir außerdem alle Emotionen an, die ich schon so lange zurückgehalten habe, und ich akzeptiere ↓♥, sie gehen zu lassen. Ich entdecke die Talente, die in mir wohnen. Indem ich mich mit meiner kreativen und künstlerischen Seite neu verbinde, erlaube ich meinem **Gehirn**, ein wenig durchzuatmen. So kann es sich ausruhen und mein Stresspegel und meine innere Anspannung werden sich verringern. Ich lerne es, ganz einfach „zu sein". So werde ich wieder zum Herrn meines Lebens.

Gehirnstauung (siehe: Kongestion)

Gehunfähigkeit (Abasie)

Obwohl meine Muskeln und mein ganzer Bewegungsapparat mir keinerlei Beschwerden machen, kann ich nur mit Einschränkung oder überhaupt nicht gehen. Es ist möglich, dass meine Befehlszentrale im Kleinhirn betroffen ist, entweder durch eine Läsion, durch Durchblutungsstörungen oder durch einen Tumor. Dies kann manchmal an einer großen Angst liegen, die **mich starr auf der Stelle verharren** lässt. Diese Angst oder dieses Schuldgefühl steht im Zusammenhang mit dem Weitergehen im

Leben. Ich fühle mich kraftlos. Das „Diesseits“ ist ein ständiger Kampf. Ich habe den Eindruck, zu den Benachteiligten zu gehören. Da ich mich fühle, als säße ich zwischen zwei Stühlen, und meine Werte und Lebensgrundlagen in Zweifel ziehe, kann ich nicht entschlossen vorangehen. Ich habe große Schwierigkeiten, mich auf das Leben einzulassen. Ich akzeptiere ↓♥, dass ich die Ursache dieser Unsicherheit oder dieses Schuldgefühls finden und mehr Selbstvertrauen aufbauen muss. Ich kann damit anfangen, mich bildlich mit immer mehr Leichtigkeit gehen zu sehen, während ich immer mehr Selbstvertrauen bekomme. Ich werde mir auch bewusst, dass das Leben mir die nötigen Hilfsmittel zur Verfügung stellt, um „voranzukommen“.

Gelbsucht (siehe auch: Lebererkrankungen, Bluterkrankungen, Blutkreislauf)

Gelbsucht (Ikterus) wird durch einen Überschuss an Bilirubin (Gallenfarbstoff) verursacht, der durch einen massiven Abbau roter Blutkörperchen im Blut, durch eine angeborene Anomalie der Membran der Blutkörperchen oder durch eine Aggression entsteht. Die **Gelbsucht** kann außerdem durch eine Zerstörung der Leberzellen oder durch die Unfähigkeit, Gallensäure abfließen zu lassen (Cholestasesyndrom), hervorgerufen werden. Das Ergebnis ist eine Gelbfärbung der Haut und der weißen Augenbindehaut. Da es hier einen Zusammenhang mit der Reinigung des Blutsystems gibt, habe ich offensichtlich Probleme, meine Emotionen zu „reinigen“. Ich habe so starke bittere Emotionen – Neid, Enttäuschung, Frustration – dass ich davon „gelb werde“. Ich empfinde starken Groll. Irgendwann steigere ich mich so sehr in meine Vorstellungen und Meinungen hinein, dass ich mich geradezu darin eingrabe oder anklammere und so ein Ungleichgewicht in meinem Inneren verursache. Ich befinde mich in Konflikt mit einer Macht, die von einer Autorität in der Gesellschaft ausgeübt wird. Diese Autorität flüchte ich lieber, anstatt sie zu integrieren. Ich will mich von einer Situation entfernen, die für mich unerträglich ist. Ich weigere mich, mich zu verändern. Ich erlebe Schuldgefühle und Scham. Ich fühle mich eingesperrt, in einem Joch, sowohl emotional als auch sozial und körperlich. Ich frage mich, welchem Weg ich folgen soll und wer ich bin, welche Richtungen ich einschlagen soll. Mein negativer Geist wird borniert und eng und ich habe Schwierigkeiten, eine Situation in ihrer Gesamtheit zu sehen, wenn es sich nicht um mein Leben allgemein handelt. Ich habe den Mut verloren und fühle mich als Gefangener meiner eigenen, nicht ausgedrückten und kanalisierten Emotionen. So bleibe ich am liebsten allein, um „meinen Tank wieder aufzufüllen“. Auch die „**Neugeborenengelbsucht**“ ist mit Frustrationen, mit Enttäuschung oder mit Groll verbunden. Ich würde mich gern retten, aber dies ist unmöglich: Ich bin an eine Situation oder ganz einfach an meine Mutter gefesselt. Als Kind habe ich möglicherweise die Gedanken meiner Eltern in mich aufgenommen, wenn meine Eltern zum Beispiel einen Jungen haben wollten und ein Mädchen bekommen haben … So kann ich mich für die Enttäuschung meiner Eltern verantwortlich und schutzlos fühlen. – Ich akzeptiere ↓♥ , mich den Menschen in meinem Umfeld zu öffnen, da ich viel von ihnen lernen kann.

Gelenkbänder (siehe: Gelenkverstauchung)

Gelenke (allgemein) (siehe auch: Arthrose)

Ein **Gelenk** ist ein Körperteil, an dem zwei oder mehr Knochen in einer der Anatomie des menschlichen Körpers angepassten Bewegung zusammentreffen (die unter sich verbundenen Schädelknochen gelten allgemein als unbewegliche Gelenke). Das **Gelenk** steht für **Leichtigkeit**, **Beweglichkeit**, **Anpassungsfähigkeit** und **Flexibilität** und gibt der Bewegung Anmut und Fluss. Alle diese einfachen Eigenschaften sind einem vollständig gesunden **Gelenk** verfügbar. Allerdings hat dieses auch seine Grenzen. Da der Knochen die „dichteste" und grundlegende Form meiner Lebensenergie ist, spielen **Gelenkprobleme** bei allen physiologischen Elementen des menschlichen Körpers (Gewebe, Blut usw.) eine Rolle. So weist also ein Gelenkproblem auf einen **Widerstand** hin, eine gewisse Starrheit in meinen Gedanken, meinen Handlungen oder dem Ausdruck meiner oft verdrängten Emotionen. Eine Entzündung tritt auf, wenn ich Angst vor tatkräftigem Handeln habe: Ich werde bewegungsunfähig, tue mich schwer, die Richtung zu ändern, gebe vor, emotional gleichgültig zu sein, handele nicht spontan, zögere oder weigere mich, mich ganz dem Leben hinzugeben und Vertrauen zu haben. Daher kommt auch eine Wut, die oft auf der Tatsache beruht, dass ich mich weigere, meine Frustrationen und meine Enttäuschungen zu kommunizieren. Wenn ich Schmerzen oder Schwierigkeiten bei Bewegungen habe, bringt mein Körper zum Ausdruck, dass ich etwas, was mich am Ausdruck meines Selbst hindert, nicht verstehen will (oder nicht akzeptieren ↓♥ will zu verstehen). Ich fühle mich gefangen, in einem Aspekt meines Lebens eingeschlossen. Ich habe Schwierigkeiten, mich zu artikulieren und meine Gedanken klar zu sehen und diese auszudrücken. Ich fühle mich wertlos, mir stehen nur wenige Möglichkeiten offen. **Gelenkschmerzen** (**Arthralgie**) zeigen, dass die Empfindungen und Schocks lange Zeit unterdrückt wurden und jetzt unerträglich werden, weil es zu viele davon gibt. Diese **Schmerzen** verdeutlichen einen Rückzug in mich selbst, einen Mangel an Flexibilität (gegenüber mir selbst wie auch gegenüber den anderen) oder mangelnde Anpassung. Eine **Starrheit** in den Gelenken weist mich darauf hin, wie „starr" und intolerant ich auch in meiner Art zu denken sein kann, und dass es besser wäre, meine Scheuklappen abzulegen, um das Leben positiver zu sehen. Möglicherweise passe ich mich zu sehr den Strukturen und äußeren Autoritäten an, anstatt auf meine innere Stimme zu hören, die meine oberste Autorität sein sollte. Ich glaube, das ganze Universum auf meinen Schultern zu tragen. Wenn meine **Gelenke krachen**, ärgere ich mich, dass ich bestimmte Dinge getan oder gesagt habe, auch wenn mir niemand Vorwürfe gemacht hat. Wenn schließlich die **Degeneration eines Gelenkes** eintritt, ziehe ich mich in meinen Kopf, meine Rationalität zurück und schneide mich so total von der Existenz ab, die ich ablehne. Wenn ich in Bezug auf meine Schwerfälligkeit beim Verstehen den betroffenen Körperteil betrachte, kann ich den Prozess aktivieren, der darin besteht, **zu akzeptieren ↓♥, dass ich etwas verstehen muss**. Beispielsweise zeigen schmerzhafte **Handgelenke**, **Ellenbogen**, **Schultern** oder **Hände**, dass ich eine bestimmte Handlung oder Arbeit einstellen muss. Ich will mich in mich selbst zurückziehen (**Ellenbogen**), weil ich müde oder überdrüssig bin, das zu tun, was ich tue, oder das zu sein, was ich bin. Ich möchte dafür nicht mehr verantwortlich sein (**Schultern**). Die **Hüftgelenke**, **Kniegelenke** und **Fußgelenke** (untere Gliedmaßen) zeigen, dass ich das Leben mit all seinen Schwierigkeiten nicht mehr fortsetzen möchte. Ich muss mich darin erinnern, dass die Konzentration auf ein und dieselbe Stelle (das heißt eine unbewusste Fixierung von Energie oder Emotion auf ein einzelnes **Gelenk**) dazu führen kann, dass die Energie kristallisiert und das Gelenk **unbeweglich** macht. In diesem Fall ist der Prozess des Akzeptierens ↓♥ im **Herzen ♥** von größter Wichtigkeit, um die Bewusstwerdung im Hinblick auf die Krankheit zu verarbeiten und sich auf diese Weise davon frei zu machen. Ein **Gelenk** ist eine Stelle, an der sich zwei oder mehr Knochen treffen. Beschwerden oder eine Krankheit an dieser Stelle weisen auf eine mangelnde Flexibilität mir selbst, einem anderen Menschen oder einer Situation gegenüber hin. Ich kann herausfinden, gegenüber welchem Aspekt meines Lebens ich flexibler sein sollte, indem ich den betroffenen Körperteil betrachte. Sind es die Gelenke meiner **Finger**, meiner **Hände**, meiner **Füße** usw.? Die Empfindungen und die angesammelten Erschütterungen werden auf einmal unerträglich und weisen auf einen Rückzug in mich selbst hin. Die schmerzhaften und obsessiven Gedanken fixieren und kristallisieren sich in einem genauen Punkt meines Körpers. – Ich akzeptiere↓♥, mir zuzuhören. So kann ich meine wahre Kraft wiederfinden und all das Gute anerkennen, das in mir ist. Ich kann mich nach vorn bewegen, mich entwickeln und all jene Veränderungen vornehmen, die sich in meinem Leben in einer fließend harmonischen Weise manifestiert haben.

Gelenkverstauchung

Verstauchungen sind auf eine Verletzung der Bänder in einem meiner Gelenke zurückzuführen. Gelenke stehen für **Flexibilität** und meine Fähigkeit, mich den verschiedenen Situationen meines Lebens anzupassen. Das **Handgelenk** und das **Fußgelenk** sind Ausdruck der Energie, kurz bevor diese sich im Körperlichen äußert. Die **Verstauchung** zeigt mir, dass ich Bremsen einsetze. Ich **leiste Widerstand** oder empfinde **Unsicherheit** in Bezug auf die einzuschlagende Richtung (**Fußgelenk**) oder das, was ich gerade tue oder in einer neuen Situation zu tun hätte (**Handgelenk**). Ich bin zu allem bereit, um nicht aufzugeben, aber wenn der Druck zu stark ist, nehmen die **Bänder** den Schlag auf und können schließlich auch reißen. Ich habe Schuldgefühle und möchte mich bestrafen, weil ich Widerstand leiste. Ich erlebe eine geistige Anspannung, die sich nicht mehr ertragen lässt. Je nachdem, wie stark mein Widerstand, meine Starrköpfigkeit, meine Wut, meine Schuldgefühle sind, werde ich eine **leichte Verstauchung** erleiden, bei der die

Bänder nur überdehnt werden, oder eine **schwere Verstauchung**, bei der die Bänder zerreißen oder abreißen. In diesen letzteren Fällen erlebe ich einen Bruch oder einen Riss in einer Beziehung zu einer Person oder in einer Situation. Man will mir etwas „entreißen", was ich nicht loslassen will. Ich mache mir **bewusst**, was ich in dem Moment, wo das passiert ist, getan oder empfunden habe. Ich kann mich fragen: Bin ich im Begriff, etwas zu tun, was ich besser unterlassen würde? Löst die Art, wie ich mit einer Situation umgehe, Anspannung oder sogar Angst in mir aus? Stütze ich mich auf eine instabile, meine geistige Gesundheit gefährdende Grundlage? Weigere ich mich, begangenes Unrecht gegenüber einer Person oder einer Situation anzuerkennen? Stütze ich mich auf gute Fundamente oder vielmehr auf meine Ängste? Habe ich eine **Rechtswidrigkeit** begangen? Hat es eine **Verletzung** meiner Integrität gegeben? – Ich akzeptiere ↓♥, mir die Zeit zu nehmen, um mich neu zu orientieren und die erforderlichen Veränderungen vorzunehmen, um mich in meiner Haut wohlzufühlen und tatkräftig zu handeln. Ich akzeptiere ↓♥ diese Verstauchung, um mich dazu zu bringen, die Dinge zu ändern. Habe ich das akzeptiert ↓♥, wird die Heilung schnell und vollständig eintreten. Werte ich mich aber ab und fühle ich mich überflüssig und „zu nichts nütze", weil ich jetzt nicht oder nur wenig laufen kann, wird die Heilung viel länger dauern. Deshalb ist es gut, wenn ich diese Situation (die **Verstauchung** und alles, was damit zusammenhängt) aus positiver und konstruktiver Sicht betrachte.

Gelenkversteifung (Ankylose)

(siehe: Gelenke [allgemein], Lähmung [allgemein])

Es handelt sich um einen Zustand der Erstarrung, der durch die im Allgemeinen **vorübergehende** Bewegungsunfähigkeit eines oder mehrerer Gelenke gekennzeichnet ist. Die **Ankylose** ist eine partielle Versteifung, die aber vollständig werden kann, wenn ich beschließe, alle Aktivitäten einzustellen. Das ist der erste Schritt zu einer motorischen Unfähigkeit, einer Art Lähmung meiner Gedanken. Ich muss mir bewusst machen, welche Verantwortung ich übernehmen muss, wenn ich beschließe, in diesem Zustand zu verharren, nichts zu unternehmen, nichts fühlen und mich nicht bewegen zu wollen. Wovor habe ich Angst? Ist es das Unbekannte, das mich erwartet, etwas für mich Neues, das mich stört? Ist es etwas, wozu ich absolut keine Lust habe? Jemand oder etwas, in den oder das ich kein Vertrauen setzen will? Ich kann mir den betroffenen Körperteil vor Augen führen, um zusätzliche Informationen über die Ursache meiner **Ankylose** zu erhalten. Handelt es sich beispielsweise um einen Arm, befinde ich mich vielleicht in einem Zustand, in dem ich neue Lebenserfahrungen ablehne? Fühle ich mich verstümmelt? Habe ich Lust, jemanden zu töten? Handelt es sich um eine Schulter, finde ich das Leben zu schwer, ist mir ein Mensch oder eine Situation „eine Last"? Sind meine Gedanken von Einsamkeit oder der Notwendigkeit überlastet, mit Unbekanntem fertig zu werden? Wenn es sich um einen Fuß handelt, welche Richtung ist es dann, die ich nicht einschlagen will, sodass ich einfach „erstarre"? Wenn es sich um meinen gesamten Körper handelt, erstarre ich vor einer Sache oder einem

Menschen – eine Art der Flucht. Ich bin mir bewusst, dass ich in diesem Körperteil Energie ansammle und unbewusst Angst bekomme. Ich will bei meinen Positionen bleiben und es ist schwierig, mich von einer anderen Meinung zu überzeugen. – Ich akzeptiere ↓♥, dass es Zeit für mich ist, entschlossen zu handeln! Ab sofort bin ich mir meiner Fehler (oder eher meiner Verantwortung) und meiner Lebenserfahrung bewusst und erkenne sie an. Ich akzeptiere ↓♥, die vorübergehend unterbrochene Bewegung wieder aufzunehmen, und mobilisiere meine Gedanken wieder, wobei ich offen bleibe. Ich zeige einen stärkeren Schaffensgeist.

Gélineau-Syndrom

(siehe: Narkolepsie)

Genitalien

(siehe: Geschlechtsorgane)

Gerstenkorn

Ein **Gerstenkorn** ist ein kleiner roter und schmerzhafter Furunkel, der am Rand des Augenlids an der Wurzel einer Wimper sitzt. Es ist ein Zeichen für Traurigkeit, Groll gegenüber einer Sache oder einem Menschen, die ich mit Missfallen sehe. Es kann sein, dass jemand eine andere Meinung hat als ich oder dass er die Dinge anders macht als ich und mir das in meinen Augen wie eine „Beschmutzung" vorkommt. Ich bin übergangen worden oder glaube, mich schlecht verhalten zu haben, obwohl ich das Beste wollte. Jetzt würde ich meinen „Fehler" gern wiedergutmachen. Ich fühle mich nicht in Sicherheit und bin sehr verunsichert. Es ist so, als ob ich nicht Herr meiner selbst wäre: So brauche ich die Kraft eines anderen, an die ich mich anlehnen kann, denn ich fühle mich zu klein. Vielleicht verstecke ich mich sogar hinter dem anderen, was mich daran hindert, mir selbst das Leben zu schaffen, das ich mir erhoffe. Ich werde passiv und verschließe mich den verschiedenen Gelegenheiten, die sich mir eröffnen. Mein Leben wird leer und kalt. Der Unterschied zwischen einer Bindehautentzündung und einem **Gerstenkorn** besteht darin, dass ich bei Letzterem eine Situation „hässlich" finde. Anstatt meine Emotionen zu verdrängen, akzeptiere ↓♥ ich, sie zum Ausdruck zu bringen, weil sie sich sonst in Form eines **Gerstenkorns** äußern könnten. Indem ich Herr meines Lebens bin und daran teilnehme – denn ich sitze in der „ersten Reihe" –, kann ich mich voll und ganz entfalten.

Geruchssinn

(siehe: Nase)

Gesäß

Das **Gesäß** ist der fleischige Körperteil, auf den ich mich setze, mit dem ich ***meinen Platz*** einnehme. Es symbolisiert meine **Macht**, meine Grundlage und verweist auf mein Vertrauen in die Tatsache, dass ich mich in Sicherheit fühle. Es geht um meine innere Autorität, mein Gefühl des Stolzes. Wenn ich das **Gesäß** zusammenkneife, fühle ich mich bedroht, habe Angst, die Kontrolle zu verlieren, halte etwas zurück. Oft kommt es vor, dass mein **Gesäß** angespannt ist, wenn ich mich von einer Person in einer Autoritätsposition beobachtet fühle oder wenn ich Angst habe, nicht korrekt oder überfordert zu sein, wie zum Beispiel meine Eltern. Ich würde diese Person gern bestrafen, aber dazu bin ich nicht in der Lage. Ich will nicht bemerkt werden, denn dann müsste ich mich vielleicht ändern, vergangene, „**spätere**" Dinge, Ereignisse oder Situationen akzeptieren ↓♥, ohne dazu bereit zu sein. Kann ich meine Autorität „durchsetzen"? Oder reagiere ich nur auf Autoritäten, weil ich als Kind den Hintern voll bekam oder man es wagte, mir ans Gesäß zu grapschen? Wenn ich dagegen mit lockerem Gesäß und stark schwingenden Hüften gehe, nehme ich meinen Platz und den der anderen ein. Ich liebe Macht, denn wenn ich die Führung habe, übe ich auch Kontrolle aus. Ich brauche mich nicht zu ändern: Ich versuche die anderen zu zwingen, sie sollen sich ändern! Ich mache mir **bewusst**, dass ich an meiner Vergangenheit, meinen Ideen, meinen alten Verletzungen festhalte und dass ich vielleicht sogar Groll und Wut empfinde. Bis zu welchem Punkt will ich mich meiner Verantwortlichkeiten entledigen? Warum zweifele ich an meiner inneren Kraft? Ich fühle mich instabil und der Blick der anderen stört mich enorm. Ich bin zerstreut und vage bei Entscheidungen, die ich fällen muss. Ich habe oft den Eindruck, „zwischen zwei Stühlen zu sitzen" oder ständig von jemandem verfolgt zu werden. – Ich akzeptiere ↓♥, loszulassen, tatkräftig zu handeln und mich neuen Lebenserfahrungen zu öffnen. Ich akzeptiere ↓♥, meine soziale Handlungsfähigkeit in Harmonie mit den Menschen in meiner Umgebung zu entwickeln.

Geschlechtskrankheiten (Sexuell übertragbare Krankheiten [STD])

Eine **Geschlechtskrankheit** kann ein Hinweis auf Schuldgefühle im Zusammenhang mit meiner Sexualität sein. Oft hat mir eine religiöse Erziehung vermittelt, die Sexualität als etwas Schmutziges und Unreines anzusehen. Da ich mich für meine Gedanken und Gesten **schäme** und mich von demjenigen verraten fühle, der mir die Krankheit „übertragen" hat, meine ich mich durch Ablehnung meiner Geschlechtsorgane bestrafen zu müssen. Ich setzte also Selbstzerstörung zur Selbstbestrafung ein. Die sexuelle Energie ist sehr wichtig und stark. Sie ist ein fester Bestandteil meines genetischen Programms für das Überleben der Gattung. Entsprechend bedeutet eine **Geschlechtskrankheit** eine Krankheit oder Infektion im Zusammenhang mit dieser Energie. Wenn ich sie unterschätze, missbrauche, auf negative oder wenig respektvolle Weise im Hinblick auf mich selbst und die anderen verwende, wird mein Körper mich warnen und eine **Geschlechtskrankheit** entwickeln. Passt mir meine Sexualität und vor allem, fühle ich mich gut und erfüllt mit der Person, mit der ich meine Intimität teile? Respektiere ich mich oder missbrauche ich mich? Die fehlende Akzeptanz meiner eigenen Person kann auch dazu führen, dass ich Ablehnung und Frustration erlebe und mich immer mehr von meinen Trieben kontrolliert fühle, sodass ich eine **Geschlechtskrankheit** „anziehe", die mich verpflichtet, mich für eine bestimmte Zeit aller sexuellen Kontakte zu enthalten. Vielleicht will ich mich damit auch an meinem Partner rächen, wenn ich schon fühle, dass er mich verlassen hat. Ich verehre nichts mehr an ihm. Im Fall einer **Chlamydieninfektion** habe ich Angst vor Macht, vor allem vor sexueller Macht, die zu einem Missbrauch führen könnte (missbraucht zu werden oder einen anderen zu missbrauchen). Für meine Triebe empfinde ich Schuldgefühle. Ich habe Angst vor dem, was in mir ist, wie vor meinem Umfeld. Welche Frustration stört mich in meinem sexuellen Leben? Drückt mein Körper etwas aus, das ich meinem Partner gern sagen würde? Habe ich den Eindruck, in dieser Situation machtlos zu sein? Ich fühle mich eingeschränkt oder in diesem Aspekt der Weiblichkeit und Männlichkeit in mir dominiert. Ich möchte Abstand gewinnen, um in meiner Beziehung Bilanz zu ziehen, und so setzt mein Körper die Grenzen, die ich nicht auszudrücken wage, denn ich empfinde Schwäche. Ich habe Lust, bestimmte Aspekte dieser Beziehung zu verändern, glaube aber, mich nicht durchsetzen zu können. Ich finde keine Worte, aber es „juckt" mich sehr. Die **Gonorrhö**, auch **Tripper** genannt, zeigt mir meine Irritation, da ich bemerke, dass ich manches nicht leisten kann. Ich will große Heldentaten vollbringen, aber ich verneine mich so sehr, dass mir keine Energie bleibt, um irgendetwas zu unternehmen. Ich bin auch von meinem Partner enttäuscht. Die **Syphilis** zeigt mir, dass ich mich in eine sinnentleerte Sexualität flüchte. Sie führt zu einer gewissen Scham gegenüber meiner Familie. Ich fliehe vor meinen wahren Gefühlen und meine Beziehung zu meinem Partner ist davon geprägt, dass ich nach Macht strebe oder der Erste sein möchte. Gibt es bei der **Geschlechtskrankheit** einen Zusammenhang mit einem Verlust oder einer Angst vor emotionaler Verlassenheit? Welche Umstellung (oder welchen Übergang) muss ich auf mich nehmen, um mein Gleichgewicht und meine Einzigartigkeit wiederzufinden? Gibt es in meinen Beziehungen einen Aspekt der Verschmelzung, den ich nicht verwirklicht habe, weil er mir nicht gefällt? – Es ist wichtig zu akzeptieren ↓♥, dass die Sexualität ein Mittel ist, meine Liebe und meinen Wunsch nach Vereinigung mit dem anderen auszudrücken. Ich lerne zu sehen, was für mich gut ist und was nicht zu mir passt. Ich akzeptiere ↓♥, mit meinen inneren Gefühlen in Kontakt zu treten, damit meine Beziehungen wahrhaftig und gesund sind. Ich nutze meine sexuelle Kraft auf positive Weise, um all meine kreativen Energien in mir frei fließen zu lassen. Ich entscheide mich dafür, meine Position in meinen sexuellen und emotionalen Beziehungen neu zu überdenken. Ich lasse die neuen Ideen frei fließen und halte meinen Geist offen. Ich passe meine Denkweise an und akzeptiere ↓♥, dass ich durch diese Erfahrung wachsen und mein affektives Gleichgewicht wiederfinden kann.

Geschlechtsorgane (allgemein)

In den **Geschlechtsorganen** unterscheiden sich Männer und Frauen. Sie stehen bei jedem von uns im Zusammenhang mit dem **männlichen Prinzip** und dem **weiblichen Prinzip** (siehe dort). Außerdem stehen sie im Zusammenhang mit dem Sitz der sexuellen Energie, den Keimdrüsen (Eierstöcke und Hoden) und dem Basischakra (Sitz im Bereich des Steißbeins). Dieses Zentrum ist mit den Freuden des Lebens und mit der Kreativität verbunden. Wenn ich Probleme in Bezug auf meine Sexualität habe, sind normalerweise meine **Geschlechtsorgane** betroffen.

Geschlechtsorgane – Erkrankungen der Geschlechtsorgane (siehe auch: Frigidität, Impotenz, Geschlechtskrankheiten)

Die Probleme, die ich mit meinen **Geschlechtsorganen** habe, zeigen mir entweder **Angst**, **Schuldgefühle**, Scham, Misstrauen, Bedauern oder **Wut** in Bezug auf meine Sexualität. Es besteht die Gefahr, dass sich dies in **Geschlechtskrankheiten**, **Frigidität**, **Impotenz** usw. äußert. Dieser Bereich steht im Zusammenhang mit meinen Keimdrüsen (beim Mann die Hoden, bei der Frau die Eierstöcke) und die sexuelle Energie ist sehr stark, da sie der Fortpflanzung und damit dem Erhalt der menschlichen Spezies dient. Es kann allerdings sein, dass ich diese Energie schlecht einsetze. Die mit der Sexualität verbundene Befriedigung bringt mich in Kontakt mit einem Grundbedürfnis, dem **Vergnügen**, und mit meinem **verletzten inneren Kind**. So kann meine Sexualität dazu führen, dass diese Ängste, Verletzungen, Ablehnungen, die Teil meiner selbst sind, zum Vorschein kommen. Vielleicht akzeptiere ich mich nicht in dem Körper (Geschlecht), in dem ich lebe; oder ich empfinde einen inneren Konflikt zwischen meinen körperlichen Begierden und meinen religiösen oder spirituellen Bedürfnissen; oder ich habe Angst, nein zu sagen, und habe Geschlechtsverkehr, um nicht abgelehnt zu werden, nicht die **Liebe** eines anderen Menschen zu verlieren, aus egoistischen Gründen usw. Das alles kann zu Schwierigkeiten in diesem Bereich führen. Es gibt eine Verwirrung oder einen inneren Konflikt, ein Problem mit Kommunikation und Teilen. Ich fühle mich nicht immer respektiert oder geachtet und es fällt mir schwer, den Menschen zu vertrauen. Außerdem können **Probleme mit den Geschlechtsorganen** dann auftreten, wenn meine Eltern sich ein Mädchen gewünscht haben und ich ein Junge bin oder umgekehrt, oder wenn ich selbst das andere Geschlecht vorgezogen hätte. In diesem Fall lehne ich einen Teil meiner Sexualität ab und fühle mich möglicherweise schuldig für das, was ich bin. Jede Vorstellung von einem mit Sexualität und Lust verbundenen Übel, die von der Gesellschaft, der moralischen und religiösen Erziehung transportiert wird, kann dazu führen, dass ich große Schuldgefühle habe. Ich glaube, nicht richtig oder gut genug zu sein. Ich kann meinen männlichen bzw. weiblichen Teil schlecht in die verschiedenen Aspekte meines Lebens integrieren. – Ich akzeptiere ↓♥, dass ich mich von jeglichen Schuldgefühlen befreien muss, damit meine Sexualität zum Ausdruck meiner Liebesfähigkeit und meiner Aufmerksamkeit für andere wird. Es ist wichtig, dass meine sexuellen Erfahrungen und jeder Blick in den Spiegel von **Liebe** getragen werden, damit ich mich mehr und mehr so akzeptieren ↓♥ kann, wie ich bin.

Geschmacksstörungen

(siehe auch: Hals, Zunge, Nase)

Geschmacksstörungen sind der totale oder partielle Verlust von **Geschmack** (dann spricht man von **Hypogeusie**). Er ist oft mit einem Verlust des **Geruch**ssinns verbunden. Habe ich noch Lust, das fortzuführen, was ich begonnen habe? Was will ich in meiner augenblicklichen Lebenssituation verändern? Ich spreche nicht davon, aber ich habe das Gefühl, dass ich den Ausdruck für das verliere, was ich bin. Vielleicht glaube ich, eine Situation schlucken zu müssen, die ich als abscheulich empfinde: „Wenn ich keine Wahl habe, ist es besser, nichts zu schmecken!" Dieser Schutzmechanismus hilft mir, unangenehmen Situationen und meiner tiefsten Natur, meinen Emotionen auszuweichen. Ich schütze mich vor anderen, aber gleichzeitig breche ich den Kontakt zu mir selbst, zu meinem Körper und zu dem ab, was ich empfinde. Ich befinde mich nicht mehr im Kontakt mit mir selbst und mit meiner Umgebung, sodass ich nun meinen Geschmackssinn vermindere oder „neutralisiere", um mich zu schützen. – Ich akzeptiere ↓♥, das Leben zu „schmecken", mir neue Erfahrungen zu erlauben, um zu fühlen, dass ich existiere und mein Strahlen durchscheinen lasse. Ich vertraue meinem Körper und meiner tiefsten Natur. Ich habe das Recht, mich zu behaupten und *nein* zu sagen, wenn mir eine Situation nicht passt. Ich respektiere mich immer mehr und so verhalten sich auch die anderen mir gegenüber!

Geschwulst

(siehe: Beule)

Geschwür(e) (allgemein)

Ein **Geschwür** ist ein Substanzverlust der Haut oder der Schleimhaut, welcher die Form einer Verletzung annimmt, die nicht vernarbt, zur Ausbreitung neigt und Eiter produziert.[29] Ein Geschwür kann sich außerhalb des Körpers auf der Haut befinden (Arme, Beine, Hornhaut des Auges usw.) oder an der Wand eines inneren Organs (Magen, Darm, Leber, Mund usw.). Ein **Geschwür** macht mir bewusst, dass ich in großem Schrecken und in großer Unsicherheit lebe. Es weist mich auf einen sehr großen Stress hin, **von dem ich mich innerlich verzehrt, aufgefressen fühle**: Dies alles verbrennt mich von innen. Das **Geschwür** ist das Ergebnis des Brandes der Auflehnung, der Verbitterung und eines heftigen Ressentiments. Ich fühle mich so, als ob

---

[29] Diese zusätzliche Infektion ist für vernachlässigte Haut**geschwüre** typisch.

ich an eine Eisenkugel angeheftet wäre und mich nicht mehr beliebig voranbewegen könnte. Ich treibe mich bis zum Äußersten und weiß, dass ich an eine Etappe meines Lebens gelangt bin, in der ich größere Veränderungen einleiten sollte, ohne aber zu wissen, wie ich das bewerkstellige. Mein Kopf ist voll von Gedanken und überhitzt. Meine verdrängte Aggressivität führt dazu, dass ich Personen treffe, denen es ähnlich geht. Je nach dem von dem **Geschwür** betroffenen Körperteil kann ich herausfinden, was diesen Zustand ausgelöst hat. Befindet sich das **Geschwür** beispielsweise in meinem **Mund**, kann ich mich fragen, was ich zu sagen habe und in Wirklichkeit herunterschlucke. Ich schneide mich von meiner Spontaneität des Wortes ab. Ein **Magengeschwür** weist auf etwas hin, was ich nur schlecht verdauen kann. Ich will mich flüchten, mich einer Situation entziehen. Meine Angst führt dazu, dass ich eine Maske trage, um akzeptiert ↓♥ zu werden und neue Sicherheit zu finden. Bei einem **Geschwür** im **Dickdarm** fühle ich mich von meiner Vergangenheit erdrückt, die ich nicht loslassen will. Als allgemeine Regel zeigt mir ein **Geschwür**, dass ich mich durch Dinge oder Menschen reizen lasse. – Ich akzeptiere ↓♥, die Dinge fließen zu lassen und mich zu beruhigen. Ich vertraue meinen eigenen inneren Kräften. Indem ich meine Emotionen bezähme, kann ich das Feuer in mir löschen. So finde ich meinen inneren Frieden wieder und das **Geschwür** hat keine Daseinsberechtigung mehr.

Geschwür(e) – Mundgeschwür (Herpes) oder Schanker (siehe: Mundprobleme)

Geschwür(e) – Peptisches Geschwür (im Magen oder Zwölffingerdarm[30]) oder Magengeschwür

Magengeschwüre können entstehen, wenn ich eine geringe Selbstachtung habe. Ich will den anderen so unbedingt gefallen, dass ich bereit bin, alles herunterzuschlucken. Auf diese Weise verdränge ich meine Emotionen und meine eigenen Wünsche. Ich respektiere mich nicht und werfe schließlich den anderen vor, dass sie mich nicht respektieren. Ich fühle mich innerlich ausgehöhlt und am Ende dramatisiere ich jedes Ereignis meines Lebens. Es fällt mir immer schwerer, all diese Ärgernisse, diese Sorgen, diese Unsicherheiten zu **verarbeiten**, die mein Gefühl der Ohnmacht wachsen lassen. Es ist, als ob zu viele Reize sich schließlich in ein **Geschwür** umwandeln. Der Reiz kann von einem Menschen oder einer Situation ausgehen, dem oder der ich aus dem Weg gehen will. Da das aber unmöglich ist, legt sich „das" auf meinen **Magen**! Ich möchte diesen Reiz aus meinem Lebensraum, von meinem Gebiet „verjagen". Ich fühle mich unverstanden, teilweise, weil es mir schwerfällt, meine Bedürfnisse zu

[30] Zwölffingerdarm: Anfangsteil des Dünndarms

kommunizieren. Da ich anderen auf alle Fälle gefallen will, ziehe ich es vor, zu schweigen und meinen Ärger herunterzuschlucken. Es fällt mir schwer, mich zu bestätigen, und so wächst die Frustration in mir, bis sie zur Aggressivität wird, die ich anerkennen und akzeptieren muss, um sie besser lenken zu können. Gelingt mir dies nicht, so kann sie unermessliche Dimensionen annehmen, ja sogar zu Rachegelüsten werden. Ich neige dazu, hart über mich zu urteilen, und möglicherweise sogar dazu, mich selbst zu zerstören. Ich beunruhige mich enorm wegen eines bestimmten Aspekts meines Lebens. Dies kann sowohl die affektive wie auch die berufliche Seite betreffen. Diese Sorge frisst mich von innen auf. Ich bekomme davon Knoten im Magen. Die ganze Qual macht mich verletzlicher und zerbrechlich. Ein **Geschwür im Zwölffingerdarm** hängt vor allem mit meiner Angst zusammen, mit den Personen, die für mich eine Autorität repräsentieren, nicht mithalten zu können. – Ich akzeptiere ↓♥, dass es höchste Zeit ist, die guten Eigenschaften in mir zu entdecken, mir die gebührende Wertschätzung entgegenzubringen und mein Bedürfnis nach **Liebe** anzunehmen.

Gesicht (siehe auch: Haut – Akne / Pickel / Mitesser)

Mein **Gesicht** ist der erste Teil von mir, der die Welt sieht und sie begrüßt. Es ist mein „Personalausweis“ oder meine „Visitenkarte“. Normalerweise gibt mir ein kurzer Blick einen Eindruck von meinem Gegenüber: ob sein **Gesicht** strahlt, leuchtet, lächelt oder, im Gegenteil, düster, gereizt, traurig ist. Das **Gesicht** trägt meine innere Welt nach außen. Es hat also etwas mit meinem Bild, meiner Identität, meinem Ego zu tun. Wenn ich einen Aspekt meiner Persönlichkeit oder etwas vor mir selbst verstecken will, trägt mein **Gesicht** eine Maske und wird angespannt und grimassenhaft. Auch wenn ich mich gering schätze, mich kritisiere, mich inkompetent, von niemandem geliebt fühle, drückt sich mein mangelndes Wohlbefinden im Aussehen meiner **Gesicht**shaut aus, die unrein und trocken wird. Eine geistige Gereiztheit macht meine Haut unregelmäßig. Meine inneren Verletzungen drücken sich in „Verletzungen“ auf meinem **Gesicht** aus: Narben, Falten, Pickel, Flecken usw. Wenn ich ständig nach dem Bild lebe, das ich nach außen abgeben will, und wenn ich mich für mein Aussehen schäme, versetzt mich das in großen Stress. Ist das „Auge“ der anderen wichtiger als mein eigenes? Bleibe ich an der Oberfläche der Dinge, um zu vermeiden, in Kontakt mit meinem wahren Ich zu treten? Daraus kann resultieren, dass ich ein „doppeltes **Gesicht**“ zeige. Leide ich unter einer omnipräsenten Angst, mein „Gesicht zu verlieren“? Vielleicht kann ich mich schützen, indem ich nur meine negative Seite zeige. Wenn ich an einem **Autounfall** beteiligt bin und mein **Gesicht** geschädigt wurde, zeigt dies mein Bedürfnis, mein persönliches Bild, meine Prioritäten und meine Lebensführung erneut in Frage zu stellen. Ein **Trauma in meinem Gesicht**, beispielsweise ein **Nasenbruch**, tritt auf, wenn mein Ressentiment Selbstabwertung zur Folge hat: Eine Situation wird unerträglich, wie zum Beispiel die Tatsache, dass ich eine außereheliche Beziehung führe, die mich nicht mehr zufriedenstellt. Ich bin nicht mehr in der Lage, mich mit einer Situation oder einer Person zu **konfrontieren**. Ich lasse es zu, dass die anderen meine **Grenzen** überschreiten. – Wenn sich meine **Gesicht**szüge und meine **Gesichtshaut** aufhellen, sanfter werden und sich selbst reinigen sollen, akzeptiere ↓♥ ich, zuallererst mein Inneres reinigen und sämtliche negativen Gefühle und Gedanken loswerden. Ich mache Platz für mehr **Liebe**, Verständnis, Akzeptanz ↓♥ und Offenheit. Mein **Gesicht hellt** sich so noch mehr auf und ich brauche keine Maske mehr.

Gewebewand

Die **Gewebewand** umschließt (begrenzt) eine Körperaushöhlung oder ein hohles Organ (zum Beispiel die Blase, den Dickdarm, die Gallenblase, den Dünndarm, den Magen). Wenn sie betroffen ist, muss ich mich fragen, wo ich mich in meinem Leben verletzlich fühle. Ich glaube, nicht die Kraft zu haben, die Dinge zu verändern. Ich fühle mich in einer Situation eingeschränkt und übernehme eine Rolle, die ich mir nicht ausgesucht habe. Ich äußere andere Worte, als ich eigentlich will, und fühle mich nicht als „König“, als Herr meines Lebens. Ich lebe also eine Form der Unterwerfung, die auf meine schwache Selbstachtung und auf lähmende Zweifel zurückzuführen ist. Wie durch eine Wand bin ich von der Außenwelt abgetrennt, anders als die anderen. Grenzen zu ziehen und meinen Bedürfnissen Respekt zu verschaffen fällt mir schwer. Es ist wichtig, das betroffene Organ zu betrachten, um mir mehr Informationen über mein Erleben zu verschaffen. – Ich akzeptiere ↓♥, wieder in Kontakt mit meinen Bedürfnissen und Emotionen zu treten. Ich drücke sie in vollstem Vertrauen und Respekt für mich selbst und die anderen aus. Ich bin derjenige, der handelt, und so übernehme ich wieder die Herrschaft über mein Leben!

Gewebsschwund (Atrophie)

(siehe auch: Muskelerkrankung)

Ein Gewebsschwund (**Atrophie**) ist die Verringerung des Volumens und des Gewichts eines Organs, eines Körperglieds oder eines Gewebes. Sie zeigt mir, dass ich zahlreiche Dinge nur zurückhaltend ausdrücke, tue oder nach außen trage, weil ich es nicht wage, damit umzugehen. Ein Gefühl von Verlust oder Herabsetzung irgendwo in den Sphären meines Lebens macht mich verletzlich. So verliere ich meinen Grund zu leben und lasse mich verkümmern. Da dies auf emotionaler Ebene passiert, verhält sich mein Körper jetzt genauso. Warum soll ich etwas bewahren, was ich nicht mehr brauche oder benutze? Ich opfere meine Träume zum Nachteil anderer. Ich kann mir selbst Schuldgefühle machen, bestimmte Aufgaben nicht gut erfüllt zu haben, und so sind die Körperglieder, mit denen ich diese Aufgaben erledigt hätte, betroffen. Es kann auch sein, dass ich mich selbst bestrafe, weil ich meine Ziele nicht erreicht habe, die oft unerreichbar oder irreal sind. Es ist wichtig, genau nachzusehen, welcher Körperteil betroffen ist: Dies wird mir mehr Informationen geben. Nehmen wir zum Beispiel die **Muskelatrophie** (**Amyotrophie**): Ich werde passiv, ich wage es nicht mehr, mich zu rühren, denn meine Gesten werden „immer" als schlecht bewertet oder einfach nicht bemerkt. – Ich akzeptiere ↓♥, dass ich mich hinter dieser defätistischen Haltung versteckt habe und dass es nur von mir abhängt, mich wieder aufzurichten und die Zukunft anzupacken. Ich höre auf, mich klein zu machen, ich erkenne meine Kräfte und setze sie zu meinem Vorteil ein. Ich schiebe jede Kritik beiseite und konzentriere mich auf meine Qualitäten und auf das, was ich tun muss – in dem Wissen, dass ich ständig geleitet werde. Von heute an kremple ich meine Ärmel hoch; ich weiß, dass ich mich befreien kann, wie auch immer die Situation sein mag. Ich habe sowohl die Fähigkeit wie den Mut, mich damit voller Vertrauen und Entschlossenheit zu konfrontieren. Ich verpflichte mich, die Seele, die ich bin, zu respektieren, und ich akzeptiere ↓♥, zum Schöpfer meines Lebens zu werden.

Gewicht (Übergewicht)

(siehe auch: Fett)

Das **überschüssige Fett**, das mein Körper zwischen meiner Innenwelt und meiner Außenwelt ansammelt, zeigt mir, dass ich mich unbewusst entweder in meiner Kommunikation mit der Außenwelt isolieren will oder dass es ein Gefühl des Gefangenseins, der Isoliertheit in mir gibt, das ich nicht erkennen will. Meine **Fettsucht** ist eine **Form des Schutzes**, den ich ständig in meinen tiefen Gedanken aufbaue. Zwischen mir und der Außenwelt zieht sich ein Graben. Ich möchte so sehr lieben und mich den Menschen nähern, die ich liebe, aber ich habe so viel Angst! Auf diese Weise verstecke ich meine Unsicherheit in Bezug auf Exponiertheit und Verletzlichkeit, um nicht durch Bemerkungen, Kritik oder unangenehme Situationen, vor allem in Hinblick auf meine Sexualität, verletzt zu werden. Wenn ich im Hinblick auf meine Sexualität eine traumatisierende Situation erlebt habe (ich kann einfach Angst gehabt haben oder es hat sich auf der körperlichen Ebene etwas Negatives ereignet), kann sich dies bei der **Frau** durch eine Gewichtszunahme an Schenkeln und Hüften zeigen, wie um die Genitalorgane vor einer Aggression zu schützen. **Männer** neigen zu einem Kugelbauch, damit ihre Genitalorgane weniger sichtbar sind. Die Gewichtszunahme kann mit jeder Situation in Zusammenhang stehen, sogar mit einer nicht sexuellen, in der ich mich angegriffen fühlte. Mein **Übergewicht** lässt sich auch damit erklären, dass ich alles besitzen will. Ich nähre Emotionen, wie beispielsweise Egoismus, und Gefühle, die ich nicht bereit bin loszulassen. Ich klammere mich an die Vergangenheit. Es kann sich auch um eine Unausgeglichenheit, eine Auflehnung gegen mein Umfeld handeln, eine Reaktion auf Gesten und Situationen, die ich nicht mehr sehen oder an die ich mich nicht mehr erinnern möchte. Die materielle Nahrung ist auch eine emotionale Nahrung. Also werde ich übermäßig essen, um **eine innere Leere auszufüllen,** den Eindruck zu kompensieren, dass man mich im **Stich gelassen hat,** oder um einen Ausgleich für meine eigene Einsamkeit oder Isolation zu finden. Unbewusst bleibe ich in der Abhängigkeit, im Bedürfnis nach dem anderen. Vielleicht will ich die Scham oder die **Aggressivität** gegenüber einer Situation verstecken. Lieber **verdrücke** ich mich, verschwinde, um nicht zu leiden. Ich verabscheue die **Unwägbarkeiten** in meinem Leben, genauso wie alles, was mir **auferlegt** wurde. Trotzdem verspüre ich selbst das Bedürfnis, mich zu **profilieren**, um mich zu bestätigen oder um den anderen Angst zu machen, die dann vielleicht weggehen und mich in Frieden lassen. Möglicherweise fühle ich mich in affektiver und materieller Hinsicht sehr unsicher und muss ständig Vorräte anlegen, um jeder möglichen Art einer „Knappheit" oder eines „Mangels" vorzubeugen. Vielleicht will ich auch „alles haben", für den Fall, dass ... Vielleicht habe ich in meiner Kindheit einen Mangel in der Beziehung zu meiner Mutter erlebt, die meine direkte Verbindung zu Nahrung und Überleben war (Stillen). Wenn ein **Baby übergewichtig** ist, wird es von der Mutter zu reichhaltig ernährt. Es kann dann einen dauernden Forderreflex entwickeln, als wäre es nie zufrieden. Die Mutter will, wenn auch unbewusst, mit dem Kind verschmolzen bleiben, sodass das Kind später umso mehr Schwierigkeiten haben wird, sich zu entfernen. Oft bildet sich **Fettsucht** nach einem starken emotionalen Schock oder einem großen Verlust, weil die danach erlebte Leere fast unerträglich wird. Ich habe meine **Haltung** verloren. **Ich fühle mich völlig verlassen und innerlich leer**. Oft fühle ich mich für die Trennung von einem geliebten Wesen oder dessen Verlust verantwortlich. Dieses **Verlassenwerden** kann mit einer Person, aber auch bei einer nicht-körperlichen Sache erlebt werden, wie zum Beispiel bei einem Unternehmen, das ich **verlassen** und auf dass ich aus persönlichen Gründen **verzichten** musste. Ich musste **aufgeben,** und das bricht mir das **Herz♥**. Ich musste ein Projekt **zurücklassen**, das mir sehr lieb war (zum Beispiel ein Kind zu bekommen), und vielleicht sehe ich mich als **Feigling** oder Versager. Ich habe auch das Gefühl, die Kontrolle über eine Situation oder eine Person zu verlieren. Ich bin mit der **Materie** nicht mehr verbunden. Ich glaube, in einer bestimmten Situation „kein Gewicht mehr zu haben". Ich suche nach einem Lebenssinn, möchte etwas „Gutes" vollbringen. Es fällt mir schwer, durch Worte und Handeln meinen Platz einzunehmen. Deshalb tue ich es, indem ich mit meinem Körper mehr Platz einnehme. Außerdem **betrachte ich mein Aussehen mit Geringschätzung**: Eine kleine Unvollkommenheit oder einige Pfunde mehr nehmen in meinen Augen riesige Ausmaße an, sodass ich meine guten Eigenschaften und körperlichen Reize nicht mehr erkennen kann. Da ich meine ganze Aufmerksamkeit auf das „Unschöne" lenke, reagiert mein Körper, indem er noch mehr **Gewicht** ansetzt, damit ich endlich merke, wie hart und zerstörerisch ich mir selbst gegenüber, einfach durch meine negativen Gedanken. Körperliche Übungen und Diät werden zum Abnehmen nicht ausreichen, denn ich muss mir die wahre **Ursache** meines **Übergewichts** bewusst machen, die gewöhnlich auf Verlassenheit zurückzuführen ist. Ob als Kind oder als Erwachsener, ich muss mir klar machen, dass ich mich selbst ablehne. Vielleicht habe **ich den Eindruck**, im Hinblick auf bestimmte Aspekte meines Lebens oder bestimmte Ziele **eingeschränkt zu sein**. Dieses Gefühl wird dazu führen, dass sich mein Körper ausdehnt und **Übergewicht** ansammelt. Auch wenn ich **Gedanken, Emotionen oder Dinge ansammle**, wird mein Körper das ebenfalls tun, und zwar in Form von Fett. Ich muss mich fragen, welche Vorteile ich aus der übermäßigen **Fett**ansammlung ziehe. Welche Aktivitäten kann ich auf diese Weise vermeiden, da sie mir Angst machen? Von welchen Personen bleibe ich auf diese Weise weit entfernt? Glaube ich, in bestimmten Lebensbereichen weniger Kontrolle oder Macht zu haben, und führt meine Gewichtszunahme dazu, dass ich weniger Verantwortung tragen und persönlich weniger investieren muss? Ein anderer sehr wichtiger Aspekt ist dabei folgender: Welche Gefahr droht mir, wenn ich mein Ideal**gewicht** erreiche? Als Beispiel kann hier eine Frau genannt werden, die **Gewicht** verloren hat und nun für Männeraugen anziehender geworden ist. So gerät sie nun in Situationen, in denen sie häufig Annäherungsversuche abwehren muss. Sie kann also Angst davor haben, ihre Freiheit zu verlieren, ihren Freiraum, und muss lernen, sich zu behaupten. In bestimmten Fällen kann das sehr schwierig sein. Ihre Attraktivität kann nun wieder das Stereotyp beleben: „schön, aber nichts im Kopf", daher fürchtet sie, als unintelligent zu gelten. Wenn mein Hirn also eine Gefahr bei einem **Gewicht**sverlust und einer schönen **Silhouette** entdeckt hat, dann wird mein Körper von jetzt an, sobald seine Fettreserven in Gefahr sind, ein Signalzeichen ausgeben, um dieses Bedürfnis zu neutralisieren. In diesem Augenblick wird nach einer Kalorienzufuhr verlangt, um das Abschöpfen des Fettes zu verhindern. Vielleicht merke ich jetzt auch, wie meine Energie deutlich absinkt, denn alle meine körperlichen Anstrengungen werden aufgewendet, mein **Gewicht** stabil zu halten oder sogar, um es im Bedarfsfall zu erhöhen. Mein Körper widersetzt sich, genauso wie ich selbst, bestimmten Lebenssituationen. Das **Gewicht** ist oft an die Idee von Kraft geknüpft. Eine Person mit Übergewicht wird gemeinhin als „kräftige" Person oder als jemand mit „kräftiger Statur" bezeichnet. Habe ich den Eindruck, dass ich stark sein muss, um zu überleben oder um in meinem Leben Erfolg zu haben? Muss ich körperlich imposanter sein, um in der Lage zu sein, mich in meinen Beziehungen zu behaupten und vor den „Plünderern" zu flüchten? Verhalte ich mich so, damit die Leute mich sehen, mich leichter ausfindig machen können? Bilde ich das „Gegengewicht" in einer Situation, die für eine der Parteien wenig vorteilhaft erscheint? Oder vielleicht habe ich in einer bestimmten Situation „kein **Gewicht**"? Wenn mein Übergewicht auf einen **„langsamen Stoffwechsel"** zurückzuführen ist, macht mich meine Unsicherheit klüger, was mich daran hindert, zur Tat zu schreiten. – Ich akzeptiere ↓♥, meinen Emotionen Ausdruck zu verleihen sowie meinen Wert und alle meine Möglichkeiten anzuerkennen. Ich weiß jetzt, dass sich jedes Gefühl der Leere in meinem Leben durch **Liebe** und positive Gefühle für mich selbst füllen lässt. Wenn ich mich selbst und die anderen also akzeptiere ↓♥ und mich mit **Liebe** umgebe, mache ich mich von meinem Kummer und von meinem Schutzbedürfnis frei.

Gicht

(siehe auch: Azidose, Nierensteine)

Die **Gicht** ist eine Stoffwechselkrankheit, die durch eine Ansammlung von Harnsäure im Organismus gekennzeichnet ist und sich in Gelenkproblemen, vor allem am großen

Zeh, und gelegentlich in Nierensteinen äußert. Oft sind auch Hände, Handgelenke, Finger, Knie, Fußgelenke und manchmal die Ellenbogen betroffen. Die Ansammlung von Harnsäure bedeutet, dass ich negative Emotionen zurückhalte, die normalerweise mit dem Urin ausgeschieden werden müssten. Ich sehne mich nach einem Lebensraum für mich selbst, nach Alleinsein, aber ich lasse es zu, dass meine Umgebung auf mich eindringt. Ich fühle mich von hinten gedrängt. Bestimmte Tiergattungen (beispielsweise Katzen und Hunde) markieren ihr Territorium durch Urin und legen damit ihre Grenzen fest, schaffen eine Barriere. So zeigen sie dem Rest der Welt, dass dieser Raum ihnen gehört. Ich brauche nur die Analogie zu den Menschen zu ziehen, um zu sehen, dass Urin (die Flüssigkeit) meine Emotionen repräsentiert. Wenn ich diese nicht ausdrücken kann, entsteht eine Überfülle an Gefühlen, also eine Überfülle an Flüssigkeit im Körperinneren. Die hier relevanten Emotionen haben mit Frustrationen, Enttäuschungen, Ohnmachtsgefühlen angesichts der Behauptung meiner Grenzen, meiner Zone der „Unverträglichkeit" zu tun, denn ich will in den Augen der anderen der „gute Junge" oder das „gute Mädchen" sein. Ich will es vermeiden, getadelt, beurteilt, kritisiert zu werden; daher schweige ich, auch wenn mir das überhaupt nicht passt! Die **Gicht** ist der Ansatz von Zögern zwischen einem Vergnügen und einer Pflicht: Wenn ich mich selbst ans Bett binde, bleibt mir keine Wahl. Ich fühle mich „in der Vergangenheit gefangen" und ich kann nur schwer in die Zukunft blicken. Mein Körper wird so steif wie meine Gedanken und meine Haltung gegenüber mir selbst und den anderen. Da ich mich an die Vergangenheit anklammere, hindere ich mich daran, voranzuschreiten, und so fühle ich mich gefangen, denn ich weiß nicht mehr, welche Richtung ich einschlagen soll. Ich „**versinke** in meinem Kummer". Ich erstarre in Verhaltens- und Denkmustern, die meine Fähigkeit mich zu bewegen in ein schmerzhaftes und ungeschicktes Unterfangen verwandeln. Mein Körper wird steif, so wie meine Gedanken und meine Einstellung zu mir selbst und den anderen. Möglicherweise zeige ich große Ungeduld, wenn die Dinge nicht so laufen, wie ich es mir wünsche. Ich habe das Bedürfnis, mein Leben vollständig zu **beherrschen**, zu **kontrollieren**, was manchmal schwierig sein kann. Es kann auch sein, dass ich zum anderen Extrem neige und ungeduldig und cholerisch bin und versuche, die anderen zu **dominieren**, da ich hoffe, dadurch ein Gleichgewicht in meinem Leben herzustellen. Die **Gicht** tritt also bei sehr ehrgeizigen und starren Menschen, oder, ganz im Gegenteil, auch bei Menschen auf, die keinerlei Ziel haben, mit keinerlei Enthusiasmus an die Zukunft gehen. Ich habe sehr wenig Ambitionen und man darf nicht zu viel von mir verlangen. Sonst erfasst mich bei jeder Kleinigkeit Verzweiflung. Die **Gicht** zeigt mir an, dass ich meine Emotionalität und meine Sensibilität verbergen will, indem ich immer so tue, als sei ich stark. Meine Unsicherheit führt dazu, dass ich sehr besitzergreifend bin; ich fühle mich an die Seite geschoben und nicht integriert, sowohl in meiner Familie als auch in meiner Gemeinschaft. Ich will alles zurückhalten. Ich möchte so dringend meinen Wert beweisen und zeigen, was ich kann! Ich fühle mich angesichts meiner eigenen Emotionen verletzlich und bin unversöhnlich gegenüber dem, was ich als negativ, schlecht oder schlimm betrachte. Der **große Zeh** ist betroffen, wenn ich angesichts einer Neuigkeit zusammenbreche, die mein Leben existenziell betrifft. Da die **Gicht** oft bei Männern im fortgeschrittenen Alter auftritt, muss ich vielleicht lernen, die anderen sie selbst sein zu lassen, anstatt sie beherrschen zu wollen; dem Leben zu vertrauen, anstatt zu kontrollieren; mir selbst und anderen gegenüber flexibler zu sein statt starr. Ich brauche keinen inneren Konflikt mehr zu empfinden zwischen den Vergnügungen des Lebens und den Pflichten: Ich bin zur Inaktivität „gezwungen" und kann meine „wohlverdiente Ruhe" genießen! – Ich tue gut daran, mehr **Liebe** in mich hineinzulassen, um die negativen, schmerzhaften, verletzenden und wütenden Emotionen freizusetzen und ins Gleichgewicht zu bringen, damit ich wieder Bewegung, Freiheit, Wohlbefinden erfahre. Ich akzeptiere ↓♥, dass alle Emotionen, die ich erlebe, Teil meiner selbst sind. Ich schulde mir, sie zu akzeptieren ↓♥, um mir zu helfen zu verstehen, warum sie in mir leben. Indem ich sie ausdrücke, entdecke ich wahrhaftig, wer ich bin; ich befinde mich in Kontakt mit meiner inneren Kraft und kann mich von Personen entfernen, an die ich mich vorher angeklammert habe.

Gilles-de-la-Tourette-Syndrom (siehe auch: Gehirn – Tic-Erkrankungen, Zwangshandlung, Zwangsvorstellungen)

Das **Gilles-de-la-Tourette-Syndrom**[31] wird auch als **Tic-Erkrankung** bezeichnet. Die Krankheit ist eher selten und erblich und setzt in der Kindheit ein (gewöhnlich zwischen dem zweiten und zehnten Lebensjahr). Ihre Ursache ist wissenschaftlich nicht bekannt. Sie ist durch vielfache Tics gekennzeichnet (darunter auch ein akustischer Tic), obsessive Zwangssymptome und Aufmerksamkeitsprobleme bei Hyperaktivität. Ordinäre Wörter werden ausgestoßen und Wortfragmente oder Phrasen werden wiederholt. Die Geschichte meiner genetischen Erblast liegt hinter mir und verfolgt mich. Wenn ich in mir ein Gepäck an Zweifeln, Perfektionismus und strenger Erziehung trage, sind meine zellulären Erinnerungen so kodiert. Ich bin irritiert, genervt, **erregt**, ohne den Grund dafür zu kennen. Ich suche meinen Platz. Ich fühle die Angst, die von allen Seiten kommt, und mir fehlt der Ausweg; niemand kann mir zu Hilfe kommen. Dies ist eine **Sackgasse**. Oft habe ich mein Gesicht verloren, man hat mir befohlen, den Mund zu halten. Mein Körper reagiert und drückt auf unbewusste Weise meine inneren Frustrationen aus sowie alles, was ich durch meine Gesten und Handlungen nicht nach außen bringen konnte. Auch meine verdrängten Wünsche schaffen sich hier Raum. Ich sehe mich negativ, also unterdrücke ich meine Kräfte und

---

[31] Gilles **de la Tourette** (1857–1904):Neurologe des Krankenhauses Salpètriére in Paris, der die Symptome der Krankheit 1885 bei der Marquise de Dampierre beschrieb, genauso wie jene der neun anderen Fälle mit demselben Krankheitsbild.

meine Talente. Ich habe Angst, ich selbst zu sein, meine tiefsten Emotionen nach außen zu bringen. Da ich mich unrein und teuflisch fühle, geben mir die anderen dieses Bild auch zurück, vor allem meine Eltern. Ich bin für sie ein Spiegel und sie müssen sich **bewusst** machen, dass ich anders bin, dass ich meine eigene Persönlichkeit habe. Ihre Frustrationen und Ängste gehören ihnen. Ich akzeptiere ↓♥, eine Beziehung zu meinen Lasten aus der Vergangenheit herzustellen, „reinen Tisch" zu machen und meine familiären „Muster" loszulassen, um meine eigene Identität zu finden. Ich drücke meine Spontaneität und meine Emotionen aus. Ich anerkenne meine Macht und meine inneren Kräfte. Dies führt zu einem erhöhten Sicherheits- und Freiheitsgefühl.

Gingivitis

(siehe: Zahnfleisch – Zahnfleischentzündung)

Glaukom

(siehe: Grüner Star)

Gleichgewichtsstörungen oder Schwindelanfälle

(siehe: Gehirn – Gleichgewichtsstörungen)

Glutenunverträglichkeit (Sprue)

Gluten ist das Protein in Weizenmehl, das bei der Brotherstellung das elastische Gerüst für die Kohlendioxidblasen darstellt und dessen Gerinnung durch die Hitze die Beschaffenheit der Brotkrume befestigt. Wenn ich an einer **Glutenunverträglichkeit** leide, muss ich mich fragen, ob ich feststecke oder glaube, dass die anderen mir ständig zu nahe rücken. Ich lebe in einem Zwiespalt, denn ich liebe die Menschen, vor allem weil sie mich unterstützen, mich halten und schützen. Manchmal kommt es mir jedoch so vor, als ob die Personen in meiner Umgebung mein Leben umformen und sogar steuern wollten. Ich fühle mich als Gefangener meiner selbst und daher auch der anderen. Ich habe Lust, alles loszulassen, alles weit wegzuschieben. Was versuche ich, vor mir zu verbergen? Ich bin sehr sensibel und lasse mich leicht überwältigen. Ich erkenne meine Grenzen an. Trotzdem muss ich lernen, meinen Platz einzunehmen, mir selbst Raum zu geben. – Ich akzeptiere ↓♥, mir meine wahren Bedürfnisse anzusehen und sie mit allen Personen in meiner Umgebung zu klären. Ich kann meine Individualität bekräftigen, meinen Platz einnehmen, indem ich die anderen respektiere. Ich entscheide mich auch dafür, in einsamen Augenblicken wieder Kontakt mit meinem inneren Universum aufzunehmen. Bewusst weiß ich, dass ich hier alle meine Antworten finde. Mein Gefühl von Freiheit wächst jedes Mal, wenn ich auf meine innere Stimme höre, die weiß, was ich brauche. Und so gebe ich mir die Mittel, meine Bedürfnisse selbst zu erfüllen.

Gonaden

(siehe auch: Eierstöcke, Hoden)

Die **Gonaden** (Keim- oder Geschlechtsdrüsen) produzieren Geschlechts- oder Keimzellen (Spermatozoiden beim Mann und Eizellen bei der Frau) sowie die Sexualhormone, welche die Anorexia nervosa und die Asthenie bekämpfen und physische und emotionale Energie fördern. Dieses Zentrum ist mit Kreativität und Reproduktion verbunden. Wenn es **disharmonisch** ist, dreht sich meine Sexualität ausschließlich um egoistisches Vergnügen und besitzergreifende **Liebe**. Ich verliere Kontakt mit der Unschuld meines inneren Kindes. Es mangelt mir an Reife und Spontaneität, ich misstraue dem anderen Geschlecht und lehne die Zärtlichkeit ab, die mir angeboten wird. Ich habe kein Selbstvertrauen. Ich bin sehr leicht „auf die Palme" zu bringen und rege mich über Kleinigkeiten auf. Ich muss mich fragen, was ich verloren habe und was mir so große Schmerzen bereitet: Es kann die Trauer um ein Kind sein, das mich verlassen hat oder verstorben ist, ein materieller oder symbolischer Verlust, wie verlorene Selbstliebe oder Stolz usw. Ich gestalte mein Leben nicht mehr selbst, sondern nehme eine defätistische Haltung ein. Sobald ich mich in innerer Harmonie befinde, gehe ich spontan und offen mit meinen Beziehungen zum anderen Geschlecht um. Das Leben in mir fließt direkt aus der Quelle und dieses Zentrum ist mit Vergnügen in all seinen Formen verbunden. Wenn das Zentrum ausgeglichen ist, weiß ich, wie ich mich an Situationen anpasse, ich lebe mit Leidenschaft und Enthusiasmus. Ich fühle mich im Wirbel des Lebens wohl, ohne Widerstand. Ich kommuniziere voller Vertrauen und habe keine Vorurteile, ich akzeptiere ↓♥ mich in meiner Gesamtheit als Mann oder als Frau. Ich akzeptiere ↓♥, meine Ängste loszulassen, und baue Vertrauen in mich selbst und mein Leben auf.

Grind

(siehe: Haar – Grind)

Grippe

(siehe auch: Gehirnentzündung, Muskelkater, Niesen, Fieber, Muskeln, Atmung [Atemwegserkrankungen], Kopfschmerzen)

Bei der **Grippe** handelt es sich um einen Zustand, der durch ein Virus verursacht wird und Fieber, Schüttelfrost, Kopfschmerzen, Muskelschmerzen, Niesen, Atembeschwerden usw. auslöst. Die **Grippe**, die meinen Körper stärker mitnimmt als ein Schnupfen, kann mich zwingen, für einige Zeit das Bett zu hüten. Da die **Grippe** eine Infektionskrankheit ist und mit Wut zusammenhängt, ist sie ein Zeichen dafür, dass es so nicht weitergeht! Ich kann ich mich fragen, auf wen oder was ich wütend bin. Die genauen Symptome geben mir einen besseren Hinweis auf das, was ich derzeit empfinde: Fieber steht im Zusammenhang mit Wut, Niesen mit Kritik, der Tatsache, dass man sich einer Situation oder eines Menschen entledigen will, usw. Oft handelt es sich um eine Konfliktsituation in der Familie: Es wurde etwas gesagt oder hat sich ereignet, was ich nicht „schlucken" kann, weil gegen Regeln verstoßen oder Grenzen überschritten wurden. Es gab einen Streit, bei dem ich das Gefühl hatte, mein Lebensraum werde verletzt oder ich liefe Gefahr, etwas oder jemanden zu verlieren, das oder der mir gehört und an den ich mich fest**klammerte**. Der Einfluss bestimmter Menschen in meiner Umgebung lässt mich an meinem Urteil oder an meinen Fähigkeiten zweifeln, bestimmte Aufgaben zu erfüllen. Wenn es sich um Familienmitglieder handelt, erschwert dies die Lage, denn mein ganzes Leben lang habe ich versucht, meine Persönlichkeit aufzubauen, und mich von meiner Familie entfernt. Indem ich aber immer wieder ihre Anerkennung suche (vor allem die meiner Eltern), erzeuge ich Verwirrung und Unsicherheit darüber, welche Entscheidungen ich treffen soll. Ich glaube, dass meine innere Verteidigung verschwunden ist. Ich fühle mich von einer Person gestört, die in mir eine bestimmte Autorität darstellt. Viele Grippefälle lassen sich auf gesellschaftliche Überzeugungen und Ängste zurückführen, beispielsweise: „Mir war heute so kalt, dass ich bestimmt eine **Grippe** bekomme!“ Ich muss mich fragen, warum ich eine **Grippe** habe. Brauche ich Ruhe oder eine Auszeit? Zwinge ich mich, das Bett zu hüten, um meinen Verantwortlichkeiten am Arbeitsplatz oder in der Familie usw. nicht nachkommen zu müssen? Ich habe wenig Selbstvertrauen und lasse mich von den anderen beeinflussen und vielleicht sogar überwältigen; das Grippevirus tut dasselbe und setzt sich in meinem Körper fest, denn mein Immunsystem wird durch meine fragile Selbstachtung „geschwächt“. Ich rebelliere gegen eine Situation meines Lebens, denn ich muss jeden Tag große Anstrengungen unternehmen, und am liebsten würde ich einfach die Arme sinken lassen. Die **Grippe** kann auch infolge einer großen Enttäuschung oder einer großen Frustration auftreten, die dazu führt, dass ich das, was um mich herum geschieht, oder auch eine Person nicht mehr wahrnehmen will (verstopfte Nase oder: „Ich kann sie nicht mehr riechen“) und mir das Atmen schwerfällt. Trotzdem befreit das Fieber mich von Giften, die andernfalls nicht nach außen dringen könnten. – Ich akzeptiere ↓♥, meine Emotionen zum Ausdruck zu bringen und meine Tränen fließen zu lassen, damit sich mein ganzer Körper von allem Angestauten befreit und wieder Harmonie einkehrt.

Grippe – Spanische Grippe (siehe: Gehirnentzündung)

Grippe – Vogelgrippe (siehe auch: Grippe)

Die **Vogelgrippe**, auch **Geflügelpest** genannt, ist eine für bestimmte Vögel extrem ansteckende Krankheit, die auch auf Menschen übertragen werden kann (**A (H5N1)**). Ihre Symptome ähneln der klassischen Grippe, der Verlauf ist aber schwerer. Wenn ich an dieser **Grippe** leide, befinde ich mich in einer Situation, in der ich gefangen bin, eingeschlossen in einer Umgebung, die mir „die Nase verstopft“. Ich muss mich „abkühlen“ und verschließen, damit ich nicht den gesamten Kummer und Schmerz fühle. Lieber verhalte ich mich wie der Vogel Strauß oder schlüpfe „unter die Fittiche meiner Mutter“. Ich bin „stolz wie ein Pfau“ und es passiert nur alle Jahre einmal, dass ich mich entschuldige oder einer Person Worte oder Gesten verzeihe. Ich lebe in einer Gesellschaft, mit der ich nicht einverstanden bin, die mich erstickt und aggressiv macht. Ich bin unfreundlich, unversöhnlich geworden und entwickele leicht eine Antipathie gegen Personen, die meine Freiheit einschränken, die die Grenzen meines Lebensraums überschreiten. Ich fühle mich nicht stark genug, um die Situation, in der ich mich befinde, zu bekämpfen, und beweine „von innen", was ich seit Monaten, ja sogar seit Jahren aufstaue. – Ich akzeptiere ↓♥, alle meine Vorurteile fallenzulassen. Ich heile meine alten Wunden und beweine mein Schicksal nicht mehr. Stattdessen akzeptiere ich, auch an den schönen Dingen des Lebens teilzuhaben. Ich öffne mich der Welt mit Unterscheidungsvermögen, aber ohne zu urteilen. Ich setze meine Grenzen, aus Respekt für mich selbst und die andern. So nehme ich wieder den Platz ein, der mir zusteht.

Grüner Star

(siehe: Augen – Grüner Star)

Grützbeutel

(siehe: Zyste, Haut [allgemein], Hauterkrankungen)

Guillain-Barré-Syndrom oder idiopathische Polyradikuloneuropathie (Nervenwurzelentzündung)

(siehe auch: Immunsystem)

Das **Guillain-Barré-Syndrom** ist durch eine Entzündung und Demyelinisierung (Myelinmangel[32]) zahlreicher Nervenwurzeln gekennzeichnet. Es folgt manchmal auf eine Infektions- oder Viruskrankheit oder auf eine Impfung. Am häufigsten scheint das Leiden jedoch durch Chaos im Immunsystem verursacht zu sein. Es ist vor allem im unteren Körperbereich lokalisiert, kann jedoch alle Spinal- und Kranialnerven befallen. Ich befinde mich in einer Situation, in der ich mich ausspioniert fühle: Jemand oder etwas maskiert sich wie ein Chamäleon und man will mich angreifen. Ich bin ständig genervt, liege auf der Lauer, vertraue niemandem und fühle mich ohnmächtig, denn ich kenne meinen Gegner nicht wirklich. Angeblich sollte mich dieser jedenfalls schützen. Er hat „zwei Gesichter", wie manchmal ich selbst, und dies stört mich. Ich werde hypersensibel für alles, was mich umgibt, um Gefahr zu vermeiden, und fühle mich machtlos in meiner Reaktion, denn ich weiß nicht, wo er zuschlägt. Vielleicht ärgere ich mich auch darüber, bestimmte Dinge gesagt oder getan zu haben, daher das Gefühl von Schuld. Ich glaube, selbst betrogen zu haben oder betrogen worden zu sein … Möglicherweise entdecke ich auch Informationen, die mich dazu verpflichten, eine

[32] **Myelin:** Diese weißliche Substanz umgibt die Nervenfasern, die zum zerebro-spinalen Nervensystem (es wird als das Nervenmark betrachtet) führen.

Person aus meinem Leben auszusperren (auszuschließen). Irgendwo zwischen mir und einer Situation oder einem anderen Menschen ist der Kontakt abgerissen. Der Verlust eines guten Freundes schreckt mich und möglicherweise reagiere ich dadurch, dass ich mit anderen nur oberflächliche Beziehungen pflege, um meine Empfindsamkeit zu schützen. Dieser Einschnitt kann sich aber auch bei mir selbst ergeben, weil meine Seele und meine Individualität miteinander streiten: Ich lüge mich selbst an und verweigere mich. – Ich akzeptiere ↓♥, mir **bewusst** zu machen und zu verstehen, warum Zweifel und Lüge in meinem Leben präsent sind. Ab jetzt lebe ich jeden Augenblick in Wahrheit, sei es mit mir selbst oder mit meiner Umgebung. So kann ich freie, tiefe und dauerhafte Beziehungen mit anderen entwickeln und bin natürlich geschützt. Mein Leben wird immer ruhiger und leuchtender.

Gürtelrose

(siehe: Haut – Gürtelrose)

H

Haar (allgemein)

Die **Haare**, die die Kopfhaut schützen, sind ein Symbol für Kraft, Freiheit, Schönheit und Macht (man denke an den biblischen Samson). **Bei der Frau** stehen sie für Anziehungskraft und Verführung, **beim Mann** für Männlichkeit. Sie sind direkt mit der Würde des Menschen, der Essenz der Macht und meinem Bild von mir verbunden. Sie bringen mich in Kontakt mit der spirituellen, kosmischen oder suprakosmischen Energie. Sie symbolisieren außerdem meine Beziehung zu meinem Vater oder einer Person mit ähnlicher Bedeutung. Meine **Haare** wachsen in der Nähe des siebten Chakras oder Energiezentrums, des Kronenchakras. Sie werden auch als „Antennen" bezeichnet, weil sie eine Verbindung zwischen Körper und Spiritualität darstellen. Die Verwurzelung der **Kopfhaare** (und aller anderen Haare) steht im körperlichen Bereich für meine Verwurzelung in der spirituellen Welt. Mit einer Beschreibung des Zustands meiner Haare meine ich die Beziehung, die meine spirituelle Seite mit meiner rationalen, physischen Seite unterhält. In gewissem Ausmaß symbolisieren die **Haare** auch die feminine Kraft, meine Kreativität und Intuition. Da sie sich in beständigem Wachstum befinden, erinnern sie mich daran, wie ich auch als Mensch die Verantwortung für mein Wachstum übernehmen muss oder überhaupt für die Tatsache, dass es in meiner Macht liegt, alte Denkmuster, meine alten Schemata zu verändern, die mich in meiner Evolution behindern. Da die **Haare** eng mit der Intuition verbunden sind und das Symbol für Weib lichkeit darstellen, ist die Tatsache interessant, dass Männer, die ihre **Haare** wachsen lassen, oft in der Seele Künstler sind. Genauso oft reagieren junge Männer in dieser Weise auf die Autorität der Gesellschaft: Sie wollen die ihnen eigene Macht zurückgewinnen, die sich in ihrem Inneren, nämlich in ihren **Herzen♥** und ihrer inneren Stimme, befindet. Der Zustand der **Haare** ist auch stellvertretend für sexuelle Potenz, Geschlechtlichkeit und Reproduktionsfähigkeit. Die **Haare** stehen mit den Nebennieren in Zusammenhang (Energie der Angst oder der Zuversicht), die mit der Last der Vorfahren zu tun haben (2. Chakra). Zum Thema **Haare** gibt es eine Reihe von Mythen (betreffend zum Beispiel Blondinen, brünette Frauen, kahlköpfige Männer …). Es ist wichtig zu wissen, dass meine **Haare** der Ausdruck der Macht sind, die ich habe, um mein eigenes Leben zu führen. Was will ich im Leben wirklich erreichen? Habe ich den Eindruck, dass andere mein Leben an meiner Stelle lenken? Die Kraft und der Mut, die Zügel in meinem Leben selbst in die Hand zu nehmen, werden mein Gefühl von Freiheit und die Kraft meiner **Haare** steigern. Die **Haare** spiegeln die Lebensfreude eines Menschen wieder und ihre Sauberkeit zeigt das Interesse, das ein Mensch seiner Körperpflege widmet, ebenso wie der Tatsache, dass er auf der Welt ist. Ich beobachte den unterschiedlichen Zustand meiner **Haare**, der jeweils bestimmten inneren Zuständen entspricht (gespaltene, glanzlose, dünne oder brüchige, dicke **Haare**, usw.). Ich akzeptiere ↓♥, gegenüber der wunderbaren Himmelsmacht offen zu bleiben, die meine **Haare** darstellen!

Haar – Graues Haar

Graue Haare sind ein Symbol für Weisheit. Allerdings steht das plötzliche Auftreten **grauer Haare** im Zusammenhang mit Stress, mit einer Situation, in der ich einen starken emotionalen Schock erlitten habe. Geschieht das im Alter von ungefähr zwanzig Jahren, ist es ein Hinweis auf große bewusste oder unbewusste Besorgnis (Anspannung oder Stress), anstatt sich spirituell leiten zu lassen. Muss ich unbedingt unter Druck leben? Sind die Zwänge in meinem Leben für mein „Wohlergehen" wirklich nötig? Möglicherweise handelt es sich um ein Verhaltensmuster in Bezug auf die Leistungsfähigkeit im jetzigen Leben. Normalerweise treten **graue Haare** mit dem Alter auf und bedeuten dann ein Nachlassen der Lebenskraft. Sie treten in dem Augenblick auf, in dem es wichtig für mich ist, mir **bewusst** zu werden, wie ich für die anderen und nicht für mich selbst leben kann. Ich stehe durch die Gesellschaft, die Familie, die Freunde, die Verpflichtungen meiner Arbeit unter Druck. Ich lebe im Rhythmus der anderen, nicht nach dem Rhythmus meiner persönlichen Bedürfnisse. Wann habe ich zum letzten Mal aus vollem Herzen gelacht? Vielleicht stehen die Haare für meine Kraft und ich muss mich fragen, wem ich sie überlassen will, weil ich sonst meine natürliche Haarfarbe nicht verlieren würde. – Ich überprüfe meine allgemeinen Einstellungen und akzeptiere ↓♥, dass das Leben so weitergeht wie immer, nicht mehr und nicht weniger; ich mache mich von der Last der „Wettbewerbsfähigkeit" frei. Ich entdecke vergrabene Schatzkammern in meinem Inneren. Ich akzeptiere ↓♥, dass diese **grauen Haare** die Ankündigung eines Wiedererwachens meines wahren Ichs sind, eines neuen, freudvollen Lebens. Ich schlage eine neue Richtung ein. Ich sorge für mich. Ich akzeptiere ↓♥ alle meine Emotionen, die mich zu einem besonderen Wesen werden lassen. Ich höre auf, mich zum Sklaven der Zeit und meiner Verpflichtungen zu machen. Vielleicht bin ich von dem neuen Bild, das ich projiziere, verstört, aber ich sollte nun endlich auf der Ebene des „Seins" anstatt auf der des „Scheins" leben.

Haar – Grind

(siehe auch: Haar – Kahlköpfigkeit, Haarausfall, Haarverlust)

Grind ist eine ansteckende Pilzerkrankung der Hautoberfläche, der Haare, der Kopfhaut und der Nägel. Ich lasse mich von anderen „angreifen", „zerstören", stören, weil ich wenig Selbstbewusstsein habe und verletzlich bin. Ich fühle mich hässlich und schmutzig. Ich habe vielleicht den Eindruck, die Kontrolle über bestimmte Situationen zu verlieren. Dadurch erkranken dann meine **Haare**. Vielleicht fühle ich mich von den rechthaberischen Bemerkungen und Vorstellungen anderer sehr gestört. Ich lasse andere an meiner Stelle entscheiden. Man hat mich von meiner Familie getrennt oder von jemandem, der mir außerordentlich wichtig war, und diese Situation gefällt mir gar nicht. – Ich akzeptiere ↓♥, dass ich meinen Platz einnehmen und Vertrauen haben muss. Ich bin der Einzige, der Macht über mein Leben hat.

Haar – Kahlköpfigkeit (siehe auch: Haarverlust)

Die **Kahlköpfigkeit** ist der endgültige (partielle oder vollständige) Verlust der **Haare**. Obgleich sie mehr mit Männern in Verbindung gebracht wird, sind auch immer mehr Frauen von **Kahlköpfigkeit** betroffen. Die **Haare** sind der Spiegel einer bestimmten inneren Kraft. Ich denke an Samson (in den Schriften des *Alten Testaments*), der mit abgeschnittenen **Haaren** seine Kraft verlor. Die **Haare** stellen die Verbindung zwischen Körper und Spiritualität dar, dem also, was mich mit dem Kosmos und der spirituellen Energie verbindet. Sie werden oft mit einer Art Antenne zum Jenseits verglichen. Es heißt, Veranlagung sei der Hauptfaktor für **Kahlköpfigkeit**, die beim Mann häufiger auftritt als bei der Frau. Allerdings trifft man bei den verschiedenen Typen der **Kahlköpfigkeit** den Typ **kahlköpfig mit Bart**, der mit einem Menschen in Verbindung gebracht wird, der seine intellektuellen Fähigkeiten stärker einsetzt als seine emotionalen. **Haarverlust** (auch **Alopecia** genannt) bedeutet, dass ich mich von der Göttlichkeit in mir entfernt habe. Ich beschäftige mich mehr mit materiellen als mit spirituellen Dingen. Ich habe möglicherweise sehr viel Intuition, halte mich aber lieber an stärker materielle und rationale Aspekte. Wenn ich meine **Haare** verliere, lebe ich häufig in einer oder mehreren Situationen, in denen die **Anspannung so groß** ist, dass ich mir darüber „die **Haare** ausreißen" will. Mehrere stressige oder sogar traumatisierende Erfahrungen können den Prozess der **Kahlköpfigkeit** beschleunigen: eine Entbindung, die die Quelle von Angst oder Unruhe ist, ein schwerer emotionaler Schock, eine Trennung, viel Druck in der Arbeit oder zu Hause, eine Vorliebe, auf materieller Ebene über sich hinauszuwachsen, oder eine Abwertung im intellektuellen Bereich. Wenn ich eine größere Menge an Beunruhigungen und große Ängste erlebe, verliere ich den Kontakt mit meinem inneren göttlichen Selbst. Da mir meine **Haare ausgehen**, habe ich vielleicht das Gefühl gehabt, in meinem Leben etwas zu **verlieren?** Oder befürchte ich, in der Zukunft etwas verlieren zu können (es kann sich um eine Person oder ein Ding handeln)? Vielleicht widersetze ich mich: Ich will mich von diesem erstickenden Druck befreien. Ich will ich selbst sein und aufhören, mein Leben nach äußeren Verpflichtungen auszurichten. Durch den Verlust meiner **Haare** entledige ich mich dessen, was mich gefangen hält. Ich habe wahrscheinlich wenig Milde erlebt, vor allem von Seiten meines Vaters, und ich neige dazu, mich gegen Autoritäten aufzulehnen. Ich bin eher materialistisch und Spiritualität nimmt nur einen kleinen Teil meines Lebens ein. Ich versuche, möglichst alles im Griff zu haben, da ich Angst habe, mich zu öffnen und die Kontrolle zu verlieren. Ich sperre mich in rigide Strukturen ein, in Verpflichtungen, die nicht unbedingt sein müssten. Ich bin zerstreut, meine Gedanken sind durcheinander, verwickelt. Ich bin angesichts einer Situation derartig erschöpft, dass ich mir „die Haare ausreißen" will. Ich lebe eine innere Gespaltenheit, als befände ich mich auf einem **Leidensweg**. Ich möchte meinen Kindern nicht länger fehlen und dadurch ihre **Liebe** verlieren. Ich neige dazu, mich auf intellektueller Ebene abzuwerten, und fühle mich ungerecht behandelt. Auch wenn ich eine bestimmte

Tätigkeit früher mühelos ausgeübt habe oder für diese ein bestimmtes Talent hatte und sich jetzt meine „Leistung" ändert und verringert, werden meine **Haare** ausfallen. Ich lehne die grundlegende Funktionsweise des Lebens ab, da ich glaube, ich könne es besser machen. Jede Art der inneren Furcht führt zur Handlungsunfähigkeit, Verzweiflung und Anspannungen, die mich unversehens anfallen. Es ist eine Illusion zu glauben, man könne es besser machen als das Leben. Ich brauche nicht gegen das Leben zu kämpfen, denn es ist **immer auf meiner Seite**, um mich zu unterstützen, und wenn ich auf das Leben höre und offen bleibe, hilft es mir. – Um den Prozess des **Haarausfalls** aufzuhalten und sie weiterhin zum Sprießen zu bringen, akzeptiere ↓♥ ich, angemessene Veränderungen in meinem Leben vorzunehmen, wodurch ich von dieser zusätzlichen Last befreit bin, die zu übernehmen ich zwar akzeptiert ↓♥ habe, die ich aber nun nicht mehr brauche. Ich akzeptiere ↓♥, dem Leben mit der Einstellung zu vertrauen, dass sich alles gut entwickeln wird. Anstatt meine Handlungsfähigkeit außerhalb von mir selbst zu suchen (symbolisiert durch meine **Haare**), akzeptiere ↓♥ ich, in mein Inneres zu sehen und von dort alle Kraft und Mut zu schöpfen, um entschlossen weiterzugehen und in eine neue Lebensphase einzutreten. Ich lerne es, Gesetze auf harmonische Weise in zu integrieren, da ich weiß, dass diese zu meinem Besten existieren, sowohl in persönlicher wie auch kollektiver Hinsicht. Ich akzeptiere ↓♥, dass ich nur mit aller Ruhe darum zu bitten brauche, dass mir das Leben das gibt, was ich verdient habe. Das ist der Anfang. Ich muss dem Leben und meinem inneren Wesen vertrauen und die Lösungen dort sehen, wo sie existieren! Die Welt ist da, um mir zu helfen. Was brauche ich mehr?

Haarausfall (Alopecia)

Haarausfall (Alopecia) ist eine Hauterkrankung, die durch den kreisrunden **Ausfall von Haaren** gekennzeichnet ist. Dies kann auf einen emotionalen Schock zurückzuführen sein, auf Wut oder das Aufgeben meiner Spiritualität und dessen, was mich mit meinen höchsten Wertvorstellungen verbindet. Ich habe manchmal den Eindruck, ein Stück **Abfall** zu sein, dass ich weniger intelligent als andere bin und dass mir dies in meinen Beziehungen Schwierigkeiten macht. Etwas oder jemand hat mich **auf die Palme gebracht**, als wäre meine Integrität beschädigt oder als hätte ich meinen Schutz verloren. Vielleicht habe ich eine Trennung erlebt (in vielen Fällen: von der Mutter) und ich mache mir jetzt viele Sorgen. Ich neige dazu, sehr gewitzt zu reagieren, um mich aus bestürzenden Situationen zu befreien, aber auf diese Weise vermeide ich bestimmte Verantwortlichkeiten. Ich habe oft das Gefühl, mich verteidigen zu müssen, damit die anderen mich hören und mir vertrauen. Meine Unsicherheit führt dazu, dass ich in einer tiefen Angst lebe, die immer wieder zum Vorschein kommt. Der **Haarausfall** kann mich auch an meinen Vater erinnern, der seine eigenen Haare ebenfalls verloren hat. Ist dieser verstorben oder schon sehr alt, werde ich dadurch ständig an die notwendige Trennung gemahnt, wenn diese nicht schon geschehen ist. Beim Blick in den Spiegel meine ich, meinen Vater zu sehen, und das stört mich. Vielleicht möchte ich sogar das Band ableugnen, das uns verbindet. – Ich akzeptiere ↓♥, mit mir selbst Frieden zu schließen und nach Lösungen zu suchen, die es mir erlauben, besser in Harmonie mit meinen höchsten Zielen zu leben.

Haarerkrankungen

Haarerkrankungen können unterschiedliche Ursachen haben. Ein starker emotionaler Schock (z.B. ein Schreck), eine übermäßige Reaktion der Machtlosigkeit in einer bestimmten Situation, ein latenter Konflikt oder verdrängte Gefühle wie Verzweiflung, Unruhe oder Langeweile können zugrunde liegen. Es breitet sich Nervosität aus, die emotionale Unausgeglichenheit nimmt zu, die inneren Kräfte und Mittel lassen nach. Ich lebe in innerem Durcheinander. Diese Unsicherheit kann auf meine Angst vor dem Tod oder auf die Tatsache zurückzuführen sein, dass nichts beständig ist, dass alles sich plötzlich und ohne Vorwarnung verändern kann. Ich beginne an meiner Spiritualität zu zweifeln und stelle mir darüber viele Fragen. Ich suche nach Gott oder danach, wie er sich in meinem Leben zeigt, und sehne mich danach, dass mich dies in meinem tiefsten Wesen berührt. Gleichzeitig jedoch bin ich verängstigt, denn ich fühle mich verletzlich. Ich verschließe mich den Lebensenergien und meine **Haare** verändern ihr Erscheinungsbild. Sie hängen herunter, werden fettig oder trocken, verlieren ihre Farbe (weiße **Haare**) und ihren Glanz. Als Ergebnis eines inneren Konflikts mit mir selbst und meiner sozialen Rolle kommt es zur Bildung von **Schuppen**. Ich habe den Eindruck, dass es mir nicht gelingt, nach außen zu strahlen, mein Zeichen in der Welt zu hinterlassen (ein Gefühl, dass bei den meisten Haarerkrankungen anzutreffen ist). Ich würde gerne weiter aufsteigen, der „Chef" sein, aber das gelingt mir nicht. Ich fühle mich von der Welt abgeschnitten und verstehe nicht, warum ich mich so ahnungslos fühle. Die anderen sind jedoch nicht in der Lage, mir Gründe oder Argumente für ihre Handlungen oder Worte zu liefern. Mein Stresspegel ist ständig erhöht und ich bin sehr leicht erschöpft. Ich strebe Autonomie an, Anerkennung der anderen, eine wahrhaftige und klare Kommunikation. Die **Follikulitis** (Entzündung der Haarbälge) zeigt mir, dass ich mich ungeschützt fühle. Ich bin wie ein Stachelschwein, ich fühle mich „ins Mark getroffen". Die **brüchigen Haare** sagen mir, dass ich mich gespalten fühle, die „Zügel meines Lebens" in die Hand zu nehmen oder jemandem die Macht zu überlassen, denn dadurch geht es mir etwas besser. Höre ich eher auf meine Intuition oder auf meinen Verstand? Ich fühle mich ohnmächtig und widersetze mich der Veränderung. Vielleicht lebe ich in einer Situation, in der ich ein gespaltenes, geteiltes **Herz♥** habe, und ich muss damit meinen Frieden finden. Ich brauche Sauerstoff! Das ist das Allererste, wenn es darum geht, meinen **Haaren** wieder Kraft und Vitalität zu verleihen. – Ich mache mir bewusst, dass ich meine Gedanken und Einstellungen gegenüber meinen Lebenssituationen ändern muss. Ich akzeptiere ↓♥, dass ich meine Gedanken und meine Einstellung gegenüber den Situationen in meinem Leben ändern muss. Ich akzeptiere ↓♥, offen zu bleiben, und beobachte, was sich im Augenblick ereignet und vor allem, wie ich an die verschiedenen Situationen in meinem Leben herangehe, und höre endlich auf, **mir die Haare auszureißen**! Ich akzeptiere ↓♥, das Leben zu genießen, und bin toleranter gegenüber mir selbst.

Haarverlust

(siehe auch: Haar – Kahlköpfigkeit)

Hagelkorn (Chalazion)

(siehe auch: Augenlider)

Es handelt sich um eine kleine entzündliche Schwellung (ein weiches gerötetes Knötchen), die sich normalerweise am Innenrand des Augenlids bildet. Da diese Schwellung im Allgemeinen mit einem emotionalen Schock in Zusammenhang steht, tritt sie auf, wenn ich eine starke Emotion durch etwas erlebe, was ich sehe oder gesehen habe oder was ich nicht sehen will oder hässlich finde. Ich bin durch Regeln und bestimmte Zwänge zu vielem gezwungen und ich kann nicht mehr. Ich bin frustriert und spüre sehr viel Wut. Ich kann prüfen, welches Augenlid oder Auge betroffen ist: Das linke Auge steht im Bezug zum Gefühlsleben, während das rechte Auge für den Verstand und meine Verantwortlichkeiten steht. Ich bleibe für das, was ich sehe, offen und zentriere mich besser in mir selbst.

Halbseitenlähmung

(siehe: Gehirn – Halbseitenlähmung)

Halitose

(siehe: Mundgeruch)

Halluzinationen

(siehe auch: Alkoholismus, Abhängigkeit, Drogen, Rauschgiftsucht)

Wenn ich körperlich oder seelisch erschöpft bin, kommen mir viele düstere Gedanken, die oft unzutreffend sind. So kann ich den Bezug zur Wirklichkeit verlieren, ohne es zu merken; mein Körper und meine Seele lösen sich voneinander. Statt der Wirklichkeit, die ich nicht sehen will, schaffe ich mir eine eigene, auch auf die Gefahr hin, dass sie falsch ist, und isoliere mich vom Rest der Welt. Ich gebe mir Recht und beweise meine eigene Auslegung dieser Wirklichkeit, die ich nicht akzeptieren will. Diese Auslegungen, imaginäre Welten, die ich mir erschaffen habe, können auch meine eigenen Ängste zum Vorschein bringen. Vielleicht habe ich Angst vor meiner dunklen und negativen Seite und glaube, mich verteidigen zu müssen, damit diese nicht so offen ans Licht kommt. Die **Halluzinationen**, die mir Angst machen, stellen die Teile meiner Persönlichkeit dar, die ich negiere und mich zu sehen weigere. Früher oder später habe ich das Bedürfnis, mir dieser Anteile **bewusst** zu werden, um sie verändern zu können. Wenn ich mich selbst ignoriere, entferne ich mich von meiner Essenz und bin nicht mehr in Kontakt mit meiner inneren Realität. Ich habe den Eindruck, dass das Leben mich bestrafen muss, weil ich nicht perfekt bin. Ich glaube auch, eine doppelte Persönlichkeit zu haben: die Person, die alle lieben, und eben die negative Seite, der ich ausweichen will. Letzterer gegenüber fühle ich mich ohnmächtig. Wenn ich unter erhöhtem Stress lebe, kann ich **Halluzinationen** bekommen. Immer wieder bürde ich mir schwere Lasten auf. Wenn ich beispielsweise ein Dokument suche, das ich unbedingt brauche und das einen erheblichen finanziellen Wert darstellt, kann mein Gehirn ein Bild von diesem Dokument schaffen (Hologramm), das mir sehr echt erscheint und für einige Augenblicke meinen Stress senken wird. Wenn ich dann merke, dass ich eine **Halluzination** hatte, kann ich wieder klarer denken und entweder um Hilfe bei der Suche bitten oder an anderen Stellen suchen, wo sich das Dokument wahrscheinlich befinden wird. Ohne diese **Halluzination** wäre ich weiter in meinem Stresszustand gefangen geblieben. Was **Drogen** betrifft, so verursachen sie einen erweiterten Bewusstseinszustand. Der Betreffende kann so Dimensionen erfahren, zu denen er normalerweise keinen Zugang hat. Warum nehme ich **Drogen**? Handelt es sich um eine Flucht vor meinen inneren Leiden, denen ich mich mangels Hilfe nicht stellen kann? Ich kann von jeder Art von **Drogen** abhängig werden. Sie können mir einen vorübergehenden Zustand des Wohlbefindens verschaffen. Aber sobald die Wirkung wieder abgeklungen ist, sieht das ganz anders aus. Wo soll ich also suchen? In mir. Dorthin komme ich nur mit **Liebe** und über meinen persönlichen und spirituellen Weg. Eine Spiritualität, die mich von den Ketten der Vergangenheit befreit und mir meine Freiheit und Unabhängigkeit zurückgibt. Es kann auch sein, dass sich mein drittes Auge infolge eines Unfalls, großen Stresses oder einfach meiner persönlichen Entwicklung immer weiter öffnet, sodass ich um die Menschen herum Farben, im Raum Energieströme oder durchsichtige (nichtmaterielle) Wesen in meinem Umfeld sehe. Ich kann dadurch den Eindruck bekommen, dass ich **Halluzinationen** habe, vor allem, da meine Empfindsamkeit im Augenblick solcher Wahrnehmungen normalerweise größer ist. – Ich akzeptiere ↓♥, mich wieder zu zentrieren und meinen Körper und meine Seele wieder ins Gleichgewicht zu bringen. So habe ich Vertrauen, fühle mich von weißem und goldenem **Licht** eingehüllt und weiß, dass ich ständig geleitet und beschützt werde. Es gefällt mir mehr und mehr, meine tatsächliche Wirklichkeit zu erfahren, das, was ich bin. Ich akzeptiere ↓♥, dass alle Emotionen Teil meines Selbst sind, ich konfrontiere mich damit und pflege sie: Sie können mir helfen zu entdecken, was ich im Leben verändern will, und so aktiv zu werden, dass sich meine Wünsche erfüllen können.

Hals (allgemein)

Der **Hals** ist der Körperteil, der den Kopf trägt. Diese Verbindung zwischen Körper und Geist ist auch die Brücke, die dem Leben zum Ausdruck verhilft und grundlegende Bewegung ermöglicht. Er steht für **Flexibilität**, **Beweglichkeit** und **Ausrichtung**. Er lässt sich in viele Richtungen bewegen und erweitert meine (äußere) Sicht des Universums. Ich kann alles um mich herum sehen und dank der Flexibilität des **Halses** kann ich eine Situation von allen Seiten betrachten. Mein Standpunkt wird objektiver. Ein gesunder **Hals** hilft mir, bessere Entscheidungen zu treffen. Alles, was Leben spendet, geht durch den Hals: Luft, Wasser, Nahrungsmittel, Blut und Nerven. Er verbindet Kopf und Körper und ermöglicht den freien Ausdruck meines Selbst, des lebendigen Wortes (Stimme) und der Liebe. Der **Hals** trennt Abstraktes und Konkretes, Materielles und Spirituelles. Es ist wichtig, die Gesundheit meines **Halses** zu erhalten, weil er es mir ermöglicht, die Dinge um mich herum mit einem offenen Geist, ohne jede Dickköpfigkeit und Engstirnigkeit (**Hals**starrigkeit) zu betrachten. Andernfalls, wenn ich mich dazu zwinge, immer nur in eine Richtung zu sehen, **„halsstarrig“ zu sein**, auf etwas zu beharren und unbedingt meine Sicht der Dinge zu behalten, wird mein **Hals** reagieren und mein Verhalten wird vielleicht ein nicht gar so glückliches Ergebnis haben. Die Tatsache, dass ich jemand anderem widerstehe, meiner Umgebung **trotze**, übt unnützen Druck auf meinen **Hals** aus. Ich muss nicht in Situationen „Schläge abwehren“, in denen ich gar nicht gemeint bin. Ich werde mir **bewusst**, dass ich dazu neige, mich anderen zu widersetzen. Da die Kehle im **Hals** liegt, kann in meinem Hals (beim Energiezentrum für die Kommunikation) eine Spannung entstehen, wenn ich meine Emotionen nicht herunterschlucken kann. Der **Hals** entspricht auch der Konzeption (= Empfängnis, Befruchtung), er stellt mein Zugehörigkeitsgefühl, meine Lebensberechtigung dar und gibt mir ein Gefühl der Sicherheit und der Fülle.

Hals – etwas in den falschen Hals bekommen

(siehe: Speiseröhre)

Hals – Frosch im Hals

Ein **Frosch im Hals** zeigt gegen meinen Willen, dass ich etwas ausdrücken möchte, es aber für mich behalte. Habe ich Angst, ausgelacht, kritisiert, abgelehnt, nicht verstanden zu werden? Diese Angst steht mit Sicherheit bewusst oder unbewusst mit meiner Empfindsamkeit in Zusammenhang. Ich akzeptiere ↓♥, dass ich mir vertrauen und die Dinge unverblümt aussprechen muss, indem ich mir selbst treu bleibe. Auf diese Weise werden mir die anderen und ich selbst Respekt entgegenbringen.

Hals – Schiefhals

(siehe auch: Wirbelsäule – Halswirbelsäule, Nackensteifigkeit)

Wenn ich an einem **Schiefhals** leide, ziehen sich die **Hals**muskeln zusammen, was einen mehr oder weniger ausgeprägten Schmerz verursacht und die Bewegungen und Drehung meines **Halses** beeinträchtigt. Der **Schiefhals** weist unter anderem darauf hin, dass ich Unsicherheit empfinde. **Ich weigere mich, sämtliche Seiten meiner Lebenssituationen zu betrachten.** Die Muskeln meines **Halses** verspannen sich, mein **Hals** wird steif und ich kann den Kopf nicht mehr wenden. Meine mangelnde Flexibilität hindert mich daran, die Hilfe zu sehen, die man mir geben will und die dazu beitragen wird, die Dinge voranzutreiben, die mir schwierig erscheinen. Ich ziehe es vor, den Kopf schön gerade zu halten und meine Beschwerden auf einen „kalten Luftzug" zurückzuführen. Ich tue gut daran, mir bewusst zu machen, dass diese Kälte wohl eher mein Herz berührt und dort die Energie blockiert hat. Vielleicht will ich auch einer unbequemen Situation ausweichen, in der ich mich behaupten und Stellung beziehen müsste. Vielleicht fühle ich mich ohnmächtig, mich daran zu gewöhnen oder damit zu leben. Ich möchte entschlossen vorangehen, aber ich will mich auch zurückziehen, denn ich sehe vor mir ein beängstigendes Hindernis. So bin ich innerlich sehr widersprüchlich. Ich stütze mich zu sehr auf die anderen, anstatt auf mich selbst, was zu einer strikten und starrköpfigen Haltung führt. Ich sollte innehalten, um festzustellen, in welche Richtung ich nicht sehen will oder welche Sache ich unbedingt sehen, sagen oder tun will, weil es mir so „genehm" ist. Wende ich mich von meinen Zielen und meinen persönlichen Werten ab? Ich habe Angst, der Wahrheit ins Gesicht zu sehen und Verantwortung zu übernehmen. Ich befinde mich in einer Situation, in der ich eine Wahl treffen muss, aber diese scheint mir unmöglich zu sein. Die daraus resultierende moralische Qual ist undefinierbar. Gibt es einen Menschen, eine Sache oder eine Situation, die ich *gleichzeitig* einerseits zwar sehen, andererseits aber auf Grund meiner Schüchternheit, meines Schamgefühls oder meiner Moralvorstellungen nicht sehen möchte? Wenn die Steifigkeit dazu führt, dass ich den Kopf nicht von links nach rechts drehen kann, sollte ich mich fragen, zu wem oder was ich nicht nein sagen will. Wenn ich dagegen Schwierigkeiten habe, mit dem Kopf zu nicken, dann lehne ich neue Ideen vielleicht rundheraus ab. – Mein Körper sagt mir, dass ich akzeptieren ↓♥ soll, den gegenwärtigen Augenblick zu sehen und zu schätzen und alles Neue anzuerkennen, das Teil meines Lebens ist. Ich akzeptiere ↓♥, mich einer neuen Sichtweise oder neuen Ideen zu öffnen; mein Leben wird deutlich leichter und mein **Schiefhals** heilt ab.

Halsschlagader (siehe: Blut – Arterien)

Halsschmerzen (siehe auch: Mandeln, Soor)

Mit meinem **Hals** schlucke ich meine emotionalen Erfahrungen, die Realität, und nehme über Atmung, Wasser und Nahrung das Leben auf. Er repräsentiert mein Handlungsvermögen und meine innere Kraft, denn diese beiden Elemente hängen von meiner Fähigkeit ab, mich auszudrücken. Genau dort lasse ich auch meinen Gefühlen freien Lauf, vom **Herz♥** bis zur Stimme. Er ist eine Brücke in zwei Richtungen zwischen Kopf und Körper, Geist und Körperlichkeit. Wenn ich **Halsschmerzen** habe, liegt das vielleicht an Schuldgefühlen wegen Worten, die ich gesagt habe, oder an dem Gedanken, dass ich eine bestimmte Sache hätte aussprechen sollen. Es ist wie eine Selbstbestrafung durch Schmerzen. Meine Wut und mein Zorn drängen so sehr zum Ausdruck, dass ich vor der Reaktion der anderen Angst habe. Daher schlucke ich die

Gefühle hinunter, die meinen **Hals** in Rage versetzen. Vielleicht ist es Zeit, dass ich das, was ich empfinde, ausspreche, um mich davon frei zu machen. Mein **Hals** kann sich auch entzünden, wenn ich Wut unterdrücke und mir diese Emotion in den **Hals** steigt. Wenn ich nicht genau das sage, was ich sagen will, und es einen Konflikt im Ausdruck meiner selbst gibt, fühlt mein Hals dieses Verdrängen. Da der Selbstausdruck über den **Hals** erfolgt, kann es sein, dass ich, wenn es mir schwerfällt, mich zu behaupten, meine Sichtweise zu verteidigen, mir selbst oder anderen gegenüber als Ausgleich für dieses Problem autoritär werde, wodurch meine Energie in diesem Bereich eingeschränkt wird. Ich ziehe es vor, die Dinge zu verbergen, anstatt das Risiko einzugehen, lächerlich gemacht zu werden. Ich bin sehr an die Menschen in meinem Umfeld gebunden und ich lasse mich von ihren Worten oder ihren Gesten leicht berühren. Eine der häufigsten **Halsinfektionen** wird durch die Bakterienart der Streptokokken verursacht. Das bedeutet Reizung und Zurückhalten von Energie. Der **Hals** steht auch für die Vorstellung vom Leben, das Akzeptieren ↓♥ des Lebens. Wenn ich **Hals**probleme habe, lebe ich möglicherweise in einem tiefen Konflikt in Bezug auf das Akzeptieren ↓♥ meiner eigenen Existenz. Ich suche nach der Macht in meinem Inneren, negiere sie aber gleichzeitig. Ich suche außerdem nach meinem inneren Vater. Bei Schluckbeschwerden kann ich mich fragen, welche Situation oder welcher Mensch mir im **Hals** stecken bleibt oder welche Wirklichkeit ich schlucken muss, obwohl ich das gar nicht will (weil es beispielsweise gegen meine Prinzipien verstößt). Ich will mich jemandem oder etwas widersetzen, weil er oder es mir überhaupt nicht passt! Möglicherweise versuche ich dann, mich von meiner körperlichen Wirklichkeit abzuschotten, um vielleicht der Notwendigkeit auszuweichen, mich und meine Bedürfnisse zu behaupten und auf diese Weise auch keine Änderungen in meinem Leben vornehmen zu müssen. Für den Fall, dass ich Nahrung **„in den falschen Hals bekomme**“, weil sich der Kehlkopfdeckel nicht so geschlossen hat, wie er sollte, frage ich mich, in welchem Bereich meines Lebens ich den Eindruck hatte, etwas „in den falschen Hals bekommen“ zu haben, oder wo ich meine Orientierungen im Hinblick auf meine Prioritäten überdenken müsste. Ich will die Dinge beschleunigen, „die Situation kontrollieren“, denn ich fühle mich in Gefahr. Wenn ich **alles ganz und gar verschlucke** und auch die anderen verschlinge, habe ich Schwierigkeiten, mir meine eigene Meinung zu bilden. Ich neige zu Passivität und erwarte, dass die anderen für mich die Arbeit machen. Wenn ich **Schleim im Hals** habe, habe ich zu viele negative Worte und Emotionen angehäuft, die nur ausgedrückt zu werden brauchen. Das **Hals**chakra und das Chakra der Sexualität stehen in direkter Verbindung miteinander. Um genauer zu sein, die Hypophyse stimuliert die Schilddrüse und diese übermittelt Nachrichten an unsere Genitalorgane. Sie haben beide mit Kreativität zu tun: das **Hals**chakra mit meiner gedanklichen Kreativität, das Chakra der Sexualität mit meinem kreativen Umgang mit der Materie. Diese beiden Energiezentren stehen ebenfalls im Zusammenhang mit Kommunikation: Mit meiner Stimme teile ich meine Gedanken mit und mit meiner Sexualität teile ich auf der körperlichen Ebene meine Gefühle mit. Wenn ich also Probleme mit dem **Hals** habe, tue ich gut daran, mich zu fragen, was ich über mich selbst zum Ausdruck bringen möchte, und ich muss überprüfen, ob ich im Hinblick auf meine Sexualität frustriert bin. Ich akzeptiere ↓♥, dass **Glück und Freiheit aus meiner Fähigkeit entspringen, mich in der Wahrheit auszudrücken**, so dass ich mich immer mehr meiner göttlichen Essenz annähere. Alle Emotionen, die ich erlebe, sind positiv und sollen mir etwas über mich selbst beibringen. Ich muss sie befreien, um die Spannungen zu lösen, die sich anhäufen könnten.

Hämatom

(siehe: Blut – Hämatom)

Hämaturie

(siehe: Blut – Hämaturie)

Hamburger-Krankheit

Die **Hamburger-Krankheit** ist eine Entzündung des Kolons, verursacht durch das Darmbakterium Escherichia coli, das sich natürlicherweise im Verdauungstrakt der Tiere befindet. Zu den Trägern des Bakteriums gehören Rinder, Schweine und Schafe. Infizierten Personen können die Krankheit ebenfalls übertragen. Das Bakterium E. coli 0157:H7 kann sich einnisten und Störungen im Blutsystem und in den Nieren verursachen. Wenn gehacktes Rindfleisch nicht durchgebraten wird, droht die Gefahr einer Vergiftung durch das Bakterium E. coli 0157. Diese Infektion ist unter dem Namen Hämolytisch-urämisches Syndrom (HUS) bekannt. Es gibt andere Stämme des E.coli, die Infektionen verursachen können. Die Stammzelle 0157:H7 ist weithin als Ursache der in jüngster Zeit aufgeflammten Infektionen bekannt. Ich verharre verbissen in einer Situation, in der ich eigentlich nicht mehr bleiben müsste. Ich bin wütend und brodele im Inneren, ich vergifte mich selbst. – Ich nehme mir Zeit mich mit dem zu befassen, was mich am meisten irritiert, und akzeptiere ↓♥, meine Verhaltensweisen und Haltungen neu zu überdenken. Ich höre auf, die anderen mit meinem Sarkasmus anzugreifen und mich gewaltsam zu behaupten. Ich akzeptiere ↓♥, die Verantwortung für mich zu übernehmen und mein Leben in die Hand zu nehmen. Ich werde zum Träger des **Lichts**, anstatt mich zerstören zu lassen. Ich genieße das Leben.

Hämorrhagie

(siehe: Blutung)

Hämorrhoiden

(siehe auch: Haut – Blasen, After, Schwangerschaft, Entzündung, Darm – Verstopfung, Blut – Krampfadern, Blutdruck – Hypertonie, Blutung)

Hämorrhoiden sind Krampfadern, Erweiterungen der Venen, wie eine Art Blase. Sie befinden sich im Bereich des Afters und des Rektums. Da **Hämorrhoiden** bei **Verstopfung** oder während der **Schwangerschaft** auftreten können, prüfe ich in diesem

Fall, ob ich mich gerade in einer oder mehrerer solcher Situationen befinde. Liegen **Schmerzen** vor, so hat dies mit Stress zu tun. Bei **Blutungen** handelt es sich um einen Verlust an Lebensfreude. Häufig treten **Hämorrhoiden** bei Schwierigkeiten mit meiner Mutter auf: Es kann sich um eine unerledigte Aufgabe oder den Wunsch handeln, dass sie nicht fortgeht. Vielleicht habe ich ein großes Bedürfnis nach ihr, nach ihrer Meinung, und neue Lebensumstände geben mir das Gefühl, von ihr verlassen zu sein. Die **Hämorrhoiden** weisen mich auf eine Spannung hin, auf ein inneres Bedürfnis, die Ausscheidung zu erzwingen, so als ob ich versuchen würde, etwas mit aller Kraft nach draußen zu bringen. Gleichzeitig besteht aber der Versuch, etwas zurückzuhalten. Der Konflikt zwischen Drücken und Zurückhalten führt zu einem Ungleichgewicht. Die Venen deuten auf eine Situation hin, die einen emotionalen Konflikt vermuten lässt zwischen dem Versuch, sich einer Emotion zu entledigen, und dem Versuch, sie festzuhalten und im Inneren zu blockieren. Daher gibt es einen inneren Konflikt zwischen dem Gefühl des Verlustes und meinen Vorstellungen von Liebe. Ich stelle meine **Identität** und meine **Bindungen** an meine Familie in Frage, besonders meinen Vater, meine Arbeit, die Gesellschaft im Allgemeinen. Ich glaube, nur „**einer von vielen**" (ohne bestimmten Rang) zu sein, während ich aber tief im Inneren weiß, dass ich ein wunderbares Wesen bin, mit einem im Universum einzigartigen Platz. Kann ich eine Zeit lang in der **Anonymität** leben? Fühle ich mich wie ein **Betrüger**? Würde ich gerne jemanden anderen **ersetzen**, seine Stelle einnehmen? Oder will ich mich im Gegenteil zu sehr an meine Blutsverwandten anklammern, besonders an meine Mutter? Ich weiß nicht, wie ich mich mit Kritik abfinden soll, vor allem mit Äußerungen, die vom meinem Partner stammen. Dieser Konflikt kann beispielsweise bei Kindern auftreten, die sich emotional von ihren Eltern missbraucht fühlen, diese ablehnen wollen, sie aber trotzdem lieben und sie zurückhalten wollen, damit sie bei ihnen bleiben. Im Zusammenhang mit **Hämorrhoiden** gibt es noch weitere Ursachen: ein starkes Schuldgefühl oder eine alte Spannung im Zusammenhang mit einer Situation oder einem Menschen, die mich **zur Weißglut bringen**. Diese Gefühle wurden nicht oder unzureichend zum Ausdruck gebracht; ich würde sie lieber für mich behalten. Der Körper gibt mir ein Alarmsignal. Es gibt etwas in meinem Leben, das geklärt werden muss, denn ich fühle mich sehr **gestört**. Etwas steht kurz vor dem Ausbruch, wie ein Vulkan. Sicher stehe ich unter Stress – eine Überlastung, die Schuldgefühle in mir weckt. Vielleicht habe ich Abgabetermine einzuhalten und es fällt mir sehr schwer, loszulassen und Vertrauen zu haben, und ich fühle mich gehalten, meinen Verpflichtungen nachzukommen, selbst wenn ich eigentlich lieber über meine Bedürfnisse sprechen und bestimmte Situationen korrigieren würde. Glaube ich, die Dinge unter Kontrolle zu haben, oder unterwerfe ich mich? Ich muss mich in eine Situation zwingen, die mir missfällt und aus der ich mich nicht befreien kann. Es gibt einen Zwang oder Grollgefühle, derer ich mich lieber entledigen würde. Ich lebe nur halb und würde mich gern ins Haus flüchten. Der soziale Druck ist immens! Außerdem trage ich diese Last ganz allein, da ich aus Stolz niemanden um Hilfe bitte. Vielleicht empfinde ich auch Unterdrückung durch einen Menschen oder eine Situation, in der ich mich herabgesetzt fühle. Es gelingt mir nicht, meinen Platz einzunehmen, indem ich meine Sensibilität und meine Kreativität zeige, und so **überlasse** ich ihn jemand anderem. Ich lebe sehr mit einer **gefälligen Haltung** anderen gegenüber; sogar wenn ich meine Identität suche und anders bin, will ich, dass die anderen mich lieben. – Wenn ich die psychische Ursache für mein Problem finde, mache ich mir diese vorübergehende Situation **bewusst** und akzeptiere ↓♥ sie, um die Hilfe zu finden, mit der ich mich davon befreien kann. Meine Gedanken und Handlungen sind von **Liebe** getragen. In mir kehrt wieder Harmonie ein und die **Hämorrhoiden** verschwinden. Ich akzeptiere ↓♥ loszulassen und gehe das Risiko ein, auszudrücken, was mich stört. Ich nehme mein Leben wieder in meine Hände und lasse die negativen Emotionen los, die an mir nagen. Ich lege neue Fundamente, auf denen ich mich frei und gut fühle. Das Gefühl der Ohnmacht verschwindet und ich nehme mein Schicksal wieder in die Hand.

Hände (allgemein)

Die **Hände** stehen für meine Fähigkeit, zu nehmen, zu geben oder zu empfangen. Sie symbolisieren das Ausführen von Arbeit. Sie sind mein intimer Selbstausdruck im Universum und die Macht der Berührung ist so stark, dass ich mich machtlos fühle, wenn meine **Hände** verletzt sind. Sie ermöglichen den Austausch mit anderen, versetzen mich aber auch in die Lage, anderen Befehle zu erteilen. Sie sind einzigartig: Wie meine Fingerabdrücke stehen sie für meine Vergangenheit, meine Gegenwart und meine Zukunft. Meine **linke Hand** ist die des Herzens♥, die etwas aufnimmt und fängt. Meine **rechte Hand** steht für meinen Willen, die Willenskraft. Sie repräsentiert Handlung und Bestätigung. Ich halte meine Alltagssituationen in den **Händen und** der Zustand meiner **Hände** zeigt mir, inwieweit ich meine Wirklichkeit erfasse, wie ich Liebe oder Hass ausdrücke (in Form der Faust), wie ich Ereignisse oder Personen „**manipuliere**". Die Qualität meiner Kontakte mit anderen zeigt sich in den **Händen**, besonders jene Beziehungen, die mit der Arbeit verbunden sind. Bei **kalten Händen** ziehe ich mich emotional aus einer Situation oder Beziehung zurück, in die ich verwickelt bin. Ich weigere mich möglicherweise, mich um meine Grundbedürfnisse zu kümmern und mir Freude zu machen. Möglicherweise empfinde ich meine Beziehung zu meinem Vater als kalt. Ein Tod verstört mich. Bei **feuchten Händen** leide ich unter übermäßiger Ängstlichkeit und Nervosität. Meine Emotionen wachsen mir über den Kopf, weil ich mich vielleicht zu stark in einer Alltagssituation verwickelt fühle. Ich würde gerne alles „regeln", mit meinen **Händen** selbst das „Feuer auslöschen". Ich kann Angst vor Kontakt haben, oder dass man mir wehtut. Bei **Schmerzen** oder **Krämpfen** weigere ich mich, Flexibilität gegenüber gegenwärtigen Situationen zu zeigen. Ich muss mich fragen, was mich stört oder was ich nicht wahrnehmen will. Vielleicht empfinde ich ein starkes Gefühl der Unfähigkeit oder große Angst vor einem Misserfolg. Deshalb will ich alles mit meinen **Händen** beherrschen, alles besitzen, für den Fall, dass mir etwas

„zwischen den Fingern zerrinnt". Habe ich den Eindruck, dass ich meine Möglichkeiten in einer Situation oder gegenüber einer Person verliere? Hat eine Geste oder eine Handlung meiner **Hände** zu einer Verletzung geführt, sowohl körperlich wie emotional? Bin ich in der Lage, die „Dinge in die Hand zu nehmen" und meine Ideen zu konkretisieren? Wenn meine **Hände** außerdem **bluten** (beispielsweise bei trockenen Händen, Ekzem, usw.), gibt es in meinem Leben sicher eine Situation, einen Traum, ein Projekt, von dem ich glaube, dass ich es nicht in die Tat umsetzen kann, und das macht mich traurig. Ich habe „Himmel und Hölle in Bewegung gesetzt", aber es hat nicht funktioniert. Die Lebensfreude verschwindet. Wenn meine **Hände gelähmt** sind, fühle ich mich vielleicht „gelähmt" in Bezug auf Maßnahmen, die ich zur Durchführung einer bestimmten Aufgabe treffen müsste, wozu ich mich aber nicht fähig fühle. Eine **Lähmung der Hände** kann auch infolge einer sehr intensiven geistigen Tätigkeit auftreten, bei der ich übererregt, verärgert bin oder unter starkem inneren Druck stehe. Vielleicht würde ich jemandem mit meinen **Händen** am liebsten „den Hals umdrehen". Meine **Hände** werden **starr** sein, wenn ich bei der Erfüllung meiner Aufgaben und beim Ausdruck meiner Gefühle Härte an den Tag lege. Dies kann sogar zu einer **Blockade** führen, wenn ich mich noch im Einflussbereich der elterlichen Autorität fühle. Wenn ich mir die **Hände verletze,** bedeutet das vielleicht, dass ich Berührung weder geben noch annehmen mag und deshalb einer bestimmten Intimität aus dem Weg gehe. Diese Kontaktscheu kann mit einem aktuellen Ereignis in Zusammenhang stehen, das mich an einen Missbrauch aus der Vergangenheit erinnert. Es kann sich auch um ein Ereignis handeln, bei dem ich mich **manipuliert** gefühlt habe, und jetzt erlebe ich Ähnliches wieder. Es ist auch hilfreich, sich zu fragen: „Was kann ich einfach nicht tun oder was bin ich verpflichtet, jetzt zu tun, obwohl es mir an einer oder beiden **Händen wehtut**? Wen oder was will ich mit meinen **Händen** zurückhalten, das ich eigentlich loslassen, gehen lassen sollte? Wem würde ich am liebsten einen „Faustschlag" versetzen? Wenn die **Hände** betroffen sind, frage ich mich, welchen Teil meiner selbst ich am liebsten auf den „Handrücken" drehen, ganz und gar umkrempeln würde. Ich neige dazu, unnachsichtig mit mir und anderen zu sein. Vielleicht reagiere ich auf diese Weise auf meine Versöhnlichkeit in der Vergangenheit, für die ich bei meinen Handlungen nicht unbedingt Unterstützung erhalten habe. So könnte jetzt ein möglicher **Bruch** erfolgen. Ich zwinge mich, einen bestimmten Weg zu gehen, während ein anderer für mich vielleicht sehr viel vorteilhafter wäre. Wer bestimmt mein Leben: mein Verstand oder meine Intuition? Was glaube ich, in jedem Fall **bewahren** zu müssen? Vielleicht meinen sozialen Status, meinen Lebenslauf, meine Popularität usw.? Eine Verletzung an der **Handfläche** zeigt mir, dass ich Angst habe, mich zu verlieren, vom rechten Weg abzukommen, mich in die Enge treiben zu lassen, entweder emotional oder körperlich. Der **Handrücken** ist betroffen, wenn ich mich zurückgewiesen fühle, wenn man mich auf die Seite stellt oder mit dem „Handrücken" schlägt. – Ich akzeptiere ↓♥ es, loszulassen und „die **Hände** zum Himmel auszustrecken", und mache mir dabei bewusst, dass die einzige Macht, die ich habe, die über mich selbst ist und nicht die über andere. Ich nehme mein Leben in die Hand und akzeptiere ↓♥ alle Facetten meines Wesens.

Hände – Arthrose in den Händen

(siehe: Arthritis – Arthrose)

Hände – Dupuytren-Kontraktur

(siehe auch: Finger – Ringfinger / Kleiner Finger)

Die **Dupuytren**[33]**-Kontraktur** ist eine Erkrankung der Hand, die durch eine ständige Beugung einiger Finger, vor allem Ringfinger und kleiner Finger, zur Handfläche hin gekennzeichnet ist. Diese Erkrankung weist auf eine „Verkrampfung" meiner Einstellungen hin, aus der sich ein Rückzug in mich selbst, eine gewisse Verschlossenheit gegenüber meinem Lebenspartner oder meinen Kindern erkennen lässt. Ich glaube, dass man mich „an der Leine" führt, dass man mich am „kurzen **Zügel**" hält, dass man mich bei einem Projekt **bremsen** will. Oder vielleicht bin ich es selbst, der zu viel besitzen will, der Schwierigkeiten hat, loszulassen, der die „Zügel nicht loslassen" will. Ich würde mein Leben gern kontrollieren, aber alles entrinnt mir, es mangelt mir an Kraft. Meine **Hände** sind geschlossen und angespannt: Was will ich um jeden Preis für mich behalten? Was will ich nicht mehr ergreifen? – Ich akzeptiere ↓♥, flexibler und offener zu werden, indem ich meine Seelenzustände stärker zum Ausdruck bringe.

Handgelenk

(siehe auch: Gelenke)

Die **Handgelenke** sind die Gelenke oder Drehpunkte, die meinen Händen ihre Beweglichkeit und Flexibilität verleihen und die Verbindung zu meinen Unterarmen darstellen. Sie initiieren die Bewegung meiner Hände, die eine bestimmte Bewegung ausführen wollen und daher in Aktion gehen. Sie manifestieren meinen Willen in der Aktion. Wenn ich handele und mich auf flüssige Weise fortbewege, sind meine **Handgelenke** stark und gesund. Eine Steifigkeit in den **Handgelenken** hindert mich daher daran, alles, was das Leben mir bietet, in Harmonie entgegenzunehmen. Es kommt zu einer Blockade oder einer Verweigerung notwendiger Handlungen. Die

---

[33] Guillaume Baron **Dupuytren** (1777–1835): französischer Chirurg ; allgemein gilt **Dupuytren** als einer der Mitbegründer der anatomischen Pathologie. 1815 wird Baron Guillaume **Dupuytren** aufgrund seiner technischen Geschicklichkeit Chefchirurg des Hôtel-Dieu von Paris. 1820 tritt er der Medizinischen Akademie bei und wird Chirurg von Louis XVIII., der ihn 1823 zum Baron erhebt, dann 1825 von Charles X. Nun ist er auch Mitglied der Akademie der Wissenschaften. 1829 verfasst er die „Leçons orales de clinique chirurgicale", in denen unter anderem die Beschreibung der bimalleolären Fraktur und der Retraktion der Hohlhandsehne (Aponeurosis palmaris) zu finden sind. Letztere Erkrankung trägt seinen Namen.

Geschicklichkeit ist beeinträchtigt. Welchen Vorteil ziehe ich aus der Tatsache, dass ich jetzt „gezwungen" bin, bestimmte Bewegungen und damit Aktivitäten nicht auszuführen? Der Druck kann so groß sein, dass ich nicht mehr weiß, in welche Richtung ich gehen soll. Ich bin sehr unentschlossen. Ich will meine Verantwortlichkeiten gegenüber bestimmten Situationen zurückweisen, ich will die Wichtigkeit meiner Handlungen nicht akzeptieren. **Schmerzen** in den **Handgelenken** können eine verdrängte Energie in Bezug auf etwas bedeuten, das ich erledigen müsste, ohne es aber tatsächlich zu tun. Sie können auch in Zusammenhang mit Ereignissen in der Vergangenheit stehen, die so schwer auf mir lasten, dass ich ihre Existenz negiere. Ein **Bruch** oder eine **Verstauchung** bedeutet einen tiefen Konflikt im Zusammenhang mit meinem Selbstausdruck und zeigt die Auswirkungen dieses Konflikts. Der **Bruch** ruft mich wieder zur Ordnung und sagt mir, dass ich aufhören muss, Gründe zu finden, warum ich mich von meinen Verantwortlichkeiten befreien sollte. Ich sollte einfach nicht mehr die anderen für meine eigene Steifheit verantwortlich machen. Eine Verletzung am **Handgelenk** zeigt mir, wie beeinflussbar ich bin. Ich kann mich auch gegen neue Richtungen wehren, gegen neue Lösungen oder ganz einfach gegen meine eigene Kreativität. Ich fühle mich in einer Situation oder in einer Beziehung **angekettet**, in Handschellen gelegt, man hindert mich daran, etwas zu sagen. Ich muss unbeweglich bleiben und kann meine Hände nicht mehr bewegen. – Ich akzeptiere ↓♥, über die Schmerzen nachzudenken, damit mir **bewusst** wird, dass ich Energien mit Liebe und Vertrauen freisetzen muss, die mir durch ihr freies Fließen ein konstruktives Handeln erlauben werden. Ich vertraue mir selbst und bin entschlossen. Ich bewahre mir eine Offenheit, mit der ich jede Situation einschätzen kann. So bleibe ich auf der Ebene der **Liebe und** alles, was ich tue, befindet sich in Harmonie mit meiner Entwicklung. Ich ergreife alle Möglichkeiten, die das Leben mir bietet.

Handgelenk – Karpaltunnelsyndrom

Das **Karpaltunnelsyndrom** ist durch ein Gefühl der Steifheit, des Kribbelns und manchmal auch des Schmerzes in den Fingern gekennzeichnet. In den meisten Fällen sind Frauen in der Schwangerschaft oder in der Menopause davon betroffen; es tritt in der Nacht oder morgens beim Aufwachen auf. Das Syndrom taucht bei großen hormonellen Veränderungen auf, wenn ich meinen weiblichen Aspekt in seiner Gesamtheit nicht genügend integriert habe. In diesen Fällen fühle ich mich an die zweite Stelle geschoben und nicht mehr am richtigen Ort. Früher war ich eher wie ein Pfeiler, der das Gleichgewicht im eigenen Leben und in dem der ihm Nahestehenden wiederherstellte (in meiner Familie, bei der Arbeit, bei einer sozialen Aktivität usw.). Jetzt, wo die Aufmerksamkeit jemand anderem gewidmet ist, setze ich mich unter Druck und will mir diese Aufmerksamkeit auf neue Weise verschaffen. Ich weiß nicht, wie ich meine Autorität nutzen soll: Ich müsste loslassen, aber ich weigere mich, die Kontrolle aufzugeben, die Zügel locker zu lassen. Ich gebe sehr gerne Anordnungen. Ich fühle mich weit von meinem Partner entfernt und habe den Kontakt mit meiner Sexualität, die kaum noch existiert, verloren. Ich sehe kaum Lösungen, wenig Wege, die ich einschlagen könnte; der „Tunnel ist sehr eng“. Ich fühle mich vom Leben gedrängt und durch meine Verantwortlichkeiten bedrückt, was die Entscheidungsfindung erschwert. Die Strukturen, denen ich aus eigener Entscheidung genügen muss, schränken mich ein. – Ich akzeptiere ↓♥ das Neue, die Veränderungen meines Lebens. Jede Situation oder jede Herausforderung zielt darauf ab, neue Kräfte oder Qualitäten zu erwerben, um mein volles Potenzial zu entfalten. Es ist essenziell, dass ich diesen Übergang allein schaffe, gegenüber meiner Identität und den körperlichen und psychischen Veränderungen. Ich akzeptiere ↓♥, es zu wagen, unterschiedliche Wege einzuschlagen, die mir eine sehr große persönliche Befriedigung verschaffen, da ich so meine Ängste überwinden kann! Ich entscheide mich dafür, mich selbst ins Universum zu integrieren, und befreie mich von dem, was mich einsperrt. Ich blühe wieder auf und werde mir selbst ähnlicher.

Hängende, spannungslose Gesichtszüge

Wenn ich das Gefühl habe, alle oder auch ich selbst ließen mich „hängen“, bekomme ich **hängende, spannungslose Gesichtszüge**. Meine Haut wird schlaff, leblos. Meine hängenden Augenlider weisen auf die Traurigkeit in meinen Augen hin. Ich lasse mich gehen. Ich mache dem Leben Vorwürfe. Ich kultiviere den Groll. Meinen Entscheidungen fehlt es an Entschlossenheit. – Ich akzeptiere ↓♥, dass ich seelisch wieder zu Kräften kommen muss, brauche wieder Lebensfreude. – Ich erlaube mir, jeden Augenblick zu genießen, und mache dem Kind in mir Platz.

Harn (Harnwegsinfektionen) oder Zystitis

(siehe auch: Inkontinenz – Harninkontinenz, Infektionen [allgemein] / Weißfluss, Scheidenentzündung, Harnblase – Erkrankungen)

Der **Urin** steht für meine alten Emotionen, die ich nicht mehr brauche und die ich deshalb aus meinem System ausscheide. Eine Entzündung der Harnblase oder der Harnröhre verursacht Schmerzen beim **Wasserlassen** (selbst bei kleinen Harnmengen) und einen ständigen **Harndrang**. Häufig tritt dieses Problem bei jungen oder schwangeren Frauen oder bei Diabetikern auf. Da es sich um eine Infektion handelt, stehen diese Beschwerden im Zusammenhang mit angestauter Wut oder vielleicht mit Bitterkeit, Groll, Verärgerung, die in mir brennen oder mich verbrennen und die neue Aspekte meiner selbst oder meiner persönlichen Beziehungen betreffen. Wie im Fall einer **Scheidenentzündung** (oder bei **Ausfluss**) kann es sich um sexuelle Frustration handeln. Da mein Harnsystem und mein Fortpflanzungssystem miteinander in Verbindung stehen, kann das eine das andere beeinträchtigen. Vielleicht steht in meinen sexuellen

Beziehungen aber auch alles zum Besten und ich kann nicht verstehen, warum ich frustriert sein sollte. Gerade weil alles so gut geht, kann es sein, dass ich mich frage: „Warum musste ich all die Jahre warten, um eine befriedigende sexuelle Beziehung zu haben?“ Das kann dann zu unausgesprochener Frustration und Wut führen. Eine **Harnblasenentzündung** kann auch in der Folge einer Trennung auftreten. Da ich meine negativen Emotionen nicht zum Ausdruck bringen konnte, kommen Ängste und innere Konflikte in mir hoch. Ich habe hohe, unerfüllte Erwartungen und gebe den Menschen um mich herum die Schuld an dieser Leere, worunter meistens vor allem mein Partner leidet. Mein innerer Zorn richtet sich gewöhnlich gegen die Personen des anderen Geschlechts oder gegen den Sexualpartner. Fühle ich mich in einer Situation gefangen? Hat jemand Macht über mich? Daraus ergibt sich ein Gefühl der Ohnmacht und ich glaube, mein Leben sei ruiniert. Ich werde immer frustrierter, weil ich den anderen die Verantwortung für mein Wohlbefinden überlasse. – Es ist Zeit, dass ich mich selbst in die Hand nehme und akzeptiere ↓♥, die Verantwortung für mein Leben zu tragen. Ich entschließe mich zu tatkräftigem Handeln, unabhängig von derzeitigen oder früheren Beziehungen. Ich heiße mich in den Annehmlichkeiten des Lebens willkommen. Ich drücke meine Kreativität aus. So lebe ich mein Leben mit meinem **Herzen♥**, anstatt ständig in meinem Kopf.

Harnblase – Erkrankungen der Harnblase

(siehe auch: Steinleiden [allgemein], Infektionen [allgemein] Harnwegsinfektionen)

Die **Harnblase** ist das Reservoir für den Urin, bevor dieser ausgeschieden wird. Sie steht auch für meine Erwartungen an das Leben sowie dafür, der Wahrheit ins Auge zu sehen, die in meinen Emotionen enthalten ist, in der gesamten affektiven Welt. Die **Harnblase** funktioniert gut, wenn ich meinen Emotionen in einem Prozess des Annehmens↓♥ freien Lauf lasse. **Harnblasenprobleme** zeigen mir meine Neigung, an meinen überholten Ideen festzuhalten, nicht loslassen zu wollen. Auf Grund von Unsicherheit widersetze ich mich Veränderungen. Es fällt mir schwer, mich an eine neue Situation anzupassen. Meine **Harnblase** reagiert, wenn ich vor der Wahrheit flüchten möchte. Ich möchte manipulieren, vor allem im Bereich der Sexualität kontrollieren. Die Beschwerden zeigen meine seit Langem bestehende Angst und dass es Zeit für mich ist, meine negativen unerfreulichen Emotionen endlich gehen zu lassen. So hindert mich meine **Harnblase** daran, in meiner eigenen „Negativität“ zu **ertrinken**. **Harnwegsinfektionen** sind ein Zeichen dafür, dass ich sehr frustriert bin, unausgesprochenen Kummer und Unsicherheit empfinde. Sogar **Hass** kann mich ergreifen. Ich kann mich fragen, was ich in meinem Leben festhalte, aber besser loslassen würde. Diese Gefühle hindern mich daran, etwas zu unternehmen, in Aktion zu treten. Ich befinde mich eher in einer Periode der Passivität und der Innensicht. Diese Gefühle können in einer Situation auftreten, in der ich das, was ich besitze und als zu meinem

Revier gehörig betrachte, in Gefahr sehe. Beispielsweise wird mir jedes Mal richtig übel, wenn ich nach Hause komme und alles schmutzig und unordentlich vorfinde. Ich finde mich nicht mehr wieder, weder in meinem körperlichen Raum noch in meinem persönlichen Leben. Ich lebe in einem **immensen** Chaos und brauche mehr Klarheit in meinem Leben. Ich habe den Eindruck, dass man etwas oder jemanden, der zu mir gehört, **vereinnahmen** will, man **greift** in meinen Bereich ein. Ich weiß nicht mehr, wie ich mir und meinen Grenzen Respekt verschaffen kann. Mein Leben ist desorganisiert, ich kann mich nicht mehr positionieren, weil ich meine Bezugspunkte verloren habe. Wohin gehöre ich, beispielsweise in meiner Familie? Die **Harnblase** steht auch für den Bereich der persönlichen Beziehungen. Diese Infektionen können daher oft in den Flitterwochen, in einer störenden und konfliktgeladenen Beziehung oder bei einer Trennung auftreten. Flitterwochen oder eine erste sexuelle Beziehung können zu einigen Enttäuschungen führen, die mich vielleicht wütend machen oder Groll auf meinen Partner auslösen, als ob er oder sie für meine Unzufriedenheit verantwortlich wäre. Meine Angst vor Intimität kann neu erweckt werden. Eine im Stadium der Trennung befindliche Beziehung ist normalerweise die Folge von allem „Nichtgesagten", allen verdrängten Emotionen. Es ist, als ob ich meine seelischen Probleme in meinem tiefsten Inneren vergraben würde, wo sie unablässig Druck ausüben. Dieser droht **überhandzunehmen**. Eine schlecht ausgedrückte Kreativität (einschließlich der Sexualität) führt zu Schwierigkeiten auf der Ebene meiner **Harnblase**. Ich muss verstehen, dass ich zwangsläufig erleichtert sein werde, wenn ich mich von diesem Druck, was auch immer ihn ausmacht, frei mache. **Steine in meiner Harnblase** zeigen mir, wie verhärtet ich mir selbst gegenüber bin und wie sehr ich von meinen Emotionen abgetrennt bin. Dies führt zu Verwirrung und Zweifel. Wenn ich das **Bedürfnis habe, ständig zu urinieren**, liegt zwangsläufig ein ständiger Druck auf der **Harnblase**, die immer mit Emotionen überfüllt ist. Die Erlebnisse meines Lebens überholen mich. Mein Drang zu urinieren ist häufig sehr stark, denn ich befinde mich in mehreren Situationen, in denen ich mich gedrängt fühle, vielleicht sogar in einer Notlage. Möglicherweise bin ich eilig dabei, mich von all meinen Emotionen zu befreien, um zu vermeiden, dass ich sie leben und voll und ganz annehmen muss. Anstatt feste, dauerhafte Beziehungen mit anderen zu pflegen, lasse ich mich nur wenig auf andere Menschen ein. Ich probiere alle möglichen neuen Dinge aus und strebe die volle Kontrolle über meine Handlungen an; dabei habe ich aber Schwierigkeiten, mich auszudrücken und mich emotional anzupassen. Wenn eine Gefahr vorbei ist, muss ich urinieren, um den angehäuften Stress loszulassen. Ist die **Urinmenge** hingegen gewöhnlich nur **gering** (**Oligurie**), sind meine persönlichen Beziehungen „trocken", als befände ich mich in einer Wüste. Dieser Zustand wird oft von einer inneren Wut verursacht, die an mir nagt. Ein **Krebs** kann sich entwickeln, wenn ich mich dafür entscheide, mich von meinen sogenannten negativen Emotionen abzuspalten, sie aus meinem Leben zu **verbannen**. Ich lebe nur im Kopf und weigere mich, das Feuer zu sehen, dass schon mein Haus verbrennt. Anstatt Antworten in meinem Inneren zu finden, fühle ich das Bedürfnis, mich immer von außen zu betrachten. – Ich akzeptiere ↓♥, mich von meinen überholten Überzeugungen zu befreien, und schaffe in meinem Leben Platz für Neues. Ich akzeptiere ↓♥, meine Zeit und meine Person in meine zwischenmenschlichen Beziehungen zu investieren, und akzeptiere ↓♥, alle diese Emotionen, die meine **Harnblase** belasten, frei auszudrücken. Ich lasse meine vergangenen Emotionen, an denen ich mich festhalte, los. Ich lebe in Wahrheit und Klarheit.

Harnblasenentzündung (Zystitis) (siehe auch: Anhang C)

Die **Zystitis** ist eine **Harnblase**nentzündung, **die in der Regel infektiös ist**. Bei einer **Harnblasenentzündung** führen bestimmte Ereignisse oder Situationen dazu, dass ich **Gereiztheit** und **Frustrationen** sowie meine **Unzufriedenheit** zurückhalte. *Meine Erwartungen* sind derart enttäuscht worden, dass sich meine **Harnblase entzündet**. Ich stehe unter großem Druck. Die **Zystitis** tritt sehr oft bei einem plötzlichen Bruch auf: Es kann sich dabei um meinen Partner handeln, um einen Geschäftspartner oder um ein Familienmitglied. Die erlebte Hilflosigkeit ist groß und meine Emotionen sind schwer auszudrücken. Durch den inneren, affektiven Kampf empfinde ich Kälte und Hartherzigkeit. Das Schweigen ist Ausdruck einer tiefen Hilflosigkeit, denn ich fühle mich gefesselt, in Ketten gelegt, überwältigt. Ich hindere meine Emotionen am Selbstausdruck und richte meine Frustrationen gegen die anderen. Ich kann auch eine vermittelnde Rolle zwischen zwei Personen einnehmen, oft zwischen meinem Vater und meiner Mutter. Muss ich diese tatsächlich übernehmen oder mische ich mich damit nicht in ihre Leben ein? Eine Situation brennt in mir und die damit verbundene Emotion will sich in Luft auflösen. Die **Zystitis** kann in gewissem Sinn auch positiv sein, denn sie stört gewöhnlich meine sexuellen Beziehungen; diese sind nun viel distanzierter. In der Regel lebe ich in diesen Fällen einen Konflikt mit meinem Liebespartner und die vorhandene Wut macht sich plötzlich und übermäßig bemerkbar. Ich habe Schwierigkeiten, meinen Platz zu finden, meinen Raum in der Paarbeziehung. Ich brenne vor Ungeduld gegenüber einer Person. – Ich akzeptiere ↓♥, dass ich unbedingt loslassen muss, um mich davon frei zu machen, denn *wenn ich mich zurückhalte*, blockiere ich meine Energie aus reiner Angst. Meine Unzufriedenheit mit den Ereignissen führt zu Druck und zu einer **Entzündung** meiner **Harnblase**. – Ich akzeptiere ↓♥, möglichst gründlich in der Gegenwart zu leben, und stelle fest, dass ich bessere Erfahrungen machen kann, wenn ich offen bleibe. Ich bin aktiv und gehe entschlossen voran.

Harnröhrenentzündung (Urethritis) (siehe auch: Anhang C)

Eine **Harnröhrenentzündung** ist eine Entzündung des Kanals, der den Urin vom Blasenhals zur äußeren Öffnung der Harnröhre, der Mündung, leitet. Dieser Zustand zeigt mir, dass es mir schwerfällt, neuen Situationen den Vortritt zu lassen. Ich lasse Aggressivität die Oberhand gewinnen. Oft kann eine ungelöste Situation mit meiner

Mutter die **Urethritis** auslösen. Ich habe Schwierigkeiten, meine Grenzen abzustecken. Ich will andere kontrollieren und bin sehr wütend. Gerne hätte ich mein Leben in der Hand, aber ich muss mir **bewusst** machen, dass dies eine Illusion ist und dass ich bestimmte Dinge oder Personen loslassen sollte. Ich habe keine Macht über mich selbst! – Ich akzeptiere ↓♥, neue Ideen freier fließen zu lassen und meinen Meinungen gegenüber, die sich ändern können, geistig aufgeschlossen zu bleiben, weil ich weiß, dass ich mich ständig verändere und weiterentwickle.

Harnvergiftung

(siehe auch: Nierenprobleme)

Eine **Harnvergiftung** ist gekennzeichnet durch einen anormal hohen Gehalt an Harnstoff im Blut. Harnstoff ist ein Bestandteil des **Urins**. Dieser Harnstoffgehalt kann anormal hoch sein; normalerweise ist die Ursache eine Niereninsuffizienz. Eine Leberinsuffizienz kann dagegen einen unnormal niedrigen Harnstoffgehalt auslösen. Die Proteine sind schlecht integriert und ich muss mich fragen: „Welcher Aspekt meines Lebens ist nicht so verarbeitet, wie ich es mir wünsche?" Ich fühle mich verpflichtet, alles hinter mir zu lassen. Ich habe den Eindruck, alles zu verlieren. Die **Urämie** tritt oft dann auf, wenn ich mich von meinem angestammten Boden entwurzelt fühle, wenn ich mich ans andere Ende des Ozeans ins Exil flüchten muss. Ich weiß nicht mehr, wo ich mich in meinem Leben befinde. Was ist für mich wirklich gut? Ich versteife mich darauf, bestimmte Dinge zu tun, manchmal mit Ausdauer und Starrheit. Mein Kopf steuert mein Leben, aber nicht mein **Herz♥**. Ich versuche, der Beste zu sein, was meine Beziehungen mit Autoritäten erschwert. Der **Urin** steht im Zusammenhang mit meinen alten Emotionen, die ausgeschieden werden wollen. – Ich akzeptiere ↓♥, in meinem Leben auszumisten, und bleibe offen für neue Einstellungen. Ich höre auf meine Bedürfnisse und auf meine innere Stimme.

Hasenscharte

(siehe: Lippen-Kiefer-Gaumenspalte)

Hass

Viele Krankheiten haben **Hass** als Ursache. Wenn wir **Hass** nähren, verabscheuen wir Menschen, werden boshaft, machen verletzende Bemerkungen voller Wut im **Herzen♥**. Das Gefühl des **Hasses** führt zur Selbstzerstörung: Es zerstört die Person, die den Hass hebt, mehr als denjenigen oder die Situation, gegen den oder die er gerichtet ist. Wenn ich **Hass**, Wut empfinde, habe ich das Gefühl, dass mich innerlich etwas verbrennt; das kann verschiedene Organe betreffen: Verdauungssystem, Atemwege, Gallenblase und Leber. Am Fortschreiten der Symptome, die der Körper zeigt, lässt sich ein immer stärkeres Unwohlsein erkennen. Ich kann sogar einen Krebs anziehen. Der **Hass** behält die Oberhand, wenn ich den Eindruck habe, dass die anderen mich daran hindern, mein Leben zu leben. Ich möchte, dass es nach meinem

Kopf geht, und wenn die Dinge nicht so verlaufen, wie ich es mir vorstelle, reagiere ich heftig. Anstatt offen zu bleiben und mich für die Sicht der anderen zu interessieren, beharre ich auf meinen Positionen. So verweigere ich jede Verantwortlichkeit für mein Leben. – Ich akzeptiere ↓♥, dass **Liebe** die Basis allen Lebens ist. Ich lerne, mir und den anderen zu verzeihen. Ich akzeptiere ↓♥, die Menschen und Situationen anders, mit **Liebe** zu verstehen. Nur in der Öffnung für andere kann ich meinen Blick auf die Dinge verändern und mich von diesen Beurteilungen und dem **Hass** befreien, deren Gefangener ich war.

Haut (allgemein)

Die **Haut** bedeckt meinen gesamten Körper und grenzt das Innere vom Äußeren ab, das heißt, sie ist die Grenze meiner Individualität. Durch ihre Oberfläche ist meine **Haut** das größte Organ meines Körpers. Sie ist eine Schutzschicht, die genau meinen Lebensraum umschließt, und sie ist ein treues und unbewusstes Abbild meines inneren Zustands. Meine **Haut** ist die Verlängerung meines Empfindens, meiner inneren Sensibilität. Sie ist der Spiegel meines Intimlebens, meine Visitenkarte. Sie analysiert alle Kontakt-informationen. Wenn ich ein sanfter Mensch bin, ist auch meine **Haut** sanft. Wenn ich sehr empfindlich bin, gilt das auch für meine **Haut**. Bin ich im Gegenteil mir selbst und anderen gegenüber eher hart, so wird auch meine **Haut** hart und dick. Ist meine **Haut** gereizt, dann fühle ich mich durch etwas oder jemanden in meinem Leben gereizt. Bei großer Unsicherheit bekomme ich feuchte **Haut**, während eine stark schwitzende **Haut** negative Emotionen ausscheidet, die ich festhalte, obwohl ich mich von ihnen trennen sollte. Eine Krankheit, die meine **Haut „berührt"**, zeigt mir, dass ich Schwierigkeiten auf der kommunikativen Ebene mit meiner Umwelt habe. Ich fühle einen Verlust in Bezug auf meine Integrität. Der Zustand meiner **Haut** zeigt mir meine Beziehungen zum anderen Geschlecht. Meine Individualität ist in Frage gestellt, meine Intimität und meine Verletzlichkeit können bedroht sein. Wo befinden sich meine Grenzen? Wo sind meine Unverträglichkeitszonen? Meine **Haut** reagiert, wenn ich das Bedürfnis habe, selbst zu berühren, oder danach, berührt zu werden, und in diesem Bereich einen Mangel spüre. Deswegen könnte ich im Augenblick einer **Trennung** ein **Ekzem** oder eine **Psoriasis** entwickeln: Meine Haut ist im Stress, sie ist bedürftig und wird rot und wütend, da sie nicht versteht, warum sie keine Zuwendung oder Zärtlichkeit bekommt. Ich erfahre eine immense **Kälte** auf affektivem Niveau und habe Schwierigkeiten, mich an mein neues Leben, meine neue Situation **zu gewöhnen**. Der Zustand meiner **Haut** spiegelt also die Qualität meiner Beziehungen zur Außenwelt wider.

Haut – Akne

(siehe auch: Haut – Pickel / Mitesser, Gesicht)

Akne im Gesicht steht im Zusammenhang mit der **Individualität** (dem Kopf), mit meiner inneren Harmonie und den äußeren Ereignissen. Das Gesicht ist der Teil von mir, der den anderen zuerst begegnet, der mir Akzeptanz oder Ablehnung verschafft. **Akne** kann dann auftreten, wenn ich in einem emotionalen oder geistigen Konflikt mit meiner eigenen Wirklichkeit stehe. Dieser Konflikt steht im Zusammenhang mit meinem Selbstausdruck und meiner inneren Wesensart. **Akne ist also ein sichtbares Zeichen von Gereiztheit, Groll, Ablehnung, Angst, Scham oder Unsicherheit mir selbst oder anderen gegenüber und zeigt, dass ich mich selbst nicht akzeptiere ↓♥. Ich finde mich hässlich und manchmal sogar abstoßend!** Alle diese Emotionen sind in mir in **Wallung**. Meine innere Revolution manifestiert sich in einer Revolution der Eiterbläschen. Dieser Ausdruck meiner Emotionen hat gänzlich mit der Bestätigung meiner Identität, mit **Liebe** und mit der bedingungslosen Akzeptanz ↓♥ meiner selbst zu tun. Schließlich erlebe ich mein Leben als **sauer**, da ich mich ständig zu dem Bild mache, das ich in die anderen hineinprojiziere und das sie sich von mir machen. Anstatt Freiheit und Bewegung zu leben, schließe ich mich in meine innere Welt und in meine Ängste ein. **Akne** äußert sich körperlich in auf der Oberhaut sichtbaren Hautläsionen. Es ist mir bekannt, dass Fastfood die Entstehung von **Akne** begünstigen und die Funktion der Leber (als Sitz der Wut) beeinträchtigen kann. Dies erinnert mich daran, dass ich durch meine Gier beim Essen nur meine innere Leere füllen will. Bei Jugendlichen steht **Akne** oft im Zusammenhang mit den inneren Veränderungen, die ich in dem Augenblick erlebe, wo ich entscheiden muss, mich mir und anderen zu öffnen (Widerstand, Entscheidungen) oder mich den Veränderungen in meinem Leben zu stellen, meine Innenwelt an meine Sichtweise der Außenwelt anzupassen. Da ich kein Kind mehr aber auch noch nicht wirklich erwachsen bin, kann ich mich in einer unbequemen Situation in Bezug auf **mein Selbstbild** befinden. Ich kann sogar Angst haben vor dem, was andere über mich denken und wie sie mich beurteilen, Angst, das **Gesicht zu verlieren**. Mit anderen Worten ist der Auslöser für **Akne** eine unbewusste Angst vor meiner Sexualität und dem Versuch, nach außen darzustellen, was ich wirklich bin. Als Jugendlicher wende ich mich in meinem Verhalten den anderen zu, auch wenn ich vielleicht genau das Gegenteil tun möchte. Ich mache mich hässlicher, um *die* Menschen aus meinem Einzugsbereich und meinem Umfeld herauszufiltern, die ich dort nicht haben will. Ich ziehe Grenzen, ich markiere mein Territorium auf eine bestimmte Weise und lasse nur *die* Menschen hereinkommen, mit denen ich mich wirklich gut fühle. Ich will meinen Frieden haben und von den anderen, die ich unbewusst auf Distanz halte, nicht gestört werden. Ich ziehe mich in mich selbst zurück und möchte so bleiben. Ich kann mich nicht ausreichend lieben, weshalb mich auch andere nicht lieben können, und ich weiß, dass mich irgendetwas beunruhigt und etwas Negatives unter meiner **Haut** bildet. Ich vergleiche mich mit den anderen und finde jede Menge Fehler bei mir (zu dick, zu groß, usw.). Ich fühle mich in meinem Lebensraum eingeschränkt und lehne mich ab. Ich fühle mich von meinen Eltern auf übertriebene Weise kontrolliert und gegängelt. Ich rebelliere leicht gegen die Autorität und negiere etablierte Regeln. Ich identifiziere mich mit dem einen Elternteil, um dem anderen zu gefallen, anstatt mir meine eigene Identität zu bewahren. So trenne ich einen Teil meiner Selbst ab. **Akne** kann an verschiedenen Stellen des Körpers auftreten. Am **Rücken** steht sie für meine Vergangenheit, meine Gewohnheiten, meine früheren Ängste. Es handelt sich um eine Art der Selbstablehnung. Möglicherweise wende ich die Ablehnung aber auch gegen Menschen, denen ich ihre mangelnde Unterstützung vorwerfe. Im **oberen Bereich des Rückens** steht sie für verdrängte Wut und Gereiztheit, die nach Linderung sucht. Auf **der Brust** steht sie für die Zukunft und das, was sie mir bringen wird. **Akne** bedeutet die **Suche nach meinem Lebensraum** und **dem Respekt der anderen** im Zusammenhang damit. – Indem ich die Veränderungen in mir in meinem **Herzen** akzeptiere ↓♥, kann ich auf gesunde und natürliche Art für meine (sexuellen und anderen) Grundbedürfnisse offen bleiben. Eines Tages werde ich den Menschen finden, der meinen Erwartungen entspricht. – Ich muss meinen Platz mit dem **Herzen♥** einnehmen und den anderen nötigenfalls sagen, welches mein Lebensraum ist und welchen Platz sie in Bezug darauf einnehmen können. – Ich akzeptiere ↓♥ mich und liebe mich so, wie ich bin, und höre auf, anderen um jeden Preis gefallen zu wollen! Ich akzeptiere ↓♥, dass ich auf die anderen zugehen muss, und lasse es zu, dass sich auch die anderen mir nähern, in aller Sicherheit.

Haut – Akrodermatitis

Die **Akrodermatitis** ist eine Hautkrankheit, die hauptsächlich die Handflächen und die Fußsohlen betrifft, an denen sich vier der zwanzig kleineren Energiezentren (Chakren) des Körpers befinden. Ich stelle mir Fragen zu den Opfern, die ich mir auferlege. Sind sie notwendig? Kann ich von meiner Zeit und meiner Energie anbieten, wie es mir passt, in meinem Rhythmus? Ich bin sehr sensibel; so habe ich eventuell Schwierigkeiten, Beziehungen und Ereignisse meines Lebens zu verarbeiten. Die **Akrodermatitis** zeigt mir, dass ich mehr **Liebe** mit meinen Händen geben muss, vor allem meinen Familienmitgliedern, weil das in jeder Handfläche gelegene Energiezentrum eine Erweiterung des Energiezentrums des **Herzens♥** ist, das für die **Liebe** steht. Ich kann eine Heilmethode durch Auflegen der Hände lernen. Dies wird mir helfen, die Energie der Liebe fließen zu lassen, die ich für mich selbst blockiere. Ich kann auch kreative Arbeiten mit meinen Händen ausführen, malen oder zeichnen, damit diese Energie freier durch meine Hände fließen kann. Was die Füße angeht, muss ich mir vorstellen, dass ich auf einem heiligen Boden laufe und die Energie in mir frei zur Erde hin strömen lasse, da ich weiß, dass ich durch das freie Fließen dieser Energie ständig etwas empfange.

Haut – Akrokeratose

(siehe auch: Haut – Akrodermatitis)

Wie die Akrodermatitis betrifft auch die **Akrokeratose** die Fußsohlen und die Handflächen, wobei es zu einer Verdickung der Oberhaut kommt. Ich setze meine geistige

Energie ein, um mich davor zu schützen, mit den Händen etwas geben zu müssen und mich in größerer Harmonie mit der Erde zu befinden. Ich habe Angst vor Veränderung und so wage ich es nicht, auf die anderen zuzugehen. Ich verhärte mich und schiebe jede neue Gelegenheit, die sich mir bietet, beiseite. Ich fühle mich eingeschränkt und werde ungeduldig und impulsiv. – Ich akzeptiere ↓♥, meinen Geist von meinem Ängsten zu befreien. Ich wage es, ins Leben hineinzubeißen: Ich vertraue und öffne mich dafür, in aller Sicherheit zu geben und zu empfangen. Meine Neugier öffnet mir Türen für neue Erfahrungen, die mir erlauben, mich wieder an die Menschen anzunähern. Ich kann mich der Vorschläge im Abschnitt **Akrodermatitis** bedienen, um die Energie fließen zu lassen.

Haut – Albinismus oder Albinos (siehe auch: Haut – Vitiligo)

Albinismus ist die Unfähigkeit, Melanin zu produzieren, das eine Rolle bei der Pigmentierung (Färbung) der Haut spielt. **Albinismus** betrifft die Haut allgemein, die Haare und die Augen (bei einem partiellen Melaninmangel leidet die Person an Vitiligo, dann gibt es unpigmentierte Flecken an bestimmten Körperteilen). „Lasse ich es zu, dass jemand mein Leben kontrolliert, weil er glaubt, er könne alles besser oder ich sei unfähig oder das übersteige meine Kräfte?" Ich glaube, kein Recht auf das Leben zu haben. Ich will mich weit davon entfernen, solange der Blick der anderen auf mir lastet. Ich lehne mich ab, ich schließe mich von der Welt aus, die mich umgibt. Ich gebe mir die Verantwortung für alle Fehler dieser Welt und möchte mich unbewusst reinigen. Ich fühle mich wie ein Phantom, ohne **Seele** oder eigene Identität. Ich akzeptiere ↓♥ von heute an, anders und einzigartig zu sein, nicht nur aufgrund meines Körpers, sondern auch weil ich unzählige Qualitäten besitze, die aus mir ein wunderbares Wesen machen. Ich kann meine Talente in den Dienst der Menschheit stellen und so werde ich mir meiner Kraft **bewusst**.

Haut – Blasen

Eine **Blase** ist eine Ansammlung von Flüssigkeit zwischen zwei **Haut**schichten, der Oberhaut und der Lederhaut, die durch wiederholte Reibung an ein und derselben Stelle entsteht. Die derart angesammelte Flüssigkeit dient als natürlicher Schutz des Körpers. Sie zeigt also, dass es mir an Schutz vor allem in emotionaler Hinsicht oder an Widerstandskraft mangelt. Die **Blase** erinnert mich an eine **emotionale Schwäche und** die Stelle, an der sie auftritt, gibt mir einen Hinweis, wo dieser Schwachpunkt liegt. Eine **Blase** an den **Füßen** steht im Zusammenhang mit meinem Begriff von Sicherheit, dem Boden, auf dem ich laufe, der Richtung, die ich in meinem Leben einschlage, und dem Gefühl der Unsicherheit, das daraus resultieren kann. Liegt sie hinten an der **Ferse**, steht sie im Zusammenhang mit meiner Mutter und meinen eigenen mütterlichen **Eigenschaften**. Ich muss mich fragen, ob ich mich im Leben wirklich weiterbewege oder ob ich mir nicht nur Geschichten erzähle. Ich bin sehr hart mit mir selbst. Ich lasse mich leiden und beweine die anderen. So will ich meine **Haut** verhärten, genauso wie ich meine Emotionen verhärte, um nicht noch mehr zu leiden. Ich wehre mich gegen jemanden oder gegen etwas. Eine **Blase** an den **Händen** zeigt mir Gereiztheit und Frustration in meinen Tätigkeiten oder in meiner Lebensführung. Ich neige dazu, andere zu idealisieren, anstatt all die schönen Qualitäten zu sehen, die ich habe. Wenn ich also die Stelle betrachte, an der sich die **Blase** befindet, kann ich erkennen, was mich in meinem Leben ärgert, was mir Reibung und unbewussten Kummer (Flüssigkeit) verursacht. Es kann sich um etwas handeln, was ich sehe oder fühle. Ich empfinde mich als Außenseiter, denn meine Vision des Lebens unterscheidet sich von der der anderen. Ich will ein Kanal sein und meine Kenntnisse und Erfahrungen teilen, aber oft stellen sich die Menschen taub und fühlen sich durch meine Äußerungen gestört. Die **Blase** wird mir eine bessere Kenntnis meiner Empfindungen verschaffen. Ich frage mich, welche Emotionen an die **Haut**oberfläche dringen und nun kurz vorm Bersten sind. Eine innere Spannung drängt nach außen. Ich neige dazu, mich einzuengen, was sich in Aggressivität äußert, die ich oft gegen mich selbst richte. – Ich akzeptiere ↓♥, meine Emotionen umso mehr auszudrücken und so dem Fluss des Lebens zu folgen. Ich befreie mich von jeder Grenze, die ich mir selbst gesetzt habe.

Haut – Blaue Flecken

Blaue Flecken werden auch als Prellung bezeichnet. Es handelt sich um blutunterlaufene, rote, bläuliche oder schwarze Stellen, die entstehen, wenn ich mich an einem harten Gegenstand stoße, der meine **Haut** zerquetscht. Diese Prellung lässt sich auf eine **verdrängte Emotion**, geistigen Schmerz oder eine tiefe Angst zurückzuführen, die ich nicht zum Ausdruck bringe. Meine Aggressivität wendet sich gegen mich. Sie kann in Augenblicken großer Müdigkeit auftreten, wenn ich mich nicht in meiner Mitte befinde. Ich suche nach meiner wahren Macht über das Leben und die Ereignisse. Ich flüchte vor meinen Emotionen und habe den Eindruck, nichts zu sein, ich **verschwimme** in der Masse. Ich fühle mich als Sklave der anderen und frage mich, wo der Platz ist, der mir zusteht. Ich überlasse den anderen die Autorität, die ich selbst durch meine Worte und meine Handlungen manifestieren sollte. Ich flüchte vor meinem wahren persönlichen Wert. Mein Schwächegefühl irritiert mich sehr! Ich fühle mich aus irgendeinem Grund **schuldig**, will mich **bestrafen**, benehme mich wie ein Opfer; es fehlt mir an Widerstandskraft gegen die Ereignisse des Lebens (Neigung zu **blauen Flecken**). Das Leben warnt mich also umgehend, dass ich nicht in die richtige Richtung gehe, wenn ich mich an diesem Gegenstand stoße. Normalerweise ist der Gegenstand unbeweglich, **das heißt also, dass ich dagegenstoße, wenn ich in seine Richtung gehe und nicht umgekehrt**. Also bestrafe ich mich selbst. Gebe ich Acht, wohin ich gehe? Bewege ich mich behutsam durch das Leben oder neige ich zu unvermittelten Aktionen? Bin ich aufmerksam genug, um weiterzumachen, oder bin ich durch meine inneren Verletzungen, die sich jetzt in den blutunterlaufenen Stellen körperlich zeigen, zu schwach und müde? Bin ich innerlich ruhig genug? Habe ich genug Abstand zu einer Situation, um deren Sinn zu erfassen? Ich flüchte und bin „anderswo". Ich möchte so gerne durch mein Handeln von anderen geliebt und anerkannt werden, und so richte ich meine ganze Aufmerksamkeit auf das, was ich tun muss, und sehe dadurch nicht mehr, was sich in meine Richtung bewegt. Ich schlage mir die Nase auf, indem ich mir Fragen stelle, und glaube, dass sie ohne Antworten bleiben. Ich werde „eigensinnig" anstatt ausdauernd. Ich „habe den Blues", denn ich wünsche mir **Liebe** und Anerkennung und bekomme nur Gewalt und „Tiefschläge" zurück. Ich fühle mich als Opfer der Ereignisse und glaube, diese aushalten zu müssen. Ich bemitleide mein eigenes Schicksal oder bin vor Wut außer mir: Ich glaube, mich gegen das Leben schlagen zu müssen, also verletze ich mich selbst, weil ich meiner Auffassung nach nicht mehr verdiene. Möglicherweise muss ich meine Position korrigieren, um den Hindernissen auf meinem Weg ausweichen zu können. – Ich akzeptiere ↓♥ es, wieder die Kontrolle über mein Leben zu übernehmen. Es ist sehr wichtig, dass ich Entscheidungen treffe, die in Übereinstimmung mit mir selbst und meiner Entwicklung sind, und dass ich dafür die Verantwortung trage. Ich sorge mehr für mich und habe nicht mehr das Bedürfnis, mich selbst zu verletzen, denn ich weiß, dass ich es verdiene, glücklich zu sein und dass sich andere um mich kümmern. Ich nehme wieder die Zügel meines Geschicks in die Hand. Ich respektiere mich und **akzeptiere** ↓♥, meinen Lebensrahmen zu verändern, um flexibel gegenüber dem zu bleiben, was das Leben mir bietet.

Haut – Dermatitis

Eine **Dermatitis** ist eine Entzündung der **Haut**. Eine Entzündung ist eine stille Wut, eine unterdrückte Gereiztheit, die zum Ausdruck kommen will. Dabei kann ich über mich selbst wie auch über andere wütend sein. Die **Dermatitis** ist meine Art zu reagieren, wenn mir jemand „unter die **Haut** geht", mich durcheinanderbringt, mich stört, oder wenn ich wegen einer Situation frustriert bin. Sie zeigt das Bedürfnis nach körperlichem Kontakt (Berührung), das nach Erfüllung sucht, oder das Bedürfnis, einem Kontakt aus dem Weg zu gehen, der mir gegen meinen Willen aufgezwungen wird. Meine Verletzlichkeit und meine Sensibilität sind bedroht. Ich fühle mich unwohl und erlebe einen gewissen Zwiespalt angesichts der Grenzen in meinen Beziehungen. Bis wohin geht meine Freiheit, bis wohin fühle ich mich noch völlig in Sicherheit? Weil es mir schwerfällt oder ich nicht den Mut habe, dem anderen zu sagen, dass er aufhören soll, oder wenn ich, ganz im Gegenteil, mein Bedürfnis nach menschlichem Kontakt, Zärtlichkeit, usw. nicht zum Ausdruck bringen kann, „**kocht meine Haut vor Wut**". Ich fühle mich mit meiner Mutter unwohl: Entweder glaube ich, dass sie mich ablehnt oder dass sie mich überbeschützt, und das stört mich. – Ich akzeptiere ↓♥, wie wichtig es ist, dass ich meine Bedürfnisse respektiere, sie den betreffenden Menschen mitteile, und die **Dermatitis** kann von allein abheilen.

Haut – Eitergrind (Impetigo)

Eitergrind ist eine ansteckende Infektion an der Oberhaut, die am häufigsten Kleinkinder im Alter von weniger als zehn Monaten betrifft. Ich erlebe eine sehr schwierige Zeit auf emotionaler Ebene. Jemand vergiftet meine Existenz, aber ich kann mich nicht ausdrücken und so spricht mein Körper für mich. Ich fühle mich verletzlich, überfallen und wäre gerne in Sicherheit und von der Außenwelt geschützt. Ich werde anscheinend ungerecht behandelt und mein Gleichgewicht ist beeinträchtigt. Diese Person oder diese Sache möchte ich aus meinem Leben entfernen oder verjagen, aber ich weiß nicht wirklich, wie ich das anfangen soll. Ich lehne ab, was sich sehe. – Ich öffne mein **Herz♥** einer Vertrauensperson in meiner Umgebung und akzeptiere ↓♥, meine Geheimnisse preiszugeben. Dadurch kann ich mich von einem großen Kummer befreien oder sogar von einem großen Leiden. Ich akzeptiere ↓♥ meine eigenen Grenzen. Ich sorge dafür, dass sie von den Menschen in meiner Umgebung respektiert werden, wodurch ich die innere Sicherheit finden kann, die ich so sehr brauche.

Haut – Ekzem

Ein **Ekzem** ist eine Hauterkrankung, bei der die **Haut** von roten Arealen bedeckt ist; sie können sowohl beim Erwachsenen als auch beim Kind auftreten. Ich bin überempfindlich. **Ich habe nicht gelernt zu lieben**. Da ich Angst vor Verletzungen habe, richte ich mich stark nach dem, was die anderen von mir erwarten. Ich habe Angst, verlassen zu werden. Wenn ich an einem **Ekzem** leide, habe ich bereits die Erfahrung einer schlimmen Trennung gemacht, wie beispielsweise anlässlich eines Umzugs, eines Wechsels der Schulklasse oder eines Disputes, der schließlich zu einer Trennung geführt hat. Es kann sich sogar um einen Zeitpunkt noch während der Schwangerschaft handeln. Infolgedessen habe ich viele Schwierigkeiten, mich an neue Lebensbedingungen zu **gewöhnen**. Manchmal ereignet sich alles auf der Ebene des Empfindens, denn von außen gesehen hat es hier anscheinend keine großen **Veränderungen** gegeben. Vielleicht habe ich gefühlt, dass meine Werte mit Füßen getreten wurden, und es ist so, als ob mein tiefstes Wesen zurückgewiesen wurde. Ich glaube, in meinem Leben keine Macht mehr zu haben. Ich neige dazu, Situationen in meinem Leben immer wieder neu zu erschaffen, in denen ich mich getrennt gefühlt habe, besonders von Personen, die ich liebe. Da das **Ekzem** die Haut „berührt", fehlt es mir möglicherweise an Kontakt, an Berührung von dem Menschen, mit dem ich vor der Trennung zusammen war. Ich sollte Trauerarbeit leisten. Da meine **Haut** den Kontakt zu dem anderen hergestellt hat, der mir jetzt **genommen wurde**, drückt sie ihr Bedürfnis nach Berührung in Form eines **Ekzems** aus. Sie sagt mir: Ich bin schon geliebt worden, aber das war in der Vergangenheit … Das **Ekzem** zeigt mir außerdem meine Ambivalenz gegenüber der Berührung: Ich brauche sie, aber sie macht mir auch Angst. Wenn das **Ekzem** überall verbreitet ist, war die Trennung plötzlich, vollständig und geschah früher als vorausgesehen. Es ist so, als ob meine **Haut** einen Schrei schicken würde, einen Hilfe**ruf**. Wenn ich zum Beispiel nur an den **Händen** ein **Ekzem** habe, kann ich mich fragen, ob ich nicht einem Haustier sehr nahe gestanden habe, das ich verloren habe: Da ich dieses Tier mit der Hand berührte, befand sich das **Ekzem** vor allem an diesem Ort. Möglicherweise erlebe ich auch eine Situation, in der ich mich frustriert fühle, denn ich ärgere mich, nicht agieren zu können oder nichts zu bekommen. An den **Ellbogen** und an den **Knien** manifestiert das **Ekzem** einen Rückzug in mich selbst, der mich ärgert. Das führt dazu, dass ich mich isoliere, zurückziehe und herabsetze. **Ich vergesse mich ständig auf Kosten der anderen**. Ich gebe viel um das, was die anderen über mich denken könnten, oder um ihre Art, mich wahrzunehmen. Das Bild, das ich von mir gebe, ist sehr wichtig. Es fällt mir schwer, ich selbst zu sein. Ich empfinde große Unsicherheit, weil ich nicht weiß, wie mein Schicksal verlaufen wird, und deshalb werde ich ängstlich. Ich wechsle von Verzweiflung zu Auflehnung und zu Wut, all dies in Wellen. Diese **Wallungen** von Ungeduld, die ich angesichts einer zu regelnden Situation erlebe, drücken sich über meine Haut aus, die nach außen hin brodelt. Schließlich empfinde ich **Frustration** und **Gereiztheit** und viel **Kummer**. Meine Emotionen sind „hautnah". Ich versuche zwar, immer allen anderen zu gefallen, vergesse aber meine eigenen Bedürfnisse darüber, nur um von den anderen geliebt zu werden. Ich bin von einem Teil von mir abgespalten. Ich handele entsprechend den Erwartungen der anderen, anstatt zu tun, was mir gefällt. **Ich lehne mich ab**. Ich mag mich nicht so, wie ich bin. Da die **Haut** und deren schlechter Zustand oder ihre „Hässlichkeit" für alle sichtbar ist, bestätigt mein Körper das Bild, das ich in meinem Inneren von mir habe. Je mehr ich mich selbst ablehne, desto mehr ziehe ich Menschen an, von denen ich mich auch abgelehnt glaube. So äußert sich meine Angst vor Ablehnung! Ich ziehe mich zurück und schotte mich von der äußerlichen Wirklichkeit ab, obwohl ich doch innerlich nichts anderes will, als in Kontakt mit den Menschen zu kommen. Ich kann auch emotional gereizt sein, ohne dass mir das bewusst wäre. Durch das **Ekzem** errichte ich eine körperliche **Barriere** zwischen mir und den anderen, um mich vor Bedrohung oder Verletzung zu **schützen**. Als Baby entwickle ich allerdings dann **Milchschorf (seborrhoisches Ekzem)**, wenn ich mehr menschliche Wärme und Körperkontakt mit den Menschen brauche, die ich liebe, besonders mit meiner Mutter. Da ich mich isoliert fühle, bekomme ich ein **Ekzem**, um mich den anderen zu nähern. Ich bin sehr verletzlich. Ich brauche **Liebe** und Aufmerksamkeit. Die meisten Ekzeme beim Säugling treten im Alter zwischen zwei und sechs Monaten auf. In diesem Alter wird sich das Kind seiner eigenen Existenz bewusst und dass es von seiner Mutter getrennt ist. Diese „Trennung" führt zu Unsicherheit und Angst und so entsteht das Ekzem. Als Kind brauche ich einen **direkten Hautkontakt** mit einem geliebten Menschen und nicht einen indirekten Kontakt durch Decken oder Kleidung. Möglicherweise fühle ich mich ohnmächtig gegenüber „all diesen großen Menschen, die mich umgeben". Ich fühle mich angesichts dieser ohnmächtig, verletzlich gegenüber den Reaktionen der anderen. Egal ob ich ein Kind oder ein Erwachsener bin, dieses **Ekzem** bedeutet, dass ich loslassen muss, um ich selbst zu werden und mein so lange verstecktes Ich zu finden. Meine Persönlichkeit ist gefangen und ich schneide bestimmte Teile meines Selbst von mir ab. Lieber lebe ich oberflächlich und bestrafe mich, da ich glaube, nichts Besseres zu verdienen. – Ich akzeptiere ↓♥, bestimmte Verhaltensweisen, Denkmuster loslassen, um mich von meiner Vergangenheit zu lösen und mich auf die vor mir liegenden Handlungen zu konzentrieren, damit ich mein Potenzial nutzen kann. Ich akzeptiere ↓♥ und liebe mich so, wie ich bin. **Ich kann nur das bekommen, was ich mir selbst gebe**. Deshalb kläre ich meine wahren Bedürfnisse und handele ihnen entsprechend. Ich lerne, voll in der Gegenwart zu leben, da ich weiß, dass jede meiner heutigen Handlungen mein Morgen gestaltet. Ich schreite mit Vertrauen im Leben voran. So bekomme ich eine „neue **Haut**".

Haut – Erfrierungen

(siehe auch: Erkältung)

Erfrierungen werden durch Kälte verursacht und äußern sich in starken Rötungen an Ohren, Nase, Händen, Füßen. Die Rötungen gehen ins Bläuliche, sind dick, kalt und oft schmerzhaft. Manchmal führen **Erfrierungen** zu kleinen Blasen auf der **Haut**. Das Leben verbrennt mich, deshalb habe ich meine Reaktionen **eingefroren**. Bei **Erfrierungen** an den Händen oder den Fersen muss ich mich langsamer bewegen. Ich hindere mich am Fühlen. Andererseits klammere ich mich an bestimmte Situationen, außerhalb derer ich nichts wahrnehme. Körperlich mache ich den Eindruck eines sehr tatkräftigen Menschen, während ich innerlich leer, erschöpft bin. Ich mag nicht mehr weitergehen und mein Lebenswille bleibt stecken, wird unbeweglich. Ich frage mich sogar, warum ich lebe. Meine Gedanken sind steif und vermindern die Blutzirkulation. Die Kälte, die die **Erfrierungen** verursacht hat, liegt an meiner eigenen Frostigkeit, oft im Zusammenhang mit einem Familienmitglied; ich fühle einen Mangel an **Liebe**. Die frostige Qualität dieser Person lässt meine Seele erfrieren. Ich lebe in Angst, ich habe die „Kälte im Rücken". Ich weigere mich, meine Grenzen anzuerkennen oder zu akzeptieren, dass man meinen Lebensraum verletzt. Die familiäre Disharmonie lastet schwer auf mir. – Anstatt nur die negativen Aspekte meiner Erfahrungen zu sehen, **akzeptiere ↓♥ ich, die Vergangenheit loszulassen und mich dem Leben zu öffnen**. Wenn ich mich dem Leben öffne, kann ich wieder die ganze Liebe sehen, die mich umgibt, und in Harmonie mit mir selbst und meinem Umfeld leben.

Haut – Feuermal

Feuermale (in der medizinischen Fachsprache **Hämangiome** genannt) sind sehr häufig auftretende Fehlbildungen an den kleinen Blutgefäßen oder Kapillaren, die in der oberen Schicht der **Haut** liegen. Wenn ich bereits bei meiner Geburt ein **Feuermal** hatte, kann ich damit anfangen zu untersuchen, an welcher Körperstelle es liegt. Im Allgemeinen entspricht es einer starken Emotion, häufig Wut oder Kummer, die meine Mutter, während sie mich erwartete, empfunden hat und von der auch ich betroffen war. Ich werte mich durch ein Schamgefühl ab, das tief in mich hineinreicht und anscheinend die ganze Familie tangiert. Es kann in Zusammenhang mit familiären Kontakten stehen, die mich entweder verpflichten oder die ganz fehlen und dadurch sehr **verwirrend** sind. Ich hänge sehr an meiner Familie. Ich greife lieber an, anstatt mich selbst zu behaupten. Oft sind die **Feuermale** ziemlich sichtbar und ich würde gerne mit der **Menge** verschmelzen, sodass man mich nicht bemerkt. Da es möglich ist, diese **Feuermale** mit Hilfe der Laserchirurgie ganz oder teilweise zu entfernen, mache ich mir meine Beziehung zu dem **Feuermal** bewusst, um es zu integrieren und mehr ich selbst zu sein. – Ich kann die Scham, die sich in dieser Rötung verbirgt, nicht mehr ertragen: Ich befreie mich davon und akzeptiere ↓♥, mein eigenes Leben zu leben, unabhängig vom Leben der Familie.

Haut – Furunkel (siehe auch: Entzündung)

Ein **Furunkel** ist eine durch eine weißliche Masse abgestorbenen Gewebes gekennzeichnete Entzündung der Haut infolge einer bakteriellen Infektion. Ich habe das Gefühl, dass mir jemand oder etwas die Existenz vergiftet. Da ich aber meine ganze Wut, meine Ängste in mich hineinfresse, wächst mir die Situation über den Kopf und äußert sich in einem oder mehreren **Furunkeln**. Da sich die **Furunkel** auf der **Haut** befinden, ist die Wut, die ich empfinde, oft Folge einer Trennung von jemandem oder etwas Wichtigem, zu dem mir jetzt der Körperkontakt (Berührung) fehlt. Ich kann zum Beispiel gerade einen ruhmreichen Augenblick verfehlt haben, wo ich „der **Höhepunkt**" gewesen wäre, aber ich bin stattdessen im Abseits geblieben. Vielleicht handelt es sich um eine Promotion oder um eine Beförderung, die mir zwischen den Fingern zerronnen ist. Der Ort, an dem das **Furunkel** auftritt, gibt mir einen Hinweis auf den Aspekt meines Lebens, der mich so wütend macht, und den Grund dafür, weshalb „es in mir kocht", weswegen ich mich schmutzig fühle. Ein **Furunkel** an der linken Schulter zeigt mir beispielsweise, dass ich in Bezug auf meine familiären Verpflichtungen oder diejenigen in meiner Partnerschaft frustriert bin. Ich habe möglicherweise den Eindruck, zu viel zu tun, während mein Partner nicht genug tut. – Ich akzeptiere ↓♥, meine Wut auszudrücken und mir gegebenenfalls Hilfe zu suchen, um zu vermeiden, dass ich mich derart mit **Furunkeln** belaste.

Haut – Gürtelrose (siehe auch: Kinderkrankheiten – Windpocken)

Die **Gürtelrose** ist durch einen Hautausschlag gekennzeichnet, der einseitig und bandförmig entlang einer Nervenbahn auftritt. Da die Nerven unsere internen Kommunikationswege sind, weist der durch diesen Hautausschlag ausgelöste Schmerz auf eine Unterbrechung der Kommunikation in dem betroffenen Gebiet hin. Die **Gürtelrose** brennt wie Feuer (dieses Feuer kann sich um eine Wut über Kritik oder aus Angst handeln). Ich habe mich angegriffen gefühlt und empfinde tiefe Bitterkeit. Eine Situation oder ein Mensch hat mich verletzt und **Spannung** verursacht, obwohl mein Körper sich **Aufmerksamkeit** wünschte. Es kann sein, dass ich mich außerdem beschmutzt fühle. Der Schmerz erinnert mich an einen ungewollten Kontakt, eine erzwungene Unterwerfung unter eine Autorität. Meine spontane Reaktion besteht im Rückzug, darin, mich zu verschließen, in der Hoffnung, anderen Verletzungen auszuweichen. Dieses Verhalten lässt sich durch eine **große innere Unsicherheit** erklären, die diese Situation in mir ausgelöst hat. Aber auf diese Weise wende ich die Aggression, als deren Opfer ich mich fühle, gegen mich selbst und gebe meinen Angreifern Recht. Ich fühle mich ständig in Gefahr. Ich weigere mich, einen Teil meiner selbst zu sehen. Ich akzeptiere ↓♥, dass der mit einer Schwellung einhergehende Hautausschlag mir **bewusst** machen soll, dass ich eine starke emotionale Gereiztheit oder Reaktion auf jemanden oder etwas empfinde. – Dies führt zu übermäßigem Stress und macht mir meine Entscheidungen schwierig. Selbst wenn ich Harmonie in meinen Beziehungen und denen der anderen suche, habe ich einzig und allein Macht über mein eigenes Leben. Mein Körper rät mir, dem Strom des Lebens in mir zu vertrauen. Ich akzeptiere ↓♥ meine Empfindsamkeit, denn sie ist ein Teil meiner selbst. – Ich höre auf, mein eigener Feind zu sein, und akzeptiere ↓♥, mich wirklich genau anzusehen. Nur durch Kontakt mit jedem Teil meines Wesens kann ich mein Sicherheitsgefühl wiederfinden. Ich lerne, mich vom Leiden der anderen zu entfernen, da ich weiß, dass auch diese sich etwas **bewusst** machen müssen, um sich zu verwirklichen.

Haut – Analer Juckreiz (Analpruritus) (siehe: After – Analer Juckreiz)

Haut – Juckreiz (siehe auch: Haut – Hautausschlag)

Juckreiz, auch **Pruritus** genannt, geht von der **Haut** aus, dem großflächigsten Sinnesorgan des menschlichen Körpers. **Juckreiz** ist ein Reizungszustand durch etwas, was „unter die **Haut** geht" und mich an einer bestimmten Stelle oder innerlich **reizt**. Ich fühle mich auf Grund unbefriedigter Wünsche **verärgert** und eine gewisse **Ungeduld** macht sich breit und führt dazu, dass ich mich ständig kratze. Dieses Kratzen zeigt mir, dass die Dinge in meinem Leben nicht so laufen, wie ich es mir wünsche, dass ich von Vergnügen und Lebensfreude abgespalten bin, die ich gerne wiederfinden würde. Die Dinge bewegen sich für mich nicht schnell genug. Ich bin irritiert, unzufrieden mit meinem Leben und glaube, dass die anderen der Grund dafür sind. Oft suche ich das Glück, das in meiner Reichweite liegt, in viel zu weiter Ferne … Anscheinend habe ich keine Kontrolle über mein Leben und bin über Autorität in allen Formen verärgert. Schränke ich mich selbst ein und spalte ich mich von den eigenen Emotionen ab? Es geht mir nicht schnell genug. Das Leben drängt mich zu schnellen Veränderungen. Als Folge davon empfinde ich **Unsicherheit** und **Gewis-**

sensbisse. Was **juckt** mich so sehr, dass ich mir manchmal die **Haut** bis aufs Blut zerreiße? (Es ist, als hätte ich das Bedürfnis, in die Tiefen meines Daseins zu gehen, um Antworten auf meine Fragen zu finden). Habe ich die Antwort nicht selbst? Was will ich nicht sehen? Vielleicht will ich mich nicht auf der Straße wiederfinden. Was kann ich tun, um diesen Zustand zu verändern? **Ich finde die Ursache der Reizung heraus**. Hat sie etwas mit meinem Vater, meiner Mutter oder mit jemandem zu tun, den ich liebe? Möchte ich diese Situation innerlich ändern? Ich stelle mir Fragen über meinen Platz in der Familie. Fühle ich mich zu dieser zugehörig oder habe ich eher den Eindruck, dass ich von ihr getrennt bin und dass ich die **Liebe** anderswo suchen muss? Habe ich den Kontakt mit meinen eigenen Emotionen verloren? Besteht der **Juckreiz** am ganzen Körper, handelt es sich um etwas, was mein ganzes Wesen sehr stark betrifft. Besteht er an einer bestimmten Stelle, finde ich die Antwort in Abhängigkeit von dem betroffenen Körperteil. Wenn beispielsweise meine **Kopfhaut** betroffen ist, sind meine Gedanken in Unordnung. Ich verlasse mich auf mein geistiges Potenzial, um Antworten auf meine Fragen zu erhalten, wo ich lieber in mein **Herz** ↓♥ blicken sollte. – Ich akzeptiere ↓♥ diesen **Juckreiz**, denn ich weiß, dass er eine Nachricht an mich ist. In jedem Fall akzeptiere ↓♥ ich die Antwort, da sie mir nützlich ist. Ich muss nicht mehr flüchten oder das, was ich habe, verlassen, damit der **Juckreiz** verschwindet. Wenn es sich dagegen um eine Allergie handelt, mache ich mir klar, gegen wen oder was ich allergisch bin. Ich muss mich nicht mehr so schlecht fühlen, dass ich mich ständig kratzen muss. In meinem tiefsten Inneren weiß ich, dass die Öffnung des **Herzens♥** viele Leiden heilt! Ich nehme wieder den Platz ein, der mir zusteht. Ich lasse zu, dass sich meine Kreativität ausdrückt. Ich akzeptiere ↓♥ zu sehen, was ich in meinem Leben in vollstem Vertrauen zu mir selbst verändern muss.

Haut – Karbunkel

(siehe auch: Haut – Furunkel)

Ein **Karbunkel** ist eine **Haut**infektion, die aus dem Zusammenschmelzen mehrerer Furunkel entsteht und sich bis in das Bindegewebe unter der **Haut** ausdehnt. Ich empfinde boshafte Aggressivität, weil ich glaube, man habe meine persönliche Freiheit auf **ungerechte und nicht akzeptable** Weise **beschnitten**. Ich würde gern „das ganze Viertel **aufwiegeln**", meine Empörung herausschreien. Ich fühle mich gefangen, verfolgt, stecken geblieben, ohnmächtig. Ein innerer Kampf offenbart sich und spiegelt das, was sich in meiner Umgebung abspielt, oft in einer Situation, die eine Person oder eine Organisation in einer einflussreichen oder Machtposition betrifft. Dieser Kampf spielt sich zwischen meinem Kopf und meinem **Herzen♥** ab. Ich schiebe meine emotionale, intuitive Seite beiseite, die trotzdem die erste Autorität sein sollte, gegenüber der ich mein Leben meistere. – Ich akzeptiere ↓♥ lernen zu müssen, wie ich den mir zukommenden Platz einnehmen kann, und dass ich die Macht habe, jede Situation in meinem Leben zu ändern. Es hängt nur von meiner Entscheidung ab. Ich lerne es, meinen Emotionen und meiner Intuition zuzuhören. Ich entdecke meine

Spontaneität von Neuem, mein Kinder**herz♥**. Ich akzeptiere ↓♥, die ganze Zeit ich selbst zu sein.

Haut – Keratose (siehe auch: Haut – Akrokeratose, Füße / Schwielen / Warzen)

Eine **Keratose** ist durch Verdickung der obersten Hautschicht gekennzeichnet. Auf der **Haut** kann das wie rötliche, raue Flächen aussehen, auf denen sich eine Kruste bilden kann. Da die **Haut** die Verbindung zwischen Innenwelt und Außenwelt darstellt, leide ich möglicherweise an solchen Ängsten, dass ich das Bedürfnis habe, „dickere Schutzwälle" aufzubauen. Die rötliche Farbe weist auf verdrängte Frustrationen hin. Ich rebelliere gegen mein „Schicksal". Ich wage es nicht, „den Stier bei den Hörnern zu packen" und mich mit bestimmten Schwierigkeiten zu konfrontieren. Ich kann auch Angst haben, dass mein Partner mich täuscht und dass ich „betrogen" werde. Dies führt dazu, dass ich meine Prioritäten und Lebensstrukturen überdenke. Die Basis meiner Beziehungen ist vielleicht verletzlicher, als ich glaube ... Die Stelle, an der sich die **Keratose** gebildet hat, ob Arme, Oberschenkel, Gesicht oder Hände, zeigt mir, im Hinblick auf welchen Aspekt meines Lebens ich ein größeres Schutzbedürfnis habe. – Ich akzeptiere ↓♥, Gedanken der **Liebe** an die Stelle meines Körpers zu schicken, an der die **Keratose** entstanden ist, um die für mich nötige **Bewusstwerdung** zu verarbeiten. – Ich werde mehr Vertrauen in das Leben setzen und meine **Haut** findet wieder ihre natürliche Geschmeidigkeit.

Haut – Krätze

Krätze ist eine durch Parasiten verursachte Hautkrankheit, die mit Juckreiz einhergeht. Was löst solche Ungeduld und solchen Ärger in mir aus? Gibt es in meinem Leben eine Situation, von der ich mir schon seit einiger Zeit wünsche, dass sie sich ändert, aber es tut sich nichts? Vielleicht laufen die Dinge in Art und Geschwindigkeit nicht so, wie ich es mir wünsche. Ich lasse mich von einem Menschen, einer Sache oder einer Situation belästigen und täte gut daran, loszulassen und nicht alles im Leben kontrollieren zu wollen. Was mich juckt, kann auch die Tatsache sein, dass ich mein eigenes unterwürfiges Verhalten nur schwer ertrage. In manchen Situationen fühle ich mich ohnmächtig, ich blicke immer nur auf die anderen. Ich habe Angst vor Selbstbestätigung. Es ist so, als ob ich etwas oder jemanden meine **Haut** „aushöhlen" lassen würde, ohne dies ändern zu können. Ich habe Angst, dass man mir nicht wohlgesinnt ist, und lieber stelle ich mich selbst an die Seite, anstatt frei und offen meine Gedanken und Gefühle zu sagen. Ich ziehe mich sehr in mich selbst zurück und bin fast „wild", was die anderen anbelangt. Ich sehe mir die Stelle an, an der die **Krätze** aufgetreten ist, um die Ursache meiner Probleme zu finden. – Ich akzeptiere ↓♥, dass alles an seinem Platz und in Harmonie ist. Indem ich mich respektiere und die Zügel meines Lebens ergreife, nehme ich erneut Kontakt mit meiner Schöpfungskraft auf.

Haut – Leukodermie (siehe auch: Haut – Narbe, Haut – Albinismus / Vitiligo)

Die **Leukodermie**, auch **Achromie** oder **Depigmentierung**, ist eine Verminderung, ein Verlust oder ein Fehlen der normalen Hautpigmentierung. Die Depigmentierung äußert sich darin, dass entfärbte Hautplättchen wie eine weiße Matte auftreten, die von einer Zone umgeben ist, in der die Haut übernormal pigmentiert ist. Sie erscheint oft am Ort einer Narbe. Ein wichtiges Ereignis ist vorgefallen und mein Leben hat nun eine andere Färbung als erwartet. Ich fühle mich verletzt, verraten, in meiner Intimität nicht respektiert. Ein innerer Schmerz verfolgt mich und am liebsten würde ich verschwinden, um nicht mehr zu leiden. Es kann sich um einen kleinen weißen Fleck handeln, der aber mit einer tiefen Verletzung verbunden ist, die ihre Spuren hinterlassen hat. Vielleicht fühle ich mich schuldig, durch meine Worte oder meine Gesten auf unfreiwillige Weise eine Person abgelehnt zu haben. Dies beeinträchtigt meinen Alltag. Die Farbe verschiedener Beziehungen ist verblasst oder es gibt sie nicht mehr. – Ich akzeptiere ↓♥, Verantwortung für meine Emotionen zu übernehmen und lasse den anderen die ihren. Ich überdenke, was meine Lebensfreude beeinträchtigt, und schließe Frieden mit mir selbst. Ich höre auf mein **Herz♥** und drücke den betroffenen Personen gegenüber aus, was mir wehtut und wie sich meine Beziehung entwickeln soll.

Haut – Lipom

Ein **Lipom** ist ein gutartiger Tumor, der durch eine Vermehrung des Fettgewebes verursacht wird; gewöhnlich befindet er sich unter der Hautoberfläche und er braucht nicht abgetragen zu werden. Er tritt in der Regel im Alter zwischen 30 und 60 Jahren auf. Seine Lokalisierung gibt mir Aufschlüsse über den Grund seines Erscheinens. Oft kommt es vor, dass ich mich abwerte, dass ich mich im Hinblick auf bestimmte Körperteile verurteile, und das **Lipom** bildet sich dann an genau diesen Orten, vor allem im Magen. Vielleicht hat man über mich gelacht oder sich über mich lustig gemacht, was mich verletzt, sodass ich mich angegriffen und schutzlos fühle. Bei einer Überproduktion von Fettzellen frage ich mich vielleicht, gegen wen oder was ich mich schützen will. Ich glaube, angegriffen zu werden, und bin schutzlos: Aus welchen tiefen Ursachen fühle ich mich so verfolgt? Ich fühle mich verlassen, es sei denn, ich schaffe selbst eine Distanz, um weiter in der Gesellschaft leben zu können … Indem ich mir die Botschaft dieses „gutartigen Tumors" **bewusst** mache, kann ich die störende Situation richtigstellen, ohne mir Gewalt anzutun und ohne mich weiterhin zu ärgern. – Ich akzeptiere ↓♥, die Verletzung, die mit einer früheren Situation verbunden ist, auszuräumen, um mich so zu akzeptieren, wie ich bin, und lasse die Angst vor der Lächerlichkeit los. Von jetzt an höre ich auf, mich übermäßig zu schützen, und akzeptiere ↓♥, mich für Veränderungen zu öffnen. Ich gebe die Verankerungen auf, die ich auf der Ebene meines Unterbewusstseins kodiert hatte. Ich schließe Frieden mit mir selbst und öffne mich von Neuem dem Austausch mit anderen, dem Teilen.

Haut – Lupus

Es gibt verschiedene Formen von **Lupus**. Im Allgemeinen handelt es sich um eine entzündliche Krankheit, die zahlreiche Organe betreffen kann. Es soll sich um eine Autoimmunkrankheit handeln. Wenn die **Haut** betroffen ist, spricht man von **chronischem Lupus erythematodes.** Ich erkranke an **Lupus**, wenn ich tief entmutigt bin, Hass oder Scham über mich selbst empfinde und damit mein Immunsystem schwäche. Oft hat mein mangelndes Wohlbefinden seinen Ursprung in tiefen emotionalen Schuldgefühlen, die mich erfassen und innerlich auffressen. Ich sehe mich als schlechten Menschen; ich verdiene es nicht, glücklich zu sein. Ich will mich lieber selbst bestrafen, anstatt mich zu behaupten. Ich lege die Hände in den Schoß, kapituliere, weil ich den Eindruck habe, dass es keinen Ausweg gibt, und meine Machtlosigkeit führt zu Frustration. Ich habe in meinem Leben „so viel **mitgemacht**", dass ich davon mehr als genug habe. Ich pflege noch die tiefen Narben. Ich fühle mich wie ein geschlagener **Wolf**, machtlos. Ich will, dass man mich allein lässt. Der Tod scheint mir eine Ausflucht und **Liebe** und Verzeihen für mich oder andere will ich nicht akzeptieren ↓♥. – Ich akzeptiere ↓♥, dass ich wieder lerne, mich selbst zu lieben, was ein wichtiger, ja sogar wesentlicher Schritt zu meiner Heilung ist. Ich verbinde mich wieder mit meiner inneren Kraft und lasse es zu, dass sich diese Bestrebungen des „jungen Wolfs" zeigen! So kann ich wieder Kontakt zu meinen Talenten und meinem vollen Potenzial aufnehmen. Ich kann um innere Hilfe bitten oder mir von Fachleuten helfen lassen, um diesen Prozess der inneren Heilung in Gang zu setzen.

Haut – Malignes Melanom

Das **Maligne Melanom** ist eine Form von Hautkrebs oder der Schleimhäute, zusätzlich auch des Auges, der seinen Ursprung in den Melanozyten nimmt, den Zellen, die für die Pigmentierung der **Haut** verantwortlich sind. Ein **Melanom** kann spontan auftreten oder aus der Transformation eines Leberflecks entstehen. Diese Form kommt aber seltener vor. Bei einem **Melanom** werden dieselben Emotionen gelebt wie bei einem einfachen Leberfleck (Lentigo), aber diese sind beim **Melanom** gewaltsamer, tiefer und diversifizierter. Das **Maligne Melanom** tritt an einer Stelle meines Körpers auf, die im Zusammenhang mit einem Ereignis steht, bei dem **ich mich *beschmutzt* gefühlt** habe, befleckt, verletzt, **entstellt**. Die Integrität meines Körpers war angeschlagen. Meine Haut modifiziert sich, **verändert sich**. Es ist so, als ob sich meine Haut an einen unangenehmen körperlichen Kontakt erinnern würde, unwillig oder von der Gesellschaft, der Familie oder jeder anderen Person vergessen. Das **Melanom** wird zu einem Schild, einem Panzer, um jede Aggression zu vermeiden. Ich ziehe meine körperliche und moralische ***Integrität*** in Zweifel. Ich habe das Bedürfnis, ***reingewaschen*** zu werden – sowohl bei etwas, was ich getan oder gesagt habe, wie auch bei Handlungen gegen mich, die ich als Beschmutzung empfunden habe. Möglicherweise habe ich auch ein Ereignis erlebt, bei dem ich mich gewaltsam von jemandem oder etwas mir Wichtigem getrennt habe (da die **Haut** in Zusammenhang mit Trennung steht) und von dem ich alle **Spuren** verloren habe. Vielleicht habe ich auch Angst, dass diese Trennung in Zukunft passieren könnte … Möglicherweise gibt es Familiengeheimnisse wie die Geburt eines unehelichen Kindes, die immer totgeschwiegen wurde. So hat man die Namen der betroffenen Personen immer gewissenhaft vermieden. Meine Grenzen und mein eigener Bereich wurden überschritten und ich fühle mich sehr verletzlich. Meine Beziehungen mit den anderen, besonders mit bestimmten Familienmitgliedern, sind „irritierend". Das **Melanom** manifestiert sich oft als Folge eines Konflikts mit einer Person, die mit dem maskulinen Prinzip zu tun hat, sowohl mit meinem Vater als auch mit jemandem, der mich an ihn erinnert. Obwohl ich in einer Beziehung lebe, fühle ich mich abgeschnitten, von meinem Partner weggerissen. Mein persönlicher Raum ist **verschmutzt**. Ich fühle mich ganz und gar „**verbeult**", „**ekelhaft**". Vielleicht beurteile ich mich auch sehr streng und betrachte mich wie einen „Schmutzfinken", der in **Verwahrlosung** lebt; ich habe keine Selbstachtung und die anderen gehen immer vor. Ich fühle mich geschwächt, ***abgewertet*** in dem, was ich bin und was ich leisten kann. Ich erlaube es anderen, Macht über mich zu haben, und höre auf ihre Kritik. Situationen, in den ich anderen nahe sein muss, sowohl körperlich als auch emotional, sind für mich sehr schwierig. Meine **Haut** gegen jemand anderen zu **reiben** lässt meine inneren Verletzungen wieder lebendig werden. Ich kämpfe unaufhörlich gegen die Tatsache, dass ich andere bis zur Abhängigkeit brauche, während ich viel lieber selbstständig wäre! Möglicherweise fühle ich mich „zerrupft", in meinem Inneren **gevierteilt**. Ich verkrafte meine Begrenzungen nicht mehr. Ich habe das Bedürfnis nach Freiheit. Am liebsten würde ich „**gründlich aufräumen**". Ich fühle mich geschwächt, denn ich habe den Eindruck, meine moralische und körperliche Integrität verloren zu haben. Ich neige dazu, alles **schwarz** zu sehen. – Damit all dies **aufhört**, akzeptiere ↓♥ ich, **Liebe** in die Situation einzubringen, die die Ursache für mein **Melanom** ist. Als ich diese Situation erlebt habe, war es vielleicht sehr schwer für mich, aber ich akzeptiere ↓♥, welches positive Element oder welche Weisheit sie hervorgebracht hat. Ich akzeptiere ↓♥, um **Hilfe** zu bitten.

Haut – Mitesser (siehe auch: Gesicht)

Mitesser oder **Komedonen** sind kleine hervorspringende Punkte auf der **Haut**oberfläche mit einer schwärzlichen Spitze, die auf eine übermäßige Talgbildung zurückzuführen sind. Sie sind der äußere Ausdruck meines inneren Gefühls, „schmutzig", „unrein", „wertlos" sein, und zeigen, dass ich mich nicht wirklich schätze. Ich schäme mich sogar für mich selbst, was meine Kontakte mit den anderen schwierig macht. Mein Gefühl des Verlassenseins, der Einsamkeit und des Misserfolgs lastet schwer auf mir. Ich lerne, mich so zu lieben, wie ich bin, und stolz auf mich zu sein, und meine **Haut** wird wieder strahlend frisch. – Ich akzeptiere ↓♥, mir wieder mehr zu vertrauen. Ich nehme wieder Projekte in Angriff. All die **dunklen** Gedanken mir gegenüber, die sich in Form von **Mitessern** äußern, werden durch Positives ersetzt. Ich richte meine Aufmerksamkeit auf meine Qualitäten und die anderen werden mich respektieren.

Haut – Narbe

Eine **Narbe** ist ein Fasergewebe, das ein normales Gewebe nach einer Verletzung für längere Zeit oder endgültig ersetzt. Sie entsteht bei der Vernarbung. Der Ort der **Narbe** zeigt mir, dass die körperliche Verletzung mit einer seelischen Schädigung verbunden ist. Diese **Narbe** erinnert mich ständig an das Ereignis, das die Quelle des Übels, der Zerrissenheit und der Verletzung war. Sollte sich diese Narbe ohne körperlichen Schmerz bilden, bleibt nur noch die Erinnerung an diesen Lebensabschnitt. Beim Betrachten der Narbe denke ich wieder an die seelische Verletzung und ich muss die Lehren realisieren, die diese Lebenserfahrung mir beigebracht hat, oder was ich aus dieser Situation lernen muss … Eine problematische Narbenbildung bringt die Tatsache ans **Licht,** dass dieser seelische Schmerz seine Spuren hinterlassen hat. Ich kann nur schwer akzeptieren ↓♥ und vergeben (jemandem anderen oder mir selbst), was passiert ist. So ist mein Leben noch immer „infiziert“ … Ich akzeptiere ↓♥ zu vergeben, um der Situation umso mehr **Liebe** und inneren Frieden zu geben. Auf diese Weise kann sich die Entzündung der Narbe beruhigen und die Narbe kann sich wieder schließen, was manchmal sogar zu ihrem vollständigen Verschwinden führt.

Haut – Nesselsucht (Urtikaria)

Die **Nesselsucht** ist durch das Auftreten roter Herde an verschiedenen Stellen des Körpers gekennzeichnet. Sie sind etwas erhaben und jucken stark. Die **Nesselsucht** ist entweder auf eine Lebensmittelvergiftung oder auf die Einnahme von Medikamenten oder anderen Substanzen zurückzuführen, aber dieser Zustand kann sich durch Stress und Anspannung verschlimmern. Möglicherweise fühle ich mich überlastet: Ich tue viel, aber niemand erkennt dies an. Ich brauche die Aufmerksamkeit der anderen, aber ich ertrage ihre Kritik nicht. Wenn ich an **Nesselsucht** leide, bin ich wahrscheinlich ein Mensch, der viel Ablehnung erfährt. Ich liebe mich selbst nicht und habe so große Angst vor Verletzungen, dass ich mich in meinem Handeln nach den Erwartungen der anderen richte, um geliebt zu werden. Meine Angst vor Ablehnung konkretisiert sich, da ich mich selbst ablehne. Oft habe ich den Eindruck, dass man sich meiner entledigen, mich „über Bord werfen“ will. Meine von den roten Herden entstellte **Haut** macht, dass ich mich hässlich und unerwünscht fühle. Ich bin wie ein Tier, das mit **dem Brandeisen gezeichnet** wurde: Ich bin von meinem Besitzer abhängig. Da ich in Abhängigkeit von anderen lebe, hindere ich mich daran, Dinge für mich selbst zu tun. Ich wage es nicht, mir neue Projekte vorzunehmen, was mich dann noch mehr Machtlosigkeit empfinden lässt. Ich ärgere mich über die anderen, ich mache sie für mein eigenes Unglück verantwortlich. Ich fühle mich getrennt, vielleicht hat man mir sogar jemanden entrissen und meine Integrität ist beeinträchtigt. Trotzdem wünsche ich mir diese Trennung, denn dadurch vermeide ich Komplikationen. – Ich akzeptiere ↓♥, Herr meines Lebens zu sein. Ich werde der für mich wichtigste Mensch. Ich gehe voran und vertraue mir. Ich akzeptiere ↓♥, entschlossen voranzugehen, mit den anderen zu interagieren. Ich besitze alle notwendigen Qualitäten, um ein guter „Führer" zu sein.

Haut – Pickel

Oft treten **Pickel** zusammen mit Akne auf. Während die Akne aber normalerweise auf bestimmte Körperstellen begrenzt ist (Gesicht, Rücken, usw.), können **Pickel** überall am Körper auftreten. Es handelt sich um kleine rötliche Erhebungen, die, je nach der ursächlichen Infektion, Eiter enthalten können. Ich habe **Pickel**, weil ich **Ungeduld** zum Ausdruck bringe. Ich will schneller vorwärtskommen! Eiter (**Pickel mit weißem Kopf**) bedeutet **Wut, innerliches Kochen**. Ich verdränge meine Emotionen, die nach außen wollen. Ständig glaube ich, mich zu irren. Ich bin verärgert und mache mir Sorgen, vielleicht bin ich auch etwas traurig und, im Falle von **Pickeln** am **ganzen Körper**, allgemein entmutigt. **Pickel** im **Gesicht** stehen im Zusammenhang mit Individualität. Sie haben dieselbe Bedeutung wie Gesichtsakne. Ich lehne mich ab, filtriere die Menschen, die durch meine Schutzwälle dürfen, ich will in Ruhe gelassen werden. **Pickel** sind die Manifestation von Gedanken, die für mich giftig sind. Ich bewahre alles in meinem Inneren und meine **Pickel** erinnern mich daran, dass mir dies nicht guttut. Ich will mich verstecken, gleichzeitig würde ich der Welt gern sagen, wer ich bin und dass ich existiere. Ich suche mir jemanden, der der Liebe gegenüber offen ist und bereit, mich anzuhören. – Ich akzeptiere ↓♥, mir Zeit zu nehmen, bevor ich etwas sage oder tue, und erinnere mich, dass ich immer und überall geleitet werde. Ich erinnere mich daran, dass jedes menschliche Wesen das Recht hat, sich in aller Freiheit und Einfachheit auszudrücken. Indem ich meine Emotionen verstärkt nach außen bringe, hat mein Körper nicht mehr das Bedürfnis, sich in Form von Pickeln zu äußern.

Haut – Rosazea oder Couperose (Kupferfinnen)

(siehe auch: Haut / Pickel / Schwarze Punkte / Gesicht)

Die **Couperose** ist eine Verletzung auf der Hautoberfläche, die auf Blutandrang und eine Erweiterung der feinen Blutgefäße zurückzuführen ist. Die Talgdrüsen erweitern sich. Die Wangen und die Nase sind ziemlich rot, dann bildet sich ein Kranz von Pickeln wie Rosenknospen. Diese Form der **Akne** tritt am häufigsten bei Frauen um die 50 Jahre auf. Die Entzündung im Gesicht ist oft mit einer ungesunden Ernährung, einem Übermaß an Alkohol oder einem zu hohen Zigarettenkonsum verbunden, vielleicht daraufhin mit einer Leberzirrhose. Hier manifestieren sich meine Wut, meine Frustrationen und der Eindruck, dass mir niemand zuhört, dass meine Meinung nicht zählt, dass ich nicht genügend anerkannt bin. Ich fühle mich von meiner Familie abgeschnitten und sträube mich gegen ihre **Liebe**, ihre mangelnden Zeichen von Zuneigung. Ich kritisiere schnell, vor allem, wenn es um meinen eigenen Körper geht, und ich muss mich fragen, ob ich mir selbst die Freiheit gebe, ich selbst zu sein. Drücke ich meine Andersartigkeit aus und akzeptiere ↓♥ diese? Akzeptiere ↓♥ ich meine Weiblichkeit oder stellt diese für mich eine Gefahr dar? Wage ich es, mich von jemandem zu trennen? Von mir selbst? Warum sind meine Beziehungen mit anderen so kompliziert? Was müsste hier verbessert werden? Warum will ich unbedingt „alles, was passiert" (sowohl Dinge wie Personen) auf mich nehmen und gebe äußeren Erscheinungen und der Oberflächlichkeit so viel Bedeutung? Ich bin sehr emotional und verkompliziere die Dinge auf unnötige Weise ... Ich bin in einer Übergangsperiode und kenne mich selbst nicht mehr; ich muss mich an eine körperliche und emotionale Veränderung anpassen. Befinde ich mich mit dieser im Einklang? Ich entscheide mich dafür, mich mit mir selbst auszusöhnen, und akzeptiere ↓♥ die Zyklen des Lebens. Ich verbinde mich wieder mit meiner göttlichen Essenz und akzeptiere ↓♥, wieder Ordnung und Frieden mit dieser Bewegung meines Lebens herzustellen. Ich lerne, mir selbst mehr zu vertrauen und wirklich anzuerkennen, wer ich bin. Ich werde autonomer und realisiere mein volles kreatives Potenzial.

Haut – Scheidenfurunkel

Jedes **Furunkel** weist auf nicht geäußerte Frustration hin. Tritt es im Bereich meiner Geschlechtsorgane auf, empfinde ich vielleicht Wut gegenüber meinem Lebenspartner oder Sexualpartner und über die Art der Sexualität (Dauer, Häufigkeit, Intensität des Geschlechtsverkehrs) zwischen uns. Wenn ich zum Zeitpunkt, da die **Furunkel** auftreten, keinen Partner habe, bin ich vielleicht wütend darüber, dass ich meine Sexualität mangels eines Partners nicht nach meinem Wunsch ausleben kann. Wenn ich einen Partner habe, ist es wichtig, meine Bedürfnisse und Frustrationen mitzuteilen, damit wir gemeinsam die nötigen Veränderungen für eine befriedigendere Sexualität angehen können. Wenn ich keinen Partner habe, akzeptiere ↓♥ ich meine derzeitige Situation als das, was im Augenblick für mich das Beste ist. Mit einer positiven Einstellung erhöhe ich meine Chancen, einem Menschen zu begegnen, mit dem ich eine schöne Beziehung aufbauen kann und der mich in jeder Hinsicht zufriedenstellen wird.

Haut – Schuppenflechte (Psoriasis)

Die **Schuppenflechte** entsteht durch eine Überproduktion von Hautzellen, die zu einer Anhäufung abgestorbener Zellen, einer Verdickung der Haut sowie zu roten, dicken oder tropfenartigen, mit weißlichen Schuppen bedeckten Herden führt. Auf der ganzen Welt haben etwa 2 % der Menschen **Schuppenflechte**. Meistens bin ich überempfindlich und habe ein sehr großes, unerfülltes Bedürfnis nach Liebe und Zuneigung, was mich möglicherweise an eine andere schwierige Phase meines Lebens erinnert. Zu diesem Zeitpunkt hatte ich vielleicht ein sehr starkes Verlassenheitsgefühl oder eine Trennungsangst in Bezug auf einen Menschen oder eine Sache, die mir wichtig waren.

Im Gegensatz zum Ekzem, bei dem es um eine einfache Trennung geht (von einem Menschen oder einer Situation), setzt **Schuppenflechte** eine *doppelte Trennung* voraus, das heißt, meistens geht es um *zwei verschiedene Menschen* oder um eine doppelte Trennung von derselben Person. Vielleicht bin ich als Kind von beiden Eltern getrennt worden. Die Haut ist deshalb betroffen, weil ich als Kind den Körperkontakt mit meinen Eltern oder einem anderen geliebten und mir nahestehenden Menschen am dringendsten brauche. Die doppelte Trennung kann von meiner Mutter und von einem Geschwister erfolgt sein, oder von meinem Lebenspartner und einem Arbeitsprojekt („meinem Baby"), oder es kann jede andere Kombination einer Trennung von zwei Menschen oder zwei Situationen sein, die mir am **Herzen♥** liegen. Möglicherweise fühle ich mich auch von mir selbst, von meiner eigenen Identität getrennt. Oder ich fühle mich verpflichtet, mit unerwünschten Menschen Kontakt zu haben. *Die Trennung hindert mich an diesem Kontakt meiner **Haut**, vor allem über die Berührung, mit den geliebten Menschen. So kommt es dann zum Auftreten von **Schuppenflechte**.* Jetzt habe ich so große Angst vor Verletzungen, dass ich eine gewisse Distanz zwischen mir und den anderen halte. Ich will vermeiden, mein Gesicht zu verlieren. **Schuppenflechte** ist ein gutes Mittel meines Körpers, sich gegen zu viel körperliche Nähe und vor Verletzungen zu schützen. Wie ein Panzer schmiegt sie sich aufs Äußerste an den Körper an und schützt ihn. *So erlebe ich einen inneren Konflikt zwischen meinem Bedürfnis nach Nähe und meiner Angst vor Kontakt, die mich Distanz halten lässt.* Ich fühle mich von anderen unverstanden. Ich will das kontrollieren, was die anderen mir geben. Ich habe den Eindruck, dass ich mich reinlegen ließ, dass bestimmte Personen ihre Autorität missbrauchen, vor allem, wenn sie viel Geld haben. Deshalb muss ich mich von bestimmten Denk- und Verhaltensmustern frei machen, die sich angesammelt, aber jetzt keine Daseinsberechtigung mehr haben. Ich habe meine Emotionen derartig unterdrückt, dass ich permanente Angst erlebe. Ich kontrolliere mein Leben bis zu dem Augenblick, in dem ich mich meinen Gefühlen stellen muss. Dann genau ergreift mich Panik. – Ich akzeptiere ↓♥ jetzt meine Empfindsamkeit. Ich lerne Dinge für mich zu tun, nicht in Abhängigkeit von den Erwartungen der anderen an mich. Und obwohl die **Schuppenflechte** wahrscheinlich infolge eines schmerzlichen Ereignisses oder eines emotionalen Schocks aufgetreten ist, akzeptiere ↓♥ ich, dass sie zu meinem natürlichen Lebens- und Wachstumsprozess gehört, und werde innerlich stärker und widerstandsfähiger. Ich bezähme jede einzelne meiner Emotionen. Ich lerne, mir zu vertrauen, und wage das Risiko, mich anderen zu öffnen, um das Angenehme des Kontakts zu erleben. Dadurch, dass ich „in Kontakt" mit dem bin, was in meinem Inneren passiert, weicht die Angst dem Vertrauen in mich selbst und in das Leben!

Haut – Schwielen

(siehe auch: Füße – Schwielen)

Schwielen sind Verdickungen und Verhärtungen der **Haut**, die auf wiederholte Reibung, das heißt auf bestimmte **starre** Verhaltens- und Denkmuster zurückzuführen sind. Es können mehrere Stellen des Körpers betroffen sein. Die **Haut** steht im Zusammenhang mit der geistigen Energie, und wenn diese sich als Angstreaktion ansammelt und kristallisiert, kommt es zu Unbeweglichkeit und Trägheit und die Energie bewegt sich ohne Flexibilität in meinen Gedanken. Ich bleibe auch dann offen, wenn ich Angst habe. Die Angst führt dazu, dass sich meine objektive Sicht des Lebens verengt und verschließt. Meine Vorurteile sperren mich in meine Positionen ein. Vielleicht weise ich meine Rolle als Friedensstifter oder meine Verantwortungen anderen gegenüber zurück. Ich schütze mich, verdicke meine **Haut** und hindere so die Angreifer am Durchdringen. Ich sollte mir **bewusst** machen, dass ich durch dieses Verhalten auch verhindere, Zuwendungsbekundungen oder Annehmlichkeiten wahrzunehmen. Die Region, in der sich die **Schwielen** manifestieren, kann auch zusätzliche Informationen beinhalten: Auf **Schulterhöhe verhärte** ich beispielsweise meine Ideen und meine Einstellung gegenüber den Verantwortlichkeiten meines Lebens. Schwielen an den **Füßen** zeigen mir, dass ich mich gegen eine Veränderung wehre. Anstatt zu vertrauen, umgebe ich mich mit einer „Schutzschicht", um die „Schläge zu parieren". Da mir die **Füße** Stabilität geben und mir helfen, mich fortzubewegen, weist mich **Hornhaut** (generell an der Ferse) auf meine Angst hin, denn ich fühle mich nicht gestützt. Ich fürchte, den Boden unter den **Füßen** zu verlieren oder einen Mangel in meinen Basisbedürfnissen (Sicherheit) zu erleiden und so sichere ich mich mit einer dickeren Haut ab. Unbewusst flüchte ich vor meinem Gefühl der Unsicherheit. Die **Verdickung der Handfläche** zeigt mir außerdem, dass ich mich gegen eine Veränderung wehre. Ich schütze mich vor dem Geben und Nehmen und verschließe meine Spontaneität und Kreativität in den strengen Strukturen, die mich begrenzen. Ich akzeptiere ↓♥, mit mir selbst sanfter zu werden. Ich entdecke die Quelle meiner Ängste und dann wird die blockierte und angesammelte Energie auf der Epidermis beginnen, sich in Harmonie mit mir selbst zu verteilen. Meine Haut wird wieder weich und jung. Ich finde den Grund für meine Angst heraus und die in der Oberhaut blockierte und angesammelte Energie wird sich harmonisch in mir verteilen. Meine **Haut** wird wieder geschmeidig und jung. Die Stelle, an der die **Schwiele** auftritt, kann mir zusätzliche Informationen geben: An der Schulter bedeutet sie beispielsweise, dass sich meine Ideen und Einstellungen gegenüber meiner Verantwortung im Leben verhärten, und so weiter.

Haut – Seborrhoisches Ekzem

Die **Haut** ist die Schutzumhüllung des Körpers und sie schützt auch meine inneren Organe. Das **Seborrhoische Ekzem** ist eine häufig vorkommende Beeinträchtigung der Hautoberfläche, die durch mehr oder weniger große Rötungen sowie durch von einer Haut überzogene Lamellen gekennzeichnet sind, die sich von der Haut ablösen (gelbe und fette Schuppen). Sie treten vor allem in jenen Zonen auf, in denen die seborrhoische Sekretion eine wichtige Rolle spielt (am häufigsten auf der Kopfhaut, an den Nasenflügeln, auf der Stirn, den Schläfen, dem Brustbein usw.). Die Seborrhö (Überproduktion von Sebum) schafft die Voraussetzungen für das Seborrhoische Ekzem. Da das Sebum die **Haut** „schmiert" und sie schützt, möchte ich mich also gern schützen, weil mir „ein Ziegel auf den Kopf fällt"? Das Ekzem zeigt einen Überschuss, ein Mehr, ein zu viel, zu schwer auf mir lastendes Geheimnis, wie zum Beispiel: Ich will mir eines Betrugs bewusst werden, bei dem ich Zeuge war oder an dem ich teilgenommen habe, und ich fürchte mich vor der Demaskierung. Ich erlebe Stress, der immer wiederkehrt und sich vergrößert, verbunden mit einem Überschuss, einer Überlastung in einer Situation, die ich nicht mehr ertragen kann. Sorge ich mich im Übermaß um jemanden, ohne mich zunächst um meine eigenen Bedürfnisse zu kümmern? Das Ekzem drückt eine ungelöste innere Verärgerung aus, wenn ich beispielsweise angesichts meiner körperlichen Verfassung einen Komplex habe oder wenn es Dinge in meinem persönlichen Leben gibt, die ich verbergen möchte, und wenn ich die Nähe zu anderen ablehne. – Ich akzeptiere ↓♥, in der Wahrheit zu leben. Indem ich meine eigenen Bedürfnisse anerkenne und meine Verärgerungen und Frustrationen ausdrücke, manifestiere ich immer mehr die Transparenz meines inneren Wesens. So kann sich auf Dauer innere Ruhe einstellen.

Haut – Sklerodermie (siehe auch: Immunsystem)

Die **Sklerodermie** äußert sich in einer Verhärtung der **Haut** und im Verlust ihrer Beweglichkeit und Geschmeidigkeit. Bei dieser Krankheit bin ich oft sehr hart mir selbst gegenüber und ich habe mich oft selbst verletzt. Da ich große Unsicherheit empfinde, glaube ich, mich ständig vor den Menschen in meinem Umfeld schützen zu müssen. Damit ich das schaffe, verhärte ich mich derart, dass ich wie ein Eisblock werde, und vermeide das Sprechen, wann immer möglich. Ich habe Angst vor Veränderung und vor allem vor dem Älterwerden. Möglicherweise fühle ich mich in einer Situation weit weg, getrennt von jemandem oder von etwas, und wenn dieses Gefühl anhält, zeigt es sich in Form der **Sklerodermie**. Es ist so, als ob diese Person einen Teil von mir herausgerissen hätte. Ich empfinde Einsamkeit und Leere und glaube, nicht wirklich zu leben. Ich hänge mich wie eine Klette an die Vergangenheit und nähre meine alten Verletzungen. Da ich zu viel zurückhalte, wird die Last von Tag zu Tag schwerer. Da ich mich nicht in Kontakt mit meinem **Herzen♥** und meinen Emotionen befinde, habe ich am Leben keine Freude. Ich ziehe mich in meinen Panzer zurück, vermeide es, in Beziehung mit anderen zu treten, und zerstöre mich in gewisser Weise selbst. Ich fühle mich wie ein Schmutzfink, eine „Null", da ich nicht in der Lage war, diese Trennung zu verhindern. Ich sehe die Dinge als **unveränderlich** an und wüsste trotzdem gern, wie sich die Dinge in meinem Leben ändern. Da ich Angst vor Beurteilung habe, vermeide ich es, mein wahres Gesicht zu zeigen. Die Heilung liegt in der Öffnung gegenüber den anderen. – So akzeptiere ↓♥ ich, mein Herz der Liebe zu öffnen, Wärme und Wohlbefinden um mich herum zu fühlen, die Wärme in meinem tiefsten Inneren fließen und den Eisblock in mir schmelzen zu lassen. Ich werde mir meines Wertes

bewusst und nehme jeden Teil meines Wesens an. Indem ich akzeptiere ↓♥, voll und ganz in Kontakt mit mir selbst zu sein, kann ich auch die Beziehung mit meiner Umwelt aufnehmen.

Haut – Vitiligo

Bei der **Vitiligo** handelt es sich um eine Pigmentierungsstörung der **Haut**. Sie gilt unter vergleichbaren Störungen als die am häufigsten beobachtete. An bestimmten Stellen meines Körpers bekommt meine Haut weiße Herde. Jeder beliebige Körperteil kann davon betroffen sein, auch Gesicht und Hände. Ein möglicher Grund dafür ist, dass ich mich für die Dinge und Menschen um mich herum nicht interessiere. Oder ich habe das Gefühl, keine Identität mehr zu besitzen. Ich fühle mich meiner Familie, meiner Gemeinschaft, meinen Arbeitskollegen oder meinem Volk nicht zugehörig. Da ich das Gefühl habe, **befleckt** worden zu sein, also ein Gefühl der Unreinheit, möchte ich, dass dieses Gefühl verschwindet, und an Stelle eines dunklen Flecks tritt auf einmal ein weißer Fleck auf. Ich habe den Eindruck, dass man mich „**bis aufs Blut ausgesaugt** hat", dass man mir alle meine Ressourcen herauszieht, sowohl körperlich wie auch emotional. Dies kann mit dem Wunsch in Zusammenhang stehen zu „**verschwinden**", „**durchsichtig**" zu werden, um nicht mehr wahrgenommen zu werden. Ich würde gerne **aseptisch** werden, ohne Mikroben und ohne Probleme. Ich habe vielleicht sexuelle Erfahrungen gemacht, die zu diesem Gefühl der Beschmutzung geführt haben. Ich kann auch das Gefühl haben, von einem oder mehreren geliebten Menschen gegen meinen Willen **getrennt** worden zu sein, und dies lastet schwer auf mir. Ich war unfähig, diese Trennung, die ich als brutal erlebt habe, aufzuhalten oder zu verhindern. Die Folgen meines Eingreifens wären allerdings katastrophal gewesen, zum Beispiel Tod oder soziale Ausgrenzung. Das Ereignis wirft mein starkes Gefühl für Pflicht und Traditionen durcheinander. Meine Wurzeln und meine Lebensstrukturen sind aus den Fugen gebracht, ich bin schachmatt. Ich kann diese Erfahrung auch als Bruch erlebt haben, als einen Riss, der oft mit meinem Vater oder der Person zu tun hat, die diesen repräsentiert, und auf subtilere Weise mit dem himmlischen Vater, dem Gott, an den ich glaube. Ich will als Mann ein Vater nach dem Bild eines anderen sein, auch wenn ich das nicht selbst bin. Ständig will ich alles aufklären. Ich habe meine Orientierungspunkte verloren, meine Bezüge, am häufigsten im Hinblick auf meinen Vater. Ich weiß, dass ich von ihm keinen Schutz mehr erhalte. Er ist für mich wie ein Unbekannter. Deshalb habe ich Schuldgefühle und begegne mir mit Geringschätzung, da ich mich durch diese Situation beschmutzt, dreckig fühle. Wenn ich mich „von jedem Verdacht reinwaschen" könnte, würde ich meine Würde zurückgewinnen. Die betroffene Körperstelle gibt mir einen Hinweis auf den betroffenen Aspekt meines Lebens. Ein Teil meiner selbst ist vollkommen versteckt, von allem **entfernt**, im **Schwarzen**. Ich wäre gerne „weiß **wie Schnee**", **makellos** wie ein unschuldiges und naives Kind. Ich darf mich nicht selbst betrügen oder im Stich lassen. Zu einem Teil von mir, nämlich zu meiner impulsiven und kreativen Seite, sage ich nein. Es existiert ein Widerspruch zwischen dem Rat, den man mir gibt, und meinen wahren persönlichen Werten. Ich verstecke mich, um mich zu schützen. Meine Feinfühligkeit wurde in meiner Kindheit schwer angeschlagen und wird es heute noch. Ich habe mir eine neue Persönlichkeit aufgebaut, um anderen zu gefallen und so zu vermeiden, dass man mir schadet. Die meiste Zeit ist mein Mund **versiegelt**. In meinem tiefsten Inneren würde ich am liebsten die ganze Welt umbringen, weil mich niemand versteht. Ich sehe die Dinge nicht mehr **klar**, die ich gemacht habe, denn ich gebe dem, was die anderen von mir erwarten, zu viel Bedeutung, anstatt dem, was ich selbst wirklich will. Wenn ich noch jung bin, empfinde ich mich als Last für meine Eltern; ich glaube, ihnen Sorgen bereitet zu haben, auch wenn diese nur finanzieller Natur sind, denn meine Eltern müssen sehr viel mehr arbeiten, um die Familie zu ernähren, vor allem mich. Ich akzeptiere ↓♥, wie wichtig mein Leben ist. Ich nehme wieder Kontakt mit meiner tiefen Natur auf. Ich bin dann in Sicherheit, wenn ich ich selbst bin. Ich verdiene es, dass es mir besser geht, und ich lasse nicht mehr zu, dass mir jemand Schaden zufügt. Wenn ich mich selbst respektiere, werden dies auch die anderen tun.

Haut – Warzen (allgemein) (siehe auch: Tumor[en])

Warzen sind eine **Virusinfektion** der **Haut**, die zur Bildung überschüssiger Zellen in Form einer harten, schmerzlosen Masse führt (gutartige Geschwulst). Diese Masse entspricht der Anhäufung von Barrieren, die ich auf meinem Weg errichte. Es sind Barrieren aus Angst und Kummer in Bezug auf Seiten von mir, die ich hässlich und abstoßend finde, was mir ein Schuldgefühl verursacht. Ich schäme mich für denjenigen, der ich bin. Ich verweigere meine Sensibilität und meine Spontaneität. So glaube ich, von anderen nicht gewollt und nicht verstanden zu werden. Geht es dabei um die Ablehnung von meinem Vater, erscheinen die **Warzen auf den Händen**, bei meiner Mutter **an den Füßen**. Auf dieser Körperhöhe kann die **Warze** auch etwas mit meinen Wurzeln zu tun haben, mit meinem Vaterland und meiner Familie. Oder sie erscheint an einem bestimmten Körperglied, zum Beispiel, wenn ich eine Geste bedaure (dann **im Inneren der Hände**). Meine Unsicherheit führt zu einem Rückzug in mich selbst. Ich lebe nach den Wünschen der anderen. Ich brauche Berührung und das Berührtwerden. Verzweifelt suche ich mich selbst. Für mich liegt **nichts auf der Hand**, ist nichts offensichtlich. Wenn ich beispielsweise **Warzen** auf dem Handrücken habe, urteile ich sehr hart über mich im Hinblick auf meine Handschrift und die der anderen oder über eine manuelle Arbeit. Ich habe den Eindruck, dass meine Hand nicht so gut arbeitet wie die des Lehrers und so verurteile ich mich. Durch das Auftreten der **Warzen** wird eine gefühlsmäßige Leere gefüllt. Ich glaube, nichts Besseres als dieses hässliche Ding verdient zu haben, und dafür bestrafe ich mich. Wenn ich mich für hässlich halte, wird mein Körper auch hässlich werden. Es handelt sich lediglich um das Spiegelbild meiner inneren Einstellungen. Wenn ich mich für etwas schäme, das ich getan habe, oder wenn ich mir etwas wünsche, das ich nicht zu verdienen glaube, können **Warzen** auftreten. Ich suche nach Anerkennung und neige dazu, „das Pferd von hinten aufzuzäumen". Die **Warzen** enthalten meine ganze Kreativität und meine verdrängten Gefühle, die sich ausdrücken wollen. Ich wälze unaufhörlich dieselben Gedanken. Ich habe Angst vor Einsamkeit und Tod. Es ist wichtig, sich den Körperteil anzusehen, an dem sich die **Warzen** befinden, um den betroffenen Aspekt meines Körpers oder Lebens zu erkennen. **Warzen** am **Rücken** betreffen die Vergangenheit, an der **Körperseite** haben sie mit der Gegenwart zu tun und **vor dem Körper** mit der Zukunft. Im **Gesicht** stehen sie mit einer Situation in Zusammenhang, in der meine Selbstachtung ins Lächerliche gezogen ist. Wenn die **Warze** auf einen Virus zurückgeht, muss ich mich fragen, ob ich mich von jemandem oder etwas angegriffen oder überrollt fühle, der Macht über mich ausübt. Es gefällt mir ganz und gar nicht, dass ich mich so habe „reinlegen" lassen. Ich zerfresse mich von innen. Die **epidermischen Warzen** (auf der Ebene der Haut) implizieren eine punktuelle Trennung in der Zeit. Auf der Ebene der Haut handelt es sich mehr um ein Ereignis, von dem ich mich beschmutzt fühle oder das von Bedauern befleckt ist. Ich neige zu Selbstkritik. Indem ich das akzeptiere ↓♥, was ich bin, ein liebenswürdiges Wesen, brauche ich als Erinnerung daran keine **Warzen** mehr und sie werden wieder verschwinden. Ich lasse mein wahres Wesen zum Vorschein kommen. Meine Kreativität drückt sich frei aus.

Haut – Warzen an Fußsohlen (siehe: Füße – Warzen an den Fußsohlen)

Haut – Weiße Streifen

Weiße Hautstreifen sind zunächst blaurot und werden dann perlmuttweiß. Sie verlaufen über die Haut wie eine Narbe rund um eine übermäßige Körperauswölbung. Sie erinnern zunächst an **Schwangerschaftsstreifen**, aber auch junge Mädchen, die in der Pubertät ihre Periode bekommen haben, sind von ihnen betroffen oder Personen, die abnehmen wollen. Man ist geneigt zu glauben, dass vor allem Frauen an diesen **Streifen** litten. Das ist aber nicht der Fall, auch viele Männer und manchmal sogar Kinder sind von ihnen gezeichnet. Die **Streifen** stehen oft in Zusammenhang mit dem „Dickwerden und Abmagern" und befinden sich vor allem am Bauch, am Gesäß, an den Schenkeln und an den Armen. – Ich ärgere mich über meine ästhetische Erscheinung. Es fehlt mir an Weichheit und Elastizität, ich lebe nicht wirklich aus meiner tiefsten, ureigenen Natur heraus. Ich bin immer wieder anderer Meinung als andere; deswegen fühle ich mich unwohl. Ich bin angespannt und so produziert die Haut **Streifen**. Ich bin in meiner Empfindsamkeit und Anhänglichkeit verletzt und übel zugerichtet. Oft bin es ich selbst, der sich Rutenschläge verpasst. – Ich akzeptiere ↓♥, mir selbst die gute Behandlung zuteil werden zu lassen, die ich brauche. Ich verhalte mich verständnisvoll und flexibel gegenüber mir selbst und den anderen.

Hautausschlag (siehe auch: Haut – Juckreiz)

Hautausschlag ist das Auftreten kleiner Rötungen und Schwellungen auf der Hautoberfläche. Meine **Haut** ist der Teil von mir, der als Erstes in Kontakt mit dem Universum tritt. Die Rötung steht für meine Emotionen und der Juckreiz für meine Verärgerung. Ich bin über Verzögerungen gereizt und wegen einer Situation oder eines Menschen frustriert. Der **Hautausschlag** kann auch mit Scham- oder Schuldgefühlen in Zusammenhang stehen. Habe ich zu schnell gehandelt? Bin ich mit meinen Worten und Handlungen zu weit gegangen? Meistens haben meine Emotionen einen starken Stresszustand verursacht, der zum Auftreten von Pickeln geführt hat. So wie es auf der Erde zu Ausbrüchen von Vulkanen kommt, wenn der Druck unter der Erdoberfläche zu groß geworden ist, kommt es auf der **Haut** zu **Ausschlag** infolge zu großer innerer Anspannung, die sich freisetzen will. Tritt in der Zukunft eine ähnliche Situation ein, wird sich mein Körper erinnern und es kommt erneut zu **Hautausschlag**. Ich empfinde innerlich Verärgerung, fühle mich möglicherweise bedroht oder lehne mich ab. Meine Unsicherheit führt dazu, dass ich mich zurückziehe und hoffe, keiner möge sich mir nähern. Es ist sogar möglich, dass ich mich unbewusst dieses Mittels bediene, um gerade Aufmerksamkeit auf mich zu ziehen. Ich halte meine Kreativität zurück, meine Kräfte. Als Jugendlicher kann ich Angst haben oder mich der Autorität von außen widersetzen. Ich hätte gerne, dass sich meine Integration als Erwachsener schneller vollzieht. Wie alt ich auch immer bin, mein Leben wird durch andere organisiert, denn ich habe wenig Vertrauen in mein eigenes Potenzial. Ich möchte gerne aktiv sein, Dinge unternehmen, losfetzen, aber bestimmte bedrückende Erfahrungen aus meiner Vergangenheit, oft mit meinem Vater, halten mich davon ab, selbstständiger zu handeln. Der betroffene Körperteil zeigt mir, auf welcher Ebene mein Ärger liegt. – Ich mache mir die Ursache bewusst und akzeptiere ↓♥, meine Empfindungen auszudrücken. Das macht mich frei und meine Haut wird wieder rein. Ich erkenne meinen wahren Wert an, meine innere Weisheit.

Hautentzündung (siehe auch: Herpes, Haut – Gürtelrose)

Eine **Hautentzündung** betrifft die **Oberhaut**, die äußere Schicht der **Haut**. Bestimmt gibt es Spannungen zwischen dem, was ich innerlich empfinde, und dem, was außen um mich herum geschieht. Vielleicht fühle ich mich gedrängt, mich von meiner Vergangenheit zu lösen. Dabei kann es sich um bestimmte Denkweisen und Ideologien, bestimmte Verhaltensweisen oder Personen handeln, die nicht mehr mit mir übereinstimmen. Die Wut, die ich aufgrund unserer Unterschiede erlebe, bereitet mir Kummer, denn ich verstehe nicht, was passiert ist. Wir haben uns an diesem Punkt voneinander entfernt. – Ich akzeptiere ↓♥, Veränderungen in meinem Leben anzunehmen, ich lasse die alten Denkstrukturen und Denkweisen los. Indem ich betrachte, was die **Haut** und ihre Probleme auf der psychischen Ebene bedeuten, kann ich das Erlebte besser einstufen und Abhilfe schaffen.

Hauterkrankungen

Die **Haut** ist wie die Rinde eines Baums. Sie zeigt uns äußere und innere Probleme. Sie trennt die Zellen meines Körpers, meine Bestandteile von der Außenwelt. Bei **Hautanomalien** ist es sehr wahrscheinlich, dass ich der Meinung der anderen, dam, was sie über mich reden, große Bedeutung beimesse. Wenn ich sehr unsicher bin und Angst vor Ablehnung oder vor Verletzung habe, lege ich mir eine **Hauterkrankung** zu, die zu einem natürlichen Schutzwall wird, um eine gewisse Distanz zu meinem Umfeld zu halten. Ich möchte so sehr zu einer Gruppe **dazugehören**, zu meiner Familie, meinen Arbeitskollegen, aber da ich Angst vor der eigenen Selbstachtung habe, schaffe ich eine Distanz, bevor man mich zurückweist. Ich leide an der **Abwesenheit** des Kontakts mit meiner Mutter und möglicherweise gebe ich meinem **Vater** die Schuld daran. Da die **Haut** zum Weichteilgewebe gehört, das mit der geistigen Energie in Verbindung steht, drückt sie meine Unsicherheit, Ungewissheit und tiefe Besorgnis aus. Es ist wichtig zu sehen, welche Schicht der **Haut** betroffen ist, besonders im Fall einer **Verbrennung**. Eine angegriffene Epidermis steht mit einer Situation in Zusammenhang, in der eine schwierige Trennung eintritt; die **Lederhaut** hat eher mit einem Ereignis zu tun, das ich als dreckig, als unsauber betrachte. Wenn schließlich die **Hypodermis** betroffen ist, die näher an den Knochen liegt, leide ich unter verminderter Selbstachtung und werte mich ab. Die **Haut** spiegelt also ständig meine inneren Gefühle wider, was beispielsweise der Ausdruck „rot vor Wut“ veranschaulicht. Wenn mir etwas peinlich ist oder ich mich schäme, wechselt meine **Haut** die Farbe. Es handelt sich also um eine körperliche Demarkationslinie, eine Maske zischen meiner Innenwelt und meiner Außenwelt. **Trockener Haut** fehlt Wasser. Nach Luft ist Wasser das zweite lebenswichtige Element. Meine Beziehung zum Leben ist daher trocken, nüchtern. Innerlich blockiere ich meine Beziehungen zu meinem Umfeld. Ich kann das Gefühl haben zu vertrocknen. Ich halte meine Emotionen (von denen ich mich abschneiden will) – anstatt sie über meine Haut sichtbar werden zu lassen – in einer Weise zurück, dass sie **trocken** wird: Ihr ist „das **emotionale Benzin ausgegangen**“ (Flüssigkeit = meine Emotionen). Ich sollte in meinem Austausch mit anderen Freude suchen. Eine **feuchte Haut** drückt eine „Emotion auf der Hautoberfläche“ aus. Schuppige, **abgestorbene Haut** ist ein Zeichen dafür, dass ich mich alten Denkmustern hingebe. Wenn ich eine stressige Situation erlebe, neige ich dazu, mich in alle Richtungen zu verstreuen, mich zu verzetteln. **Pickel** auf der **Hautoberfläche** weisen auf innere Probleme mit Beziehungen, in der Kommunikation mit meinem Umfeld (in ganz bestimmten Punkten) hin. **Entzündungszeichen** auf meiner **Haut** bedeuten, dass ich auf bestimmte innere oder äußere Konfliktsituationen weniger gereizt reagieren soll. Bei **fettiger Haut** behalte ich zu viele Emotionen für mich. In diesem Fall gibt es eine „Überfülle“ an Emotionen, die ich nach außen bringe, trotz meiner selbst. Vielleicht möchte ich vor einer Situation oder einem Menschen flüchten und versuche, ihnen „durch die Finger zu gleiten. Ich will nicht berührt werden … Es handelt sich hier also um eine Art Schutz.

Eine Überproduktion von Talg weist auch auf meine „jugendliche" Einstellung hin: Ich verhalte mich unreif, wenn es sich um meine Emotionen handelt. Ich bin sehr nervös und weiß nicht, was ich tun soll. Ich muss die Energie fließen lassen, damit meine negativen Emotionen verschwinden können. Wenn meine Haut betroffen ist, ist es wichtig, dass ich mich frage, ob ich mich vielleicht in einer Trennungssituation befinde, in der ich Angst habe, von jemandem oder etwas gelöst zu werden, den ich in meiner **Haut** trage, und mich ganz allein wiederzufinden. Dies kann durchaus körperlich sein: Zum Beispiel kann mein Partner nach einer Beförderung umziehen müssen. Vielleicht fühle ich mich auch von einer Person abgeschnitten, weil es keine Kommunikation gibt; wohl wohne ich im gleichen Haus wie mein Partner oder die Kinder, aber eine große Leere lastet auf mir, denn ein riesiger Graben trennt uns, sodass ich eigentlich allein lebe. Diese Einsamkeit hängt oft damit zusammen, dass ich mich in meinen Panzer zurückziehe und sehr verunsichert bin. Ich neige dann dazu, die Situationen negativ zu betrachten und alles schwarz zu sehen. Ich glaube, dass man mich mit Schlägen **durchbohrt** und mich „**durchleuchtet**". Dies kann auch zu einem **Verlust der Sensibilität der Haut** führen. **Kratzer, Abschürfungen** oder **Schrammen** zeigen, dass ich innerlich zerrissen bin; ich fühle mich wie „eine Mimose". Ich lasse mich zerkratzen und nehme meinen Platz nur unzureichend ein. Ich würde gerne Grenzen ziehen und mir Respekt verschaffen. Durch ständige Kompromisse versetze ich mich in eine Position der Unterlegenheit und nehme das Leben als ungerecht wahr. Ist nun meine **Haut** angegriffen, reagiert sie möglicherweise auf diesen Zustand, indem sie sich zu ihrem eigenen Schutz von ihrer Feinfühligkeit abschneidet. Wenn mir zum Beispiel die erwünschten Streicheleinheiten fehlen, will meine Haut diese Region „einfrieren" und nichts mehr fühlen, damit sie sich an diese unangenehme Situation nicht erinnern muss. Im Gegensatz dazu kann meine Haut **hypersensibel** sein und ich schütze mich, in dem ich mich zurückziehe oder vor bestimmten Situationen flüchte (indem ich zum Beispiel nicht in die Sonne gehe und einen Hut tragen muss). Das ist zum Beispiel bei **Sommersprossen** der Fall; möglicherweise fühle ich mich fleckig, beschmutzt. Dies kann in moralischer Hinsicht, emotional, affektiv oder körperlich sein. Vielleicht glaube ich auch, das Bild meiner Familie besudelt zu haben und dass ich den Fehler wiedergutmachen werde, indem ich mich an die Erwartungen der anderen anpasse und „mucksmäuschenstill" bin. Ich muss meine Frustrationen ruhig und distanziert betrachten, damit meine **Haut** heller und weniger dick wird. Je durchsichtiger und aufrichtiger ich mit den anderen werde, desto transparenter wird auch meine **Haut**. **Juckreiz** bedeutet, dass ein oder mehrere störende Gedanken an die Oberfläche der **Haut** steigen und dass ich sie mir genau ansehen muss, damit sie anschließend nicht mehr meine Aufmerksamkeit beanspruchen und mich stören. Wenn sich **meine Hautfarbe ändert**, frage ich mich, bis zu welchem Punkt ich meine Sensibilität und meine Intuition akzeptiere ↓♥. Betrachte ich mich selbst als zu „weich"? Scham und Schuldhaftigkeit hindern mich daran, spontan zu leben. Ich fühle mich verpflichtet, mich auf Beziehungen einzulassen, die mir nicht guttun. Mein inneres Wesen schreit nach Freiheit und nach

Akzeptanz ↓♥ meines ganzen Wesens. Bei **Sommersprossen** geht es um meine Integrität; ich würde so gerne unbemerkt bleiben … Man macht sich über mich lustig und ich hätte so gern, dass man mich liebt und ich den Anforderungen gewachsen wäre. – Ich akzeptiere ↓♥, anstatt „kleine Töpfchen" mit angeblich wundersamen Cremes für die **Haut** zu kaufen, meine guten Eigenschaften besser zu schätzen und mir kleine Annehmlichkeiten zu bereiten. So wird meine **Haut** dieses Wohlgefühl durch ihre Sanftheit und Frische umso mehr ausstrahlen. Je freier ich meine Emotionen mitteilen kann, desto mehr wird sich meine **Haut** entspannen und strahlen. Ich vertraue und akzeptiere ↓♥ die **Liebe** der anderen. Alles ist eine Frage der Einstellung. Ich entscheide mich in meinen Beziehungen für eine bessere Qualität mit der Außenwelt.

Hautjucken

(siehe: Haut – Juckreiz)

Hautrisse

Hautrisse sind schmerzhafte Hautverletzungen, die meistens an Händen und Füßen auftreten. Wahrscheinlich bin ich sehr verärgert über einen Menschen, eine Sache oder eine Situation. Ich fühle mich wie in einer Falle; ich bin in einer Beziehung **ohnmächtig** und weiß nicht, wie ich mich daraus befreien soll. Da **Hautrisse** vor allem im Winter durch Kälte auftreten, habe ich vielleicht den Eindruck, jemand oder etwas habe mich „kaltstellen" wollen. **Hautrisse** an den Händen beeinträchtigen mich stärker in meinem Alltag, während **Hautrisse** an den Füßen mehr mit Besorgnis über die Zukunft zu tun haben. Ich fühle mich in meinen Handlungen eingeschränkt, ich bin voller Pläne, aber es gibt ungünstige Bedingungen für ihre Realisierung. Ich habe Schwierigkeiten mit der Kälte meines Vaters oder meiner Mutter. Ich bin sehr angespannt und meine **Haut**, die diese Spannung übernimmt, wird rissig. Ich nehme den Kummer der anderen auf meine Schultern. Da ich mich verletzlich fühle, fällt es mir schwer, mich auszudrücken. Worüber soll ich auch reden? Gerne würde ich mich von der Vergangenheit trennen, die schwer auf mir lastet. Um meine Haut geschmeidig zu machen, behandele ich sie mit einem Balsam, das in diesem Fall lautet: „Aufhören, mich wegen einer Situation zu quälen, für die ich nichts kann." So wird meine **Haut** wieder weich und glatt. – Ich akzeptiere ↓♥, mir meines Wertes bewusst zu werden. Ich spreche mit meinem **Herzen♥**. Indem ich für mich sorge, werden dies auch die anderen tun.

Heiserkeit

(siehe auch: Stimmlosigkeit)

Wenn meine Stimme ihren Klang verliert, rau und krächzend wird, dann bin ich heiser. **Heiserkeit** bedeutet geistige und körperliche Erschöpfung. Irgendetwas hindert mich daran, reibungslos zu funktionieren. Ich leide an einer emotionalen Blockade, unter einer starken Emotion, und halte meine Aggressivität zurück. Da die Kehle mit dem Energiezentrum der Wahrheit, der Kommunikation und des Selbstausdrucks (Halschakra) zusammenhängt, kann es sein, dass mich die Wahrheit, die ich nur schwer verarbeiten kann, und meine persönlichen Überzeugungen einholen. Ich greife zu bestimmten Mitteln der Linderung und der Stimulation, wie Kaffee, Alkohol, Zigaretten, usw. Und wenn die Wirkung abklingt, ist die **Heiserkeit** wieder da. Meine Müdigkeit verstärkt noch meine Unruhe und Sorge, der ich mich nicht stellen wollte. In meinem Inneren bin ich sehr zerrissen: Soll ich etwas äußern oder nicht? Soll ich dabei die Wahrheit sagen? Wenn ich mich beunruhige, wie die anderen meine Aussagen aufnehmen, oder wenn ich mir nicht sicher über das bin, was ich vorbringen möchte, werden sich meine Unsicherheit und meine Angst in der Stimme zeigen, die **heiser** wird. Anstatt wirklich zu kommunizieren, was ich denke und lebe, drücke ich aus, was die anderen meiner Ansicht nach von mir erwarten. Und dies erweist sich dann in gewissem Sinn als Lüge. Anstatt mich also wieder meiner inneren Stimme zuzuwenden, lehne ich mich an die anderen an. Diese Unterstützung ist jedoch zerbrechlich (wie meine Stimme) und verunsichert daher eher. – Ich mache mir **bewusst**, dass ich eine Auszeit brauche, und akzeptiere ↓♥, mir Ruhe und die zur Erholung nötige Zeit zu gönnen. Wenn ich ausgeruht bin, nehmen die Situationen und Ereignisse wieder ihre wahren Ausmaße an; ich bin viel objektiver und klarer, um die erforderlichen Entscheidungen zu treffen. Ich erlaube mir, meine Emotionen auszudrücken. Ich mache mir **bewusst**, dass ich mit dem **Herzen♥** spreche. Ich befinde mich in voller Kontrolle meiner Mittel und fühle mich wohl dabei, mich frei zu äußern. Meine Stimme kann sich auch voll ausdrücken, denn ich vertraue jetzt dem, was ich sage, und ich weiß, dass mir die anderen mit ihren **Herzen♥** zuhören.

Hemiplegie

(siehe: Halbseitenlähmung)

Hepatitis

(siehe: Leber – Hepatitis)

Hernie (Bruch)

Eine **Hernie** ist eine Schwellung von Weichteilen oder eines Organs, die an einer schwachen Stelle durch die Muskelwand austritt. Es kann sich um Eingeweide handeln, die durch eine natürliche oder unnatürliche Öffnung aus der Höhle ausgetreten sind, in der sie normalerweise liegen. Die **Hernie** wird durch Druck der Weichteile oberhalb des schwachen und unterbelasteten Muskels ausgelöst. Die **Hernie** kann an verschiedenen Orten auftreten. Die genaue Stelle der **Hernie** weist auf deren Art und Mitteilung hin. Am häufigsten kommen **Hernien** entlang der Bauchwand vor (**Bauchbruch**), wie zum Beispiel die **Leistenhernie**, die mit einem Geheimnis zu tun hat, das ich in mir trage und das ich anderen nicht mitteilen will. Sie weist außerdem auf die Schwierigkeit hin, meine Kreativität mitzuteilen. Ich frage mich: Bin ich sexuell zufrieden? Versuche ich, den Bedürfnissen anderer zu entsprechen, und vergesse ich mich dabei? Ist das Zwerchfell betroffen, handelt es sich um eine **Zwerchfellhernie** (**Hiatushernie**). Sie ist mit einem

Zorn, ja einer Wut oder eigenen Ohnmachtsgefühlen verbunden. „Ich gerate vor Wut außer mir." Die **Nabelhernie**, die auch Säuglinge betrifft, hängt gewöhnlich mit einer schlechten Vernarbung der Nabelschnur nach deren Durchtrennung zusammen. Diese Schwellung kann die Weigerung des Babys bedeuten, das weiche mütterliche Nest zu verlassen oder auf die Welt zu kommen. Und als Erwachsener habe ich unter dem Einfluss meiner neuen Lebensumgebung Angst vor Kontrolle. Die **Hernie** kann einen starken unausgesprochenen Wunsch bedeuten, mit einem Menschen oder einer Situation zu brechen, der oder die mir unangenehm ist, dem oder der gegenüber ich mich aber verpflichtet fühle. Ich will mich aus einer Situation zurückziehen, die für mich unerträglich geworden ist. Es kann sich dabei um das Zerbrechen meiner Partnerschaft handeln, das von mir oder meinem Lebenspartner ausgelöst wurde, wobei es mir schwerfällt, das zu akzeptieren. Fällt mir das Leben schwer? Warum soll ich so hart arbeiten? Ich fühle mich so schwach … Ich habe das Bedürfnis, mich anzulehnen, aber ich bin nicht bereit, um Hilfe zu rufen. Die **Hernie** kann auch eine Selbstbestrafung ausdrücken, weil ich mir Vorwürfe mache, da ich mich zu bestimmten Dingen unfähig fühle. Ich bin also über mich selbst sehr frustriert, denn ich weiß, dass ich mich zu sehr nach anderen richte und nicht genügend nach meinen eigenen Bedürfnissen. Ich reagiere auf die Erwartungen der anderen: Eltern, Freunde, Partner, Arbeitgeber. Da ich meine Verstimmung unter Kontrolle halten will, kommt ein Punkt, an dem alles explodiert oder eher in mir „implodiert". Meine Verzweiflung braucht ein Ventil, da ich sie nicht offen ausgedrückt habe. Die Bauchwand schützt meine inneren Organe und hält sie an ihrem Platz. Die **Hernie** in dieser Muskelwand kann also meinen Wunsch bedeuten, in meiner Welt alles an ihrem Platz zu halten und keine Aggressivität oder stärkere Ausbrüche nach außen treten zu lassen. Werde ich mir erlauben, sie freizusetzen? Ich kann mich für diesen Zustand schuldig fühlen und gedrängt, zu weit zu gehen, indem ich versuche, mein Ziel auf übertriebene Weise zu erreichen. Ein „geistiger Schub" (Stress) will sich Luft machen. Ich will aus einer Situation heraus, die unangenehm ist und in der zu verharren ich mich verpflichtet fühle. Es handelt sich um eine Art Selbstbestrafung. Das ist der richtige Augenblick für einen neuen Anfang. – Ich akzeptiere ↓♥, meine Kreativität zum Ausdruck zu bringen. Jetzt erlaube ich mir, ich selbst zu sein und mich freier zu äußern. Ich erweise mir und anderen mehr Liebe, denn ich weiß, dass ich existiere. Ich nehme mir Zeit, nach innen zu gehen, allein zu sein, um in meinem Leben klar zu sehen und zu wissen, wohin ich gehe.

Hernie – Diskushernie (Bandscheibenvorfall)

(siehe auch: Rückenschmerzen, Luxation)

Die runde und flache Bandscheibe liegt jeweils zwischen den Wirbelpaaren der Wirbelsäule, wo sie von einer gallertartigen Masse (wie Gelatine) umgeben ist und wie ein Stoßdämpfer wirkt und dadurch Erschütterungen absorbiert. Bei einem **Bandscheibenvorfall** (**Bandscheibenprolaps**) reizt der Druck der Wirbel den Ausgang des

Kerns von hinten im Wirbelkanal, so dass die Stoßdämpferwirkung verringert und Schmerzen an den Nervenwurzeln auf dieser Höhe verursacht werden. Bei einem **Bandscheibenvorfall** kommt zu der allgemeinen Bedeutung, die eine **Hernie** hat, noch ein anormales Austreten von Flüssigkeit hinzu, die auf psychischer Ebene für die Emotionen steht. Dazu kommen die Nervenschmerzen, die in Verbindung mit geistiger Energie und Schuldgefühlen stehen. All das weist auf einen tiefen inneren Konflikt hin, der sämtliche Aspekte meines Wesens betrifft. Bei einem **Bandscheibenvorfall** gibt es notwendigerweise einen Konflikt mit dem **Druck**. Dieser kann durch meine familiären oder finanziellen Verpflichtungen, durch meine Arbeit usw. entstehen. Es ist, als ob ich Druck auf mich selbst ausüben würde, indem ich meine Grenzen überschreite und mich für jemand anders halte. Dieser Druck kann aus mir selbst oder von anderen kommen. Ich trage die Lasten der anderen auf meinen Schultern. Ich fühle mich im Leben alleine, es fehlt mir an Zuwendung und an Unterstützung, zögere aber, dies anderen und vor allem mir selbst gegenüber zuzugeben. Dies gibt mir das Gefühl, gefangen und unentschlossen zu sein. Ich fühle mich überfordert, es fehlt mir an Selbstvertrauen. Ich lebe eher für die anderen. Ich erlaube mir keinen Fehler. Ich ächze unter der Last der Verantwortlichkeiten. Anstatt mich liebevoll zu behandeln, bin ich sehr streng mit mir. Ich sehe mein Leben wie eine Maschine, anstatt zuzulassen, dass mein Kinder**herz♥** sich amüsiert und spontan ist. Da alles automatisch abläuft, sehr rational, daher emotionslos, entstehen Schwierigkeiten in meinen interpersonellen Beziehungen. Meine Emotionen sind in meinem Körper eingeklemmt und führen dazu, dass ich mich versteife. Ich rebelliere gegen eine Situation, für die ich keine Lösung sehe. Es ist wichtig, dass ich mir den betroffenen Bereich der Wirbelsäule klar mache, um besser zu verstehen, was in mir vorgeht. Ich lerne, mit mir selbst sanfter umzugehen, und jetzt fühle ich mich vom Leben unterstützt. Ich fühle mich jetzt vom Leben unterstützt. Ich mache mich von jeglichen Schuldgefühlen und jeglichem Druck frei. Ich liebe mich so, wie ich bin. Ich tue mein Bestes und überlasse Gott den Rest. – Ich lerne, mir selbst zu vertrauen, und akzeptiere ↓♥, mich selbst zu unterstützen. Ich überlasse jedem seine eigenen Verantwortlichkeiten; so bin ich umso freier, mein Leben nach meinen existenziellen Werten zu leben. Ich will nicht mehr an „vorderster Front" sein, sondern kann auch einfach nur beobachten. Ich mache mir **bewusst**, dass jedes Mal, wenn ich eine Antwort oder Unterstützung suchte, ich in dem bestätigt wurde, was ich bereits wusste oder selbst empfand. **Ich akzeptiere ↓♥, auf meine innere Stimme zu hören**, die immer da ist, um mich zu stützen und zu leiten. **Ich lerne, mir selbst zu vertrauen,** und entdecke meine gesamte Kraft und das Glück, das damit einhergeht, dass sie mich obenauf hält, frei, und im Besitz meines Selbstvertrauens.

Herpes (allgemein, Mund ..., Lippen ...) (siehe auch: Mund)

Herpes ist eine Art Hautausschlag in Form von Gruppen entzündlicher Bläschen. Es handelt sich um ein Virus, das einen hohen Prozentsatz der Bevölkerung infiziert und lebenslang im Körper bleibt. Es gibt etwas, was mir das Leben vergiftet, etwas zwischen Haut und Nervensystem, was schmerzt. Es kann selbst nach jahrelanger Ruhe wieder auftreten. Ausbrüche des **Herpes-simplex-Virus (HSV)** rufen Geschwüre an Mund, Lippen und Geschlechtsorganen hervor. **Herpes** ist auf mehrere Ursachen zurückzuführen: Frustration, weil ich bestimmte Wünsche nicht in die Tat umsetzen konnte und mich deshalb „unfähig" fühle; Wunsch, jemanden auf Distanz zuhalten, um nicht geküsst zu werden, weil ich entweder über diesen Menschen urteile oder ihn bestrafen will. Ich habe das Bedürfnis, mich eine Zeit lang zurückzuziehen (im wörtlichen und übertragenen Sinn!), da der Druck zu groß ist: Dabei kann es sich um mein sexuelles Leben handeln oder um eine Arbeit oder meine Familie. Möglicherweise mache ich mir Selbstvorwürfe wegen bestimmter verletzender Bemerkungen von mir und fühle mich jetzt sehr klein, ich **krieche**. Ich musste mich verteidigen und bereue die gesagten Worte. Vielleicht hege ich harsche Kritik an einem Menschen des anderen Geschlechts, den ich verallgemeinernd für alle Geschlechtsgenossen heranziehe (beispielsweise: „Alle Männer sind ..."). Das sind lauter Mittel und Wege, um mir die anderen auf Distanz zu halten, da die Bereiche, an denen **Herpes** auftritt, im Allgemeinen die Lippen und die Geschlechtsorgane sind, das heißt die grundlegenden Stellen für die persönliche, verbale oder gefühlsmäßige Kommunikation mit anderen Menschen. Die Geschwüre können mir zeigen, dass ich emotionalen und geistigen Kummer habe (da Weichteile und Körperflüssigkeiten betroffen sind), dass ich eine Art Ausbruch oder einen großen inneren Schmerz erlebe, der ans Licht drängt. Da ich geliebte Menschen (Lebenspartner, Kinder, Eltern, usw.) mit den Lippen küsse, weist **Lippenherpes** auf eine Situation der Trennung von einem Menschen hin, den ich zu küssen gewohnt war. Der Hautkontakt mit den Lippen wurde mir aus welchem Grund auch immer genommen und schon tritt **Herpes** auf. Ich hatte Projekte, aber ich konnte sie nicht realisieren. Es ist schwer für mich, meine Überzeugungen mitzuteilen. Daher habe ich den Eindruck, dass es die anderen sind, die mein Leben in der Hand haben, und das gefällt mir nicht. An der Nase (seltener) zeigt mir **Herpes** Wut über die Tatsache, dass man in meinem Umfeld meint, ich würde „meine Nase in alles stecken". Der Ausschlag scheint in engem Zusammenhang zu Stress und Konfliktsituationen zu stehen, vor allem, wenn ich etwas widerwillig oder entgegen meinen eigenen Gefühle tue (beispielsweise, wenn ich eine sexuelle Erfahrung mit einem Menschen habe, mit dem ich nicht zusammen sein will). **Herpes** kann mir auch mitteilen, dass ich Kummer habe, des Lebens überdrüssig bin, nicht genug Selbstliebe empfinde. Dieser Virus legt alle Fragen von Scham, Schuldgefühlen, Kompromissen und Selbstverleugnung im Zusammenhang mit Sexualität offen auf den Tisch (ich kann die Ursache finden, indem ich den betroffenen Körperteil betrachte). Ich muss mich angesichts von Intimität, die ich mit meinem Partner/meiner Partnerin erlebe, selbst befragen und sehen, welche Frustrationen, Ängste und Enttäuschungen ich ihm oder ihr gegenüber empfinde. Schäme ich mich für meine Sexualität? Ist sie zufriedenstellend, oder ist sie zu einem rein körperlichen Vergnügen geworden ohne den tieferen Sinn, den sie enthalten sollte? – Ich akzeptiere ↓♥, damit aufzuhören, über mich und andere streng zu urteilen. Ich habe in meinen intimen Beziehungen mehr und mehr Vertrauen zu mir. Ich liebe mich mehr und die Sonne scheint wieder in meinem Leben. Ich bin stolz, so zu sein, wie ich bin.

Herpes – Genitalherpes oder Scheidenherpes (siehe auch: Haut – Juckreiz, Scheidenentzündung)

Im Volksglauben ist **Scheidenherpes** auf sexuelle Schuldgefühle und den unbewussten Wunsch nach Selbstbestrafung zurückzuführen. **Genitalherpes** kann auftreten, wenn es ein Gefühl von Mangel im Zusammenhang mit Sexualität gibt. Vielleicht haben sich mein früherer Partner und ich getrennt, was bei mir zu Frustrationen führt. Oder wir sind nur körperlich getrennt, wenn beispielsweise einer der beiden Partner längere Zeit auf Geschäftsreise ist. Da mir der Hautkontakt an den Geschlechtsorganen fehlt und mir diese „Trennung" sehr schwerfällt, äußert sich mein mangelndes Wohlbefinden in **Scheidenherpes**. Möglicherweise bin ich auch im Hinblick auf meine sexuellen Beziehungen frustriert, weil sie entweder unbefriedigend sind oder meine Wünsche unerfüllt bleiben oder im Gegenteil, weil sie zwar sehr befriedigend sind, aber schmerzhafte Erinnerungen wecken. Ich kann mich beispielsweise fragen, warum ich so lange unbefriedigt war, wo doch heute alles so gut geht – warum konnte das nicht früher kommen? In der religiösen Erziehung ging man oft so weit zu sagen, dass das von Gott gewollt sei, um uns zu bestrafen. Das Schamgefühl bringt mich sogar so weit, meine Geschlechtsorgane verleugnen, sie nicht akzeptieren zu wollen. Zahlreiche Religionen haben die Geschlechtsorgane zu ihrem Sündenbock gewählt. – Ich akzeptiere ↓♥, mir **bewusst** zu werden, dass ich meiner tiefsten Natur ausweichen will. Ich bin verletzlich; bin ich bereit, mich völlig einzulassen? Ich liebe meinen Körper und freue mich an meiner Sexualität. Gott hat mich nach seinem Bild geschaffen. Ich bin entzückt von meiner Schönheit. Ich muss mich ganz und gar akzeptieren ↓♥, mich vollständig mir selbst hingeben, um dann dasselbe mit (meinem) Partner zu tun.

Herz♥ (allgemein) (siehe auch: Blut)

Das **Herz♥** steht in Verbindung zum vierten Chakra oder Energiezentrum: Dieses Chakra ist YIN-YANG, sowohl maskulin wie feminin, sowohl geistig wie emotional. Es symbolisiert das Haus und stellt **Liebe** (meine Emotionen, meine Liebesfähigkeit), Freude, Lebenskraft und Sicherheit dar. Symbolisch repräsentiert die **rechte Herz♥seite** den Vater und die **linke** die Mutter. Die Energie des **Herzens♥** strahlt in den ganzen Körper aus, vor allem aber zwischen Hals und Sonnengeflecht. Das **Herz♥** ist eine Art energetische Pumpe, die das Leben (das Blut) durch den ganzen Körper fließen lässt. Der Blutkreislauf verteilt die für Glück, Ausgeglichenheit, Lebensfreude und inneren Frieden erforderliche Lebensenergie. Ich muss also unbedingt Liebe zeigen, indem ich die Energie des **Herzens♥** zu den schönsten spirituellen Energien leite, die es gibt. Wenn ich eine Situation erlebe, in der ich glaube, dass man mir „das **Herz♥** aus dem Leib reißt", dass mein ganzes Wesen betroffen ist, dass ich nicht genug durch die **Liebe** der anderen genährt werde oder dass ich das Leben zu ernst nehme, wird mein **Herz♥** mir dies zeigen. Eine Einschränkung des **Herzens♥** führt mich zu einem Aspekt der fundamentalen **Liebe,** die entweder daher rührt, dass ich mich nicht genug selbst liebe oder zu wenig Liebe von den anderen, vom Leben oder von Gott empfange. Wenn ich Schuldgefühle empfinde, durch die ich mich nicht mehr spüren kann, stelle ich mir daher Fragen über die Fähigkeit und Würde, geliebt zu werden … Je mehr ich meine Aufmerksamkeit auf Liebe, Mitleid und Verzeihen lenke, desto stärker wird mein **Herz♥** in Freude, Friede und Fröhlichkeit arbeiten. So wird mein **Herz♥** auf der Gefühlsebene ausgeglichen und vor Enttäuschungen bewahrt. Ein **Herz♥** mit einem sanften und harmonischen Rhythmus zeigt einen Menschen, der innerlich ruhig ist. Wenn ich unausgeglichen, in der Liebe durcheinander oder zu empfindsam meinen Emotionen gegenüber bin, schwankt mein Herzrhythmus. – Ich akzeptiere ↓♥, mich der **Liebe** zu öffnen, überlasse jeden Vorwurf dem Universum, höre auf, mich so zu kritisieren, dass ich davon krank werde, und vor allem *akzeptiere ↓♥ ich, mir zu verzeihen.* Wenn ich mir selbst verzeihe, kann ich die **Liebe** der anderen besser akzeptieren ↓♥.

Herz♥ – Angina Pectoris (Brustenge) (siehe: Angina Pectoris)

Herz♥ – Koronarthrombose

Eine **Koronarthrombose** ist die Entstehung eines Blutgerinnsels in einer Koronararterie (Arterie des **Herzens♥**). Diese Unterbrechung der Durchblutung löst schon nach 15 Minuten der Verstopfung in fast allen Fällen einen Herzinfarkt aus. Dieses Blutgerinnsel betrifft das wichtigste Organ, das die Liebe darstellt, nämlich das **Herz♥**. Ich muss prüfen, was mich in meinem Leben daran hindert, wirklich zu lieben. Vielleicht ist es eine Wut, ein heftiger Groll gegen einen Menschen, den ich liebe. Inwieweit fühle ich mich in meiner Eigenliebe getroffen? Habe ich etwas erfahren, das mir meinen Lebenssinn zu nehmen scheint, das, was mir den Ausdruck meiner Liebe erlaubt hat? Ich neige dazu, mich zu isolieren. Ich fühle mich dem, was mir begegnet, nicht immer gewachsen. Ich wage es nicht, die Dinge voranzubringen, aus Angst, zu „tief zu fallen". – Ich akzeptiere ↓♥, Frieden mit mir selbst und den anderen zu schließen. Ich mache mir die liebenden Kräfte **bewusst**, die in mir sind, um diese Situation in Ordnung zu bringen. Ich gebe mich hin und entdecke, dass mir das Universum die für mich nötige Unterstützung gibt.

Herz♥ – Perikarditis (Herz♥ beutelentzündung)

Die **Perikarditis** ist eine oft infektiöse (Virus-) Entzündung des **Herz♥beutels** (**Perikard**), der Membran, die das Herz einhüllt. Da der **Herz♥beutel** dazu dient, mein

Herz♥ zu schützen, kommt es zu einer **Perikarditis**, wenn ich spüre, dass mein Herz – im wörtlichen oder übertragenen Sinn – angegriffen werden soll. Ich habe Angst um mein **Herz♥** und um das eines anderen. Die schlechte Nachricht über ein **Herz♥**problem bei einer geliebten Person erinnert mich automatisch an meine eigene Angst, dass auch mir etwas passiert. Habe ich das Gefühl, dass die Integrität meines eigenen Bereichs gefährdet ist? Habe ich den Eindruck, „**bei lebendigem Leib zu verbrennen**“? Fühle ich mich ständig unzufrieden mit mir selbst und dem Leben? Fühle ich mich in einer Situation **zerrissen**? Bin ich wütend auf meinen Vater, der weit weg, abseits von meinem Leben bleibt? – Anstatt wütend zu werden, akzeptiere ↓♥ ich ruhig und bitte darum, immer und zu jeder Zeit geschützt zu werden, da ich weiß, dass alles, was mir geschieht, zu meinem Besten ist.

Herz♥ – Tachykardie

(siehe: Herzrhythmusstörungen)

Herz♥anfall

(siehe: Herz♥infarkt)

Herz♥beschwerden

Da das **Herz♥** das Symbol der Liebe, des Friedens und der Lebensfreude ist, sind **Herz♥beschwerden** oft auf einen Mangel an Liebe, auf Traurigkeit oder auf verdrängte Emotionen, die erst nach Jahren an die Oberfläche kommen, zurückzuführen. Alle heimlichen, unmöglichen Liebesbeziehungen oder die durch Konflikte fragwürdig gemachte familiäre **Liebe** greifen mein **Herz♥** an. Mein **Herz♥** hat sich auf Grund meiner früheren Verletzungen verhärtet. Ich bin davon überzeugt, dass das Leben schwer ist, voller Stress und ein ständiger Kampf. Oft fühle ich mich wie ein Überlebender und glaube, nur meine Anstrengung würde überhaupt zu einem Erfolg führen. Ich muss mich an den Rhythmus der anderen anpassen und dies ruft enormen Stress hervor. Ich bin besorgt, überreizt, ängstlich, ich habe Schwierigkeiten, Grenzen zu setzen, oder bin zu schwach, um mein emotionales Gleichgewicht zu halten. Ich ersticke unbewusst mein inneres Kind und hindere es daran, seine ganze wunderbare Lebensfreude auszudrücken. **Herz♥schmerzen** zeigen mir, dass ich mich an jemanden anhänge oder von jemandem oder etwas abhängig bin: Meine Unsicherheit führt zu einer großen inneren Spannung. Das **Herz♥** steht in Verbindung mit der Brustdrüse (Thymus). Diese Drüse, die für die Produktion der T-Zellen des Immunsystems zuständig ist, wird unter dem Einfluss meiner Wut, meines Hasses, meiner Frustration und Selbstablehnung immer schwächer und immer weniger widerstandsfähig. Eine Herzschwäche zeigt mir, wie viel Angst ich vor der Selbstbeurteilung, inkompetent zu sein, habe, und ich betrachte bestimmte Situationen in meinem Leben als Versagen. Anstatt dem Drang meines **Herzens♥** zu folgen, höre ich lieber auf andere, was mich in meiner Entwicklung bremst. Das **Herz♥** braucht **Liebe** und

Frieden. Das Leben ist dafür da, mit der Einstellung eines Kindes gelebt zu werden: Offenheit, Freude, Neugier und Enthusiasmus. Selbst wenn ich unbefriedigte affektive Bedürfnisse habe, versuche ich ein harmonisches Gleichgewicht aufrechtzuerhalten, mit einer ausreichenden Öffnung des **Herzen♥s**, um jede Geste meiner Existenz schätzen zu können. Wenn ich mich „**von einem offenen Herzen♥ leiten**" lassen soll, habe ich tatsächlich immer mit offenem **Herzen♥** über meine Schwierigkeiten und meinen Kummer mit betroffenen Personen gesprochen? Ich akzeptiere ↓♥, mich mehr zu lieben, der Liebe für mich und andere gegenüber offen zu bleiben. Ich amüsiere mich, entspanne mich, nehme mir Zeit zu leben. Ich höre auf, mich selbst zu ernst zu nehmen. Ich fühle mich frei, ohne Zwang zu lieben, und weiß mich trotzdem glücklich. – Es gibt mehrere Redewendungen, die das **Herz♥** und seine unterschiedlichen Zustände beschreiben: „herzlos" sein, „ein Herz haben", „auf sein Herz hören". Wenn mir jemand sagt: „Du bist herzlos", prüfe ich diese Mitteilung, die mir das Leben macht. Das kann ein Zeichen sein, dass ich besser etwas ändern würde. Lebe ich in Unausgeglichenheit? Leide ich an Herzrasen? Bin ich emotional verstört? Unabhängig von der Antwort darauf werde ich nicht warten, bis ich krank werde, um die Veränderungen in meinem Leben zu verstehen und zu akzeptieren ↓♥. – Ich bleibe wachsam und öffne mein **Herz♥** allem, was mir gut tut. Ich höre auf mein **Herz♥** …

Herz♥klopfen

(siehe: Herz – Herz♥rhythmusstörungen)

Herz♥infarkt

(siehe auch: Infarkt [allgemein])

Wenn davon gesprochen wird, dass jemand einen **Infarkt** hatte, bedeutet das in der Umgangssprache normalerweise einen **Herz♥infarkt**. Man spricht auch von einem „Herzanfall". Das am häufigsten von einem **Infarkt** betroffene Organ ist das **Herz♥**, das Zentrum der Liebe in mir, der Kern der Emotionen. Der **Herz♥anfall** ist ein verzweifeltes Zeichen des Körpers, dass ich zu weit gehe, dass ich unwichtigen Einzelheiten zu viel Aufmerksamkeit schenke. Ich „hege" und schütze meinen sozialen Status, anstatt mich mit dem Wesentlichen, meiner Lebensfreude im **Herzen♥** der Familie, zu befassen, meine **Liebe** zum Ausdruck zu bringen, mich selbst zu lieben, jeden Augenblick intensiv zu genießen. Ich habe große Angst vor der Erfolglosigkeit. Ich hänge derart an allem, was mein Hoheitsgebiet ausmacht (meine Frau, meine Arbeit, meine Freunde, mein Haus, meine **Hochburg** usw.), dass ich mich dem widersetze, was geschieht, wenn ich beispielsweise das Gefühl **habe**, jemanden oder etwas aus diesem Hoheitsgebiet zu verlieren. Die Folge davon ist dann ein **Herz♥anfall**. Ich fühle, dass ich kurz davor bin, auf etwas zu **verzichten** oder zu **kündigen**. Mein Leben droht ins Wanken zu geraten. Ich möchte „mit ganzem **Herzen♥**" der Boss, Kapitän an Bord bleiben. Ich will nicht so schnell **aufgeben**, allzu leicht verzichten. Ich sehe mir alles an, was ich im Laufe der Jahre **erwerben** konnte, und jetzt habe ich den Eindruck, dass man mich **absetzt** oder dass man das tun wird. Es kann sich dabei um Objekte, Personen, meinen Stolz, meine körperlichen, intellektuellen oder affektiven Fähigkeiten handeln. Mein **Begehren**, mein **Neid** sind grenzenlos. Ich kann sogar das Gefühl haben, dass man mich **enteignet**, weil ich nicht mehr willkommen bin. Hindert man mich daran, so die Zügel in der Hand zu behalten, wie ich gern möchte? Herzanfälle stehen auch im Zusammenhang mit meinen eigenen Gefühlen und dem, was sie in mir auslösen. In welchem Maß bin ich in der Lage, Liebe zu empfinden und sie anderen zu zeigen? In welchem Maß bin ich in der Lage, mich so zu lieben und zu akzeptieren ↓♥, wie ich bin? Zwinge ich mich, jemand anders zu sein und zu übertreiben, um anderen zu beweisen, was ich wert bin? Die Tatsache, dass ich mich bis aufs Äußerste missachte, verhindert, dass ich alle möglichen Personen in mein Universum und in mein **Herz♥** eindringen lasse. Da ich schwach zu sein glaube, vermittle ich anderen ein hartes Bild von mir. In mir befindet sich ein Ozean von Gefühlen, und wenn ich akzeptiere ↓♥, dort einzutauchen, fürchte ich zu ertrinken, da ich so viel seit so langer Zeit angehäuft habe! Deshalb fällt es mir so schwer, mich in meinem Leben wirklich **einzulassen**. Meine Wut, Frustration, Aggressivität, die zu lange verdrängt wurden, können nicht mehr und explodieren. Die Entdeckung der wichtigsten Dinge im Leben beschränkt sich nicht auf die Menge an Geld, das ich verdient, oder auf den Erfolg, den ich geerntet habe. Wie das **Herz♥** im Zusammenhang mit Mitleid und **Liebe** steht, kann es auch im Zusammenhang mit dem Gegenteil davon stehen: Feindseligkeit, Hass, Ablehnung. Der Herzanfall tritt oft in einer Phase meines Lebens auf, da entweder zu viel Wettbewerbsdruck herrscht oder finanzielle Probleme bestehen, begleitet von der zunehmenden Entfremdung meiner Familie und der engsten Freunde. Das Leben wird zum **Kampf**. Ich erlebe **Auseinandersetzungen**, die meinen Stresspegel erhöhen. Es geht um alles oder nichts und mein Leben verliert seinen Sinn, wenn ich verliere. Ich betäube mich mit unzähligen Projekten, um nicht in Kontakt mit meinem Inneren und den Personen in meinem Umfeld zu kommen. Ich fühle mich **lächerlich gemacht**. Es ist das Abgeschnittensein von meinen Gefühlen, meinem Engagement, meinen Beziehungen und dem Universum mit seinem natürlichen Rhythmus, das mein **Herz♥** verkümmern lässt. Ich habe keine Freude mehr oder bin nicht „mit dem **Herzen♥** bei der Sache“. Anstatt auf meinen Körper und mein **Herz♥** zu hören, schränke ich mich bis aufs Letzte ein. Alles ist programmiert, alles ist eingeteilt. Ich glaube, dass ich die anderen ablehne, aber in meinem tiefsten Inneren lehne ich mich selbst ab. Ich fühle mich allein, ohne **Liebe**. Ich glaube, nicht das Recht zu haben, mich anzuhalten, denn ich kann nur in der Arbeit leben … Ich glaube, dass man mich **verachtet**, dabei **verachte** ich mich selbst. Ich will ganz allein zurechtkommen! Manchmal habe ich Lust, abzuhauen, alles hinter mir zu lassen, denn es wird mir zu viel. Ich habe nicht mehr die **Sensibilität** eines Kämpfenden. Je mehr ich mich von anderen distanziere, desto mehr beschuldige ich mich, emotional tot zu sein. Ich glaube, in **Ruinen** zu zerfallen. Es wäre notwendig, meine Grenzen zu verschieben, denn sie hindern mich jetzt daran, mich auf einer neuen Ebene der **Liebe** und der Akzeptanz ↓♥

zu nähern. Wenn ich mich in meine rationale Seite flüchte und meinen Körper einsperre, damit ich die verschiedenen Emotionen meines Alltags nicht spüren muss, wird sich mein Körper verhärten. So vernichte ich die Chancen auf Verständnis und Vergebung, mir selbst wie auch den anderen gegenüber, um meine inneren Verletzungen zu heilen. – Ich akzeptiere ↓♥, dass ich mich den Ereignissen überlassen und mir die Zeit nehmen muss, alles zu akzeptieren ↓♥, was mir das Leben gibt und was es mich lehrt, um wieder inneren Frieden zu finden und in meinem ganzen Körper die Zärtlichkeit, Sanftheit, **Liebe** zu spüren, die in mir sind und nichts weiter wollen, als mein **Herz** ♥zu nähren und gesund zu erhalten. Dies ist die erträumte Gelegenheit, meine Prioritäten neu zu setzen und zu sehen, was wirklich wichtig ist. Ich akzeptiere ↓♥, dass es Facetten meiner Persönlichkeit gibt, die ich nicht sehen wollte, und ich weiß, dass mir alle notwendige Kraft zur Verfügung steht, mich im Spiegel anzusehen und mich so zu akzeptieren ↓♥, wie ich bin. Ich heiße meine Emotionen willkommen, um schließlich wieder Kontakt mit meiner emotionalen Seite aufzunehmen, die es mir erlaubt, das Leben maximal zu erproben. Ich akzeptiere ↓♥, dass ich es **verdiene,** geliebt zu werden und dass man mir hilft.

Herz♥kranzgefäße

(siehe: Herz♥ – Koronarthrombose)

Herz♥muskelentzündung (Myokarditis)

Die **Myokarditis** ist eine Entzündung des **Herz♥**muskels (Myokard). Sie ist eine der Ursachen dafür, dass junge Menschen bei einer heftigen Anstrengung plötzlich sterben. Beim Erwachsenen manifestiert sie sich durch ein akutes (und oft tödliches) **Herz♥**versagen. Ich fühle mich nicht im vollen Besitz meiner Kräfte. Ich habe Angst, dass „mein **Herz♥** nicht mehr mitmacht" oder dass mein **Herz♥** „nicht stabil genug" ist, sowohl im wörtlichen wie auch im übertragenen Sinn. Mein Geist ist sehr lebendig und ich weiß nicht, wie ich meine Gefühle verarbeiten soll. Ich fühle mich zwischen meinem **Herzen♥** und meinem Kopf hin- und hergerissen. Meine emotionale Schwäche überträgt sich auf die Arbeit, weil ich nicht mehr „mit ganzem **Herzen♥** bei der Sache" bin. So fällt es mir immer schwerer, die mir aufgetragenen Arbeiten zu erledigen. Mein Selbstwert ist beschädigt und ich frage mich, wie ich mich aus dieser Klemme befreien soll … Ich fühle mich gefangen, und wenn ich keine Lösung sehe, kann ich mir unbewusst eine Herz♥muskelentzündung einhandeln, die mein Leben in Gefahr bringt. Ich akzeptiere ↓♥, mich zu stoppen und in Kontakt mit meinen Emotionen zu treten, die nur nach Ausdruck verlangen. Ich schließe Frieden mit den ungeregelten Situationen aus meiner Vergangenheit und sehe den gegenwärtigen Augenblick. Ich bin am Gipfel meiner Form, wenn meine rationale und emotionale Seite ausgeglichen sind und jede den ihr angemessenen Platz beansprucht. Ich finde wieder **Liebe** in mir und dadurch auch Stabilität: Genau dies nennt man **Herzens♥**intelligenz.

Herz♥rasen

(siehe: Herz♥rhythmusstörungen)

Herz♥rhythmusstörungen (Arrhythmie)

Die **Herz♥rhythmusstörungen** (Arrhythmie) sind ein Problem des Herzrhythmus. Das **Herz♥** ist ein Symbol für die Liebe und Probleme mit **Herz♥rasen** sind wie ein Alarmsignal, ein Hilfeschrei in Bezug auf die Liebe. Eine tief sitzende Angst, die Liebe, die ich so dringend brauche, zu verlieren oder nicht zu bekommen, machen mein **Herz♥rasen** zu einem Hilfeschrei in Sachen **Liebe**. Mein **Herz♥** schlägt so schnell, wie ich mein Leben lebe. Ich habe das Gefühl, nicht mehr die Kontrolle zu haben, mich nicht in Sicherheit zu fühlen. Ich habe Sehnsucht nach mehr Ruhe in meinem Leben. Ich suche in allen Richtungen, aber ich finde keine Antworten auf meine Fragen. Mein **Herz♥** schlägt für verschiedene Dinge gleichzeitig; dies können Personen sein (Liebe), aber auch Dinge, die ich leidenschaftlich gern tue (wie Arbeit, Hobbys), und ich glaube, eine Wahl treffen zu müssen. Ich weiß, dass ich etwas oder jemanden loslassen muss, aber das ist sehr schwierig. Ich fühle mich dazu unfähig, meine Abhängigkeit ist sehr groß. Ich lebe in einem Zwiespalt: Ich oder die anderen: Wem gebe ich Priorität? Womit soll ich mich vorrangig beschäftigen? Die Wahl fällt mir schwer. So fühle ich mich gespalten und dies kann sich auch auf den Sinn des Lebens beziehen. Ich kann in Menschen **vernarrt** sein, weil ich ein so großes Bedürfnis verspüre, geliebt zu werden. Wie mein **Herz♥** bin ich instabil in Bezug auf meine emotionalen Reaktionen. Es gibt Dinge, die ich tun soll und die ich **widerwillig** erledige. Anstatt in meinem eigenen Rhythmus zu leben, verhalte ich mich in der Gesellschaft zügellos. Eine **Anomalie meiner Pulsschläge**[34] zeigt mir, wie mein **Herz♥** zwischen beiden Seiten balanciert, wie schwer es also ist, eine Entscheidung mit all ihren Folgen zu treffen. Wenn sich die **Herz♥kammern** völlig unregelmäßig zusammenziehen, spricht man von **Kammerflimmern**. Dieser Zustand kann auf eine Einschränkung des **Herz♥muskels**, einen Elektroschock, einen Augenblick der Panik beim Fötus (während der Geburt) zurückzuführen sein. Wird dieser Zustand nicht sofort behoben, tritt der Tod ein. All dies zeigt mir, dass ich eine wichtige, ja lebenswichtige Entscheidung in meinem Leben in Bezug auf die **Liebe** zu treffen habe. Ich fühle mich ohnmächtig. Ich fange damit an, mir all die **Liebe** zu geben, die ich brauche, um meine Besorgnis durch mehr innere Sicherheit zu ersetzen, und vertraue dem Leben. Das **Vorhofflimmern** zeigt mir, dass es nicht legitim für mich ist, zu lieben, wen ich will und wie ich will. Ich fühle Beschränkungen in der Weise, wie ich anderen meine Liebe zeige. Die **Tachykardie** ist durch eine unregelmäßig rhythmische Kontraktion des **Herzens♥** gekennzeichnet. Die Herzschläge beschleunigen sich auf mehr als 90 pro Minute. Dieser Zustand ist oft auf starke Emotionen zurück-

[34] Der durchschnittliche normale Puls beträgt zwischen 50 und 80 Pulsschlägen in der Minute.

zuführen. Eine beängstigende Situation, eine körperliche oder geistige Anstrengung und Angst lösen ein Ungleichgewicht aus, das mein **Herz♥** vorübergehend beeinträchtigt, sodass es ein SOS-Zeichen sendet. Die **Tachykardien** werden bei Angstgefühlen sehr genau wahrgenommen, wobei das Adrenalin sehr starke **Herz♥**schläge hervorruft, oder bei einem anormalen Rhythmus. Ich habe immer geglaubt, dass ich mehr und schneller agieren muss, um geliebt zu werden oder um überhaupt ein Recht auf Leben zu haben. Ich kann auch den Eindruck haben, dass ich in einer bestimmten Situation die verlorene Zeit einholen muss. Die **Bradykardie** dagegen ist eine Verlangsamung der Herzschläge. Sie wird vor allem durch die Praxis von Ausdauersportarten begünstigt; auf anormale Weise kann sich das **Herz♥** plötzlich verlangsamen und eine Krankheit auslösen, was manchmal den Einsatz eines Herzschrittmachers nötig macht. Diese Beschwerden können durch eine Anhäufung von tiefem Kummer, vor allem gegenüber meinem Vater, ausgelöst werden, so als ob mein **Herz♥** das Leiden nicht mehr aushalten könnte und beschließen würde, nicht mehr weiterzuschlagen. Ich ziehe mich zurück, um mich zu schützen, denn ich habe keine Lust mehr zu kämpfen. Ich ziehe es vor, jeden Augenblick des Glück und der **Liebe** zu genießen, denn diese scheinen mir nur selten vorzukommen. Die **Extrasystole** (vorzeitige Kontraktion) zeigt mir, wie viel **Liebe** meiner Eltern mir fehlt, besonders meines Vaters. Die **Liebe** zeigt sich mir auf unterbrochene Weise, oft als Folge von Trennungen (oder häufiger von Wiedersehen), die mir das **Herz♥** zerreißen. – In jeder dieser Situationen mache ich mir **bewusst**, dass die Liebe auf dem Spiel steht. Ich atme ruhig und tief und höre auf mein **Herz♥**. Ich lasse alles, was mir nicht guttut, los. Ich wähle den Weg, den ich mit Entschlossenheit gehen will. Ich akzeptiere ↓♥, dass mein Leben wieder harmonischer wird, sowohl in affektiver wie sozialer Hinsicht.

Herz♥schmerzen

(siehe: Herz♥beschwerden)

Herz♥schwäche

(siehe: Herz♥beschwerden)

Heuschnupfen

(siehe: Allergie – Heuschnupfen)

Hexenschuss

(siehe: Rückenschmerzen – Lendenwirbelsäule)

Hinken

(siehe: Claudicatio)

Hirnanhangdrüse oder Hypophyse

Die **Hirnanhangdrüse** (verbunden mit dem sogenannten Energiezentrum oder Chakra des dritten Auges) ist eine endokrine Drüse, die zwischen den Augenbrauen hinter der

Nasenwurzel und unterhalb des Gehirns, von dem sie völlig abhängt, unter dem **Hypothalamus** (Teil des Zwischenhirns) liegt. Sie steht in Verbindung mit dem Gesicht, den Augen, den Ohren, der Nase, der Nasennebenhöhle, dem Kleinhirn und dem zentralen Nervensystem. Sie schüttet außerdem Hormone aus, die die anderen **endokrinen Drüsen** stimulieren. Sie funktioniert also als den anderen Drüsen des Körpers **übergeordnete Drüse**, sie spielt die Rolle des Dirigenten. Sie empfängt die Botschaften des Gehirns und verteilt sie an andere **Drüsen**. Sie spielt demnach eine sehr wichtige Rolle, denn sie fängt Sauerstoff und Lebensenergie (Prana) auf und verteilt sie in allen Körperzellen. Diese **Drüse** kontrolliert die endokrinen Sekretionen der Schilddrüse, der Nebennierenrinde und der Keimdrüsen.[35] Sie regelt außerdem die regelmäßige Wiederkehr des Schlafes. Die **Hirnanhangdrüse** beobachtet ständig das Gleichgewicht. Sie befasst sich mit allen neuen Erfahrungen und Daten im Zusammenhang mit allen Daten, die im Lauf meiner Existenz gespeichert worden sind. Sie erlaubt große innere Transformationen, so lange, wie ich offen bleibe, anstatt mich der Veränderung aus Angst vor dem Unbekannten zu widersetzen. Ihre einwandfreie Funktion unterstützt das Gleichgewicht zwischen meiner rationalen und meiner intuitiven Seite (Yang und Yin). Bei einer **Disharmonie** ist dieses Energiezentrum mit einer Unordnung in meinen Gedanken verbunden. Ich bleibe auf der Ebene des Intellekts, der kalten Beweggründe, des Egozentrismus und verhindere so ein globale Vision des großen *Ganzen*. Ich werde arrogant und verächtlich anderen gegenüber, was zu Verwirrung in meinen Gedanken und Beziehungen führt. Eine Verlangsamung der Hirnanhangdrüse zeigt sich allgemein in Faulheit und einen Mangel an Interesse. Kommt es zu einem Ungleichgewicht, weil entweder meine rationale Seite „überhitzt" wird und ich meiner intuitiven, kreativen und emotionalen Seite nicht genug Platz lasse oder weil meine intuitive Seite, meine seelischen Begabungen „überhitzt" werden, wenn ich alles zu schnell machen will, Kurse belege, alle möglichen Bücher lese, alle möglichen Methoden ausprobiere, usw., so gerät auch mein Körper in ein Ungleichgewicht, weil er all die vor sich gehenden inneren Veränderungen nicht verträgt. Ich bin desorganisiert und mich ergreift leicht Panik, weil ich nicht mehr weiß, wie ich in unterschiedlichen Situationen reagieren soll. Es ist so, als hätte ich keine Kontrolle mehr über mein Leben; ich höre die anderen nur noch über meine innere Stimme. Ich habe meine Gelassenheit verloren. Wenn sie sich dagegen in **Harmonie** befindet, führt sie zu **Bewusstwerdungen** meiner geistigen Kodierungen und der Beziehung zwischen mir und meinen Gedanken. Über diese Energie kann ich bestimmen, was ich mir für mich selbst und für die anderen auf der Ebene des Wohlstands wünsche, und ich kann meine Wünsche realisieren. Die richtige Vision der Dinge ist mit diesem Zentrum verbunden und über dieses finde ich die Lösungen. Da die **Hypophyse** die einwandfreie

[35] Die Gonaden entsprechen den Hoden beim Mann und den Eierstöcken bei der Frau.

Funktionsweise meines Organismus kontrolliert, sorge ich dafür, dass mein Körper und mein Geist im Einklang sind, vermeide Exzesse und halte meine Gedanken und Emotionen unter Kontrolle. Ist an meiner **Hypophyse** ein Tumor entstanden, empfinde ich möglicherweise ein Gefühl tiefer **Machtlosigkeit** und habe den Eindruck, nicht all meine Ziele erreichen zu können, die ich mir gesteckt hatte. Bildlich gesprochen ist das so, als ob ich meinen Arm so weit nach oben strecke, wie ich kann, aber den Apfel im Baum doch nicht erreiche. Das Hindernis kann körperlicher oder emotionaler Art sein. Ich habe das Gefühl, „zu klein" zu sein (im eigentlichen und übertragenen Sinn des Wortes), um mein Ziel zu erreichen, und es kann sein, dass ich Angst vor den Mitteln habe, die ich einsetzen müsste, damit es mir gelingt. Wie komme ich ganz nach oben? Wie kann ich größer werden? Ich will schnell **wachsen**. Ich kann auch meine Macht vergrößern wollen, meinen Selbstwert, meinen Wert in den Augen der anderen, aber dies scheint mir **unerreichbar** zu sein. Ich fühle mich überfordert, da ich oft perfektionistisch bin. Ich habe häufig den Eindruck, neben mir zu stehen, in meinem natürlichen Rhythmus gestört zu sein, ohne zu wissen warum, und ich frage mich immer wieder, was mit mir nicht stimmt. Ich bleibe in meinem Gefängnis, verdränge alles und weigere mich, um Hilfe zu bitten. – Ich akzeptiere ↓♥, dass die Ziele, die ich mir gesteckt habe, vielleicht zu hoch sind. Ich lerne, mir selbst gegenüber sehr viel Verständnis und Geduld aufzubringen, da ich weiß, dass ich immer mein Mögliches tue und für mich und die anderen nur das Beste will. Wenn ich ich selbst bin, werde ich immer stolz auf mich sein können, egal, was ich erreicht habe. Das Leben kümmert sich um mich und alle meine Wünsche werden **erhört**! Ich akzeptiere ↓♥, intensiv in der Gegenwart zu leben.

Hitzewallungen (siehe: Menopause)

Hitzschlag (siehe auch: Fieber)

Ein **Hitzschlag** kann nach einem längeren Aufenthalt in der Sonne, beispielsweise am Strand oder bei Freiluftsport, durch starkes Heizen im Winter oder bei Aufenthalt in einem sehr kleinen und schlecht belüfteten Zimmer auftreten. Er äußert sich in einer allgemeinen Muskelschwäche, heißer und trockener Haut, grauer Gesichtsfarbe und dunklen Augenringen. Auf psychischer Ebene steht Hitze entweder in Verbindung mit Liebe (und zwar wenn es um eine Heilung geht, da mehr Energie fließt) oder mit Wut, wenn die Hitze beispielsweise in Form von Fieber oder Verbrennungen auftritt. In diesem Zusammenhang steht der **Hitzschlag** für Schuldgefühle in Bezug auf die Liebe und ein mangelndes Selbstwertgefühl. Ich **will** lieben und geliebt werden und finde keine Möglichkeit, das zu tun, meine innere Leere zu füllen und diese Unzufriedenheit auszugleichen. Ich fühle mich von Zuneigung abgeschnitten, die zwar verfügbar ist, aber nicht zu mir gelangt. Es kann sich um meine Eltern handeln, die in meiner Nähe leben, ohne mir ihre Wärme zu zeigen. Vielleicht kompensiere ich das dadurch, dass ich mich länger in die Sonne setze, was mich eine Zeit lang tröstet. Mein ganzer Körper zeigt mir das dringende Bedürfnis, diesem Wunsch nach **Liebe** zu entsprechen. – Ich akzeptiere ↓♥, dass ich danach suchen muss, wie ich mein Selbstwertgefühl steigern kann oder wie ich eine Situation verarbeiten kann, unter der ich als Kind gelitten habe und die jetzt wieder an die Oberfläche kommt. Ich liebe das Leben und das Leben belohnt mich reichlich.

HIV (Humanes Immundefekt-Virus) (siehe: AIDS)

Hoden (allgemein)

Die **männlichen Geschlechtsdrüsen** stehen für das männliche Prinzip. Probleme mit den **Hoden,** auf Französisch gern auch als „Familienschmuck“ bezeichnet, sind oft auf Ängste, Unsicherheit, das Vaterbild, Zweifel in Bezug auf das Mannsein und meine Fähigkeit, mich fortzupflanzen, zurückzuführen. Sie können auch auf eine mangelnde Akzeptanz der eigenen Sexualität hindeuten. Die Angst, nach der Leistungsfähigkeit beurteilt zu werden, kann bis zur **Impotenz** führen. Ich fühle mich schwach und verletzlich. Warum muss ich mich bewähren, sowohl im Bett wie auch in meiner Familie oder bei der Arbeit? Was muss ich beweisen? In einer angespannten Situation glaube ich häufig, **in der Hand einer anderen Person zu sein**, vor allem wenn mein Partner eine mächtige Person ist. Ich werde zum **Zeugen** und Zuschauer anstatt zum Hauptakteur meines Lebens. Das **Engagement** wird für mich zu einer sehr gefährlichen Sache, die sogar **tödlich** enden kann. Möglicherweise fühle ich mich auch in der Ausübung meiner Kreativität eingeschränkt und meiner Talente **beraubt.** Vor diesem Hintergrund gibt es eine ständige **Verlust**angst. Es kann sich dabei um jemanden aus der Familie handeln, aber auch um eine Angst, meine Identität zu verlieren, meine Zeit, meine Hoffnungen, meine Erinnerung. Ich gebe mir dann die Schuld und fühle mich herabgesetzt, von einer Person zerrissen, die oft zum anderen Geschlecht gehört. Ich ziehe mich in meine Ecke zurück und verstecke mich hinter einer Maske, um zu vermeiden, noch einmal verletzt zu werden. Eine **Hodentorsion** kommt am häufigsten beim Kind vor und steht dafür, wie hart ich mich selbst sehe, oder zeigt auf brutale Weise, welch falsches Bild ich von meinem Vater habe. In einem anderen Fall brauche ich die **Bestätigung,** dass man meine Handlungen **bezeugt**, daher das Auftreten einer **Zyste** oder eines **Tumors**. Ich verdränge so sehr, wer ich bin, dass ich vollständig von meinen tiefsten Kräften getrennt werde. Wenn meine Hoden **entzündet sind (Orchitis)**, wachsen meine Frustration und meine Wut von Tag zu Tag, denn ich ertrage weder mein emotionales Gefängnis noch die Ablehnung meiner Spontaneität und Kreativität. Meine Unfähigkeit, bestimmte Projekte auf die Beine zu stellen, „verbrennt“ mir die Hoden. Bei einer **Lageanomalie des Hodens (Hodendystrophie)** habe ich vermutlich eine Kindheit gehabt, in der ich mit meinem Vater nicht sprach, oft weil er sehr autoritär und mächtig war. Ich fühle mich erdrückt und misstraue anderen. Wenn die **Hodensäcke** betroffen sind, will ich mich schützen, denn ich habe Angst, dass mir etwas zustößt, vor allem auf der Höhe meiner **Hoden**. Bei einem augenblicklichen Konflikt spielt Geld eine Rolle; so ist die Redewendung „Geld oder Leben!“ in diesem Fall sehr passend. Die **Varikozele** (Krampfader) zeigt mir eine Angst, Kinder zu bekommen, denn ich selbst hatte nie das Gefühl, Eltern zu haben, oder es fehlt einer der beiden und ich fühlte mich als Waise. – Ich akzeptiere ↓♥, meine Einstellung zu meiner Männlichkeit zu hinterfragen und mich noch einmal mit dem männlichen Prinzip zu beschäftigen.

Hodenentzündung (siehe: Hoden [allgemein])

Hodenkrebs (siehe: Krebs – Hodenkrebs)

Hodensack (siehe: Hoden)

Hodentorsion (siehe: Hoden [allgemein])

Hodgkin-Krankheit[36] (siehe auch: Lymphkrebs, Blut – Leukopenie)

Die **Hodgkin-Krankheit** ist eine Krebserkrankung, die vorrangig die Lymphknoten sowie Milz und Leber betrifft. Sie äußert sich in einem Kräfteverlust infolge einer Abnahme der weißen Blutkörperchen. Sie steht in engem Zusammenhang mit starken **Schuldgefühlen**. Ich finde mich nicht gut genug, habe ein sehr geringes Selbstwertgefühl, bis hin zu der Weigerung, Komplimente anzunehmen; ich fürchte Angriffe und Missbilligung; ich bin stark entmutigt, habe meine Lebensfreude (Blut bedeutet Freude), mein Abwehrsystem (weiße Blutkörperchen) verloren, als hätte ich nicht das Recht oder verdiente es nicht zu leben. Ich kann die Erwartungen der anderen nicht erfüllen, vor allem nicht die meiner Eltern. Ich fühle mich gehetzt und habe das Bedürfnis, mir oder anderen zu beweisen, dass ich jemand bin und große Dinge vollbringen kann; ich nähre Hassgefühle, Groll gegen einen Menschen oder eine Situation, was meine geistige und körperliche Gesundheit **untergräbt**. Es kann auch sein, dass ich mich über mich selbst ärgere, weil ich davon „genug habe“, nach dem Willen der anderen zu leben. Ich suche nach mir selbst und trage Masken, um den anderen zu

[36] Die **Hodgkin-Krankheit** ist ein spezifisches Lymphom und wurde von dem Arzt **Thomas Hodgkin** (1798–1866) 1832 entdeckt. Sie ist an den riesigen anormalen Zellen zu erkennen, den sogenannten Sternberg-Reed-Riesenzellen. Die Sternberg-Reed-Zelle ist für die Diagnostik unbedingt erforderlich. Über die tatsächliche Natur der Krankheit ist noch wenig bekannt, anscheinend hat sie ihren Ursprung in der klonalen B-lymphoiden Zelle.

gefallen. Ich bin wie ein Chamäleon in einem **Winkel**, das seine Farbe wechselt, um sich gegen die Autorität von außen zu **schützen**. Ich sehe mich wie ein Monster, ich bin gefangen. – Ich akzeptiere ↓♥, dass meine große Freude darin besteht, mich für das zu lieben, was ich bin. Ich habe Vertrauen in mich und mache alles in meinem eigenen Rhythmus. Mein Körper erholt sich, weil ich eine Verbindung zu meiner inneren **der Quelle** herstelle. Ich nehme mein Leben wieder in meine Hände. Ich werde mir der Tatsache **bewusst**, dass mich die anderen nur wirklich lieben können, wenn ich ich selbst bin. Ich entdecke die Reichtümer in mir neu und lebe nach meiner eigenen inneren Wahrheit.

Höhenkrankheit

(siehe: Bergkrankheit)

Homosexualität

Gibt es in der Liebe etwas Verbotenes? Ist die **Homosexualität** eine Krankheit? Es wird hier und da versucht zu beweisen, dass die **Homosexualität** Teil unserer genetischen Veranlagung sein könnte. Die **Homosexualität** ist eine Sprache der Liebe, die in der heutigen Gesellschaft immer besser akzeptiert ↓♥ wird. Sie kann eine Phase meiner Identitätssuche oder eine Wahl fürs Leben, für meine eigene Entwicklung oder die der Gesellschaft sein. Wie viele Eltern haben in ihrer Liebe ihren eigenen Schatten übersprungen, um ihr **homosexuelles** Kind in diese Liebe mit einzubeziehen? In mir gibt es zwei Seiten: die weibliche Seite (Yin oder Intuition) und die männliche Seite (Yang oder Rationalität). Wenn ich meine Identität nicht akzeptiere, kann es sein, dass ich bei einem Menschen des gleichen Geschlechts die Seite suche, die ich ablehne. Es kann auch sein, dass ich einen Vater, eine Mutter suche. **Unabhängig von der sexuellen Wahl, die ich treffe, ist es wichtig, dass sie in Übereinstimmung mit meinem Wesen erfolgt**. Wenn ich mich für die **Homosexualität** entscheide, weil ich Menschen des anderen Geschlechts ablehne, werde ich ähnliche Situationen erleben müssen, wie sie mir mit Menschen des anderen Geschlechts widerfahren würden, weil ich diese Bewusstwerdung brauche. Wenn meine sexuelle Wahl eindeutig für mich ist, ob ich nun **homosexuell** oder heterosexuell bin, dürfte ich mich von denen, die eine andere Ausrichtung haben, nicht bedroht fühlen. Wenn ich mich gegen diejenigen mit einer anderen Ausrichtung auflehne, muss ich mich ernsthaft fragen, was an dieser Situation mir Angst macht. Gegen was muss ich mich durch meine Ablehnung schützen? Habe ich vielleicht Angst vor einer **homosexuellen** Seite in mir, die ich mir nicht eingestehe? Wenn ich beispielsweise männlich bin und ein Elternteil wollte um jeden Preis ein Mädchen haben, kann es sein, dass ich unbewusst so viele weibliche Eigenschaften wie möglich entwickeln will, um mich diesem Elternteil anzunähern und akzeptiert ↓♥ zu werden. Als **Mann** stelle ich mir möglicherweise die verschiedensten Fragen über meine Identität. Vielleicht suche ich nach meiner „Manneskraft", meiner Rolle als Vater, oder es geht um mein Verhältnis zu meinem Vater, bei dem ich mich nach **Liebe** sehne. Vielleicht bin ich von einer zu dominanten Mutter aufgezogen worden und so flüchte ich vor Frauen. Alle diese Probleme können sich natürlich auch für **Frauen** stellen. – Ich akzeptiere ↓♥, mir **bewusst** zu machen, dass das Wichtigste die Liebe zweier Menschen zueinander ist und dass diese Liebe aufrichtig sein muss, unabhängig von der sexuellen Ausrichtung. – Ich kann meinen inneren Führer bitten, mich im Herzen verstehen zu lassen, mich so zu akzeptieren ↓♥, wie ich bin, und die anderen so zu akzeptieren ↓♥, wie sie sind.

Hören (Hörstörungen)

(siehe: Ohren – Taubheit)

Hornhautentzündung

(siehe: Augen – Hornhautentzündung)

Hüften (allgemein)

Meine **Hüften** liegen zwischen dem Becken und den Oberschenkelknochen und tragen meinen Körper in perfektem Gleichgewicht. Ich finde auf meinen **Hüften** Halt. Sie ermöglichen die Bewegungen meiner Beine, damit mein Körper sich fortbewegen kann. Sie entscheiden, ob ich vorangehe oder nicht. Sie stellen meine grundlegenden Überzeugungen in Bezug darauf dar, wie meine Beziehungen zur Welt sind oder sein sollten. Die **Hüften** umschließen die Position, die ich gegenüber dem Leben einnehme, sowohl meine eigene wie auch die der anderen und ihrer Sichtweise von mir. Da Becken und **Hüften** eine Einheit bilden, stehen sie für **meinen Schwung im Leben**. Also stellen meine **Hüften** auch meine Entschiedenheit dar, im Leben weiterzukommen. – Ich akzeptiere ↓♥, mit Freude und Vertrauen im Leben voranzuschreiten, da ich weiß, dass es sich bei allem um Erfahrungen handelt, die mich dabei unterstützen sollen, meinen inneren Reichtum zu entdecken.

Hüftbeschwerden

Aus den **Hüften** gehen die Bewegungen der Beine hervor, das heißt der Gang. Die Beine dienen dazu, frei voranzuschreiten; es existiert also ein Zusammenhang mit der **Autonomie** meines Selbst. Ich kann mich zurückhalten, im Leben weiterzugehen oder wichtige Entscheidungen in meinem Leben zu treffen. Oft kommt es vor, wenn ich einen bestimmten persönlichen Weg einschlage, dass ich mir Fragen über das Wie und Warum der Dinge stelle, und dann treten die Schmerzen an den **Hüften** auf. Daher die Unentschlossenheit darüber, im Leben voranzuschreiten, oder über die nächste Wendung. Ich frage mich, ob ich das Recht habe, für mich zu leben, oder ob ich mich für die anderen opfern soll, wie ich es immer getan habe. Es existiert also ein enormer Zwiespalt, der mich am Vorwärtsschreiten hindert, und wenn ich weiterhin unter Druck lebe und einen Weg gehe, der mir eigentlich nicht gefällt, könnte ich mir die **Hüfte brechen**. Vielleicht habe ich den Eindruck, dass ich gegen meinen Willen gegenüber jemandem oder etwas klein beigeben muss, der oder das stärker als ich ist. Durch **Hüftbeschwerden** zeigt mir mein Körper eine gewisse Steifheit, einen Widerstand, das heißt, ich zeige mich einer Situation oder einem Menschen gegenüber unflexibel. Dies kann auf eine Situation zurückzuführen sein, in der ich mich von jemandem **verraten** oder **verlassen** gefühlt habe, was mich derart mitgenommen hat, dass ich meine Beziehungen mit anderen in Frage stelle. Außerdem möchte ich „neue Regeln" aufstellen, um mich zu schützen und zu vermeiden, dass ich erneut verletzt werde. Der Zukunft gegenüber empfinde ich möglicherweise Besorgnis, sodass ich bei einer wichtigen Entscheidung in Angst gerate, weil ich vielleicht denn Eindruck habe, dass ich nirgendwohin gehe oder nie ein Ziel erreichen werde, oder dass ich ganz einfach glaube, „zu nichts gut" zu sein. Bin ich in der Lage, meine Träume zu verwirklichen, die meinem **Herzen♥** lieb und wichtig sind? Wenn mir meine **Hüften** wehtun (wie beispielsweise bei der **Arthritis**), teilt mir mein Körper etwas mit: In meinem Inneren gibt es ein Ungleichgewicht. Ich kann meine Ideen und meine Persönlichkeit nicht durchsetzen, also unterwerfe ich mich. Ich bin wütend, weil die anderen meine Bedürfnisse nicht sehen. Ich hätte gern, dass sie auf meine Erwartungen reagieren, ohne fragen zu müssen. Wenn es einen **Schmerz** gibt, existiert irgendeine Art von Schuldgefühl. Deshalb können mir **Hüftschmerzen** oder **Hüften**, die unbeweglich geworden sind, zeigen, dass ich auf Grund von Furcht oder Schuldgefühlen meine sexuelle Lust blockiere. Ich betrachte mich als schlechten Sexualpartner, denn ich habe Schwierigkeiten, den anderen aufzunehmen. Ich kann auch verängstigt sein und manchmal wäre es leichter, mich von der geliebten Person zu entfernen, anstatt mich mit meinen Ängsten zu konfrontieren. Vielleicht benutze ich auch eine Gewichtszunahme auf dieser Ebene, um einen physischen Raum zwischen mir und dem anderen zu schaffen. Möglicherweise bin ich sogar impotent, sowohl in sexueller Hinsicht als auch im Hinblick auf meine Fähigkeit, mich so zu akzeptieren ↓♥, wie ich bin, mit meinen Vorlieben, Wünschen, Vergnügen. Ich bin sexuell und emotional verwirrt und hindere so meine **Hüften** daran, normal zu funktionieren. Diese Unfähigkeit kann auch darauf zurückzuführen sein, dass ich mich nicht mehr in der Lage fühle, meinen Platz einzunehmen und mich jemandem oder etwas zu **widersetzen**. Ich gebe mir nicht das Recht, auf eine Situation oder einen Ort **zuzugehen**, der mir ein bestimmtes Vergnügen in sexueller Hinsicht verschaffen würde, wegen meiner eigenen Verbote, aber auch wegen jener, die ich von der Gesellschaft akzeptiert ↓♥ habe. Diese Situation zwingt mich, über die Grenzen, die ich mir selbst setze, nachzudenken. Ich sehe mir an, bis zu welchem Punkt ich mich daran hindere voranzugehen, denn anstatt mein Leben mit Emotionen zu leben, lebe ich in meinem Kopf. Die **Degeneration** oder **Entkalkung** der **Hüfte** zeigen mir an, dass meine Sicherheit bedroht ist; ich fühle mich ohnmächtig und wage nicht mehr, mich zu bücken. Ich bin leer, denn ich glaube, viel gegeben zu haben: Ich fühle mich benutzt. Ich akzeptiere ↓♥, nicht immer „die Mutter der ganzen Welt" sein zu müssen. Ich gestatte mir, **Liebe** zu empfangen und mich damit zu nähren. Mein Körper hilft mir dabei, mein **Bewusstsein** zu entwickeln, damit ich mich mit Selbstvertrauen und Sicherheit im Leben voranbewege und mir zeige, dass ich flexibler in meinen Entscheidungen sein muss, um mir so eine bessere Zukunft zu sichern. Ich befinde mich im Gleichgewicht und schreite im Leben mit Vertrauen und Gelassenheit voran. Ich danke dem Leben für all die Erfahrungen, die es mich in jedem Augenblick machen lässt. Ich lerne, mit diesen Erfahrungen im Gleichgewicht zu leben. Ich lasse die Last der Verantwortlichkeiten, die ich nicht mehr brauche, los: So kann ich leichter meine Entscheidungen fällen.

Hühneraugen an den Füßen

(siehe: Füße – Schwielen)

Humpeln

(siehe: Claudicatio)

Huntington

(siehe: Gehirn – Huntington-Krankheit)

Husten

(siehe auch: Rachen [allgemein] / Halsschmerzen)

Husten wird oft bagatellisiert oder sogar verleugnet. Er weist aber auf eine Gereiztheit hin. Ich lebe im Bereich des Rachens oder der Lungen unter nervöser Anspannung, die mich reizt und von der ich mich frei machen möchte. Ich fühle mich vielleicht von einer Situation oder einem Menschen erdrückt, den ich nicht mehr ertrage. Ich bin frustriert, möchte am liebsten schreien, meinen Kummer „ausspucken", aber meine Erziehung hindert mich daran. Durch das **Husten** kann ich mich von meinen Emotionen befreien, etwas ablehnen, was mich stört und was ich nicht mehr will. Es kann sich dabei um Einsamkeit, Bitterkeit, Traurigkeit, Unverständnis, Frustration, Langeweile, usw. handeln. Manchmal muss ich **husten** und zwinge mich sogar dazu, denn ich fühle, dass mir etwas an der Gurgel sitzt. Oft handelt es sich um etwas, was ich nicht ausdrücken kann, weil ich die Reaktion der anderen fürchte. Der **Husten** tritt auf, wenn ich sehe, dass man mir etwas wegnehmen will. Während ich alles gern für mich behalten würde, reagiert mein Körper, indem er den Gegner mit diesem **Husten** wegschiebt. Der **Husten** ist **trocken** (man nennt ihn „**Reizhusten**"), wenn ich gereizt bin und meine Umgebung und was ich nicht mehr ertrage, kritisiere. Bei Nervosität oder Druck kann ich einen Tick entwickeln, der aus **Husten** besteht und der mein Unbehagen, meine Anspannung oder meine Nervosität verbirgt. Bei einem ungelösten Streit hält der **Husten** an. Ich will Aufmerksamkeit. Etwas steckt mir in der Kehle, aber eigentlich bin ich es selbst, der in einer Situation feststeckt. Ich rebelliere auf subtile Weise. Ich zögere, anstatt auf direkte und entschiedene Weise zu sprechen. Was ich zu sagen habe, äußere ich nur mit kleinen Bestechungen. Ein **lockerer Husten** mit Auswurf scheint einen tieferen Ursprung zu haben. Ein **Hustenanfall** wie beim Keuchhusten drückt meinen Groll und manchmal meine Launen aus, die gewaltsam zum Vorschein kommen, denn ich bin äußerst irritiert. – Wenn ich akzeptiere ↓♥, das, was mich reizt, wahrzunehmen, klingt der **Husten** ab. Es kann sich dabei um einen Aspekt von mir selbst handeln, den ich nicht akzeptieren kann. Bleibt der **Husten** bestehen, heißt das, dass ich mich nicht von seiner Ursache frei machen kann. Ich tue gut daran, eine Auszeit zu nehmen, um den Grund für meine Gereiztheit zu finden, um die Anlässe, die zu einer Reizung führen, zu korrigieren und um mit denen, die ich akzeptieren ↓♥ muss, besser leben zu können.

Hygrom

(siehe: Kniebeschwerden)

Hyperaktivität

Hyperaktivität betrifft hauptsächlich Kinder mit intensiven und anhaltenden Aktivitäten. Es ist wichtig, zwischen einem dynamischen und einem **hyperaktiven** Verhalten zu unterscheiden. Ein **hyperaktives Kind** hat ein turbulentes und störendes, ja befremdendes Verhalten. Normalerweise ignoriere ich die Situationen und Umstände um mich herum, indem ich derart mit dem beschäftigt bin, was ich mache, dass ich meine Aufmerksamkeit nicht auf „meine" unmittelbare Wirklichkeit zu lenken brauche, die vielleicht nicht ermutigend ist. Ich bin wegen bestimmter Situationen und Verhaltensweisen in meiner Umwelt aufgebracht. Meine Nervosität bringt meine inneren Zustände ans **Licht**: alles, was nicht gesagt ist, meine Ängste oder die der anderen. Es kann sich auch um eine Rebellion gegen die Autorität handeln, eine Art, mich nicht mit einer bestimmten Realität zu konfrontieren, die für mich unerträglich ist. Es ist bekannt, dass **Hyperaktivität** durch künstliche Zusatzstoffe wie übermäßig viel Zucker, Farbstoffe und Fastfood, verursacht wird. Nahrung dieser Art ist für die Eltern oft ein Symbol für die Liebe, an der es mir möglicherweise fehlt. Sie geben mir beispielsweise Schokolade, obwohl ich eigentlich eher eine Umarmung nötig hätte. Als **hyperaktives Kind** muss ich oft stärker meinen Mittelpunkt in mir und in meinem Herzen finden. Als Elternteil sollte ich Behandlungen versuchen, die auf energetischer Ebene wirken, wie beispielsweise Entspannungstechniken, Akupunktur, Homöopathie, usw., bevor ich mein Kind medikamentös behandeln lasse. Es wäre wichtig, den Kontext der Geburt des Kinds zu verifizieren: die genauen Umstände, ob es zu früh kam, ob eine Traumatisierung vorlag usw., denn die Geburt könnte einen Einfluss auf die folgenden Jahre des Kindes haben, da das emotionale Gedächtnis alles speichert (bewusst oder nicht). Das *Ich* passt sich an Zwänge an, indem es einen internen Filter einbaut, um das**, was in der Realität stört, auszublenden**. In genau so einem Fall können die Eltern dem Kind die Geschichte seiner Geburt erklären und der Situation die Dramatik nehmen oder mit seiner Seele sprechen, wenn es schläft. Ein Kind kann sich auch schuldig fühlen, wie zum Beispiel, wenn die Mutter eine schwere Niederkunft hatte: Dann geht es darum, klarzumachen, dass das Kind daran keine Schuld trägt, dass es geliebt wird, was auch immer geschehen ist. Möglicherweise glaubte die Mutter, als das Kind in ihrem Bauch war, dass es aufhört, sich zu bewegen. So wurde die Bewegungslosigkeit zu einem Gefahrenzeichen, denn das Kind hätte ja tot sein können. Als es dann wuchs, fühlte es den Drang sich zu rühren, um zu zeigen, wenn auch unbewusst, dass es am Leben war. Es ist so, als ob es sich nur durch Aktivität lebendig fühlte. Wenn man ihm die Zusammenhänge erklärt, kann man es von großem Stress befreien. Das Gleiche gilt für ein Kind, das erwachsen geworden und noch immer hyperaktiv ist. Es kann sein, dass das Kind deshalb **hyperaktiv** ist, weil es in Resonanz oder in innerem Kontakt mit dem ist, was wir unser inneres Kind (das innere Kind der Eltern) nennen, das unter großer Anspannung und Unsicherheit leidet. In manchen Fällen wird das Kind von den Eltern überbehütet. So kann vermittelt worden sein, dass es nichts zu essen bekommt, wenn es lasch und faul wirkt. Der Körper wird dann automatisch zu Bewegung drängen. Wenn wir als Eltern selbst nicht energetisch in unserem Mittelpunkt ruhen, wie können wir das dann von unserem Kind verlangen? – Ich akzeptiere ↓♥, mich zuerst selbst in die Hand zu nehmen, und zwar sowohl um meiner selbst willen als auch für das Wohlergehen meines Kindes.

Hyperglykämie

(siehe: Blut – Diabetes)

Hyperorexie

(siehe: Ess-Sucht)

Hypersalivation (Überproduktion von Speichel)

(siehe: Speichel – Hyper- und Hyposalivation)

Hyperthermie

(siehe: Fieber)

Hyperthyreose

(siehe: Schilddrüse – Überfunktion der Schilddrüse)

Hypertonie

(siehe: Blutdruck – Hypertonie)

Hypertrophie

Die **Hypertrophie** ist die Volumenvergrößerung eines Organs oder eines Gewebes. Für weitere Information sollte man sich den betroffenen Körperteil genauer ansehen. Die **Hypertrophie** zeigt ein erhöhtes Bedürfnis bei dem betroffenen emotionalen Aspekt an. Bei einer **Herz♥hypertrophie** zum Beispiel leide ich an einem bedeutenden **Liebe**smangel. Als **Baby** habe ich ein großes Bedürfnis nach der **Liebe** des einen oder beider Elternteile, aber anscheinend kann ich diese nicht empfangen. Wie alt ich auch bin, ich bin leer und immens einsam, was zu Unsicherheit führt. – Ich akzeptiere ↓♥, meine Bedürfnisse anzuerkennen, und gebe mir die Mittel, diese zu erfüllen. Anstatt von meiner Außenwelt zu erwarten, dass meine Wünsche erfüllt werden, sorge ich für mich selbst. Ich gebe mir alle **Liebe**, Sanftheit und Zärtlichkeit, die ich brauche. Ich entscheide mich, mich dem Leben ganz und gar zu öffnen, und akzeptiere ↓♥ jemand zu sein, der aufblüht und erfüllt ist.

Hyperventilation

(siehe auch: Azidose, Ängstlichkeit, Fieber)

Die **Hyperventilation** besteht in einer schnellen Einatmung und einer kurzen Ausatmung, wodurch zu viel Sauerstoff in den Organismus kommt. Gründe dafür können Azidose, Ängstlichkeit, Fieber, intensive körperliche Aktivität sein. Ich bekomme eine **Hyperventilation**, weil ich Veränderungen nicht akzeptiere. Als Folge davon empfinde ich allem Neuen gegenüber ein Gefühl der Besorgnis und zögere, der aktuellen Situation zu vertrauen. Ich weigere mich, mich fallen zu lassen. Ich kann sogar dem, was in meinem Leben passiert, misstrauen. Meine Atmung ist aus dem Gleichgewicht. In welchem Aspekt meines Lebens ist dieses Ungleichgewicht also präsent, oft im Übermaß? Akzeptiere ↓♥ ich die Geschenke des Lebens vollständig (Inspiration)? Gebe ich sehr schnell, was ich habe, besonders meine Liebe (Ausatmen), um zu vermeiden, mich ganz einzulassen? Ich bin emotional viel zu erregt, weil ich nicht weiß, wohin mich mein Lebensweg führt. Ich flüchte mich, ich weigere mich, auf meine innere Stimme zu hören, während ich gleichzeitig weiß, dass ich alle Antworten auf meine Fragen selbst kenne, wenn ich letztere nur anhörte. Lieber lebe ich ohnmächtig und als Opfer, anstatt für mich die Verantwortung zu übernehmen. Ich verneine meine Macht und nehme die Chancen, entschlossen voranzugehen, nicht wahr, weil ich Angst vor dem Unbekannten habe. Mein Körper teilt mir etwas mit und ich mache mir das bewusst. – Ich akzeptiere ↓♥, normal zu atmen, lasse mich gehen, fallen. Mein Leben ändert sich und ich freue mich darüber. Ich mache mich frei von allen meinen Befürchtungen. Ich atme im Leben mit Freude. Ich verbinde mich wieder mit dem Gefühl der inneren Sicherheit. Ich akzeptiere ↓♥, mit Entschlossenheit voranzugehen und profitiere vom Leben!

Hypochondrie

(siehe auch: Platzangst, Ängstlichkeit, Depression, Halluzinationen)

Wenn ich mich in übertriebenem Maße um meine Gesundheit sorge, bin ich **hypochondrisch**. Die Idee, ich könnte krank sein, kann bei mir zur Zwangsvorstellung werden. Während meine Aufmerksamkeit auf diese Möglichkeit gerichtet ist, brauche ich nicht mehr auf die Kritiken und das Geschwätz der anderen zu meinem Thema zu hören. Ich empfinde tiefe Unsicherheit im Hinblick auf diesen Kontrollverlust, den das Auftreten einer Krankheit bedeuten könnte. Ich will nicht durch Krankheit leiden, weil ich in meinem tiefsten Inneren weiß, dass ich bereits innerlich leide. Diese Furcht kann solche Ausmaße annehmen, dass ich den Bezug zur Wirklichkeit verliere und Halluzinationen bekomme. – Ich akzeptiere ↓♥, wieder den Kontakt zu mir selbst herzustellen. – Eine energetische Behandlung oder eine Psychotherapie kann mir helfen, mehr Vertrauen in mich und meine göttliche Fähigkeit, mich dem Leben zu öffnen, aufzubauen.

Hypoglykämie (siehe: Blut – Diabetes)

Hypophyse (siehe: Hirnanhangdrüse)

Hyposalivation (siehe: Speichel – Hypo- und Hypersalivation)

Hypothyreose (siehe: Schilddrüse – Unterfunktion der Schilddrüse)

Hypotonie (niedriger Blutdruck) (siehe: Blutdruck – Hypotonie)

Hysterie (siehe auch: Ohnmachtsanfall, Nervenzusammenbruch, Neurose)

Wenn ich an einer Neurose erkrankt bin und meinen seelischen Konflikt auf der körperlichen Ebene ausdrücke, ob durch einen Nervenzusammenbruch, durch Krampfanfälle, Bewusstseinsverlust, usw., bin ich **hysterisch**. Bei einem **hysterischen Anfall** verliere ich den Bezug zur Wirklichkeit, flüchte in eine Scheinwelt und neige möglicherweise dazu, meinen inneren Konflikt öffentlich zum Ausdruck zu bringen. Ich drücke unbewusst meine verdrängten Neigungen aus und will die Aufmerksamkeit, die mir im Alltag fehlt, auf mich ziehen. **Hysterie** tritt nach einer langen Periode fehlender Bestätigung und mangelnden Selbstausdrucks auf. Ich habe mich selbst so abgewertet, dass ich mich von anderen immer zurückzog. So habe ich mich auch von mir selbst abgeschnitten, um Leiden aus dem Weg zu gehen. Aber wenn ich es nicht mehr aushalte, mich nur noch abgelehnt, anders, unverstanden, nicht geliebt zu fühlen, explodiere ich. Ich mache mir Vorwürfe, weil ich so unfähig und machtlos bin; meine Wut und Gewalt richten sich jedoch gegen die anderen. Ich will, dass sie mir zuhören und mich lieben. Dies ist vor allem zutreffend, wenn ich zu einer Minorität gehöre, einer ethnischen, religiösen oder jeder anderen. Dieser Zustand zeigt, welchen inneren Schmerz und Kummer ich empfinde. Ich muss meine innere Verletzung heilen, um wieder ein besseres Gleichgewicht, mehr Harmonie und mehr inneren Frieden zu erlangen, damit meine Qual aufhört. – Ich akzeptiere ↓♥, mir bewusst zu machen, dass **Liebe**, Freude, Spontaneität, Selbstausdruck mehr Platz in meinem Leben einnehmen. Was ich von anderen verlange, muss ich mir auch selbst geben. Ich lerne es, auf meine Bedürfnisse zu hören und mir diese zu erfüllen. Wenn ich mich selbst respektiere, werden dies auch die anderen tun. Ich bitte um Führung, damit ich die richtige therapeutische Wahl treffe, die mir zu einem Zustand größeren Wohlbefindens verhilft.

Hysteroptose (siehe: Prolaps)

I

Ikterus (siehe: Gelbsucht)

Immundefektsyndrom, erworbenes (siehe: AIDS)

Immunsystem (siehe auch: AIDS)

Der Schutz meines Organismus wird von einem **Selbstverteidigungssystem** sichergestellt, das für den Schutz gegen Aggressionen von außen (wie Bakterien, Viren, Pilze und sämtliche anderen potenziellen Probleme) ausschlaggebend ist. Es erkennt die fremden Zellen und bösartige Krankheitserreger, aber auch die Zellen eines anderen Organismus, und sorgt so für Abstoßungsreaktionen nach Transplantationen. Funktioniert dieses System nicht einwandfrei, bedeutet das den Tod. Es steht in direktem Zusammenhang mit meinen emotionalen Zuständen und ein tiefer Schmerz kann seine Funktionsfähigkeit dramatisch beeinträchtigen. Die Zellen des **Immunsystems** entstehen im Rückenmark. Die Zellen, die sich zu T-Lymphozyten entwickeln, werden im reifen Zustand bis zur Brustdrüse in der Nähe des **Herzens♥** transportiert. Die T-Zellen spielen eine entscheidende Rolle bei der Identifikation und Eliminierung von Zellen oder fremden oder nicht gutartigen Substanzen für den Körper. Sicherlich müssen sie auch in der Lage sein zu erkennen, was für den menschlichen Körper gut ist. Sie differenzieren, erkennen, tolerieren oder lehnen ab, je nach Bedarf, mit dem Ziel, den Körper in einem möglichst perfekten Gesundheitszustand zu halten. Das **Immunsystem** beschäftigt sich mit meinem Bezugssystem und daher mit dem, was ich bin, mit meiner Individualität oder mit meiner Persönlichkeit. Es bewacht meine Festung (körperlich und emotional) und setzt Widerstand ein, wenn es dazu kommen sollte, dass ein Feind bekämpft werden muss. Die Lage der Brustdrüse im Bereich des **Herzens♥** macht mir die zwischen Körper und Geist bestehende Beziehung stärker **bewusst**. Das **Immunsystem** reagiert auf Gefühle und sämtliche Gedanken, ob positiv oder negativ. So drohen Gefühle wie Wut, Bitterkeit, Hass und Groll mein **Immunsystem** zu schwächen, während Gefühle wie Liebe, Harmonie, Schönheit und innerer Frieden mein **Immunsystem** eher stärken werden. Die Brustdrüse ist die endokrine Drüse, die mit dem Herzchakra (Energiezentrum) in Verbindung steht. Ist mein **Immunsystem** also beeinträchtigt, habe ich ein sehr großes Bedürfnis nach **Liebe**. Auch mein Gehirn steht in enger Verbindung zu meinem **Immunsystem** und bestimmte Geisteszustände haben eine starke Wirkung, die die Funktion des **Immunsystems** beeinflussen kann. Ich mache mir **bewusst**, dass mein **Immunsystem** mehr damit beschäftigt sein kann, meine eigenen negativen Gedanken aufzuhalten (also den Feind von innen) als Aggressionen, die von außerhalb kommen (den Feind von außen). Dieses System kann schwächer werden, wenn meine erste Sorge darin besteht, den Platz und Respekt, den ich mir selbst gebe, anzuzweifeln. Dies kann auf Unsicherheit aus meiner Kindheit gegenüber einem meiner Elternteile zurückzuführen sein: Ich fühle, dass das **Nest** in Gefahr ist, und habe den Eindruck, dass ein Hauch von Wahnsinn durchs Haus weht. Ich befinde mich in einer Dynamik der emotionalen Selbstzerstörung. Vergesse ich mich, stelle ich mich hinter die anderen, verneine ich, wer ich bin und verschweige ich meine wahren Bedürfnisse? Ich frage mich: Was bin ich wert und was kann ich anderen überhaupt geben? Mein Leben ist voller Bedingungen, um Dinge zu vollbringen oder ganz einfach glücklich zu sein. So lasse ich leicht die Arme vor Hindernissen sinken, die sich vor mir aufbauen, denn ich verlange nicht mehr nach Leben. Warum sollte ich mich noch verteidigen? Da ich nicht sehe, was gut oder schlecht für mich ist, oder nicht mehr identifizieren kann, wer ich im Gegensatz zu den anderen ohne Beurteilung und Selbstkritik bin, kann mich das **Immunsystem** nicht mehr so gut schützen. Es weiß nicht mehr, ob es seine Arbeit tun soll, da ich keinen intensiven Lebenswunsch zeige. – Ich akzeptiere ↓♥, ab jetzt die Gefühle zu zeigen, die ich lebe, welche auch immer es sind. Ab jetzt reinige ich mich regelmäßig von den Abfällen, die mich behindern und die Effektivität meines **Immunsystems** beeinträchtigen könnten: Ich beschäftige mich mit meinen Gefühlen der Traurigkeit, der Einsamkeit, des Verlassenseins, der Abwertung und sehe, welche Botschaft oder Lehre des Lebens eine bestimmte Situation, in der ich diese Emotionen erlebe, mir beibringen will. So stelle ich das Gleichgewicht zwischen meinem inneren und äußeren Leben wieder her, sodass mein **Immunsystem** wieder voll funktionstüchtig ist. Ich distanziere mich von den Erwartungen und Werten der Gesellschaft und baue meine eigenen Vorlieben auf. So verbinde ich mich wieder mit meiner kreativen Heilungskraft, die meine natürliche Immunität nährt und unterstützt. Ich entdecke meinen inneren Reichtum und entscheide mich für die Wahl: Indem ich lerne, gut mit mir selbst umzugehen, bin ich in der Lage, ein bereicherndes soziales Leben zu führen, das auf meinen wahren Werten basiert.

Immunthyreopathie

(siehe: Schilddrüse – Morbus Basedow)

Impotenz

(siehe auch: Angst, Ängstlichkeit, Furcht)

Als Mann unter **Impotenz** oder an einer **Erektionsstörung** zu leiden bedeutet, dass ich unfähig bin, in einer Liebesbeziehung eine Erektion zu bekommen oder aufrechtzuerhalten. Dies führt sicherlich zu mangelnder Befriedigung beim Geschlechtsverkehr. Auch wenn die **Impotenz** in medizinischer Hinsicht **organisch** bedingt sein, das heißt, eine körperliche Ursache haben kann, oder wenn sie auch eine **psychische** Ursache haben kann, muss ich die möglicherweise unbewusste Ursache jenseits der körperlichen Ebene in Betracht ziehen. Die **Impotenz** ist oft auf die Angst zurückzuführen, mich voller Vertrauen einem Partner hinzugeben und die Kontrolle über mich selbst oder dem anderen gegenüber zu verlieren. Ich habe Angst, verletzlich zu sein, also „beängstigt“ mich Intimität. Möglicherweise macht mir auch der Gedanke Angst, ich könnte meine Partnerin „schwängern“. Als Mann habe ich oft sehr viel Verantwortung und vielleicht viel Druck und Stress am Arbeitsplatz und die Gesellschaft erwartet allgemein von mir, mich immer wieder selbst zu übertreffen. Wenn ich diese Erwartungen auf meine Sexualität übertrage, kann ich sexuellen Leistungsdruck verspüren, der zu dem Wunsch führt, immer noch besser zu werden, und eine große innere Anspannung mit sich bringt, die mich „versagen“ lässt. Schließlich beginne ich, intime Beziehungen zu fürchten. Umgekehrt kann ein Mann, der sich dem Pensionsalter nähert, Zeichen von **Impotenz** an sich entdecken: Er fühlt sich zu nichts mehr gut, unnütz. Meine Kräfte **schwinden**. Ich werte mich ab: Ich kann mich bei der Arbeit nicht mehr selbst übertreffen, also kann ich auch im Bett keine Leistung mehr erbringen. Dasselbe kann passieren, wenn ich plötzlich und unerwartet meine Arbeit verliere. In einem bestimmten Bereich hat mein Leben seinen Sinn verloren. Da ich mich nicht traue, mit meinem Partner darüber zu sprechen, fühle ich mich schuldig und verwirrt, bis hin zur Angst, den anderen zu verlieren. Diese Blockade, die zur **Impotenz** führt, kann auf eine große Angst in meinen Liebesbeziehungen zurückzuführen sein. Möglicherweise wird diese Angst dadurch ausgelöst, dass ich beim Geschlechtsverkehr stärker in Kontakt mit meiner Gefühlsebene komme. Als Mann bin ich es nicht gewöhnt, mit meinen Emotionen umzugehen. Ich komme in einen bewussteren Kontakt mit meinem verletzten inneren Kind, das sich unsicher fühlt, Angst hat, Ablehnung und Unverständnis empfindet. Wenn ich außerdem in früheren Liebesbeziehungen Misserfolge erlebt habe, durch die ich mich abgewertet gefühlt habe, werde ich mich beim nächsten Geschlechtsverkehr der Situation vielleicht „nicht gewachsen“ fühlen. Die **Impotenz** kann auch durch meine Unsicherheit, mein Gefühl der Unfähigkeit und des Versagens, meinen Selbsthass, meine Schuldgefühle oder durch Nachlässigkeit ausgelöst werden. Wenn mein Partner weggeht, erlebe ich das vielleicht sowohl auf emotionaler wie auf körperlicher Ebene wie eine Trennung. Da kein sexueller Kontakt mehr möglich ist, verlieren meine Geschlechtsorgane ihre Empfindsamkeit. Außerdem kann die **Impotenz** auf ein Ereignis aus der Vergangenheit zurückzuführen sein, das mich geprägt hat: Vielleicht wurde ich in der frühen Kindheit körperlich oder seelisch missbraucht; vielleicht empfinde ich noch Groll wegen einer früheren Beziehung, in der ich mich verraten gefühlt habe. Die **Impotenz** ist auch eine Art der Machtausübung, indem ich einen Partner, der mich ausnutzt oder zu viel verlangt, sexuell zurückhalte. Ich kann den Eindruck haben, mein Gebiet (Besitz, unmittelbares Umfeld, Dinge, mit denen ich mich identifiziere) könnte bedroht sein. Ich habe vielleicht allgemein das Interesse an Frauen verloren, was sich mit der Zeit auf körperlicher Ebene bemerkbar machen wird. Wenn ich meine Partnerin mit meiner Mutter identifiziere, die vielleicht einen zu großen Platz in meinem Leben einnimmt und die ich glücklich mache, indem ich mich **unfähig** gebe, kann sich das auf eine **sexuelle Unfähigkeit** übertragen. Da meine Frau die genaue Kopie meiner Mutter ist, erkenne ich unbewusst auf psychologischer Ebene einen Inzest, der unausweichlich zur **Impotenz** führt, auf verschiedenen Ebenen. Wahrscheinlich habe ich den Ödipus-Komplex[37] nicht gut verarbeitet. Vielleicht fühle ich mich von meiner Partnerin bedroht, oft auf emotionaler, aber auch auf körperlicher Ebene. Was wird geschehen, wenn ich mich ihr hingebe? Werde ich mein Machtgefühl verlieren? Werde ich voll und ganz verschlungen werden (im wörtlichen wie übertragenen Sinn; körperlich, emotional oder finanziell). Die Angst vor dem Versagen lässt mich erstarren. Ich bin voller Gefühle und weiß nicht mehr, was ich damit machen soll. Ich lebe mit der „Verpflichtung", befriedigende sexuelle Beziehungen zu haben, und diese Last ist sehr schwer. Ich glaube, meinem Gegenüber um jeden Preis Lust bereiten zu müssen. Vielleicht spüre ich in mir den Zorn, den ich gegenüber einer vergangenen Partnerin empfunden habe. Mein Körper lässt mich meine Werte gegenüber meiner Sexualität und der **Liebe** allgemein neu empfinden. Die Tatsache, dass ich als Mann existiere, kann mich wieder zum Bild meines Vaters führen, aber ich werde mir **bewusst**, dass ich mich von ihm unterscheide und sehr wohl mein eigenes Leben leben kann, anstatt in seinem Namen das seine. – Ich akzeptiere ↓♥, meinen Platz zu definieren, Kontakt zu meinen Emotionen aufzunehmen und die Kontrolle loszulassen, damit die Energie frei in meinem ganzen Körper fließen kann, anstatt in meinem Kopf zu bleiben damit ich mich so körperlich und geistig entspannen kann. Die **Impotenz** kann mir dabei helfen, **bewusst** meinen wahren Wert als Person (statt als „Sexspielzeug") zu erkennen. Sie zeigt mir, dass ich auch in anderen Bereichen meines Lebens kreativ sein kann. Ich werde dazu gebracht, meine Werte und meine tiefsten Prioritäten neu einzuschätzen. Wenn ich dessen **bewusst** geworden bin, dass ich echte Liebe auf unterschiedliche Weise ausprobieren will und dies auch verdiene, wird die **Impotenz** verschwinden und ich nehme Kontakt mit meiner wahren inneren **Potenz** auf.

Indigestion

(siehe: Verdauungsstörung)

Infarkt (allgemein)

Im Allgemeinen stirbt bei einem **Infarkt** ein Teil des Gewebes eines Organs. Man spricht auch von **Nekrose**. Dies ist auf die Verlegung einer Arterie zurückzuführen, die diesen Bereich mit Blut versorgte. Obwohl auch Bereiche wie Darm, Milz, Knochen und Venen betroffen sein können, handelt es sich am häufigsten um das Gehirn, die Lungen und den **Herz♥**muskel. Da die Blutzirkulation brutal durch ein Gerinnsel oder eine Fettablagerung in einer Arterie unterbrochen wird, kann in diesem

[37] **Ödipus-Komplex**: Er ist dadurch gekennzeichnet, dass in der Entwicklung des Kindes, im Allgemeinen zwischen dem 3. und 6. Lebensjahr, eine starke Gefühlsbindung an den gegengeschlechtlichen Elternteil besteht: für den Jungen die Mutter, für das Mädchen der Vater.

Bereich keine Freude mehr fließen, was zum Tod des Gewebes führt. Je nachdem, welcher Bereich betroffen ist, kann ich mich fragen, was mein Körper mir sagen will: „Es reicht, ich kann nicht mehr, ein Teil von mir stirbt." Ich habe in meinem Leben etwas Vitales verloren, mit dem ich mich identifizierte. Vielleicht halte ich mich auch selbst für unermüdlich und mein Körper erinnert mich daran, dass ich meine Grenzen überschritten habe. Ich akzeptiere ↓♥ zu prüfen, welche Bedürfnisse ich nicht beachtet habe und auf welche Weise ich die Dinge in meinem Leben wieder in Ordnung bringen kann, um mich dabei zu unterstützen, meine Erfahrungen voller Freude und Zufriedenheit voll auszukosten.

Infarkt – Herz♥infarkt

(siehe: Herz♥infarkt)

Infarkt – Hirninfarkt

(siehe: Gehirn – Schlaganfall)

Infektionen (allgemein)

(siehe auch: Anhang C, Schmerzen, Fieber, Entzündung, Immunsystem)

Eine **Infektion** wird durch eine lokale oder generalisierte Ausbreitung eines Krankheitserregers im Organismus verursacht. Es kann sich dabei um Bakterien, Viren, Pilze oder Parasiten handeln. Diese Situation entsteht, wenn das Immunsystem es nicht schafft, den Eindringling zu bekämpfen. Dieser Krankheitserreger kann mit einer Situation oder einem Menschen in meinem Leben zusammenhängen, in Bezug auf die ich mich in einem oft inneren Konflikt befinde, über den ich zu niemandem spreche. Da der Konflikt nicht gelöst wurde, wird er in Form einer **Infektion** hervorbrechen. Eine **akute Infektion** tritt infolge einer gewaltsamen Emotion auf, die von kurzer Dauer ist. Eine sogenannte **chronische Infektion** hängt mit einer seit Langem vorhandenen Emotion zusammen. Ich muss Kompromisse eingehen, um im Gleichgewicht zu bleiben, aber jetzt ist eine Entscheidung notwendig, denn die Unentschiedenheit und Inaktivität nehmen meine ganze Energie in Anspruch. So schöpfe ich derzeit aus meinen Reserven. Ich habe freiwillig meine eigene Freiheit eingeschränkt, um mich nach anderen zu richten, aber jetzt kann ich nicht mehr. Gereiztheit oder eine Störung schwächen mein Immunsystem, das den Ausbruch einer Krankheit nicht verhindern kann. Ich muss mir die Frage stellen: Was stört oder reizt mich so stark? Welche Reibereien bei der Arbeit oder mit meiner Familie verstören mich an diesem Punkt? Was **infiziert** mein Leben und führt dazu, dass ich mich nicht mehr adäquat schützen kann? Habe ich Angst oder bin ich verletzlich angesichts einer Situation oder einer Person, die mein Leben vergiftet? Eine **Infektion** zeigt mir, dass ich in langen Zeitspannen traurige und unruhige Gefühle angesammelt habe. Die **Infektion** tritt auf, wenn ich nicht mehr kann. Es besteht ein Konflikt zwischen zwei Aspekten meiner Persönlichkeit. Dieser zeigt sich in meinem Leben, in dem es deutlich eine oder mehrere Situationen gibt, die sich ändern und entwickeln müssen, damit ich inneren Frieden finde. Eine **Virusinfektion** weist mich darauf hin, dass jemand anderer mein Leben beherrscht. Diese **Infektion** zwingt mich, mich auszuruhen und mein Leben neu zu überdenken. Warum lebe ich nicht nach meinen eigenen Vorstellungen und tiefsten Werten, sondern folge mit geschlossenen Augen den anderen? Eine **Pilzinfektion** offenbart, wie sehr mich meine eigene Wut und mein Gefühl der Ohnmacht befallen und mich von innen auffressen. Ich weigere mich, mein gesamtes Potenzial zu sehen, und erlaube es den anderen, dass sie mich erreichen. Ich muss die laufenden Veränderungen akzeptieren ↓♥ und meine starke Wut, die ich möglicherweise empfinde, beiseite lassen. Die Bedeutung dieser Wut ist umso größer, wenn die **Infektion** mit Schmerzen oder Fieber einhergeht. Es ist wichtig, sich den betroffenen Körperteil klar zu machen. Handelt es sich beispielsweise um eine **Infektion** meiner Geschlechtsorgane, erlebe ich in Bezug auf meine Sexualität oder meine Wahrnehmung davon eine Konfliktsituation, die mich sehr reizt und sehr wütend macht. Solange ich die Situation nicht in Ordnung gebracht habe, wird die **Infektion** weiter bestehen, und möglicherweise dauert es, bis ich eine Lösung gefunden habe, weil ich Angst vor den Konsequenzen und den daraus folgenden Veränderungen in meinem Leben habe. Oft tritt eine **Infektion** infolge einer Schwächung meines Immunsystems auf, was bedeutet, dass meine Eigen**liebe** auf dem Spiel steht. Ich muss mich fragen, welche Einstellungen und Gedanken ich ändern muss oder welche Maßnahmen ich treffen muss, um mehr **Liebe** in mein Leben zu bringen. Da ich weiß, dass glückliche Menschen ein starkes Immunsystem haben, sorge ich dafür, dass die **Liebe** wächst und so zu meinem Schutzschild wird. – Ich akzeptiere ↓♥, in meinem Leben „reinen Tisch" zu machen, es zu „desinfizieren", um so Haltungen und Verhaltensweisen loszulassen, die mir nicht mehr guttun.

Infektionen – Harnwegsinfektionen

(siehe: Harn – Harnwegsinfektionen)

Infektionen – Scheideninfektionen

(siehe: Scheidenentzündung)

Inkontinenz (Harninkontinenz, Stuhlinkontinenz)

(siehe auch: Harnblasenerkrankungen)

Ob es sich um eine **Harninkontinenz** –(unfreiwilliger Harnabgang) oder eine **Stuhlinkontinenz** –(Unfähigkeit, den Stuhl zu halten) handelt, beide Situationen haben etwas mit Kontrolle zu tun. Möglicherweise will das Leben mir beibringen, flexibler zu sein und Menschen und Situationen loszulassen. Der Verlust meiner Kontrolle über mein Wasserlassen oder meinen Stuhlgang zwingt mich zu einer Bewusstwerdung in dieser Hinsicht. Ich muss meine starren Gedanken beiseite lassen, die nur ein Schutz sind, den ich mir selbst auferlege, um mich da, wo ich keine Kontrolle über die Situation habe, vor meiner Empfindsamkeit zu schützen. Da **Inkontinenz** darauf beruht, dass ein Muskel nicht mehr angemessen reagieren kann, gibt es einen Mangel oder eine Schwäche auf geistiger Ebene. Möglicherweise bin ich immens enttäuscht, was zu Verzweiflung führt. Ich verzichte, ich „streiche die Segel" und kann meine Emotionen nicht mehr beherrschen. Anstatt verantwortlich und aktiv zu sein, fühle ich mich schuldig, ich „lasse es laufen" und bin passiv. Ich fühle mich nicht mehr in Kontrolle über mich oder über die Ereignisse. Im Falle einer **Stuhlinkontinenz** muss ich mich fragen, welcher Mensch oder welche Situation mir auf die Nerven geht. *Möglicherweise empfinde ich sehr starke Auflehnung gegen Autorität,* und die Tatsache, dass ich trotzdem Autorität ertragen muss, führt zu dieser **Inkontinenz**. Autorität kann für mich das Leben selbst sein, das mich zu Veränderungen zwingt, zu denen ich nicht bereit bin. Ich kann überprüfen, wer in meiner Kindheit Autorität für mich darstellte und gegen wen ich mich auflehne. Wenn ich als Erwachsener diese Situation erlebe, frage ich mich, ob ich Schwierigkeiten habe, Entscheidungen über mein Leben und meine Orientierung zu treffen. Da ich mich „schwach" fühle oder meiner Ansicht nach zu viele Verantwortlichkeiten trage, möchte ich am liebsten unbewusst wieder zum Baby werden und alles laufen lassen, nichts mehr auf meine Schultern nehmen, denn ich möchte gern, dass man sich mit *mir* beschäftigt! Im Falle einer **Harninkontinenz** kann diese unkontrollierbare und unbewusste Freisetzung von negativen Emotionen, die der Urin darstellt, ein Mittel sein, um mehr Aufmerksamkeit zu bekommen. Die zugrunde liegende Ursache kann ein Gefühl der Ablehnung, der Wertlosigkeit, der Unsicherheit oder Angst vor der Zukunft sein. Ich glaube, zu wenig Zuneigung zu bekommen. In diesem Fall habe ich möglicherweise auch Angst davor, dass man mich „auslöscht", was mein Gefühl der Ohnmacht vergrößert. Eine Situation verängstigt mich und ich glaube, verteidigungslos zu sein. Da ich mich eingeschränkt oder bestraft fühle, werden meine Beschwerden stärker. Ich baue um mich herum eine imaginäre Welt, in der die Bösen dominieren. Ich bin verletzlich und widersetze mich der **Liebe** und Zärtlichkeit, denn diese existieren in meinem Universum nicht, oder ich glaube, dass ich sie nicht verdiene. Ich fürchte die Autorität in allen Formen. Ich habe Angst zu verlieren, was mir gehört oder von jemandem, den ich liebe, getrennt zu sein. Meine **Inkontinenz** ist also eine Art Markierung meines Reviers. Der Urin stellt negative Emotionen dar, die normalerweise ausgeschieden werden, wenn sie nicht mehr nötig oder gewollt sind. Diese oft nächtliche Freisetzung weist auf einen tieferen Konflikt hin, der mir noch nicht einmal bewusst ist. Da ich nicht in der Lage bin, den Abgang von Urin oder Stuhl zu kontrollieren, bin ich auch nicht in der Lage, das zu kontrollieren, was in meinem Leben geschieht, vor allem meine Emotionen, und das macht mir Angst. Es ist wichtig, diese inneren Ängste und Unsicherheiten zum Ausdruck zu bringen und auf sie zu **hören**. Vielleicht lasse ich auch Menschen oder Dinge, die mir lieb sind, zu leicht los, ohne den Mut oder die Kraft zu haben, mir das zu holen, was ich will. Da ich vom Leben viel erwarte, bin ich enttäuscht und lasse mich gehen, sowohl körperlich als auch geistig. Habe ich den Eindruck, dass mir die Zeit oder die Chancen zwischen den Fingern zerrinnen? Eine **Inkontinenz** kann auch von großer Angst oder Nervosität verursacht werden, vor allem bei Kindern. Diese sind sehr sensibel für das, was die Eltern erleben: Deren Angst und Nervosität werden von Kindern aller Altersstufen nachempfunden. Als **Kind** kann ich, weil ich mein inneres Erleben nicht über Schmerz ausdrücken kann, die „gelbe Tinte" verwenden, um indirekt klarzumachen, dass sich in meinem Inneren etwas abspielt. So bekomme ich ein gewisses Gefühl für meine Existenz. Ich erhalte Aufmerksamkeit, auch wenn diese mit Scham einhergeht, mit Schreien und Unverständnis. Beim Kind tritt **Bettnässen** häufig im Zusammenhang mit der Geburt eines anderen Kindes auf. So zeige ich, dass es mir schwerfällt, meinen Platz in der Familie zu finden: Ich kenne meinen Bereich nicht mehr oder weiß nicht mehr, zu wem ich gehöre. Wenn mein Vater mich nicht genügend oder zu viel **angeleitet** hat, fühle ich mich verloren, ohne Stütze, und ich verliere Urin im Schlaf, vor allem in der Nacht. Dann bekomme ich Schuldgefühle und ziehe mich in meinen Winkel zurück, obwohl ich viel lieber hätte, dass sich meine Mutter mit mir beschäftigt. – Ich akzeptiere ↓♥, dass ich unmöglich alles kontrollieren kann, was in meinem Leben geschieht. Ich lerne, Vertrauen zu haben und das Neue und Unerwartete zu schätzen. Wenn ich ein **Elternteil eines bettnässenden Kindes** bin, muss ich das Kind beruhigen und ihm jedes Gefühl von Schuld nehmen. Ich bringe ihm bei, seine eigene Kraft und seine innere Autorität zu finden. Ich sehe mir mein eigenes Leben an und erkenne, welche Angst ich persönlich habe, die mein Kind nachempfindet. Ich werde mir **bewusst**, dass die Angst kein Problem löst und dass es für diese Angst einflößende Situation sehr wohl eine Lösung gibt. Ich vertraue darauf, dass ich in jedem Augenblick geleitet bin. Die **Inkontinenz** kann aus meinem Leben verschwinden, wenn ich wieder Herr über mein Leben bin. Nur ich allein kann die Autorität über meine innere Welt haben. Ich lasse meine Gefühle frei laufen, denn sie sind die Quelle meiner inneren Kraft. Nur indem ich sie anerkenne und als integralen Teil meiner selbst akzeptiere ↓♥, kann ich mein Leben so gestalten, wie ich es mir wünsche.

Inkontinenz bei Kindern

(siehe: Bettnässen)

Innere Unruhe

(siehe auch: Angst, Nervenzusammenbruch, Nervosität, Blut – Hypoglykämie)

Die **innere Unruhe** ist eine **Furcht vor dem Unbekannten**, die einem Angstzustand sehr nahekommen kann. Sie äußert sich in Symptomen wie Kopfschmerzen, Hitzewallungen, Krämpfe, nervöses Herzrasen, Schweißausbrüche, Spannungen, lauter werdende Stimme, Schluchzen und sogar Schlaflosigkeit. Wenn ich **ängstlich** bin, kann ich auch „Angstschauder" erleben: Diese Schauder sind auf ein Kältegefühl zurückzuführen und erinnern mich daran, dass ich Angst habe. Diese Krankheit schnürt mir die Kehle ein, sodass ich die Kontrolle über mich und die Ereignisse meines Lebens verliere und daran gehindert werde, meinen **gesunden Menschenverstand** und meine Unterscheidungskraft einzusetzen. Ich kann auch ein mangelndes Gleichgewicht oder eine mangelnde Verbindung zur körperlichen Welt empfinden, über die ich vielleicht noch eine gewisse Kontrolle habe, und gegenüber meinen Wahrnehmungen in Bezug auf die immaterielle Welt, für die mir manchmal eine rationale Erklärung oder das Verständnis fehlt. Ich habe die Kontrolle verloren: Jederzeit kann mir „der Himmel auf den Kopf fallen"! Ich kann in jeder beliebigen Situation ängstlich sein: **Ich werde zu dem, worauf ich meine Aufmerksamkeit lenke**. Konzentriert sich meine Aufmerksamkeit ständig auf die Angst vor diesem oder jenem, werde ich mit Sicherheit **innere Unruhe** erleben, die mehr oder weniger stark in Zusammenhang mit Angst vor dem **Tod** steht oder vor dem, was mich daran erinnert. Der Tod, Dinge, die ich nicht kenne oder nicht sehe, die aber existieren, lassen diese Angst in mir aufkommen. Ich vertraue dem Leben nicht. Aber selbst wenn ich Angst vor dem Unbekannten habe und **unbewusst das Leben und seinen Ablauf ablehne**, akzeptiere ↓♥ ich, jetzt meine Aufmerksamkeit auf Folgendes zu lenken: Ich vertraue darauf und bin überzeugt, dass alles für mich zum Besten geschieht, sowohl in der Gegenwart als auch in der Zukunft. Die Symptome werden verschwinden und mit ihnen die Angst vor dem Tod.

Insolation

(siehe: Sonnenstich)

Intoxikation

(siehe: Vergiftung)

Ischias

(siehe: Nerven – Ischiassyndrom)

J

Juckreiz

(siehe: Haut – Juckreiz)

Juckreiz – Analer Juckreiz (Analpruritus)

(siehe: After – analer Juckreiz)

Juckreiz – Scheidenjuckreiz

(siehe: Scheide [allgemein])

K

Kahlköpfigkeit

(siehe: Haar – Kahlköpfigkeit)

Kalkmangel

(siehe auch: Knochen – Osteoporose)

Der **Kalkmangel** ist eine bedeutsame Verminderung des Kalkgehalts im Gewebe, einem Organ oder einem Organismus, am häufigsten in Form einer Demineralisation des Skeletts. Ich fühle mich verletzlich, ich glaube, mit einem Fluch belegt zu sein. Ich fühle mich verprügelt, in meiner Intimität betrogen, innerlich von bestimmten Personen oder Situationen eingeschränkt. So werte ich mich ab und mache mich klein. Ich glaube, Stück für Stück meine Macht zu verlieren, und mache mich von anderen abhängig, da ich nicht weiß, welche Richtung ich einschlagen soll. Ich habe das Gefühl, dass mir etwas fehlt, dass ich das Schiff verpasse oder irgendwo verliere. Da der Knochen die Körperstruktur darstellt, muss ich mein Leben insgesamt, meine Art zu funktionieren und meine Reaktionen angesichts bestimmter Situationen überdenken. – Ich akzeptiere ↓♥, mir zu vertrauen, meine Qualitäten und meine innere Kraft anzuerkennen. Ich entscheide mich dafür, nach meinen tiefsten Werten zu leben. Ich lerne es, meinen Platz einzunehmen, und übernehme wieder die Herrschaft über mein Leben, da ich weiß, dass mich niemand erreichen kann. Ich werde ständig geschützt und geleitet.

Kammerflimmern

(siehe: Herzrhythmusstörungen)

Kaposi-Sarkom

(siehe auch: AIDS)

Das **Kaposi-Sarkom**[38] ist eine bösartige Wucherung des Bindegewebes. Die Erkrankung tritt selten auf und entwickelt sich langsam. Bei AIDS-Patienten kommt jedoch auch eine schnellere Krankheitsform vor. Das Bindegewebe unterstützt andere Körpergewebe (Ernährung, Verteidigung). Ich sehe mir an, in welchem Lebensbereich ich mich alleingelassen fühle. Ich habe mich selbst bei einem Ereignis im Stich gelassen, das eine Episode meines Lebens, einen Wendepunkt kennzeichnet. So

---

[38] Moritz **Kaposi** (1837–1902): österreichisch-ungarischer Dermatologe und Histologe. 1870 beschrieb er die Xerodermia pigmentosa. Verschiedene Erkrankungen tragen seinen Namen: Ekzema vaccinatum, hämorraghische Sarkomatose und eine besondere Form der chronischen Lupus-Erkrankung mit subkutanen Knötchen. Er publizierte sein dermatologisches Werk in Wien 1879. 1881 übernahm er die Leitung der dermatologischen Abteilung des Allgemeinen Krankenhauses Wien und machte Wien weltweit zum Zentrum der Dermatologie.

brauche ich Unterstützung, sowohl moralische wie körperliche. Ich fühle mich verfolgt, zerbrechlich, ohne Schutz. Ich bin es müde, die „Stütze der Familie" zu sein, sei es bei meinen Kindern oder bei anderen Familienmitgliedern, für die ich die Verantwortung trage und sorge. Ich lehne mich innerlich angesichts dieser Ohnmacht auf. – **Ich akzeptiere ↓♥** meine Grenzen und werde mir die Hilfe verschaffen, die ich brauche. Ich weiß, dass ich die Wahl habe, dass ich bewusst handeln kann, und nehme mir Zeit, mir etwas Gutes zu tun und mich auszuruhen. So habe ich mehr Energie, um die Aufgaben zu erledigen, zu denen mich meine innere Stimme leitet. Ich finde meine Freiheit und meine Lebensfreude wieder.

Karbunkel

(siehe: Haut – Karbunkel)

Karies

(siehe: Zahnkaries)

Karpaltunnel-Syndrom

(siehe: Krämpfe – Schreibkrampf)

Katarakt

(siehe: Augen – Katarakt)

Kehldeckel (Epiglottis)

(siehe auch: Kehlkopf / Hinunterschlucken)

Der **Kehldeckel** ist ein dickes Stück abgeflachten Knorpels in Form eines Blattes, das in die Stimmritze hineinragt, die sich hinter den Zungenwurzeln befindet. Er schützt den Kehlkopf und kann sich frei nach oben oder unten bewegen; wie eine Klappe schließt er sich beim Hinunterschlucken, wodurch die Nahrung in die Speiseröhre wandern kann. Wenn sich die Membran entzündet (**Epiglottitis-Kehldeckelentzündung**) und anschwillt (**Schwellung**), scheidet sie eine große Menge an Schleim aus, wodurch es zu Ersticken kommen kann. Dann ist es wichtig, die Atemwege schnell freizumachen. Ich habe Schwierigkeiten zu schlucken, es gibt etwas, was ich zurückhalte, ich kann eine Situation nur schwer hinunterbringen. Bei einer **Epiglottitis** steigt das Feuer der Wut in mir auf, ja sogar alles, was sich angestaut hat. Ich schlucke und stecke ein, ohne mich zu verteidigen. Zwischen zwei Personen, oft meinen Eltern, besteht ein bestimmtes Kräfteverhältnis, das mich beeinträchtigt. Ich verstecke meine Emotionen und schleppe die Gefühle aus der Vergangenheit mit. – Ich akzeptiere ↓♥, mich zu erforschen und zu verstehen, dass ich Lust habe, mich auszudrücken, und warum ich freiwillig „meine Klappe halte". Ich muss mein Funktionieren überdenken; ich muss lernen, meine Gedanken klarer zu fassen und meine Art der Kommunikation verändern. Indem ich neue Richtungen in meinem Leben einschlage, lasse ich die Traurigkeit und die negativen Gedanken los und kann schließlich meine Aufmerksamkeit auf positivere Dinge richten.

Kehle (allgemein) (siehe auch: Schilddrüse [allgemein])

In der **Kehle** befinden sich die Stimmbänder, der Kehlkopf (Larynx) und der Rachen (Pharynx). Genau unter dem Kehlkopf liegt die Schilddrüse. Sie erlaubt mir auszudrücken, wer ich bin, und mich mit den Menschen in meinem Umfeld auszutauschen. Die **Kehle** steht mit dem Energiezentrum des Kehlkopfs in Verbindung, das auch Halschakra (fünftes Chakra) genannt wird und das Zentrum der Kreativität, Wahrheit und Selbstbehauptung ist. Sie steht ebenfalls in enger Verbindung mit dem Energiezentrum des Kreuzbeins (zweites Chakra), dem Zentrum der sexuellen Energie, da die Sexualität eine Art der Kommunikation mit einem anderen Menschen ist. Dieses Energiezentrum ist für die Selbstbehauptung wichtig. Es heißt ja auch: „Der Gedanke schafft, was das Wort zum Ausdruck bringt!" Mit meiner Sprache bringe ich also meine Gedanken in der körperlichen Welt zum Ausdruck. Wenn also auch negative Gedanken Auswirkungen auf meine Gesundheit haben können, um wie viel mehr können es negative Worte. Dies gilt übrigens auch für positive Gedanken und Worte! Ich akzeptiere ↓♥, dass ich positiver sprechen und auf diese Weise den Tempel meines Körpers, der meinen göttlichen Anteil beherbergt, respektieren muss. Je mehr Wahrheit ich über diesen Kommunikationsweg zum Ausdruck bringe, umso harmonischer kann ich mich mit meinem Umfeld austauschen.

Kehle – zugeschnürte Kehle

Wenn ich Angst habe, ist **meine Kehle wie zugeschnürt**. Ich habe das Gefühl, „an der **Kehle** gepackt zu werden". Es kann auch sein, dass ich zu wenig Selbstvertrauen habe und meine Fähigkeiten anzweifele, vor allem vor jemandem, der mich einschüchtert und der eine Autorität darstellt. Ich glaube, mir sei der Atem abgeschnitten worden. Lieber erdulde ich etwas, anstatt mich frei zu entscheiden. Ich bin vor Angst, auch vor sozialem Leben, gelähmt. Ich habe Schwierigkeiten, eine Position zu ergreifen, ich stelle mich und meinen Glauben in Frage. Ich fühle mich verletzlich, muss aber dem Leben vertrauen. – Ich akzeptiere ↓♥, mich frei auszudrücken und meine Ängste zu überwinden. Ich finde meinen inneren Frieden wieder, denn ich werde voll und ganz geführt. Ich bin Meister meines Lebens!

Kehlkopf (siehe auch: Stimmlosigkeit, Kehlkopfkrebs, Heiserkeit)

Der **Kehlkopf** ist der Teil der oberen Luftwege, der zwischen der Luftröhre und dem Rachen liegt. Er steht für meine Selbstbehauptung durch das Sprechen, die Worte, den Willen, mit Autorität auszudrücken, was ich will. Eine Erkrankung des **Kehlkopfs** tritt im Allgemeinen dann ein, wenn mir infolge eines Ereignisses „der Atem gestockt" hat, wenn ich verblüfft oder **entsetzt** war. Ich hatte solche Angst, dass mir „kein Laut über die Lippen" kam. Ich bin überrascht worden und meistens habe ich mich dabei bedroht und sogar in Lebensgefahr gefühlt. Es kann auch sein, dass das Vorkommnis mit meiner Intimsphäre in Zusammenhang steht. Vielleicht wollte ich schreien oder um Hilfe rufen, aber dies ist mir nicht gelungen. Es ist wichtig, dass ich mir dieses Ereignis, das sich wahrscheinlich unmittelbar vor Auftreten der Entzündung meines **Kehlkopfs** ereignet hat, noch einmal vor Augen führe. Auf diese Weise kann ich das Trauma, das meinen **Kehlkopf** nicht loslässt, aufheben, und mein **Kehlkopf** wird wieder heilen. Da der **Kehlkopf** das wesentliche Organ der Stimmbildung ist, also der Produktion von Tönen, muss ich mich fragen, welche Emotionen und Seelenzustände ich tatsächlich erlebe, die ich mit meiner Stimme ausdrücken möchte, aber unterdrücke und für mich selbst behalte. Vielleicht sollte ich beginnen, meine Prioritäten, meine Lebensstruktur zu ändern, und ich habe Angst vor der Reaktion der anderen. Da meine Stimme einzigartig ist, sehe ich mir an, wie ich mich in dem, was ich bin, akzeptiere ↓♥: Fühle ich mich wohl, meine eigene Meinung zu sagen, oder warte ich mit meiner Selbstäußerung erst auf die anderen? Spreche ich immer nur über mich selbst und spreche immer wieder über andere oder an ihrer Stelle? Lasse ich meine innere Stimme zu Wort kommen? Spreche ich gern in der Möglichkeitsform oder behaupte ich mich in meiner Art der Kommunikation? Ich will meine Botschaft vergeblich übermitteln. Ist diese Übermittlung bei mir verboten oder hat man mir Kommunikation verboten, sogar zu schreien? Gibt es Dinge, die ich nur schwer **schlucken** kann? – Ich akzeptiere ↓♥, von jetzt an mein Herz♥ sprechen zu lassen und in aller Einfachheit meine Emotionen und meine Meinungen auszudrücken. Meine Stimme wird immer kräftiger, solider und spiegelt perfekt mein Selbstbewusstsein und mein Selbstvertrauen.

Kehlkopfkrebs

(siehe: Krebs – Kehlkopfkrebs)

Kehlkopfentzündung (Laryngitis)

(siehe auch: Anhang C, Heiserkeit, Entzündung)

Die **Kehlkopfentzündung** geht mit Husten und Heiserkeit einher. Bei Kindern, die jünger als fünf Jahre alt sind, spricht man eher von **Pseudokrupp**. Diese Infektion ist auf die Schwierigkeit zurückzuführen, mich aus Angst vor Lächerlichkeit auszudrücken, und zwar häufig gegenüber einer Autoritätsperson. Ich kann meine eigene Meinung nicht ausdrücken und mich in dem behaupten, was mir am **Herzen** ↓♥ liegt. Ich unterwerfe mich der Autorität. Das kann daran liegen, dass ich von anderen abgelehnt werde und nicht verstanden werde, wenn ich mich behaupte. Der Verlust der Stimme kann auch ein Mittel sein, aus einer Situation zu flüchten, in der ich mich hätte ausdrücken müssen. **Ich schiebe meine Rebellion weg, fühle mich erstickt,** es gibt eine Überfülle an stecken gebliebenen Emotionen. Vielleicht hat mich die Ankündigung einer Neuigkeit verwundert und lässt mich nun mit vor Staunen offenem Mund zurück. Wenn ich aus Scham, Furcht oder Schuldgefühlen schweige, anstatt mich auszudrücken, blockieren diese hinter dem Schweigen versteckten Gefühle die

Energie und das äußert sich dann in einer **Kehlkopfentzündung**. Wenn diese Emotionen dann später versuchen, zum Ausdruck zu kommen, kann sich starker Widerstand zeigen. Der **Kehlkopf** ist entzündet und es gibt dort sehr viel emotionale Energie, die in Verbindung mit der Stimme und dem Selbstausdruck steht. Meine Kreativität möchte sich gerne behaupten, frei sprechen und ihre Emotionen geschickt „vokalisieren". Meine Ohnmacht mich auszudrücken verwandelt sich sehr schnell in Wut auf mich selbst. Ich glaube, dass ich nicht mehr sicher bin, wenn ich auf das Sprechen verzichte. Trotzdem wird mir schnell klar, dass ich sehr frustriert bin, denn ich kann meine Meinung nicht zu Gehör bringen, mich nicht behaupten. Daher fällt es mir schwer, in Situationen, in denen dies notwendig wäre, meine Autorität einzusetzen. So werde ich „ausflippen", denn das alles wird zu viel, aber danach bereue ich mein Verhalten. Da ich sehr zu Schuldgefühlen neige, ziehe ich die **Kehlkopfentzündung** an, denn damit habe ich einen „guten Grund", nicht zu sprechen. Ich muss lernen, die Dinge auszusprechen, meine Emotionen zum Ausdruck zu bringen, sodass diese Energie frei fließen kann. Wenn es mir mit meiner derzeitigen Persönlichkeit schwerfällt, Dinge durch *Sprechen* auszudrücken, kann ich sie durch *Schreiben* ausdrücken. Da der Kehlkopf mit dem Energiezentrum der **Kehle**, dem der Kommunikation, in Verbindung steht, kann ich meine Gefühle mitteilen, indem ich sie aufschreibe, selbst wenn ich das Geschriebene für mich bewahre. Auf diese Weise erreiche ich eine bessere Kommunikation mit mir selbst und bekomme Klarheit über das, was ich ausdrücken möchte.

Keratitis

(siehe: Hornhautentzündung)

Keuchhusten

(siehe: Kinderkrankheiten)

Kiefergelenk

(siehe: Mundprobleme, Kieferprobleme)

Kieferprobleme

(siehe auch: Muskeln – Trismus)

Die **Kiefer**knochen spielen eine wesentliche Rolle beim **Essen**, für den Beginn des Verdauungsprozesses von allem, was ich aufnehme, ob Nahrung oder die Wirklichkeit um mich herum. Die **Kiefer** erlauben mir, bestimmte Realitäten zu schlucken, so sehr, wie ich sie vertrage, sowohl auf körperlicher wie auf emotionaler Ebene. Sie stehen für meine Fähigkeit und meine Kraft, mich etwas oder jemandem zu öffnen. Durch meine **Kiefer** kann ich mich in aller Sicherheit mit anderen austauschen. Sie öffnen den Weg für die Wahrheit und die Bestätigung des Selbst. Meine gesamte innere Kraft wird durch meine **Kiefer** symbolisiert. Die **Oberkiefer** beziehen sich auf meine Vaterbeziehung. Die **Unterkiefer** stehen in Zusammenhang mit meiner Mutter. Da sie sich wieder begegnen und gegenüberstehen müssen, um effektiv zu sein, symbolisieren die **Kiefer** meine Fähigkeit, mich mit inneren Kämpfen oder Widerständen zu konfrontieren. **Kieferprobleme** können auftreten, wenn ich die Zähne zusammenbeiße, weil ich etwas verdränge und die ganze Energie in Verbindung mit Wut, Eigensinn, Starrköpfigkeit und vielleicht sogar einem unbewussten Wunsch nach Rache an jemandem oder etwas zurückhalte. Es sei denn, ich will vermeiden, meinen inneren Schmerz hinauszuschreien … Die Dinge laufen nicht so, wie ich mir das vorstelle, und Wut überkommt mich. Ich „grüble unaufhörlich“ über dieselben Probleme nach, ohne Lösungen zu finden. Ich hänge mich an meine Emotionen und unreifen Verhaltensweisen. Es können dann auch **Kieferzuckungen** auftreten, die mir zeigen, dass ich „schweigend rede“. Was will ich unbedingt für mich behalten? Welche Emotionen sperre ich in mir ein? Ich sehe die Ereignisse mit einer gewissen Engstirnigkeit. Ich bin nicht in Kontakt mit meiner inneren Kraft und versuche, mich an eine äußere Autorität anzuhängen. Wo ist mein Verantwortungsgefühl geblieben? Meine Ohnmacht führt zu einem Minderwertigkeitsgefühl und zu Eifersucht. Wenn diese **schmerzhaft** sind, liegt das daran, dass ich meine Angriffs- oder Mordlust hinter einem gezwungenen Lächeln verberge. Ein **Kieferbruch** folgt auf meine Neigung, die Dinge und Entscheidungen zu beschleunigen. Ich fühle mich vom Leben und von den anderen brüskiert, dabei bin ich es selbst, der schneller vorankommen will. Ich kann anderen gegenüber sehr schneidende Kommentare abgeben. Trotzdem ist mir so, als trüge ich einen Maulkorb, als wäre ich unfähig, meine wahren Gefühle des Kummers und des inneren Schmerzes **auszudrücken.** Wenn ich Beschwerden am **Kiefergelenk habe (ATM – Articulatio temporo-mandibularis**) (die Kiefer sind zum Beispiel nicht aufeinander abgestimmt), muss ich mich fragen, ob es eine Diskrepanz, einen Unterschied zwischen dem gibt, was ich glaube, und dem, was ich offen zu sagen wage. Ich lebe einen inneren Zwiespalt zwischen dem Sagen und dem Verstecken von Realität, meinen tiefen Gefühlen. Meine Emotionen sind im Hinblick auf meine Gedanken verzerrt; ich bin zwischen meinen Wünschen und meinen Pflichten hin- und hergerissen. Die Realität meines Lebens unterscheidet sich völlig von dem, was ich mir erträumt hatte, und so entstehen große Enttäuschung und Zweifel. Ich verliere die Hoffnung, mein Ideal zu erreichen, sowohl persönlich, in der Paarbeziehung wie auch in der Gesellschaft. **Zähneknirschen** bedeutet, dass ich mich unsicher fühle. Ich bin ängstlich und unterdrücke viele Emotionen. Dies trifft vor allem bei Kindern gegenüber ihren Eltern zu. Meine **Kiefer** können auch Kalzium verlieren und dadurch erweichen. Sie zeigen mir, wie „weich“ ich in manchen Situationen bin, vor allem, wenn ich glaube, ausgelacht worden zu sein und keine Aufmerksamkeit für das bekommen zu haben, was ich zu sagen hatte. Daraus folgt eine starke Geringschätzung meiner selbst. Vielleicht fühle ich mich auch dominiert, da ich auf Grund meiner Schüchternheit oder meiner Ängste unfähig bin, mich auszudrücken. Oder mir wurde vielleicht verboten zu sprechen, was ich so ausgelegt habe: „Offensichtlich habe ich nichts Interessantes zu sagen!“ Wenn meine **Kiefer blockieren**, bin ich unfähig, mich zu äußern oder mein Umfeld zu kontrollieren, und verdränge meine Emotionen. Mein **Kiefer** kann auch gelähmt sein, aus Angst oder Kummer über eine Situation, in der ich mich ohnmächtig gefühlt habe, etwas gegen eine bestimmte Situation zu tun oder zu unternehmen. Ein **blockierter Kiefer** kann sich in dem Augenblick verkrampft haben, als ich mit aller Kraft **widersprechen** wollte oder verhindern wollte, dass etwas gesagt wurde oder dass eine bestimmte Situation eintrat. Ich habe mich **gelähmt** gefühlt, weil ich nichts sagen konnte. Ich fühle mich **geknebelt**. Bei einem **Kieferkrebs** wird diese Unfähigkeit intensiv erlebt, besonders in meiner Familie, in der meine Worte keinerlei Gewicht haben. Wenn meine **Kiefer zu eng** sind, ist die Entwicklung meiner Persönlichkeit eingeschränkt. Meine innere Verpflichtung, immer der Beste zu sein, setzt mich unter großen Druck. Ich stimuliere ständig meinen Intellekt, jedoch nicht mein emotionales Leben, das auf diese Weise ein Defizit entwickelt. Ich muss mich entspannen und die Energie frei fließen lassen. – Ich akzeptiere ↓♥, mich frei auszudrücken. Ich werde voll und ganz geleitet in dem, was ich tue, und nehme wieder den Platz ein, der mir zusteht. Ich lebe in Integrität, auf der Ebene meines **Herzens♥** und der Wahrheit.

Killian-Polyp

(siehe: Nase – Killian-Polyp)

Kinderekzem

(siehe: Kinderkrankheiten)

Kinderkrankheiten (allgemein)

(siehe auch: Mumps)

Maser, Röteln, Kinderekzem, Keuchhusten, Mumps, Scharlach, Windpocken, kurz: sämtliche typische **Kinderkrankheiten** stimmen üblicherweise mit Entwicklungsphasen des Kindes überein. Wenn ich ein **Kind** bin, treten **diese Krankheiten oft** zeitgleich mit Schwierigkeiten in der Schule auf, oder wenn ich vor einer Situation Angst habe. Wenn ich einen Streit oder einen Kampf zwischen meinen Eltern oder Personen fühle, die ich liebe, werde ich verletzlich und bin anfälliger für spezielle Kinderkrankheiten. Ich suche nach Sicherheit und Zuneigung. Bei Auftreten einer dieser Krankheiten entwickle ich mein Immunsystem weiter, das meine Anpassungsfähigkeit darstellt oder auch meine Fähigkeit, in Kontakt zu treten: „Ich in Bezug auf die anderen". Es kann sich um eine Auszeit handeln, die der Körper braucht. Wenn ich ein **Elternteil** bin und dem Kind Zärtlichkeit, **Liebe**, Aufmerksamkeit gebe, wird es kräftiger, um im Leben vertrauensvoll voranzuschreiten. Der Erwachsene, der an einer dieser **Krankheiten** leidet, hat etwas Ungeregeltes in seiner Kindheit, eine schlecht verarbeitete Situation: „Hat die aktuelle Situation einen Zusammenhang mit der emotionalen Situation, die ich in meiner Kindheit erlebt habe?" Zum Beispiel: Es kann sein, dass ich in der Schule zurückgewiesen wurde und dass ich damit nicht umgehen konnte. Heute in meiner Arbeitssituation erfahre ich nun dieselbe Zurückweisung. – Ich akzeptiere ↓♥, die Empfindungen, die aus meiner Kindheit kommen, zu bearbeiten, um besser zu wachsen, und fixiere mich nicht mehr auf diese Emotion, um mich davon zu befreien.

Kinderkrankheiten – Keuchhusten

Der **Keuchhusten** ist eine ansteckende und epidemische Infektionskrankheit, die vom Bakterium Bordetalla pertussis ausgelöst wird. Sie äußert sich in Form von anfallsartigen, stakkatoartigen Hustenattacken, wobei die Anfälle durch eine lange und „juchzende" Einatmung voneinander getrennt sind, die sogenannte „Reprise". Das Leiden befällt häufig Kleinkinder, die jünger als fünf Jahre sind. Beim Säugling ist die Prognose sehr ernst, denn es besteht bei einem Anfall Erstickungsgefahr. Es ist, als schleiche der Tod um mich (oder um meine Eltern) herum, wenn ich **Keuchhusten** habe. Dieser Tod kann auch eine Trennung sein, besonders wenn ich mich in einer Beziehung befinde (oder es geht dabei um die Beziehung zu meinen Eltern), in der ich offensichtlich nur noch zu den Überbleibseln gehöre. Ich nörgele sporadisch (oder zeitweise) über eine Situation oder über das Leben. Ich konstatiere, dass jemand anderer der „Liebling" ist, dass diese Bezeichnung auf jemanden anderen viel mehr zutrifft, und das stört und erstickt mich. Oder habe ich im Gegenteil diesen besonderen Status erworben, weil ich neu war, und behalte nun weiter die gesamte Aufmerksamkeit, was Eifersucht erzeugt? Möglicherweise fühle ich mich erstickt, gefangen, ohnmächtig. Alles ist auf mich konzentriert und so fühle ich mich „unter die Lupe genommen" und kritisiert. Ich spiele die Rolle des braven Jungen (braven Mädchens), anstatt ich selbst zu sein. Ich akzeptiere ↓♥, in Kontakt mit meinen Emotionen und mir selbst gegenüber wahrhaftig zu sein. So betrifft mich der Blick der anderen nicht mehr, ich kann meine Masken fallen lassen. Ich begrenze meinen Lebensraum und ich höre auf, um Atem zu ringen. Ich atme friedlich und finde mein Freiheitsgefühl wieder.

Kinderkrankheiten – Masern

Die **Masern** sind eine ansteckende, epidemische Infektionskrankheit, die zu einem fiebrigen Ausbruch roter, schleimiger Hautflecken mit vorausgehender Erkältung führt. Komplikationen dieser Krankheit können dazu führen, dass Lungen und Bronchien oder das Hirn (Enzephalitis) angegriffen werden; und so gehört sie auch zu den Hauptursachen für Kindersterblichkeit in armen Ländern. **Masern** treten nach einem Ereignis wie einer Trennung auf, auf die ich nicht vorbereitet war. Ich befinde mich in einem Schockzustand, denn ich bin überrascht, und diese Situation „stinkt mir". Wie hat man mir das antun können? „Man hat mir hinter meinem Rücken übel mitgespielt, ganz sicher …" Ich wollte schon immer den Bedürfnissen der anderen (Eltern, Freunde usw.) genügen, auf Kosten meiner eigenen Freiheit. Ich fühle mich verletzlich, ich bin mir meines Wertes nicht **bewusst**. Ich werde leicht „rot vor Wut", ich erröte ohne wichtigen Anlass. Ich habe Angst, spontan zu sein, denn ich bin mir über meine Möglichkeiten unsicher. Die Inaktivität schützt mich in gewissem Maß, und sicher wird man sich um mich kümmern, ohne dass ich mich anstrengen muss. Es ist nicht

„mein Fehler“, denn ich bin krank. Aber wo liegt die wahre Macht? Wie kann ich geleitet sein, ohne dass ich mich kontrolliert fühle? – Ich akzeptiere ↓♥, nicht mehr anonym zu leben, dass man mir den notwendigen Platz für die Entdeckung meiner Grenzen und meiner Fähigkeiten lässt. Ich werde ein unabhängiges, eigenständiges Wesen. Ich bin einzigartig und lasse meine starren Strukturen los, die ich in der Vergangenheit gebraucht habe: Ich bin stark genug und höre auf meine innere Stimme, um zu wissen, was gut für mich ist.

Kinderkrankheiten – Röteln

Die **Röteln** sind eine ansteckende, epidemische Infektionskrankheit, mit einem fiebrigen Ausbruch rötlicher Hautflecken unterschiedlicher Erscheinungsformen. Die Erkrankung ist ernst, weil das Risiko einer Fehlgeburt oder von Anomalien, von Fehlbildungen des Fötus bei einer schwangeren oder ungeimpften Frau besteht. Sie ähnelt den Masern. Ich habe eine unerwartete Trennung hinter mir, die für mich wie ein wahrer „Schlag ins Gesicht“ ist! Ich muss jetzt über einen Vermittler sprechen. Ich schäme mich, weil man mich hereingelegt hat. Welche Ungerechtigkeit! Trotzdem kann so etwas passieren, denn ich bin mir kaum dessen bewusst, was sich in meinem Inneren und um mich herum abspielt. Ich erlaube den anderen, über mein Leben zu bestimmen. – Ich akzeptiere ↓♥, mein eigenes Immunsystem zu entwickeln und meinen eigenen Willen aufzubauen, um mir selbst solide Fundamente zu schaffen. Ich mache mir meine eigenen Werte **bewusst**, meine Fähigkeiten, mich selbst an der Hand zu nehmen. So kann ich mich aufrechthalten und mich vergewissern, wer ich bin.

Kinderkrankheiten – Scharlach

Scharlach ist ein Fieberanfall, der plötzlich beginnt (heftiger Schüttelfrost, Angina, Kopfschmerzen) und durch Ausschlag an den Schleimhäuten des Mundes und des Rachens sowie generell durch scharlachrote Färbungen mit Schuppenbildung in Form großer Flecken gekennzeichnet ist. Ich bin verängstigt, innerlich ungewiss oder verunsichert. Ich befinde mich weit weg von einer Person, die ich besonders mag. Die Tatsache, dass ich mich an einen meiner Elternteile wieder annähere, lässt ein Unwohlsein gegenüber dem anderen entstehen, den ich als entfernter betrachte und vor dessen Trennung ich Angst habe. Ich fürchte, einen von beiden zu betrügen. Ich habe Angst zu versagen, denn ich könnte dafür bestraft werden, oder noch schlimmer, es könnte jeden Augenblick ein Fehler passieren, ohne dass ich diesen identifizieren kann. Dieses Fieber ist ein latentes Feuer, das ständig in mir präsent ist und plötzlich ausbricht. Daher schweige ich und bleibe in meinem Winkel. – Ich akzeptiere ↓♥, meinen Gefühlen freien Lauf zu lassen, und vertraue darauf, dass meine Eltern mich so annehmen, wie ich bin, mit meiner eigenen Lebensweise. Indem ich meine Ängste nach außen bringe, fühle ich mich ruhiger und sicherer.

Kinderkrankheiten – Windpocken (siehe auch: Haut – Gürtelrose)

Die **Windpocken** sind eine ansteckende Infektionskrankheit, die im Normalfall gutartig verläuft. **Windpocken** sind ein Ausschlag in Form zahlreicher Pusteln oder Bläschen, die „verblühen" und nach einigen Tagen austrocknen. Die Krankheit tritt in der Regel zwischen dem zweiten und zehnten Lebensjahr auf. Ich bin sehr beeinflussbar und durch das, was um mich passiert, sehr berührt, vor allem in Zusammenhang mit meiner Mutter (oder dem Vater oder der Person, die in stärkerem Maße die Rolle des für mich essenziellen Elternteils übernimmt). Da ich sehr durchlässig und verletzlich für meine Umgebung bin, reagiere ich so auf Veränderungen. **Windpocken** treten dann auf, wenn ich diese Neuerungen so interpretiere, dass sie zu mehr Distanz zwischen mir und meinen Eltern führen, was sogar als eine Trennung erlebt werden kann. Aber vielleicht wurde nur etwas bei den Mahlzeiten oder beim Baden geändert (die Person ist immer anwesend ... aber ich fühle mich vernachlässigt). – Ich akzeptiere ↓♥, dass das Leben immer wieder Neues bereithält, an das ich mich anpassen muss und das mir guttun soll, wenn meine Eltern es in die Wege leiten. Es soll mich durch meine Entwicklung auf das vorbereiten, was die Zukunft für mich bringt. Ich kann meine Meinung ausdrücken, meine Frustrationen: Dies gehört zum Prozess des Selbstständigwerdens. Ich gebe mir das Recht, diesem Elternteil Fragen zu stellen, um die Situation besser zu verstehen. So kann ich mich besser an alles Neue anpassen, ohne mich verletzt zu fühlen.

Kinderlähmung (Poliomyelitis)

Die **Kinderlähmung** ist eine ansteckende Viruserkrankung. Das Virus befällt die Nervenzentren, vor allem das Rückenmark, und führt zu Lähmungen, die, wenn sie die Atemmuskulatur betreffen, sogar tödlich sein können. Der Name der Krankheit ist darauf zurückzuführen, dass sie vor allem bei Kindern beobachtet wird. Wenn ich an dieser Krankheit erkranke, steht das Virus, das mich lähmt, für **Eifersucht** und **Machtlosigkeit**. Ich beneide andere um ihre Leistungsfähigkeit. Ich möchte sie bremsen, aber in Wirklichkeit bremse und lähme ich mich selbst. Ich gebe nicht gerne Rechenschaft ab oder gehorche einer Obrigkeit oder bin ohne Alternative. Ich lasse andere über mich bestimmen. Durch meine Verletzlichkeit fühle ich mich ständig in Gefahr. Ich will die Dinge so gerne erledigen, aber ich fühle mich gelähmt. Ich glaube, dass ich keine Macht über mein Leben habe. Ich bin immer auf der Hut. Dabei will ich so sehr meinen Wert beweisen! Meine Verzweiflung ist sehr präsent und intensiv. – Ich akzeptiere ↓♥, dass ich keinen Grund habe, andere zu beneiden. Ich bin ein außergewöhnlicher Mensch mit großen Fähigkeiten. Ich habe genauso viele gute Eigenschaften und Kräfte wie die anderen und muss sie nur akzeptieren ↓♥. Anstatt zu **flüchten** und mich darauf zu konzentrieren, wie ich die anderen **schikanieren** kann, übernehme ich hier und jetzt die volle Verantwortung für mein Leben und akzeptiere ↓♥, dass Reichhaltigkeit ein fester Bestandteil meines Lebens ist.

Kindstod, plötzlicher

Der **plötzliche Kindstod** ist das brutale und unerwartete Ableben eines Kindes, das bis zu diesem Zeitpunkt als wohlauf galt. Oft wird die **Schlafapnoe** als Ursache angesehen. Auch wenn Symptome erkennbar waren, ließ doch nichts auf einen raschen, tödlichen Ausgang schließen. Als Baby sehe ich das Leben vor mir wie eine Last. Ich bin nichts, nicht gut genug für Mama und Papa. Ich will nicht mehr leben und ziehe mich lieber zurück, denn ich habe Angst vor der selbst gestellten Aufgabe. Ich trage einen immensen Kummer in mir, eine große Enttäuschung. Oder ich lebe die Erfahrung des Totgeborenen, um mich zu entwickeln und die Menschen in meinem Umfeld zum Loslassen und zur Distanz zu bewegen. Mein Schluchzen erstickt mich. Als Elternteil sehe ich mein Kind als Spiegel: Ist es möglich, dass auch ich mich selbst zerstöre, weil ich mich für überfordert halte? Wofür fühle ich mich schuldig und minderwertig? Welche Identität habe ich eigentlich, schütze ich meinen Lebensraum oder lasse ich mich von anderen verschlingen? – Ich akzeptiere ↓♥, mein Leben von nun an für mich selbst zu leben. Ich gebe mir bedingungslose **Liebe**. Ich bin autonom und stark, besonders gegenüber meinen Kindern, und werde mir dessen **bewusst** und akzeptiere ↓♥, dass alles im Leben nur geborgt ist: die Menschen, die Dinge, die Situationen. Ich konstatiere, dass nichts unveränderlich ist oder ewig dauert und dass jede Lebenserfahrung mir zu Wachstum und Entwicklung verhilft.

Klaustrophobie

(siehe auch: Angst)

Die Bezeichnung **Klaustrophobie** geht zurück auf das lateinische Wort *claustrum* = Käfig. Es handelt sich hier um die irrationale Angst, zu ersticken oder in einer Situation oder an einem abgeschlossenen Ort (Aufzug, Flugzeug, Grotte oder Tunnel) gefangen zu sein, wo ich „keine Kontrolle" über das habe, was geschieht. Daher leide ich an **Klaustrophobie**, der Angst, mich alleine oder mit anderen Menschen in „geschlossenen" Räumen aufzuhalten. Dies kann auf den Augenblick meiner Geburt zurückzuführen sein, wo ich durch den „Tunnel" des Gebärmutterhalses hindurch musste. Vielleicht habe ich die Angst meiner Mutter in diesem Augenblick wahrgenommen. Die Angst kann auch darauf zurückzuführen sein, dass ich mich in diesem geschlossenen und sicheren Raum, der Gebärmutter meiner Mutter, befand und durch die Wehen gezwungen wurde, ihn zu verlassen, was bei mir eine große Angst vor dem Unbekannten, vor zukünftigen Ereignissen ausgelöst hat. Wenn ich mich also in einem geschlossenen Raum befinde, kann mich das an diese große Angst, die ich in mir gespeichert habe, erinnern. Ich fühle mich **gefangen** und **eingeschlossen** in einer Situation, in der ich völlig machtlos bin. Was soll ich tun? Zuerst überprüfe ich, ob diese Angst nicht von einem Gedanken, einer Fixierung aus den Anfängen meines Lebens kommt. In den meisten Fällen ist diese Phobie auf eine „sexuelle Furcht" aus meiner Kindheit zurückzuführen. Das muss nicht unbedingt bedeuten, dass ich als Kind Opfer von unsittlicher Berührung oder sexuellem Missbrauch war, sondern die Furcht wurde im emotionalen Gedächtnis gespeichert und ich hatte Angst vor einer solchen Situation sexueller Art. Heute halte ich ständig meine sexuellen Triebe zurück, was meine Schuldgefühle nährt. – Ich akzeptiere ↓♥, tätig zu werden und mich von dieser Angst auf die für mich beste Art und Weise zu befreien. Oft kann eine Psychotherapie angemessen sein, um das emotionale Gedächtnis zu ändern und mir ein Leben mit mehr innerer Freiheit zu verschaffen. Vielleicht frage ich mich auch: Wenn ich mich gefangen fühle und glaube zu ersticken, kann es sein, dass ich meine Emotionen unterdrücke und dass ich mich von ihnen gefangen fühle? Habe ich den Wunsch, meine Kreativität auszudrücken, aber hindere ich mich selbst daran? Ich möchte frei atmen und brauche Raum, aber erlaube ich mir zu existieren, mich zu behaupten, den Platz einzunehmen, der mir zusteht? Wenn ich erfolgreich meine Bedürfnisse respektiere, wenn ich mir angemessen Platz und Respekt für mich selbst wie bei den anderen schaffe, habe ich kein Bedürfnis mehr nach Flucht und fühle mich gut, wo ich bin. – Ich akzeptiere ↓♥, mir den Raum wieder zu nehmen, den ich aufgegeben habe. Ich bestätige, wer ich bin. Ich nehme wieder meinen Lebensraum ein. Ich heiße mich mit allen meinen Emotionen willkommen, ohne Urteil. Ich drücke meine kreative Seite aus: So werde ich auf der Ebene meines **Herzens♥** leben können und wahrhaft im Kontakt mit meinem göttlichen Wesen sein.

Kleiner Finger

(siehe: Finger – Kleiner Finger)

Kleptomanie

(siehe auch: Abhängigkeit, Neurose)

Wenn ich zwanghaft und nutzlos Diebstahl begehe, leide ich unter **Kleptomanie**. Ich empfinde eine Spannung, die auf eine innere Leere zurückzuführen ist, und mit einem Schuldgefühl einhergeht. Für mich heiligt also der Zweck die Mittel und ich empfinde es als Herausforderung, mir etwas Verbotenes anzueignen. Es verschafft mir Erleichterung, selbst wenn ich in der Folge Gewissensbisse habe. Es kann sein, dass ich unbewusst hoffe, „auf frischer Tat erwischt" zu werden, da ich auf diese Weise Aufmerksamkeit auf mich lenken kann. Eine verbotene Geste auszuüben, kann für mich ein Mittel sein, meine Auflehnung gegen Autorität zu zeigen und diese herauszufordern. Diese Autorität, die ich in meiner Kindheit nicht akzeptieren konnte, kann die meines Vaters, meiner Mutter oder eines anderen Menschen, der für meine Erziehung zuständig war, sein. Die Gedanken sind so durcheinander, dass die Gesten nicht mehr kontrolliert werden können. Mit meinem Charme erschwindele oder erschleiche ich mir Dinge, die mir nicht gehören, anstatt diesen dafür zu verwenden, über meine Worte beispielsweise eine positive Botschaft oder Hoffnung weiterzugeben. – Ich akzeptiere ↓♥, einer Therapie zu folgen, um diese innere Leere oder diese Auflehnung gegen Autorität zu identifizieren und die Situation mit Liebe füllen zu können. Auf diese Weise werde ich größeren inneren Frieden erleben und den anderen wird es dadurch auch besser gehen.

Knie (allgemein)

(siehe auch: Beine)

Die **Knie** sind die Gelenke, auf die ich mich knie, mit denen ich mich der normalen Rangordnung oder dem, was über mir ist, beuge oder mich Bewegung und Richtung hingebe. Beim Gehen ziehen die **Knie** den ganzen Körper in der Bewegung mit. Die **Knie** zeigen also meinen Grad an Flexibilität und dienen dazu, Schocks abzufedern, wenn der Druck zu stark wird. Sie repräsentieren außerdem meine Ausdauer, aber auch meine Entscheidungslosigkeit. Wenn ich mich in körperlicher oder sportlicher Hinsicht abwerte, beeinträchtige ich sie. Fällt es mir schwer, die **Knie** zu beugen, zeigt das eine gewisse Starrheit. Das kann auf mein sehr starkes und stolzes Ego zurückzuführen sein. Ich habe Angst, meine Freiheit zu verlieren. Ein leicht beugsames **Knie** ist ein Zeichen für Bescheidenheit und Flexibilität. Es zeigt, dass ich leicht auf meine innere Stimme höre. Ich brauche meine Knie, um meine soziale Stellung und meinen Status aufrecht erhalten zu können. Gute **Knie** sind ein Anzeichen dafür, dass ich offen für meine Umgebung und für Veränderungen bin.

Kniebeschwerden

Schäden an Knochen und Weichteilen stehen im Zusammenhang mit tiefen inneren Konflikten, in denen es um das Loslassen meines Egos und meines Stolzes geht. **Kniebeschwerden** zeigen mir, dass ich Schwierigkeiten habe, mich zwischen meiner Individualität (ICH) und jener der Gruppe (WIR) zu entscheiden. Das kann im Hinblick auf meine Beziehung, meine Familie, meinen Freundeskreis, eine religiöse, soziale, politische Organisation oder die beiden Teile von mir selbst (feminin oder maskulin) der Fall sein. Wenn der Meniskus betroffen ist, lebe ich eine innere Dualität, die mich nervös und angespannt macht. Ich fühle mich oft „zwischen zwei Feuern gefangen". Ich hänge mich dermaßen an etwas, an jemanden oder an das, was die anderen von mir denken, dass mich dies an meiner Fortbewegung hindert. Die Ausrenkung eines Knies zeigt mir, wie sehr ich mich aus dem Gleichgewicht gebracht fühle, gegenüber einer Situation oder einer Person, sodass mein Knie das Gewicht meines Körpers nicht mehr tragen kann. Die Knie, die „nicht mehr mitmachen", zeigen mir, wie sehr ich beeinflussbar bin und dass ich wenig Selbstvertrauen und Überzeugung habe. Welche Beschwerden ich auch immer an den Knien erlebe, ich muss mich fragen, gegenüber wem oder was ich den Eindruck habe, aufgeben zu müssen? Das kann eine Autorität in der Außenwelt sein. Es kann aber auch ganz einfach das Leben sein, an dem ich zu schwer zu tragen glaube. Ich verfalle unter dem Gewicht der Verantwortung und meine Knie wollen „nachgeben". Ich muss die Verantwortung für meine Worte und Gesten übernehmen, dies verlangt aber manchmal eine Anstrengung. Ich kann auch einen Misserfolg bei einem großen Traum oder in meinen Zielen erleben und durch diese Feststellung werden meine Knie weich anstelle des völligen Aufgebens. Wenn meine Knie knacken, kann ich den Eindruck haben, schwach zu werden oder Angst zu haben, unter dem Gewicht der Verantwortung zu zerbrechen, unter dem Druck, den Anstrengungen usw. Da ich sehr perfektionistisch bin, sehe ich dies als Misserfolg oder zumindest bin ich enttäuscht von mir selbst, von meiner Leistung … Bei einem **Hygrom**, von dem vor allem Ordensschwestern oder Personen betroffen sind, bei denen die Religion einen wichtigen Stellenwert einnimmt, muss ich mich fragen, welcher Konflikt in Bezug auf meine Spiritualität besteht und welche Folgen dies für mein Leben hat. Die Schmerzen, die ich bei jedem Hinknien (beispielsweise zum Beten) fühle, erinnern mich an meinen inneren Konflikt und mein Bedürfnis, für mich selbst zu entscheiden, was ich in meinem Leben will, und die entsprechenden Veränderungen herbeizuführen. Dies kann bis zu einem spirituellen Bruch führen. Die zurückgedrängten Emotionen verlangen nach Ausdruck. Ich muss mich gegenüber einer Facette meiner Arbeit positionieren (ob dies nun zu Hause oder im Büro ist), die ich nicht mag und die mich stört, und die positiven Seiten dieser Arbeit zu sehen versuchen. **Ich habe Angst, jemanden zu enttäuschen, wenn ich mich dafür entscheide, für mich selbst zu sorgen.** Will ich also meine **Kniebeschwerden** loswerden, muss ich akzeptieren ↓♥, mich der Welt um mich herum zu öffnen, und akzeptieren ↓♥, dass ich mich möglicherweise in mancher Hinsicht ändern muss. Ich mache mir die Wut **bewusst**, die ich seit Jahren in mir trage und die ich unterdrücke. Ich muss lernen, mit dem Strom zu schwimmen und meine alten Denkweisen fallen zu lassen. Ich akzeptiere ↓♥, vor jemandem oder einer Situation, oder vielleicht ganz einfach vor dem Leben die **Knie zu beugen**, damit ich Hilfe bekomme und mich einer neuen Wirklichkeit öffnen kann, die ich vorher nicht sehen konnte, da ich in meiner eigenen Welt gefangen war. Und ich habe das nötige Potenzial, um neue Verantwortung zu akzeptieren ↓♥. Wenn ich frustriert bin oder voller Schuldgefühle stecke, weil ich mir bewusst werde, dass ich immer Recht haben will und dass mein Wunsch nach einer höheren sozialen Machtstellung unstillbar ist, halte ich inne und frage mich nach meinen wahren Werten, um wieder auf das Wesentliche zurückzukommen und mir zu erlauben, wieder mit meinem **Herzen♥** zu handeln, anstatt alles mit meiner rationalen Seite zu entscheiden. So erlaube ich mir, die Kreativität in mir zu leben, und gebe meiner Intuition wieder mehr Macht, denn sie weiß, was gut für mich ist. Ich bin von nun an durch meine innere Autorität geschützt. Ich habe jetzt die Fähigkeit, mich wieder neu in jeder Situation zu verbinden!

Knie – Meniskus

Menisken sind Fasern und Knorpel, einer im Inneren und einer außerhalb des Kniegelenks. Sie sorgen für eine gute Justierung der Knochen, an die sich die Oberflächen der Gelenke nicht anpassen: **Menisken** dienen daher als Hülle und Stütze. Bei einem **Riss** widersetze ich mich auf meine Weise der Anpassung, ich bin starr und will mich keiner Autorität unterwerfen (Situationen oder anderen usw.). Es kann sich auch eine **frühzeitige Abnutzung** ergeben. Das **Knie** ist mit den Bewegungen des Lebens verbunden. Wenn meine **Menisken** nachlassen, heißt dies, dass ich generell lieber breche, anstatt mich anzupassen. Beschwerden am Meniskus zeigen mir, dass ich immer wieder von anderen abhänge und wenig Selbstvertrauen habe. Ich richte mich nach den Forderungen der anderen. Ich bin barsch und angespannt und die geringste unvorhergesehene Spannung wirkt sich auf meine Menisken aus. Ich bin eher der Versöhnliche und arrangiere alles so, dass es harmonisch ist und Konflikte sich freundschaftlich lösen. Wenn ich glaube, in der Rolle des Vermittlers versagt zu haben, werden meine Menisken reagieren. Ich lasse die Starrheit sein und versuche zu verstehen, warum ich mich so versteife. – Ich akzeptiere ↓♥, mich anzupassen und mein Verhalten in bestimmten Situationen zu verändern. Ich werde immer sanfter, anstatt Ereignisse oder Personen (er)zwingen zu wollen. Ich werde mir meines Potenzials **bewusst und** so vertraue ich zunehmend dem Leben, das mir alles gibt, was ich brauche. Ich kann alle meine Wünsche realisieren, indem ich auf die einzige wirkliche Autorität höre: meine innere Stimme.

Kniescheibe

Die **Kniescheibe** ist ein dreieckiger Knochen, der die Beuge- und Streckbewegungen des Kniegelenks ermöglicht. Schmerzen in der **Kniescheibe** oder Verformungen können bedeuteten, dass ich Wut, Enttäuschung und Gereiztheit in Bezug auf meine mir unerfüllbar scheinenden Träume empfinde. Ich beuge die Knie; ich fühle mich geschlagen. Eine Situation scheint zu stagnieren, sie ist derzeit blockiert und ich sehe zu, dass sie sich verbessert. Ich bezweifle die Möglichkeit einer Verbesserung jedoch stark. Vielleicht weigere ich mich auch, vor einer Autorität zurückzuweichen, denn ich will mich nicht in die Knie zwingen lassen. Ich fühle mich von meiner Familie dominiert. Es ist so, als ob ich in ein Loch absteigen würde, ohne zu wissen, wie ich wieder herauskomme. Meine Autonomie ist eingeschränkt. – Ich akzeptiere ↓♥, dass ich mir Zeit für mich nehmen, mich aufrichten und Initiative ergreifen muss, um meine wichtigsten Träume in die Tat umzusetzen. Wenn ich daran glaube, können sie auch Gestalt annehmen.

Knochen (allgemein)

Die **Knochen** sind das stabile Gerüst des Körpers, seine Stützpfeiler, der Baum des Lebens. Im Inneren des **Knochens** befindet sich das Knochenmark, der innerste Kern meines Wesens, wo die Immunzellen entstehen, die die Fähigkeit besitzen, mich zu beschützen. Die Energie der Lenden (in Verbindung mit den Ängsten und den Unsicherheiten / Vertrauen in mich) nährt die **Knochen** und das Knochenmark – daher der Ausdruck „starke Lenden“ haben. Auf den **Knochen** baut mein ganzes Wesen auf, sie sind die **Stütze** meines ganzen emotionalen Körpers. Deshalb stehen sie auch im Zusammenhang mit den Gesetzen und Grundprinzipien, mit denen ich tagtäglich zurechtkommen muss und die von der Autorität (Polizei, Lehrer, Eltern, usw.) durchgesetzt werden, damit ich eine bestimmte Unterstützung bekomme und Recht und Ordnung herrschen. Als **Kind** wachse ich, ich suche mir meine Position gegenüber der Autorität und oft verändere ich, wenn ich genauso groß wie meine autoritäre Mutter werde, meine Haltung ihr gegenüber entscheidend. – Ich akzeptiere ↓♥, keine Angst mehr zu haben und lerne, mir zu vertrauen.

Knochen – Akromegalie

Die **Akromegalie** ist durch ein übermäßiges **Knochen**wachstum an den Extremitäten und im Gesicht gekennzeichnet. Das Wachstumshormon wird in viel zu großen Mengen ausgeschüttet. In dieser Situation kann ich mich fragen, wann ich mich zu klein gefühlt habe, um mein Ziel zu erreichen oder einen Plan in die Tat umzusetzen. Wo habe ich mich zu klein oder zu schwach gefühlt, um meinen Platz einzunehmen und respektiert zu werden? Die Reaktion meines Körpers bestand darin, übermäßig zu wachsen, damit ich meinen Platz leichter einnehmen kann. Ich danke ihm dafür! Ich will beeindrucken und zeigen, dass ich stärker bin. Vielleicht fühle ich mich von einem Elternteil verlassen und die Angst vor weiteren Verletzungen entfernt mich noch weiter von den Menschen in meiner Umgebung. Auch wenn ich möglicherweise glaube, dass mein Körper viel Raum einnimmt, versuche ich mit allen Mitteln, Distanz zu meinem Umfeld zu wahren. Ich erlebe die Welt als kalt und brauche einen Rettungsanker: „Welche Person oder Institution könnte die Verantwortung für mich übernehmen, sodass ich mich nicht mehr über die Zukunft beunruhigen muss?" Ich zweifle an meiner Kraft und suche nach Wahrheit. Ich kompensiere, indem ich nach einer Substanz süchtig werde, nach Geld, Nahrung usw. – Ich akzeptiere ↓♥, meine eigenen Strukturen und die der Gesellschaft noch einmal zu überdenken. Ich wachse körperlich sehr, denn jetzt ist es an der Zeit, sowohl auf emotionalem wie persönlichem Niveau erwachsen zu werden. Ich vertraue dem Leben und entscheide mich dafür, in dieses zu investieren. Meine neue Gedankenstruktur (**Knochen**) schließt jetzt Selbstrespekt ein: Respekt vor meinen Emotionen, meinem Anderssein.

Knochen – Osteomyelitis

Die **Osteomyelitis** ist eine Entzündung des **Knochens** und des **Knochen**marks, die üblicherweise in Gelenknähe und am häufigsten bei Kindern und Jugendlichen auftritt. **Osteomyelitis** wird vor allen an den langen Röhren**knochen** beobachtet, wie beispielsweise Schienbein, Oberschenkelknochen, Oberarmknochen. Die in meinen **Knochen** enthaltene Energie manifestiert sich in den Gelenken. Eine Infektion bedeutet eine Reizung, die zu innerer Schwäche führt. Ich empfinde Wut und Frustration gegenüber Autorität und der Art, wie das Leben strukturiert und reglementiert ist. Ich habe möglicherweise auch den Eindruck, nicht genug **Unterstützung** zu bekommen, vor allem durch meinen Vater. Ich empfinde ihn als gleichgültig und nehme meinerseits dasselbe Verhalten an. Ich bin ständig auf der Hut. Ich misstraue mir selbst und allem in meiner Umgebung, was eine gewisse Passivität mit sich bringt. Ich kompensiere durch Kontrolle, manchmal Diktatur. – Ich akzeptiere ↓♥, Vertrauen zu haben, loszulassen und zu akzeptieren ↓♥, dass das Universum mich unterstützt. Die Infektion will nur das Augenmerk auf bestimmte derzeitige Konflikte lenken. Ist die **Osteomyelitis** auf eine frühere Verletzung zurückzuführen, so ist es möglich, dass die dieser Verletzung zugrunde liegenden Ursachen noch nicht behandelt wurden.

Knochen – Osteoporose

Die **Osteoporose** ist auf einen Verlust der Eiweißstruktur des **Knochens**, der dadurch porös wird, zurückzuführen. Sie bedeutet, dass in meinem tiefsten Inneren mein Lebenswille nachlässt, mein Interesse und meine Motivation am „Hiersein" verloren gehen. Ich bin entmutigt. Ich bin **allein**. Ich bin müde, immer gegen Autorität oder die menschlichen Gesetze kämpfen zu müssen. Die **Osteoporose** tritt üblicherweise nach den Wechseljahren bei der Frau auf. Da die **Knochen** betroffen sind, das heißt meine Grundstrukturen und Grundüberzeugungen, kann ich mich fragen, an welche Überzeugungen ich mich festklammere, die ich vielleicht besser ändern würde, da ich jetzt keine Kinder mehr bekommen kann. Ich kann noch genauso „nützlich" und „produktiv" sein, zwar nicht im Hinblick auf die Fortpflanzung, aber auf anderen Ebenen, sowohl auf der persönlichen, wie der sozialen und beruflichen Ebene, was ebenso wertvoll und bereichernd ist. Es gibt vieles, was ich nicht mehr zu tun wage, weil ich glaube, dass es „nicht mehr zu meinem Alter passt". Ich muss also **diese Neigung** überwinden, **mich gering zu schätzen**, mich für nutzlos zu halten. Ich verliere meine weibliche Identität, ich halte mich für weniger begehrenswert. Da ich nicht jung bleiben kann, will ich mich immer weiter auslöschen, ohne eine Spur zu hinterlassen. Ich kritisiere mich selbst und die anderen unaufhörlich und so hindere ich mich selbst daran, mein Leben in vollen Zügen zu leben. Meine Schuldgefühle können aus meinen religiösen Überzeugungen resultieren. Ich sehe mir mein Leben an und vielleicht habe ich den Eindruck, dass ich gescheitert bin. Manchmal überfällt mich **Verzweiflung**. Ich glaube, dass sich mein Leben auflöst. Ich weiß nicht, wie ich es organisieren soll, da es sich so schnell verändert; ich bin mutlos. Mein Tod scheint immer näher zu rücken, meine negativen Gedanken vernichten meine kreative Energie. – Ich akzeptiere ↓♥, meine Einstellung gegenüber diesem zu ändern und mehr Toleranz für mich selbst zu entwickeln. Ich sehe mir an, was ich im Leben geschaffen habe. Ich akzeptiere ↓♥, eine neue Etappe in meinem Leben erreicht zu haben und dass ich die Strukturen ändern kann, die mein ganzes Leben kontrollierten. Ich blicke in die Zukunft und analysiere, was ich wirklich gern tun würde, und beteilige mich an neuen Projekten. Ich überwinde meine **Müdigkeit**. Ich muss dem Leben vertrauen und mir neue Motivationsquellen suchen. Von jetzt an bin ich Herr meines Lebens!

Knochenbruch

(siehe auch: Rücken – Wirbelkörperbruch)

Die Knochen stehen für die Gesetzesstruktur und die Prinzipien der Welt, in der ich lebe. Ein Knochenbruch ist ein Hinweis darauf, dass ich mich derzeit in einem tiefen inneren Konflikt befinde. Er kann im Zusammenhang mit Auflehnung gegen Autorität (von der ich mich loslösen will) stehen. Ich fühle mich eingeschränkt und will aus diesem Gefängnis ausbrechen. Ich glaube, dass ich mich ständig beweisen muss, um meinen Wert zu zeigen. Dadurch, dass ich mich zu sehr widersetze und ungeduldig mit mir selbst und anderen bin, überfordere ich meine Knochen, bis sie zerbrechen. Der **Knochenbruch** zeigt mir, dass ich so nicht weiter machen kann und eine Veränderung unbedingt nötig ist. Die Stelle, an der der **Knochenbruch** aufgetreten ist, gibt mir einen Hinweis auf die Art des Konflikts. Kam es durch einen Unfall zu dem **Knochenbruch**, muss ich nach den Schuldgefühlen in Bezug auf diese Situation suchen. Warum soll ich so hart mit mir selbst sein, dass ich mir einen Knochen breche? Die **Knochen** stehen auch für Unterstützung, Stabilität, und ein **Knochenbruch** kann eine Warnung sein, dass ich mich von meiner Vergangenheit lösen muss, sie mit Flexibilität loslassen muss, um mir unnötigen Stress zu ersparen und zu einer neuen Phase meiner Entwicklung übergehen zu können. Ein Bruch stellt mich in Frage. Dies kann auf einer Beziehungsebene, sowohl affektiv wie auch professionell sein. Und möglicherweise entferne ich mich durch das Ereignis von einer Ideologie, einer Handlungs- oder Denkweise, die nicht mehr zu mir passt. Führen meine Ansprüche an mich selbst und die Gesellschaft dazu, dass ich eine bestimmte Perfektion erwarte, bis hin zu mangelnder Flexibilität? Habe ich den körperlichen Aktivitäten in meinem Leben auf Kosten der spirituellen Aspekte zu viel Aufmerksamkeit geschenkt? Ein Schädelbruch zeigt mir, dass ich mir in einer bestimmten Situation ständig „den Kopf einschlage“, dass diese keine Lösung zu haben scheint. Ich fühle mich gefangen und frustriert, als würde ich „mit dem Kopf gegen die Wand rennen“! – Ich mache mir **bewusst**, was mich stört, um meine innere Freiheit wiederzufinden. Ich akzeptiere ↓♥, mich ausreichend zu lieben, um meine Empfindungen auszudrücken. Meine wiedergefundene innere Freiheit macht auch meine Bewegungen wieder frei. Ich bestimme über mein Leben. Ich bin auf mich selbst und mein unbegrenztes Potenzial konzentriert.

Knochenkrebs

(siehe auch: Krebs [allgemein])

Ein **Knochenkrebs** signalisiert einen sehr tiefen Konflikt. Ich habe das Gefühl, absolut nichts wert zu sein, weniger als nichts, und ich bin derart mit Emotionen angefüllt, die ich für mich behalte, dass ich mich damit „bis auf die Knochen” durchweiche. Ich kann die Emotionen auch durch ein tiefes Gefühl von Abwertung ausdrücken. Ich lebe in der **Selbstverleugnung**. Ich verzichte auf den, der ich wirklich bin. Möglicherweise befinde ich mich in einer Situation, in der meine Grundstrukturen und Grundprinzipien nachhaltig erschüttert, in Frage gestellt werden. Vielleicht ist diese Situation völlig unerwartet aufgetreten und hat mich „bis ins Mark erschüttert“. Da ich mich von meiner Umgebung gezwungen fühle, rebelliere ich. – Ich akzeptiere ↓♥ meine guten Eigenschaften. Indem ich offener und flexibler werde, komme ich mit Unerwartetem und „Untypischem“ besser zurecht. Wenn ich lerne, meine Empfindungen und meine oft sehr starken Emotionen auszudrücken, kann ich wieder gesund werden und meine **Knochen** können regenerieren.

Knochenkrebs – Ewing-Knochensarkom[39] (siehe auch: Krebs [allgemein])

Es handelt sich um eine Form von **Knochenkrebs**, die am häufigsten im Alter zwischen 10 und 15 Jahren auftritt, insgesamt aber selten ist. Da sich dieser **Knochenkrebs** an den Knochen meiner Beine äußert, bedeutet er eine große Angst, im Leben voranzugehen. Ich fürchte, nicht alles Erforderliche zu besitzen, um mich der Zukunft stellen zu können. Wegen meiner großen Unsicherheit schreit mein Körper vor Schmerzen. Ich glaube, nicht in der Lage zu sein, mich in die Erwachsenenwelt einzuordnen. – Ich akzeptiere ↓♥, Vertrauen in das Leben zu haben, denn ich weiß, dass es mir die nötigen Gelegenheiten bietet, um in der Gesellschaft leben zu können.

Knochenmark (siehe auch: Blut [allgemein], Bluterkrankungen)

Das **Knochenmark** ist ein Gewebe im Inneren der Knochen. Es ist für die Produktion aller Elemente verantwortlich, die im Blut vorkommen (weiße und rote Blutkörperchen, Blutplättchen). Eine Beeinträchtigung zeigt mir, dass ich mich an nichts mehr anklammern kann und dass nichts mehr so zirkuliert, wie ich es mir wünsche. Ich kann meinem Leben keinen Sinn geben. Meine Enttäuschung über den, der ich bin oder geworden bin, ist so groß, dass ich mich nicht mehr würdig fühle zu leben. Ich glaube, in die Hölle hinabzusteigen und mich daraus nicht mehr hochziehen zu können. – Ich akzeptiere ↓♥, dass ich Hilfe brauche, und wage es, diese zu erbitten. Ich berücksichtige die Elemente, die mir zu meinem Glück fehlen. Ich verstehe, dass ich Schöpfer meines Schicksals bin, und erkläre mich bereit, meine Strukturen neu zu überdenken und mich mit bestimmten Facetten meiner Persönlichkeit abzufinden. So sage ich ja zum Leben und dazu, meine inneren Verletzungen anzusehen und die Lektionen des Lebens zu lernen, die mir erlauben werden, mich wieder mit der **Liebe** zu verbinden, dem Frieden und der Lebensfreude.

---

[39] James **Ewing** (1866–1943): amerikanischer Mediziner, der sich der Histologie der Tumoren verschrieb und einem Sarkom der Röhrenknochen seinen Namen gab.

Knochenprobleme

Knochenprobleme (einschließlich **Knochenkrebs)** bedeuten eine Auflehnung gegen Autorität, der ich Widerstand leiste und gegen die ich mich sogar erheben kann, weil ich unfähig bin, mich einer vorgegebenen Situation, bestimmten Gesetzen oder Prinzipien zu beugen. Ich habe den Eindruck, dass man mir **Knüppel** zwischen die Beine werfen will. Ich widersetze mich der Autorität. Ich kann mich fragen, ob sie in tiefem Widerspruch zu meinen grundlegenden und intimsten Überzeugungen stehen. Ich bin sehr **enttäuscht** über viele Aspekte in meinem Leben und über die Gesellschaft im Allgemeinen. Ich kann auch **verzweifelt** sein, so sehr bin ich von bestimmten Situationen betroffen. Wenn ich **Knochenprobleme** habe, muss ich mich fragen, im Hinblick auf welchen Aspekt meiner Persönlichkeit ich mir mit **Geringschätzung** begegne, was dazu führt, dass ich mir fast wünsche, dieser Aspekt solle **verschwinden**. Mein Wert als menschliches Wesen ist in Frage gestellt. Ich fühle mich wie **Abfall**. Bin ich **niedergeschmettert, gebrochen,** von den anderen **zertrümmert** und zerstört? Entweder werte ich mich ab und habe Schwierigkeiten, mich zu respektieren, oder ich verstecke mich hinter einem Bild, das nur die positive Seite meiner Person zum Vorschein bringt. Lieber wirke ich hart und kalt: So glaube ich, die Kontrolle zu haben, denn in meinem tiefsten Inneren zittere ich vor Angst über die Idee, Kontakt mit meinen Emotionen aufzunehmen. Ich fühle mich schwach, ohne Verteidigung, sogar **faul**. Da ich mich als minderwertig betrachte, kann ich mich nur mit Mühe aufrecht halten. In gewisser Weise bin ich schon gestorben. Ich bin nichts wert, ein Nichts. Ich bin auf dem Nichts aufgebaut. Mein Leben dreht sich um Leere und Mangel. Ich habe nicht das Recht, Fehler zu begehen. In meinem Alltag bin ich sehr **streng**. Habe ich mich gegen bestimmte Gesetze **vergangen** oder diese überschritten und fühle ich mich schuldig und bedauere etwas? Möglicherweise hänge ich mich an ein äußeres Bild meiner selbst, um so eine oberflächliche Wertschätzung meiner Person zu bekommen. Ich wünsche mir in meinem Leben so sehr einen **Begleiter** … Der betroffene Teil des Skeletts gibt mir einen guten Hinweis auf den betroffenen Aspekt meiner Existenz. In welchem Bereich meines Lebens oder vor wem glaube ich, mich beugen zu müssen? Ich lehne mich gegen die Organisation der Gesellschaft auf und will mich den bestehenden Gesetzen entziehen. Wenn ich mir einen **Knochen breche**, muss ich mich fragen, was in meinem Leben zerstört ist und gegen wen ich mich so widersetze, dass mich ein gebrochener **Knochen** zum Einhalten bewegen muss, um mir dessen **bewusst** zu werden. Ein **Knochen**leiden zeigt mir, wie sehr ich manchmal den Eindruck habe, zu zerreißen. Mein Körper schickt mir ein **S.O.S.** – Ich akzeptiere ↓♥, mehr Flexibilität gegenüber mir selbst zu entwickeln, und höre auf, mich unter unnützen Druck zu setzen. Ich nehme mir Zeit dafür, in mich zu gehen, und für das Bedürfnis, bei dem ich Unterstützung benötige, damit ich meine Entscheidungen klarer treffen kann. Ich vertraue der Tatsache, dass alles an Ort und Stelle ist und dass ich geleitet bin. Auch ich kann, wie ein **Architekt**, mein Leben aufbauen, mit allen Elementen, die ich will.

Knochenverschiebung

Das Wort **Verschiebung** bedeutet eine Abweichung vom normalen Platz, so, als ob ich aus dem Verkehr gezogen wäre, oder mich auf einer der Wirklichkeit völlig entgegengesetzten Bahn befände. Eine **Knochenverschiebung** steht im Zusammenhang mit einem tiefen Gefühl **mangelnden Gleichgewichts**. Der **Knochen verschiebt** sich im Bereich des Gelenks und verlässt die Gelenkpfanne vollständig. Die **Knochenverschiebung** zeigt mir, in welchem Maße ich nicht in der richtigen Richtung gehe oder mich nicht darin fühle. Da der **Knochen** mit dem innersten Kern meines Wesens, meiner grundlegenden Energie in Verbindung steht, weist die **Knochenverschiebung** auf eine wesentliche Veränderung in dieser Energie hin. Habe ich noch meinen Platz im Universum? Was verwirrt mich derart? Ich bin an einer Etappe in meinem Leben angelangt, an der meine Strukturen dabei sind, sich zu verändern. Es entstehen neue Werte, ich will meine Basis verstärken. Ich kann auch völlig „neben mir selbst stehen". – Ich überprüfe diese Dinge und akzeptiere ↓♥ die nötige Bewusstwerdung, damit ich über mich hinaus wachsen und Neues in meinem Leben erkennen kann. Eine **Knochenverschiebung** ist so schmerzhaft, dass mir klar wird, dass ich mich ändern muss, um sie nicht noch einmal zu erleben.

Knochenverwachsungen

Knochen können sich auf Grund von Druck, den ich auf mich ausübe, oder den ich glaube, ertragen zu müssen, verformen. Ich bin geistig ziemlich starr und dies zeigt sich in meiner Wut. Die **Verwachsung** drückt sich durch das aus, was ich nicht lauthals herausschreien konnte. Oft kommt es vor, dass ich eine familiäre Situation erlebe, die mir meine Sensibilität „abschneidet". Ich würde meine Harmonie gern schützen, aber dies verlangt mir zu viel ab. Ich fühle mich verpflichtet, mich zu beugen, und mein Körper tut dies folglich auch. Es ist wichtig, hinzusehen, wo sich die **Verwachsung** befindet, und die besondere emotive Korrespondenz dieses Körperteils zu beachten. – Ich akzeptiere ↓♥, in meinen Lebensprinzipien flexibler zu sein. Meine geistige Aufgeschlossenheit wird es mir möglich machen, verschiedene Aspekte des Lebens zu schätzen und zu entdecken, dass die **Liebe** unter verschiedenen Aspekten gegenwärtig ist.

Knoten

Ein **Knoten** ist eine fast runde und tastbare, fest umschriebene Veränderung der Haut oder Schleimhaut, die in unterschiedlicher Hauttiefe (Oberhaut, Lederhaut, Unterhaut) liegen kann. Häufig findet sich ein **Knoten** auf den Stimmbändern oder im Ohr. Dieser **Knoten** hilft mir, mir bewusst zu machen, dass ich Enttäuschung, Verbitterung empfinde über ein Projekt auf beruflicher oder affektiver Ebene, das ich nicht umsetzen konnte, weil es zum Stocken kam, so dass ich von meinem Ziel abgekommen bin oder es nicht erreichen konnte. Meine Kommunikation (Stimmbänder) kann davon betroffen sein. Vielleicht hätte ich gerne bestimmte Dinge gesagt, ohne es zu wagen, oder ich habe den Eindruck, zu viel gesagt zu haben und „ins Fettnäpfchen getreten" zu sein. Vielleicht habe ich auch etwas gehört (**Knoten** am Ohr), das mich so sehr gestört hat, dass ich „alle laufenden Arbeiten sofort eingestellt" habe. Es ist wichtig zu entscheiden, das alles im richtigen Augenblick geschieht. Ich sehe mir an, ob die Steifheit, die sich in meinem Leben manifestiert, der Grund für meine inneren Beschwerden sein kann. Wenn ich zu hart mit mir selbst umgehe, werde ich eines Tages Lust haben, mich zu widersetzen. Ich habe manchmal den Eindruck, dass die Erwartungen der anderen mir gegenüber unrealistisch sind; eigentlich müsste ich ein anderer sein, um in dieser Welt zu überleben. Normalerweise tritt der **Knoten** an einer Stelle meines Körpers auf, an der ich nicht berührt werden will, weil eine Berührung (selbst von jemandem, den ich liebe oder dem ich vertraue, wie beispielsweise einem Arzt) mich an meinen ersten Schock, ein schmerzhaftes Ereignis erinnert. Mein Gefühl der Unsicherheit kann sich in diesem Augenblick noch erhöhen. Vielleicht befinde ich mich in einer Situation, in der man nein zu mir sagt, und dies ist sehr hart. Ich bekomme nicht die Anerkennung, die ich brauche, und zweifele an meiner Schaffenskraft. Ich akzeptiere ↓♥, was mich in meinem Schwung gebremst hat, um das Hindernis zu überwinden. Wichtig ist, das gesteckte Ziel zu erreichen, egal, welche Hindernisse und Verzögerungen sich einstellen. Ich werde nur umso stolzer auf mich und umso zufriedener mit mir sein! Ich lasse meine Fassade fallen und lerne, ich selbst zu sein. Ich entscheide mich für Projekte, die mir am **Herzen♥** liegen und die wichtig für mich sind und nicht nur den anderen gefallen. Ich nehme meinen Platz wieder ein und bin so in der Lage, meine Bedürfnisse auszudrücken. Ich werde meine gesamte Energie und alle notwendigen Kräfte einsetzen, um meine sämtlichen Ziele zu erreichen.

Kolik (siehe: Darmkolik)

Kolonkarzinom (siehe: Krebs – Dickdarmkrebs)

Koma (siehe auch: Unfall, Gehirn – Synkope, Ohnmachtsanfall)

Ein **Koma** kann als Folge eines **Unfalls** auftreten und besteht aus einer partiellen oder totalen **Bewusstsein**sveränderung. Oft passiert es, dass man unmittelbar vor Eintritt des **Komas** den Tod vor sich sieht, als ob „meine letzte Stunde geschlagen" hätte. Anstatt sich völlig dieses Augenblicks bewusst zu werden, fällt man unmittelbar davor ins **Koma**. Das Bewusstsein schaltet sich ab. Beim Aufwachen aus dem **Koma** hat das Gedächtnis oft diese stark traumatisierenden Augenblicke gelöscht. Es ist so, als ob man mich in Sicherheit gebracht hätte, da ich mich in Gefahr befand. Die Ursache eines Unfalls ist ein Schuldgefühl gegenüber einem Menschen oder einer Situation und die Flucht davor. Habe ich Schwierigkeiten, mit diesem Schuldgefühl fertig zu werden, flüchte ich mich in ein **Koma**. Vielleicht fühle ich mich völlig ohnmächtig, eine Situation zu lösen, denn ich verzettele mich zu sehr, was mich **wütend** macht. Ich sollte in meinem Leben große Veränderungen vornehmen, aber ich fühle mich dazu nicht in der Lage. Jetzt kann ich mich in meiner Höhle ausruhen, wo niemand mich stören und mir sagen kann, was ich zu tun habe. Nun bin ich in gewisser Weise wieder frei, ohne Rechenschaft ablegen zu müssen. Für den Augenblick jedenfalls ... Das Wort **Koma** kommt aus dem Griechischen und bedeutet „tiefer Schlaf". Dieser Zustand beinhaltet einen starken **Flucht**gedanken gegenüber einem Menschen oder einer Situation. Ich **leide** innerlich derart, dass ich mich vor lauter Verzweiflung, Einsamkeit oder Frustration in mich selbst zurückziehe. Ich möchte den Problemen des Lebens gegenüber unempfindlich werden. Durch diesen tiefen Schlaf schütze ich mich. Er macht mich gegenüber meiner Umwelt unempfindlich. Ich ziehe es vor, in diesem Zustand der völligen Bewusstlosigkeit zu leben, bis mein Leben wieder angenehmer wird. Ich muss mich entscheiden: leben oder sterben. Dieselbe Entscheidung steht bei einem **diabetischen Koma** an, das durch eine zu große Menge an Blutzucker mit ihrer Auswirkung auf das Gehirn verursacht wird. Ich bin so tieftraurig, dass ich der Welt, in der ich lebe, entfliehen möchte. Meine **Wut** ist ganz genauso groß. Selbst wenn ein **Koma** sehr lange dauern kann (Wochen und Jahre), ist es sehr wichtig für meine Angehörigen, mir **Liebe** und Zuneigung zeigen zu können und mir zu sagen, dass es meine Entscheidung ist, ob ich leben oder sterben möchte. Angehörige sollten so distanziert wie möglich bleiben, damit die Person nicht gegen ihren Willen im **Koma** „zurückgehalten" wird. Wenn ich mich im **Koma** befinde, ist mein Gehirn so aktiv, dass ich die Menschen um mich herum hören kann oder ihre Gegenwart und ihre Ausstrahlung wahrnehme, selbst wenn ich mich derzeit weder bewegen noch ausdrücken kann. Es kann sein, dass mich die Angst vor dem Tod hier in der Bewusstlosigkeit zurückhält. Ich bedarf deshalb der Beruhigung und der Versicherung, dass ich in aller Sicherheit gehen kann, wenn ich möchte. Wenn ich Gelegenheit habe, die Energien eines Menschen im **Koma** zu sehen, stelle ich fest, dass die energetischen Verbindungen je nach Tiefe des **Komas** unterbrochen sind. Es empfiehlt sich daher, die Situation mit Hilfe von energetischen Behandlungen zu regulieren, damit die Rückkehr ins Hier und Jetzt möglich wird. – Es ist wichtig, mich zu beruhigen und mir zu sagen, dass ich jede mögliche Hilfe bekommen kann, die ich mir wünsche. Ich akzeptiere ↓♥, dass ich alle Fähigkeiten und die notwendigen Eigenschaften habe, um meine Projekte erfolgreich zu Ende zu bringen. Ich weiß, dass sich die notwendigen Veränderungen langsam und zum Wohle aller Personen in meinem Umfeld, eingeschlossen meiner selbst, vollziehen werden!

Kongestion

(... im Gehirn / ... in der Leber / ... in der Nase / ... in den Lungen)
(siehe: Gehirn – Zerebrale Durchblutungsstörung)

Eine **Kongestion** ist ein Verteidigungssystem des Körpers, das dieser eingerichtet hat, um auf wiederholte Angriffe auf einen bestimmten Körperteil zu reagieren. Die **Kongestion** kann verschiedene Körperteile betreffen. **Die Leber**: Sie steht für verdrängte Kritik, innere Gereiztheit, die ich ansammele, weil ich sie nicht verbal zum Ausdruck bringen kann. Vielleicht empfinde ich Unzufriedenheit, Bitterkeit oder Enttäuschung. **Die Nase (Nebenhöhlen):** Welche Situation oder welchen Menschen kann ich nicht riechen, was mich wütend macht? **Die Lungen (Pneumopathie):** Ich fühle mich durch meine verwandtschaftlichen Beziehungen erdrückt, entweder durch meine Eltern oder meinen Lebenspartner oder meine Kinder usw. Sind meine familiären **Beziehungen** so harmonisch, wie ich es mir wünsche? Mache ich mir zu viele Sorgen? **Das Gehirn (Zerebrale Durchblutungsstörung):** Ich fühle mich überfordert und weiß nicht mehr, wie ich mich bestimmten Menschen oder Situationen gegenüber verhalten soll. Mein Gehirn funktioniert nicht mehr so schnell und klar wie vorher. Alkohol und Drogen sollten unter allen Umständen vermieden werden. Egal, welcher Körperteil betroffen ist, führt die **Kongestion** zu Frustration, Gereiztheit und Wut mir selbst und anderen gegenüber. Ich bin andauernd angespannt. Meine Emotionen sind **gestaut**. Ich habe Angst vor mir selbst, denn ich glaube, dass es in meinem Inneren etwas Schlechtes gibt. Daher vermeide ich impulsive und spontane Handlungen. Trotzdem sollte ich meine Kreativität gerade jetzt zulassen, denn sie entspringt meinem persönlichen Antrieb, der nach Befreiung drängt. Ich richte immer wieder zu viel Aufmerksamkeit auf mein spirituelles Leben und beschäftige mich zu wenig mit meinen körperlichen Bedürfnissen. Ich brauche eine Pause, eine Auszeit, aber ich erlaube sie mir nicht. Ich nehme mir die Zeit zu überprüfen, was mich derzeit im Leben stört und übernehme dafür die Verantwortung. – Ich akzeptiere ↓♥, den mir zukommenden Platz einzunehmen, **meinen Platz**. Ich mache mir klar, wie wichtig es ist, **das auszudrücken, was ich empfinde**, und tue es, ohne die anderen anzugreifen. Da ich meine Empfindung ausdrücke, sammelt sich weder Frustration noch Hass an. Wenn ich offen und aufnahmebereit bin, sind es auch die anderen. Ich fühle mich wieder in Harmonie mit mir selbst und meinem Umfeld. So erwerbe ich ein neues Gleichgewicht, sowohl in meinem spirituellen wie auch physischen Leben.

Konjunktivitis

(siehe: Bindehautentzündung)

Kontusion

(siehe: Haut – Blaue Flecken)

Kopf (allgemein)

Der **Kopf** ist mein Kommunikationszentrum und **steht im Zusammenhang mit meiner Individualität und meiner Autonomie**. Oft wird er „Befehlszentrale“ genannt. Durch ihn gehen sämtliche Emotionen und Mitteilungen, und zwar über die fünf Sinnesorgane. Mein Kopf steuert alles. Bei Schwierigkeiten oder Beschwerden im Bereich des **Kopfes** muss ich mich fragen, ob ich mich in einem Konflikt im Hinblick auf meine Gedanken und mein spirituelles Leben oder mein persönliches Wachstum befinde, oder welche Realität ich nicht anpacken will. Das erklärt sich dadurch, dass der **Kopf** aus Knochen besteht, die ein hartes Gewebe sind und meine spirituelle Energie symbolisieren, und dass diese Knochen Weichteile und Flüssigkeit umgeben, die Symbole für meine geistigen und emotionalen Energien sind. Wenn beide Aspekte in Harmonie zueinander stehen, verschmelzen mein Körper und mein Geist. Wenn aber das Blut in meinem **Kopf** nicht gut fließen kann oder Druck verursacht, zeigt mir das, dass es mir schwerfällt, Liebe zu zeigen oder anzunehmen sowie alle meine Gefühle auszudrücken (denn das Blut transportiert meine Gefühle in den ganzen Körper). Meine Unfähigkeit oder mein zu großer Wunsch, alles zu kontrollieren, führt zu einer Krankheit auf der Höhe des **Kopfes**. Ich fühle mich einer Situation oder Aufgabe nicht gewachsen und so kann ich meine Rolle als **Chef** nicht vollkommen ausfüllen. Da mein **Kopf** die verschiedenen Aspekte der Kommunikation aufnimmt und ausdrückt sowie die Wahrnehmungen und Eindrücke aus dem Körper, der sie wiederum nach außen zum Ausdruck bringt, lerne ich, meinem Umfeld gegenüber offen zu bleiben, die Mitteilungen, die meine fünf Sinne aufnehmen, zu akzeptieren ↓♥ und daraus die Lektionen des Lebens zu lernen, die mir zu einem größeren spirituellen Erwachen verhelfen werden.

Kopfhaut

(siehe: Haare – Grind, Haut – Juckreiz, Schuppen)

Kopfschmerzen

Kopfschmerzen haben verschiedene Ursachen. Beispielsweise Stress und Anspannung, wenn ich mich mehr oder weniger zwinge, auf eine bestimmte Weise zu sein oder etwas Bestimmtes zu tun. **Kopfschmerzen** treten oft dann auf, wenn ich etwas mit zu großer Anstrengung erreichen will oder im Hinblick auf künftige Ereignisse besorgt bin. In diesen Augenblicken empfinde ich viel Unschlüssigkeit, Angst und Besorgnis. Es kann sich auch um eine Reaktion auf Situationen oder Ereignisse in meinem Umfeld handeln. Im Allgemeinen zeigen mir **Kopfschmerzen auf der linken Seite** eine Problematik mit meiner weiblichen Seite, mit Mutter oder Tochter. **Auf der rechten Seite** stehen sie in Zusammenhang mit meiner männlichen Seite, mit Vater oder Sohn. Vielleicht meine ich, zu versagen, und hasse mich selbst, und dadurch kritisiere ich leicht mein Umfeld und vor allem mich selbst. Mein Loyalitätsgefühl ist in Frage gestellt. Vielleicht empfinde ich ein tiefes Gefühl von Misserfolg, Zweifel, Selbsthass, das zu Kritik und vor allem Selbstkritik führt. Ich bin in meinem **Kopf** wie in einer Dose gefangen, mag nicht, was ich sehe, und urteile streng über mich. **Kopfschmerzen** können ebenfalls durch Verleugnung meiner Gedanken und Gefühle verursacht werden, die ich für fehl am Platz oder für meinen Werten nicht entsprechend halte. Entweder habe ich nicht den Mut, sie zu äußern, oder ich höre einfach nicht auf sie, weil ich auf alles rational und mit dem Intellekt reagiere. „Das ist gut und das ist schlecht!" Vielleicht will ich zu viel verstehen, zu schnell machen, alles sofort wissen oder sofort Antworten auf meine Fragen finden. Ich zermartere mir das Hirn, ohne Antworten auf meine Fragen zu finden; das ist wirklich eine harte Nuss. Ich habe davon die Nase voll, aber vielleicht ist die Zeit noch nicht reif und ich sollte meine Geduld, meinen Humor und mein Vertrauen entwickeln, dass alles zum richtigen Zeitpunkt kommt. **Kopfschmerzen** drücken auch oft negative Emotionen aus, die in meinem **Kopf** „gefangen" sind, wie beispielsweise Unsicherheit, quälende Fragen, übertriebene Ambitionen, die Besessenheit perfekt zu sein, usw. die zu einer Erweiterung der Blutgefäße führen. Wenn ich darüber hinaus Angst habe, mich einer bestimmten Wirklichkeit zu stellen, kann ich mir eine Ablenkung in Form von **Kopfschmerzen** suchen. Ich stelle meine soziale Identität in Frage. Mein Bedürfnis nach Kontrolle und Perfektion führt dazu, dass ich im Voraus festlegen will, was sich in jedem Augenblick meines Lebens ereignet. Am liebsten würde ich alles nur mit dem Kopf machen. Ich lehne meine Spontaneität ab, die meine Herzenswünsche ausdrückt, und ersetze sie durch unflexibles Handeln und Vorausplanen: Anstatt auf mein **Herz♥** höre ich auf meinen sich überhitzenden **Kopf**. Ich wehre mich gegen Veränderung, gegen Neues. Wegen meiner Unsicherheit bin ich starr**köpfig**, bleibe hartnäckig bei meiner Position und bei dem, was mir bekannt ist, und probiere kaum Neues aus. Der Ausdruck **„am Kopf eines Unternehmens stehen**" zeigt mir gut, dass ich mich in meinem eigenen Leben unfähig fühlen kann, bestimmte Situationen so zu steuern, wie ich mir das wünsche. **Kopfschmerzen** im Stirnbereich haben eher etwas mit meiner Arbeit oder meiner gesellschaftlichen Rolle zu tun, während **Kopfschmerzen** im Bereich der Schläfen eher in Zusammenhang mit meiner emotionalen Seite (Familie, Partnerschaft) stehen. In jedem Fall besteht eine direkte Verbindung zwischen **Kopfschmerzen** und meiner Individualität und ich muss lernen, geduldiger und flexibler mir selbst und anderen gegenüber zu sein. – Ich akzeptiere ↓♥, eine Distanz zu meinem Leben zu wahren, und so werden meine Gedanken immer klarer und ich lerne, sowohl meinem Intellekt als auch meinen Emotionen wieder den ihnen gebührenden Platz zu geben, um ein Gleichgewicht zu erreichen. Dann werde ich in größerer Harmonie mit mir selbst leben und mein **Kopf** wird freier und leichter.

Kopfschmerzen – Migräne

Die **Migräne** ist von einem intensiven Schmerz gekennzeichnet, der gewöhnlich nur eine Kopfseite befällt. Sie tritt als Anfall auf und ist von Schwindel begleitet. Meine Lebenskraft ist reduziert. Ich ziehe mich lieber in eine Ecke zurück, anstatt voll am Leben teilzunehmen. **Migräne** tritt oft zusammen mit Sehstörungen und Verdauungsproblemen auf. Ich will von dem, was in meinem Leben geschieht, nichts mehr sehen und verarbeiten müssen. Es handelt sich um Ängste und Frustrationen in Bezug auf eine Situation, in der ich mich zu einer Entscheidung unfähig fühle. Ich kann das Gefühl haben, etwas müsse getan oder realisiert werden oder würde von mir gefordert. Die **Migräne** tritt oft nach einer Auseinandersetzung auf. Eine Veränderung in meinem Lebensrhythmus, an die ich mich nur schwer anpassen kann, kann ebenfalls **Migräne** hervorrufen (wie zum Beispiel die **Wochenend-Migräne**). Die **Migräne** zeigt meinen Widerstand in Bezug auf meine Unfähigkeit, das zu erreichen, was von mir verlangt wird. Mein **Kopf** ist „überhitzt" und schmerzt schon bei dem Gedanken an das festgesetzte Ziel, das mir unerreichbar scheint. Mein **Kopf** steht wie ein Dampf- oder Schnellkochtopf unter derart starkem Druck, dass ich oft nicht weiß, welche Lösung oder Haltung die richtige ist. Der Druck kann von meinem Wunsch herrühren, überverantwortlich und/oder leistungsstark zu sein, vor allem bei der Arbeit. Vielleicht bin ich leidenschaftlich von einem Thema begeistert und kann mich nicht einbremsen. Meine Gedanken, mein überforderter Intellekt und meine persönlichen Wünsche und Bedürfnisse stehen im Konflikt miteinander. Fühle ich mich dem allem gewachsen oder fühle ich mich unfähig, vor allem in intellektueller Hinsicht? Warum ärgere ich mich darüber oder bin so hasserfüllt? Ich fühle mich ständig kontrolliert: Wenn es nicht die anderen sind, dann überwache ich mich selbst und will alles in meinem Leben steuern. Man macht sich über mich lustig und ich verliere den **Kopf**! Indem ich ständig meine Probleme in meinem Kopf neu aufwühle, vergesse ich schließlich, dass es mich gibt, dass ich Emotionen habe, die ausgedrückt werden wollen. Ich neige dazu, die Realität zu negieren, und dies erhöht meinen Stresspegel erheblich. Ich muss mir **bewusst** machen, dass ich im Begriff bin, vor dem zu flüchten, was mich stört, oder dass ich Unverständnis oder mangelnde **Liebe** von jemandem empfinde. Es ist wichtig, dass ich herausfinde, welche Emotion ich so gerne unterdrücken oder welche Situation ich unbedingt vergessen möchte, dass sie einen derartig starken und ständigen Druck in mir und damit die **Migräne** auslöst. **Migräne** kann auch im Zusammenhang mit sexuellen Problemen auftreten, wie beispielsweise seit der Kindheit Verdrängtes, das wieder auftaucht. Es ist, als ob in mir ein Kampf zwischen meinen Gedanken und meiner Sexualität stattfände, und das steigt mir zu **Kopf**. Ich habe möglicherweise das Gefühl, mein **Kopf** würde zerspringen. Ich kann mir auch Fragen über die Identität meines Vaters stellen, bewusst oder unbewusst. Meine Lebensstrukturen sollten an meine gegenwärtige Situation angepasst werden, aber es ist hart, das Bekannte loszulassen, um ins Unbekannte zu gehen. Wenn sich die **Migräne** im Bereich der **Stirn** befindet, frage ich mich, in welcher Situation ich mich herabgesetzt oder ohnmächtig fühle. Ich möchte gern noch leistungsstärker werden, eine Lösung finden. Ich bin in meinen Fähigkeiten eingeschränkt, besonders auf intellektuellem Gebiet. Ich muss verstehen, dass **Migräne** eine Bewusstwerdung, Veränderungen und die Fähigkeit dazu erfordert, das heißt: Handeln. **Migräne** verschafft mir eine Auszeit, aber vielleicht ist es auch ein Mittel, mehr Aufmerksamkeit und **Liebe** zu bekommen. – Ich akzeptiere ↓♥, mich mit der Realität zu konfrontieren. Ich lasse die Ereignisse in meinem Leben ungehindert fließen und erhalte als Gegenleistung Freude, Frieden und Harmonie. Indem ich flexibler und verständnisvoller mit mir selbst umgehe, fühle ich mich leichter und kann mich wie ein Heißluftballon in die Luft erheben.

Körpergeruch

(siehe auch: Nase)

Ganz allgemein stellen sämtliche Flüssigkeiten im menschlichen Körper Emotionen dar. Unangenehmer **Körpergeruch** ist ein Zeichen für überschäumende negative Emotionen, die ich zum Ausdruck bringen muss, anstatt sie in mir zurückzuhalten. Es kann sich um Gereiztheit, Unzufriedenheit, Hass, Frustration, Rachsucht, Abscheu gegenüber einem Menschen oder einer Situation usw. handeln. Ich bin sehr sensibel für Geschwätz und Kritik an mir. Außerdem kann **Körpergeruch** ein Zeichen dafür sein, dass eine starke Emotion freigesetzt wird, die im Zusammenhang mit dem Körperteil steht, wo das Schwitzen auftritt. Wenn ich wenig Vertrauen in mich habe und noch dazu Angst, kritisiert oder zurückgewiesen zu werden, droht mein **Körpergeruch** unangenehm zu werden. Da sich dadurch die Menschen in meiner Umgebung von mir entfernen, frage ich mich eventuell, aus welchem Grund ich sie auf Distanz halten wollte. Ein Mensch mit angenehmem **Körpergeruch** hat normalerweise angenehme Gedanken und lebt in Harmonie mit seinem Umfeld. Wenn ich als Mensch ein Leben mit einer besonderen spirituellen Aufgabe erhalten habe, kann es sein, dass ich mit einem „**Geruch** von Heiligkeit" sterbe. In diesem Fall lässt sich tatsächlich ein Duft wahrnehmen, der aus dem Körper strömt. Wenn ich spirituelle Texte lese, mich im Zustand der Meditation oder der Kontemplation befinde, geht von mir möglicherweise ein Geruch wie Nelken, Rosen, Sandelholz und verschiedene andere Arten von Parfüm aus. Dieses Parfüm können die Menschen wahrnehmen oder nicht. Es kommt zwar selten vor, kann aber sein, dass ich in der Lage bin, Krankheiten und sogar die Gefühle eines anderen Menschen zu riechen. Die alten Ärzte vom Land sagten, man müsse „die Launen riechen" können. So hat jede Krankheit einen besonderen **Geruch**, sowie auch jede Krankheit in dem als Aura bezeichneten Feld eine eigene Farbe hat. **Sehr starkes Schwitzen** ist ein Zeichen für starke innere Nervosität, Unsicherheit oder große Ängste. Alles, was ich verdränge und in meinem Inneren verschließe, dringt über die Poren meiner Haut nach außen. Oft handelt es sich um Wut oder Scham. Ich bin mir unsicher über den Weg, den ich in meinem Leben einschlagen möchte. Ich bin in der Defensive, denn ich habe Angst, dass man mich verletzt und mir eine Falle stellt, wenn ich meine Emotionen ausdrücke, vor allem in der Öffentlichkeit. Trotzdem wird mir **bewusst**, dass ich mich vor mir selbst schützen will. Mit dem Wasser, das aus meiner Haut dringt, will ich eine Situation „waschen", in der ich mich von jemandem getrennt fühle und in der ich Ungerechtigkeit oder Beschmutzung erlebt habe. Ich schwitze **Blut und Wasser**, wenn mich Angst lähmt und mich viele Schwierigkeiten mit meiner Umwelt belasten. – Ich akzeptiere ↓♥, mich zu behaupten und sowohl meine positiven als auch meine negativen Gefühle auszudrücken, um mich von ihnen frei zu machen und Platz für Neues zu schaffen, damit mich schöne Gedanken der Liebe nähren. Ich habe nur Menschen in meiner Umgebung, die das Beste für mich wollen. Ich lasse meinen schlimmsten Feind verschwinden, nämlich mich selbst, indem ich mich umso mehr liebe und mir alle Möglichkeiten **bewusst** mache, die ich in mir habe.

Körperhaare

(siehe auch: Haarverlust)

Körperhaare haben eine doppelte Funktion: zu schützen und zu wärmen. Eine **maskuline Behaarung** bei der Frau, genannt **Hirsutismus** oder **Virilismus,** ist auf eine hormonale Deregulierung zurückzuführen. Man begegnet diesem Problem oft in der Menopause oder bei Jugendlichen. Die hormonale Unordnung hängt damit zusammen, dass ich mir nicht genügend Platz nehme. Ich wäre gerne aktiv (der Yang-Aspekt der Person), aber es gelingt mir nicht so, wie ich es mir wünsche. So werde ich autoritär. Ich schütze meine Haut und damit auch mich selbst durch überflüssige **Haare**. Fühle ich mich in meiner Haut als Frau wohl? Was will ich in meinem Leben verändern? Die Verweigerung bestimmter Hormone wie auch meiner weiblichen Seite (affektiv und kreativ) hindern mich, entschlossen zu handeln. Ich will alles kontrollieren und rationalisieren und unterschätze mich eher. So missachte ich meine Spontaneität. Ein **übermäßiger Haarwuchs**, bei Frauen oder Männern, weist auf ein immenses Bedürfnis nach Kontakt und Energie und auf sehr präsente, primitive Kräfte hin, die auch sehr positiv sein können, wenn sie bewusst eingesetzt werden. Wenn sie mein Leben und meine Entscheidungen jedoch zu sehr kontrollieren, tritt ein sogenannter „**unnormaler Haarwuchs**“ auf. Daraus ergeben sich zwanghafte und aggressive Verhaltensweisen, die sich in maßloser Autorität und Egoismus äußern. Ich bin der Typ „Krieger“. Bei **Haarausfall** (infolge einer Krankheit oder eines Schocks) fühle ich mich entwaffnet und allein auf der Welt. Meine Lebensenergie verliert an Tempo. Was glaube ich, in meinem Leben zu verlieren? Bei einem **Ausfall der Wimpern** sind die Augen und der Blick betroffen. Ich habe Angst hinzusehen, was mir passiert, mich damit zu konfrontieren, denn ich weiß, dass es keine Umkehr gibt. Vielleicht sehe ich zum Beispiel, wie mein Kind unser Heim verlässt: In diesem Punkt gibt es kein Zurück mehr. Ich fühle mich mit einer Situation oder einer Person **unvereinbar**. Andere vermitteln mir eher das Gefühl von Bedrohung; es ist so, als ob ich mit dem Rücken zur Wand stünde. Bei einer **Follikulitis** (Entzündung der **Haar**wurzel) frage ich mich, warum ich mich wie ein Stachelschwein sträube. Teilweise verteidige ich mich, weil ich meine Bedürfnisse nicht ausdrücken kann. Ich mache mir viele Sorgen um Details. Ich fühle mich „überempfindlich“. – Selbst wenn ich es in der Vergangenheit immer wieder zugelassen habe, dass andere mein Leben steuerten, und mich dies erstickte, akzeptiere ↓♥ ich nun, mein Leben selbst in die Hand zu nehmen. Ich höre auf meine innere Stimme und weiß, dass ich immer beschützt bin. Ich gehe auf andere zu und nehme meine Emotionen an. So entsteht ein Gleichgewicht mit meiner rationalen Seite. Ich bewege mich voller Sicherheit voran und fühle mich immer von **Liebe** und Angenehmem umgeben.

Krampf (allgemein)

Ein **Krampf** ist eine unwillkürliche, schmerzhafte und vorübergehende Kontraktion eines Muskels oder einer Muskelgruppe. **Krämpfe** weisen auf eine große (manchmal übermäßige) innere Anspannung hin. Ich halte die göttliche Energie zurück und hindere sie daran, durch mich hindurchzufließen, weil ich verklemmt und begrenzt bin. Ich halte hartnäckig an einer Angst fest, einer inneren Verletzung oder einem Stress, die mir nicht guttun. Bestimmte Denkmuster müssen besser verarbeitet werden. Derzeit empfinde ich viel **Druck** und **Spannung**, die möglicherweise von einem Gefühl der Machtlosigkeit gegenüber einer Sache oder einer Situation begleitet werden. Ich frage mich, was ich tun soll und welches die beste Lösung für mich ist. Da ich Angst habe, **klammere** ich mich an fixe Ideen. Ich unterwerfe mich in gewisser Weise, ich „krieche" vor bestimmten Personen, um zu vermeiden, dass ich mit ihnen zusammenpralle. Ich habe derart Angst vor dem Leben, dass ich die Energie an einer Stelle völlig blockiere. Ich würde mich gern in mich selbst zurückziehen. Meine Angst führt dazu, dass ich eine Situation meiden oder vor ihr flüchten möchte. Wenn diese Angst tagsüber zu Hause erlebt wird, kann es sein, dass ich **in der Nacht** wieder **Krämpfe** habe, die mich aufwecken und mich daran erinnern, dass ich mich flüchten sollte. Die Stelle, an der der **Krampf** auftritt, gibt mir einen Hinweis auf das, was ich ändern muss: bei einem **Krampf im Fuß**, die Richtung, die ich einschlage; bei einem **Krampf im Bein**, meine Art, im Leben voranzukommen; bei einem **Krampf in der Hand**, meine Handlungen und Unternehmungen. Ich bin mir der inneren Schmerzen bewusst, die mich erdrücken, und stelle fest, dass ich das ändern kann. Ich akzeptiere ↓♥, loszulassen und für die göttliche Energie offen zu bleiben. Ich nehme mir Zeit, innezuhalten und nachzudenken. Dieses Anhalten erlaubt mir, langsamer und auf andere Weise weiterzumachen, mich besser in meiner Haut zu fühlen.

Krampf – Bauchkrampf

(siehe auch: Bauch)

Der Bauch steht in Verbindung mit dem Chakra der Intuition und der Kreativität. So zeigt ein **Bauchkrampf** meine Angst, meiner Intuition zu folgen, meine Weigerung, mich meiner Kreativität vollständig hinzugeben, indem ich die göttliche Energie an dieser Stelle blockiere, das heißt im Bereich oder unterhalb des Bauchnabels. Auf diese Weise blockiere ich jeden Prozess, der mir erlauben könnte, das klar zu sehen, was mich auf normale Weise weiterbringen würde. Ich habe Angst, die immer für mich günstige Zukunft zu entdecken. Ich will alles kontrollieren, denn ich habe Angst, mit neuen Dingen zu experimentieren. Ich erwarte das Schlimmste von all dem Grauen, das mir bevorsteht. Ich akzeptiere ↓♥, mich zu öffnen und dem Leben zu vertrauen. Auf diese Weise kann ich mich stärker von meiner Intuition leiten lassen und ich kann meine Kreativität einsetzen, um in die mir beliebige Richtung zu gehen, in Harmonie mit dem, was ich bin.

Krampf der Kaumuskeln (Trismus)

(siehe: Muskeln – Krampf der Kaumuskeln)

Krampf – Muskelkrampf (allgemein)

Ein **Muskelkrampf** weist darauf hin, dass ich etwas zurückhalte, dass ich nicht loslassen will. Es handelt sich um eine große **innere Anspannung**, die sich in einer Blockade der Energie in den **Muskeln** ausdrückt. Der Muskel steht für Energie, Leben und Kraft. Ich blockiere also das Leben, indem ich die alten Gedanken nicht loslasse, die sich in dem ständig in Entwicklung befindlichen Körper umformen. Ich habe noch alte Vorurteile, die ich in mein tägliches Handeln lege. Ich stehe „unter Anspannung" und stelle mir tausendundeine Frage. Meine Aufmerksamkeit ist in bestimmten Sorgen gefangen, die so sehr meine Energie beanspruchen, dass ich von meinem Körper abgeschnitten bin. Es ist wichtig, zu überprüfen, welcher Körperteil von dem **Krampf** betroffen ist. – Ich akzeptiere ↓♥, ab sofort im **Herzen♥** loszulassen, mich neuen Möglichkeiten, die mich weiterbringen können, mehr zu öffnen. Ich kann die Vergangenheit nicht ändern, aber ich bin mir der Schönheiten der Gegenwart bewusst. Die Meditation und eine Methode des energetischen Ausgleichs helfen dabei, diese überflüssigen Spannungen loszulassen und meinen Energiekörper besser zu harmonisieren.

Krampf – Schreibkrampf

(siehe auch: Finger [allgemein], Hand [allgemein], Handgelenk)

Es handelt sich um ein Taubheitsgefühl oder Kribbeln in den Fingern, das durch eine Kompression des Medianusnervs im Karpaltunnel im vorderen Bereich des Handgelenks verursacht wird. Ich leide an einer großen **inneren Anspannung**, und wenn ich schreibe, strenge ich mich dabei ungeheuer an. Wen will ich **beeindrucken**? Wen will ich überzeugen? Mich selbst oder die anderen? Ich bin **selbstgefällig** und mein Größenwahn macht aus mir einen **zu ehrgeizigen** Menschen. Vielleicht trage ich eine Maske, hinter der sich meine wahre Persönlichkeit versteckt. Das schützt mich vor dem Urteil der anderen. Der Grund für mein Verhalten ist ein sehr geringes Selbstvertrauen: Ich glaube, unfähig zu sein, große Dinge zu vollbringen. Ich stelle mir Fragen über die Ehe und wie ich zu ihr stehe. Mein Zweifel an meiner Kreativität führt dazu, dass ich meine Ziele aufgebe, sie loslasse. Es bleibt mir nur übrig, es weiter zu versuchen, aber ein Teil von mir hat bereits „das Handtuch geworfen". Da der Schmerz stärker nachts oder morgens beim Aufwachen auftritt, wenn ich noch mit den Innenwelten in Verbindung stehe, erinnert er mich an die Korrekturen, die ich in meinem Inneren machen muss, um flexibler zu werden. Ab jetzt tue ich Dinge auf natürliche Weise, indem ich mir Zeit nehme, ich zu sein. Ich brauche niemandem etwas zu beweisen. Ich akzeptiere ↓♥, mich so zu lieben, wie ich bin, ohne Künstlichkeit und frei in meinen Einstellungen. Das ist der erste Schritt zu einer großen Verwirklichung, der Selbstverwirklichung.

Krampfadern

(siehe: Blut – Krampfadern)

Krämpfe

Krämpfe sind unwillkürliche Muskelkontraktionen. Sie fühlen sich an wie ein Knoten. Ich verkrampfe mich, will die Liebe zurückhalten, habe Angst, einen geliebten Menschen zu verlieren. Diese **Krämpfe** verursachen ein Gefühl der Unruhe, der Machtlosigkeit. Dieser Knoten des Leidens, den ich nicht im Griff habe, lässt sich auf zahlreiche Unerfreulichkeiten und Reizsituationen zurückzuführen, die meinem Leben einen bitteren Geschmack geben. Der Verstand zieht sich in der Nacht zurück; das ist einer der Gründe für **nächtliche Krämpfe**. Dieser Knoten löst in mir Emotionen und Schuldgefühle in Bezug auf meine Sexualität aus. Ich erkenne an, dass mich der Knoten erstickt, und um die Liebe um mich herum zu erhalten, akzeptiere ↓♥ ich, mich davon zu lösen.

Krankheit(en)

Der Mensch ist gemacht, um gesund zu sein, aber er ist unaufhörlich mit Problemen seiner Körperfunktionen, seiner Emotionen, seiner Gedanken konfrontiert. Trotzdem sind sein Geist und sein Körper nicht voneinander zu trennen. Wenn die Gesundheit eines Lebewesens beeinträchtigt ist, wird es mit **Krankheit** konfrontiert. Der Körper versucht, eine Disharmonie (einen Konfliktzustand) auszudrücken. Bei einer Dysfunktion gilt es zu interpretieren, „**was die Krankheit sagt**“. Bei einer **Krankheit** gibt es eine Ursache, Symptome, klinische Zeichen, einen Verlauf und eine Behandlung. Das Kranksein ist keine Frucht des Zufalls: Sie ist ein Zeichen, dass mein Körper mir schickt, um mich über einen Konflikt oder ein Trauma zu informieren, der oder das in Bezug auf mich selbst und/oder mein Umfeld besteht.

Ich muss akzeptieren ↓♥, dass ich diese Mitteilung dekodieren, verstehen und das Nötige tun muss, um mich wieder in Einklang zu bringen. Dadurch werde ich schneller wieder gesund. Ich muss meine Lebens- oder Denkweise ändern, denn die wahre Heilung liegt vor allem in mir selbst begründet.

Krankheit bei Kindern

Im Allgemeinen geht es um die in diesem Buch beschriebenen Beschwerden oder **Krankheiten**. Wenn ich als Kind an Beschwerden oder einer **Krankheit** leide, handelt es sich wahrscheinlich um den Ausdruck von seelischen Problemen bei einem Elternteil. Bei meinen Eltern kommt möglicherweise keine **Krankheit** zum Ausbruch, aber meine große Empfindsamkeit hat eine Verbindung zu der inneren Wirklichkeit meiner Eltern aufgenommen. Dann befinde ich mich in Resonanz mit dem inneren Kind meiner Eltern. – Ich akzeptiere ↓♥, dass die **Krankheit**, an der ich derzeit leide, nichts anderes ist als die für mich erforderliche Bewusstwerdung in dieser Angelegenheit. Meine Eltern tragen keine Schuld an dem, was ich erlebe.

Krankheit(en) – Erbkrankheiten

(siehe auch: Behinderungen, angeborene)

In medizinischer Hinsicht werden **Erbkrankheiten** über die Gene aus den Keimzellen eines der beiden Elternteile übertragen. Es handelt sich um einen Bereich, der besonders dafür geeignet ist, Krankheiten anzuziehen. Wenn ich von **Erblichkeit** spreche, meine ich eher Gedanken, Emotionen oder innere Konflikte der Eltern oder Großeltern, die nicht gelöst wurden. Wenn ich beispielsweise sage, dass Diabetes in meiner Familie **erblich** ist, weil mein Großvater Diabetiker war, mein Vater Diabetiker war und ich ebenfalls Diabetiker bin, so verhält es sich eher so, dass mein Großvater unter **tiefer Traurigkeit** litt (tiefe Traurigkeit ist die tiefere Ursache von Diabetes), mein Vater unter tiefer Traurigkeit litt und ich ebenfalls unter tiefer Traurigkeit leide. Anstatt also zu denken, dass meine Krankheit **erblich** ist und ich daran nichts ändern kann, könnte ich anfangen nach einer Möglichkeit zu suchen, wie ich meine Gedanken, Emotionen ändern oder den inneren Konflikt lösen kann, der zum Ausbruch dieser Krankheit bei mir geführt hat. Ich kann als Kind das Umfeld, in dem ich mich entwickeln muss, ablehnen, was zu ständigem Stress führt, der sich unbearbeitet in **Krankheiten oder körperliche Anomalien** verwandelt, die als angeboren bezeichnet werden, ganz unabhängig von meinem Alter. Ich behalte im Sinn, dass die Krankheit einen Prozess der persönlichen **Bewusstwerdung** fördern soll, weiß aber, dass die tiefere Ursache meiner Krankheit im Hinblick auf meine Gedanken und Emotionen bei einem Elternteil oder beiden Eltern liegt, auch wenn die Krankheit bei ihnen nicht unbedingt zum Ausbruch gekommen ist. Vom Augenblick der Empfängnis an beginne ich, Erfahrungen und Empfindungen anzuhäufen. Wenn ich dies negativ sehe oder glaube, nicht viel zu verdienen, wird dieser Seelenzustand eines Tages durch eine **Krankheit oder körperliche Anomalie** ans Licht gebracht. Wenn ich zum Beispiel blind geboren bin, hatte ich als Kind die Schwierigkeit, das Leben, das sich mir eröffnete, zu sehen und zu akzeptieren ↓♥. – Ich akzeptiere ↓♥ meine Verantwortung für meine eigenen Emotionen. Ich sehe mir an, inwiefern sie jenen meiner Eltern ähneln könnten. Indem ich die Tür für körperliche Heilung öffne, die auf eine emotionale Genesung folgt, werde ich mir dessen **bewusst**, dass alles möglich ist!

Krankheit(en) – Eingebildete Krankheiten

Bei einer **eingebildeten Krankheit** glaube ich, krank zu sein, ohne es zu sein. Ich habe Angst und brauche **Liebe** und Aufmerksamkeit. Niemand kümmert sich um mich, daher bin ich nichts wert. Wie kann ich diese Situation am besten verändern? Ich erfinde mir eine **Krankheit**! Ich glaube so sehr an sie, dass sie in meinen Augen real wird. Wenn ich mir das Leiden immer weiter einrede, werde ich es früher oder später auch bekommen. Ich stelle fest, ob ich die alten Kodierungen eines Elternteils übernommen habe, der mit Ängsten ähnlich umging, oder ob dieses „Verhaltensmuster“ mich vielleicht heimsucht, damit ich es jetzt regele. – Ich akzeptiere ↓♥, dass diese sogenannte Krankheit einen Seelenschmerz ans Licht bringt, eine emotionale, nicht verarbeitete Verletzung. Anstatt in meiner Imagination zu leben, nehme ich wieder Kontakt mit der physischen Welt auf. So kann ich die für mein Wohlbefinden notwendigen Veränderungen einleiten. Ich vertraue meinem Körper und bin dankbar für meinen Geist. Ich feiere das Leben, denn ich befinde mich in perfekter Gesundheit.

Krankheiten – Geschlechtskrankheiten

(siehe: Geschlechtskrankheiten)

Krankheit(en) – Karmische Krankheiten

Ich komme auf die Welt, um eine Entwicklung fortzusetzen. Ich muss bestimmte Erfahrungen machen, um eine innere Wandlung zu vollziehen. Wenn ich mit einer Behinderung auf die Welt komme, heißt das, dass in früheren Leben (für diejenigen, die daran glauben) bestimmte Dinge nicht geregelt wurden. Die ersten Schritte zu einer körperlichen und emotionalen Heilung sind, sich bewusst zu machen und zu akzeptieren ↓♥, dass diese Erfahrung gemacht wird. Dann ist alles möglich, da die innere Verwandlung zur körperlichen Heilung führt.

Krankheit(en) – Psychosomatische Krankheiten

Der Begriff **psychosomatisch** weist auf die mögliche Verbindung zwischen Seele (*psycho*) und Körper (*soma*) hin. Ursprünglich glaubte man, dass die Seele einen Einfluss auf den Körper habe und dass umgekehrt der Körper einen Einfluss auf die Seele habe. Allerdings ist der Einfluss, den man dem Körper zugesprochen hat, nach und nach relativiert worden, sodass der Begriff **psychosomatisch** in der Sprache der Medizin vor allem die Richtung von der Seele zum Körper meint. Außerdem, wenn ich gesagt bekomme, dass meine **Krankheit psychosomatisch** sei, heißt dass fast so viel wie eingebildet, als ob sie sich nur in meinem Kopf abspielte.

Ich muss meinen Körper nach meinem besten Wissen behandeln, indem ich mich der Kenntnisse der Angehörigen der Gesundheitsberufe bediene, muss aber gleichzeitig nach der tatsächlichen Ursache für den Ausbruch meiner Beschwerden oder meiner **Krankheit** suchen. Das Unterbewusstsein hat eine enorme Heilungskraft und die Fähigkeit, körperliche Wirkungen nach seiner eigenen Auslegung hervorzurufen. Hier einige Beispiele: Ein Toter wird im Kühlwagen eines Zugs gefunden, in dem er sich unabsichtlich eingeschlossen hatte. Die Autopsie ergibt, dass er erfroren ist, obwohl das Kühlsystem nicht funktionierte – was das Opfer aber wahrscheinlich nicht wusste.

Oder: Menschen laufen mit nackten Füßen über Glut, ohne sich Verbrennungen oder Blasen an den Füßen zu holen, da das Unterbewusstsein durch Suggestion keinerlei Gefahr empfindet, usw. **Krankheiten entstehen oft infolge eines Konflikts, eines emotionalen Schocks, eines bewussten oder unbewussten Traumas. Das Gehirn löst daraufhin einen biologischen Überlebensmechanismus in Bezug zu dem erlebten Konflikt oder Trauma aus. Anschließend geht es darum, die Nachricht entziffern zu können, um das Gehirn umzuprogrammieren und die Gesundheit wiederherzustellen.** Auch wenn ich das weiß, muss ich mich weiterhin gut um meinen Körper kümmern, um diesen in einen besseren Gesundheitszustand zu bringen.

Krankheit(en) – Unheilbare Krankheiten

Unheilbar bedeutet, dass etwas „durch keinerlei Medizin zu heilen" ist. Ich muss mich fragen, ob es mir vielleicht gut passt, eine als **unheilbar** geltende **Krankheit** zu haben. Inwieweit kann mir das recht sein? Muss ich mit diesem Etikett der **Unheilbarkeit** einverstanden sein, was so viel bedeutet wie, dass es nichts mehr dagegen zu tun gibt? Ich muss in mich hineinschauen, um die dieser Krankheit zugrunde liegende Ursache zu finden: Das kann Angst, Wut, Eifersucht ... sein. Ich glaube, dass abgesehen von der Krankheit selbst es eine Situation in meinem Leben gibt, deren Veränderung ich für unmöglich halte. Dies ist ein Problem ohne Lösung. Ich muss akzeptieren ↓♥, dass die Liebe ungehindert in mir fließt, weil nur die Liebe alles heilen kann.

Krätze

(siehe: Haut – Krätze)

Krebs (allgemein)

(siehe auch:Tumor[en])

Krebs (auch **bösartiger Tumor** genannt) ist eine der wichtigsten Krankheiten unserer Zeit. Es bilden sich anormale **Krebs**zellen, die sich zügig ausbreiten, da das Immunsystem nicht auf diese Zellen reagiert, denn es kann die gesunden Zellen nicht mehr von den ungesunden unterscheiden. Menschen haben oft Vorstadien von Krebszellen im Organismus, aber das Immunsystem, das heißt das natürliche Verteidigungssystem unseres Körpers, kümmert sich um diese Zellen, bevor daraus Krebszellen entstehen. Da sich die anormalen Zellen auf unkontrollierte Weise[40] und unaufhörlich entwickeln, können sie die Funktion eines Organs oder Gewebes schädigen und so die lebenswichtigen Teile des Organismus beeinträchtigen. Wenn diese Zellen mehrere Bereiche des Körpers überschwemmen, spricht man von **generalisiertem Krebs.**[41]

[40] Gemäß den Arbeiten von **Ryke Geerd Hamer** handelt es sich bei Krebs um die Entstehung von **spezialisierten und organisierten Zellen**, die aus einem vom Gehirn als Antwort auf seelische Überbelastung entwickelten Sonderprogramm heraus gebildet werden.

Krebs steht im Wesentlichen im Zusammenhang mit **verdrängten Emotionen**, mit **tiefem Groll**, der oft schon seit Langem besteht und auf ein Ereignis zurückzuführen ist, das sich heute noch störend auf mich auswirkt und **bei dem ich nie gewagt habe, meine innersten Gefühle auszudrücken**. Oft haben diese mit einem oder mehreren Aspekten meines Liebeslebens zu tun. **Krebs** kann schon kurze Zeit nach einer schwierigen Scheidung, dem Verlust des Arbeitsplatzes, dem Verlust eines geliebten Wesens usw. auftreten, aber normalerweise ist er die Folge von jahrelangen **inneren Konflikten**, **Schuldgefühlen**, **Verletzungen**, von **Kummer**, **untröstlichem Schmerz**, **Rachsucht**, **Hass**, **Verwirrung** und **Anspannung,** die an mir nagen. Ich empfinde **Verzweiflung**, Selbstablehnung. Ständig brüte ich über dasselbe Gefühl des Versagens nach. Was sich außerhalb von mir abspielt, ist nur ein Spiegel dessen, was sich in mir abspielt, wobei der Mensch der Zelle und das Lebensumfeld oder die Gesellschaft dem Gewebe entspricht. Wenn ich an **Krebs** erkranke, bin ich in den meisten Fällen ein liebender, aufopferungsvoller Mensch, voller Aufmerksamkeit und Güte meinem Umfeld gegenüber, hochempfindsam, Liebe und Glück um mich herum ausbreitend. Während dieser ganzen Zeit sind meine persönlichen Emotionen in mein tiefstes Inneres verdrängt. Ich finde Stärke und die Selbsttäuschung von Zufriedenheit eher von außen als in mir selbst, da ich **ein sehr geringes Selbstwertgefühl** besitze. Während ich mich um alle und jeden kümmere, **lasse ich meine eigenen Bedürfnisse unbeachtet**. Ich fühle mich ohnmächtig, mein Leben zu ändern, denn ich glaube, darüber keine Macht zu haben. Stattdessen übergebe diese an eine höhere Autorität, die außerhalb meiner selbst steht. Ich habe weder mit meinem Körper noch mit meinen Emotionen Kontakt. So bin ich verloren, denn ich definiere mich nur über die anderen. Mir fehlt eine Identität und ich fühle mich mir selbst gegenüber fremd. Ich überlasse anderen meinen Platz; dementsprechend lasse ich meine gesunden Zellen los, die meine Identität darstellen, woraufhin diese durch die fremden Zellen ersetzt werden, die eigentlich in meinem Körper nichts zu suchen haben. Aber da das Wohlergehen aller anderen wichtiger als mein eigenes ist, entschließe ich mich, nichts wert zu sein, und erlaube anderen, mich mit Beschlag zu belegen. Ich nehme mein Leben nur zögerlich in die Hand, da ich glaube, dazu nicht in der Lage zu sein. Da es so aussieht, dass mir das Leben nichts mehr zu bieten hat, kapituliere ich und es fehlt mir an Lebenswillen. Wozu noch kämpfen?! Wenn ich viele **starke Emotionen** habe – **Hass**, **Schuldge-**

[41] **Generalisierter Krebs:** Bei **generalisiertem Krebs** spricht man oft von Metastasen, das heißt Krebszellen, die von anderen Krebszellen aus anderen Körperbereichen stammen und über das Blut oder die Lymphe transportiert werden. Für die Annahme, dass Krebszellen von einer Stelle zu einer anderen transportiert werden, gibt es offensichtlich wenig Beweise. Es könnte eher so sein, dass **der erste Krebs, der durch einen Konflikt entstanden ist,** dazu geführt hat, dass **ein weiterer Konflikt zum Ausbruch gekommen ist** und wiederum eine andere Art **Krebs** ausgelöst hat, und so weiter. Ein großer Stress kann die anderen Stressgefühle nähren und so anderen Krebsformen zum Ausdruck verhelfen.

fühle, **Ablehnung –**, wird meine Reaktion ganz wie die der Zelle auch sehr stark sein: Meine gesunden Zellen wenden sich gegen mich und meine ungesunden Zellen erholen sich wieder. Ich fühle mich sogar für die Probleme und Leiden der anderen verantwortlich und möchte mich **selbst zerstören**. Die **Krebszellen** leben wie ich auch isoliert in einer bestimmten Situation, die ich nur schwer akzeptieren ↓♥ kann: Ich ziehe mich in mich selbst zurück und spreche darüber nur wenig; ich verdränge meine Empfindungen, die mich vergiften. „Ich hadere mit dem Leben", „es ist zu ungerecht". Ich sehe mich als das „Opfer" des Lebens und werde bald das „Opfer" von **Krebs**. Meistens ist es der Hass gegenüber jemandem oder einer Situation, der mich „innerlich zermürbt" und dazu führt, dass sich die Zellen selbst zerstören. Dieser Hass ist tief in meinem Inneren vergraben und ich bin mir seiner oft nicht bewusst. Er ist hinter meiner Maske eines „guten Menschen" versteckt. Mein Körper löst sich langsam auf, weil sich auch meine **Seele** auflöst. Ich muss meine unbefriedigten Bedürfnisse stillen, anstatt nur immer anderen Freude zu machen. Ich muss mir selbst Freude machen, „kleine Annehmlichkeiten". Ich habe Groll, innere Konflikte, Schuldgefühle, Selbstablehnung angesammelt, weil ich immer in Abhängigkeit von den anderen gehandelt habe, anstatt mich nach *meinen* Wünschen zu richten. Meine vorbildliche Geduld ist oft von einem geringen Selbstwertgefühl begleitet. Ich vermeide, mir selbst **Liebe** und Anerkennung zu geben, weil ich glaube es nicht verdient zu haben. Mein Lebenswille sinkt fast auf null. Ich fühle mich unnütz. „Wozu soll ich noch leben?" Das ist meine Art, mit dem Leben abzuschließen. Ich zerstöre mich selbst und dabei handelt es sich um einen **versteckten Selbstmord**. Ich glaube, mein Leben „verpasst" zu haben, und betrachte es als Misserfolg. Möglicherweise erscheint mir, wenn auch unbewusst, der Tod schöner als mein Leben. Ich würde meine wahre Identität gerne neu definieren, anstatt mich mit dem Bild zu identifizieren, das andere in mich projizieren. Am liebsten ließe ich meine Masken fallen. Für einen Augenblick mag diese Vorstellung beängstigend sein, aber für meine Selbstbestimmung ist eine solche Handlung essenziell. Ich werde entdecken, dass ich allen Mut und alle notwendige Kraft habe, um sämtliche Träume zu realisieren. Der betroffene Körperteil klärt mich über mein(e) Problem(e) auf, darüber, welche Denkschemata zu Grunde liegen und welche Einstellungen ich ändern muss, um die Krankheit auszuheilen. Ich **muss wieder Kontakt zu meinem inneren Selbst herstellen** und **mich so akzeptieren ↓♥, wie ich bin**, mit meinen Vorzügen, Fehlern, Stärken und Schwächen. – Ich akzeptiere ↓♥, mich von alten moralischen Einstellungen und Gewohnheiten frei zu machen. Es ist entscheidend, dass ich meine Krankheit **akzeptiere ↓♥**, damit ich dagegen kämpfen kann. Wenn ich mich weigere, meine Krankheit zu akzeptieren ↓♥, wie kann ich sie dann heilen? Ich akzeptiere ↓♥, wieder mit dem Teil von mir in Kontakt zu treten, den ich von mir abgetrennt habe, um auch wieder Kontakt mit dem Leben aufzunehmen. **Ich öffne mich in meinem Herzen und mache mir bewusst**, was mir das Leben alles geben kann und wie stark ich Teil dieses Lebens bin. Selbst wenn der **Krebs** zunächst die Rolle des Bösen zu übernehmen scheint, des Gegners, mache ich mir bewusst, dass er ein Katalysator ist, der mir dabei hilft, wichtige Veränderungen in meinem Leben vorzunehmen. Wenn ich eine Behandlung aus der Naturheilkunde erhalte, eine Massage oder ein anderes Verfahren, mit dem ich mich wohl fühle, wird dies zu einer Harmonisierung führen, durch die ich mein Bewusstsein all den Wundern des Lebens und der Schönheit um mich herum öffnen und so mein Immunsystem stärken kann. Ich akzeptiere ↓♥, die verschiedenen Empfindungen in mir zu zähmen. Ich übernehme wieder die Führung in meinem Leben. Nur ich selbst kann wissen, was mir guttut! Nur ich selbst kann mich dafür entscheiden, gesund zu werden ... So akzeptiere ich ↓♥, dass ich gesund werden kann, denn es gibt so viel für mich zu tun, so viele Träume zu realisieren. Ich akzeptiere ↓♥, im Hier und Jetzt zu leben und meine gesamte Vergangenheit wie eine Periode des Lernens anzunehmen, um mich selbst zu entdecken und zu erfahren, wer ich wirklich bin. Indem ich das Leben in mir frei fließen lasse, sind meine Zellen gut genährt und ersetzen jene, die ich nicht mehr brauche.

Krebs – Bauchspeicheldrüsenkrebs (siehe: Bauchspeicheldrüse)

Krebs – Blutkrebs (siehe: Blut – Leukämie)

Krebs – Bronchialkarzinom (siehe: Bronchien – Bronchitis)

Krebs – Brustkrebs (siehe auch: Brusterkrankungen)

Die **Brüste** sind ein Symbol der Weiblichkeit und Mütterlichkeit. Diese Art der **Krebs**erkrankung weist im Allgemeinen auf bestimmte, seit der Kindheit tief verwurzelte Einstellungen und Gedanken hin. In einigen Teilen der Welt behauptet sich die Frau seit den 1960-er Jahren stärker, nimmt ihren Platz in der Gesellschaft ein und will vorankommen. Es kann also sein, dass ich Schwierigkeiten habe, meine wahren Gefühle auszudrücken, ein Gleichgewicht zwischen meiner Rolle als Mutter und als vollkommene Frau zu finden. Diese tiefen inneren Konflikte belasten mich als Frau, die ihr Gleichgewicht sucht. Es hat sich herausgestellt, dass diese Art der **Krebs**erkrankung auf ein **starkes inneres Schuldgefühl** sich selbst oder einem oder mehreren seiner Kinder gegenüber zurückzuführen ist. „Warum ist dieses Kind da? Was habe ich getan, um es zu bekommen? Bin ich als **Mutter** oder **Frau** gut genug, mich darum zu kümmern?“ Alle diese Fragen steigern noch meine Schuldgefühle und führen zu Selbstablehnung und Angst davor, von den anderen abgelehnt zu werden. Ich muss mich daran erinnern, dass ich immer **Liebe** für mein Kind empfinde, aber dass meine Gedanken sehr machtvoll sind und ich auf der Hut bleiben muss. Wenn ich über mich selbst zu hart urteile, werden meine Wut und meine Selbstablehnung noch größer und meine Emotionen drücken sich über meine **Brüste** aus, die zum Symbol für meinen „Misserfolg“ werden. Der **Brustkrebs** will mir helfen, mir der Konfliktsituation, die ich mir selbst oder anderen gegenüber erlebe und die in Verbindung mit einem Element meines Lebensraumes, meines „**Nests**“ stehen kann, **bewusst** zu werden. Oft genug handelt es sich dabei um meine Kinder, meine „Vögelchen“, oder um jemanden, den ich als mein Kind betrachte (beispielsweise meine kranke Mutter, die ich hilflos „wie ein kleines Kind“ weiß). Ich will meinem Kind um jeden Preis alles geben und ich will auch, dass es dies alles annimmt. Wenn nicht, nehmen Zweifel und Schuldgefühle überhand … Ich habe vielleicht Angst, dass mein „**Nest**“ (Heim) zerfällt. Vielleicht leide ich auch große Angst oder großen Stress in Bezug auf das Überleben eines oder mehrerer meiner Kinder. Ich habe Angst, dass ihr Vater nicht in der Lage sein wird, für sie zu sorgen und sie emotional zu nähren, wenn mir etwas passieren sollte. Im weiteren Sinn kann das „Nest“ auch meinen Lebenspartner, mein Zuhause, meine Geschwister umfassen, vor allem, wenn sie unter demselben Dach leben wie ich. Meine Angst besteht also in Bezug auf die Familie, durch das Gefühl, dass sie auseinanderfällt, zerbricht. Da ist ein Gedanke, eine Angst, die mir ständig wieder in den Kopf kommt und die **unvorstellbar** ist, beispielsweise der Treuebruch meines Partners. Ich würde mich gern damit beschäftigen, die ganze Welt zu „ernähren“, aber da dies unmöglich ist, zerreißt mich der Wunsch. Männer wie Frauen können an dieser Art **Krebs** erkranken, der oft für den männlichen Konflikt steht, die eigene weibliche Seite zu akzeptieren ↓♥. Manche Männer bringen ihre weibliche Seite fast ebenso stark zum Ausdruck wie die Frauen. Wenn ich ein Mann bin, werde ich nie eine Frau sein, aber auf der energetischen Ebene kann ich genauso weiblich oder sogar noch weiblicher sein als die Frauen. Deshalb steht **Brustkrebs** bei mir als Mann im Zusammenhang mit meiner Selbstachtung und meiner Fähigkeit, die mir eigene Weiblichkeit auf natürliche Weise zum Ausdruck zu bringen. Er kann in Bezug zu der Tatsache stehen, dass ich als Mann den unbewussten Wunsch habe, eine Frau zu sein. Das ist ein Aspekt meines Lebens, für den ich ein Gleichgewicht finden muss. Die linke Seite steht für das Gefühlsleben, die rechte für den Intellekt. **Brustkrebs** auf der linken Seite steht also für all die Probleme im Gefühlsleben und die bei mir als Frau verdrängten Emotionen (dies bezieht sich vor allem auf meine direkte Familie). Ich tue gut daran, die Frau und Mutter in mir und die damit verbundenen Gefühle zu akzeptieren ↓♥. **Brustkrebs** auf der rechten Seite weist auf die **verantwortungsbewusste** Frau und das hin, was von mir erwartet wird (das, was ich mit dieser „äußeren“ Frau vorhabe). Der Begriff der Familie kann hier jede Gruppierung, jede Vereinigung meinen, die ich als Familie betrachte. Dies trifft auch auf die Männer zu, auch wenn **Brustkrebs** bei Männern seltener ist. Für mich als Frau in der körperlichen Welt können Größe und Form der **Brüste** je nach Situation eine bestimmte Bedeutung haben. Wenn meine männliche Seite dominiert (Yang, der Begriff der chinesischen Medizin für die rationelle und männliche Energie; die gefühlsbetonte und weibliche Energie heißt Yin), habe ich wahrscheinlich kleinere **Brüste** oder ich erachte sie als überflüssig oder wertlos. Der Körper spricht seine eigene Sprache und meine **Brüste** auch. Es liegt an mir, zu entscheiden, welchen Wert ich diesem weiblichen sexuellen Symbol beimesse. Die

Suche nach einem Gleichgewicht ist wichtig und der Körper wird sich in der Zukunft energetisch an die von der Frau (oder dem Mann) getroffenen Entscheidungen anpassen. Alles liegt an der Einstellung, der **Liebe** und der Akzeptanz ↓♥ meiner selbst. Mir wird **bewusst,** dass ich mich selbst vergesse und nur für die anderen lebe. Ich bin biologisch, aber noch nicht emotional geboren. Meine Emotionen verdränge ich und dadurch, dass ich mich übertrieben mit anderen beschäftige, kann ich es vermeiden, mit ihnen in Kontakt zu treten. Ich habe mir selbst gegenüber ein gutes **Gewissen**. Im Grunde weiß ich, dass ich nicht in der Lage bin, für oder durch mich selbst zu leben. So hänge oder klammere ich mich an jemanden. Ich fülle meine Leere mit den Emotionen der anderen. Ich akzeptiere ↓♥, dass sich Heilung dann einstellt, wenn ich meine Einstellung mir selbst und meiner Zukunft gegenüber ändere. Anstatt mich selbst mit meinen negativen Gedanken zu zerstören, verbinde ich mich wieder mit meinem inneren Universum. Ich heiße meine Gefühle willkommen, sogar jene, die mit schwierigen Ereignissen in meiner Vergangenheit verbunden sind. Ich erlaube mir den Rückzug und frage mich, wie ich mich in diesen ganzen Situationen mehr respektieren und mir mehr **Liebe** geben kann. Die Traurigkeit verfliegt, denn ich akzeptiere ↓♥, die Lehren anzusehen, die das Leben mir erteilt. Ich drücke all das aus, was ich immer verheimlichen wollte. Indem ich mich annehme und an mein Potenzial glaube, kann ich mein Leben so gestalten, wie ich es mir wünsche, und wieder völlig gesund werden.

Krebs – Darmkrebs (allgemein)

(siehe auch: Krebs – Dickdarmkrebs, Darm – Dickdarmbeschwerden, Dünndarmbeschwerden)

Dieser **Krebs** befindet sich im Bereich des Dickdarms. Wenn ich an dieser Krankheit leide, muss ich mich fragen, was ich nicht verdauen kann. Es kann sich um Worte handeln, die mir gesagt wurden und die ich boshaft fand, oder auch um eine Tat, die ich ungerecht und inakzeptabel finde. Der Bissen ist so groß und schwer zu schlucken, dass ich nicht sicher bin, ob ich ihn verdauen kann. Ich habe vielleicht auch große Angst, ob ich immer genug zu essen haben werde. Ich habe Angst, zu verhungern, weil ich nicht genug Nahrungsmittel habe. Ich erlebe tiefgreifende Ängste, da ich mich in bestimmten Situationen ohnmächtig fühle. Ich hänge mich wie eine Klette an bestimmte Personen, Ideen und Emotionen, aus Angst vor dem Unbekannten, aber ich würde mich so gern davon befreien! Um welche Situation es sich auch immer handelt, ich akzeptiere ↓♥, dass ich eine positivere Einstellung entwickeln muss, weil ich weiß, dass das Leben nur das Beste für mich will. Ich akzeptiere ↓♥, im Überfluss zu leben. Ich lerne auch denen zu verzeihen, die mir etwas gesagt oder getan haben, das ich nur schwer verdauen kann. Ich nehme mir die Zeit, diesen Menschen gegenüber auszudrücken, wie ich mich fühle, um wieder Harmonie in diese Situation zu bringen. Ich vertreibe die Rachsucht aus meinem Leben und ersetze sie durch Verständnis und geistige Offenheit.

Krebs – Dickdarmkrebs (Kolonkarzinom)

(siehe auch: Darmerkrankungen – Verstopfung)

Das **Kolon** (der Grimmdarm) ist der Hauptteil des Dickdarms, wo die Nahrungsmittel verdaut werden. Er entfernt aus dem Körper, was dieser als unnütz oder schmutzig einstuft. Er erlaubt mir, hinter mir zu lassen, was mir nicht mehr guttut, und eine neue Seite in meinem Leben aufzuschlagen. Meine Ängste, vor allem gegenüber dem Materiellen oder dem Geld, werden sich auf ihn auswirken. Dieser **Krebs** ist eine der am häufigsten auftretenden Krebserkrankungen, die auf übermäßigen Verzehr von Fleisch, geschälten Kornarten, Zucker, usw. zurückzuführen ist, so heißt es. Diese Nahrungsmittel sind schwer verdaulich und schwer zu assimilieren. Allerdings gibt es auch noch andere Gründe: die ständige Suche nach Befriedigung, nach Vergnügen und materieller Erfüllung, die zu den verschiedenen körperlichen, seelischen und geistigen Verfassungszuständen des Alltags hinzukommt (Streben nach hervorragenden Leistungen, innere Unruhe, Angst, usw.) sind die Hauptursachen für Ernährungs- und Verdauungsstörungen. Ich habe wenig innere Freude, bin mehr oder weniger zufrieden mit meinem tatsächlichen Leben. Ich fühle mich in einem Aspekt meiner selbst beschmutzt. Ich esse und verdränge meine Emotionen: Das ist leichter und meine Bedürfnisse werden schneller befriedigt. Eine Trennung oder eine Scheidung können die Entwicklung dieser **Krebs**art begünstigen, da sie einen großen emotionalen Schock hervorrufen, bei dem ich die Situation nicht mehr im Griff habe. Ich wähle eine Form der Belohnung, die mir sehr leicht zugänglich ist. Ich suche eine bestimmte Art der Befriedigung, die ich in fetter und schwerer Nahrung zu finden glaube. Der **Dickdarmkrebs** kann sich aus ähnlichen Gründen entwickeln wie die **Verstopfung**, allerdings mit einem bedeutenderen und tieferen emotionalen Auslöser. Vermutlich handelt es sich um das Bedürfnis „loszulassen“. Ich muss mich fragen, welche Situation ich nicht mehr im Griff habe oder was ich mir nicht eingestehen will, sodass ich nachtragend bin. Diesen Aspekt will ich nicht in meine Realität übernehmen. Ich bin darüber extrem erbost. Ich betrachte dieses Erlebnis als eine Gemeinheit, eine verabscheuungswürdige Handlung, **grauenvoll**. Ich kann keine andere Seite aufschlagen, ich bin wie „angeklebt“. Allgemeiner gesehen: Wenn das **aufsteigende Kolon** betroffen ist, hat die Begebenheit mit meinen Eltern oder Vorgesetzten zu tun. Das **Querkolon** betrifft Gleichgestellte: Schwestern, Brüder oder Cousins und Cousinen. In Bezug auf die Arbeit handelt es sich hier um Kollegen, die ähnliche Verantwortlichkeiten wie ich haben. Der **absteigende Grimmdarm** bezieht sich auf meine Kinder oder meine Untergebenen. Weitere Faktoren für diese Krankheit sind wahrscheinlich Stress, Lebensstil und Veranlagung. Der **Dickdarmkrebs** kann auf ähnliche Ursachen zurückzuführen sein, wie die **Verstopfung**, wobei aber der emotionale Aspekt wichtiger und tiefer ist. Im Falle der **Verstopfung** stehen die oberflächlicheren Energien und Emotionen mehr im Vordergrund, während beim **Dickdarmkrebs** mehr die tiefer gelegenen Emotionen zum Tragen kommen. Deshalb kann mein Darm auch durchaus normal und regelmäßig funktionieren, und trotzdem entwickelt sich bei mir **Dickdarmkrebs**. Mein Darm tut, was er kann, um mich gesund zu erhalten, und ich muss ihn respektieren, um ihn so lange wie möglich in gutem Zustand zu erhalten. Ich akzeptiere ↓♥, dass ich mich **stärker den Freuden des Lebens öffne,** und **drücke** meine Emotionen **aus**, die Teil meines Lebens sind! Ich beginne, verschiedene **körperliche und seelische Entspannungstechniken zu üben**, die mir helfen werden, mir Zeit für einen ausgeglicheneren Lebensstil zu nehmen.

Krebs – Dünndarmkrebs

(siehe: Dünndarmbeschwerden)

Krebs – Eierstockkrebs (Ovarialkarzinom)

(siehe: Eierstöcke [Erkrankungen der ...])

Krebs – Gebärmutterkrebs (Hals- und Korpuskarzinom)

(siehe auch: Gebärmutter)

Die **Gebärmutter** ist ein Symbol der Weiblichkeit, der Urmatrix und des **mütterlichen Schoßes**, besonders der **Gebärmutterkörper (Corpus uteri)**. Wahrscheinlich verdränge ich als Frau bestimmte Emotionen in Bezug auf mein **Heim**, meine **Familie**. Ich fühle mich vielleicht schuldig, voller Groll oder Hass, ohne davon zu sprechen. Das Heim stellt oft ein Ideal dar, ob im Hinblick auf meine Partnerschaft oder meine Familie. Ich stelle mir nicht so sehr Fragen über meine Beziehung, sondern vielmehr über mein Heim und meine Fähigkeit, ein Kind zu empfangen. Ich bin zutiefst traurig und meine Lebensfreude ist angegriffen. Diese Krebsart ist eng mit den Grundsätzen des nährenden Heims verbunden, mit meinen Einstellungen und meinen Verhaltensweisen in diesem Zusammenhang … Ich empfinde vielleicht große Angst, Unsicherheit, **Wut** oder Schuldgefühle bei dem Gedanken, dass dieses Heim nicht so sein wird, wie ich es mir wünsche, oder dass es sich auflösen wird, was für mich einen Misserfolg bedeuten würde. Dies würde dann einen Wertverlust in Bezug auf das, was ich bin oder wozu ich fähig bin, mit sich bringen: Ich glaube, dass ich ein Nichts bin! Habe ich Angst, dass ich in meinem Heim dem Urteil eines Misserfolgs ausgesetzt bin, wie ich es in dem Heim erlebt habe, in dem ich aufgewachsen bin? Der **Krebs des Gebärmutterkörpers** betrifft oft ältere Frauen in der Menopause. Der **Gebärmutterhalskrebs** befällt gewöhnlich jüngere Frauen. Der **Gebärmutterhals** kommt beim Geschlechtsverkehr in Kontakt mit dem Geschlechtsorgan des Mannes. Bin ich auf ungesunde Weise von meinem Partner abhängig? Glaube ich, dass er mich durch bestimmte Verhaltensweisen oder Einstellungen zerstört oder tötet? Ich neige dazu, mich den Ereignissen zu **unterwerfen**, da ich mich ohnmächtig oder außer Kontrolle fühle. Es ist auch möglich, dass ich meine Sexualität in einer bestimmten Situation als widerlich empfinde, da ich damit meine eheliche Pflicht erfüllen muss. Ich bin gezwungen, mich zu **exponieren**.

Meine sexuellen Frustrationen sind groß, ich fühle mich von meinem Partner verlassen oder getrennt, selbst wenn dies von außen nicht so aussieht. Ich finde es schwierig, ja sogar manchmal schmerzvoll, mich meinem Partner zu öffnen, denn meiner Vision, mit ihm ein Kind zu haben, haftet etwas an. Vielleicht fühle ich mich **mittellos** vor dem Leben. Dieses Gefühl kehrt häufig zurück, wenn ich einen sexuellen Missbrauch erlebt habe. Angst und die Ablehnung meiner wahren Bedürfnisse, **Neidgefühle** und Fantasien können dazu führen, dass ich mich von einem Teil meiner selbst innerlich abschneide, für den ich mich schäme. So muss ich meine Emotionen **verdrängen**. Ich bin angesichts der Vorstellung von **Abstinenz** gespalten: Soll ich abstinent bleiben und warum? Das ist die Frage! Ich wäre gerne **begehrenswert,** gleichzeitig aber fürchte ich mich vor den Folgen. Ich würde mir gern ein **Tuch** vor das Gesicht halten, um mich vor mir selbst und den anderen zu verbergen. Ich **akzeptiere ↓♥**, mein eigenes Heim und meine Paarbeziehung mit einem neuen Blick zu betrachten! Ich muss meine Rolle als Frau und Mutter auf allen Ebenen in Einklang bringen.

Krebs – Halskrebs (siehe: Rachen)

Krebs – Hautkrebs (siehe: Haut – Malignes Melanom)

Krebs – Hodenkrebs (siehe auch: Eierstöcke – Erkrankungen der Eierstöcke)

In den **Hoden** werden die für die Fortpflanzung wesentlichen Spermien gebildet. Wenn ich an **Hodenkrebs** erkranke, muss ich prüfen, ob ich stark unter dem Verlust eines **Kindes** oder einer Sache leide, die mir genauso wichtig war wie ein Kind. Ich habe vielleicht den Tod eines meiner **Kinder** infolge einer Krankheit, eines Unfalls oder einer Abtreibung erlebt. Es kann auch sein, dass eines meiner Kinder das Haus im Streit verlassen hat und ich es nie wiedergesehen habe. Da es plötzlich aus meinem Leben verschwunden ist, erlebe ich diese Situation möglicherweise wie den **Verlust** eines geliebten Menschen, so als ob es verstorben wäre. Ein anderes Beispiel wäre das eines Geschäftsmannes. Ich habe vielleicht durch schlechte Investitionen meine Firma verloren, die ich gegründet und wie „mein Kind" betrachtet habe. Um welche Situation es sich auch immer handelt, ich habe mich mit Sicherheit schuldig gefühlt für gewisse Handlungen, die ich entweder ausgeführt habe oder „hätte ausführen müssen", für „Worte, die ich nicht hätte sagen sollen", oder Ähnliches. Ich glaube, dass ich bei einem Test versagt oder ein Projekt schlecht realisiert habe. Ich sehe mir an, wie dies meine Wahrnehmung der Sexualität und meine Manneskraft in negativer Weise beeinflussen könnte. Um welche Situation es sich auch immer handelt, ich akzeptiere ↓♥ es, mir meine Gefühle **bewusst** zu machen. Ich akzeptiere ↓♥ sie, um mich bei der Heilung meiner Verletzungen zu unterstützen, wieder lachen zu lernen und den Blick nach vorne zu richten, anstatt immer wieder die Vergangenheit an mir vorbeiziehen zu lassen.

Krebs – Kehlkopfkarzinom (siehe auch: Rauchen, Halsschmerzen

Der Kehlkopfkrebs wird auch Raucherkrebs genannt. Ein bösartiger Tumor, der sich auf den **Kehlkopf**wänden entwickelt, bedeutet, dass ich ein großes Bedürfnis habe, meinen inneren Kummer auszudrücken. Ich müsste meine ganze innere Tragik in die Welt hinausschreien, habe aber Angst, meine Verzweiflung auszudrücken. Gibt es jemanden oder etwas, was mich daran hindert, was mich **bremst**? Vielleicht sage ich mir ja: Es ist besser, ich halte den Mund. Es bringt ja doch nichts, wenn ich rede! Das führt dazu, dass ich mich auf emotionaler Ebene verschließe; ich kann nicht mehr! Ich habe das Gefühl, man fällt über mich her, wage aber nicht, in Wut auszubrechen. Ich fühle mich nicht respektiert für das, was ich bin. Ich habe Angst vor meinen tiefsten Empfindungen. Daher vermeide ich die Konfrontation mit mir selbst. Ich spiele das Opfer und lasse die anderen meine Welt und meinen Lebensraum dominieren. Dabei möchte ich am liebsten, dass mein Leben meine völlige Privatsache ist! Stattdessen gebe ich mit Leichtigkeit meine persönliche Selbstbestimmung in die Hände einer anderen Person oder eines außerhalb von mir liegenden Organismus. Empörung und Wut gehören zu meinem täglichen Leben. Ich akzeptiere ↓♥ es, meinen Platz einzunehmen und das auszudrücken, was ich als die Wahrheit erachte. Das wird mir helfen, den Platz, den ich in meinem Umfeld und im Universum einnehme, besser zu erkennen.

Krebs – Kieferkrebs (siehe: Kieferprobleme)

Krebs – Knochenkrebs (siehe: Knochenkrebs)

Krebs – Leberkarzinom (siehe: Lebererkrankungen)

Krebs – Lungenkrebs (siehe auch: Bronchien – Bronchitis, Rauchen, Lungenerkrankungen)

Da die Lungen in direktem Zusammenhang zu meiner Lebensfähigkeit stehen, zeigt mir der **Lungenkrebs meine Angst vor dem Sterben**. Tatsächlich gibt es in meinem Leben eine Situation, die mich innerlich auffrisst und mir das Gefühl gibt, ich würde sterben. Die Lunge ist das Organ, das mit der Traurigkeit verbunden ist, und wenn der Kummer nicht nach außen gebracht wird, absorbiert sie diesen. Es kann sich um eine Trennung oder Scheidung, den Tod eines geliebten Wesens oder den Verlust meines Arbeitsplatzes handeln, der mir sehr wichtig ist. Ich empfinde ein sehr ausgeprägtes Gefühl von Versagen. Es kann alles sein, was für mich bewusst oder unbewusst den Sinn meines Lebens darstellt. Wenn ich diesen Sinn meines Lebens verliere oder Angst habe, ihn zu verlieren, zeigt das, dass es als Alternative eigentlich nur den Tod gibt. Ich fühle mich dazu **verdammt**, für den Rest meines Lebens in einer bestimmten Situation zu leben. Oft bin ich in meinen Urteilen drastisch. Alles ist schwarz oder weiß, es gibt nichts dazwischen. Trotzdem habe ich Angst, meine Gedanken und Meinungen nach außen zu bringen. Ich glaube an die Vorstellung des Bösen, sowohl im Hinblick auf meine Sexualität wie auch bei anderen Aspekten meines Lebens. Ich fühle mich sehr ohnmächtig. Andere beurteilen mein Leben und dies ärgert mich. Mein Leben hat keinen Sinn und ich bin enttäuscht von den Personen, die meine Erwartungen nicht erfüllen. Ständig sorge ich mich um jemanden, der mir nahesteht: Ich habe emotional und finanziell in diese Beziehung so viel investiert und jetzt bin ich in Gefahr, alles zu verlieren. Wozu soll ich gut leben, wenn alle meine Bemühungen vergeblich waren und ich jetzt an diesen Punkt gekommen bin? Wie verhält es sich mit der Verbindung, die zwischen Rauchern und **Lungenkrebs** hergestellt wird? Ich kann mich fragen, ob der Zigarettenrauch den **Lungenkrebs** verursacht oder ob es die Angst vor dem Sterben ist, die mich zum Rauchen bringt und als Folge davon den **Lungenkrebs** verursacht. Wenn ich rauche, verschleiere ich die Emotionen, die mich stören und am Leben hindern. Ohne Lösung wird der Konflikt in mir wachsen, bis ich schließlich an **Lungenkrebs** erkranke. Ich muss also das Leben akzeptieren ↓♥ und den Gedanken, dass jedes Einatmen und Ausatmen mit der Luft, die ich atme, das Leben in mir fließen lässt. Ich möchte nun meinen Platz einnehmen, mir selbst Raum geben, und will trotz meiner Ängste leben. Das Leben lohnt sich und ich habe es verdient. Ich akzeptiere ↓♥, dass es auf der Erde nichts Böses gibt, nur Erfahrungen. Ich lebe und lasse leben mit dem Blick eines Kindes. Ich beiße mit all meiner Kraft ins Leben!

Krebs – Lymphdrüsenkrebs

(siehe auch: Adenitis, Lymphadenopathie, Lymphknoten)

Das System der Lymphgefäße verläuft in meinem Körper parallel zu dem System der Blutgefäße. Es transportiert eine undurchsichtige, weißliche Flüssigkeit wie verdünnte Milch, die Lymphe genannt wird und der Ernährung der Zellen dient. Da die Lymphe Proteine (Eiweiß) und Lymphozyten (zu den weißen Blutkörperchen gehörend) enthält, spielt sie eine wichtige Rolle in Immunsystem und Verteidigung des Organismus. Das Lymphsystem steht in engem Zusammenhang mit meinen Emotionen, meinem Gefühlsleben. Die **Lymphknoten** verhalten sich im Lymphsystem wie die Nieren, die Leber und die Milz für das Blutsystem und dienen dazu, Unreinheiten aus der Lymphe zu filtern, so wie die Nieren es aus dem Blut tun. **Krebs in den Lymphknoten** weist auf große Angst, Schuldgefühle und Verzweiflung in Bezug auf meine Emotionen hin, die mein Sexual- und Liebesleben betreffen. Selbst wenn ich im Augenblick ein harmonisches Liebesleben habe, können in dieser Art der **Krebs**erkrankung tiefe Enttäuschungen an die Oberfläche kommen. Ich suche nach einem Ort, an dem ich Schutz finde und ganz sicher bin. Ich glaube, diese Sicherheit nur in einer Gruppe erlangen zu können, auch wenn ich damit meiner Beziehung schade. Ich muss akzeptieren ↓♥, dass alles in mir seinen Platz in Harmonie und Liebe einnehmen kann, indem ich mich um mein inneres, verletztes Kind kümmere. Ich finde dieses Sicherheitsgefühl nur in mir selbst. Ich weiß, dass ich zu jeder Zeit geschützt bin und dass ich mich nur dem Strom des Lebens überlassen muss.

Krebs – Magenkrebs

(siehe auch: Magenerkrankungen)

Wenn ich an **Magenkrebs** leide, muss ich mir bewusst machen, welchen „Bissen" oder welche Situation ich nicht verdauen kann. Diese Situation, die mir „im Hals stecken bleibt", erlebe ich sehr intensiv. „Es ist fürchterlich, was man mir angetan hat, was ich ertragen musste. Außerdem war ich völlig ahnungslos!" „Ich bin völlig platt!" Das drückt ungefähr aus, was ich empfinde. Ich habe mich entschlossen aufzugeben, die Last ist zu schwer geworden. Ich neige dazu, die anderen zu beschuldigen, und klage sie an, sich in mein Leben eingemischt zu haben. Da ich jegliche Macht an andere übertrage, kann ich mein eigenes Leben nicht gestalten. Ich habe meine Träume und meine Ziele fallen gelassen, auch wenn ich innerlich anderen gerne zeigen würde, wozu ich in der Lage bin. Die Frustration überwältigt mich, die Angst frisst an mir, aber darunter liegen der Kummer und die Traurigkeit, die so intensiv sind, dass ich keinen Grund für mein Dasein mehr finde … – Ich akzeptiere ↓♥, mir **bewusst** zu werden, warum ich diese Situation erlebe und welche Lektion ich daraus lernen kann, damit der Aufruhr sich wieder legt und der **Krebs** abheilt. Ich kann nur gewinnen, wenn ich meine Wut und meinen Groll loslasse und sie durch Akzeptieren ↓♥ und Verzeihen ersetze.

Krebs – Mastdarmkrebs

(siehe: Darm – Mastdarm [Rektum])

Krebs – Mundhöhlenkrebs

Der **Mundhöhlenkrebs** kann sich am Mundboden, an den Lippen, der Zunge, dem Zahnfleisch und am Gaumen befinden. So wie die Haut die Grenze zwischen innen und außen ist, ist der Mund die Eingangstür, das Vorzimmer zwischen dem, was in mich hineinkommt (Luft, Nahrung, Flüssigkeit) und was aus mir herauskommt (Luft, Worte als Ausdruck meiner Emotionen). Es kann sein, dass es von mir heißt, ich würde „meinen Nächsten auffressen". Ich nähre vielleicht zerstörerische Gefühle gegenüber einem oder mehreren anderen Menschen, was mich sagen lässt: den fresse ich auf!, was bedeutet, dass ich ihm schaden will oder ihm in gewisser Weise den Tod wünsche. Meine immense innere Leere vergrößert meine Schwierigkeit, ich selbst zu sein, ein autonomes Wesen, das das Leben genießt. Ich fühle mich weit von den Menschen entfernt, sowohl auf physische wie auch emotionale Weise. Ich ertrage die Kälte meiner Existenz nicht mehr. Ich akzeptiere ↓♥, dass ich unbedingt Gefühle der **Liebe** in mich hineinlassen und solche Gefühle auch den Menschen in meinem Umfeld und mir selbst gegenüber äußern muss, indem ich Worte der **Liebe** spreche. Ich akzeptiere ↓♥ die Freuden des Lebens.

Krebs – Prostatakarzinom (siehe auch: Prostataerkrankungen)

Krebs – Rachenkrebs (Pharynxkarzinom) (siehe: Rachen)

Krebs – Speiseröhrenkrebs (siehe: Speiseröhre)

Krebs – Zungenkrebs (siehe auch: Alkoholismus, Rauchen)

Selbst wenn Einigkeit darüber herrscht, dass **Zungenkrebs** durch Rauchen und Alkohol gefördert wird, **ist er auf ein tiefes Gefühl der Verzweiflung zurückzuführen, was bedeutet, dass ich keine Lust mehr habe zu leben**. Es kann gut sein, dass ich diese Lebensunlust nicht zum Ausdruck bringe und diese Emotion in mich hinein verdränge. Alkoholismus und Rauchen sind nur die Verstärkung meiner Gefühle. Durch den Alkoholismus flüchte ich vor meinen Emotionen und durch das Rauchen hänge ich einen Schleier vor diese Emotionen, die ich nicht wahrnehmen will. Da ich die Zunge benutze, um die Nahrung an die Zähne heranzuholen, mit denen ich sie dann kaue, muss ich mich bei **Zungenkrebs** fragen, ob ich mich im übertragenen Sinne für unfähig halte, „**das Stück Nahrung**“ zu erwischen. Das, was ich erwischen will, erachte ich als lebenswichtig für mich. Es kann sich um Arbeit, Nahrung, eine neue Beziehung usw. handeln. Die Situation, die ich erlebe, macht mich verrückt! Ich glaube, dass ich bald explodiere! Ich habe so viele unterdrückte Emotionen in mir … Am liebsten würde ich in meiner Außenwelt nach so etwas wie Kraft suchen, während sich diese doch ganz einfach in meinem Inneren befindet. Ich kontrolliere mich perfekt, da in mir eine große Unsicherheit ist. Ich empfinde oft sehr viel Groll gegenüber mir selbst, weil ich mich allzu häufig in Schweigen hülle. Wenn der **Krebs** am **Zungenrand** sitzt, dort, wo sie in Kontakt mit dem Zähnen kommt, kann es sein, dass ich etwas oder jemanden „in Stücke zermahlen“ möchte, den ich nicht schlucken kann. Ich akzeptiere ↓♥, dass ich versuchen muss, wieder Geschmack am Leben zu finden, und lerne, meine Emotionen auszudrücken. Auf diese Weise werde ich feststellen, wie viel Schönes das Leben mir bietet. Ich entschließe mich, zu handeln und mir das zu holen, was ich brauche, denn ich habe es verdient!

Kreuzbein (siehe: Rückenschmerzen – Lendenwirbelsäule)

Kribbeln

Kribbeln ist ein prickelndes Gefühl an der Körperoberfläche und tritt meistens spontan nach einer mechanischen Kompression eines Nervs oder eines Blutgefäßes auf. Die Stelle meines Körpers, an der das **Kribbeln** auftritt, weist mich auf den vorübergehenden Ärger und die Gereiztheit in Bezug auf einen Aspekt meines Lebens hin. Ich akzeptiere ↓♥, mir das **bewusst** zu machen, und lasse die Energie frei fließen.

Kropf
(siehe: Schilddrüse – Kropf)

Krupp
(siehe: Rachen – Kehlkopfentzündung (Laryngitis)

Kummer
(siehe auch: Melancholie)

Kummer steht im Zusammenhang mit einer Form der Angst, einer Unruhe oder Traurigkeit, die sich in Weinen, Anklänge von Schmerz, Einsamkeit und Zähneknirschen äußern. Mein **Herz♥** ist infolge einer bedauerlichen und schmerzhaften Erfahrung der Vergangenheit verletzt und krank. Mein **Kummer** kann lange anhalten oder nur von kurzer Dauer sein. Ich suche nach der wahren, oft tief vergrabenen und unbewussten Ursache. Noch nach Jahren können mehrere Verletzungen aus der Kindheit hochkommen und bestimmte Dinge **bewusst** werden. Ich bleibe dem gegenüber, was ich erlebe, offen und identifiziere schnell die wahre Ursache meines **Kummers**, um in zu beenden. Ich akzeptiere ↓♥ meine Bewusstwerdung und verarbeite sie. Auf diese Weise finde ich wieder Lebensfreude und werde „stärker".

Kusskrankheit
(siehe: Blut – Mononukleose)

Kyphose
(siehe: Wirbelsäule [Verbiegung der ...], Rückenschmerzen)

L

Labyrinth (siehe: Gehirn – Gleichgewichtsstörungen oder Schwindelanfälle)

Lähmung (allgemein)

Eine **Lähmung** ist die Unmöglichkeit bzw. Unfähigkeit, zu handeln, ein Stillstand der Bewegungsfunktion eines oder mehrerer Muskeln. Sie kann ein Organ, ein Organsystem oder den ganzen Körper betreffen. **Diese Krankheit steht im Zusammenhang mit Flucht**. Versuche ich, Widerstand gegen eine Situation oder einen Menschen oder meine Verantwortlichkeiten zu leisten? **Oft lähmt mich Angst**. Was ich erlebe, kann mir derart unerträglich und unüberwindlich erscheinen, dass ich mich abschotten, unempfindlich machen will, da ich keine Lösung erkennen kann, weil ich unfähig bin, die volle Verantwortung zu übernehmen. Vielleicht erlebe ich auch ein tiefes Trauma oder habe es erlebt und will deshalb aufhören zu leben, weil es mir einfach zu viel ist. Manchmal erfordert das Leben, sich Zeit für eine Pause zu nehmen, um die eigenen Prioritäten wieder neu einzuschätzen. Wenn ich mich dafür taub stelle, stellt sich Lähmung ein und zwingt mich zum Innehalten. Auf diese Weise kann ich mich nicht irren. Ich will um jeden Preis ein Bedürfnis realisieren, das sich nicht realisieren lässt: Mein Körper bremst mich, um mir ein Zeichen zu geben, dass ich diese Tatsache akzeptieren ↓♥ sollte. Vielleicht ist auch meine Denkweise sehr starr, und wenn nicht alles so läuft, wie vorgesehen, ziehe ich mich zurück und flüchte. Ich muss mir unbedingt diesen Druck im Hinblick auf gegenwärtige oder zukünftige Ereignisse bewusst machen, um ihn in den Griff zu bekommen und den **gelähmten** Körperteil wieder „lebendig" werden zu lassen. Ich kann mich in einer Situation „**gelähmt**" fühlen, in der ich mich nicht bewegen kann oder die mir keinerlei Handlungsfreiheit lässt. Die Tatsache, dass es mir an Initiative fehlt oder dass ich keine Lösung für eine Situation finde, **lähmt** mich. Wohin soll ich gehen? Vielleicht ist es doch besser, an Ort und Stelle zu bleiben ... Der betroffene Körperteil gibt mir zusätzliche Hinweise über die Ursache meiner Beschwerden und meiner Angst. Ist beispielsweise mein rechtes Bein **gelähmt**, kann es sich um die Angst vor der Zukunft im Hinblick auf meine Arbeit, meine Verantwortung gegenüber meiner Familie und meine Verantwortlichkeiten als Staatsbürger handeln. In einer ausweglosen Situation ohne Fluchtmöglichkeit sind meine **Beine** gelähmt. Kann ich etwas oder jemanden nicht einfach wegschieben oder bewahren, sind meine **Arme** betroffen. Bei fehlender Lust, zu reden oder zu trinken, ohne zu wissen, wie ich damit umgehen soll, ist mein Mund gelähmt. In diesen Augenblicken der Lähmung **bricht** meine gesamte Welt zusammen. Es ist so, als ob man mir voll ins Gesicht eine **Ohrfeige** gäbe, die oft mit einer **Gesichtslähmung** einhergeht. Letztere zeigt meine abgrundtiefe Angst, meine Gefühle zu zeigen, für die ich mich schäme. Ich bin wie **gelähmt,** wenn ich mich zeigen soll, wie ich bin. Die **infantile Lähmung** bringt das

Gefühl des Kindes ans **Licht**, sich eingesperrt zu fühlen. Die **Quadriplegie** oder **Tetraplegie**[42] zeigt meine tiefe Versagensangst oder die Angst, nicht alle Erwartungen erfüllen zu können. Ich bemühe mich vergeblich, „mein Bestes zu tun", ich „reiße mich in Stücke", aber damit erreiche ich nichts. Ich werde mir **bewusst**, dass ich mich selbst mit meiner eigenen negativen Haltung lähme. Ich fühle mich als Opfer, „**paralysiert**". Da ich wenig Kontakt mit meinem Herzen ♥ und meinen Emotionen habe, kann ich nicht entschlossen vorangehen, mich entwickeln. Ich bleibe in meinem Panzer, angehängt an die Vergangenheit. Die Angst **lähmt** mich. Ich will meinen inneren Schmerz abdämpfen. – Ich akzeptiere ↓♥ zu sehen, welche Situation mich in meinem Leben „**lähmt**" und was ich verändern oder verbessern muss, um mein inneres Wohlbefinden zu steigern. Ich lasse die Vergangenheit los, die ich „einfrieren" will, und wende mich der Zukunft zu, denn ich weiß, dass das Beste noch kommt. Ich übernehme für mich die Verantwortung: Ich erledige Dinge für mich selbst. Anstatt andere und die Außenwelt kontrollieren zu wollen, steuere ich jetzt mein eigenes Leben! Ich lerne, die **Liebe** ↓♥ der anderen zu akzeptieren ↓♥. Ich beiße mit voller Kraft ins Leben!

Lähmung – Zerebralparese

(siehe: Gehirn – Zerebralparese)

Lähmung – Kinderlähmung

(siehe: Poliomyelitis)

Langeweile

(siehe auch: Depression, Melancholie)

Langeweile drückt eine tiefe Traurigkeit, einen großen Kummer aus. Wenn ich sage, dass ich mich **langweile**, bedeutet das, dass ich meine Kraft und mein Potenzial nicht richtig einsetze. Warum brauche ich immer die Gesellschaft der anderen als Stimulanz? Welcher Kummer verfolgt mich, vor dem ich flüchten will? **Langeweile** ist eine Melancholie, die mich, **wenn ich nicht reagiere**, langfristig in **eine nervöse Depression** stürzen kann. Es ist so, als ob ich in einer Nacht ohne Ende erlebte, ohne Hoffnung, eines Tages die Sonne zu sehen. Melancholie ist auf einen Mangel, eine Leere in meinem Leben zurückzuführen. Ich mache mir diesen Zustand bewusst. Ich akzeptiere ↓♥, mich von meinem höheren Ich leiten zu lassen, da ich in mir über sämtliche Mittel und Wege verfüge. Ich akzeptiere ↓♥, auf meine innere Stimme zu hören. Meditation und energetische Behandlungen können mir dabei helfen. Es liegt an mir, mein Leben zu gestalten, denn ich bin selbstständig und unabhängig im Universum.

[42] Lähmung, die gleichzeitig alle vier Körperglieder betrifft.

Laryngitis (siehe: Kehlkopfentzündung)

Larynx (siehe: Kehlkopf)

Lausbefall (Pedikulose) (siehe: Filzläuse)

Leberabszess

Ein Abszess in der **Leber** ist eine Anhäufung von Eiter. Da die **Leber** mit Kritik im Zusammenhang steht, zeigt mir ein **Leberabszess** eine große Unzufriedenheit in meinem Leben, die darauf zurückzuführen sein kann, dass die Dinge nicht so laufen, wie ich es mir wünsche, dass ich mir in manchen Situationen zu viel Sorgen mache und dass ich in meinem Leben nicht genug Freude habe und nicht genug Liebe bekomme. Ich bin übervoll mit Emotionen. Ich sehe im Leben schwarz und beklage mich über meine Inaktivität. Ich mühe mich ab, etwas oder jemanden zu bewahren, solange es nicht meine alten Gedanken sind. Ich gebe meinen negativen Gedanken zu viel Raum, anstatt in der Gegenwart und in meinem Körper zu leben. – Es handelt sich um eine Mitteilung, die mir das Leben macht, damit ich akzeptiere↓♥, meine Flexibilität und meine Offenheit weiterzuentwickeln, und dahin gebracht werde, dass ich mir die nötige Liebe und das nötige Verständnis suche, um besser die **Liebe** in mir selbst zu entdecken. Ich akzeptiere ↓♥, tätig zu werden, meine Leidenschaften zu leben und meine Träume zu realisieren. So lasse ich dem Leben in mir mehr Raum. Ich **glaube** an mich und bin voll von kreativer Schaffenskraft.

Leberbeschwerden, akute (siehe auch: Verdauungsstörung)

In der **Leber** werden die Nahrungsmittel verstoffwechselt, der Überschuss an Proteinen, Fetten und Zucker ausgeschieden und das Blut gereinigt. Sie ist lebensnotwendig. Sie wird als Sitz von **Wut** und **Kritik** angesehen. Die **Leber** steht auch im Zusammenhang mit meinem Verhalten und stellt meine Anpassungsfähigkeit an Ereignisse und Lebenslagen dar. Meine negativen Emotionen (Kummer, Hass, Eifersucht, Neid, Aggressivität) beeinträchtigen die einwandfreie Funktion der **Leber**. Meine **Leber** hat die Fähigkeit, Stress und innere Anspannung anzusammeln. Und bittere und gereizte Gedanken und Gefühle, die nicht zum Ausdruck gebracht wurden, werden auch in meiner **Leber** abgelegt. Deshalb fühle ich mich ruhiger und in engerem Kontakt mit mir selbst, wenn ich meine **Leber** physiologisch (mittels Phytotherapie oder einer anderen Methode) oder energetisch reinige. Störungen in der **Leber** können sogar zu Depression führen, die als Enttäuschung sich selbst gegenüber empfunden wird. In einem solchen Moment empfinde ich Traurigkeit, Niedergeschlagenheit, ein allgemeines Sich-gehen-Lassen. Ich will mich für mein Gefühl der Schuld und mein Unwohlsein rechtfertigen. Kommt es zu einer Stauung in meiner **Leber**, werden auch meine spirituelle und meine seelische Bewusstseinsebene beeinträchtigt. Ich kann meinen Lebensweg und die Richtung, die ich einschlagen muss, aus dem Blick verlieren. Die **Leber** gibt ebenso Leben, wie sie Angst vor diesem Leben nähren kann. – Ich akzeptiere ↓♥ zu handeln, damit sie mir das Leben gibt. Ich übernehme die Verantwortung für meine Gedanken, meine Gesten und suche mir bewusst aus, meine Aufmerksamkeit auf das Positive zu lenken. Dies führt mich zu einem neuen Blick auf das Leben. So kann ich mich viel mehr öffnen und die **Liebe** wird in mir und um mich herum leichter strömen können.

Leberentzündung, infektiöse (Hepatitis)

(siehe auch: Alkoholismus, Infektionen, Entzündung, Gelbsucht)

Die Hepatitis ist eine durch Viren, Bakterien, Alkohol, Medikamente, die Transfusion verseuchten Blutes oder, bei Drogenabhängigen, durch unsaubere Spritzen verursachte Entzündung der **Leber**, die den ganzen Organismus beeinträchtigt. Die Symptome sind Schwäche, Gelbsucht, Appetitverlust, Übelkeit, Fieber und Bauchschmerzen. Die **Leber** ist „Lebensspenderin", die das Blut von Giftstoffen und Exzessen reinigt und unsere emotionale Verfassung im Gleichgewicht hält. Die **Leber** ist der Ort, an dem ich vergiftende Emotionen und übermäßigen Hass ansammeln kann. Sie ist **der Sitz der Wut**. Namen für Krankheiten, die auf „...itis" enden, wie **Hepatitis**, weisen auf Gereiztheit und Wut hin. Die **Hepatitis** kann im Zusammenhang mit meinen persönlichen Beziehungen und einer schwierigen Situation auftreten. Ich bin verzweifelt und stelle erneut das Bild in Frage, das ich projiziere. Diese Ansammlung von negativen Emotionen führt zu Schwäche, Verzweiflung und verursacht Wut, Schuldgefühle und Prioritätskonflikte. Wenn ich mir für alles und jedes „böses Blut" mache, empfinde ich oft Wut, Groll und sogar Hass, der zu Gewalt gegen mich selbst oder andere führen kann. Alle diese Emotionen entstehen oft durch ein Gefühl des Versagens in einem Aspekt meines Lebens oder durch einen Widerstand gegen eine Ungerechtigkeit in der Welt. Ich will meinen Geist nicht öffnen und die Dinge oder Ereignisse anders sehen. Es fällt mir auch schwer, zu unterscheiden, was gut und schlecht ist. Respektiere ich mich wirklich mit dem, was ich bin und was ich lebe? Habe ich das Gefühl, mich zu verlieren, weil mich meine Umgebung so überrollt, dass ich den Kontakt zu meinem göttlichen Ich verliere und nicht mehr weiß, in welche Richtung ich mich wenden soll? Vielleicht glaube ich, in zwei Welten zu leben. Ich fühle mich von der Einheit abgeschnitten, vom Vater oben und von der Mutter unten. Möglicherweise bin ich über bestimmte Familienmitglieder verbittert, die sich in mein Leben **einmischen**. Die **Virus-Hepatitis A** ist auf Verbitterung zurückzuführen, die ich gegenüber Nahrung oder einem Problem im Zusammenhang mit Ernährung habe, das ich als entscheidend für mich betrachte. Nehmen wir das Beispiel eines Ehemannes, der sich weigert, Unterhaltszahlungen zu leisten. Die Vorstellung der Flucht ist in meinem Leben sehr präsent und sie hindert mich daran, in Wahrheit und Respekt zu leben. Die **Virus-Hepatitis B** deutet auf Verbitterung im Zusammenhang mit einer Sache oder einem Menschen hin, die mir aufgezwungen wurden. Vielleicht habe ich ein Ereignis **vertagt** oder auf später aufgeschoben, das mir am Herzen lag, und ich war sehr enttäuscht und habe mich vielleicht auch etwas zurückgewiesen gefühlt. Es ist so, als ob man mich in eine Situation hineingezwungen hätte, die ich eigentlich abgelehnt habe. Ich bin aus einer angenehmen Situation **hinausgeworfen** worden und habe mich anderswo wiedergefunden. Die neue Position hat mir überhaupt nicht gefallen. Ich habe mich gefangen gefühlt, unfähig zu reagieren. Ich habe Angst und bestimmte Ereignisse in meiner Vergangenheit haben bei mir solche Spuren hinterlassen, dass ich mein derzeitiges Leben über diese Erfahrungen definiere, die ich als negativ betrachte. Ich sollte jedoch viel lieber vertrauen und akzeptieren ↓♥, dass die Dinge für mich auch gut ausgehen können. Ich bin durch meine eigene Schwierigkeit, die Vergangenheit ruhen zu lassen, durch mein Anhaften am Materiellen und am sozialen Eindruck „vergiftet". Dies kann sich darin zeigen, dass ich unbedingt mehrere Sexualpartner haben muss. So brauche ich mich nicht wirklich auf den anderen Menschen einzulassen, weil mir dies Angst machen würde, und laufe keine Gefahr, verletzt oder „angestochen" zu werden. Die **Virus-Hepatitis C** tritt als Folge starker Verbitterung in Bezug auf etwas Unbekanntes oder ein Geheimnis auf. Beispiel: Wo sind meine Eltern? Wo wurde ich geboren? Ich zeige möglicherweise starken Widerstand gegenüber neuen Situationen in meinem Leben, die mich zu Änderungen zwingen. Ich will mich an meinen Vorurteilen und vorgefassten Ideen festklammern. – Ich nutze die Zeit der Ruhe, um Zwischenbilanz zu ziehen. Ich mache mich frei von Vorurteilen, Wutanfällen, die ich in mir genährt habe. Ich akzeptiere ↓♥, neue Haltungen anzunehmen, durch die ich mein volles Potenzial realisiere. Ich eliminiere alles, was für mich schädlich ist, und akzeptiere ↓♥, dass Freude zu meinem Leben gehört, denn ich verdiene sie!

Lebererkrankungen

(siehe auch: Gallensteine, Gelbsucht)

Die **Leber** ist das voluminöseste Organ des Organismus und an die Speiseröhre angehängt. Sie spielt bei mehreren wichtigen biologischen Funktionen eine Rolle, wie zum Beispiel: Ausscheidung der Gallenflüssigkeit und Reinigung und Entgiftung des Blutes. Die **Leber** repräsentiert meinen **Glauben** und mein Vertrauen auf meine Fähigkeiten. **Lebererkrankungen** sind auf mein eigenes Verhalten zurückzuführen. Meine angestauten Frustrationen, meine Hassgefühle, meine Eifersucht, meine ständige Aggressivität: All dies sind Auslöser für **Probleme mit der Leber**. Diese Gefühle verbergen Angst oder Ängste, die sich nicht auf andere Art ausdrücken lassen. Ich neige dazu, andere oder mich selbst zu **kritisieren** und zu be**urteilen**. Ich beklage mich ständig. Ich widersetze mich oft einem Menschen oder einer Sache. Ich empfinde große Unzufriedenheit. Ich tue mich schwer, die anderen so zu akzeptieren, wie sie sind. *Oft habe ich keine Freude am Leben, denn ich beneide die anderen – das stört mich und macht mich traurig.* Ich neige zu Depressivität. Aber in welchem Maße bin ich bereit, mir Mühe zu geben, sowohl auf materieller Ebene als auch im Hinblick auf meine spirituelle Entwicklung? Fühle ich mich **in der Lage**, die anstehenden Veränderungen anzugehen, oder fehlt mir der Mut? ***Ich habe noch nicht begriffen, dass das, was ich anderen vorwerfe, nur mein eigenes Spiegelbild ist.*** Ich beklage mich die ganze Zeit und verlange von den anderen, sich zu ändern. Wo ist mein guter Wille? Wo ist meine Anstrengung? Es fehlt mir auch an Lebensfreude und Klarheit. Wenn all diese schädlichen Emotionen schon längere Zeit an mir nagen, kann ich auch an **Leberkrebs (Leberkarzinom)** erkranken. Die Ursache davon ist oft ein Konflikt in der Familie und in Bezug auf Geld, vor allem, wenn ich Angst habe, es könnte mir an etwas fehlen. Häufig sammelt sich gerade Wut als Emotion in der **Leber** an. Ich fühle mich nicht respektiert und anerkannt, was eine große Frustration hervorruft. Ich stelle mir Fragen über den Sinn, den ich meinem Leben geben will. Habe ich noch den „**Glauben**" daran, mich zu realisieren und glücklich zu sein? **Mangelt** es meinem Leben an Sinn? Was ist gut für mich und was will ich aus meinem Leben eliminieren? Wo sind meine Grenzen und meine Möglichkeiten? Zerstöre ich mich oder nähre ich Freude und Vitalität in mir? Woher kommt mein Gefühl der Machtlosigkeit? Warum hänge ich mich an andere oder an Situationen, anstatt Vertrauen zu haben und an mich zu glauben? Ich will die Menschen, dir mir nahestehen, nicht verlassen … Diese gesamte Zurückhaltung von Emotionen nährt in mir Angst und ich vergifte mich. Bei **Leberkrebs** ist man sehr entmutigt, erschöpft oder sogar verzweifelt. Ich befürchte so sehr, etwas zu verlieren, dass ich mich so viel wie möglich daran anklammere. Ich **glaube** nicht an mich. Ich habe Angst vor **Mangel**, die **Abwesenheit** geliebter Personen lastet schwer auf mir und erscheint mir wie eine **Ewigkeit**. So will ich alles um mich viel zu sehr **ansammeln** und **anhäufen**, um jede **Unzulänglichkeit** zu verhindern. Ich lege **Reserven** an, ich will alles **verschlingen** aus Furcht, dass mir etwas fehlt. Ich fühle eine ständige, fast obsessive Begierde, die ich nicht beruhigen kann. So esse ich zu viel und schädige auf diese Weise meine **Leber**. Ich mache mir über alles Gedanken, ich bin „überbesorgt" und finde das Leben ungerecht. Der **Krebs** zeigt mir, dass ich gern große Veränderungen in meinem Leben vornehmen würde. Ich nähre ein derart negatives Selbstbild, dass mich die anderen daran erinnern, indem sie mich so behandeln, wie ich es selbst tue. Beispielsweise sind dies Personen, die sich mir gegenüber ständig respektlos verhalten. – Es ist **jetzt** Zeit, mir bewusst zu machen, dass ich mich so akzeptieren ↓♥ muss, wie ich bin, und lernen muss, mich mehr zu lieben. Wenn ich fähig bin, Liebe und Verständnis für mich selbst aufzubringen, kann ich das auch für andere tun. Ich habe wieder Freude am Leben. Ich höre auf, die anderen zu kritisieren, und akzeptiere ↓♥, eine neue Richtung in meinem Leben einzuschlagen, in dem das Leben und eine positive Einstellung meine Daseinsberechtigung darstellen. Ich erkenne meine Wünsche an und lerne sie zu respektieren. Diese neuen Energien werden meine Krankheit zum Verschwinden bringen.

Leberfleck

(siehe: Haut – Malignes Melanom)

Leberstauung

(siehe: Kongestion)

Leberzirrhose

Die **Leberzirrhose** ist eine entzündliche Erkrankung der **Leber**, die unter anderem auf ständigen Alkoholmissbrauch zurückzuführen ist. Sie ist durch in der **Leber** verstreute Verletzungen gekennzeichnet. Die Zellen sind zerstört und werden durch Bindegewebe ersetzt. Bei einer **Zirrhose** kann sich die **Leber** vergrößern (**Hypertrophie**) oder verkleinern (**Atrophie**). Eine **Leberzirrhose** tritt bei jemandem auf, der sich vom Leben, von Ereignissen oder bestimmten Situationen, die ihn zwingen, einen Schritt voranzumachen, gedrängt fühlt. Da ich mich gegen meinen Willen gedrängt fühle, widersetze ich mich und klammere mich an meine Meinung. Ich empfinde Groll und Aggressivität. Diese Krankheit ist das Spiegelbild meiner Wut, meiner Verbitterung gegenüber dem Leben und dem, was mir passiert. Ich bin voller latenter innerer Aggressivität und habe ständig Schuldgefühle, weil ich meine, mein Leben „verpatzt" zu haben. Ich verbringe meine Zeit mit Selbstvorwürfen und Kritik an anderen. Ich verhärte mich derart, dass ich das Licht am Ende des Tunnels nicht mehr erkennen kann. Ich habe meine Spontaneität verloren und wage es nicht, Dinge zu tun, die ich liebe, weil ich sie mir moralisch verbiete, weil ich inneren Regeln folgen muss oder ganz einfach, weil ich im Lauf der Jahre eine Routine entwickelt habe, die mich in meiner Zone der Bequemlichkeit gefangen hält. Meine Unsicherheit ist groß und ich habe Angst. Wozu dient das Leben? Vielleicht dazu, um seinen Platz zu kämpfen? Ich bin nur eine Nummer unter so vielen anderen … Bestimmte Ereignisse in meiner Vergangenheit haben eine tiefe Spur hinterlassen und meine Verletzung ist so groß, dass ich keine Lust habe, mich der **Liebe** zu öffnen, denn ich habe Angst, noch mehr zu leiden. Ich fühle mich derartig schuldig, dass ich zum Alkoholkonsum neige … Das Leben könnte so „**rosa**" sein, aber ich sehe nur schwarz … Mein **Glaube** in mich ist verschwunden und ich lasse mich in die Passivität fallen. So versuche ich, mich selbst zu zerstören, und lehne mein Leben oder das, was ich geworden bin, ab. – Damit ich mich wieder mit dem Leben versöhnen kann, akzeptiere ↓♥ ich, in der Gegenwart zu leben und das, was mir jetzt an Gutem geschieht, wahrzunehmen. Ich öffne mein **Herz♥** und lenke meine Aufmerksamkeit auf jede Geste, jede Handlung, hier und jetzt. Ich lerne, nicht mehr mein strengster Richter zu sein, denn wenn ich mir selbst gegenüber toleranter bin, werde ich es auch den anderen gegenüber sein. Dies wird viel mehr Harmonie und Glück in mein Leben bringen. Ich prüfe meine wahren Absichten, bleibe offen für die **Liebe** und verzeihe mir. Ich bestätige, wer ich bin, und nehme mir die Freiheit, der zu sein, der ich will. Ich handele. Ich lasse die allzu schwere und für mich unheilvolle Vergangenheit los. Ich **glaube** an mich und akzeptiere ↓♥, ein neues Leben voller Freiheit, Spontaneität und **Liebe** zu leben.

Legasthenie

Die **Legasthenie** ist eine Lernschwierigkeit beim Lesen und der Rechtschreibung, die getrennt von intellektuellen und sensorischen Mängeln oder einem psychiatrischen Problem zu sehen ist. Nach dem problemlosen Lesen einiger Worte bin ich nicht in der Lage zu verstehen, was danach kommt. So halte ich an und kann erst nach einigen Sekunden Pause wieder neu beginnen. Ich will in meinem Leben zu schnell vorankommen. Meine Gedanken laufen schneller als meine Worte, alles gerät am Ende durcheinander. Ob ich nun in einem gestörten familiären Umfeld lebe oder überbehütet war, in beiden Fällen will ich einen meiner Elternteile (oder einen meiner Nächsten) zufriedenstellen und habe Angst vor Überforderung. Ich bin sehr verletzlich, denn es fehlt mir an Selbstvertrauen und ich strauchele vor den Schwierigkeiten. Dies ist das Ergebnis einer für mich umwälzenden Situation, die ich vor allem als **Kind** erlebe. Die Schwierigkeiten beim **Schreiben** erinnern mich an „**die Schreie**“, die ich höre, entweder zu Hause oder in der Schule, und die ich nicht mehr tolerieren kann. Ich weiß nicht, wie ich aus dieser Situation herauskomme, ich hätte gern, dass sie sich um jeden Preis ändert! Wenn es sich mehr um Schwierigkeiten beim **Lesen** handelt, sehe ich mir an, in welcher Situation man mich zu lesen gezwungen hat, zum Beispiel in einem Saal oder vor vielen Menschen oder ob ich lächerlich gemacht wurde. So wird jedes Mal beim Lesen der Stress reaktiviert, den ich in genau in dieser Situation erlebte. Ich habe außerdem den Eindruck, dass meine Lebensstrukturen (Regeln zu Hause oder in der Schule) sehr streng sind. Ich fühle mich wie ein kleiner Soldat, der Befehle ausführen muss, weil er sonst bestraft wird. Meine Eltern schützen mich so sehr, dass ich dies wie eine Bestrafung empfinde. Als **Elternteil dieses Kindes** sehe ich mir an, wie ich ruhiger und mit mehr Einsicht in meine Bedürfnisse kommuniziere, anstatt meine eventuell vorhandene Verzweiflung herauszuschreien. Auf diese Weise setze ich eine Gewaltform ein, die wenig hilfreich ist. Ich akzeptiere ↓♥, mir selbst Zeit zu geben, um Dinge zu erledigen, ein Schritt auf einmal, ohne zu zittern und ohne alles durcheinanderzubringen. Ich nehme mir die Zeit, zu atmen, mich zu beruhigen. Ich weiß, dass ich ein sehr intelligentes Wesen bin, und entwickele meinen Willen, indem ich einen Schritt nach dem anderen mache. Ich akzeptiere ↓♥, die **Liebe** anzuerkennen, die in mir ist. Ich gebe mir die Möglichkeit, mich zu lieben und zu akzeptieren ↓♥, dass dies nur ein vorübergehender Zustand ist und ich meine Ziele erreichen werde. Ich akzeptiere ↓♥, dass ich auch als Kind die Möglichkeit habe zu entscheiden, was gut für mich ist. Ich lerne, mir zu vertrauen und mir meine Lernfähigkeit wieder anzueignen, denn ich weiß tief in meinem Inneren, dass mir dies durch meinen Mut, meinen Willen und meine Hartnäckigkeit gelingen kann. Von nun an benutze ich das Lesen als Werkzeug, um mir die Türen zur Welt zu öffnen. Ich gehe das Risiko ein, den betroffenen Personen zu sagen, was mir nicht gefällt, denn ich will in Frieden und Harmonie leben. So fühle ich mich freier und werde mir **bewusst**, dass mir die Regeln einen Rahmen geben, der mich unterstützt und leitet.

Leiden, unklare

Wenn ich mich mit mehr oder weniger genau definierten **verschiedenen Leiden** herumplage, deutet das oft auf fehlende **Liebe** hin. Ich fühle eine Leere, ich bin sehr unzufrieden in einem Bereich meines Lebens. Ich kann auch auf der Suche nach meiner Identität sein. Es ist sehr kalt in meinem **Herzen♥** (Winterkrankheit!) – Ich akzeptiere ↓♥, dass ich Trost brauche, möchte von jemandem in die Arme genommen werden, von dem ich mich verstanden und akzeptiert fühle, so, wie ich bin. Ich habe Vertrauen in das Leben und suche mir die Liebe, die mir fehlt, in meinen Lebenssituationen, von Tieren und bei Menschen, die bereit sind, mir diese Liebe zu geben.

Leiste

(siehe auch: Magen – Lymphknoten, Hernie)

Die **Leiste** ist die Region, die Bauch und Oberschenkel durch die Leistenbeuge miteinander verbindet. Wenn diese Region betroffen ist, entweder durch einen **Abszess, Schmerz** oder eine **lymphatische Schwellung**, ist das Thema ein Bruch zwischen meinen Bedürfnissen (sehr häufig den sexuellen) und meinen Handlungen. Ich ziehe mich in mich selbst zurück und drücke meine Unzufriedenheit nicht aus. Ich fühle mich wie in einem Gefängnis und allmählich verspüre ich immer mehr **Hass**. Ich lebe mehr in meinem Kopf als in meinen Empfindungen und fühle mich ständig gedrängt. Ich widersetze mich meinen tiefen Bedürfnissen nach Ruhe und Entspannung. Ich erlaube es meinen kreativen Kräften nicht, sich auszudrücken. So beschneide ich meine Freiheit und dies beeinflusst meine Dynamik. Bin ich einverstanden mit dem, was ich fühle und tue? Eine **Hernie** zeigt mir, dass ich nicht mehr für andere leben möchte. Ich hänge mich an die Vergangenheit, wenngleich meine bisherige Lebensweise mich nicht zufriedengestellt hat. Ich fühle mich verpflichtet, in bestimmten Situationen zu bleiben (sowohl auf emotionaler wie beruflicher Ebene) aus Angst, meine Kreativität auszudrücken. Mein Leben erscheint ruhig und durch die Außenwelt bestimmt, aber tief im Inneren zerstöre ich mich selbst. Eine **Schwellung der Lymphknoten** in der **Leistengegend** weist darauf hin, dass ich meine wahre Natur abwehre. Ich baue mir selbst Hindernisse auf, die zu „guten Gründen" werden, damit ich meine wahren Wünsche und Leidenschaften nicht erfüllen muss. – Ich akzeptiere ↓♥, mich meinen Gefühlsempfindungen zu öffnen und die Energie fließen zu lassen. Denn genau so kann ich wahre Freiheit kennenlernen und dabei im Kontakt mit meinem gesamten Inneren sein. Nun kann ich es integrieren und darüber hinauswachsen.

Lendenwirbelsäule (siehe: Rückenschmerzen – Lendenwirbelsäule)

Lepra (siehe auch: Chronische Erkrankung, Nerven, Haut / [allgemein] / Hauterkrankungen)

Die **Lepra,** auch **Hansen-Krankheit**[43] genannt, ist eine Infektionskrankheit. Wenn ich an **Lepra** erkrankt bin, meine ich, nicht alles Erforderliche zu besitzen, um mit dem Leben und meinen Verantwortlichkeiten fertig zu werden. „Warum bin ich an dieser Infektion erkrankt? Habe ich eine chronische Lepra, die auf den Hansen-Bazillus zurückzuführen ist und die Haut, die Schleimhäute und die Nerven angreift?" Die Erkrankung kommt oft in tropischen Ländern vor. Sie wird leicht innerhalb von Familien übertragen und hat eine sehr lange Inkubationszeit (drei bis fünf Jahre). Bin ich davon betroffen, fühle ich mich schmutzig, unrein, den Dingen nicht gewachsen. Ich leide unter Einsamkeit und ekle mich vor mir selbst. Ich zerstöre mich. „Gab es sie auch in meiner Familie? Wie sah es dort mit der Kommunikation aus? Hat mich dieses Leiden aus Mangel an Kommunikation so angegriffen, dass ich mich zerstören will? Meine Sensibilität ist angeschlagen, an meinem wundesten Punkt angekratzt." Verdiene ich überhaupt zu leben? Ich neige dazu, mir diese Frage oft zu stellen, und ich lasse mich hängen, weil ich mich unfähig fühle, irgendetwas in meinem Leben zu verändern. Ich lebe als Opfer, anstatt mein Leben zu gestalten. Ich fühle mich verurteilt, von einem Gott kritisiert, der Gesellschaft oder meiner Umgebung. Ich fühle mich also ohnmächtig, etwas zu verändern. Ich trage alle Verantwortung der Fehler der Erde auf meinen Schultern. Ich regle die in der familiären Vergangenheit angehäufte Last und finde *meinen* Platz in der Gesellschaft. – Ich akzeptiere ↓♥ ab sofort, mich mit Gedanken der Liebe und der Harmonie zu nähren, um mir eine neue Haut zu schaffen, die das göttliche Wesen, dass ich bin, besser widerspiegelt. Ich nehme die Kraft wieder an, die ich vor langer Zeit anderen überlassen habe, und trage die Verantwortung für mein Leben. Ich erkenne meine schöpferischen Energien an. Ich akzeptiere ↓♥ meinen Körper als integralen Teil meines göttlichen Wesens. Ich akzeptiere ↓♥, dass ich ein besseres Leben verdiene!

---

[43] Gerhard Henrick Armauer **Hansen** (1841–1912): Arzt und norwegischer Botaniker. Aus gehobener Familie stammend, studierte er Medizin in Christiania und spezialisierte sich dann auf Mikrobiologie in Wien. Er kehrte nach Norwegen zurück und entdeckte 1869 den Lepra-Bazillus in einem Knötchen, aber er wagte nicht, dies an die Öffentlichkeit zu bringen, da er mit der Tochter von Prof. Danielsen verlobt war. Dieser jedoch bestritt einen bakteriellen Lepra-Ursprung erbittert. Erst 1874 veröffentlichte Hansen seine Erkenntnisse in der Medizinischen Gesellschaft von Christiana. Daraufhin wurde er zum norwegischen Generalinspektor für Lepra ernannt.

Lesbische Orientierung

(siehe: Homosexualität)

Leseunfähigkeit (Alexie)

(siehe: Augen – Leseunfähigkeit)

Leukämie

(siehe: Blut – Leukämie)

Leukopenie

(siehe: Blut – Leukopenie)

Linkshändigkeit

Linkshänder werden im Allgemeinen so bezeichnet, weil sie bei Aktivitäten wie Schreiben, Musizieren, Sport usw. häufiger ihre **linke** Hand und ihren **linken** Arm verwenden als seine rechte Hand und seinen rechten Arm. Früher wurde der Rechtshändigkeit in der Erziehung eine große Bedeutung beigemessen, was dazu führte, dass Rechtshändigkeit als „korrekt“ und **Linkshändigkeit** als „unkorrekt“ galt. Auch der Ausdruck „linkisch“ sein“ bedeutet ja nichts anderes als ungeschickt. Derzeit wechseln wir vom Zeitalter des Fisches in das des Wassermanns, das heißt, wir wechseln von unserer rationalen Seite zu unserer stärker intuitiven und kreativen Seite. Es ist bekannt, dass ein Kind, das natürlicherweise **Linkshänder** ist, aber gezwungen wird, die rechte Hand einzusetzen, Ticks, Ungeschicklichkeit, Gefühlsstörungen, Sprach- und Lesestörungen, Schuldgefuhle und einen Minderwertigkeitskomplex entwickeln kann. Wenn ich an derartigen Gefühlen leide, weil ich zur Rechtshändigkeit gezwungen wurde, tue ich gut daran, mit mir selbst Frieden zu schließen, indem ich mir für das Erlebte Verständnis und Anerkennung entgegenbringe. Da die **linke Seite** dem Gefühlsleben, der Intuition, der Empfindsamkeit, also der „weiblichen“ Seite meines Wesens entspricht, ist meine kreative Seite bei mir als **Linkshänder**, egal ob als Mann oder Frau, sehr entwickelt, vor allem fällt es mir leicht, Musik, Gesang, jede Art von Kunst zu lernen. Das ist mir angeboren. Ein **Linkshänder** kann auch eine stärker introvertierte, reservierte Persönlichkeit haben, während der Rechtshänder eher extrovertiert ist und auf andere zugeht. Es bleibt mir nichts anderes zu tun, als mein kreatives Potenzial zu akzeptieren ↓♥ und meine große Empfindsamkeit dazu einzusetzen, dass alles voll zum Ausdruck kommt. Ich akzeptiere ↓♥ mich so, wie ich bin, und weiß, dass ich besondere Kräfte habe, die aus mir einen einzigartigen Menschen machen.

Lippen

Über die **Lippen** kann ich **geistige Aufgeschlossenheit oder Verschlossenheit** erfassen. Ich kann Spannungen, Sorgen, Kummer oder Befürchtungen in der Rissigkeit oder Trockenheit der **Lippen** erkennen. Wenn ich Freude, Vergnügen, Liebe im Herzen fühle, sind sie voll und fleischig. Wenn ich zurückhaltend oder sogar starrsinnig in Bezug auf meine Wünsche und die Vergnügungen des Lebens bin, sind sie eher dünn. Bei einer Frau sind dieselben Auswirkungen einer bestimmten Störung an den **Schamlippen** zu beobachten, mit der Ausnahme, dass sich sämtliche Beschwerden oder Krankheiten in diesem Bereich eher auf die Sexualität oder die Weiblichkeit der betreffenden Frau beziehen. **Die Unterlippe steht für meine männliche Seite, meine Vernunft, während die Oberlippe für die weibliche, empfängliche, emotionale Seite steht**. Der Zustand und die Form der **Lippen** zeigen, ob ich mich anderen leicht öffne oder ob meine Ängste mich zerfressen, ohne dass ich mir dies bewusst mache. Neige ich dazu, „meine **Lippen** zusammenzukneifen" und die Meinung anderer zu hinterfragen und zu beurteilen? Oder „beiße ich mir eher auf die **Lippen**", da ich meinem eigenen Urteil, meiner Intuition zu wenig vertraue? Vielleicht lebe ich einen inneren Konflikt mit meiner Sinnlichkeit, mit dem Ort, den ich ihr in meinem Leben zuweise. Missbrauche ich eine gewisse Macht? Wenn ich Schwierigkeiten mit dem Genießen habe, sind meine **Lippen** betroffen. Erhalte ich einen unerwünschten Kuss oder muss ich mich „einem Alkoholtest unterziehen" oder glaube ich, von meinen Nächsten verraten zu werden (Judaskuss), wirkt sich dies auf meine **Lippen** aus. In diesem Fall habe ich den Eindruck, dass die Autoritätsperson ihre Macht missbraucht. – Ich akzeptiere ↓♥, meine Gefühle zum Ausdruck zu bringen, sowohl die negativen, wenn ich unzufrieden bin (sonst können meine **Lippen** anschwellen), als auch die positiven, wie Komplimente, Zuneigung, Wertschätzung, usw. Denn meine Lippen machen es mir möglich, anderen einen Kuss zu geben und ihnen meine Liebe zu zeigen. Ich fühle mich in Sicherheit und wage zu sagen und zu zeigen, wer ich wirklich bin.

Lippen – trockene, rissige, aufgesprungene Lippen

Wenn ich große Müdigkeit empfinde, leichtes Fieber habe, mich allein fühle und Sorgen habe oder es bedauere, bestimmte Worte gesagt zu haben, bekomme ich **trockene Lippen**. Ich verliere die Freude am Leben, der Austausch mit anderen bereitet mir wenig Vergnügen. Ich kann meine Emotionen nicht mehr mit anderen oder mit meinem Lebenspartner teilen. Dieser Verlust an Freude ist umso größer, wenn meine **Lippen** anfangen zu **bluten**. Wenn meine Lippen **aufgesprungen** sind, frage ich mich, welche „Spaltung" ich in meinem Inneren zugelassen habe. Es kann sich um einen Abgrund zwischen meiner realen und imaginären Welt handeln. Aus Angst vor Verletzung möchte ich in meinem Elfenbeinturm bleiben. Ein Kind, dessen Eltern getrennt sind und das Zärtlichkeit braucht, kann **aufgesprungene Lippen** haben. Ich erschaffe mir eine Welt aus Fantasie und Illusion, die mir dabei hilft, vor meinen negativen Emotionen zu flüchten, den „Phantomen", die mein Leben kontrollieren. Ich gehe Kompromisse ein, ich **schütte** Wasser in meinen Wein, aber ich habe von allem genug. – Ich akzeptiere ↓♥, in Kontakt mit der Realität und den Menschen zu bleiben, die mich umgeben. Ich erlaube mir mehr Kommunikation mit den anderen und bringe dem

Leben mehr **Liebe** entgegen. Anstatt in der Vergangenheit oder in der Zukunft zu leben, lerne ich, den Augenblick zu genießen. Ich nehme liebevoll Kontakt mit mir selbst und mit anderen auf, und so brauche ich weniger in der Irrealität zu leben. Indem ich vereine, was vorher abgespalten war, „beleben" sich meine Lippen und ihr Zustand wird wieder perfekt.

Lippenherpes

(siehe: Herpes [allgemein])

Lippen-Kiefer-Gaumenspalte (LKGS-Spalte, Hasenscharte)

Eine **Lippenspalte**, auch **angeborene Hasenscharte** genannt, ist eine Fehlbildung, die durch eine Spalte der Oberlippe (eher bei Jungen) und/oder des Gaumens (eher bei Mädchen) gekennzeichnet ist. Sie entsteht dadurch, dass die vorne liegenden Gesichtsteile des Embryos zwischen dem 35. und 40. Tag des intrauterinen Lebens aufhören zusammenzuwachsen. Die **Lippenspalte** bringt keinerlei Einschränkungen mit sich, außer dass sie ästhetische Vorurteile auslöst und die Nahrungsaufnahme und das Sprechenlernen stört. Schon in sehr jungem Alter wusste ich, dass es mir schwerfallen würde, zu kommunizieren und mich zu behaupten: „meinen Mund zu öffnen". Ich fühle mich minderwertig und versuche, mich zu verstecken und zurückzuziehen, denn die anderen „steuern mein Leben". Es entgehen mir Dinge, die „Stücke scheinen zu groß zum Schlucken zu sein"! Ich sollte meine Selbstachtung entwickeln und mich an die erste Stelle setzen. – Vor allem muss ich mich mit der Realität meiner Geburt konfrontieren und diese Situation verarbeiten, indem ich akzeptiere ↓♥, dass ich über mich selbst hinauswachse und meine Integration im irdischen Leben akzeptiere ↓♥. Ich entscheide mich bewusst dafür, mich kennenzulernen und als Seele in Entwicklung anzuerkennen. Ich akzeptiere ↓♥ meine Qualitäten und meine inneren Kräfte und baue mir ein neues, viel positiveres Selbstbild. Ich nehme bewusst den Raum ein, den mir das göttliche Recht zugesteht, und „beiße" ins Leben. Indem ich ich selbst bin, kann ich mit meiner göttlichen Präsenz Kontakt aufnehmen und weiß genau, welchen Weg ich einschlage. Ich kann frei meine Bedürfnisse ausdrücken und schreite zur Tat!

Lithiasis

(siehe: Steinleiden)

Lithiasis – Cholelithiasis

(siehe: Gallensteine)

Lithiasis – Urolithiasis

(siehe: Nierensteine)

Lordose

(siehe: Wirbelsäule – Verbiegung der Wirbelsäule / Lordose)

LSD-Konsum
(siehe: Drogen)

Luftkrankheit
(siehe: Seekrankheit)

Lumbago
(siehe: Hexenschuss)

Lumbalsyndrom
(siehe: Rückenschmerzen – Lendenwirbelsäule)

Lungen (allgemein)
(siehe auch: Bronchien)

Die Arbeit meiner beiden **Lungen** erlaubt es dem Leben, in mir zu fließen. Sie sind der Luftfilter für meinen gesamten Körper. Ich atme das Leben ein und gebe es wieder an das Universum ab. Wenn meine **Lungen** gut funktionieren, wird jede Zelle meines Körpers belüftet. Durch meine **Lungen** werde ich mir bewusst, dass ich existiere. Sie stehen für meine Fähigkeit, alle Mauern fallen zu lassen, die ich selbst aufgerichtet habe oder die die Gesellschaft etabliert hat, wie auch für meine Anpassungsfähigkeit. Wenn ich also lebensmüde bin, können meine **Lungen** das erkennen und mir erlauben, diese negativen Gefühle zu belüften, die ich durch die Liebe, die ich einatme, reinigen muss.

Lungen – Legionärskrankheit (Legionellose)

Die **Legionärskrankheit** ist eine Infektionskrankheit, deren erste Epidemie im Juli 1976 unter Kriegsveteranen entdeckt wurde, die sich in einem Hotel in Philadelphia versammelt hatten. Sie ist auf eine kleine, gramnegative Bakterie zurückzuführen, die bis zu diesem Zeitpunkt unbekannt war und *Legionella pneumophila* getauft wurde. Die **Legionärskrankheit**, auch **Legionellose**, ist der Lungenentzündung verwandt. Nach einer Inkubationszeit von 2 bis 20 Stunden setzt sie abrupt ein und entwickelt sich sehr schnell. Sie kann zum Tod führen (in 16 Prozent der Fälle endet sie tödlich). Der Kontakt mit anderen Veteranen bringt mir erneut schmerzhafte Erinnerungen und Traurigkeit angesichts menschlichen Leidens. Ich fühle mich ohnmächtig gegenüber dem Tod. Die Erinnerungen haben sich plötzlich eingestellt und so sind meine Ängste, meine inneren Konflikte mit meiner damaligen Tätigkeit wieder ans Licht gekommen. Ein Gefühl der Wut und der Ungerechtigkeit hält mich gefangen, hindert mich daran, zu atmen und voll am Leben teilzunehmen. Die Situation ist schwer erträglich und ich fühle mich schuldig, nicht *mehr* getan zu haben. Am liebsten würde ich flüchten, aber ich bin verpflichtet zu bleiben. Ich schäme mich, an Kriegen teilgenommen zu haben, mit denen ich nicht einverstanden war. – **Ich akzeptiere ↓♥,** Frieden mit mir selbst zu schließen und mich von diesen Erinnerungen zu befreien. Ich leiste meine Trauerarbeit und höre auf, innerlich an mir zu nagen. Ich bitte um Hilfe und gebe mir das Recht, zu atmen und voll am Leben teilzunehmen. Ich realisiere, dass das Leben wertvoll ist, koste den Augenblick aus und bin dafür dankbar.

Lungenerkrankungen (siehe auch: Asthma, Bronchien – Bronchitis,Sklerose)

Lungenerkrankungen wie beispielsweise **Lungenentzündung**, **Bronchitis**, **Asthma**, **Lungenfibrose**, usw. sind Zeichen dafür, dass ich sehr große Angst zu ersticken oder zu sterben habe. Ich lebe gegen das Leben und meine tiefsten Bestrebungen. Es ist so, als ob mein Lebensziel behindert wäre. Ich habe Angst, mich mit dem Leben zu konfrontieren. Ich bin derart ängstlich, dass ich mich auf ein Leben in einem sehr stark abgegrenzten Territorium[44] beschränke, das mir seinerseits aber auch nicht sicher zu sein scheint. Ich kann den Eindruck haben, mein Territorium (*meinen* Lebenspartner, *meine* Familie, *meine* Freunde, *meine* Arbeit, *mein* Haus, *meine* Ideen, usw.) verloren zu haben oder im Begriff zu sein, es zu verlieren, wodurch ich mich in die Enge getrieben fühle. Und das wäre wie Sterben, ich wäre nichts mehr wert! Es fällt mir also schwer, meinen Platz zu finden und meine Beziehungen zu meinem Umfeld angemessen zu regeln. Ich habe den Eindruck, mich selbst zu verlieren. Die **Lungen** dienen der Atmung. Ist ihre Funktion beeinträchtigt, ist auch der Transport des Sauerstoffs von der Luft zum Blut, eine lebenswichtige Funktion, beeinträchtigt. Diese schlechte Funktionsweise hebt den Tod, der mir Angst macht und den ich bezwingen sollte, noch stärker hervor. Ich ersticke immer wieder meine **Tränen**. Die Traurigkeit schwächt meine **Lungen**. Bei **Schmerzen** oder **Schwierigkeiten beim Atmen** sollte ich mich fragen, ob ich den Eindruck habe, in meinem Leben zu ersticken oder erdrückt zu werden. Habe ich das Gefühl, **nicht genug Luft** zu haben, vor allem in meinen familiären Beziehungen? Fühle ich mich eingeschränkt oder habe ich den Eindruck, kein Glück verdient zu haben? Ich habe Lust, meine Not „aus vollen Lungen" herauszuschreien. Ich liebe Konflikt und Zwiespalt nicht und ich neige dazu, allzu sehr vermittelnd zu sein, um Streitigkeiten zu vermeiden. Ich fühle mich traurig und deprimiert und muss lernen, meinen persönlichen Wert anzuerkennen und die Dinge zu tun, die mir Freude machen. Meine **Lungen** werden angegriffen sein, vor allem meine Atmung, wenn ich mich schon als Kind verlassen gefühlt habe. Als Waise kann mein Vertrauen ins Leben und in die Erwachsenen im Allgemeinen erschüttert sein und meine **Lungen** manifestieren diese innere Verletzung. Ich kann auch Schwierigkeiten haben, mich mit Veränderungen in meinem Leben zu konfrontieren und Trennungen auszuhalten, vor allem, wenn ich die Trennung von meiner Mutter bei meiner Geburt (die sich körperlich im ersten Atemzug vollzieht) traumatisch erlebt habe. Meine **Lungen**, die eine wichtige Rolle bei meiner Selbstständigkeit spielen sollten (ganz allein

---

[44] **Mein Territorium:** *Mein* Partner, *meine* Familie, *meine* Freunde, *meine* Arbeit, *mein* Haus, *meine* Ideen usw.

zu atmen) können diese Situation gewissermaßen als Tod erleben. Kann ich auch unabhängig leben, ohne immer jemanden zu brauchen, der die Dinge an meiner Stelle tut? Vielleicht lassen auch meine **makabren** Ideen einen **Tumor** entstehen. Auch wenn die Gesellschaft den Gedanken verbreitet, dass die Zigarette **Lungenkrankheiten** auslöst, verursacht eher die Todesangst infolge des Tabakkonsums die Krankheit. Im Fall einer **Lungenembolie**[45] hat es einen Bruch in der Lebensfreude gegeben; Traurigkeit hat sich angehäuft. Ich wehre mich gegen meine Ohnmacht. Es ist so, als ob man den Durchgang behindern (versperren) würde, um ein Projekt zu vollenden, bei dem ich mich an einen präzisen Ort begeben möchte, und daraus folgt die Depression. Ich fühle mich nicht mehr bei mir selbst. Meine Ideen und meine Emotionen sind versperrt. – Ich akzeptiere ↓♥, dass ich ständig geleitet und beschützt bin. Anstatt alte Erinnerungen aufrechtzuerhalten, die mich melancholisch machen und mein Gefühl der Einsamkeit und Isolation noch verstärken, täte ich besser daran, mir all das anzusehen, was ich habe, den ganzen Reichtum in meinem Leben. Ich habe einen Anspruch auf ein Territorium, einen eigenen Platz, der sonst niemandem gehört, genauso wie die anderen jeder ihr eigenes Territorium haben. So entsteht Harmonie und ich kann mich frei entfalten. Ich übernehme die Macht, die mir zukommt, und atme das Leben mit vollen Zügen ein!

Lungenemphysem

Das **Lungenemphysem** ist besonders durch Atemschwierigkeiten bei Anstrengungen gekennzeichnet. Wenn sich die **Lungen** ausbilden, während ich noch ein Fötus bin, bedeutet das mein Engagement, hier zu sein, mein **Ja** zum Leben, das durch mein Atmen möglich wird. Wenn ich Angst vor dem Leben habe oder mir wünsche, dass sich jemand anders um mein Leben kümmern solle, kann das zu bestimmten Problemen mit meinen **Lungen** führen. Durch eine oberflächliche Atmung schütze ich mich vor einer Auseinandersetzung mit der Wirklichkeit. Ich bin ängstlich und fühle mich bedroht. Das Zusammenziehen und Entfalten meiner **Lungen** entspricht meiner Fähigkeit, mich zu isolieren und aus dem Leben zurückzuziehen, oder mich im Leben zu entfalten und teilen zu können. Bei einem **Lungenemphysem** habe ich Schwierigkeiten zu atmen und Anstrengung löst Beklemmungsgefühle aus. Durch die Atmung atme ich das Leben ein. Warum fällt es mir schwer, das Leben anzunehmen? In welchem Aspekt meines Lebens fühle ich mich unwürdig? Ist das meine Art der **Flucht** vor dem Leben? Das Leben interessiert mich nicht mehr. Ich habe große Angst, unter anderem mich zu behaupten und meinen Platz einzunehmen. Warum hat das Leben jeglichen Sinn für mich verloren? Ich fühle mich in der Klemme, erstickt. Ich habe nicht gelernt, ich selbst zu sein und den mir gebührenden Platz einzunehmen,

[45] Grobe Verstopfung eines der Zweige der Lungenarterie.

sondern ich lebe in Abhängigkeit von den anderen. Ich erlebe einen tiefgehenden Kommunikationsmangel. Die Worte „**verheddern sich**" in meinem Inneren und dadurch fühle ich mich ohnmächtig. Ich ersticke an meiner Frustration und meiner Unzufriedenheit. Ich habe das Gefühl, das Leben nicht verdient zu haben. Ich trage eine sehr schwere Last. Ich akzeptiere ↓♥, mir **bewusst** zu machen, dass jeder seinen Platz hat und ich den meinen nur einnehmen muss. **Ich akzeptiere ↓♥, mich mehr zu lieben**, zu behaupten und meine Bedürfnisse auszudrücken, kurz: **ich** zu sein. Meine Beklemmung wird durch Zustrom von Luft und Liebe in meine **Lungen** ersetzt. Ich sehe wieder alle Möglichkeiten, die mir das Leben bietet. Ich finde wieder Geschmack am Glück.

Lungenentzündung und Brustfellentzündung (auch: Rippenfellentzündung)

Eine **Lungenentzündung** ist eine durch Bakterien oder Viren ausgelöste Infektion der **Lunge**, während eine **Brustfellentzündung** eine akute oder chronische Entzündung der Membran ist, die die **Lungen** einhüllt (früher bezeichnete der Ausdruck **Pleuritis** die trockenen, lokalen **Brustfellentzündungen**). Da die **Lungen** das Atmungsorgan sind, die Stelle, an der die Luft für meinen ganzen Körper umgewandelt wird, deuten diese Erkrankungen auf einen inneren Konflikt hin, der mich erheblich schwächt. Ich muss deshalb die Emotion oder das Gefühl, die mich so stark reizen und meine Beziehung zu der Luft meines Innenlebens stören, herausfinden, weil diese Blockade mein Wesen daran hindert, das Leben voll auszuschöpfen. Diese tief in mir verwurzelten Gefühle, für die die Entzündung steht, können mir zeigen, dass ich zutiefst schockiert, irritiert bin. Diese Irritation ist integraler Teil von mir, sie ähnelt einem Reflex und lässt viele negative Gefühle entstehen. Ich muss mich fragen, gegenüber welchen Situationen oder Personen ich so viel Hass empfinde. Oft befinden sich diese in meinem Arbeitsumfeld. Meine Emotionen, meine Angst vor Alleinsein oder Niedergeschlagenheit, meine Auflehnung gegen das Leben beeinträchtigen meine Atemfähigkeit in großem Maße. Ich fühle mich in meinen persönlichen Beziehungen verwickelt. Ich habe möglicherweise das Gefühl, dass mich meine ganze Verantwortung erstickt, und weiß nicht, wie ich damit fertig werden soll. Mich überkommen Entmutigung und Verzweiflung, ich frage mich nach dem Sinn des Lebens und ob es sich zu leben lohnt. Ich habe den Eindruck, dass man in mein Revier eindringen, mir etwas wegnehmen kann. Ich glaube, nicht in vollen Zügen zu leben. Ich stelle mir im Hinblick auf meinen persönlichen Weg Fragen und suche nach einem neuen Sinn, denn ich möchte auf zwischenmenschlicher Ebene ein reicheres Leben führen und mache mir Gedanken über den Stellenwert der Spiritualität (nicht der Religion) in meinem Alltag. Ich bin verletzlich und weiß nicht, wie ich meine Ambitionen realisieren soll. Ich gebe das Bild eines „starken Menschen" ab, aber tief in meinem Inneren fühle ich mich hilflos. Das ermüdet mich und meine Verzweiflung nimmt überhand. Ich will mein eigenes

Leben leben und nicht in den Spuren meiner Eltern verharren. Aber ich habe viel Angst, mit meiner Umgebung in Kontakt zu treten. Meine Arbeit befriedigt mich nicht mehr und entspricht nicht meinen Zielen. Die **Brustfellentzündung**, die oft an einer Flüssigkeit zwischen den beiden Lungenblättern erkennbar ist, erzählt mir von unausgedrückten **Tränen**, die ich in einer Situation durch einen Schmerz über jemanden empfand, der mir lieb war. Ich will meinen **Panzer** zeigen, um mich zu **schützen** und zu beweisen, dass ich stark bin. Aber in meinem Inneren fühle ich mich wie ein **schutzloses** Kind. Ich bin in Kontakt mit dem Schmerz, der auf ein Drama folgt und der oft unerklärlich ist. Dieses Drama steht oft in Zusammenhang mit einem Familienmitglied. Möglicherweise siecht auch etwas dahin, das ich beendet sehen möchte. Dies kann eine Beziehung sein, ein Unternehmen usw. Ich würde auf die betroffenen Personen gern mehr achten. – Ich akzeptiere ↓♥ das Bedürfnis, mir Zeit für mich selbst zu nehmen und in meinem Leben „Hausputz“ halten. Ich übernehme nur die Verantwortungen, die wirklich meine sind, und gebe die, die ich mir von anderen auf meine Schultern geladen habe, an die eigentlich dafür Verantwortlichen ab. So wird mein Leben einfacher und schöner.

Lungenkrebs

(siehe: Krebs – Lungenkrebs)

Lungenstauung

(siehe: Kongestion)

Lupus

(siehe: Haut – Lupus)

Luxation

(siehe auch: Unfall, Wut, Schmerzen, Knochen)

Bei einer **Luxation (Verrenkung)** haben sich zwei Knochenenden, die ein Gelenk bilden, gegeneinander verschoben. Es kann sich um eine Schulter, einen Ellenbogen, Finger, ein Knie, Wirbel, eine Hüfte handeln. Oft tritt eine **Luxation** infolge eines Schlags, Stoßes oder einer gewaltsamen Bewegung auf. Bekannt sind Bemerkungen, wie: „Ich habe mir das Knie verrenkt.“ Oder: „Ich habe mir die Schulter verrenkt.“ Je nachdem, an welcher Stelle die **Luxation** aufgetreten ist, muss ich mich fragen, welche Angst oder welcher emotionale Schock dazu geführt hat. Ich will mir selbst entkommen, mich von einer Verpflichtung befreien, aber ich fühle mich gezwungen, in der Situation gefangen. Es ist so, als ob ich ein Wams aus Zwängen trüge und als ob ich mit aller Kraft versuchte, mich daraus zu befreien. Mein Körper hat sozusagen verdreht reagiert, um den emotionalen Gegenschlag abzufangen. Habe ich das Gefühl, in dieser Welt keinen Platz mehr zu haben? Destabilisiert mich eine Person oder ein Ereignis? In Bezug auf wen oder was bin ich unversöhnlich? Wenn die **Luxation** meine **Schulter** betrifft, frage ich mich, an wen oder was ich mich annähern will. Bei einer

Kieferverrenkung fühle ich mich in einer Situation gefangen; ich kann mich weder nach vorne noch nach hinten bewegen. Ich bin zwischen Verstand und Leidenschaft zerrissen. Ich akzeptiere ↓♥, mir die Freiheit in meinem Inneren **bewusst** zu machen, und lasse Licht auf alle Situationen strahlen, die mich einzuengen scheinen, um meine Befürchtungen **aufzulösen** und zu zerstreuen, damit ich mehr Harmonie in mein Leben bringe.

Lymphadenopathie (siehe auch: Lymphknoten, Entzündung, Schwellung, Tumor[en])

Die **Lymphadenopathie** ist durch eine Vergrößerung der Lymphknoten gekennzeichnet und kann auf eine Entzündung, einen Tumor oder eine Infektion zurückzuführen sein. Da die Lymphknoten im Lymphsystem wie kleine Filter funktionieren, bedeutet dies, dass ich unter emotionalem Stress leide oder unter einem emotionalen Schock stehe, der auf Angst im Zusammenhang mit meinem Gefühlsleben zurückzuführen ist. Ich fühle mich in dieser Hinsicht blockiert, gefangen. Wenn ich einen Konflikt erlebe, bewahre ich ihn in meinem Inneren. Ich habe Schwierigkeiten zu erkennen, was gut oder schlecht für mich ist. Der betroffene Körperteil zeigt mir genauer, um welchen Aspekt in meinem Leben es geht, ob um Brustkorb, Bauch, Hals, Achselhöhle, Leiste. Ich akzeptiere ↓♥, mehr Selbstständigkeit und Selbstvertrauen zu entwickeln, um mein Leben selbst in die Hand zu nehmen!

Lymphe (Erkrankungen des Lymphsystems) (siehe auch: Krebs – Lymphkrebs, Lymphknoten, Infektionen, Entzündung, Ödem, Immunsystem)

Die **Lymphe** enthält weiße Blutkörperchen, Eiweiße (Proteine) und Fette (Lipide). Sie bekämpft Infektionen und wehrt alles ab, was für den Körper schädlich ist. Eine **Entzündung des Lymphgewebes** (**Lymphangitis**) zeigt mir, wie gut ich meine Emotionen und meine Umgebung kontrollieren konnte – aber jetzt kann ich nicht mehr! Ich bin entmutigt! Ich fühle mich wie ein dicker Elefant, der in einem kleinen Haus gefangen sitzt: Ich will raus, ich will frei sein! Das **Lymphödem** manifestiert mein Gefühl der Unsicherheit. Ich bastele mir selbst ein Bild, nach dem ich allem untergeordnet bin, aber das macht mich sehr verletzlich, denn mein Leben ist eher eine Maskerade, anstatt dass ich auf der Ebene meines Herzens♥ lebe. So bin ich verwirrt und weiß nicht mehr, welchen Weg ich einschlagen soll, was mich verletzlich macht. **Erkrankungen des Lymphsystems** machen mich darauf aufmerksam, dass ich auf meine Gedanken achten sollte. Ich sollte meine Emotionen gut kanalisieren und akzeptieren ↓♥, dass Freude ungehindert in mir fließen kann, wie das Harz im Baum. Ich muss mich wieder auf das Wesentliche konzentrieren und meine Aufmerksamkeit auf die wahren Werte des Lebens lenken, anstatt auf das Materielle oder die Dinge, von denen ich meine, dass sie mir fehlen.

Lymphknoten (siehe auch: Adenitis, Lymphadenopathie, Lymphkrebs, Lymphe)

Ein **Lymphknoten** ist ein runder Zellklumpen, der in die Strombahn der Lymphgefäße eingeschaltet ist. Es fällt mir schwer, mit einer Situation fertig zu werden, und anstatt darüber zu reden und um Hilfe zu bitten, behalte ich alles für mich; ich **verheimliche** meine Entmutigung und meine Verzweiflung, ich würde am liebsten aufgeben. Nach einiger Zeit wird sich meine Nostalgie in Bezug auf das Leben in einem oder mehreren geschwollenen **Lymphknoten** äußern. Mein Selbstwertgefühl ist gesunken und meine Angst vor der Zukunft führt zu Angstgefühlen. Ich lebe in der Defensive und in der Inaktivität. Ich lebe eine Situation, in der ich den Eindruck habe, dass man mich angreifen will. Ich stehe mit dem Rücken zur Wand und kann mich nicht bewegen. Möglicherweise fällt mir auch die Kommunikation mit anderen schwer, was mich emotional belastet oder im Hinblick auf die Beziehungen mit den anderen Ängsten auslöst. Ich wäre gern Teil einer Gruppe oder würde mich gern einer Organisation zugehörig fühlen, wäre meinen Freunden gern näher, anstatt allein zu leben. Es ist wichtig, festzustellen, an welcher Körperstelle die geschwollenen **Lymphknoten** auftreten, weil mir das einen Hinweis auf den Grund dieser Erscheinung gibt. Wenn ich beispielsweise Sorgen in Bezug auf etwas habe, was ich gerne äußern möchte, aber für mich behalte, werden wahrscheinlich ein oder mehrere geschwollene **Lymphknoten** am Hals auftreten. Ich bin von Gefühlen überwältigt, vor denen ich flüchte. Gibt es Dinge, die ich nicht hören will, können die **Lymphknoten** im Bereich meiner Ohren meinen Hörsinn beeinträchtigen. Die **Lymphknoten** zeigen mir ganz allgemein, dass ich mich einer Situation gegenüber ambivalent fühle. Ich beunruhige mich sehr. Ich fühle mich gefangen, eingeklemmt, ich werde angegriffen und muss mich ständig **verteidigen**, mich **schützen**, aber ich sehe nirgendwo einen Ort oder **Winkel**, wo ich **in Deckung gehen** kann. Unbewusst hätte ich sehr gern, dass mein Vater mich verteidigt. Ich fühle ich verpflichtet, die Familie untereinander verbunden und in gutem Einvernehmen zu halten. Ich frage mich auch, ob ich bereit bin, die Verantwortung für mein Leben zu übernehmen oder ob ich lieber „in den Wolken schwebe". Ich fürchte meine emotionale Welt: Ich erlebe jeden sexuellen Aspekt wie eine Drohung. Wenn ich mich von meinen eigenen Emotionen abschneide und mit einem **Panzer** umgebe, wie kann ich dann in Kontakt mit meiner Umgebung sein? Wenn meine **Lymphknoten anschwellen**, ist mein Organismus mit Giften überladen, die entfernt werden sollten. Die **Lymphknoten** können überall vorhanden oder lokalisiert sein (wie in der Leiste zum Beispiel) und stehen mit dem Nervensystem in Verbindung. Die Belastung der Verantwortung, die ich mir auflade, ist wahrscheinlich extrem. Ich spreche darüber jedoch nicht und behalte die Frustration für mich. Ich beobachte meine Einstellungen gegenüber einer Person in meiner Nähe und beschließe, mich immer mehr von einer Rolle zu befreien, deren Last mir zu schwer geworden ist. – Ich akzeptiere ↓♥, meine Bedürfnisse auf allen Ebenen mitzuteilen, damit meine Verzweiflung verschwindet und Hoffnung und Lebensfreude Platz macht. Ich muss meine Probleme loslassen und darauf vertrauen, dass mir eine höhere Kraft auf meinem Weg hilft. Ich akzeptiere ↓♥, allem in mir nachzuspüren. Je mehr ich meinen Körper und meine Gefühle integriere, desto mehr etabliere ich erneut ein Gleichgewicht zwischen Körper und Geist und fühle mich besser. Ich lerne, mich zu lieben und zu respektieren, indem ich bestimmte Grenzen ziehe und ausdrücke, wenn ich „zu voll" bin. So werden meine Beziehungen authentischer.

Lymphom

(siehe: Hodgkin-Krankheit)

Lymphsystem

(siehe auch: Lymphknoten)

Das **Lymphsystem** setzt sich aus Lymphknoten und Lymphgefäßen zusammen, in denen die Lymphe bis zum Blutgefäßsystem gebracht wird. Es spielt eine wichtige Rolle in der Funktion des Immunsystems. Das **Lymphsystem** verläuft in gewisser Hinsicht parallel zum Blutsystem. Während mein Nervensystem stärker mit der Gedankenwelt meines energetischen Körpers oder Astralkörpers in Verbindung steht, hat mein **Lymphsystem** mehr mit der emotionalen, gefühlsmäßigen Seite meines energetischen Körpers oder Astralkörpers zu tun, also mit meinen Launen. Mit Sicherheit ist die **Liebe** das beste Mittel, das **Lymphsystem** gesund und bei guter Funktion zu halten.

M

Magen (allgemein)

Der **Magen** nimmt die Nahrung auf und verdaut sie, um den Bedarf des Körpers an Vitaminen, Proteinen usw. zu decken. Auf dieselbe Weise nähre ich mein Gehirn mit den Situationen und Ereignissen in meinem Leben. Jeder **Magen** funktioniert auf seine eigene Weise. Selbst wenn die Beschaffenheit des **Magens** im Wesentlichen gleich ist, kann die Verdauung von Mensch zu Mensch anders sein. Mein **Magen** spiegelt die Art und Weise wider, wie ich meine Wirklichkeit aufnehme und verarbeite, sowie **meine Fähigkeit, neue Ideen und Situationen zu verdauen**. Er lässt sich mit einem Barometer vergleichen, das anzeigt, wie offen ich bin und wie ich im Leben reagiere. – Ich akzeptiere ↓♥, neue Ideen offen und nicht beurteilend aufzunehmen.

Magen – Gastritis

(siehe auch: Entzündung)

Die **Gastritis** ist eine akute oder chronische Entzündung der **Magen**schleimhaut, das heißt der Stelle, an der die Verdauung beginnt. Entzündung bedeutet auch Gereiztheit und Wut über etwas oder jemanden, das oder den ich nicht verdauen kann. Ich verstehe nicht, dass bestimmte Dinge nicht so laufen oder einer oder mehrere Menschen sich nicht so verhalten, wie ich es mir wünsche. Vielleicht habe ich das Gefühl, in einer Situation betrogen worden oder in eine Falle gegangen zu sein. Ich bin durch etwas gereizt, was mein Verdauungssystem aufgenommen hat, und diese „verdaute" Wirklichkeit stört mich über alle Maßen. Ich bin sehr unsicher und frage mich, was mich erwartet. Ich glaube, dass meine Welt in jedem Augenblick zusammenbrechen kann. Wie ein Wachhund lauere ich ständig auf Gefahren. – Ich lerne, Situationen und andere Menschen so zu akzeptieren ↓♥, wie sie sind, da ich weiß, dass die einzige Macht, die ich habe, die über mich selbst ist. Ich verändere meine Erwartungen ins Positive – ich erwarte nur das Beste vom Leben. Ich höre auf, mich zu quälen, und lerne, jeden Augenblick meines Lebens zu genießen.

Magen – Luftschlucken (Aerophagie)

Bei einer **Aerophagie** schlucke ich unfreiwillig eine bestimmte Menge Luft, die in die Speiseröhre und in den Magen eindringt. Dies passiert in jedem Alter, ohne dass Probleme auftreten, aber bei erhöhter Häufigkeit kann sich die Speiseröhre oder der Magen erweitern (Aerogastrie). Ich bin sehr nervös und innerlich angespannt. Es fällt mir schwer, mein Leben zu führen, es zu „verdauen", vor allem in materieller und finanzieller Hinsicht. Ich bin ständig besorgt und meine Ängste bestimmen mein Leben. Ich fühle mich bedroht, übersättigt und kann nichts mehr aufnehmen, nichts Neues mehr integrieren. Sollte ich in meinem Leben einfach einmal Atem schöpfen? Was will ich auf einmal hinunterschlucken? Ich will zu schnell vorankommen und nehme mir keine Zeit für mich selbst, was meine Chancen auf Fehlschläge erhöht. Was wirft mich in meiner Arbeit, in meinen Beziehungen, in meinem Leben so durcheinander? – Ich akzeptiere ↓♥, mich zurückzuziehen, um meinen Lebensraum wieder einzunehmen. Ich lerne, zu atmen, zu kauen und mir Zeit zum Leben zu nehmen. Ich lasse die anderen mein Leben nicht mehr kontrollieren und lerne es, meine Wahl zu treffen, wenn es notwendig ist. Da ich meine inneren Kräfte und ihren Selbstausdruck jetzt akzeptiere ↓♥, finde ich mein Sicherheitsgefühl und mein Gleichgewicht wieder.

Magen – Sodbrennen

Wie das Wort schon sagt, ist **Sodbrennen** ein Zeichen für eine Sache, eine Situation, ein Ereignis oder Menschen, die **brennen**, mich **sauer**, **wütend** machen. Ich finde die Situation ärgerlich, ungerecht, und ich fühle mich innerlich machtlos. Ich habe das Gefühl, dass mich Elemente außerhalb meiner Person kontrollieren. Man dominiert mich und ich kann mich von dieser „Übernahme" nicht befreien, was in meinem Inneren Zorn und sogar Wut auslöst. Kommt es zu einer solchen Situation, kann ich mich fragen: Was brennt in mir und macht mich wütend? Was gefällt mir nicht, sodass ich es „nicht verdauen" kann? Ich habe eine „saure" und bittere Einstellung gegenüber dem Leben. Es ist ebenso möglich, dass ich mich unbewusst an diese Wut klammere, weil ich Angst habe, mich zu behaupten, mich gehen zu lassen und meine Bedürfnisse, Wünsche, Absichten im **Herzen♥** auszudrücken. Ich bin in jeder Hinsicht einzigartig und die anderen sind in jeder Hinsicht anders als ich. Ich muss also offen und aufmerksam für meine eigenen Bedürfnisse bleiben und die volle Verantwortung für mein Handeln akzeptieren ↓♥, selbst wenn andere Menschen anders sind als ich. Wird eine Emotion (Wut, Kummer) heruntergeschluckt, steigt der Säuregrad des Magensafts und hindert mich daran, etwas anderes herunterzuschlucken (denn das Brennen führt zu einer Art **inneren Drucks** in der **Magen**gegend). – Ich akzeptiere ↓♥, den Zusammenhang zwischen meinen wahren Gefühlen und dem **Sodbrennen** zu erkennen. Ich bleibe ruhig und beobachte mein Verhalten, meine Reaktionen auf die Situationen, die ich erlebe, und meine Einstellung zu den Alltagsereignissen. Wenn ich meine Aufmerksamkeit auf die Überzeugung lenke, dass das Leben gut ist und dass meine Bedürfnisse alle im rechten Moment erfüllt werden, steigt meine Selbstachtung und meine nächsten Wutanfälle werden weniger stark ausfallen. Ich nehme mir die Zeit, jeden Augenblick des Lebens zu genießen, und meinem Magen geht es besser!

Magenbeschwerden

(siehe auch: Magen – Sodbrennen)

Beschwerden des Magens stehen mit „alltäglichen Schmerzen" auf der materiellen und mütterlichen Seite meines Lebens in Zusammenhang. Ich kenne die Arbeit, die mein **Magen** macht, und weiß, dass er **meine Art** widerspiegelt**, Ereignisse und Situ-**

ationen meines Lebens zu verdauen und zu verarbeiten. Magenprobleme treten auf, wenn sich mein Alltag in Konflikt mit meinen Wünschen und Bedürfnissen befindet. Diese Konflikte vollziehen sich gewöhnlich in meiner Familie, in Freundschaften oder in meinen Arbeitsbeziehungen. Ich erlebe bedeutende Ängste. Bestimmte Dinge „liegen mir im **Magen**" und darüber bin ich ziemlich verblüfft. Meine Verdauung sowohl meiner Gedanken wie meiner Gefühle ist schwierig, denn ich neige dazu, mich an die Vergangenheit anzuklammern. So fällt es mir schwer, sowohl mir selbst wie auch anderen zu verzeihen. Wenn ich nicht **kommuniziere** und die Dinge verstecke, reagiert mein **Magen**. Wenn ich mir irgendetwas vorwerfen muss oder wenn ich kein gutes **Gewissen** habe, treten die Magenprobleme auf. Bei **Magenkrämpfen** frage ich mich, in welcher Situation meines Lebens ich mich so immens unsicher fühle. Ich glaube, ich sei verloren, und resigniere, da ich diese Situation für ausweglos halte. **Ziehende Schmerzen** im **Magen** stehen oft im Zusammenhang mit einem Bedürfnis nach Liebe, nach „emotionaler Nahrung". Die Nahrung steht für Zuneigung, Sicherheit, Belohnung und Überleben. Empfinde ich eine Leere in meinem Leben, werde ich sie mit Nahrung füllen wollen, ganz besonders in Zeiten von Trennung, Tod, Verlust oder Geldmangel. Nahrung kann mir auch helfen, mich scheinbar von materiellen oder finanziellen Spannungen zu befreien. Ich habe das Gefühl eines lebensbedrohlichen **Mangels**. Die **Gärung** dagegen ist auf die Tatsache zurückzuführen, dass ich mich mit bestimmten Emotionen gegenüber Menschen oder Situationen nicht auseinandersetzen möchte. Ich schiebe diese Emotionen beiseite, aber sie sind immer noch da, sammeln sich an, „gären" infolge meiner „sauren" Einstellung. Ich kaue ständig auf Situationen aus der Vergangenheit herum, die ich erlebt habe und „nicht verdauen kann". Ich neige also dazu, ständig über Vergangenem zu brüten und dieselben Verhaltensweisen und negativen Emotionen zu haben. Diese bleiben mir daher schwer im **Magen** liegen. Mein Magen tut sich schwer, nicht gelebte Emotionen zu verarbeiten. Die Wirklichkeit steht im Konflikt zu meinen Träumen und Bedürfnissen und löst verschiedene Emotionen in mir aus. Ich bringe meinen Ärger nicht zum Ausdruck und bin gereizt. Wut und Aggressivität grollen in mir, aber ich verdränge sie. Und plötzlich habe ich ein **Magengeschwür** und **Sodbrennen**. Ich leide unter großen **Ängsten**, meine Verdauung ist mühsam, weil mein **Magen** nervös und anfällig ist. Welche Situation in meinem Leben kann ich nicht „verdauen"? Gewöhnlich handelt es sich um etwas, was sich vor Kurzem ereignet hat. Dies kann eine Unstimmigkeit in der Familie, in meinem Arbeitsumfeld, in meinem sozialen Kreis, in meiner Nachbarschaft sein, wo ich eine aktive Rolle gespielt habe. Ich empfinde, vor allem auf Grund meines schwachen Selbstvertrauens, starke Unruhe, die es mir schwer macht, meine Emotionen anzuerkennen. **Magenschmerzen** treten dann auf, wenn ich Ärger auf finanzieller oder beruflicher Ebene habe. Manche Situationen sind so abstoßend und ekelerregend, dass mein **Magen** sich weigert, sie zu verdauen. Mit welcher Situation oder Person bin ich in Berührung gekommen, die ich gern wieder aus meinem Leben verschwinden sähe? Oder will ich einen Aspekt meiner selbst oder meines Lebens ändern, da mir **bewusst** geworden ist, dass ich zu steif und zu künstlich bin? Welcher Person oder Situation gegenüber fühle mich **unverstanden**? Warum behandelt man mich so undankbar? Ich reagiere negativ und „sauer" auf meine Wirklichkeit und leide an Verdauungsstörungen und Übelkeit. Wenn der **Magen** angespannt und starr ist, läuft die Verdauung nur sehr langsam ab, damit ja keine Veränderungen in meinem Leben eintreten. So frage ich mich, ob ich in meinem Leben ebenfalls langsam und passiv bin und es vermeide, Dinge voranzubringen, weil ich mich so unsicher fühle. Diese **Verdauungsstörungen** treten nach der Mahlzeit auf (**Dyspepsie**) und bezeichnen Inaktivität und Entscheidungslosigkeit. – Ich mache mir **bewusst**, dass ich in meinem Leben mehr Offenheit zeigen muss, und akzeptiere ↓♥, dass die Situationen und Ereignisse da sind, damit ich wachsen kann. Die Akzeptanz ↓♥ macht sie zu Erfahrungen; Druck und Anspannung verschwinden dann. Ich akzeptiere ↓♥, in der Wahrheit und in der Transparenz zu leben, um meine tiefen Gefühle zu nähren und in Harmonie mit meiner Umgebung zu sein. Vergebung und Versöhnung sind die Schlüssel für meine Heilung. So finde ich in meinem Inneren wirkliche Sicherheit und Fülle.

Magenkrebs

(siehe: Krebs – Magenkrebs)

Magensäure

(siehe Magen – Sodbrennen)

Magerkeit

(siehe auch: Magersucht, Gewicht – Übergewicht)

Unterernährung kann zu **Magerkeit** führen und übermäßige Nahrungsaufnahme kann sich in **Fettsucht** verwandeln. In beiden Fällen **assimiliert** der Dünndarm die Nahrungsmittel unzureichend. Nervosität, innere Unruhe, Medikamentenkonsum, große Ängste oder sehr große Freude sind Faktoren, die bei einem Menschen dazu führen, dass er dick wird, während ein anderer immer magerer wird. Wenn ich **mager** bin, bin ich oft sehr überempfindlich und kann meine Gefühle nicht richtig zum Ausdruck bringen, da ich bereits verletzt wurde und mich vor neuem Leid oder dem **Sarkasmus** der anderen schützen will. Ich lebe in einem ständigen **Stillstand**. Ich neige dazu, mich selbst abzulehnen und mich an bestimmten Dingen oder Personen festzubeißen. Ich verachte leicht meine Umgebung. So bewahre ich eine gewisse Distanz zu den anderen. Ich bin vom Leben verbittert. Vielleicht glaube ich, dass ich **flüchten**, etwas oder jemanden **verlassen** muss, um zu überleben; dadurch entsteht ein Gefühl der **Feigheit**. Ich kann auch den Eindruck haben, dass ich selbst verlassen und im Stich gelassen wurde. Bei einer **Magersucht** gibt es immer eine Verbindung mit der Mutter oder dem Mutterbild. Diese Überempfindlichkeit besteht auch bei **übergewichtigen** Menschen, die sich auf diese Weise mit Hilfe eines imposanten Körpers einen Schutzwall schaffen. **Magersüchtige** Menschen weigern sich zu leben, wollen lieber sterben, als Liebe zu akzeptieren ↓♥. **Fettsucht** steht mit dem Selbstbild in Verbindung, manchmal mit dem Bild des Vaters. In beiden Fällen muss ich die Ursache für mein Leiden finden, um das Leben auf gesunde und ausgeglichene Weise zu „assimilieren". – Ich nehme mich an und akzeptiere ↓♥ mich, so wie ich bin. So kann ich mich mit anderen auf bewusste Weise wieder verbinden, was mein **Herz♥** wieder erwärmen wird.

Magersucht (Anorexie)

(siehe auch: Appetitverlust, Bulimie (Ess-Sucht), Gewicht – Übergewicht

Die **Magersucht**, die eine mehr oder weniger systematische Verweigerung von Nahrung aufgrund der Ablehnung meines eigenen Körperbildes darstellt, nennt sich **Anorexia** oder **Anorexie** (im allgemeinen Sprachgebrauch wird „**Magersucht**" verwendet). Die **Magersucht** ist durch eine vollständige Ablehnung des Lebens gekennzeichnet. Es handelt sich um Abscheu vor allem, was in mir lebendig ist und was in meinen **hässlichen** Körper hineinkommen kann, um ihn zu ernähren. Dieses Gefühl kann sich sogar in Hass verwandeln. Es gibt mehrere Symbole für das Leben: Wasser, Nahrung, Mütterlichkeit (Mutter), Liebe, Weiblichkeit. Es handelt sich um einen brennenden unbewussten Wunsch, dem Leben zu entkommen, sich zu verachten und **abzulehnen**, aus riesiger Angst, sich dem wunderbaren Leben um mich herum zu öffnen. Ich bin derart **entmutigt**, dass ich mich frage, was mir wohl noch helfen könnte. Ich habe den unbewussten Wunsch, zu „verschwinden", um mein Umfeld so wenig wie möglich zu stören. Ich lehne mich also ständig ab. Dies kann bis zu einem Selbsthass führen, der mich veranlasst, mich selbst zu bestrafen und zu zerstören. Ich lebe mit der Scham und wünsche mir so sehr, dass man mich bedingungslos liebte, so wie ich bin, und nicht für das, was ich erreichen kann. Ich verneine meine eigenen Bedürfnisse; am liebsten bliebe ich unbemerkt. So lebe ich in Geheimnis und Lüge. Indem ich mir „das Leben schwer mache", glaube ich, zu sühnen. Wenn dies in Zusammenhang mit der Behandlung steht, die ich als Kind erfahren habe, fällt mir so ein Verhalten umso leichter: Eine Vergangenheit mit Unterdrückung, Bestrafung und Vorwürfen mir gegenüber führt dazu, dass ich mich genauso mir selbst gegenüber verhalte. Die **Magersucht** und die Fettsucht sind auf ein tiefes unbefriedigtes Bedürfnis nach Liebe und Zuneigung zurückzuführen, selbst wenn diese beiden Krankheiten körperlich völlig gegensätzlich verlaufen. Mehrere Ess-Störungen lassen sich auf die **Mutter-Kind-Beziehung** zurückführen, in der es einen Konflikt gab oder immer noch gibt. Als Kind möchte ich so weit wie möglich von meiner Mutter flüchten, die immer ängstlich ist und um jeden Preis ihre Kinder ernähren möchte. Ich lebe einen Zwiespalt zwischen meiner Bindung an die Familie und meinem Bedürfnis, mich zu verwirklichen, was es für mich zwingend notwendig macht, mich zu trennen. Außerdem handelt es sich oft um **Ärger in Bezug auf meinen Lebensraum**, weil ich den Eindruck habe, dass ich keinen besitze, dass ich ihn verliere oder dass er nicht respektiert wird. Bei diesem Lebensraum kann es sich ebenso um meinen materiellen Besitz (Kleidung, Spielzeug, Auto, Haus, usw.) handeln wie um den nicht-materiellen Besitz (meine Rechte, mein Wissen, meine Bedürfnisse, usw.) oder die Menschen in meinem Umfeld (meinen Vater, meine Mutter, meine Freunde, meinen Ehemann, usw.). Ich erlebe seit einiger Zeit Ärger im Zusammenhang mit einem Menschen oder einer Sache, denen **ich nicht ausweichen** und die nicht verdauen kann. Vielleicht frage ich mich, ob ich den Eindruck habe, dass jemand mich töten will. Aufgrund dieser Befürchtung höre ich auf zu essen und will unbewusst diesen Tod provozieren. Wenn ich so schlank wie möglich bin, wird man mich nicht mehr sehen, ich werde verschwinden, mich verstecken, um in Sicherheit zu sein. Ich kann ganz einfach das mütterliche Bild meiner Mutter zurückweisen, vor allem, wenn diese übergewichtig ist. Ich will **um jeden Preis** vermeiden, dass sich mein Körper entwickelt und dass ich ihr immer mehr ähnele: Auf diese Weise will ich mein eigenes Bild töten! Zwar tritt die **Magersucht** meistens im Jugendalter auf, aber sie findet sich auch beim Säugling oder Kleinkind. Wenn ich mich an die Stelle des Säuglings versetze, merke ich, dass die Weigerung zu essen auf einen gestörten Kontakt zwischen meiner Mutter und mir zurückzuführen sein kann: Es kann sich um den Entzug der Mutterbrust und der warmen körperlichen Atmosphäre handeln, die beim Stillen herrschen sollte, oder um künstliche Nahrung, die vordosiert und in der Verabreichung zu unflexibel ist. Ich kann darauf schrittweise mit Nahrungsverweigerung, Erbrechen, Gewichtsverlust, Schlafstörungen, launischer Nahrungsaufnahme oder Ähnlichem reagieren. Meine Mutter ist außerdem erfüllt von Gewissensbissen, die sozusagen den Tod in sich tragen. Es ist wichtig, dass ich genauso wie meine Mutter die Vorlieben des Kindes und seinen eigenen Rhythmus respektiere und dass ich aufhöre, die perfekte und übertrieben beschützende Mutter sein zu wollen. Tritt die **Magersucht** bei einem etwas älteren Kind auf, ist sie normalerweise etwas weniger stark ausgeprägt und eher durch „wenig Appetit" kennzeichnet, weil das Kind wenig isst und die Last von Mahlzeiten hasst, bei der Nahrungsaufnahme launisch ist und hartnäckig bestimmte Nahrungsmittel ablehnt, selten seinen Teller leer isst, sich häufig übergibt und endlos an ein und demselben Bissen kaut. In diesem Alter spielen der Esstisch und seine sozialen Zwänge eine wichtige Rolle, denn Mahlzeiten sind ein Familientreffen unter der Aufsicht der Eltern, wo es zu Konflikten kommen kann. Die **Magersucht** steht für mein grundlegendes Bedürfnis, eine innere Leere mit **affektiver Nahrung** zu füllen. **Ich brauche Liebe und bedingungsloses Akzeptiertwerden ↓♥ durch meine innere Mutter**. Die **Magersucht** ist, im Gegensatz zur Fettsucht, der Versuch, meine innere Leere auszuhungern, um sie so klein zu kriegen, dass sie verschwindet und nichts mehr von mir verlangt. Das ist einer der Gründe, weshalb ich mich weiter als dick betrachte (mentale Fixierung auf Dicksein), selbst wenn ich schlank bin. Mit anderen Worten, ich sehe meine affektiven und emotionalen Bedürfnisse weiter als sehr groß an und fühle mich von ihnen überfordert. In meinem Inneren gibt es einen Machtkampf zwischen Leben und Tod. Die Aufmerksamkeit der anderen ist für mich notwendig, damit ich mich lebendig fühle, also nehme ich die Verhaltensweisen und Einstellungen des Opfers an, bei der ich mich verpflichte, auch mein äußeres Aussehen zu ändern. Ich will, dass die anderen mich erfüllen, meine Bedürfnisse anfüllen. Da ich mir aber diese Liebe selbst nicht gebe, die ich so sehr brauche und die ich meinen Gefühlen, meiner Empfindsamkeit, meiner kindlichen Seite verweigere, sind die anderen auch hart mir gegenüber. Die **Magersucht** kann auch im Zusammenhang damit stehen, dass ich glaube, vom Leben und von **meiner Mutter** Schelte zu bekommen, einem Symbol der Mütterlichkeit, das mich dennoch zu dem Wunsch nach Unabhängigkeit und Individualität treibt. Aus diesem Grund lehne ich Nahrung und gleichzeitig auch meine Mutter ab, weil ich immer den Eindruck hatte, nur ihre starke mütterliche Kontrolle in meiner Jugend gespürt zu haben. Ich habe also das Gefühl, selbst keine Kontrolle über die Ereignisse zu haben, und versuche auf übertriebene Weise, diese Kontrolle zurückzuerlangen. Ich kann diesen Kontrollverlust auch in einer bestimmten Situation oder gegenüber jemandem erlebt haben und ich glaube, dass ich nur eine perfekte Kontrolle ausüben kann und einen perfekten Zustand des Wohlseins (im Aussehen) erreiche, indem ich mir eine bestimmte Ernährung auswähle oder diese meinem Körper verweigere. „Ich mag die Art meiner Mutter, mich zu lieben, nicht und hasse sie deshalb." – „Ich möchte ein junges Mädchen oder ein Junge bleiben, weil ich so nah wie möglich an eine Art der körperlichen und inneren Reinheit herankommen möchte." (Im Allgemeinen tritt die **Magersucht** im Laufe der Pubertät auf.) Es ist die Suche nach absoluter Jugend. Dadurch, dass ich sehr dünn werde, nehme ich generell auch kein Vergnügen mehr wahr. Ich schneide mir so alle physischen Empfindungen ab, die mit Sinnlichkeit oder Sexualität verbunden sind. So als würde ich sterben: Ich will mich töten. Als junges Mädchen oder Junge lehne ich die mit meinem Alter verbundenen Phasen der sexuellen Entwicklung ab, da ich diese nicht kontrollieren kann, sodass alle Bemühungen um sexuelle Intimität, um Entdeckung und Hingabe an einen möglichen sexuellen Partner praktisch unnütz sind (fehlende Reife). Gehen all diese Gefühle bei mir sehr tief, so liegt das oft an einem tiefen sexuellen Trauma aus der Vergangenheit, einem Missbrauch oder affektiver Unsicherheit. Vielleicht fühle ich mich von den sich in meinem Körper manifestierenden Veränderungen sogar angegriffen. Diese Erfahrung hat dazu geführt, dass sich Verzweiflung in meinem Körper ausbreitet und ich die „Tür" zu meinen körperlichen, seelischen und spirituellen Wünschen „geschlossen" habe. Das Wichtigste ist es, nach und nach meine Weiblichkeit (oder als Junge: meine Intuition und Empfindsamkeit) zu akzeptieren ↓♥, um meine **Magersucht** zu beheben. Es steht mir frei, wie ich das mache, aber ich muss es unbedingt tun! – Ich akzeptiere ↓♥ eine bestimmte sexuelle, weibliche und sogar mütterliche Intimität (weil ich meine Mutter lieben lernen muss!). Ich lerne, meinen Körper und die anderen zu lieben! Ich gehe langsam vor, weil das eine schwierige Angelegenheit ist, bei der ich mich der Liebe und der Schönheit der Welt gegenüber öffnen muss. Wenn nötig, suche ich mir Hilfe. Und vor allem bleibe ich dem gegenüber offen, was das Leben für mich bereit hält! Bedingungsloses Akzeptieren ↓♥ und bedingungslose Liebe sind hoch willkommen. Ich wähle mir möglichst (sportliche oder andere) Aktivitäten. Hier eine interessante Zwischenbemerkung: Als **magersüchtiger** Mensch kann ich den Eindruck haben, innerlich wie in Ringen eingeschlossen zu sein, so als ob ich in lauter „Hula-Hoop-Reifen" stecken würde, die mich von der übrigen Welt abschneiden und gleichzeitig mein Gefühl der Einengung gegenüber dem Leben verstärken. Ich bleibe für alle Anzeichen dieser Art offen. Ich stelle mir bildlich vor, wie ich mich aus diesen Ringen befreie, wobei ich ihnen für die Bewusstwerdung, bei der sie mir geholfen haben, danke, gleichzeitig aber weiß, dass ich sie jetzt nicht mehr brauche. Ich stelle mir auch das Folgende bildlich vor: Bei jeder Einatmung kommt mehr Licht in mich hinein, um meine innere Leere anzufüllen. Ich entscheide mich für das Leben und ignoriere, was die anderen über mich denken könnten. Ich gebe mir die **Liebe**, die Sanftmut, die ich brauche, anstatt sie von den anderen zu erwarten; von hier nehme ich die wahre Zufriedenheit und innere Freude!

Malabsorption, intestinale (siehe: Darmbeschwerden)

Malaria (siehe auch: Koma, Fieber, Blutkrankheiten)

Malaria äußert sich in heftigen Fieberanfällen. Dahinter stehen Kritik und Verdrängung in Bezug auf eine Situation oder einen Menschen, wobei es oft um ein Gefühl der Trennung von einer geliebten Sache oder einem geliebten Menschen geht. Die Kommunikation ist total abgeschnitten, obgleich ich sie so dringend brauche. Ich empfinde Bitterkeit und Groll und mein Geist beschäftigt sich immer wieder mit für mich schädlichen Gefühlen. Ich kann in Bezug auf meine Gefühle oder meine Emotionen keine wirkliche Wahl treffen. Ich fühle mich machtlos. Ich habe die Hoffnung in eine Situation aufgegeben; ich vertraue weder mir noch dem Leben. Es ist so, als ob ich nicht in der Lage wäre, meine Gedanken in Handlungen umzuwandeln. Meine maskuline, aktive, draufgängerische Seite „überwintert". Alles, was ich sehe, erscheint mir negativ und schwarz. Ich lasse den Tod kommen. Wenn ich mich von diesem Fieber befreien will, muss ich in mich gehen und diese Spannung herauslassen, die Situation in Ordnung bringen. – Ich akzeptiere ↓♥, meine Einstellung gegenüber dem Leben zu ändern. Ich muss meine gesamten Möglichkeiten anerkennen. Ich bereite mir kleine Annehmlichkeiten. Ich lasse meine Bitterkeit los, um inneren Frieden zu finden.

Mandeln – Mandelentzündung (siehe auch: Rachen, Entzündung)

Die **Mandeln** sind Teil des Lymphsystems und also auch des Immunsystems und werden als Filter bezeichnet, die alles kontrollieren, was den Rachenraum passiert (der Rachen entspricht der Kreativität, der Kommunikation). Sie bewahren nur das, was gut für mich ist, und weisen das ab, was mir schadet. Wenn sie entzündet sind, habe ich **Schluckbeschwerden** und es besteht die Gefahr, dass ich ersticke. Auf diese Weise verdränge ich meine Emotionen und „unterdrücke" meine Kreativität. Es gibt eine Situation, die mich erdrückt, über die ich meine Gefühle von **Wut** und **Frustration** zurückdränge. Eine **Mandelentzündung (Entzündung = Wut)** äußert sich im Allgemeinen dann, wenn die Wirklichkeit, die ich herunterschlucke, zu einer starken Gereiztheit führt, sodass meine Filter (**die Mandeln**) nicht mehr alles verkraften können und rot vor Wut über das werden, was mir geschieht, über meine innere Revolte. Es kann sich um die Angst handeln, ein bestimmtes Ziel nicht zu erreichen oder etwas für mich Wichtiges nicht verwirklichen zu können, weil mir dazu die Zeit oder die Gelegenheit fehlt. Das führt dazu, dass ich mich in übertriebener Weise an jemandem festklammere. Ich habe den Eindruck, kurz davor zu sein, etwas für mich Wichtiges zu erhalten (eine Arbeit, einen Lebenspartner, ein Auto usw.), habe aber Angst, dass es mir entgleitet und ich darauf verzichten muss oder dass ich es nicht vollständig in Besitz nehmen kann, und das „ist schwer zu schlucken". Ein sehr großer innerer Konflikt wird unterdrückt und nicht zum Ausdruck gebracht. Damit ist dieser Kommunikationsweg blockiert, verschlossen. Ich fühle mich ohnmächtig, festgenagelt, gefangen. Ich würde gern aus vollem **Hals** schreien! Habe ich den Eindruck, mir liegt eine Situation „quer im Hals"? Dann erlebe ich Auflehnung oder sogar eine Revolte gegenüber einem mir nahestehenden Menschen (in der Familie, der Schule, am Arbeitsplatz). Das kann auf freundschaftlichem Niveau sein, oder ich habe das Gefühl, mich nicht wirklich auf meine Freunde verlassen zu können. Als **Kind** habe ich oft **Mandelentzündungen**, denn ich bin mir über das, was mir geschieht, noch nicht bewusst genug, oder ich habe keine Kontrolle über die Ereignisse. Ich bin über das, was ich im Leben „herunterschlucken" muss, frustriert. Ich bin sehr empfindsam und frage mich, wie ich mich gegen all das schützen kann, was mich angreift. Da ich mich angegriffen fühle, will ich mich verteidigen, aber ich habe Schwierigkeiten, mich auszudrücken. Wie kann ich mich gegenüber allem, was sich mir anbietet, verhalten und Entscheidungen treffen, die mit dem übereinstimmen, was ich bin? Als **Kind** verfüge ich über weitaus weniger Erfahrung und Ressourcen als die Erwachsenen, also bin ich öfter das Probeobjekt der **Mandeln**. Ich habe den Eindruck, dass sich meine Eltern nicht ausreichend mit mir beschäftigen und dass ich von ihrer Gegenwart nicht profitiere. Da die **Mandeln** das Ausdrucksvermögen repräsentieren, also die Fähigkeit, mein tiefstes Inneres nach außen zu bringen, egal wie alt ich bin, reagieren die **Mandeln** auf meine Zweifel, meine Verzweiflung, vor allem, wenn ich mich mehr auf die anderen verlasse als auf mich selbst, um Dinge zu erledigen oder zu schaffen. Ich möchte verzweifelt meine Eltern wieder miteinander versöhnen. Ein Kindheitstraum wird anscheinend immer unmöglicher. – Ich akzeptiere ↓♥ die Dinge um mich herum, so wie sie sind. Ich nehme mir Zeit, die Situationen, die mich im Leben stören, mit Ruhe und Gelassenheit zu analysieren. Es ist möglich und einfach, Kindern diese Einstellung zu vermitteln, da sie dafür offen sind. Die **Entfernung der Mandeln** bedeutet übrigens, dass man akzeptiert ↓♥, die Realität ohne vorheriges Filtern oder Zensieren (Schutzfunktion) herunterzuschlucken. Das ist ein Mangel an Schutz. Ich muss mit dieser Situation auf eine andere, für mich harmonischere Weise umgehen.

Ich muss lernen, mich zu entdecken, ich selbst zu sein und volles Vertrauen in mich selbst zu haben.

Manie

(siehe auch: Angst, Ängstlichkeit)

Manien sind zwanghafte Gewohnheiten, hinter denen sich Angst und Ängstlichkeit verstecken. Dieser Zustand der Erregung führt zu übererregten Bewegungen und exaltierter Stimmung. Es ist eine Art, nach Ruhe und Frieden zu suchen. Es kann auch eine Art Flucht sein, weil ich mich zwinge, mich immer innerhalb desselben Rahmens zu bewegen, und mich auf diese Weise hindere, neue Gebiete zu erforschen, um mich immer in Sicherheit und Herr der Situation zu fühlen. Ich habe Angst, meine forschende, unabhängige, erneuernde Seite einzusetzen. Ich sperre mich in Gewohnheiten ein, die mich im Bekannten halten, in der Zone der Bequemlichkeit. – Ich akzeptiere ↓♥, den Ursprung dieser Ängstlichkeit herausfinden, um mehr innere Ruhe und Harmonie zu finden. Dann werde ich das Leben mit mehr Frieden und Gelassenheit betrachten. Meine Gesten und Verhaltensweisen werden besser mit meiner inneren Weisheit übereinstimmen.

Manisch-depressive Erkrankung

(siehe: Psychose)

Männliches Prinzip

(siehe auch: Weibliches Prinzip)

Das **männliche Prinzip** entspricht der rechten Körperseite und der linken Gehirnhälfte. In der chinesischen Medizin wird es auch Yang und in der westlichen Welt rationale Seite genannt. Sie steht für meine Beziehung zum Männlichen, sowohl in mir selbst wie auch zu Männern in meinem Leben – Vater, Teilhaber usw. Die vorherrschenden Eigenschaften sind Mut, Stärke, Logik, das männliche Prinzip ist auch mit Kenntnissen verbunden, mit der Sprache oder mit dem Verstand. Es ist die vernünftige, unabhängige, materialistische Seite des Menschen. Es wird durch die Sonne repräsentiert. Es steht auch für den Intellekt, die aktive Seite meiner Persönlichkeit, die die Ideen und Intuitionen von meiner weiblichen Seite übernimmt und in die Tat umsetzt. Es leitet das Warum der Dinge und es sucht die Orientierung aus. **Jeder Mensch, ob Mann oder Frau, hat eine männliche Seite (Yang) und eine weibliche Seite (Yin).** Erkrankungen der rechten Seite zeigen mir einen Konflikt mit meiner Auffassung von Lebendigkeit und Rivalität, wenn ich ein Mann bin, und bei einer Frau einen Zwiespalt zwischen meinem Berufsleben und den Klischees, denen ich mich entziehen möchte. Wenn ich meine **männliche Seite** entwickelt habe, weil ich so sein will, wie mein Vater (angelerntes Verhalten), ist es sehr wahrscheinlich, dass wir im Hinblick auf die oben genannten Eigenschaften sehr starke Ähnlichkeit haben. – Ich akzeptiere ↓♥, dass ich mich daran erinnern muss, dass ich mich voll entwickeln kann, wenn ich ein Gleichgewicht zwischen meiner **männlichen Seite** und meiner weiblichen Seite finde.

Marfan-Syndrom

Das **Marfan-Syndrom**[46] ist eine genetische Erbkrankheit, bei der die Bindegewebsfasern angegriffen werden, was zu Anomalien in den Knochen, Augen und im Herzen führt. Diese Krankheit kommt häufig bei sehr großen Personen mit ungewöhnlich flexiblen Gelenken vor, die von Anomalien des Herzens und vor allem der Aorta betroffen sind, was häufig eine Operation rechtfertigt. Das **Marfan-Syndrom** ist in den meisten Fällen mit Herzfehlern (Atriumseptumdefekt) und Fehlbildungen der Lunge und des Skeletts verbunden. – Gibt es Familiengeheimnisse, die versteckt worden sind oder die ich selbst verstecke? Eine bestimmte Verbindung zur Vergangenheit fehlt noch. Die **Herz♥**bahn ist durch den Mangel an Kommunikation, durch Beklemmung, durch Scham blockiert. Aus welchem Grund weigere ich mich, mit meinen Eltern oder mit meinen Erben zu kommunizieren?

Masern (siehe: Kinderkrankheiten)

Masochismus (siehe: Sadomasochismus)

Mastdarm (siehe: Darm – Mastdarm)

Mastitis (siehe: Brust – Mastitis)

Mastoiditis (siehe auch: Fieber, Entzündung, Ohrenentzündung)

Die **Mastoiditis** ist eine Entzündung im unteren Ende des Schläfenbeins (Warzenfortsatz), unmittelbar hinter dem äußeren Gehörgang. Eine **Mastoiditis** kann auftreten, wenn ich mich weigere zuzuhören. Ich bin verärgert und frustriert über das, was ich über einen Menschen oder eine Sache gehört habe oder gerne gehört hätte. Es bereitet mir Kummer und als Kind kann ich das Gehörte nicht verstehen, wodurch Unsicherheit entsteht. Meine Furcht oder der Eindruck, dass man mich hinters Licht geführt hat, verleitet mich zu dem Wunsch, das, was gesagt wird, nicht mehr zu hören. Lieber

---

[46] Antoine Bernard-Jean **Marfan** (1858–1942): Sohn eines Arztes, der seit 1854 als Bürgermeister von Castelnaudrary und Abgeordneter amtierte. Er studierte in Toulouse Medizin, anstatt das Polytechnikum zu absolvieren, wie es sein Vater gewollt hätte, und verfocht eine These über die Magenbeschwerden bei der Schwindsucht. 1886 zeigte er, dass ein Kind nach einem Tuberkulose-Anfall gegen Lungen-Tuberkulose immunisiert ist: das **Marfan**-Gesetz. 1896 beschrieb Marfan die Dolichostenomelie, besser bekannt unter dem Namen **Marfan-Syndrom.** Das **Dennie-Marfan-Syndrom** ist gekennzeichnet durch eine spastische Paraplegie der unteren Extremitäten und eine geistige Behinderung bei Kindern mit angeborener Syphilis.

ziehe ich mich aus bestimmten Gesprächen zurück, um mich zu schützen, aber ich fühle mich auf diese Weise beschnitten. „Ich akzeptiere ↓♥, in Frieden zu leben. Harmonie und Freude fließen in mir. Danke!“

Mastose

(siehe: Brusterkrankungen)

Mediakalzinose

(siehe: Mönckeberg-Sklerose)

Melancholie

(siehe auch: Angst, Kummer, Depression, Psychose, Selbstmord)

Die **Melancholie** ist ein Zustand tiefer Traurigkeit. Ich fühle mich schuldig, bin schwer depressiv und kann diesen seelischen Schmerz nur schwer ertragen. Selbst meine Bewegungen auf der körperlichen Ebene sind davon beeinträchtigt. Ich muss mit Unzufriedenheit, Verärgerung, Kummer fertig werden, die zu einem Mangel an Freude führen. Durch diese Traurigkeit fühle ich mich „in meinen Emotionen gefangen“, die immer düsterer werden. Ich habe das Gefühl, dass ich mich im Kreis drehe. Ich leide an einem Seelenschmerz. Ich will in meinem vollen Wert anerkannt werden, aber in den meisten Fällen bleibt dieser unbemerkt. – Ich akzeptiere ↓♥, zu bestätigen, dass mein ganzes Wesen von Freude erfüllt ist. Ich stecke mir realistische Ziele, die mir helfen werden, wieder mehr Lebensenergie in mir zu finden, die Traurigkeit zu vertreiben und mehr Platz für Freude und Zufriedenheit zu lassen. Ich schließe Frieden mit mir selbst und finde meine leichte Seele wieder, um meinen Weg wieder aufzunehmen.

Melanom

(siehe: Haut – Malignes Melanom)

Menière-Krankheit – Labyrinthitis

(siehe auch: Ohrgeräusche, Schwindelanfälle)

Die **Menière-Krankheit**[47] ist von realen Drehschwindelanfällen mit dem Gefühl gekennzeichnet, sich in einem Karussell zu befinden. Diese Anfälle werden durch die Schädigung eines Ohrlabyrinths (gewöhnlich durch eine Druckerhöhung von Flüssigkeiten im Labyrinth) hervorgerufen. Die Krankheit ist mit Ohrgeräuschen wie auch mit einer abnehmenden Hörfähigkeit verbunden. In ihren Symptomen ähnelt sie der **Labyrinthitis**, einer Entzündung des Labyrinths, der Innenohrhöhle. Oft geht die

---

[47] Prosper **Paul Menière** (1799–1862): Arzt und Ohrenheilkundiger. 1861 publizierte er einen Artikel mit der Beschreibung seines berühmten Syndroms: „Abhandlung über Schädigungen des Innenohres, die zu apoplektiformen Symptomen einer Hirnkongestion führen“. In Paris freundete er sich unter anderem mit Balzac an, der ihn als Modell für seinen Romanhelden Doktor Biandron nahm.

Krankheit mit einer großen körperlichen und geistigen Ermüdung oder einer Überanstrengung einher. Ich habe zu viele Daten und Details in meinem Kopf, es gibt ein Chaos, das sich „überhitzt". Ich befinde mich nicht in Kontakt mit der physischen Welt, ich bin gedanklich immer wieder abwesend. Ich fühle mich wie in einem Labyrinth, ich weigere mich, Botschaften meiner inneren Stimme zu hören. Ich neige auch dazu, die Ratschläge anderer in den Wind zu schlagen. Lieber flüchte ich oft sehr plötzlich in meine eigene Welt. Dort irre ich umher, drehe mich im Kreis und weiß nicht mehr, wohin ich gehen soll. Ich habe meine Straßenkarte verlegt … Negiere ich mein Selbst nur noch? Ich kann nicht mehr! Ich will mir die Ohren verstopfen. Ich habe zu lange stillgehalten und mich selbst getötet. Meine Bedürfnisse und Wünsche habe ich unterdrückt, aber jetzt bin ich an meinen Grenzen angekommen. Ich kann mich nicht mehr verstecken und unbeweglich bleiben. Ich beobachte die unerträglichen Situationen, in denen in den verschiedenen Bereichen meines Lebens ein Gleichgewicht fehlt. Welche Veränderung sollte ich am besten vornehmen, um mein Gleichgewicht wiederzufinden, ohne mich zu ersticken? Warum höre ich auf die anderen, kann aber meine Leiden und meinen Kummer nicht mitteilen? – Ich akzeptiere ↓♥, mir körperliche und intellektuelle Ruhe zu gönnen. Ich entscheide mich für eine Pause und lasse die Bewegung des Lebens um mich zirkulieren. Ich treffe die Wahl, die sich anbietet. So finde ich mein Gleichgewicht in jeder Bedeutung des Wortes wieder.

Meningitis

(siehe: Gehirnhautentzündung)

Meniskus

(siehe: Kniebeschwerden)

Menopausenbeschwerden

Im Herbst des Lebens ändert sich der Körper der Frau, und das muss ich akzeptieren ↓♥. Es ist eine stark emotionale Phase, die vor allem meine Gefühle betrifft, ob ich weiterhin liebenswert und begehrenswert und vor allem tatsächlich geliebt und begehrt bin. Ich ziehe Zwischenbilanz in meinem Leben und empfinde vielleicht Bedauern, das eine oder andere nicht getan, das Leben vielleicht nicht voll genutzt zu haben. Ich glaube, mich dafür entscheiden zu müssen, weniger **Liebe** zu erhalten, vor allem durch die Sexualität. Dies ist so, als würde mein Körper **schweigen** und keine Leidenschaft mehr leben. Im ersten Lebensabschnitt, oft „aktives Leben" genannt, bin ich aktiv, handle, pflanze mich fort, baue auf. Meine rationale, aktive, organisatorische Seite, auch als männliche Seite oder Yang bekannt, ist vorherrschend. Jetzt fühle ich mich schwächer, will aber alle meine Aufgaben im Haushalt und meine gesellschaftlichen Verpflichtungen fortsetzen, anstatt meiner ganzen Weiblichkeit, Sanftheit, Kreativität, die meiner weiblichen Seite oder Yin entsprechen, Platz zu machen. Ich würde mich gern ins Leben stürzen, nur von mir selbst ausgehend, und mir den ersten Platz geben, aber das macht mir Angst, denn ich steuere ins Ungewisse. Ich erlebe Druck und kann reagieren, indem ich mich widersetze oder indem ich gleichgültig bleibe, um mich zu schützen. Die **Hitzewallungen**, unter den ich in der **Menopause** leide, bedeuten einen inneren Konflikt: Meine weibliche Seite wird von diesen Symptomen, die meine männliche Seite auslöst, „erstickt". Dieser innere Zwiespalt kann den Widerstand zeigen, den ich angesichts bestimmter Männer verspüre, deren Verhalten ich nicht tolerieren kann. Die Wärme, die nun ans Licht dringt, ist voller Emotionen, die bei der Monatsblutung entweichen konnten. Jetzt habe ich einen anderen Weg gefunden, meine Gefühle auszudrücken. Entweder kann dies durch mündliche Kommunikation geschehen oder durch meine körperlichen und sexuellen Wünsche, die immer sehr präsent sind. Die **Hitzewallungen** erinnern mich daran, dass meine Bedürfnisse nach menschlicher Wärme durch Sexualität vorrangig sind und dass ich mich darum kümmern muss. Unbewusst erinnert mich die Vorstellung, mich zu entkleiden, weil mir zu heiß ist, an Situationen, in denen ich mich ausgezogen habe, um für den geliebten Mann attraktiv zu sein. Der **Schweiß** dieser Hitzewallungen befreit alle meine Emotionen, die keine Daseinsberechtigung mehr haben. Die einzige Möglichkeit, diese Symptome verschwinden zu lassen besteht darin, die erfahrene Frau voller Weisheit in mir wiederzufinden, denn mein Beharren darauf, nicht dem natürlichen Lauf des Lebens folgen zu wollen, kann sich in Kopfschmerzen oder Migräne verwandeln. Selbst wenn ich nicht mehr fortpflanzungsfähig bin, muss ich meine spirituelle Richtung finden. Ich muss die **Frau** in mir finden. Das ähnelt ein wenig dem Rentenalter: Ich habe jetzt Zeit, in aller Ruhe zu arbeiten, andere Pläne zu entwerfen, andere Herausforderungen zu suchen. Ich entdecke eine neue Bedeutung der Begriffe „Freiheit" und „Individualität", die mir erlaubt, zu einem neuen Leben zu erwachen. Meine Aufmerksamkeit gilt jetzt mehr mir selbst und meinem Lebenspartner als den Kindern und der Familie. Ich finde einen neuen Lebenssinn. Es ist ein wenig wie ein Neuanfang. Ich kann Dinge tun, die ich liebe und mir selbst aussuche. Dies wird wieder eine normale Durchblutung ermöglichen und mein **Herz♥** wird sich mit Selbst**liebe♥** füllen. Die warmen Emotionen der Frustration, der Unsicherheit und der Wut müssen durch kühlere Empfindungen der Freiheit, der Sanftheit und des Vertrauens in die Zukunft ersetzt werden. Die Furcht vor dem Alter kann stärker hervortreten. Unbewusst kann ich sogar wieder Monatsblutungen auslösen, um in die Vergangenheit zurückkehren zu können und mich an meiner verschwundenen körperlichen Jugend „festzuklammern". Es ist wichtig, dass ich akzeptiere ↓♥, dass meine Jugend vorbei ist, damit ich voll in der Gegenwart leben kann. Ich werde mir **bewusst**, dass diese Lebensetappe nicht etwa das Ende von etwas, sondern eher eine ***Pause*** ist, durch die ich mein Leben neu einschätzen, Bilanz ziehen und die Situationen regeln kann, denen ich immer entflohen bin. Meine Sexualität kann neu entdeckt und voll gelebt werden, was mir ermöglichen wird, meine Gefühle der **Frigidität** und der **vaginalen Trockenheit** zu beheben. – Ich akzeptiere ↓♥ die derzeitigen Veränderungen, die sowohl meinen Körper als auch mein

Innenleben, meine Spiritualität sowie mein Gesellschafts- und Familienleben betreffen. Ich lebe in Einfachheit. Ich genieße jeden Augenblick und habe dank meiner bisherigen Erfahrungen, die mir Weisheit und außerordentlichen Reichtum verschaffen, die Macht, mir mein eigenes Leben zu gestalten. Ich werde mir **bewusst**, dass die **Menopause** eine Geburt meiner selbst darstellt, wie ich wirklich bin. Ich muss nicht mehr für die anderen leben, sondern nur noch für mich selbst. Je älter ich werde, desto mehr wird mir meine Weisheit ermöglichen, mit Freude, Ruhe und reiner, bedingungsloser **Liebe** zu leben. Nur indem ich diese Daseinszustände entwickele, kann ich wirklich mein ganzes Leben lang jung bleiben. Dies ist die Jugend des **Herzens♥** und nicht des Körpers.

Menorrhagie

(siehe: Menstruation – Menorrhagie)

Menstruation – Amenorrhö

Amenorrhö bedeutet das **Fehlen oder Ausbleiben der Monatsblutung** bei der Frau. Eine **Amenorrhö** tritt in dem Lebensalter auf, in dem die Frau normalerweise ihre **Monatsblutungen** haben müsste. Dies kann auf eine Ablehnung der Weiblichkeit oder der Nachteile im Dasein einer Frau zurückzuführen zu sein; auf Schuldgefühle, die durch Worte oder Handlungen des Sexualpartners entstanden sind; auf Gefühlserlebnisse während bestimmter Monatsblutungen. Ich empfinde eine gewisse Furcht, ein Unwohlsein oder Schuldgefühle. Ich kann Angst davor haben, mein Kind an die Familie zu verlieren. Um dies zu vermeiden, programmiere ich mich auf mentaler Ebene so, dass die Monatsblutungen aufhören, weil ich das Leben ablehne und beschließe, mich nicht fortpflanzen zu wollen. Vielleicht weigere ich mich, das zu leben, was meine Mutter in Bezug auf meinen Vater gelebt hat, und ich weigere mich unbewusst, in meiner aktuellen Beziehung als Werkzeug der Fortpflanzung zu dienen, weil ich mich daran erinnere, wie sehr mir die Traurigkeit meiner Mutter in ihrer Liebesbeziehung wehgetan hat. Diese Erfahrung lehne ich ab. Ich befinde mich in einem Konflikt mit meiner Kreativität und meinem Wunsch zu gefallen. In meinem tiefsten Inneren habe ich das Bedürfnis, bewundert zu werden, und bekämpfe dies mit allen Mitteln. Als Frau tue ich gut daran, meinen Partner im **Herzen♥** zu akzeptieren ↓♥ und ihm zu vertrauen, vor allem wenn er mich liebt und mir gegenüber offen ist. Ich akzeptiere ↓♥, dass sich das Leben über meine Weiblichkeit ausdrückt.

Menstruation – Menorrhagie

(siehe auch: Fibrome)

Eine **Menorrhagie** ist eine unnormal starke und lange Monatsblutung, die auf ein Fibrom in der Gebärmutter zurückzuführen sein kann. Es gibt Schwierigkeiten mit meiner Blutgerinnung; da ist ein Verlust, den ich nicht kontrollieren kann, es entsteht das Gefühl, das ich etwas verliere. Sie steht in Verbindung damit, dass das Kinderbekommen nicht akzeptiert ↓♥ wird, oder mit einem großen Verlust an Freude, weil ich keine Kinder bekommen kann, entweder weil ich steril bin oder weil ich ein Verhütungsmittel benutze, um nicht schwanger zu werden. Ich verliere meinen Platz als Frau. Ich suche nach meiner Identität. Es gibt in mir zwei Seiten, die zusammenkommen und sich versöhnen wollen: der Engel und der innere Teufel. Was will ich wirklich? Wie kann ich mein Bedürfnis nach Zärtlichkeit und Vergnügen besänftigen? Was genau in meiner Paarbeziehung kann ich nicht mehr ertragen und muss es daher ändern? – Wie auch immer meine Situation aussieht, ich akzeptiere↓♥, Frieden mit mir und mit dem Weg zu schließen, auf den ich mich im Hinblick auf Kinder begeben habe.

Menstruation – Prämenstruelles Syndrom (PMS) (siehe auch: Schmerzen)

Das **Prämenstruelle Syndrom** lässt sich in der Zeit unmittelbar vor der Monatsblutung beobachten. Es äußert sich in Nervosität, Rückenschmerzen, Kopfschmerzen und Bauchschmerzen und Stimmungswechsel. Das hormonale Ungleichgewicht führt zu körperlichen Veränderungen, die einen Zustand von Mutterschaft imitieren (Zurückhaltung von Wasser, der zu einer Gewichtszunahme führt, Wachsen der Brüste usw.) Es handelt sich um den Prozess der Ablehnung und der Schuldgefühle, der in Gang kommt. Die Monatsblutung ist für die Frau die Erinnerung daran, dass sie in einer von Männern dominierten Welt lebt. Ich muss beweisen, dass ich eine starke und entwickelte Frau bin; gleichzeitig aber wäre es mir viel lieber, wenn ich nicht arbeiten und meinen Wert beweisen müsste! Vielleicht bin ich es leid, mich unterwerfen zu müssen, obwohl ich gleichzeitig lieber dominieren und kontrollieren möchte, wie die Männer. Das deutet daraufhin, wie das **Prämenstruelle Syndrom** mich dazu bringt, mir Fragen über meine Wahrnehmung als Frau in meiner Beziehung zu meiner Weiblichkeit zu stellen, vor allem, wenn mir an einer erfolgreichen beruflichen Karriere gelegen ist. Ich bin vielleicht verstört, verwirrt und lasse mich durch die gesellschaftlichen Stereotypen beeinflussen. Ich finde die „**Regeln**" der Gesellschaft sehr „**schmerzhaft**". Welche Rolle will ich spielen? Kann ich mir erlauben, ein aktives Leben zu führen und mir trotzdem Augenblicke der Entspannung und des Vergnügens zu gönnen? – Ich liebe und akzeptiere ↓♥ mich so, wie ich bin, und lasse der Entwicklung ihren Platz.

Menstruationsbeschwerden

Die **Menstruation** ist die zwischen Pubertät und Menopause regelmäßig bei der nicht schwangeren Frau auftretende Blutung aus der Scheide, bei der Blut aus der Gebärmutterschleimhaut ausgeschieden wird. **Menstruationsschmerzen** (**Dysmenorrhö**) können mit **Schuldgefühlen** und **Wut** im Zusammenhang stehen. Dies kann auf eine Erfahrung sexuellen Missbrauchs, vor allem vor der Pubertät, zurückzuführen sein. Wenn ich meinen Zustand als Frau ablehne, mich über die Unterwerfung der Frau in der Gesellschaft oder über die **Regeln** entrüste, denen ich mich unterwerfen muss, wenn ich mich über Männer ärgere, über meinen Vater oder über die Person, die die entscheidende maskuline Person in meiner Kindheit war, wird die **Menstruation** schmerzhaft sein. Ich bin sehr perfektionistisch und erwarte dasselbe Verhalten von anderen. Andererseits, wenn ich den Eindruck habe, meine Eltern seien enttäuscht gewesen, ein Mädchen bekommen zu haben, will ich möglicherweise alles tun, um wie ein Junge zu wirken, um von meinen Eltern geliebt zu werden. Mein Gefühlsleben ist instabil und ich habe Angst vor der Zukunft. Unbewusst kann ich meine **Menstruation hinauszögern oder ganz stoppen**. Ich lehne meine Weiblichkeit und möglicherweise auch meine Sexualität ab, weil ich sie für schmutzig oder sündhaft halte. Vielleicht bin ich auch, möglicherweise unbewusst, enttäuscht, nicht schwanger zu sein, weil normalerweise die Blutung (die im Zusammenhang mit einem Verlust an Freude steht) anzeigt, ob ich schwanger bin oder nicht. Daraus resultiert ein vages Gefühl von Einsamkeit, da ich mich nicht mehr von einem „zukünftigen" Kind begleitet fühle. Diese Enttäuschung nicht schwanger zu sein, kommt von der der Gattung eigenen Prägung, der zufolge ich zur Fortpflanzung bestimmt bin, um das Überleben der Art zu sichern. So steht der Blutverlust, der auf psychischer Ebene einen Verlust an Freude bedeutet, in gewisser Weise stellvertretend für meinen unbewussten Kummer, nicht schwanger zu sein, weil das für die Arterhaltung in meinen Genen programmiert ist. In der Vergangenheit war die **Regel** ein positives Zeichen dafür, dass die Frau nicht schwanger war, vor allem bei Unverheirateten. Wenn die Blutungen für meine Verhältnisse nicht mehr normal sind, das heißt, wenn sie schwächer werden oder sogar **ganz aufhören** oder wenn sie im Gegenteil **stärker werden**, muss ich überprüfen, ob der eine oder andere oben erwähnte Aspekt auf mein Leben zutrifft und die Veränderung erklären kann. Meine Schwierigkeiten mit der **Menstruation** haben ihren Ursprung oft im Widerstand, den ich gegen meine sexuelle Kraft oder gegen mein Potenzial für Mutterschaft und Kreativität spüre. Ich fühle mich ohnmächtig, nicht dazu **prädisponiert**, meine Bedürfnisse auszuleben. Ich verdränge meine Emotionen. Die Scham führt dazu, dass ich als Opfer lebe. Ich habe Schwierigkeiten loszulassen, zu entspannen, die „Probleme zu **regeln**". Je mehr Kummer ich habe, desto übermäßiger werden meine **Regel**blutungen sein. Je besser ich akzeptiere ↓♥, dass es sich dabei lediglich um eine Reaktion meines Körpers auf eine Programmierung handelt, desto harmonischer verläuft diese Phase. Ich muss akzeptieren ↓♥, als Frau in Harmonie mit meinem Körper zu leben, der in Zyklen funktioniert. Ich lasse meine Emotionen und meine kreative Energie frei fließen. Ich richte meine Aufmerksamkeit auf die positiven Dinge, und so schaffe ich mir ein neues Leben.

Migräne (siehe: Kopf – Migräne)

Milch-Alkali-Syndrom (Burnett-Syndrom) (siehe auch: Azidose, Apathie)

Das **Milch-Alkali-Syndrom** oder **Burnett-Syndrom**[48] ruft eine Niereninsuffizienz durch eine übermäßige Zufuhr von Milch, Kalzium oder alkalische Stoffe (z.B. säurehemmende Medikamente) hervor. Die Krankheit ist lange reversibel, wenn ich den übermäßigen Konsum einstelle. Ich versuche, eine innere Leere zu füllen, die daher kommt, dass ich mich von der mütterlichen Liebe nicht ausgefüllt gefühlt habe. Der Zustand der Müdigkeit und der Apathie erinnert mich daran, wie wichtig mir dieses Bedürfnis war. Das muss nicht heißen, dass meine Mutter mich nicht geliebt hat, sondern dass mein Bedürfnis nur einfach größer war. Als Reaktion auf diesen Mangel kann ich eine dominierende Haltung gegenüber meiner Mutter oder gegenüber Frauen im Allgemeinen haben. Es kann auch sein, dass ich das, was mich im Leben bitter macht, durch das ausgleichen möchte, was mich am meisten an die Sanftheit in meiner Kindheit und an die **Liebe** meiner Mutter erinnert. Ich muss sofort anfangen, mich um mich selbst zu kümmern, so wie es eine Mutter tun würde. – Ich akzeptiere ↓♥ ab jetzt die sanften Seiten des Lebens und weiß, dass ich ein außergewöhnlicher Mensch bin, der nur das Beste verdient.

Milchschorf (siehe: Haut – Ekzem)

Milz

Die **Milz** befindet sich im oberen linken Teil des Unterleibs, unter dem Zwerchfell. Die Hauptfunktionen dieses lymphatischen Organs, das zum Immunsystem gehört, bestehen darin, die Qualität der roten Blutkörperchen zu überwachen und durch die Produktion von Antikörpern Infektionen zu bekämpfen. Sehnsucht, Unerledigtes, Bedauern, Sorgen können sich hier festsetzen. Wenn meine **Milz** nicht einwandfrei funktioniert, werde ich möglicherweise auch nicht richtig funktionieren, vor allem, weil ich auf düstere und negative Gedanken fixiert bleibe. Dadurch sinkt mein Energieniveau und es fehlt mir an Lust zu allem. Ich glaube, versagt zu haben, mein Leben zu **verhunzen**, weil ich bestimmte Dinge nicht vollenden konnte. Ich konnte das „Blatt nicht wenden". Ich habe den „Zug verpasst", also die guten Gelegenheiten,

---

[48] Sir Frank MacFarlane **Burnett** (1899-1985): australischer Professor emeritus, Immunologe und Virologe. Er erhielt 1960 den Nobelpreis (Physiologie und Medizin) für die Entdeckung der „erworbenen immunologischen Toleranz".

und darüber ärgere ich mich, denn ich glaube, ich sei unfähig, in meinem Leben Erfolg zu haben. So trübe ich die Familiengeschichte. Ich will kompensieren, indem ich mich selbst zugunsten meiner Familie oder meiner Freunde vergesse, aber das funktioniert nicht mehr! Denn in dieser selbst geschaffenen Situation kann ich mich nicht mehr entziehen. Möglicherweise hat dies eine **Milzentfernung** zur Folge. Oft ist diese negative Haltung auf mein Selbstbild zurückzuführen: Ich empfinde mich als hässlich, „unkorrekt", nicht gut, nicht ausgewachsen usw. Ich würde am liebsten nur schlafen und mich passiv verhalten. Ich nähre mich von der Wut und in meinem Leben gibt es nicht viel Erfreuliches. Jemand oder etwas „ist mir auf die Nerven gegangen": Das kann ein Familienmitglied oder jemand sein, den ich als Versager oder Makel betrachte. Meine **Milzprobleme** geben mir einen Hinweis auf meine Ängste in Bezug auf das **Blut**, wie beispielsweise vor einem Blutmangel oder davor, zu sehr zu **bluten** (wie bei der Monatsblutung oder bei einer Bluttransfusion). Ich kann auch glauben, mein Blut wäre „nicht gut" oder so selten, dass ich Zweifel daran habe, dass ich bei einem schweren Unfall und der Notwendigkeit einer Bluttransfusion gerettet werden könnte. **Im Hintergrund findet sich also oft die Angst vor dem Tod**. Die **Milz** überwacht die Qualität der roten Blutkörperchen. Funktioniert sie schlecht, kann das eine große innere Verletzung bedeuten, die noch der Heilung bedarf. Es ist wie eine blutende Wunde. Das Blut steht für die Lebensfreude. Ich kann den Eindruck haben, dass das Leben ein so harter Kampf ist, dass ich mich vielleicht besser geschlagen geben und mich zurückziehen sollte. Vielleicht will ich mich weit von der Realität in eine spirituelle Welt flüchten, die nicht mit der Erde verbunden ist: So entsteht die **Milzvergrößerung**. Ich schränke mich selbst in einer steifen Struktur ein, was mich von jeglichem Freiheitsgefühl entfernt. Körperlich kann sich dies durch **Magerkeit** manifestieren. Ich ziehe eine Mauer um mich und meine Emotionen und trage eine Maske: So glaube ich, mich gut gegen die Außenwelt verteidigen zu können und eine **Erniedrigung** zu vermeiden. – Anstatt ständig von negativen Gedanken beherrscht zu sein, die ich außerdem oft übertreibe, akzeptiere ich ↓♥, mich auf andere Gedanken zu bringen. Ich entdramatisiere mein Leben und lerne, über mich selbst und manche Situationen zu lachen. Ich lerne nach und nach, meine Emotionen zum Ausdruck zu bringen, um mein Gleichgewicht aufrecht und Harmonie in meinem ganzen Körper zu erhalten.

Missbildung (allgemein) (Herz♥fehler)

Eine **Missbildung** ist eine Anomalie eines Körperteils, die bei der Geburt schon vorhanden ist und auf Entwicklungsprobleme während der intrauterinen Entwicklung zurückzuführen ist. Anders als die Deformationen, die erst nach der Geburt erworben werden, sind Missbildungen definitionsgemäß angeboren, das heißt, es gibt sie bereits bei der Geburt. Sie können vererbt oder auch als Folge eines Konfliktes, eines Traumas oder eines Schocks während des Lebens in der Gebärmutter erworben sein. Welche Schmerzen trug ich in mir, als ich mich entwickelte? Eine **Missbildung** weist auf eine bestimmte **Bewusstwerdung** hin (oft angesichts einer Angst), die mit dem betroffenen Körperteil in Verbindung steht (lesen Sie den Text über den betreffenden Körperteil!). Da ich mich in Resonanz mit meinen Eltern befinde, können auch diese unter dem Konflikt leiden. Zum Beispiel weist ein **Herz♥**fehler darauf hin, dass ich das Leben allzu leicht nehme. Das **Herz♥** steht für die **Liebe**, es ist eine Pumpe, die atmet und überträgt. Ich schiebe meine Emotionen zur Seite, meine spirituelle Tiefe. Das Leben hat für mich keinen großen Wert und **Liebe** ist nur ein sehr vages Konzept, das auf mich nicht anzuwenden ist. Ein **Liebes**mangel richtet sich zunächst gegen das eigene Selbst, gegen die anderen oder gegen das Leben allgemein. Ich bin hier, um zu lernen, zu verzeihen und mich dieser Energieform, nämlich der **Liebe**, zu öffnen. Von Anfang an habe ich mich diesem fließenden Strom in mir verschlossen. – Ich akzeptiere ↓♥, die Umstände meiner Geburt zu klären und mich auf das einzustellen, was ich hinter mir lassen muss, um diese Energie und **Liebe** in mir zu spüren. Ich lerne, zu verzeihen und mich um mein **Herz♥** zu kümmern. Ich akzeptiere ↓♥ mich so, wie ich bin, und ich passe mich an und gebe mein Bestes, ohne mich zu kritisieren. Ich werde mir **bewusst**, dass ich Teil des großen Ganzen bin. Je mehr **Liebe** ich für mich selbst spüre, desto mehr kann ich diese **Liebe** auch an die Menschen in meinem Umfeld weitergeben. Ich akzeptiere ↓♥, das Leben in vollen Zügen zu genießen, jeden Augenblick auszukosten, jede Facette des Lebens zu erforschen, sowohl körperlich wie emotional. Ich akzeptiere ↓♥, mit der **Liebe** in all ihren Formen zu experimentieren und mit meinem **Herzen♥** den wahren Wert des irdischen Lebens zu erfassen.

Mitesser

(siehe: Haut – Mitesser)

Mittelfinger

(siehe: Finger – Mittelfinger)

Mönckeberg-Sklerose

(siehe: Arteriosklerose)

Mononukleose

(siehe: Blut – Infektiöse Mononukleose)

Müdigkeit (allgemein)

Müdigkeit gibt mir das Gefühl, völlig am Boden zu sein. Ich bin innerlich leer. Die Ursache für die **Müdigkeit** liegt in einem Mangel an **Liebe** gegenüber meinem Leben. Was ist aus meiner Motivation geworden? Meine Sorgen, Ängste, Kummer und seelischen Verletzungen führen zu Kampf, Widerstand und Ablehnung bestimmter Situationen. Anstatt meine Energie darauf zu konzentrieren, einen gemeinsamen Nenner für meine Schwierigkeiten zu finden, verzettele ich sie in zu viele Richtungen gleichzeitig. Ich suche sogar verzweifelt nach einer Lösung. Ich bin des Lebens in gewisser Weise überdrüssig, innerlich **müde**, weil ich mich abmühe, um voranzukommen. Es kann sogar zu einer Depression kommen. Ich fühle mich wie **erschlagen**. Ich fühle mich unfähig und impotent und es fehlt mir an Interessen. Ich weiß nicht mehr, wie ich mich in meinem Leben orientieren soll, und ich habe meine Lebensfreude verloren. Wenn ich mich **langweile**, lebe ich **in der Nacht**. Vielleicht stelle ich mir Fragen über die Widersinnigkeiten des Lebens. Ich bin voller Fragezeichen und niemand ist da, der mir bei der Beantwortung helfen könnte. Vielleicht habe ich auch Schwierigkeiten mit den Modellen, die meine Eltern mir vermittelt haben. Bei einer sehr maskulinen Mutter und einem sehr femininen Vater kann ich als Kind sehr viel Energie dafür verwendet haben, zu verstehen, wem ich ähneln soll. Welchen Grund es für diese **Müdigkeit** auch immer gibt, ich erlebe eine sowohl seelische wie auch körperliche **Entkräftung**. Dies weist auf einen Verlust der Lebensrichtung und der Motivation hin, sowie auf die Notwendigkeit, wieder Zugang zu innerer Freude und Lebenslust zu bekommen. Ich akzeptiere ↓♥, eine Auszeit zu nehmen, ich brauche Ruhe, um Zwischenbilanz zu ziehen und meine Energie wieder aufzuladen. Ich höre auf, an der Vergangenheit festzuhalten, und akzeptiere ↓♥, in der Gegenwart zu leben, da mir jeder Augenblick die Energie gibt, die ich brauche. Wenn ich Dinge tue, die ich liebe und schätze, wird die Energie auf natürlichem Weg wiederkommen!

Müdigkeit – Chronisches Müdigkeitssyndrom

(siehe auch: chronische Erkrankung, Fibromyalgie)

Das **Chronische Müdigkeitssyndrom** kann in der Folge eines viralen Infekts auftreten und mehrere Jahre lang anhalten. Eine mögliche Ursache ist auch mein geschwächtes Immunsystem oder eine geringere seelische Widerstandskraft auf Grund von Depression, Stress, mangelnder Motivation, Überlastung, usw. Ich bin geistig erschöpft und dies äußert sich in emotionaler Unausgeglichenheit. Ich verbrauche all meine Energie, um mich wegen meines Schicksals zu bemitleiden. Ich möchte so gern anerkannt sein und die anderen bewundern, aber das fällt mir schwer, denn ich habe mir eine andere Persönlichkeit geschaffen, um den Bedürfnissen der anderen zu entsprechen. Mein wahres Ich habe ich völlig auf die Seite gestellt. Ich sehe meine Zukunft nicht sehr wohlwollend. Auf der körperlichen Ebene leide ich an Kopfschmerzen und meine Muskelkraft lässt allmählich nach. Die kleinste Anstrengung führt zu großer **Müdigkeit**. Ich habe die Lust am Leben verloren. Was ist aus meinen Träumen und Ambitionen geworden? Ich musste sie um den Preis des Erfolges und der Leistung, die die Gesellschaft von mir fordert oder die ich von mir selbst fordere, opfern. Ich bin **unnachgiebig**, ich will allein zurechtkommen und ich zögere, um Hilfe zu bitten. Trotzdem will ich so sehr in allem erfolgreich sein, was ich unternehme! Ich habe auch große Angst vor dem Leben und vor Verantwortung. Ich fühle mich unfähig, den in mich gesetzten Erwartungen zu entsprechen. Ich habe den Eindruck, so tief abgestiegen zu sein, dass ich nicht wieder hinaufklettern kann. Diese Krankheit kann als Folge eines Ereignisses wie eines Unfalls auftreten, oder ich habe das Sterben anderer überlebt. Die Schuldgefühle angesichts des Weiterlebens können so groß sein (Warum ich und nicht der andere ???), dass ich meine gesamte Energie verbrauche. Durch die Krankheit kann ich mich zurückziehen; sie dient mir als Vorwand, damit ich nicht handeln muss, und möglicherweise bekomme ich durch sie auch mehr Aufmerksamkeit. So fühle ich mich in meiner Krankheit mehr in Sicherheit, als wenn ich mit dem Leben „konfrontiert" bin. Was habe ich zum Zeitpunkt des viralen Infekts erlebt? Wollte ich mein Zuhause verlassen? Habe ich einen Todesfall, eine Trennung, eine Zurückweisung erlebt? Ich mache mir **bewusst,** dass das alles im Zusammenhang mit **Liebe** steht, das heißt: ***meine Liebe zu mir selbst***. Ich zerstöre mich, weil ich ständig mein Leben „nach meinem Kopf" leben will, während ich viel eher nach meinem **Herzen** und „aus dem Bauch heraus" leben sollte. Ich bin zu **starrsinnig** und verschwende eine unsinnige Menge Energie damit, mich festzubeißen. Dabei wäre es viel einfacher, mit dem Strom zu schwimmen. Mir wird **bewusst,** wie einfach es für mich ist, mich selbst schlecht zu machen, mich abzuwerten und mich negativ mit anderen zu vergleichen. Je negativer ich mich sehe, desto mehr vermindere ich meine Lebensenergie und zerstöre mich selbst. Ich akzeptiere ↓♥ zu lernen, mich mehr zu lieben. **Ich bin der wichtigste Mensch in meinem Leben**. Während ich lerne, mich zu lieben, tue ich Dinge für mich und genieße jeden Augenblick. Ich bin Teil des Universums, in dem das Gesetz der Gegenseitigkeit herrscht. Wenn ich mich also liebe, ziehe ich auch die **Liebe** der anderen auf mich, die ich ebenfalls liebe. Ich vertraue dem Universum, das mir hilft, jeden Tag ein Stück weiterzukommen. Indem ich auf meine innere Stimme höre, vermeide ich unnütze Umwege, die viel Energie fordern. Ich könnte diese Energie auch einsparen, indem ich Dinge tue, die ich liebe und die mir helfen, wieder in Kontakt mit meinen tiefen Eigenschaften zu kommen und mir Lust auf das Leben machen. Ich akzeptiere ↓♥, dass jede Situation perfekt ist. Ich ersetze alle meine Verpflichtungen mit der Entscheidung für das Leben. Ich schaffe mir in aller Freiheit meine Zukunft.

Mukoviszidose (Zystische Fibrose) (siehe auch: Bauchspeicheldrüse oder Lungen)

Die **Mukoviszidose,** auch **zystische Fibrose (der Bauchspeicheldrüse)** genannt, ist die häufigste der tödlichen sogenannten Erbkrankheiten bei Jugendlichen. Sie ist durch einen Enzymmangel gekennzeichnet und beeinträchtigt in erster Linie die Lungen und den Verdauungsapparat. Der Schleim, den die Drüsen der Bronchien und der Bauchspeicheldrüse ausscheiden, ist unnormal zähflüssig. Meine starren Denk- und Verhaltensmuster haben mich daran gehindert, im Leben voranzukommen. Ich habe mich an so viele überholte Ideen geklammert, dass ich dem Lauf des Lebens nicht gefolgt bin.

Die Schmerzen, unter denen ich leide, lähmen mich. Ich bin entmutigt; nichts funktioniert in meinem Leben. Vielleicht habe ich den Eindruck, dass ich mich immer zurückgehalten habe, Dinge zu tun oder zu sagen, aus Angst vor den Folgen. Deshalb sind oft meine Arme und Beine betroffen, weil sie Symbole meiner Angst sind, die Situationen in meinem Leben anzunehmen (Arme) und weiterzukommen (Beine). Ich klage, bemitleide mich und möchte, dass die anderen das ebenfalls tun. Ich glaube, dass das Leben mir nichts zu geben hat. Ich spüre das Bedürfnis, mich übermäßig zu beschützen. Vielleicht befinde ich mich gegen meinen Willen im **Herzen♥** bestimmter Streitigkeiten und möchte mich dem entziehen. Ich möchte absolut verhindern, dass eine bestimmte nährende Substanz von meinem Körper absorbiert wird, oder ich muss darauf verzichten, mit bestimmten Personen oder Situationen in Kontakt zu sein, die in meine „Seifenblase“ eindringen und für mich eine Gefahr darstellen. Ich kontrolliere und widersetze mich so sehr meinen Emotionen und meiner Umgebung, dass ich unaufhörlich essen muss, um die Leere zu füllen, die sich nie anfüllt. – Ich akzeptiere ↓♥, mich dem Leben mehr zu öffnen und meine überholten Ideen loszulassen. Auf diese Weise hole ich erneut Schwung im Leben und nehme den Platz ein, der mir im Universum zukommt. Ich lebe auf spontane Weise und höre auf meine Weisheit, die sich durch meine innere Stimme ausdrückt. Ich habe die nötige Kraft, meine Bedürfnisse zu bestätigen. Die Energie zirkuliert in meinem Inneren und hilft mir, das Gleichgewicht wiederzufinden.

Multiple Sklerose (siehe: Charcot-Krankheit)

Mumps (siehe auch: Speicheldrüsen, Infektionen [allgemein] Kinderkrankheiten)

Die **Mumps** ist eine ansteckende Viruserkrankung, die sich im Allgemeinen in der Entzündung bestimmter Drüsen, vor allem der Speicheldrüsen, äußert. Am häufigsten sind Kinder betroffen. Ich bin im Hinblick auf etwas oder jemanden gereizt und frustriert. Ich fühle mich verunglimpft, kritisiert und habe manchmal Lust, meinerseits den Leuten ins Gesicht zu spucken. Zumindest, damit niemand anderer diesen Drang mir und meinen Ideen gegenüber verspürt! Ich habe Schwierigkeiten, Dinge aufzuschnappen oder zu schlucken, die ich sehr liebe, denn man könnte mich daran hindern oder sie mir verbieten. Ich empfinde tiefe Abscheu. Normalerweise sind Kinder häufiger von **Mumps** betroffen als Erwachsene, da es ihnen sehr schwerfällt, ihre Wut und Frustration zum Ausdruck zu bringen. Ich kämpfe ständig gegen mich selbst. Ich beurteile mich streng und erlebe mich als verletzlich oder anormal. Ich negiere meine Instinkte und meine sexuelle Energie, die erwacht. Dadurch verringert sich mein Strahlen nach außen. Anstatt Abscheu für einen Menschen oder eine Situation zu empfinden, tue ich besser daran, zu sehen, was ich aus der Angelegenheit lernen kann. Ich lasse die Energien und meine natürlichen Wünsche frei fließen und so kann ich in Kontakt mit meiner Kreativität und meiner inneren Stimme sein.

Mund (allgemein) (siehe auch: Zahnfleisch)

Der **Mund** stellt die Öffnung gegenüber dem Leben dar; durch ihn kann ich Kontakt mit der Mutter aufnehmen, indem ich an der Brust sauge. Er ist ein empfindliches und wählerisches Sinnesorgan. Er ist der Eingang für Nahrung, Luft und Wasser. Er macht es möglich, dass ich sprechen (Lippen, Zunge, Stimmbänder), kommunizieren und meine Emotionen und Gedanken äußern kann. Er ist eine Art Brücke zwischen meinem Inneren und der Welt um mich herum (die Wirklichkeit). Er symbolisiert meine Intimität, meinen Lebensraum. Der **Mund** ist daher der Ausdruck meiner Persönlichkeit, meiner Gelüste, meiner Wünsche, meiner Erwartungen und meiner Charakterzüge, meiner Lebensfreude. Er erlaubt mir, mich allem **Neuen** zu öffnen: Wahrnehmungen, Ideen und Eindrücken. Er ist eine in zwei Richtungen offene Straße und die Schwierigkeiten, die ich habe, haben grundsätzlich einen doppelten, einen innerlichen und äußerlichen Aspekt. Es ist interessant festzustellen, dass meine **Art zu kauen** meine Art zu sein und mich zu verhalten spiegelt. Wenn ich „schlinge", ohne die Nahrung zu zerkleinern, bin ich eher impulsiv und interessiere mich kaum für Details. Kaue ich im Gegensatz dazu ohne Ende, bin ich perfektionistisch und halte mich zu lange mit Einzelheiten auf. So kann ich auch den Eindruck haben, dass ich über die Situationen meines Lebens die Kontrolle habe. Aber ich schmecke das Leben nicht mehr: Ich analysiere es bis in ins letzte Detail und gehe immer wieder Ereignisse aus meiner Vergangenheit durch. Wenn ich sehr große Bissen nehme, „lege ich einen Zahn zu" und lade mir viele Verantwortlichkeiten auf. Möglicherweise habe ich häufig mehrere Zukunftsprojekte auf einmal. Die Absorption sehr kleiner Bissen weist auf die zurückgehaltene Angst hin, mich auf neue, sehr schwierige Aufgaben zu stürzen oder diese zu erledigen. Ich akzeptiere ↓♥, langsam zu essen und die Nahrungsmittel zu schmecken, damit ich das Leben und seine schönen Seiten umso mehr genießen kann.

Mund – Aphthen

Eine **Aphthe** ist eine oberflächliche Läsion der Mundschleimhaut (sie kann aber auch manchmal auf der Schleimhaut der Genitalien sitzen), die durch ein kleines weißes, leicht erhabenes Geschwür gekennzeichnet ist, oft umgeben von einem roten Saum. Sie wird von einem Fieber begleitet, das nicht wirklich ausbricht. Die **Aphthe** tritt auf, weil ich leicht auf mein Umfeld, die „Vibrationen", das Ambiente einer Situation reagiere (Empfindlichkeit). Ich leide im Stillen mit geschlossenem Mund. Sie ist auch ein Zeichen, dass ich Mühe habe, Wurzeln zu schlagen, und dass ich mich nicht ausdrücken kann, nicht sagen kann, was ich denke, oder nicht reagieren kann, weil ich mich dazu nicht in der Lage fühle. Ich fühle mich nicht in der Lage, große Dinge zu vollbringen. Meine Unsicherheit führt dazu, dass ich „stumm" gegenüber dem bin, was ich sehe, da ich weiß, dass größere Veränderungen in meinem Leben eintreten oder sich gegen mich wenden könnten, wenn ich etwas sage. Ich habe etwas Brennendes im Mund, aber ich muss es drin behalten und habe keine Möglichkeit, es auszuspucken. Möglicherweise habe ich etwas Niederträchtiges erlebt und konnte nicht darauf antworten. Es ist so, als wäre es mir nicht freigestellt, wie ich die Erfahrung verarbeiten möchte! Das Erlebnis kann auch im Bereich meiner Sexualität liegen. Vielleicht habe ich mich in meiner Kindheit oder Jugend in einer Situation schlecht gefühlt, in der ich nicht reagieren oder mich nicht durchsetzen konnte. Wenn ich heute eine ähnliche Situation erlebe, die mich bewusst oder unbewusst an dieses Erlebnis erinnert, treten **Aphthen** auf. Meine Worte sind vergebens und unvollständig, weil ich zu nervös bin. Ich bleibe stumm und komme noch nicht mal auf die Idee, mich aufzulehnen! Und trotzdem „kann ich nicht mehr", ich bin „am Ende". Meine Sensibilität ist sehr groß und ich trage Masken, ich spiele eine Komödie, aus Angst davor, in Kontakt mit meinen tiefsten Empfindungen zu treten. Ich bin ängstlich und alles irritiert mich. Möglicherweise mache ich mir Schuldgefühle, was zu einem niedrigeren Selbstwertgefühl führt. Ich würde so gern Dinge vollbringen, aber ich widersetze mich gleichzeitig! Mir wird **bewusst**, dass ich immer wieder jede neue Idee ablehne, auch wenn diese positive Veränderungen in meinem Leben bewirken könnte. Wenn ich eine Ungerechtigkeit, Ekel und eine (im Mund) versteckte Unzufriedenheit erlebe, wenn ich „mein **Herz♥** ausschütten" möchte, kann ich das tun, indem ich offen und in Harmonie mit mir selbst bleibe. Ich muss also meine Worte wählen: Ich laufe Gefahr, Worte zu sagen, die böse und falsch sowie auf Zerstörung angelegt sind. Ich trage die Verantwortung dafür, mich ohne Gewalt auszudrücken, andernfalls kann sich mein Verhalten gegen mich selbst wenden. Da **Aphthen** aber sehr schmerzhaft sind, fühle ich sie, sobald ich den Mund aufmache, und habe Schmerzen. Wenn ich vermeiden will, dass sie erneut in noch schlimmerer Form auftreten, akzeptiere↓♥ ich sofort, mich offen und ruhig auszudrücken. Ich ersetze die Schuldgefühle durch Vertrauen in meine Fähigkeiten der Anpassung, in mein Verständnis, in meine Intuition, der ich immer mehr zuhöre. So bezähme ich meine Empfindungen und werde umgänglicher in meiner Art, sie so auszudrücken, wie es für mich passt.

Mund – Gaumen

Der **Gaumen** ist das knöcherne Dach der Mundhöhle. Er ist an der Stimmbildung und am Schlucken beteiligt. Er ist betroffen, wenn ich glaubte, etwas sicher erreicht oder erhalten zu haben (beispielsweise eine neue Arbeitsstelle), es mir aber wieder weggenommen wird und ich Schwierigkeiten habe, diese Situation zu schlucken. Ich bin dann extrem frustriert und enttäuscht, weil ich dachte, diese Sache würde mir schon gehören. Möglicherweise dachte ich, ich hätte einen festen Platz in einer Familie oder einer Organisation, aber jemand anderer hat mir diesen weggenommen und nun habe ich ihn verloren. Als wäre mein **Gaumen** nicht groß genug, um zu bewahren, was ich erreicht und erobert hatte. Ich habe keinen Zugang zu dem, was mir gefällt (eine Sache oder eine Person). Ich glaube, dass man mich für eine schlechte Handlung bestraft. Ich erlebe eine große Ungerechtigkeit. Eine Situation berührt mich, weil ich mich in

Konflikt mit den Gesetzen, mit der Autorität befinde. Ich muss akzeptieren ↓♥, mich zu fragen, warum es zu dieser Situation gekommen ist. Habe ich zu viel erwartet? Muss ich mich anstrengen, um das wiederzuerlangen, was ich verloren glaubte, oder ist es vielleicht besser so, wie es ist? Das sind die Fragen, die ich mir stellen kann, damit wieder Harmonie eintritt und mein **Gaumen** heilt.

Mund – Soor

(siehe: Soor)

Mundgeruch oder Halitosis

(siehe auch: Zahnfleisch – Zahnfleischentzündung, Halsschmerzen, Nase [Erkrankungen der ...])

Mundgeruch, auch **Halitosis** genannt, ist die direkte Konsequenz daraus, dass ich mich schwertue, innerlich und äußerlich mit den Situationen fertig zu werden, die ich erlebe. Diese Schwierigkeit kann darauf zurückzuführen sein, dass ich mich auf meine Überzeugungen versteife, sie aber nicht ausdrücke und diese im Kopf sozusagen „verfaulen". Diese Schwierigkeit kann auch daher kommen, dass ich in Zeiten großer Veränderungen in meinem Leben nicht wieder die Oberhand gewinne und dass überholte Ideen im Vergleich zu der Geschwindigkeit, mit der ich diese Umwälzungen erlebe, zu lange stagnieren. Ich prüfe nach, bis zu welchem Punkt ich die Situationen meines Lebens „in die Hand nehmen" kann. Habe ich das Gefühl, gegen meine Überzeugungen handeln zu müssen? Es ist wichtig, dass ich mit den betroffenen Menschen kommuniziere, um ihnen meine Emotionen und Gedanken mitzuteilen, damit ich meinen **Mundgeruch** los werde. Er steht oft im Zusammenhang mit verleumderischen Gedanken, Hassgedanken, Rachegedanken, die ich gegen mich selbst oder gegen einen anderen Menschen hege und für die ich mich schäme. Ich **widersetze** mich kräftig und das Gift, das ich produziere, dringt durch einen ekelerregenden Duft nach draußen, der so lange anhält, bis ich alle meine negativen Emotionen und meine Rachegelüste loslasse. Die Luft, die ich einatme und die alle meine Zellen nährt, ist mit allen meinen Gedanken, positiven wie negativen, angereichert. Durch welche Gedanken, die in mir nagen, ist mein **Atem** verpestet? Oft sind diese Gedanken unbewusst. Irgendetwas wird faul, entweder in meinem Inneren oder gegenüber einer Situation, die eine andere Person einschließt. Trifft diese Situation ständig auf einen Menschen zu, sollte man es ihm sagen, damit er sie sich bewusst macht und das Problem, das vielleicht schon seit geraumer Zeit besteht, beheben kann. Wenn er sich dessen **bewusst** wird, bekommt er Gelegenheit zu verzeihen. Entweder sich selbst, wegen der krankhaften Gedanken, oder einem anderen Menschen, dafür, dass er so unversöhnlich mit ihm war. Es ist gut mich daran zu erinnern, dass mein **Atem** wieder frisch wird, wenn **Liebe** und Aufrichtigkeit die Grundlage meiner Gedanken sind. – Ich akzeptiere ↓♥, die krankhaften Gedanken der Vergangenheit loszulassen. Jetzt atme ich die Frische meiner neuen positiven Gedanken der **Liebe** zu mir selbst und zu den anderen.

Mundprobleme

(siehe auch: Mundkrebs, Schanker [allgemein], Herpes – Lippenherpes, Soor)

Der **Mund** ist die Öffnung des Verdauungstrakts und der Atemwege, über die ich akzeptiere ↓♥, alles aufzunehmen, was für meine körperliche (Wasser, Nahrung, Luft), seelische und sinnliche (Anregungen, Wünsche, Geschmack, Gelüste, Bedürfnisse usw.) Existenz erforderlich ist. **Mundprobleme** sind also ein Zeichen dafür, dass ich eine gewisse Engstirnigkeit zeige, starre Vorstellungen und Meinungen habe und es mir schwerfällt, **Neues** (Gedanken, Ideen, Gefühle, Emotionen) aufzunehmen und herunterzuschlucken. Es gibt eine Situation, die ich nicht „schlucken" will: Oft handelt es sich um Worte, die ich gehört habe und die mich gestört oder verletzt haben, oder Worte, die ich gerne gehört hätte, die aber nicht gesagt wurden. Ungleichheit und Disharmonie zwischen meinen Eltern machen mich besorgt. Ich möchte antworten, lasse es aber, weil ich mich in der Situation nicht wohlfühle oder weil sich einfach keine Gelegenheit dazu bietet. Das, was ich zu sagen hätte, bleibt also in mir „stecken". Die Gesten und Worte der anderen, die mich verletzen und für die ich gerne Erklärungen gehabt hätte, die aber nie kamen, können Probleme im **Mund**bereich verursachen. Es gibt eine Konfrontation zwischen mir (was ich sage) und meinem Umfeld (wie die anderen meine Worte aufnehmen). Wage ich es, die Dinge so zu sagen, wie ich sie sehe, auch wenn ich dabei Gefahr laufe, die **Liebe** der anderen zu verlieren, und bin ich in der Lage, mich selbst zu respektieren? Habe ich den Mut, mich dem Rest der Welt zu zeigen? Vielleicht fühle ich mich unverstanden, weil ich nicht weiß, wie ich **kommunizieren** soll. Mein Körper schickt mir ein Signal, dass ich vielleicht über meinen **Mund** krankhafte Ideen ausdrücke, dass ich meine Einstellung mir selbst oder anderen gegenüber ändern muss. Ein typisches Beispiel ist der **Schanker** oder der **Lippenherpes**, die üblicherweise nach Stress oder einem Trauma während oder nach einer sehr an den Nerven zerrenden Phase oder einer Krankheit auftreten. Sie zeigen mir, mit welcher Traurigkeit und Gereiztheit ich die Realität des Alltags angehe. Ich bin darüber, was man mir sagt oder was man tut, irritiert, oder auch über das, was ich selbst sagen musste. Jemand oder etwas hinterlässt einen üblen Nachgeschmack in meinem **Mund**, was mich noch mehr belastet. Ich bin **verblüfft und** ich weiß nicht mehr, wie ich reagieren soll. Es ist möglich, dass ich mich in der Situation „**stecken geblieben**" fühle, dass ich seit Langem eine unerfreuliche Situation wiederkäue oder dass ich wirklich meine volle Freiheit wiederfinden muss, indem ich das sage, was ich zu sagen habe, selbst wenn mir das vielleicht nicht gefällt. Denn im Augenblick fühle ich mich von allen Seiten bedrängt. Möglicherweise habe ich auch „Hunger" nach **Liebe**, Zuneigung, Wissen, Spiritualität, Freiheit, usw. Wenn ich den Eindruck habe, dass das, was ich brauche, nicht erreichbar oder realistisch ist, reagiert mein ausgehungerter Mund auf mein Gefühl eines Mangels. Wenn ich **eingerissene Mundwinkel** habe, tobt in mir ein Kampf: Will ich durch die anderen geschützt und abgesichert werden oder vielmehr meinen Platz einnehmen und muss dabei auf mich selbst und meine eigene innere Stimme hören? Möglicherweise fühle ich mich frustriert, angespannt, aggressiv, denn ich wage es nicht, zu meiner abweichenden Meinung zu stehen. Wenn ich einen **trockenen Mund** habe, gerate ich schnell in Angst und neige dazu, mich vor der Realität zu flüchten. Vielleicht lebe ich auch getrennt von meinem Körper und meinen Emotionen. Bei einem **trockenen Mund** will ich das, was mir nicht gefällt, nicht herunterschlucken. Vieles in meinem Leben missfällt mir und ich fühle mich vom Vergnügen abgeschnitten. Ein **pappiger Mund** ist ein Zeichen dafür, dass der Alltag meine Lebensfreude und meine Lust an neuen Projekten erstickt. Eine **Beeinträchtigung des Kiefergelenks** (zum Beispiel Knirschen) bringt meine Angst ans **Licht**, anderen zu widersprechen, besonders Autoritätspersonen. Ich vermeide jede Konfrontation und halte lieber meine Tränen zurück. Wenn ich an der **Wangeninnenseite nage**, versuche ich, mich von etwas zu befreien, für das ich mich schäme. – Anstatt **bestürzt** oder ängstlich zu sein, dass man mir Unrecht tut, akzeptiere ↓♥ ich, in allen Situationen mir selbst und meiner Fähigkeit zur Lösungsfindung zu vertrauen. Ich nehme meinen Platz ein und bleibe offen und flexibel allem **Neuen** gegenüber, solange dies in Harmonie geschieht. Ich beiße **freudig** ins Leben. Ich akzeptiere meine Zartheit und meine Sanftheit und drücke mich voller Vertrauen aus.

Mundtrockenheit

(siehe: Mundprobleme)

Muskel(n) (allgemein)

Die **Muskeln** werden vom Geist gesteuert. Sie sind das Leben, die Stärke und Kraft unserer Knochen. Sie spiegeln das wider, was wir sind, glauben und im Leben zu werden gedenken. Die **Muskeln** stehen für die Anstrengung, die aufgebracht, und die Arbeit, die geleistet werden muss, um tatkräftig handeln zu können. Sie entsprechen meiner geistigen Energie; ich brauche sie, um mich zu bewegen und um zu handeln. Sie symbolisieren die Evolution, die Vitalität. **Muskel**beschwerden zeigen mir, dass ich mich in einer Situation ohnmächtig fühle, als säße ich in einer **Zwangsjacke**. Ich fühle mich in meiner körperlichen, intellektuellen oder emotionalen Kraft abgewertet. So nehmen auch meine Leistung oder meine Fähigkeiten ab. Außerdem sind alle meine damit verbundenen Erfahrungen und Gefühle in meinen **Muskeln** eingeprägt. Mein innerer Zustand (zum Beispiel angespannt, nervös oder locker usw.) entspricht exakt dem Zustand meiner **Muskeln**. Sie reagieren deutlich auf übermäßigen Stress. Da mein ganzer Körper aus **Muskeln** besteht, wird dieser die Form meiner inneren Gedanken und Einstellungen annehmen. Wenn ich mich leicht in die Depression fallen lasse, in den Negativismus oder in Angst, wird sich meine Körperhaltung entsprechend verändern. Empfinde ich dagegen Lebensfreude oder fühle mich schwungvoll, bin also positiv, werden meine **Muskeln** geschlossen und flexibel sein. Sollte ich akzeptieren ↓♥, mich zu transformieren, in der Gegenwart zu leben, anstatt mich an die Vergangenheit zu klammern, werden meine **Muskeln** gesund sein. Meine **Muskeln** umschließen die Knochen; sie stehen also auch für alle meine tiefsten Gefühle, die Teil meines emotionalen Lebens sind. Wenn ich nicht in Kontakt mit diesen Gefühlen bin und eher die materielle und künstliche Seite des Lebens bevorzuge, leiden meine **Muskeln**. Ich neige dann dazu aufzupassen und bin ständig nervös. So können **Krämpfe** entstehen. Ich will zu viel rationalisieren und so „überhitze" ich mich und meine Überfülle drängt durch **Krämpfe** nach außen. Die **Zerrung eines Muskels** zeigt mir, dass ich eine enorme innere Spannung erlebe, denn ich fühle mich verpflichtet, den anderen zu gefallen. Ich weiß, dass ich anders handeln und einen anderen Weg einschlagen sollte, aber ich lehne hartnäckig jede Veränderung ab, aus Angst vor der Reaktion der anderen. Wenn nun eine **Zerrung** auftritt oder bestimmte Muskeln **reißen**, ist der Druck noch extremer, während ich hartnäckig weiter in eine Richtung gehe, obgleich mir meine innere Stimme eine andere nahelegt. Ich bin dickköpfig und klammere mich an etwas, was mir nicht mehr guttut. Die **Muskelschmerzen** erinnern mich daran, dass ich mir „die Latte sehr hoch gelegt" habe. Bestimmte Ereignisse haben mich erschüttert und ich leide so sehr, dass ich mein Leben umfassend verändern sollte. Mein äußerer Schmerz drückt meinen inneren Schmerz aus. Ich will die Arme sinken lassen. Ich bin **demotiviert**, **entmutigt**, weil ich in Bedauern und Reue lebe. Meine Träume **lösen sich auf**. Bei **Muskelerkrankungen** muss ich mir den betroffenen Körperteil ansehen, um die Ursache festzustellen. Ich prüfe, welchem Denkmuster und Verhalten dieser Körperteil entspricht. – Ich akzeptiere ↓♥, dass mein Körper wieder Kontakt mit dem Universum meiner Emotionen aufnimmt, dass ich zu meiner eigenen Autorität werde. Meine **Muskeln** werden wieder gesund, wenn ich meiner inneren Weisheit vertraue, wenn ich mir die notwendige Zeit nehme, um in den Ereignissen zu lesen. Dies erleichtert meinen emotionalen Druck wie auch den Druck in meinen **Muskeln**. Ich lebe von meinem **Herzen♥** aus. Ich verändere meine Art zu leben. Indem ich offener auf das Leben zu gehe und flexibler bin, werden auch meine **Muskeln** flexibler sein.

Muskeln – Fibromatose

Die **Fibromatose** entsteht durch Bindegewebsgeschwülste (Fibrome) oder einer Vermehrung des Bindegewebes (Fibrose), die zu mangelnder Elastizität der Muskeln und des Bindegewebes und dadurch zu starken Schmerzen führen. Die Weichteile meines Körpers stehen für meine Denkweise. Die Schmerzen warnen mich, dass ich unter zu viel Stress und Anspannung leide, was zu einer großen geistigen Erschöpfung führt. Sie machen mir deutlich, **dass es mir an Nachgiebigkeit** fehlt, dass ich vor allem in Hinblick auf meine Gedanken und Verhaltensweisen **starr und ängstlich** bin. Durch meine eigenen inneren Konflikte hindere ich die Energie daran, frei in meinen Muskeln zu fließen. Ich mache mir diese Spannungen bewusst: Worauf sind sie zurückzuführen? Handelt es sich um eine geistige Erschöpfung infolge dessen, was ich tue, wie ich bin und wie ich mich gebe? Wage ich es nicht, bestimmte Projekte voranzubringen, die die

Kontroverse lösen könnten, ohne die dafür aufgebrachte Zeit und Energie aufzurechnen? Der betroffene Körperteil hilft mir, die Ursache zu finden. Vielleicht ist eine Richtungsänderung nötig. Ich bin auf der Welt, um mich weiterzuentwickeln. Ich lebe in der Gegenwart und lerne, Vertrauen zu haben.

Muskeln – Krampf

(siehe auch: Gehirn – Epilepsie)

Ein **Krampf** ist die plötzliche und unfreiwillige Kontraktion der **Muskeln**. Ich lebe in einem inneren Zwiespalt, der dazu führt, dass ich auf irrationale Weise handele. Bei einem **Krampfanfall** bin ich nicht mehr Herr meines Körpers und meiner Emotionen. Über meine Ängste hinaus leide ich unter Aufregung, Spasmen, und mein ganzer Körper reagiert. Ich weiß nicht mehr, in welche Richtung ich mich wenden soll, mein Körper zittert, denn ich beherrsche nichts mehr, ich fühle mich im Nichts. – Ich akzeptiere ↓♥, dass ich mich anhalte und mir Zeit nehme zu sehen, was in meinem Leben diesen ganzen Stress und diese Aufregung auslöst. Ich nehme mir Zeit innezuhalten, richte meine Aufmerksamkeit auf die zwiespältigen Aspekte meiner Existenz und genieße in Ruhe das Leben. Ich setze Prioritäten und als Folge treffe ich Entscheidungen, die ich auch respektiere. Ich finde meinen Frieden und meine Lebensfreude wieder.

Muskeln – Krampf der Kaumuskeln (Trismus)

(siehe auch: Muskeln – Wundstarrkrampf)

Der **Krampf der Kaumuskeln** ist durch eine unwillkürliche Kieferklemme infolge von **Muskel**kontraktionen gekennzeichnet. Oft handelt es sich um die ersten Anzeichen eines Wundstarrkrampfs. Diese Situation kann durch Aggressivität in mir ausgelöst werden. Ich weigere mich, meine Gefühle zum Ausdruck zu bringen, und habe so das Gefühl, alles unter Kontrolle zu haben. Ich weigere mich, mich zu öffnen, weil ich Angst vor Verurteilung, Ablehnung, Unverständnis habe. Ich verschließe mich und gleichzeitig die Tür für die **Liebe.** Ich bin erfüllt von Traurigkeit. Ich beschäftige mich mit den anderen anstatt mit mir selbst. Ich will mich stärker zeigen, um mir mehr Wert zuzumessen, aber in meinem Inneren fühle ich mich klein und schwach. – Ich akzeptiere ↓♥, Vertrauen zu haben, meine Wünsche offen auszudrücken und Platz für die **Liebe** zu machen. Ich löse jeden Gedanken an Rache auf und ersetze diesen durch Verzeihung.

Muskeln – Wundstarrkrampf (Tetanus)

(siehe auch: Muskeln – Krampf der Kaumuskeln)

Tetanus ist eine Infektionskrankheit. Sie ist auf eine Wundinfektion oder manchmal sogar auf einen bakteriell verseuchten Insektenstich zurückzuführen. Beim **Wundstarrkrampf** kommt es zunächst zu schmerzhaften Kontraktionen der Kaumuskeln.

Anschließend sind die Atem- und Herz**muskeln** betroffen. Das alles deutet auf eine tiefe innere Gereiztheit hin, die durch für mein Wohlbefinden schädliche Gedanken ausgelöst wird. Ich klammere mich an alte Ideen. Ich lebe teilweise in der **Dunkelheit**, was unerträglich wird. Anstatt meine Ideen auszudrücken, schlucke ich sie hinunter und dämpfe sie in mir ab. Ich denke zu viel und bleibe auf der Stelle stehen. Ich fülle mich mit Strukturen und äußeren Autoritäten, anstatt meinen Platz einzunehmen. Gleichzeitig lehne ich das Leben ab und lebe nach meinen Trieben und meinen tiefsten Leidenschaften. In meiner familiären Situation erlebe ich mich als Last für die Familie. Oder etwas in der Außenwelt stellt eine enorme Belastung dar. Ich hinterfrage meine Rolle als Stütze der Familie und will mich sowohl meiner Mutter wie auch meinen Kindern widersetzen. Ich bin davon überzeugt, dass meine Handlungen dem Wohl aller dienen, während die anderen mein Verhalten sehr wohl auch als Egoismus wahrnehmen. – Ich akzeptiere ↓♥, mich durch die Liebe reinigen zu lassen, und mache Platz für Harmonie. Ich nehme mich an der Hand. Ich lebe auf der Ebene meines **Herzens♥** und bewege mich mit der Sicherheit voran, dass alles zum Besten geschieht.

Muskeldystrophie

Die **Muskeldystrophie** ist eine Krankheit, bei der die **Muskeln** oft schnell schwächer werden und degenerieren. Die häufigste und schwerste Form ist die **Duchenne Muskeldystrophie**. Sie steht im Zusammenhang mit **einem derart großen Wunsch, Situationen und Menschen zu kontrollieren**, dass ich schließlich jede Kontrolle verliere. Ich glaube, dass für mich alles von vornherein verloren ist, und mein Körper ist durch diesen Stress so müde, dass er aufgibt und sich nach und nach selbst zerstört. Ich bin nicht gut genug oder **fühle mich den Dingen nicht gewachsen**. Mein Leben ist hässlich und interessiert mich nicht mehr. Ich habe wirklich Angst, dass mir mein Leben misslingt, und unternehme keine Anstrengung mehr. Als Folge davon werden meine **Muskeln**, die für das Handeln stehen, krank und ab jetzt übernimmt meine Angst die Kontrolle und ich lasse mich von der Gesellschaft beherrschen. Ich glaube, dass wir nur Marionetten sind und dass das Leid fester Bestandteil meines Lebens ist. Ich brauche mir doch nur anzusehen, wie die anderen mich behandeln! Da ich mich am Leben nicht freue und nicht auf den Raum achte, den ich brauche, indem ich meine Möglichkeiten beschränke, versinke ich in Treibsand. Ich kann nicht mehr entschlossen vorangehen oder mich auf jemanden verlassen. So sind meine eigenen Lebenskräfte nicht mehr einsatzfähig, um meine Ziele zu erreichen. Ich deformiere meine Erinnerungen an die Vergangenheit, um weniger zu leiden. Die **Muskeldystrophie** ist eine schwere und oft unheilbare Krankheit, der Zustand kann aber stabilisiert werden, wenn ich die erforderlichen Anstrengungen mache. Ich akzeptiere ↓♥ loszulassen, **offen zu bleiben und mich meinen eigenen Ängsten hier und jetzt zu stellen**! Wenn ich mich meinen Befürchtungen stelle und sie identifiziere, brauche ich nicht mehr alles zu lenken. Ich akzeptiere ↓♥, tatkräftig zu handeln, mich von meinem Bedürfnis nach

Kontrolle zu befreien, da es sich dabei um nichts anderes handelt als die Projektion meiner Ängste.

Muskelentzündung (Myositis)

Die **Muskelentzündung** verursacht Muskelschwäche und -steifigkeit, da die **Muskeln** im Zusammenhang mit Anstrengung stehen. Sie ist auf den Stress durch die Anstrengung zurückzuführen, die ich für körperliche, intellektuelle und emotionale Arbeit unternehmen muss und nicht unbedingt unternehmen will, weil es mir zu viel Energie abverlangt. Da ich mich aber zu dieser Anstrengung verpflichtet fühle, ohne wirklich Lust dazu zu haben, ist meine Motivation sehr gering. Ich habe das Bedürfnis nach Ruhe, nach Einsamkeit, nach Introspektion, aber das verträgt sich schlecht mit meinem eher schnellen Lebensrhythmus. Bei anderen löst mein Verhalten bestimmte Reaktionen aus, denn sie verstehen mich nicht. Man findet mich mysteriös und rätselhaft. Es ist so, als ob um mich herum ein Unwetter stattfände und ich mich gegen jede Bedrohung schützen muss. – Ich akzeptiere ↓♥, mir Zeit zu nehmen, bitte um Hilfe oder lasse mir mehr Zeit, um meine Aufgaben durchzuführen, damit sich meine **Muskeln** ausruhen können und ich wieder Energie auftanken kann. Ich löse mich von Zweifeln und Fragen, die mich umgeben, denn ich bin selbst der Weg, der zu mir passt und der mir inneren Frieden bringt.

Muskelerkrankung (Myopathie)

Der allgemeine Begriff **Muskelerkrankung** bezieht sich auf sämtliche Erkrankungen, die die Muskelfasern betreffen. Auf einer tieferen Ebene stehen die **Muskeln** in engem Zusammenhang mit meinem Geist, meiner Denkweise. Ich setze mich selbst ständig herab, es fehlt mir an Motivation. Ich will verhindern, dass eine Situation Fortschritte macht. Ich will jegliche Bewegung in Bezug auf eine Angelegenheit oder einen Menschen, die derzeit Teil meines Lebens sind, stoppen. Deshalb wird sich der Zustand meiner Muskeln, die mir erlauben, mich zu bewegen und fortzubewegen, verschlechtern. Vielleicht will auch jemand anderer mir verbieten, eine Bewegung zu machen, oder mich dazu zwingen, mich zu stoppen. Ich habe Angst vor meiner eigenen Unfähigkeit, bestimmte Dinge zu vollbringen, und mein Kräftemangel empört mich. Meine Versagensangst verunsichert mich sehr. Ich arbeite hart, um mein Leben auf eine solide Basis zu stellen, und so muss ich umso mehr Hartnäckigkeit und Ausdauer unter Beweis stellen. Wenn ich den betroffenen Körperteil betrachte und welche Einschränkungen dadurch verursacht werden, bekomme ich einen klaren Hinweis auf die Art der Gedanken, die ich ändern muss. – Ich akzeptiere ↓♥ anzuerkennen, dass das alles geschieht, damit ich wachsen und mein Bewusstsein erweitern kann, mehr Liebe, Freiheit und Weisheit erlebe. Ich gebe mir die Erlaubnis, mein Leben in vollen Zügen zu leben, und stütze mich auf meine eigenen Werte und auf meine innere Kraft.

Muskelkater

Muskelkater ist ein schmerzhaftes Gefühl, eine Müdigkeit in den Muskeln infolge einer ungewöhnlichen Anstrengung und zu Beginn bestimmter viraler Infektionen (Grippe, Hepatitis, usw.). **Muskelkater** führt zu einer Blockade von Energie im Bereich der Muskeln. Er steht im Zusammenhang mit dem Schmerz, den man empfindet, wenn ein (affektives oder emotionales) Bedürfnis unbefriedigt bleibt. Während sich die in meinen Muskeln gespeicherte Energie normalerweise in einer Bewegung oder Geste ausdrückt, blockiere ich diese Energie unbewusst im Muskel. Ich habe also einen inneren Widerstand (geistiger Schmerz), den ich körperlich durch **Muskelkater** ausdrücke. Ich fühle mich erschlagen, unterdrückt von einer Person oder einer Situation. **Muskelkater** tritt auf verschiedenen Ebenen auf und **Knochenschmerzen** weisen auf einen sehr tiefen inneren Schmerz hin. Ich bin davon im tiefsten Inneren meines Wesens, meines Lebensraums betroffen. – Ich akzeptiere ↓♥, mein Verhalten zu ändern, mich in die richtige Richtung zu beugen, ohne zu reagieren. Ich akzeptiere ↓♥, das zu sein, was ich bin, und in der Gegenwart zu leben. Ich weiß, dass das Leben meine grundlegenden Bedürfnisse erfüllt.

Muskelschwäche (Myasthenie)

Die **Muskelschwäche** ist eine chronische neurologische Erkrankung, die durch Ermüdbarkeit, das heißt Erschlaffung der Muskeln gekennzeichnet ist. Die Signalübertragung der Nerven in die **Muskeln** ist blockiert. Obwohl eine solche Erkrankung selten ist, bedeutet ihr Auftreten, dass ich entmutigt bin, es mir an Motivation fehlt und ich „des Lebens überdrüssig" bin. Ich habe das Gefühl, niemals das tun zu können, was ich möchte, oder meine Träume nie in die Tat umsetzen zu können. Ich bin erschöpft: Ich stand lange unter Druck und jetzt streike ich! – Ich akzeptiere ↓♥, mir **bewusst** zu machen, was mich so sehr entmutigt, dass ich mich dahinsiechen lasse. Habe ich die Ursache gefunden, kann ich die Situation leichter ändern. Finde ich die genaue Ursache meines Konflikts nicht heraus, so kann ich trotzdem Motivationsquellen suchen, über die ich vielleicht schließlich doch noch die Ursache finden kann.

Muttermal

(siehe: Haut – Feuermal)

Myasthenie

(siehe: Muskelschwäche)

Mykose

(siehe: Pilzerkrankungen)

Myokarditis

(siehe: Herz♥muskelentzündung)

Myopathie

(siehe: Muskelerkrankung)

N

Nabel

Der **Nabel** ist beim Fötus die Öffnung in der Bauchwand, an der die Nabelschnur ansetzt, die zur Plazenta hinführt. Kurze Zeit nach der Geburt und nach dem Durchtrennen der Nabelschnur vernarbt diese Öffnung. Ein Schmerz in diesem Bereich bedeutet, dass ich mich den anderen mehr öffnen muss, anstatt mich auf mich selbst zu konzentrieren. Vielleicht trenne ich gerade die „Nabelschnur" zu meiner Mutter, meiner Familie durch. Als Fötus habe ich über den Nabel die für mein Wachstum und mein Überleben wichtige Nahrung erhalten. Eine Anomalie oder Beschwerden in diesem Bereich kann also auch bedeuten, dass mir irgendetwas Lebenswichtiges fehlt, oder dass ich im Gegenteil etwas los werden möchte, das ich in zu großer Menge zu mir genommen oder erhalten habe und das jetzt nicht mehr gut für mich ist. Vielleicht fällt es mir schwer, mich aus dem elterlichen Einflussbereich zu lösen, die „Nabelschnur zu durchtrennen". Alles, was ich an Unnützem mit mir herumschleppe, wird zu einer Last. Ich stelle meinen Platz in der Mitte des Familienverbunds in Frage, da ich den Eindruck habe, dort nicht mehr dazuzugehören. Wenn ich **ein Baby mit rotem Nabel** bin und dieser **entzündet** sich, zeigt dies, dass ich viel Wut gegenüber meiner Unfähigkeit in mir trage, bestimmte Dinge zu leben. Ich habe das Bedürfnis, meiner Mutter ganz nah zu sein, und gleichzeitig brauche ich Raum. Als Elternteil dieses Babys muss ich sehen, ob ich dasselbe wie mein Baby empfinde, denn das Baby ist sehr sensibel gegenüber meinem Erleben. Manche Menschen betrachten den **Nabel** auch als für die Öffnung wichtiges Energiezentrum. Es gibt sogar eine Gruppe mit dem Namen „**Nabel**anbeter", die über diesen Teil des Körpers als Öffnung für den Durchgang des Lebens während der Schwangerschaft meditiert. – Ich lerne, meine exzentrische Seite zu akzeptieren ↓♥, meine guten Eigenschaften mit Bescheidenheit anzuerkennen, damit ich mich nicht für den „**Nabel** der Welt" halte und die Schönheit in jedem Wesen und in jeder Sache erkennen kann. Ich lasse jede Situation oder Beziehung, die für mich nicht gut ist, los und gestatte den neuen Erkenntnissen oder Kontakten, mich zu erreichen. Sie bringen frischen Wind und positive Veränderung in mein Leben.

Nabelbruch

(siehe auch: Hernie)

Ein **Nabelbruch** kann ein Zeichen für meine Enttäuschung oder mein Bedauern sein, weil ich mich von der gemütlichen und Sicherheit ausstrahlenden Umgebung in der Gebärmutter trennen musste. Jetzt habe ich das Gefühl, ganz alleine zurechtkommen und mich anstrengen zu müssen, um die Ziele zu erreichen, die ich mir gesteckt habe, aber die auf einmal ihren Reiz verloren haben. – Ich akzeptiere ↓♥, dass ich alle nötigen Fähigkeiten besitze, um meine Ziele zu erreichen, und dass das Leben mir volle Unterstützung gibt. Indem ich akzeptiere ↓♥, ohne Egoismus zu dienen ↓♥, öffne ich mein **Herz♥** für die **Liebe** ↓♥ der anderen.

Nackensteifigkeit (siehe auch: Wirbelsäule, Hals)

Der **Nacken** ist der Bereich meines Körpers, durch den sämtliche Energien (Energiewellen) fließen müssen, um sich dann im gesamten Körper auszubreiten. Der **Nacken** befindet sich am oberen Ende der Wirbelsäule, die die Stütze meines Körpers ist und ihm seinen Halt gibt. Der **Nacken** ist der Drehpunkt meines Kopfes. Durch meinen **Nacken** kann ich alle Facetten einer Situation berücksichtigen. Wenn er geschmeidig ist, kann ich der Welt gegenüber völlig offen sein und mich ihren Herausforderungen stellen. Er entspricht meinem Selbstvertrauen. Wenn ich Angst habe, dass mir „ein Ziegelstein auf den Kopf fällt", wird mein **Nacken** berührt sein. Auch wenn ich Ungerechtigkeit erlebe oder sehe, reagiert mein **Nacken**. Vielleicht befinde ich mich in einem Augenblick in meinem Leben, in dem ich nicht mehr weiß, „wo mir der Kopf steht". Viele Überraschungen und Unerwartetes ereignen sich (oft auf familiärem Niveau) und ich spiele gerne den Märtyrer. **Nackensteifigkeit** bedeutet eine Ablehnung oder Stauung von Energie. Der Kopf lässt sich nicht mehr in unterschiedliche Richtungen drehen. Ich kann den Eindruck haben, dass es mir an Unterstützung fehlt, und neige zu Dickköpfigkeit und Starrheit in meiner Denkweise, ich handele nur noch im Kopf. Dies führt zu einem passiven Verhalten, zur Vermeidung von Entschlossenheit und Initiativen und Handeln. Ich muss verschiedene Gedanken fließen lassen, die meinen Kopf blockieren und unbedingt von meinem Körper ausgeführt werden wollen. Ich habe den Eindruck, nicht alle erforderlichen Eigenschaften zu besitzen, um meine Wünsche und Ideen in die Tat umzusetzen. Sie bleiben also eher im Zustand eines „Projekts" oder „unerfüllbaren Traums". Wenn sich mein **Nacken** als Hauptstütze an Werte und Prinzipien außerhalb meiner selbst anlehnt, wird er eher schwach sein. Der **Nacken** erlaubt es meinem Kopf, verschiedene Möglichkeiten des Lebens oder verschiedene Landschaften zu sehen, die sich mir eröffnen. Ich sollte diese Landschaften mit Liebe betrachten, ohne Kritik oder Beurteilung, in aller Freiheit, wie ein Fluss, der es dem Wasser erlaubt, zu strömen, in einem ewigen Kommen und Gehen, ohne Zwang oder Einschränkung. Die **Nackensteifigkeit** sagt mir, dass ich in meinen Gedanken und Emotionen flexibler sein muss. Ich akzeptiere ↓♥ die verschiedenen Eindrücke, die mich erreichen, und lasse sie frei fließen. Ich akzeptiere ↓♥ auch alle Reichtümer in meinem Inneren. Ich muss mich nicht mehr damit beschäftigen, was die anderen über mich denken, denn ich bin jetzt voller Bewusstsein über das Potenzial, das in mir steckt.

Nägel (allgemein)

Die **Nägel** gehören zum harten Gewebe, das meine grundlegende und am meisten spirituelle Energie, meine innere Kraft, darstellt. Diese inneren Kräfte kann ich „maniküren", um mein Leben zu gestalten. Ich nehme mir Zeit, so überstürze ich nichts und übereile nicht den Lebensstrom. Die Kraft in mir stützt mich. Den Schutz meiner **Nägel** habe ich ständig bei mir. Sie zeigen mir meine Fähigkeit, flexibel zu sein. Die **Nägel** befinden sich an meinem Körper an den am längsten „herausragenden“ Stellen. Wenn sich meine Aktivität (oder meine Geschicklichkeit), meine Richtung ändert und ich mit diesen Veränderungen nicht gut umgehen kann, werden meine **Nägel** in Mitleidenschaft gezogen. Sie bezeichnen auch eine Schwierigkeit, mich in Situationen oder gegenüber Personen zu positionieren. Die Einzelheiten meines Alltags können das Ziel meiner gesamten Aufmerksamkeit darstellen. Die **Nägel** stehen auch für das **Schutzbedürfnis** gegenüber allem, was um mich herum geschieht. **Beschwerden an den Nägeln**, zum Beispiel eine **Entzündung**, zeigen an, dass ich mich anklammere und Schwierigkeiten habe loszulassen. Ich fühle mich verletzlich. Wo ist meine wahre Kraft? Meine **Nägel** können **übertrieben dicht** werden, wenn ich mich wie die Schildkröte mit einem dichten Panzer schützen will. Ich panzere mich gegen äußere Gefahren und lebe in einem Gefängnis. Ich will meine Krallen ausfahren, um mich zu verteidigen. Als **Frau** wage ich diese Verteidigung nicht, während ich als **Mann** zögern kann, anzugreifen oder mich zu bestätigen. Wer auch immer ich bin, sind es wirklich die anderen, vor denen ich mich schützen muss, oder sind es meine eigenen Gefühle der Aggressivität und Selbstzerstörung? Ich will allen in meiner Umgebung die Tür zu meiner Persönlichkeit verschließen, um meine Verletzlichkeit abzuschirmen. Wenn ich mich übermäßig um meine Nägel kümmere, muss ich mich fragen, welches Bild ich in andere hineinprojiziere, um einen Teil meiner selbst zu verbergen, den ich hässlich finde. **Weiße Punkte** oder **Flecken** auf den Nägeln zeigen mir, dass ich etwas Umwälzendes erlebt habe. Ich dämpfe meine Frustration ab, denn ich habe Angst vor der Aktion und bleibe lieber passiv. Ich fühle das Bedürfnis mich zu verteidigen, wie ein gehetztes Kind. **Beschädigte Nägel** sind der Ausdruck meines Gefühls der **Ummauerung**; fast fühle ich mich schon begraben. Gespaltene Nägel sind ein Zeichen dafür, dass ich mich an zwei Orte oder zwei Personen gleichzeitig anklammere. Ich bin auf dem Weg, es gibt Regeln, die mir nicht zuträglich sind, aber ich gehe starrköpfig weiter. Ich habe die Wahl zwischen einem negativen Einsatz meiner **Nägel** (um anzugreifen, mich zu verteidigen oder zu verletzen, wie bei den Tieren) oder einem positiven Einsatz für meine Geschicklichkeit und meine Kreativität. Der Zustand meiner **Nägel** gibt mir Auskunft über den Zustand der Energie, die ich einsetze. – Ich akzeptiere ↓♥, diese innere Kraft weiter zu besiegen. Ich lasse meine Widerstände los und höre auf, mich an andere anzuklammern. Ich kann diese innere Solidität weiterentwickeln, indem ich mich auf mich selbst stütze.

Nägel – eingewachsener Nagel

Es handelt sich hier um einen **Nagel**, dessen Seitenränder in die weichen Nachbargewebe eindringen. In den meisten Fällen ist der große Zeh davon betroffen. Ein **eingewachsener Nagel** weist auf Schuldgefühle oder Nervosität in Bezug auf eine neue Situation hin. Ich will mich rächen, mich gegen jemanden stellen (oft die Mutter), aber dazu bin ich nicht in der Lage. Es kann sich auch um einen Konflikt zwischen meinen geistigen und spirituellen Wünschen handeln. Ist ein **Nagel an einem**

Finger eingewachsen, geht es um eine Alltagssituation. Bei einem **eingewachsenen Zehennagel** handelt es sich um eine Situation oder Entscheidung im Hinblick auf die Zukunft. Ist der **Nagel am großen Zeh eingewachsen**, kann dies ein Hinweis auf meine Besorgnis in Bezug auf den Druck, den ich in der Zukunft glaube aushalten zu müssen, sein. Ich fühle mich bereits jetzt deshalb schuldig, weil ich mir Sorgen darüber mache, diese Zukunft nicht in Harmonie und erfolgreich leben zu können. Ich spüre Groll und meine Schuldgefühle lassen mich glauben, nicht das Recht zu haben, mich zu entwickeln und meine Pläne zu verwirklichen. Ich kann auch Bedauern angesichts bestimmter eigener Entscheidungen empfinden. Ich bestrafe mich durch das Leiden, dass der **eingewachsene Nagel** auslöst. Es ist wichtig sich anzusehen, welcher Finger oder Zeh betroffen ist, um weitere Informationen über den Aspekt meines Lebens zu erhalten, in Bezug auf den eine Anpassung erforderlich ist. Gleichzeitig muss ich mich von sämtlichen Schuldgefühlen frei machen. Der **Nagel** neigt dazu, sich zurückzuziehen, genauso wie auch ich in meinem Leben. Ich ziehe mich in meinen Panzer zurück und will alles für mich behalten. Trotzdem will ich in meinem Leben Erfolg haben, aber ich halte mich für unfähig, meine Träume zu verwirklichen. So bin ich also eher aggressiv und frustriert. Ich glaube, dass ich etwas „tun“ muss, um zu zeigen, dass ich wertvoll bin. – Ich akzeptiere ↓♥, alle meine inneren Reichtümer anzusehen, die gesamte Kraft in mir anzuerkennen. Ich brauche die „**Krallen**“, die weiterhin von allen Seiten sprießen und die ich zu brauchen glaube, nicht mehr zu meiner Verteidigung und Bestätigung. Anstatt mich anzuklammern, muss ich den anderen mehr entgegenkommen. Ich gehe entschlossen voran und stütze mich auf meine innere Kraft.

Nägel – gelbe Nägel

Gelbe Nägel bedeuten, dass sich meine Finger- oder Zehen**nägel** gelb-grünlich verfärben, sich verdicken und krümmen. In medizinischer Hinsicht ist dies die Folge einer schlechten Lymphdrainage, die ihrerseits wieder auf chronische Atembeschwerden zurückzuführen ist. Da meine **Nägel** einen Schutz für meine Finger und Zehen darstellen, sagt mir mein Körper, dass ich meinen Schutz erhöhen muss, weil ich mich schwach fühle und mich den Ereignissen des Lebens in ihren kleinen Alltagserscheinungen nicht stellen möchte (Lungen = Leben). Ich finde mein Leben glanzlos. – Ich akzeptiere ↓♥ in mir zu suchen, was meinem Leben etwas mehr Leidenschaft verleihen könnte. Ich steigere meine Lebensenergie, damit sie bis in meine Fingerspitzen vordringt.

Nägel – weiche und brüchige Nägel

Die **Nägel** stehen für meine Lebenskraft, den Zustand meiner Lebensenergie. **Brüchige Nägel** weisen auf ein Ungleichgewicht in Bezug auf meine Energie und die Art, wie ich sie einsetze, hin. **Weiche Nägel** stehen für die Niedergeschlagenheit, die ich empfinde, meine innere Gleichgültigkeit. Mein Leben ist genauso glanzlos wie meine **Nägel**. Es liegt an mir, es spannender zu gestalten und meine Energie sinnvoll einzusetzen. Es wird mir **bewusst**, dass ich mein Leben „ohne Spannung" lebe und die anderen für mich entscheiden lasse. Ich lebe im Schatten und verweigere mich meinen inneren Kräften. Ich fühle mich ohnmächtig, zerbrechlich wie meine Nägel. Ich habe Schwierigkeiten, mich mit allen meinen Emotionen zu konfrontieren. – Ich akzeptiere ↓♥, mich an der Hand zu nehmen! Ich entdecke die ganze Kraft, die in mir wohnt. Wenn ich mich groß und stark fühle, kann ich auch große Dinge vollbringen. Es liegt an mir, mir meiner Fähigkeiten bewusst zu sein und entschlossen voranzugehen.

Nägelkauen

Nägelkauen ist ein Zeichen für sehr große innere Nervosität und für eine Situation, die mir meine Energie raubt. Es kann sich auch um eine tiefsitzende Unsicherheit handeln, weil ich nicht in der Lage bin, das zu sein oder zu tun, was man von mir erwartet. Bei einem Kind kann es ein Zeichen für Rachsucht oder Frustration gegenüber einem Elternteil sein, wobei diese Situation aber auch auf einen Erwachsenen zutreffen kann. Als Kind habe ich vielleicht den Eindruck, dass die Familie, in der ich mich entwickle, mich an meiner Selbstbestätigung hindert und meine Kreativität einschränkt. Ich fühle mich möglicherweise unfähig, mich selbst in die Hand zu nehmen und mir selbst zu genügen, sondern ich will, dass sich die anderen um mich kümmern. Möglicherweise **schlucke ich auch meinen Ärger** hinunter, indem ich meine Aggressivität verdränge; ich gebe **Wasser in meinen Wein** und kann so einen bevorstehenden Ausbruch unterdrückter Gefühle „verwässern". Es kann sich um einen Teil von mir handeln, gegen den ich eine Abneigung entwickele. Ich unterdrücke das Bedürfnis nach Selbstausdruck, sowohl auf der Ebene des Wortes wie sexuell, denn ich habe Angst, mein wahres Wesen zu entdecken. Es fällt mir schwer, selbstständig zu werden, was oft in Zusammenhang mit meinen Eltern steht. Ich will keine Schläge mehr empfangen oder austeilen. Ich habe den Eindruck, dass ich mir mein eigenes Grab schaufele. – Ich akzeptiere ↓♥, meine sämtlichen Emotionen zum Ausdruck zu bringen und Sicherheit und Vertrauen in mir selbst zu suchen. So werde ich aufblühen!

Nagelhäutchen

(siehe: Finger – Nagelhäutchen)

Narbe

(siehe: Haut – Narbe)

Narkolepsie oder Schlafanfälle

(siehe auch: Koma, Ohnmachtsanfall, Schlaflosigkeit, Schläfrigkeit (Somnolenz))

Die **Narkolepsie** ist eine unwiderstehliche Schlafneigung[49]. Ich schlafe ganz plötzlich für einige Sekunden bis zu mehr als einer Stunde ein. Geht dies mit einem Nachlassen

[49] Die **Narkolepsie** ähnelt sehr der **Hypersomnie** (übermäßiges Schlafen). Der einzige Unterschied besteht darin, dass ich mich bei Letzterer bewusst **entscheide**, länger und häufiger zu schlafen.

des Muskeltonus, **Katalepsie** genannt, einher, spricht man von einem **Gélineau-Syndrom**. Schlaf wird zum Ausweg vor Ängsten und Widerständen. Ich lehne meine eigene Entwicklung ab und weigere mich, das zu akzeptieren ↓♥, was in meinem Leben geschieht. Also flüchte ich, weil ich bestimmte Menschen oder Situationen nicht mehr sehen will. Da ich nicht weiß, wie ich diese Situation lösen soll, und unfähig bin, mich zu behaupten, ziehe ich mich in den **Schlaf** zurück, weil dies der einfachste Weg zu sein scheint, Gefahr zu vermeiden. In diesem Augenblick neige ich dazu, das Opfer zu spielen, wobei ich mich machtlos fühle oder meine, ich hätte nicht die nötigen Mittel, um mich dem zu stellen, was mir Angst macht. Ich weigere mich, in der Realität zu leben, die so einschränkend ist. Ich muss mein Leben neu bewerten und weigere mich, bestimmte Personen oder Situationen loszulassen. Ich akzeptiere ↓♥, mich in die Hand zu nehmen und schwungvoll zu handeln, wenn nötig einen Freund oder Verwandten um Hilfe zu bitten, um aktiv zu bleiben und mein Leben so zu gestalten, wie ich es möchte. Ich nehme wieder Kontakt mit meinen Sinnen und meinen Emotionen, meinem Leben auf, sowie mit der Welt in meiner Umgebung und der Natur. Ich befreie meine Ängste und akzeptiere ↓♥, in jedem Augenblick zu leben und mir bewusst zu sein, dass alles, was mir zustößt, meiner Entwicklung dient. Ich höre auf zu flüchten und erkenne es an, im „Hier und Jetzt“ zu sein.

Nase

(siehe auch: Körpergeruch)

Die **Nase** hat mit dem menschlichen Instinkt zu tun, besonders im Zusammenhang mit dem Überleben. Genauso, wie sie mir zu riechen hilft, unterstützt sie auch das Spüren, was in meinem Inneren und Äußeren abläuft. Wenn ich eine **„feine Nase“** habe, wird sie mich leiten. Sie spürt auf, was ich im Leben tun muss, sie ist also ständig auf der Suche. Meine Nase zeigt mir, wie ich mein Leben in die Hand nehme, ob ich Herr meines Lebens und meines Schicksals bin. Die **Nase** ist das Organ, durch das die Luft (das Leben) zu meinen Lungen strömt. Die Luft ist sehr wichtig. Wir können durch die beiden Nasenflügel oder durch den Mund atmen. Schwierigkeiten beim Atmen können mich auf Schwierigkeiten in meinem Leben hinweisen. Wenn ich mich dem Leben verweigere oder wenn ich mich schwer tue, Kompromisse mit meinem Umfeld zu schließen, weil mir das, was ich da wahrnehme, nicht gefällt, wird meine Fähigkeit, über die **Nase** zu atmen, eingeschränkt sein. Es ist so, als ob ich eine Konfliktsituation über meine **Nase** vertreiben wollte. Habe ich den Eindruck, dass ich „an der Nase herumgeführt“ werde? Liegt das Problem in der **linken Nasenhöhle**, muss ich die Mitteilung auf der Gefühlsebene oder der emotionalen Ebene suchen, während mich ein Problem in der **rechten Nasenhöhle** über rationale Schwierigkeiten informiert, denn hier findet der Prozess des Verstehens statt, die Analyse. Eine Gefahr, die zu *spüren* ist, wird dazu führen, dass meine **linke Nasenhöhle** blockiert, und eine Gefahr, die sich über den *Verstand* erschließt, wird die **rechte Nasenhöhle** beeinträchtigen. Wie bei den Tieren dient die **Nase** dazu, Gefahren und Räuber aufzuspüren; der Geruch hilft mir, die Beute ausfindig zu machen, und im Gegenzug wird auch mein eigener Geruch anderen dazu verhelfen, mich zu finden. Daher sind Geruch, Gespür, Gefahr und Überleben mit Beschwerden der Nase verbunden. Ich kann eine schlechte Sache oder eine Gefahr wittern, so zum Beispiel, dass etwas im Gange ist oder dass man mir etwas verbirgt. Aus einer unpassenden Situation resultiert also eine gewisse Angst. Wie dem auch sei, es kann sogar sein, dass ich bis zu meiner Geburt zurückgehen muss, um die Ursache für meine **Nasenprobleme** zu finden. Wenn ich mich an der **Nase** operieren lassen musste, um besser atmen zu können, ist es, als ob ich zu meiner Intuition, meinem Fühlen, meinem Leben ja sage. Wenn ich diese offene und vertrauensvolle Einstellung annehme, kann ich sämtliche Probleme im Zusammenhang mit meiner **Nase** heilen.

Nase – Killian-Polyp

(siehe auch: Tumor[en])

Beim **Killian-Polyp**[50] handelt es sich um eine gutartige Geschwulst, die sich in einer Nebenhöhle oder in einer Nasenhöhle entwickelt und praktisch die entsprechende Seite völlig verlegt. Wie bei Tumoren im Allgemeinen habe ich einen emotionalen Schock erlitten. Der Schmerz führt dazu, dass ich mich verschließe und neue Situationen, die mich beeinträchtigen könnten, spüre. Wenn ich weiß, wo der **Polyp** sitzt, kann ich herausfinden, was mich entweder auf der linken Seite im Hinblick auf meine Gefühle oder auf meiner rechten Seite im Hinblick auf meine Vernunft oder meine Verantwortlichkeiten verstört hat. Wenn ich mir den **Polyp** entfernen lassen muss, sage ich meinem Körper danke für die Information, die er mir gegeben hat, und akzeptiere ↓♥ in meinem Herzen diese Bewusstwerdung, die ich nötig hatte.

Nase – Schnarchen

(siehe: Schnarchen)

Nase – verstopfte Nase

(siehe: Kongestion)

Nasenbluten (Epistaxis)

Die **Nase** ist das Organ, durch das die Luft zu meinen Lungen fließt, und das Blut ist das Transportmittel, über das die Luft, der Sauerstoff in den gesamten Organismus gebracht wird. **Nasenbluten (Epistaxis)** zeigt mir daher, dass ich meine Freude, die Liebe aus meinem Körper, meinem Wesen weichen lasse. **Ich leide also auf Grund**

---

[50] Gustav **Killian** (1860–1910): deutscher Oto-Rhino-Laryngologe. Er praktizierte zunächst in Berlin, dann in den Vereinigten Staaten, wo er 1897 die Bronchoskopie (Spiegelung der Bronchien) und 1898 die Oesophagoskopie (Spiegelung der Speiseröhre) erfand.

irgendwelcher Empfindungen unter einem Verlust an Freude. Dies weist mit Sicherheit auf eine große Enttäuschung in meinem Leben hin. Ich habe den Eindruck, von meinem gesamten Blut entleert zu sein, meiner ganzen Lebensfreude beraubt. Ich habe das Gefühl, nicht mit meinem wahren Wert geliebt oder richtig anerkannt, akzeptiert ↓♥ zu werden. Ich spiele das Opfer und neige dazu, anderen gegenüber Distanz zu halten. Ich bin in mich verschlossen und fühle mich durch die zu erledigenden Dinge gedrängt. Da das Blut so aus meiner Nase läuft, wird die Aufmerksamkeit der anderen erregt. Als Kind finde ich es schwierig, meinen Platz bei Personen einzunehmen, die für mich eine Autorität darstellen. Ich suche unaufhörlich nach Anerkennung. Ich akzeptiere ↓♥ zu lernen, mich selbst anzuerkennen, mich selbst zu lieben, das heißt verstehen, dass mein Glück nur aus dem kommt, was ich über mich selbst denke. Eine alte Überzeugung aus grauer Vorzeit sagt mir, dass eine schädliche Emotion oder eine schädliche Situation meinen Körper verlässt.

Nasennebenhöhlenentzündung (Sinusitis)

Bei einer **Nasennebenhöhlenentzündung** besteht eine Blockade im Bereich der **Nase**, die sich auf die **Nasennebenhöhlen** auswirkt. Diese Infektion der **Nasennebenhöhlen** steht im Zusammenhang mit Machtlosigkeit gegenüber einem Menschen oder einer Situation: Ich kann ihn oder sie **einfach nicht riechen**; es ist, als ob ich daran ersticken würde. Möglicherweise nehme ich auch eine tatsächliche oder eingebildete Gefahr oder Bedrohung wahr, die Angst in mir aufsteigen lässt. Egal, ob diese Bedrohung eingebildet oder real ist, das Ergebnis ist dasselbe. „Das riecht übel" für mich. Die Wahrheit ist versteckt oder verzerrt und so fühle ich mich „ungemütlich". Glaube ich, aus einer Situation keinen Ausgang zu finden oder mich in einer Sackgasse zu befinden? Möchte ich gern ein Kind bekommen, aber halte ich das für unmöglich oder habe ich schon eines und will mich diesem Kind noch näher fühlen, mit ihm **eins** sein? Ich kann den Eindruck haben, dass „irgendetwas nicht gut riecht", dass „irgendetwas nicht stimmt", dass man Dinge **ohne mein Wissen** tut. Ich wehre mich gegen das, was mich nährt, denn ich weigere mich, Luft in die **Nase** zu lassen. Meine Kreativität vermindert sich sehr, denn ich fühle mich eingeschränkt, ohne irgendeinen Spielraum. Ich fühle mich gezwungen, zusammengedrückt, „wie eine Zitrone ausgepresst", sowohl im Hinblick auf meinen Lebensraum (**Kieferhöhlen**) wie in meiner freien Zeit (**Stirnhöhle**). In einer bestimmten Situation gibt es eine Hierarchie: Da ich mich unterwerfe, bekomme ich weniger Informationen, als wenn ich zu den Entscheidungsträgern gehören würde. So habe ich den Eindruck, etwas erdulden zu müssen und den Wind zu wittern, ohne wirklich alle Details einer Situation zu kennen. Da ich nicht alles verstehe, „kann ich die Dinge schlecht riechen", aber ich habe keinerlei Bestätigung meines Empfindens und das stört mich sehr. Anstatt auf meine innere Stimme zu hören, lasse ich zu, dass alte Gedankenschemata mein Verhalten diktieren. So unterdrücke ich meine Befürchtungen und meine Angst, nicht geliebt zu sein. Ich fühle mich an der Gurgel gepackt. Meine Ohnmacht führt dazu, dass ich mich in der Illusion und Revolte verstecke. Ich glaube, mein Leben verpfuscht zu haben ... Die **Sinusitis** „explodiert“, wenn ich selbst davon genug habe und bereit bin, emotional zu explodieren. Ich kann nicht mehr in Sicherheit eines organisierten und starren Lebens leben, das ich mir geschaffen habe. Ich kann mich nicht mehr nach anderen richten, die ich als „Retter“ benutze. Ich brauche neue **Bezugspunkte** und eine Bestätigung meiner Autorität. Ich muss daraus lernen, die **Liebe** um mich herum zu spüren und sie tief in mich hineinzuatmen. Ich akzeptiere ↓♥, über mich zu sprechen. Ich habe nicht mehr den Wunsch nach ständigen Kompromissen. Ich vertraue auf meine innere Stimme, um zu wissen, was für mich gut ist. Ich lasse es zu, dass auch die angenehme Seite des Lebens bei mir einen Platz erhält. Ich vertraue mir selbst und so kann ich endlich das **Licht** sehen!

Nasenprobleme

Die **Nase** ist das Geruchsorgan. Es ist das Sinnesorgan, das mir das Leben möglich macht, den Kontakt mit der Atmosphäre, mit der Außenwelt. Der Geruchssinn ist einer der stärksten Sinne, die ich besitze; er steht in Verbindung mit dem ersten Energiezentrum (Chakra), das auf Höhe des Steißbeins liegt. Die **Nase** ist eine zweifache Öffnung zum Leben! Die rechte und die linke Nasenhöhle sind die Kanäle für das „Drinnen“ und das „Draußen“. Wenn mein Körper in dem Atemwegskanal ein Hindernis aufbaut, will er mir zeigen, dass ich mich von meinem Umfeld abschotte oder dass mich irgendeine Situation bedrückt, die mich stört und die ich nicht akzeptieren kann. Ich möchte mich von etwas abtrennen, das sowohl auf körperlicher als auch auf emotionaler Ebene meine geheime und intime Seite betreffen könnte. Das stinkt mir! Oder es kann sich um eine Person handeln, die „nicht gerade nach Heiligkeit riecht“. Die Person, die ich nicht riechen kann, kann auch ganz einfach ich selbst sein (oder bestimmte Aspekte meiner Persönlichkeit, die ich ablehne). Auf diese Weise kann ich meine **Geruchsfähigkeit** verlieren. Dies führt zu Melancholie und Traurigkeit, denn ich kann die Düfte, die ich liebe, nicht mehr riechen. Ich möchte, dass meine Intimsphäre respektiert wird. Trotzdem muss ich mich fragen, ob ich nicht „meine Nase in die Angelegenheiten anderer stecke“, ob ich nicht „meine **Nase** überall habe“. Ich kritisiere einen Menschen oder eine Situation, denen gegenüber ich verbittert bin oder sogar Ekel empfinde. Ich „rieche“ eine Situation, es gibt ein Ereignis, das ich aushecke und vor dessen Konfrontation ich Angst habe. Ich erlebe, dass eine Situation oder etwas oder jemand sich entwickelt (geboren wird), und dies erzeugt in meinem Inneren Unbehagen. Ich habe Schwierigkeiten, die Nähe einer Person zu riechen. Mein innerer Frieden ist durch eine aufdringliche oder übergriffige Person in Aufruhr, die ich von mir entfernen will. Dies kann auf sexuellem Niveau sein oder ich habe Schwierigkeiten, ein „Raubtier“ oder eine „Beute“ ausfindig zu machen. Vielleicht handelt es sich auch um einen Geruch, den ich nicht mag, weil er mich möglicherweise an ein Ereignis erinnert, das ich lieber vergessen möchte. Mein Geruchsinn steht in enger Verbindung mit meinem holografischen (dreidimensionalem) Gedächtnis. Über meinen Geruchsinn kann ich mich leicht sowohl an angenehme als auch an unangenehme Ereignisse erinnern. Wenn ich nicht mehr riechen kann, will ich eine Information abschneiden, bevor sie in mein Hirn gelangt – ich will nicht mehr in Kontakt mit einer Situation sein, die Wut in mir auslöst. Jede schmerzhafte Erinnerung, die einen bestimmten Duft impliziert, kann in meiner Nase Beschwerden verursachen. Es kann sich dabei um einen widerlichen Geruch handeln, genauso gut kann dies aber auch der angenehme Duft einer Person sein, von der ich mich trennen musste, was mich noch heute beeinträchtigt. Wenn ich „eine verstopfte Nase" habe, kann ich keine Nahrungsmittel mehr riechen. Ich muss mich deswegen fragen, ob ich noch Lust habe zu leben oder was in meinem Leben „einen bitteren Geschmack hinterlässt"! Mit einer **verstopften Nase** kann ich vielleicht unbewusst die Erinnerung an vergangene Ereignisse ablehnen, um zu verhindern, dass schmerzhafte Emotionen meiner Vergangenheit wieder lebendig werden. Ich möchte mich jemandem oder einer Situation widersetzen. Ich erzwinge zu viel, anstatt darauf zu hören, was mir mein Inneres zu tun rät. Ich habe den Eindruck, dass ich „an der Nase herumgeführt" werde. Da meine Nase direkt mit meiner intuitiven Seite und mit meinem Empfinden verbunden ist, muss ich mich fragen, ob ich mich vielleicht meinen Emotionen und Wahrnehmungen gegenüber verschlossen habe. Es ist so, als ob ich einen Schleier über meine Emotionen und mein Empfinden gelegt hätte. Ich lasse es zu, dass meine Vorurteile mich in einem begrenzten Rahmen einsperren, anstatt für jede Möglichkeit offen zu bleiben. Indem ich meine „Atmung" blockiere, blockiere ich auch mein Verständnis, was mir sehr gut passen kann. Wenn ich mich verletzt fühle, schneide ich mich möglicherweise auch von einem Teil meiner selbst ab und werte dann eher die äußere und oberflächliche Seite der Dinge auf. Vielleicht bin ich arrogant, starrköpfig geworden und verspotte andere gerne, weil ich ganz einfach keinen Zugang zu meiner Weisheit, meiner intuitiven Seite habe. Ich ersticke meine Aggressivität und meine Frustration. Ich will mein Leben komplett verändern, aber ich drücke meine tiefsten Gefühle nicht aus. So zeigt mir eine **trockene Nase**, dass ich meine Liebe nicht offen mitteilen kann. Wenn ich mir **die Nase breche**, habe ich Angst vor einer Trennung, egal, ob es sich dabei um meine Eltern oder um Familienmitglieder handelt. Wenn ich **auf die Nase falle**, möchte ich jemanden aus meinem Leben verjagen. Ich will vielleicht auch meinen Vater übertreffen und ihm zeigen, dass ich Erfolg habe. Mein Unverständnis ihm gegenüber kann mich bedauern lassen, dass ich ihn als Vater habe. Meine Versagensangst ist groß. Ich habe den Aggressor nicht riechen können und konnte mich deshalb nicht verteidigen. Eine Nasenscheidewandverkrümmung (Septumdeviation) zeigt mir, dass mein Leben „schlecht geschieden" ist, dass ich dazu neige, alles miteinander zu vermischen (vor allem die Arbeit und das Gefühlsleben). – Ich akzeptiere ↓♥, dass ich mir diese Einschränkung meiner Atmung klar machen muss. Ich höre auf, andere Menschen und deren Entscheidungen zu kritisieren, und mache mich auch selbst frei von meinen Entscheidungen. So kann das Leben in mir wieder frei fließen und die **Liebe** wachsen. Ich akzeptiere ↓♥ voll und ganz, wer ich bin, und alle meine Erfahrungen. Indem ich die Ereignisse, die für mich schwer sind, neu verstehe, akzeptiere ↓♥ ich, dass diese zu meiner Geschichte gehören, und so kann ich wieder frei atmen.

Nasenschleimhautentzündung (siehe: Erkältung [des Gehirns])

Nasensekret-Entleerung in den Rachen

Jede Flüssigkeit in meinem Körper steht für einen bestimmten Aspekt meiner Emotionen. Wenn sich bei mir **Nasensekret in den Rachen entleert**, anstatt aus dem Körper ausgeschieden zu werden, zeigt das, dass ich meine Emotionen oder Tränen „herunterschlucke". Ich neige dazu, mich in mich selbst zurückzuziehen und „mich selbst zu bemitleiden". Ich bin an oder mit jemandem verhaftet. Es gibt ein Übermaß an Tränen, die fließen wollen, aber es fällt mir schwer, dies geschehen zu lassen, denn ich will zeigen, dass ich sehr stark bin und die Lage unter Kontrolle habe, aber die Realität sieht anders aus. Meine Sensibilität ist immer präsent, und wenn ich sie unterdrücke, wird sie sich früher oder später Ausdruck verschaffen. Ich habe so sehr das Bedürfnis, dass man sich mit mir beschäftigt! Ich zeige anderen das völlige Gegenteil von dem, was ich innerlich erlebe, und so schneide ich mich von meiner Umgebung ab. Ich muss mich unbedingt wieder in die Hand nehmen, Dinge für mich selbst tun, um wieder Freude am Leben zu finden und meine Aufgabe zu erfüllen. Ich muss mich meiner Umgebung gegenüber wahrhaftig verhalten. Ich akzeptiere voll und ganz meine Emotionen. Ich fange wieder an, mich um mich selbst zu kümmern, wenn ich will, dass andere mir menschliche Wärme geben.

Nebennieren (Erkrankungen der Nebennierenrinde) (siehe auch: Addison-Krankheit, Cushing-Syndrom, Furcht, Stress)

Die Hauptfunktion der **Nebennieren**[51] besteht darin, ein als Adrenalin bezeichnetes Stresshormon sowie Kortisol und Kortison zu produzieren. Diese **Drüsen** haben die Aufgabe, den Pulsschlag und den Blutdruck zu regulieren und dem Körper zu signalisieren, wenn ihm eine Gefahr droht (Angst, Auseinandersetzung, Überleben usw.). Sie sind mit den festen Teilen meines Körpers verbunden und halten mich in Kontakt mit Mutter Erde, also mit der materiellen Welt, wie auch mit den fundamentalen Bedürfnis-

[51] Sie sind mit dem Energiezentrum der Basis oder Basischakra oder Wurzelchakra verbunden.

sen und der Akzeptanz des körperlichen Teiles meiner Persönlichkeit. Wenn dieses Zentrum **disharmonisch** ist, beschäftige ich mich unaufhörlich mit materiellen Gütern, ich misstraue anderen und bin niemals zufrieden. Bei Angst, Stress oder Beunruhigung (realer oder imaginierter) wird mein Verhalten aggressiv, cholerisch, ungeduldig, vor allem, wenn meine **Nebennieren** zu stark arbeiten. Bei einem **Defekt** dieser Drüsen lasse ich mich schnell entmutigen; ich schiebe die Dinge zu lange auf und will mich nicht mit meinen Problemen konfrontieren. Lieber flüchte ich. Wenn ich sehr **erschreckt** bin, mich in Gefahr fühle oder befinde, kann meine Wahrnehmung verändert sein, aber mein Körper wird sofort auf die Stress-Situation oder Anspannung, die er als bedrohlich empfindet, reagieren, unabhängig davon, ob die Situation dann tatsächlich eintritt oder nicht. So antwortet der Körper also auf durch Stress ausgelöste Warnzeichen. Es fehlt an **Koordination**. Diese Gefahr kann in einer Situation bestehen, in der ich Angst habe, Zeit, Geld, eine Belohnung, einen Lebenspartner, usw. zu verlieren, weil ich eine „falsche Entscheidung" getroffen oder eine „falsche Richtung" in meinem Leben eingeschlagen habe. Bin ich noch auf dem richtigen Weg? Ich möchte in einem oder mehreren Bereichen meines Lebens sehr schnell voran oder sehr weit kommen, was aber eine große Entschlossenheit, richtige Entscheidungen und vor allem keinerlei Fehler, bei denen es sich ja eigentlich nur um eine Lebenserfahrung handelt, voraussetzt. Dadurch entsteht ein enormes Stressniveau. Ich habe manchmal den Eindruck, die Orientierung zu verlieren. Ich lebe mit der Angst, mich zu **verlieren**: Dies kann entweder wörtlich in dem Sinn gemeint sein, dass ich in einer Situation oder im Leben allgemein nach meinem Weg oder Richtung suche. Ich kann auch den Eindruck haben, mich **verirrt** zu haben oder mich zu verlieren, indem ich meinen tiefsten Werten nicht folge und anderen zu sehr gefallen will. Ich fühle mich **zermürbt**. Wie das Schaf, das weit von seiner Herde entfernt ist: Ich bin **isoliert**, ein wenig verloren, am Rande der Gesellschaft, **aus der Fassung gebracht**, ohne **Bezugspunkte**. Ich **irre** hierhin und dorthin und weiß nicht mehr, wohin ich steuern soll, wie ein **Obdachloser**. Ich fühle mich am **Rand** der Gesellschaft. Manchmal glaube ich zu **halluzinieren**. Möglicherweise lebe ich eine unmögliche Liebe, denn ich irre mich in meinen Gefühlen, oder die Person ist nicht zugänglich. Es gelingt mir nicht, meinen Platz einzunehmen, ich fühle mich weder gesehen noch erkannt. Die **Nebennieren** liegen oberhalb der Nieren, die als Sitz der Angst und des Kummers gelten. Das Adrenalin, das im Erregungszustand ausgeschüttet wird, hat eine stimulierende Wirkung, durch die ich kreativ werde, oder es kann mir im Gegenteil auch schaden oder mich sogar zerstören. Eine zu große Ansammlung von Stress führt zu völliger Erschöpfung. Die Einstellung „Augen zu und durch" setzt sich fest. Ich finde viele Situationen in meinem Leben oder in der Gesellschaft allgemein verwirrend. Ich suche immer an anderen Orten, was sich vielleicht genau vor meiner Nase befindet. Ich bin unersättlich, immer noch etwas Besseres zu finden, was auch immer es genau sein mag. Wenn die **Nebennieren** in einem **harmonischen Zustand** sind, fühle ich mich in einer Symbiose mit allen Geschöpfen der Erde. – Ich akzeptiere ↓♥, mich von meiner defätistischen Haltung frei zu machen und beschließe, mir ein Lebensziel zu setzen. Ich entscheide mich für einen einfachen Lebensstil und öffne mich mehr. Ich finde wieder mein Gleichgewicht. Ich setze mein Vertrauen auf das, was die materielle Welt mir anbietet (Sicherheit und Schutz). Ich stehe am Morgen voller Energie auf, habe Lust zu leben und bin fähig, aktiv zu werden. Ich mache mir **bewusst**, was ich mir wirklich **wünsche**. Ich **wandere durch mein Leben** in alle **Richtungen**, mit Glauben und Vertrauen.

Nephritis, chronische interstitielle (siehe auch: Nierenprobleme)

Die **chronische interstitielle Nephritis** ist eine schwere Entzündung der Nieren, die mit Ödemen (Flüssigkeitsansammlungen) und einer mangelnden Harnausscheidung einhergeht. Meistens degenerieren die Nieren sehr schnell oder sterben ab. Es handelt sich um ein tieferes Leiden als die Nierenerkrankungen im Allgemeinen. Ich leide, empfinde eine so starke **Frustration** oder **Enttäuschung** gegenüber einer Situation, in der ich ein Gefühl von Verlust hatte, dass ich mein Leben oder mich selbst schließlich **als völligen Misserfolg** betrachte (die Nieren sind der Sitz der Angst). Ich habe Angst, mich nicht richtig zu verhalten, nicht gut zu sein, nicht intelligent genug. – Ich akzeptiere ↓♥, dass ich einzigartig bin und dass ich immer mein Bestes gegeben habe. Außerdem mache ich mir **bewusst**, dass ich mich in meinem **Herzen♥** öffnen muss, wenn ich meine Einstellung ändern will, um diesen Zustand zu heilen.

Nerven (allgemein)

Nerven sind Organe, die Informationen aus Gefühlen, Gedanken und Sinneswahrnehmungen empfangen und an den gesamten Körper abgeben. Die bewussten Aktivitäten werden von den peripheren **Nerven** gesteuert, die ihren Ursprung im Rückenmark, dem Sitz des Nervensystems, haben. Die unbewussten Aktivitäten, wie beispielsweise der Herzschlag oder die Atmung, werden vom autonomen Nervensystem gesteuert. Durch Meditation oder Tiefenentspannung kann ich einen Einfluss auf dieses System nehmen. Da das Nervensystem mehrere Funktionen abdeckt, kann ich auch auf mehrere Arten beeinträchtigt werden. **Nerven** sind wie das elektrische System meines Körpers. Sind meine Leitungen durch zu viel Spannung überlastet, beeinträchtigt dies die Funktionsweise meines Organismus. Die Spannung kann durch Sorgen im Hinblick auf die Zukunft oder Angst, dass sich meine Projekte nicht rechtzeitig zum Abschluss bringen lassen, verursacht werden. Diese **Anspannung** meiner **Nerven** zeigt meinen inneren Zustand: Ich fühle mich eingesperrt (im Gefängnis) in einer Situation, mit einer Person oder einfach in mir selbst. Wenn die **Gefühlsnerven** betroffen sind (die von den Sinnesorganen ausgehen), will ich mich gegen jemanden oder etwas abhärten. Wenn meine **motorischen Nerven** betroffen sind (die bis zu den Muskeln reichen), habe ich Schwierigkeiten, bestimmte Bewegungen auszuführen. Die **Nerven** sind also die Grundlage der Kommunikation, und wenn sie nicht angemessen funktionieren, kann ich mich fragen, in welchem Bereich meines Lebens ich gut daran täte, mich mehr mitzuteilen und aufzunehmen, was mir die anderen zu sagen haben. Wenn ich ein **einziges Nervenbündel** bin oder meine **Nerven zum Zerreißen gespannt** sind, erinnert mich das an meine große Empfindsamkeit, und selbst wenn ich mich in der Vergangenheit verletzt gefühlt habe, kann ich lernen, Vertrauen in die anderen und das Leben zu haben.

Nerven – Ischiassyndrom

(siehe auch: Schmerzen, Rückenschmerzen, Rückenschmerzen – Lendenwirbelsäule, Beine / [allgemein] / [Beschwerden in den ...])

Der **Ischiasnerv** beginnt in der Lendengegend der Wirbelsäule und verläuft durch Gesäß, Oberschenkel und Unterschenkel bis zum Fuß. Der Schmerz lähmt mich. Ein Bein kann stärker schmerzen als das andere. In diesem Fall habe ich finanzielle Sorgen. Ist mein rechtes Bein betroffen, kann es sein, dass ich Angst habe, nicht genug Geld zu besitzen, um meinen Verpflichtungen nachzukommen. Ich habe möglicherweise auch das Gefühl, eine „Stütze zu verlieren", vor allem, wenn damit ein Verrat verbunden ist. Ich fühle mich verpflichtet, in eine Richtung zu gehen, auch wenn ich dazu keine Lust habe. Ist mein linkes Bein betroffen, kann es sein, dass mein Geldmangel das Gefühl verstärkt, den Menschen, die ich liebe, materiell nicht alles geben zu können. Daher gibt es Dinge, die ich gern täte, aber nicht tun kann. Ich habe Angst, dass das ihre Liebe zu mir beeinträchtigt. Ich mache mir etwas vor, halte mich für sehr spirituell und völlig gleichgültig gegenüber materiellem Besitz (eine Art Heuchelei). Dennoch verfolgt mich die **Angst vor Geldmangel** und macht mich sehr **besorgt**. Ich arbeite sehr hart, habe große Verantwortung, aber trotz meiner Bemühungen habe ich finanzielle Probleme. Mein Körper wird steif: **ich fühle mich in der Klemme**. Ich fühle mich so, als würde ich an der Gurgel gepackt, als wäre ich ohnmächtig, und glaube, dass eine andere Person diese Situation kontrolliert und nicht ich. Ich fühle mich in meiner Freiheit und Kreativität eingeschränkt. Ich stelle mich ständig in Frage. Was habe ich verpasst? Habe ich die nötigen Kenntnisse und Begabungen für eine neue Situation? Meine **Unsicherheit** führt zu **Auflehnung,** Vorwürfen gegen das Leben. Ich entwickele einen Minderwertigkeitskomplex. Ich weigere mich vielleicht, mich einer Situation oder einem Menschen zu beugen. Ich werde unmerklich **aggressiver**, was sich auf meinen Austausch mit anderen auswirkt. Die Wut brodelt in meinem Inneren. Am liebsten würde ich alles **stoppen**! Ich tue gut daran, meine **Nerven zu beruhigen**, weil ich in diesem Augenblick das Gefühl habe, ein **einziges Nervenbündel** zu sein. Ich mache mir **hier und jetzt** meine **innere Verwirrung** und meinen seelischen und körperlichen Schmerz im Hinblick auf die Richtung(en) in meinem Leben bewusst. Oft ist dieser Schmerz auf mein Beharren auf überholten Ideen, anstatt mich den Veränderungen und dem Neuen zu stellen, zurückzuführen. Auf meine eigenen Kosten kümmere ich mich darum, dass es den anderen in meiner Umgebung gutgeht und sie glücklich sind. Diese Situation besteht häufig bei einer schwangeren Frau, die unter innerer Verwirrung und Schmerz im Hinblick auf die nun eingeschlagene Richtung leidet, die Zweifel, Befürchtungen und Unsicherheit wecken kann. Fühle ich mich genügend in den neuen Verantwortlichkeiten unterstützt, die ich ab jetzt haben werde? An wen oder was würde ich mich gern anklammern (– oder im Gegenteil: mich entfernen, auch wenn dies schwierig ist, denn dies würde viele Veränderungen in meinem Leben mit sich bringen)? Ich werde mir **bewusst**, dass ich mich selbst in einen Schraubstock geklemmt habe, damit ich nicht glücklich sein und mein wahres Potenzial entwickeln muss. Ich vermeide es, aus meinem Wesenskern heraus zu leben, meinem authentischen Ich. Ich schiebe meine gesamte Intuition, Impulsivität und Kreativität zur Seite. Ich hindere mich selbst daran, schneller voranzugehen, aus materiellen, künstlichen Gründen. Ich brauche nicht über mich zu urteilen, sondern muss mich so akzeptieren ↓♥, wie ich bin. Ich akzeptiere ↓♥, **dass die Quelle meiner tatsächlichen Sicherheit in mir selbst liegt** und nicht in meinem Besitz. Ich lasse los und vertraue dem Universum, weil es für alle auf allen Ebenen, körperlich, geistig und spirituell, großen Reichtum bereithält. Und damit vertraue ich auch dem Leben. Ich entscheide mich für Nachgiebigkeit, entdecke den wahren Reichtum, den ich in meinem Inneren habe. Der wahre Wert eines Wesens hängt von seiner Seelengröße ab. Ich akzeptiere ↓♥ meine Grenzen, mache mir meine Befürchtungen bewusst und verarbeite sie. Ich beschließe, in meinem Leben weiterzukommen, lasse mich in aller Sicherheit zu meinem Besten leiten.

Nerven – Neuralgie

(siehe auch: Schmerzen)

Die **Neuralgie** lässt sich als ein Wackelkontakt in einer elektrischen Leitung beschreiben. Die elektrische Leitung sind die **Nerven**. Es handelt sich um einen stechenden Schmerz in einem **Nerv**, der durch eine zu große Spannung in dessen Nervenbahn ausgelöst wird. Wird der **Nerv** unterbrochen, so sind auch die Kommunikation und das freie Fließen von Energie in mir unterbrochen. Es gibt eine Trennung, einen Abstand. Eine gewisse „Kälte" hat sich zwischen mir und einer anderen Person eingestellt. Eine gewisse Feindseligkeit, begleitet von Aggressivität und Groll, hindert mich daran, mit dieser Person in Kontakt zu treten. Meine Gedanken sind gereizt und kochen über. Ich habe den Eindruck, meine **Nerven** würden „bersten". Die schmerzende Stelle zeigt mir, um welche Emotionen es dabei geht. Oft sind ein Schuldgefühl und der Wunsch, immer den gesellschaftlichen Normen zu entsprechen, Ursache einer **Neuralgie**. Ich fürchte mich vor Autorität. Tritt sie in einem Arm oder einer Hand auf, bedeutet dies, dass mich ein Druck (wie beispielsweise eine Verpflichtung) oder eine andere Emotion (wie ein Gefühl der Machtlosigkeit) daran hindern, eine Entscheidung zu treffen oder eine harmonische Richtung in meinem Leben einzuschlagen. Tritt die **Neuralgie** in einem Bein, einer Wade oder einem Fuß auf, blockiert die Emotion einen weiteren Schritt in eine neue Richtung und dadurch auch das freie Fließen von Energie in meinem Leben. Die **Gesichtsneuralgie** zeigt mir, dass mein Gesicht „aus Eis" ist, dass ich meine Emotionen verberge, um mich zu schützen. Ich kann auch ständig etwas „vor der Nase haben", das mich an ein schmerzhaftes Erlebnis in meinem Leben erinnert. Die **Zahnneuralgie** zeigt mir, dass mich meine Unterwerfung unter andere rebellieren lässt. Ich werde gleichgültig, um so Entscheidungen zu vermeiden. – Ich akzeptiere ↓♥, mir der Emotionen bewusst zu werden, die in meinem Inneren den natürlichen Fluss behindern. In welcher Situation fühle ich mich in die Ecke gedrängt? Welches Verhalten oder welche Gewohnheit würde ich gerne loswerden? Wenn ich mir den von Ängstlichkeit oder Unsicherheit betroffenen Aspekt meines Lebens (durch den betroffenen Körperteil) **bewusst** mache, kann ich leichter Abhilfe schaffen sowie die Lösungen und die **Liebe** finden, die in dieser Situation erforderlich sind. Ich lasse dieses Gefängnis los, das ich selbst errichtet habe, um mit meinen eigenen Flügeln fliegen zu können. Ich lasse jede Emotion in mir frei fließen, um sie zu akzeptieren ↓♥, sie zu integrieren und ins Positive zu verändern. So bleibe ich in dauerndem Kontakt mit meiner göttlichen Essenz und kann große Dinge vollbringen!

Nervenentzündung

Eine **Nervenentzündung** kann einen oder mehrere **Nerven** betreffen. Der von dem oder den entsprechenden **Nerven** betroffene Körperteil zeigt mir, in Hinblick auf welchen Aspekt meines Lebens ich mir etwas bewusst machen muss. Selbst wenn es so aussieht, als ob die Ursache der **Nervenentzündung** eine Infektion, Alkoholismus, bestimmte Krankheiten oder die Nebenwirkung bestimmter Medikamente wäre, empfiehlt es sich, dass ich herausfinde, worüber ich in der Kommunikation mit mir selbst wütend bin. Ich lehne auch die anderen in ihrem Sein oder Verhalten ab. Ich fühle mich angegriffen und will mich verteidigen. Ich verabscheue das **Unvorhergesehene**, deswegen versuche ich, alles **vorauszusehen**, was mir ein falsches Gefühl von Kontrolle vermittelt. Ich ziehe es vor, **anonym** zu leben. Auf diese Weise sehen mich die anderen nicht und ich vermeide Kritik. – Ich akzeptiere ↓♥, diese Kommunikation wiederherzustellen und mir das nötige Verständnis entgegenzubringen. So wird wieder mehr Ruhe in mein Leben und meinen Körper einkehren.

Nervenschaden (Neuropathie)

(siehe: Nervensystem)

Nervensystem

(siehe auch: Nerven [allgemein])

Mein **Nervensystem** besteht aus Nerven und den Nervenzentren, die der Koordination und der Beherrschung der verschiedenen Körperteile dienen, sowie der Aufnahme sinnlicher, seelischer und intellektueller Informationen. In der Tat steht mein **Nervensystem** in direkter Verbindung mit meinen Gedanken, mit dem energetischen oder geistigen Teil meines Körpers. Auf körperlicher Ebene ist es das elektrische System, mit dessen Hilfe meine Gedanken in dieser Welt Gestalt annehmen. Das **Nervensystem** ist beeinträchtigt (**Neuropathie**), wenn ich zu sehr meiner rationalen Seite nachgehe und meine Emotionen und meine Intuition schädige. Alles in meinem Leben ist Gedanke, Analyse, Programm und Organisation, und so fällt es mir schwer, der Spontaneität, dem Vergnügen, den Lebensfreuden und den Emotionen Raum zu geben, die ich lieber unterdrücke. So kommt es zu vielen inneren Spannungen und ich habe Schwierigkeiten, mich mit Situationen abzufinden, die alltäglich ablaufen. Meine Neuronen „überhitzen" sich. – Ich akzeptiere ↓♥, meinen Austausch und meine zwischenmenschlichen Beziehungen menschlicher zu gestalten, um mir wirklich meiner Emotionen bewusst zu werden. So kann ich mein Leben voll und ganz leben, und dies auf ausgeglichene Weise.

Nervenzusammenbruch (siehe auch: Hysterie, Neurose)

Bei einem **Nervenzusammenbruch** kommt es zu einem Aufsteigen von Energie, von Vibrationen in mir, die zu einer Blockade entweder auf der verbalen Ebene führen, weil ich meinen eigenen Standpunkt nicht mitgeteilt habe oder nicht mitteilen konnte, oder auf der Handlungsebene, weil ich unfähig bin, eine Handlung auszuführen. Die Blockade wird so stark, dass ich Energie nicht mehr auf harmonische Weise freisetzen kann und **es zur Explosion kommt**. Dies verleitet mich zu extremen Äußerungen oder Handlungen. Diese Krisen haben ihre Ursache in meiner Angst, auf die sich stets meine Aufmerksamkeit richtet. Ich fürchte ständig, dass etwas Negatives geschehen könnte, aber ich tue nichts, um die Situation zu ändern. Ich akzeptiere ↓♥, innezuhalten und mir die Situation bewusst zu machen, wobei ich gleichzeitig tief durchatme und mich tief entspanne. Ich muss die Situation akzeptieren ↓♥ und mir die Zeit nehmen, meinen Blutdruck wieder sinken zu lassen und meine Emotionen wieder ins Gleichgewicht zu bringen.

Nervosität

Die **Nervosität** ist ein Anzeichen für einen Mangel an Vertrauen in mich selbst, mein Umfeld und die Zukunft. Meine **Nervosität** verrät sich in zu schnellem Handeln oder zu schnellem Reden. Ich habe Angst, „nicht anzukommen". Ich will mich bestätigen, in die Tiefe gehen, der Erste sein, aber da ich mich weder unterstützt noch ermutigt fühle, weil ich z.B. noch jung bin, verfolgt mich diese **Nervosität** auch in der Gegenwart und jede neue oder unbekannte Situation lässt sie wieder hochsteigen. Wenn ich **nervös** bin, verliere ich die Verbindung mit meinem Inneren. Ich werde reizbar und instabil. Sie zeigt mir, dass ich Vertrauen in das Leben haben muss, das heißt, ich muss nicht alles perfekt unter Kontrolle haben, damit das Leben schön und liebevoll ist. Ich mache mir **bewusst**, dass meine **Nervosität** meine Labilität, meine Furcht vor einem bestimmten Ereignis oder die Angst, jemanden oder etwas mir Liebes zu verlieren, überspielen soll. Ich muss mich also von ihr frei machen, in dem ich Vertrauen in mein inneres Wesen habe und mich regelmäßig entspanne.

Nesselsucht

(siehe: Haut – Nesselsucht)

Netzhautprellung

(siehe: Augen – Netzhautprellung)

Neuralgie

(siehe: Nerven – Neuralgie)

Neurasthenie

(siehe auch: Burn-out-Syndrom, Depression, Müdigkeit [allgemein])

Die **Neurasthenie** oder **nervöse Erschöpfung** ist ein Zustand extremer körperlicher und seelischer Ermüdbarkeit. Ihre Symptome äußern sich in der Schwierigkeit, Entscheidungen zu treffen, und in Verwirrung. Obwohl ich keinerlei organische Störungen habe, kann ich unter Verdauungsbeschwerden, körperlichen Schmerzen, extremer Empfindsamkeit und großer Schwäche leiden. Die **Neurasthenie** ähnelt in mehrfacher Hinsicht einer **Depression**. Ich neige dann dazu, mich in Einsamkeit zurückzuziehen und düsteren Gedanken nachzuhängen. Ich will keinerlei Anstrengung unternehmen, da ich nicht glaube, dass sich dadurch etwas verändert. Die Ursache dieser Erkrankung ist meine negative Einstellung. Ich fühle mich wie in einer Sackgasse. Ich will herausragen, mich auszeichnen, aber offenbar vergebe ich jedes Mal meine Chancen voranzukommen, und so bin ich entmutigt. Anstatt meine Aufmerksamkeit auf alles zu richten, „was in meinem Leben nicht läuft", akzeptiere ↓♥ ich, für das zu **danken**, was ich habe. Ich muss mich selbst in die Hand nehmen, Pläne machen und akzeptieren ↓♥, dass ich das nötige Potenzial, die Ausdauer und den Mut besitze, um alle Ziele zu erreichen, die ich mir selbst stecke. So finden Freude und Glück noch viel mehr Platz in meinem Leben.

Neurose

(siehe auch: Angst, Hysterie, Obsession)

Die **Neurose** ist ein nervöses Leiden mit psychischen Konflikten, die Verhaltensprobleme auslösen, aber die Persönlichkeit der betroffenen Person nur leicht verändern. So wie Depression und Psychose, wird die **Neurose** durch nicht beherrschte Emotionen oder durch die Suche nach einer Ersatzidentität verursacht. Selbst wenn ich den Kontakt zur Wirklichkeit nicht verliere und weiter in der Gesellschaft lebe, kann ich unter Angstgefühlen leiden, mein Urteilsvermögen kann beeinträchtigt sein und mein Sexualleben kann durch Impotenz oder Frigidität gestört sein. Ich fühle mich allein, ich habe niemanden, der mich stützt. Ich hindere mich daran, wirklich zu leben; gleichzeitig macht mir auch der Tod Angst. Möglicherweise entwickle ich Abhängigkeiten, denn ich brauche ein Ventil, um alles herauszulassen, wogegen ich einen Widerstand habe. Mein innerer Kampf läuft ständig ab und ist ermüdend. Wenn ich einen Teil von mir unterdrücke, muss ich dies mit Verhaltensweisen ausgleichen, die vielleicht auch obsessiv sind. Ich bin verärgert, denn viele Menschen, auch die Autoritäten, sind mit meiner Art zu handeln und zu denken nicht einverstanden. – Ich akzeptiere ↓♥, den Platz einzunehmen, der mir zusteht, sowie mein Bedürfnis nach Aufmerksamkeit, die ich brauche, um mich wertzuschätzen. Ich möchte den Sinn meines Lebens finden, was mich von meinen inneren Spannungen befreit. Ich werde frei sein, denn meine Aufmerksamkeit wird auf ein festes Ziel gerichtet sein, die Quelle von Zufriedenheit und Glück. Ich versuche, den Platz einzunehmen, der mir zukommt, und ich brauche Aufmerksamkeit, um mich aufwerten zu können. Ich muss auch einen Lebenssinn finden, mit dessen Hilfe ich mich von den Spannungen, unter denen ich leide, befreien kann. Ich werde frei sein, denn ich werde meine Aufmerksamkeit auf das mir gesteckte Ziel richten, das eine Quelle des Glücks und der Zufriedenheit ist. Ich muss meine innere Natur akzeptieren ↓♥, die in der Liebe zu anderen und mir selbst besteht, ohne dass ich das Leben unbedingt von A bis Z begreifen muss, um mich so zu akzeptieren ↓♥, wie ich bin.

Niedergeschlagenheit

(siehe auch: Müdigkeit [allgemein], Blut – Hypoglykämie, Blutdruck – Hypotonie)

Wenn mein Körper müde ist, bin ich **niedergeschlagen** und möchte am liebsten aufgeben. Langeweile und Entmutigung überkommen meinen Geist. Ich bin **erschöpft** und habe keine Lust mehr „dort zu sein, wo ich im Augenblick bin". „Wie ist es zu dieser **Niedergeschlagenheit** gekommen?" Ich bin mit meinen emotionalen Beziehungen in Bezug auf meinen Partner oder Freunde unzufrieden. Ich bin es leid, mich ständig an andere anzupassen. Ich lebe in einem Zwiespalt zwischen der Priorität meiner Bedürfnisse und jener der anderen. Oft leide ich an Blutarmut und habe keine Lebensfreude mehr. – Ich akzeptiere ↓♥, wieder Gefallen am Leben zu finden, indem ich Dinge tue, die mir Freude machen, mir Vergnügen bereite und schöne Musik höre. Das wird mir helfen, meine Stimmung wieder zu heben. Ich nehme wieder Kontakt mit der Seele auf, die ich bin und die mich leiten wird, um meine Lebensfreude wieder zu finden.

Nieren – Anurie

(siehe auch: Nierenprobleme)

Anurie bedeutet, dass die Nieren keinen Urin mehr produzieren oder dass der Abfluss des Urins zwischen den Nieren und der Blase behindert ist. Wenn ich an **Anurie** leide, kann es sein, dass ich mich dem Leben schutzlos ausgeliefert fühle. Ich neige zu noch größerer Angst als sonst (**Niere** = Sitz der Angst) und auch dazu, mich an meine alten Überzeugungen festzuklammern. Außerdem steht der Urin für überholte Emotionen, die ausgeschieden werden müssen. Wenn ich an meinen alten Besitztümern, Überzeugungen, Befürchtungen, Zweifeln und Manien festhalte, äußert sich das in einer **Anurie**, das heißt, es wird kein Urin mehr ausgeschieden. Meine Angst kann so groß sein, dass ich meine, „einhalten“ zu müssen, weil ich mich davor fürchte, meine alten Emotionen loszulassen, die die Flüssigkeiten, die fließen müssen, symbolisieren. Der Schweregrad der **Anurie** (eine vollständige **Anurie** bedeutet den Tod) zeigt mir, was von dem Alten ich loslassen muss, um mich Neuem öffnen zu können. Ich ziehe mich in mich selbst zurück und mein **Herz** ↓♥ ist voller Kummer. Ich bin abhängig von anderen und glaube immer noch, dass sie mich glücklich machen können. Das kann so weit gehen, dass ich mir meine Gefühle abschneiden will. Ich hindere sie daran, sich zu zeigen, damit ich sie nicht fühlen muss. Dies führt zu großem Stress für meinen physischen Körper. Emotional ähnele ich einer Wüste und so ist mein Leben fade geworden, ohne Aufregung oder Abenteuer. Ich habe mich von meiner Neugierde abgetrennt. – Ich akzeptiere↓♥, meine Emotionen in meinem Inneren frei zirkulieren zu lassen, welche auch immer es sind, denn sie gehören zu meiner göttlichen Essenz. So halte ich „Hausputz“ und trenne mich von allen Emotionen, Beziehungen oder Gütern, die mir nichts mehr nützen, und ersetze sie durch Neues, Positives. Ich habe Vertrauen in das Leben, das dafür sorgt, dass ich alles habe, was ich brauche. Ich höre auf meine Intuition, die mir sagt, welchen Weg ich einschlagen soll.

Nierenentzündung (Nephritis)

Eine **Nierenentzündung** (die unter dem Namen **Nephropathie** bekannter ist) entspricht Schrecken, starken Lebensängsten und Angst vor dem Tod. Es handelt sich um Frustrationen und Enttäuschungen, die nicht kanalisiert, sondern verdrängt wurden. Ich lehne mich übertrieben stark auf oder reagiere übererregt angesichts einer Sache, die mich ärgert, der gegenüber ich mich aber machtlos fühle. Ich weiß nicht, was ich daraus lernen kann. Ich tue mir Gewalt an, denn ich ärgere mich, da ich mich nicht bestätigen und nein sagen kann, wenn ich dazu Lust habe. Ich vergifte mich mit all den Dingen, die ich schlucke. Gut versteckte Geheimnisse führen dazu, dass die **Nieren** weitaus stärker arbeiten. – Ich akzeptiere ↓♥, dem Leben zu vertrauen. Ich drücke mich selbst aus und vertraue mir selbst immer mehr. Ich lebe in Frieden.

Nierenkolik

Die **Nierenkolik** ist ein heftiger Schmerz in der Lendenregion, der zur Blase und zum Oberschenkel ausstrahlt, hervorgerufen durch eine Verstopfung des Harnleiters. Im Allgemeinen ist die Kolik darauf zurückzuführen, dass ein Nierenstein oder ein Fremdkörper der Niere über die Harnleiter zur Blase wandert. Sie tritt häufig dann auf, wenn ich von etwas Gesehenem, Gelerntem oder Gehörtem überwältigt wurde. Diese Situation **erschüttert** mich dermaßen, dass sie alle meine Werte plötzlich **einstürzen** lässt.

Etwas bleibt stecken und das schadet mir. Ich stelle alles in Frage und häufig kommt es vor, dass mein Partner davon betroffen ist. Bin ich mit meiner Beziehung zufrieden? Ich spüre, dass ich meinen Lebensraum verliere oder auch, dass ich mich geirrt und getäuscht fühle. Man **mischt sich** in meine Angelegenheiten ein, was sehr irritierend ist. Ich bin verwirrt und besorgt. Ich nehme mir die Zeit zu beobachten, was in meiner Paarbeziehung oder in meinen emotionalen Beziehungen „feststeckt". Welche Irritation, die ich nicht tolerieren kann, ist am stärksten? Worüber habe ich mir Illusionen gemacht? – Ich akzeptiere ↓♥, mein Leben objektiv zu betrachten. Ich definiere meine Werte und Prioritäten neu (oder ich wage es, sie zu bestätigen). Ich nehme außerdem den Raum ein, der mir zusteht, um mir zu erlauben, den für mich angemessenen Platz zu besetzen, nämlich den ersten!

Nierenprobleme (siehe auch: Steinleiden [allgemein] / Nierensteine, Furcht)

Die **Nieren** halten das innere Gleichgewicht (wie eine Waage) aufrecht, indem sie das Blut von Giftstoffen reinigen und in das Innenmilieu Aufgenommenes durch nach außen (Urinausscheidung) Abgegebenes ausgleichen. Sie sind auch an der Überwachung des Blutdrucks beteiligt. Die **Nieren** stimulieren die Produktion roter Blutkörperchen. Bildlich gesprochen reinigen meine **Nieren** meinen Körper von negativen Ideen, von allem, was mich **verseucht**, da sie die Abfallprodukte aus meinem Körper entfernen. Die **Nieren** filtern meine Emotionen und so kann ich mit Freude leben, wenn die Reinigung regelmäßig und natürlich abläuft, da alle alten Wut- und Kummergefühle losgelassen werden. Wenn ich mit meiner Innenwelt ein gutes Verhältnis habe, funktionieren auch meine Nieren gut. Meine Nieren stehen für Stabilität, Unterscheidungsvermögen und Gleichgewicht. Wenn meine **Nieren** nicht gut funktionieren, liegt das daran, dass ich an alten emotionalen Mustern oder an bestimmten negativen Emotionen festhalte, die ich ausscheiden müsste. Meine Beziehung zu meinem Partner ist oft unharmonisch und ich fühle mich verletzlich, ich suche verzweifelt nach einem Gleichgewicht. Die Sexualität kann für mich zu einem Mittel werden, vor meinen Problemen zu flüchten. Ich erwarte, dass die anderen mich glücklich machen. Ich fühle mich **verflüssigt**, als ob man mir all meine Kräfte genommen hätte. Meine alten, zurückgehaltenen Emotionen äußern sich am häufigsten in **Nierensteinen**. Ich wäge ständig ab, was mir gehört und was ich zu verlieren drohe. Ich habe Angst, dass man mir meine Karriere zerstört! Ich will meine Grenzen durchsetzen, um nicht einen Zentimeter zu verlieren. Oft verfestigt sich die gesamte nicht ausgedrückte Traurigkeit im Lauf der Jahre, denn ich habe von einer beängstigenden Situation nicht losgelassen und so wurde ich unsicher (sowohl emotional wie finanziell). Ich hätte sonst ein neues Verständnis der Situation gewinnen können. Jetzt aber manifestiert sich die Wut und bemächtigt sich der Traurigkeit und lässt sie gefrieren, anstatt sie auszudrücken und wie das Wasser eines Baches fließen zu lassen. Möglicherweise fühle ich mich wie ein **gestrandetes** Schiff, das sich nicht vorwärtsbewegen kann. Ich habe den Eindruck, in **Ruinen** zu zerfallen. Ich bin voller

Gewissensbisse: Am liebsten würde ich in die Vergangenheit zurückkehren, um die Dinge zu verändern. *Die **Nieren** sind auch als Sitz der Angst bekannt.* Bei einer Schwäche oder einem Schaden an den **Nieren** habe ich möglicherweise Angst, die ich nicht zum Ausdruck bringen oder mir selbst nicht eingestehen will. Darunter leidet meine Unterscheidungsfähigkeit. Ich habe den Eindruck von Situationen **betroffen** zu sein, die überhaupt nichts mit mir zu tun haben. Ich neige dann zu Extremen, das heißt entweder werde ich autoritär mit starkem Hang zu Kritik, oder ich werde unterwürfig, unentschlossen, weil ich mich machtlos fühle und eine Enttäuschung nach der anderen erlebe. Das Leben behandelt mich „ungerecht". Es fällt mir schwer, Entscheidungen zu treffen. Ich kann auch Schwierigkeiten haben zu unterscheiden, was für mich gut ist und was ich lieber aus meinem Leben eliminieren sollte. Ich finde es schwer, mit mir selbst und den anderen zu leben. So finde ich nicht immer den Unterschied zwischen Wahrheit und Illusion, sodass ich immer wieder enttäuscht und frustriert bin. Wenn meine **Nieren** aufhören, das Blut zu filtern, ist das, als ob mein Körper so viel Flüssigkeit wie möglich zurückhalten will, um kein Blut zu verlieren oder vielleicht nicht genug zu haben. Ich muss mich deshalb fragen, welche Situation zu einer Angst im Zusammenhang mit Flüssigkeit geführt haben kann (hatte ich beispielsweise schon einmal Angst zu ertrinken). Es kann sich auch um das Verschlucken einer giftigen Flüssigkeit handeln. Es kann sich auch um eine Situation handeln, in der Geld im Spiel ist, denn man spricht oft von „**flüssigem Geld**": Oder ich habe eine Person erlebt oder gesehen, die in einer Situation ihre **„Schulden tilgen"** musste, und ich habe darüber geurteilt, woraufhin meine **Nieren** angegriffen waren. Wenn ich das Gefühl habe, einen Existenzkampf führen zu müssen, wird das die **Sammelgefäße meiner Nieren** beeinträchtigen. Ich fühle mich infolge eines Ereignisses, das mein Leben geprägt hat, meines Besitzes beraubt, niedergeschlagen. Ich fühle mich von allen Übeln dieser Welt **bedrückt**. **Nierenprobleme** entstehen oft nach einem Unfall oder einer traumatisierenden Situation, in der ich Todesangst hatte. Wenn die Angst einen existenziellen Konflikt auslöst, tritt **Krebs** auf. Ich habe mich wie vor dem Nichts gefühlt. Ich habe das Gefühl, alles verloren zu haben, dass meine ganze Welt in sich zusammenstürzt. Ich fühle mich vernichtet, denn ich bin damit konfrontiert, nichts mehr zu besitzen. Ich bin in meiner Familie nicht mehr glücklich, meine Vitalität hat sich verflüchtigt. Ich habe Angst, mit dem Leben nicht fertig zu werden. Die **Nieren** sind auch ein Symbol der Zusammenarbeit (da es zwei davon gibt, die eng zusammenarbeiten). Ich muss mich fragen, wie meine Beziehung mit meinem Partner derzeit aussieht. Mache ich ihn für meine Probleme verantwortlich? Oder habe ich mich, im Gegenteil, zu sehr an meine Vergangenheit angehängt, was mich **ermüdet** und unausgeglichen macht? Ich kritisiere leicht und bin defätistisch, denn ich habe den Eindruck, dass mein Leben voller Misserfolge ist. Neige ich dazu, meinen „Müll" bei anderen abzuladen und ihnen ihr Leben mit meinen Problemen zu vergiften? Wenn das zutrifft, werden meine **Nieren** nicht gut funktionieren und ich könnte sogar an einer **Niereninsuffizienz** leiden. Dann muss ich, ob ich will oder nicht, mit einer Maschine, einem Dialysegerät „zusammenarbeiten", um mein Blut gereinigt zu bekommen. Ich muss mein ganzes Beziehungssystem mit meinem Umfeld neu überdenken. – Ich akzeptiere ↓♥, mich an die Hand zu nehmen und zu lernen, meine wahren Bedürfnisse zu entdecken. Es ist höchste Zeit, dass ich mich in den Griff bekomme und aufhöre, anderen Vorwürfe zu machen. Ich kann zu meinen Entscheidungen stehen. Meine Unterscheidungsfähigkeit wird klar und genau sein. Ich werde zu 100 Prozent mit dem Leben zusammenarbeiten und „starke **Nieren**" haben. Ich lasse meine Emotionen frei fließen wie einen **Fluss**, da ich weiß, dass sie ein integraler Teil meines Leben sind.

Nierensteine oder Urolithiasis (siehe auch: Nieren)

Nierensteine stehen im Zusammenhang mit der Niere, dem Sitz der Angst. Es handelt sich um die Bildung von Steinen oder Kristallen, die auf eine große Menge an Salz, Kalzium, Oxalaten und **Harnsäure** zurückzuführen ist. Die Harnsäure steht für alte Emotionen, die herausgelassen werden müssen. Der **Stein** kann sich in den verschiedenen Abschnitten des Harnsystems bilden. Er ist eine Energiemasse, die sich durch Gedanken, Ängste, Emotionen und aggressive Gefühle gegenüber einer Person oder einer Situation verfestigt hat. Obwohl sich Steine in den Nieren bilden, stammen sie nicht aus diesem Organ. Die Niere ist ein Gemütsfilter für die Abfallprodukte des Körpers. Die große Menge an Harnsäure zeigt, dass es eine große Menge an aggressiven Gefühlen gibt, die sich verfestigt haben, da sie lange Zeit zurückgehalten wurden. „Ich erlebe seit so langer Zeit Frustrationen und aggressive Gefühle in meinen Beziehungen, dass sich meine ganze Aufmerksamkeit darauf fixiert hat." Mein Gefühlsleben ist ein Fehlschlag und ich sage mir, dass das Glück eben anderen vorbehalten ist. Ein ausgeglichener Mensch hat „solide Nieren", aber unterschiedliche Charaktereigenschaften können zur Bildung von **Steinen** führen: ich bin sehr autoritär, oft in übertriebener Weise, **hart mir selbst und anderen gegenüber**, meine Entscheidungen treffe ich als „Reaktion", ich bleibe fest in der Vergangenheit verhaftet, es mangelt mir an Willenskraft und Vertrauen. In meinen Einstellungen und in meiner Wahl bin ich drastisch. Die **Nierensteine** bedeuten oft eine innere Zerrissenheit zwischen meinem Willen und meinen Entscheidungen, die zu einem übertrieben autoritären Verhalten führen: Da ich weiß, dass ich schwach bin, und da ich Angst habe, „mobilisiere" ich sämtliche verfügbaren Kräfte an ein und derselben Stelle, um bestimmte Aufgaben zu bewältigen, und wenn die Stressphase wieder vorüber ist, verhärtet sich diese Konzentration und führt zur Bildung von **Nierensteinen**. Ich habe jegliche Spontaneität unterdrückt, die sich nun verhärtet hat, um nach dem Willen der anderen zu leben. Alles ist vorgeplant, im Vorhinein festgelegt, um Überraschungen zu vermeiden und um Kontrolle über mein Leben zu haben. Es gibt *ein* „Ich", eine meiner Persönlichkeiten, das in *Gesellschaft* lebt, und ein *anderes* „Ich", das wie in einer Garderobe *versteckt* ist und das aus den unterdrückten Gefühlen besteht. Meine kreativen Energien wie auch meine Aggressivität häufen sich. Alles Ungesagte, das nach außen und nach Ausdruck strebt und das zurückgehalten wurde, verwandelt sich in Nierensteine. Ich habe das Gefühl, das man mich überwacht und dass ich jederzeit auf der Hut sein muss. Ich neige dazu, in Isolation zu leben, ich fühle mich unfähig zu kommunizieren oder schuldig. Ich verbiete mir viele Dinge. Ich lasse mich von den anderen in Beschlag nehmen oder mein Leben dominieren und ich kann nicht abgrenzen, was mir gehört. Ich akzeptiere ↓♥, dass ich, wenn ich keine **Nierensteine** mehr haben will, damit beginnen muss, ein bestimmtes Maß an innerem Frieden wiederzufinden. Ich muss mich weniger mit bestimmten Konfliktsituationen und Problemen aufhalten, denn wenn ich so weitermache, hindere ich mich selbst am entschlossenen Handeln. Ich muss diese Dinge endgültig erledigen und der Zukunft mit Ruhe und Flexibilität entgegen sehen. Das ist eine Frage des Bewusstseins und der inneren Einstellung. Ich lebe spontan wie ein Kind und mein Leben ist erfüllt von Glück und Überraschungen.

Niesen

Niesen wird durch einen Reiz oder ein Kitzeln an den Innenwänden der Nasenlöcher ausgelöst. Dabei wird plötzlich gleichzeitig durch Nase und Mund Luft ausgestoßen. **Niesen** bedeutet, dass **mich etwas oder jemand stört** oder irritiert. Ich sehe mir an, was ich gerade mache und wer gerade bei mir ist. Was stört mich, die Situation oder der Mensch? Bin ich dabei, jemanden oder mich selbst zu **kritisieren**? Ich habe unbewusst das Bedürfnis, mich aus einer Situation oder von einem Menschen zu befreien oder zu entfernen, denn ich bin unzufrieden. Was will ich in meinem Leben zurückweisen? Was oder wer ist es, dessen ich mich entledigen möchte? Was möchte ich ausdrücken oder nach außen bringen? Welchem Teil von mir selbst widersetze ich mich? Ich identifiziere die Ursache und akzeptiere ↓♥, den Platz einzunehmen, der mir gebührt, und so zu handeln, dass wieder Harmonie einkehrt, entweder, indem ich mich mit dem betreffenden Menschen ausspreche, oder indem ich die Situation in Ordnung bringe.

Nostalgie

(siehe auch: Melancholie)

Die **Nostalgie** ist eine Form der Melancholie, deren Ursache Bedauern ist. Wenn ich **nostalgisch** bin, schaue ich normalerweise durch eine verschwommene Wolke von Emotionen, die nichts mit der Gegenwart zu tun haben und mir das Gefühl geben, es würde mir etwas fehlen. Es ist eine Art Träumerei. Allerdings darf dieser „Traum“ nicht zu einer regelmäßigen Flucht vor der Gegenwart werden. Ich hänge mich an die guten alten Erinnerungen der Vergangenheit, um mich zum „Durchhalten“ zu zwingen. Da ich mich an die Vergangenheit klammere, kann ich nicht mehr sehen, wenn sich für mich Gutes ergibt, nämlich Optimismus und Spontaneität. Ich kann das „Hier und Jetzt“ nicht mehr genießen und lasse ungezählte Gelegenheiten an mir vorbeiziehen, neue Personen zu treffen oder neue Erfahrungen zu leben. Die **Nostalgie** kann sich leicht in Negativismus transformieren und meine Freunde können sich von mir abwenden. Es kann sein, dass mir diese **Nostalgie** nicht schadet, vorausgesetzt, dass sie nur gelegentlich und in geringem Maß auftritt. Ich akzeptiere ↓♥, die Gegenwart voll zu genießen, damit ich jede Sekunde wie eine einzigartige und lehrreiche Erfahrung erlebe.

Nystagmus

(siehe: Augenzittern [Nystagmus])

O

Oberschenkel (allgemein)

(siehe auch: Beine [allgemein] / [Schmerzen in den ...])

Der **Oberschenkel** enthält die Muskelgruppe, die Symbol für Bewegung und Kraft zum Voranschreiten ist. Starke und kräftige **Oberschenkel** stehen für einen fest im Boden verwurzelten Menschen, der große energetische Reserven hat, die er für seine Autorität und seine **spirituelle Entwicklung** einsetzen kann. Diese natürlichen „Reserven" weisen auch auf den Geisteszustand hin. Wenn ich beispielsweise zu lange inaktiv bleibe, laufe ich Gefahr, zu viele Reserven anzusammeln. Entweder will ich etwas tun, das ich aber nicht kann, oder man will mich zwingen etwas zu tun, das ich nicht tun will. Das zeigt, dass ich Angst habe, meinen Platz einzunehmen, dass ich mehrere Situationen aus meiner Kindheit **ungerecht** finde, bei denen es im Wesentlichen um die Beziehung zu meinen Eltern ging, die ich nicht akzeptiert ↓♥ habe und denen gegenüber ich viel **Groll** empfinde. Vielleicht fühlte ich mich verpflichtet, mich von einer geliebten Person zu trennen. An etwas zu **mangeln** kann fürchterlich für mich sein! Also lege ich „Reserven" an. Ich trage in meinen **Oberschenkeln** diese **unbewussten** Gedanken und alles überflüssige Material weiter mit mir herum. Ich habe oft den Eindruck, „dass es zu spät sei", „ich bin am Ende!": Man hat ein Geheimnis oder eine Information entdeckt, die ich für mich behalten wollte. Ich empfinde Wut, **Groll** und Frustration, weil ich das Gefühl habe, ohne wirklichen Erfolg zu arbeiten. Mit großen, „molligen" **Oberschenkeln** blockiere ich unbewusst die Energie an dieser Stelle und meine Sexualität wird sich möglicherweise verändern, weil die Energie im Becken „stecken" bleibt. Vielleicht glaube ich, dass man mich so weniger erreichen kann und dass ich meine tiefsten Emotionen unter diesem Fett oder diesen Muskeln verstecken kann. Es kann sich um eine Blockade durch geistigen Widerstand handeln, die mich daran hindert, mich offen auszudrücken und meine Richtung zu finden. Es wird Zeit, mich davon zu befreien und diese Energie der Liebe fließen zu lassen, die nichts mehr will als sich auszudrücken. – Ich akzeptiere ↓♥, diese Energie nach unten fließen zu lassen, in meine **Oberschenkel** und meine Beine, die sie sehr brauchen. Das wird mir helfen, mich fest in der Erde zu verwurzeln, und mir so ein größeres Gleichgewicht zwischen meinen spirituellen Seiten und meinen körperlichen Seiten verschaffen. Dies wird auch die depressive Stimmung vertreiben, in der ich lebe. Mein Körper findet ein besseres Gleichgewicht und ich mache mich von der Rachsucht frei, die ich in meiner Jugend angesammelt habe. Auch wenn ich mich manchmal etwas verschlossen finde, sehe ich mir meine materiellen Güter an und akzeptiere ↓♥ sie als das, was sie in dieser Welt sind, nämlich Diener des Universums.

Oberschenkel – Schmerzen in den Oberschenkeln

(siehe: Beine – Oberschenkel)

Oberschenkelknochen (Femur)

(siehe: Beine – Oberschenkel)

Ödem

Ein **Ödem** ist eine durch Wasseransammlung verursachte Schwellung, die vor allem häufig an Füßen und Fußgelenken auftritt. Es kann aber auch in anderen Gelenken und im Bindegewebe vorkommen. Da die Flüssigkeiten in meinem Körper für meine Emotionen stehen, ist es möglich, dass ich Gefühle zurückhalte und verdränge. Es kann auch sein, dass ich meine Regungen leugne oder dass **ich mich im Hinblick auf meine Wünsche eingeschränkt fühle**, was zu Entmutigung und Enttäuschung führt. Vielleicht möchte ich auch etwas oder jemanden aus der Vergangenheit oder in der Gegenwart *zurückhalten* und klammere mich daran wie an einen Rettungsreifen. Es kann sich hier auch um schmerzhafte Erinnerungen handeln. Ich bin im Konflikt mit dem Lauf der Zeit, sie vergeht zu schnell. Andernfalls werde ich in meinem Kummer, meiner Enttäuschung und Verbitterung über die Ereignisse ertrinken. Ich fühle mich blockiert. Selbst meine Denkweise ist „eingefroren". Ich kümmere mich derart um die Empfindungen der anderen, dass ich meine eigenen übergehe. Ich habe Angst, meine Empfindungen zum Ausdruck zu bringen. Ich fühle mich **machtlos**, bin **melancholisch**, **traurig** und **sehr niedergeschlagen**. Ich glaube, zum Scheitern verurteilt zu sein, was mich daran hindert, irgendetwas zu unternehmen. Ich leide an einem Minderwertigkeitskomplex und habe große Angst. Möglicherweise halte ich das Leben für sehr ungerecht und so empfinde ich eine große innere Leere und Melancholie. Da ich für mich selbst nicht handeln kann, bin ich anderen gegenüber sehr autoritär und treffe gerne Entscheidungen an ihrer Stelle. Ich verberge vor aller Welt, was mich stört, und so muss ich mir bewusst machen, dass ich dringend meine Bedürfnisse zum Ausdruck bringen muss. Das **Ödem** zeigt mir, dass ich Schutz brauche aus Angst, in meinen Emotionen verletzt zu werden. Diese Angst lässt mich flüchten und bewirkt, dass ich mir verschiedene Persönlichkeiten aufbaue, die mir dabei helfen, den direkten Kontakt mit meinem tiefsten Inneren zu vermeiden. Die Verführung ist ein Werkzeug, mit dem ich die Aufmerksamkeit und **Liebe** der anderen suche. Der von dem **Ödem** betroffene Körperteil und seine Funktion geben weitere Hinweise. Bei einem **Ödem** an Beinen, Knöcheln und Füßen, habe ich vielleicht den großen Wunsch, in eine andere Richtung zu gehen, fühle mich aber emotional in der derzeitigen Richtung verpflichtet, ohne fähig zu sein, mich darin zu behaupten und davon zu befreien. Es gibt Situationen in meinem Leben, die nicht klar sind und die bei mir zu Verwirrung führen. Tritt das **Ödem** infolge eines Schlags oder einer Verletzung oder an einer Stelle auf, an der mein Körper versucht, sich wiederherzustellen, spricht man von einem **heilenden Ödem**. Mein Körper kann diese Flüssigkeit an die betreffende Stelle transportieren, um die Reibung zu mildern und der unmittelbaren Umgebung des betroffenen Körperteils bei der Wiederherstellung zu helfen. Ein **Ödem** weist mich auf die Notwendigkeit hin, meine **angestauten und verdrängten** Emotionen anzuerkennen und zum Ausdruck zu bringen. Ich lerne auch, loszulassen, damit ich vorankomme und positive Änderungen in meinem Leben vornehmen kann. – Ich akzeptiere ↓♥, um meiner selbst willen geliebt zu werden, welche Emotionen auch immer in mir sind. Ich akzeptiere ↓♥ zu lernen, meine Bedürfnisse mitzuteilen, und stelle fest, dass dies möglich ist, ohne dass sich mein Gegenüber angegriffen fühlt. Indem ich mir erlaube, ich selbst zu sein, habe ich wieder Freude am Leben und gleichzeitig wieder mehr Energie. Ich habe mehr Verständnis für die anderen, weil ich mich selbst nach außen bringe und mich besser verstehe.

Ohnmachtsanfall oder Bewusstlosigkeit

(siehe auch: Gehirn – Synkope, Koma)

Ein **Ohnmachtsanfall** ist eine vorübergehende **Bewusstlosigkeit** unterschiedlicher Dauer, von einem kurzen Augenblick bis zu einer halben Stunde. Bei einer plötzlichen und kurzen, aber vollständigen **Bewusstlosigkeit** spricht man von einer **Synkope**. Dauert die **Bewusstlosigkeit** länger an, handelt es sich um ein **Koma**. In jedem Fall ermöglicht mir die **Bewusstlosigkeit** eine **Flucht vor der Wirklichkeit**. Ich klinke mich vorübergehend aus, weil ich so müde bin, dass ich keine Widerstandskraft mehr habe. Ich bin unfähig, mit meinen Lebenslagen zurechtzukommen und sie anzupacken. Ich schwanke zwischen Zuständen von **Angst**, **Entmutigung** und **Machtlosigkeit**. Ich habe oft Angst, die Macht zu verlieren und bestimmten Menschen oder Situationen nicht gewachsen zu sein. Ich bin hier, aber gleichzeitig auch **anderswo**. Ich neige dazu, die Dinge **mechanisch** abzuwickeln. Ich fühle mich schon im Voraus geschlagen und vom Leben nicht mehr genährt und unterstützt. Wenn ich mich anlehne, blockiere ich alle Energien und meine inneren Kräfte. Ich möchte, dass sich mein Leben verändert. Ich mache mir bewusst, dass ich die Vergangenheit und meine überholten Ideen nicht mehr festhalten darf. Ich lasse das Leben seinen Lauf nehmen. Ich akzeptiere ↓♥, dem Universum zu vertrauen, da alles für meine Entwicklung geschieht.

Ohren (allgemein)

(siehe auch: Ohren – Taubheit)

Der Sehsinn und der Gehörsinn ermöglichen mir die Orientierung in meiner Umgebung. Ich kann Dinge sehen, ohne unbedingt einen Ton zu hören, und ich kann Töne wahrnehmen, ohne unbedingt zu wissen, woher sie kommen. Diese beiden Sinne bilden für sich alleine eine Art „dreidimensionale" Umgebung. Die **Ohren** erlauben es mir, sämtliche harmonischen und unharmonischen Töne in meiner Umgebung zu hören und der Gefahr vorzubeugen. Wenn ich das, was ich höre, nicht verarbeiten oder akzeptieren ↓♥ kann, kann es zu einer partiellen oder vollständigen **Gehörlosigkeit** kommen. So schneide ich den Kontakt zwischen mir und den anderen ab. Wenn ich gehörlos bin, ist ein Prozess der Informationsauswahl eingetreten, weil ich nur noch das hören will, was mir passt, und mich von allem, was gesagt wird und mir nicht gefällt, abschotte. Dieser Auswahlprozess ist sehr wirksam, denn er erlaubt mir beispielsweise die Stimme meines Kindes, das ich in einer Menge suche, herauszuhören, wirkt aber gerade umgekehrt für alles, was ich nicht hören will. Auf eine indirekte Weise ermöglichen die **Ohren** die Aufrechterhaltung eines Gleichgewichts zwischen Körper und Geist, das sich im Universum entwickelt. Dieses Gleichgewicht hält mich aufrecht, wachsam, so dass ich in meinem Mittelpunkt verankert bleibe und meinem Weg folgen kann. Das **Ohr** ist auch ein Symbol für mein inneres Hören. Die Tatsache, dass ich auf meine innere Weisheit höre, manifestiert sich über meine **Ohren**. Der Zustand meiner **Ohren** zeigt, wie sehr ich für meine tiefsten Emotionen offen bin und wie flexibel ich sie willkommen heiße. – Ich akzeptiere ↓♥, flexibel gegenüber meinen Lebensstrukturen zu bleiben, die sich ständig in Entwicklung befinden. Dadurch, dass ich mir mit meiner inneren Stimme eine solide Basis aufbaue, bleiben meine **Ohren** in perfekter Gesundheit!

Ohren – Gehörlosigkeit

Bei einer verminderten Hörschärfe spricht man von **Schwerhörigkeit**. Wenn sich diese Hörschärfe entscheidend verringert oder völlig auf Null sinkt, spricht man von **Gehörlosigkeit**. Wenn ich lieber taub sein möchte, als etwas Bestimmtes zu hören, beschließe ich, mich von den anderen zu isolieren. Ich fühle mich schnell abgelehnt und halte mir deshalb die **Ohren** zu, um nicht mehr gestört zu werden. Da ich oft nicht weiß, was ich antworten soll, „stelle ich mich **taub**". Ich habe Angst, manipuliert zu werden, und kann keine Kritik vertragen, will keine Vernunft annehmen. Durch diese Barriere isoliere ich mich also immer stärker, ich versteife mich darauf, nichts zu hören. Lieber verziehe ich mich in mein Inneres, kehre in meinen „Panzer" zurück wie ein verletztes Tier. Ich bin **benommen** von dem, was ich höre oder was ich bei mir selbst oder bei anderen Personen entdecke. Ich habe den Eindruck, dass man immer wieder dasselbe **aufwärmt**. Ich reagiere sehr sensibel auf das **„Gerede der Leute"**. Ich bin über den „Heidenlärm" um mich herum verärgert. Ob ich nun aber will oder nicht, sorgt die Zeit dafür, dass alle ungelösten Probleme eines Tages wieder auftauchen und ich mich ihnen stellen muss. Ich würde am liebsten alles selbst regeln, anstatt um Hilfe zu bitten. Anderen gegenüber bleibe ich verschlossen. Möglicherweise frage ich mich, ob ich auf meine Emotionen höre, meine Frustrationen und schließlich auch meine innere Stimme? Die Wut wächst in mir und ich habe Angst, sie zum Ausdruck zu bringen. Lieber rolle ich mich in mich selbst zusammen und weiß nicht wirklich, wie ich die Wut äußern könnte. Genauso wenig habe ich eine Ahnung, in welche Richtung ich gehen soll. Ich kann sehr verbissen sein und mich „taub stellen", weil ich möchte, dass alles nach meinem Kopf geht, und nicht akzeptiere ↓♥, dass man mir diktiert, was ich machen soll, oder dass man mir Ratschläge gibt. Ich werde mir bestimmter Situationen **bewusst**, in denen es mir sehr schwerfällt zuzuhören: Sind die Töne höher oder tiefer? Verbessert sich der Prozentsatz meiner Hörschärfe in bestimmten Perioden, um sich dann wieder zu verringern? Handelt es sich um männliche oder weibliche Personen? Um Erwachsene oder Kinder? Um Personen, die einen **besonderen** Akzent haben? Denn es ist interessant festzustellen, dass die **Gehörlosigkeit** verschiedene Varianten durchläuft, anstatt immer konstant zu sein, und dass sie von einer Person zur anderen differiert. Ich neige daher dazu, bestimmte Töne zu blockieren, bevor sie ins Gehirn geschickt werden und meine innere Ruhe stören. Ich kann diese Töne durch Wasser in meinen Ohren anhalten. Dieses Wasser kann für Emotionen stehen, die sich in Zusammenhang mit dem, was ich gehört habe, angesammelt haben; es beraubt mich meiner Kommunikation, damit ich anderen erspare, was sie sonst aus meinem Mund hören könnten. Durch diese unterschiedlichen Formen und Intensitäten der Gehörlosigkeit fühle ich mich allein, isoliert. Lieber bin ich weit weg von der Welt, denn ich habe in jedem Fall Angst, mich in meiner Entscheidung zu täuschen. Als Kind können die Schikanen, die Tadel, die Schreie, der Lärm, den ich höre, zu viel für mich werden, sodass ich das Bedürfnis habe, mich von diesem Lärm zu entfernen. Wenn ich die ganze Zeit Angst habe, dass mein **Wecker** klingelt, sowohl im eigentlichen wie im übertragenen Sinn, treibt mir dies die Tränen in die Augen und ich höre nicht mehr hin, da die Töne eine Gefahr ankündigen. – Ich akzeptiere ↓♥, die „Ohren zu spitzen" und auf meine innere Stimme zu hören, die meine beste Lebensratgeberin ist. Der schönste Akt der Liebe, den ich vollziehen kann, ist, mein **Herz♥** zu öffnen. Ich akzeptiere ↓♥, die Mitteilungen zu hören und öffne mich den anderen. Ich finde die Ruhe in meinem Inneren. Ich trete aus dem Schatten, um schließlich im **Licht** meiner inneren Weisheit zu leben.

Ohrenentzündung (Otitis)

Eine **Ohrenentzündung** kann ein Ohr oder beide Ohren betreffen und ist zurückzuführen auf die Unannehmlichkeit von etwas, was ich höre oder kürzlich gehört habe. Bei Kindern kommt **Ohrenentzündung** oft vor, vor allem als Folge von dem, was sich meine Eltern unter sich sagen oder was ich sagen höre, wobei ich oft nicht in der Lage bin, meine Unzufriedenheit oder meine Frustration zum Ausdruck zu bringen. Ich reagiere sehr sensibel auf meine Umgebung und auf das, was ich als gefährlich einstufe. Bei Kindern und bei Erwachsenen kann dieses Problem aber nicht nur in Bezug auf Gehörtes, sondern auch in Bezug auf etwas auftreten, das ich leider nicht zu hören bekomme, wie beispielsweise Liebesbezeigungen, Glückwünsche, usw. Bei einer **Ohrenentzündung** sammelt sich hinter dem Trommelfell normalerweise Flüssigkeit an. Das Gesagte muss also durch diese Flüssigkeit hindurch, ehe es gehört wird. Das ist genauso wie zu der Zeit, als ich mich als Baby in der Gebärmutter meiner Mutter befand. Also versuche ich, möglicherweise unbewusst, diese besondere Umgebung durch die **Ohrenentzündung** wiederherzustellen. Vielleicht **stelle ich mich lieber taub** oder **halte mir die Ohren zu**, um nicht mehr hören zu müssen. Ich ziehe mich in mich selbst zurück, weil ich nur Traurigkeit, Niedergeschlagenheit, Unverständnis empfinde. Ich möchte mich meiner Mutter gerne nahe fühlen, aber ich will mich vor diesen Ängsten und Unsicherheiten schützen. Für meine Eltern ist das ein Zeichen, dass ich als Kind mit einer **Ohrenentzündung** einen inneren Konflikt erlebe und dass sie mich unbedingt dazu bringen müssen, das auszudrücken, was ich empfinde, damit ich schnell wieder gesund werde. Ich suche nach Harmonie zu Hause und flüchte mich vor Missstimmungen. Möglicherweise weiß ich auch von einer Trennung und will von den neuen Veränderungen nichts hören. Als Erwachsener mit einer **Ohrenentzündung** kann ich mich fragen: Höre ich auf meine innere Stimme? Höre ich Mitteilungen aus meinem Inneren, die mich stören und wütend machen über das, was ich machen muss oder soll? Habe ich den Eindruck, dass immer ich es bin, der anderen ein offenes **Ohr** schenkt, während für mich selbst im Bedarfsfall niemand Zeit zu haben scheint? Mit der **Ohrenentzündung** kann ich vor meinen Problemen flüchten. Ich fühle mich gefangen und eingeschränkt. Ich lebe lieber in einer imaginären Welt. Ich vermeide es so, mich mit der Welt auf der Erde und der Gegenwart zu konfrontieren. Ich bin rebellisch. Ich will nichts vom Leid oder Schmerz hören, die ich anderen vielleicht zugefügt habe. – Ich akzeptiere ↓♥, dass ich durch das Hören, sowohl innerlich als auch äußerlich, im Leben weiterkomme, denn so kann ich in meinem Mittelpunkt verankert bleiben und unnötigen Hindernissen aus dem Weg gehen. Ich akzeptiere ↓♥ meine Vergangenheit, ich lasse jedes Gefühl von Tod oder schmerzhafte Erinnerungen los. Wie alt ich auch sein mag, ich höre auf meine innere Weisheit. Ich lebe in der Spontaneität des Augenblicks.

Ohrenprobleme (siehe auch: Ohrensausen, Ohrenentzündung, Ohrgeräusche)

Ohrenprobleme werden durch Kummer, Gereiztheit oder Verletztheit infolge von Dingen, die ich gehört habe, ausgelöst. Ich kann auch den Eindruck haben, dass niemand auf das hört, was ich zu sagen habe, und ich bin enttäuscht in Bezug auf das, was ich gerne hören würde (Komplimente, Dank, usw.), aber nie gesagt bekomme. Es ist, als ob ich mich verschließen und nicht mehr mit meinem Umfeld in Kontakt sein möchte. Vielleicht bin ich selbst starrköpfig und weigere mich zu hören, was die anderen sagen wollen. Was ich **höre**, übersteigt mein Verständnis. Wenn ich mich ärgere, weil ich Worte und Informationen wegen Lärm oder dem Tohuwabohu um mich nicht mitbekommen oder hören konnte, auch wenn diese von kapitaler Bedeutung zum Beispiel für eine Entscheidung oder eine Lebensrichtung waren usw., werden meine Wut und Frustration zu einer Krankheit auf der Ebene der **Ohren** führen. Es gibt eine Schwäche auf der Ebene der **Kommunikation**, der **Geräusche**. Oft manifestiert sich ein Konflikt mit der Mutter durch **Ohrenprobleme**. **Ohrenschmerzen** sind die Folge einer Kritik, die mir zugetragen wurde und entweder für mich oder einen anderen Menschen bestimmt war. Das Gehörte macht mir Angst und tut mir körperlich und emotional weh. Ich bin in meiner dunklen Vergangenheit eingesperrt, an die ich mich anklammere. Ich ärgere mich und habe Schuldgefühle. Ich schade mir selbst und vielleicht sind es die anderen, denen ich erlaube, mich schlecht zu behandeln. Handelt es sich um eine **Infektion der Ohren**, habe ich wahrscheinlich Worte gehört, die bei mir Gereiztheit, emotionale Erschütterung, einen Konflikt oder Disharmonie auslösen. Meine **Ohren** reagieren stark, wenn ich Personen höre, die ich liebe und die sich **nicht vertragen** können, die nicht in der Lage sind, zu einer **Übereinstimmung** zu kommen. Im Falle einer **Entzündung der Ohren** fühle ich mich dem Gehörten gegenüber machtlos. Es ist so, als ob meine Ohren durch die Worte voller Gewalt zertrümmert worden wären. Treten bei einem **Kind Ohrenprobleme** auf, kann das der Ausdruck eines Konflikts in der Familie oder in der Schule sein. **Ohrenprobleme** treten häufig **bei Kindern** auf, die alles hören, was Erwachsene sagen, die Streitigkeiten der Eltern, ohne ihre eigene Meinung äußern zu können. Möglicherweise höre ich verschiedene Versionen derselben Geschichte und dies besorgt mich enorm, denn ich weiß nicht, wem ich glauben soll. Gewöhnlich erlebt einer meiner Eltern dieselbe Situation auf affektiver Ebene wie ich. Ich bin vielleicht auch ein Spiegel, der diesen Elternteil darauf hinweist, dass es besser wäre, mehr zuzuhören. **Ohrenprobleme** können sich auch **bei Erwachsenen** zeigen, die Schwierigkeiten mit oraler Kommunikation haben, besonders, wenn ich eine Abneigung gegen die Benutzung des Telefons habe. Ich kann auch Schwierigkeiten haben, Konversationen zu beenden, die ich ärgerlich finde oder die sich immer wieder ohne Ende um dieselben Themen drehen. Ich entwickele eine „Telefonphobie", die sich, wenn ich sie nicht bearbeite, in **Ohrenproblemen** zeigt. Mein Körper will mir vielleicht auch sagen, dass ich mehr auf meine innere Weisheit hören sollte. Ich bin möglicherweise im Zusammenhang mit Nachrichten oder Zeichen verwirrt, die mir geschickt werden, und wünsche mir auf gewisse Weise, nicht mehr hören zu müssen, was passiert, „ich glaube meinen **Ohren** nicht!". Meine **Ohren** können sich **verstopfen**, wenn ich mich verstecken, mich ins Innere flüchten und nichts mehr hören will, denn dies tut zu weh oder ist zu störend. Dies ist der Fall, wenn ich einen **Ohrenschmalzpfropf** habe: Ich kann die Streitigkeiten und verletzenden Worte nicht mehr hören. Ich behalte alles bei mir und grübele, anstatt es loszulassen. – Ich akzeptiere ↓♥, mich zu disziplinieren, allem, was um mich und vor allem in mir selbst passiert, **„mein Ohr zu leihen"**. Ich lerne, meine **Ohren** immer offen zu halten, aber gleichzeitig meine Fähigkeit zu entwickeln, eine gewisse innere Distanz zu allem Gehörten einzuhalten. So kann mein Herz♥ ständig offen bleiben.

Ohrensausen

(siehe auch: Ohrgeräusche)

Ohrensausen steht im Zusammenhang mit der **Weigerung**, meine innere Stimme **zu hören**, die inneren Zeichen, die mich im Leben leiten. Ich mache alles auf meine Art, weigere mich, bestimmte Worte zu hören, die mir nicht gefallen. Vielleicht bin ich sogar dickköpfig. Ich leiste Widerstand, weil ich **Angst vor der Wahrheit** habe, davor, eine Situation zur Kenntnis nehmen oder sogar eine Entscheidung treffen zu müssen. Das kann eine Disharmonie auslösen und deshalb löse ich **Ohrensausen** aus, um nicht hören zu müssen. Ich habe das Gefühl, dass jemand an mich denkt, obwohl es sich in Wirklichkeit oft andersherum verhält. Ich kann angespannt sein auf Grund von Ideen, die „mir nicht aus dem Kopf gehen". Ich nähre mich an negativen Gedanken. Meine Ängste hindern mich daran, meine innere Weisheit zu hören. Ich erschaffe mir eine ganze Welt im Kopf, ich lebe in der Illusion. Ich bin zu sehr auf mich selbst konzentriert. Indem ich akzeptiere ↓♥, in meinem Herzen offen zu bleiben, kann ich alles mit mehr innerer Distanz hören. Ich lasse die vorgefassten Ideen und Vorurteile los, die falschen Götter, auf denen ich mein Leben vorher aufbaute. Ich entdecke den Reichtum meines **Herzens♥** und lerne, meiner inneren Stimme zu vertrauen. Ich muss mich nicht mehr „**taub stellen**". Die Weisen sagen; „Höre, was du dir nicht sagst …" Ich erkenne mein inneres **Licht** an und bade mich darin. Es ist so leicht, die Schönheit bei den anderen zu sehen.

Ohrgeräusche

(siehe auch: Ohrensausen)

Ohrgeräusche sind ein Phänomen, bei dem ich Töne wie Pfeifen, Brummen, Knistern höre, die keinen Bezug zu meiner Umgebung haben. Sie können vorübergehend oder ständig und in unterschiedlicher Intensität auftreten. **Ohrgeräusche** treten häufig bei Personen auf, die sehr großen Leistungsstress erleben. Sie erscheinen oft als Folge eines Ereignisses oder eines emotionalen Schocks, bei dem das Stressniveau auf entscheidende Weise erhöht ist: Scheidung, Verlust der Arbeit, Unfall usw. Ich habe das Bedürfnis nach Anerkennung und möchte, dass man meine Identität und meine Rechte respektiert. Ich habe trotzdem Angst, meine Arbeit oder einen bestimmten sozialen Rang zu verlieren, und will mich damit nicht konfrontieren. Manchmal scheue ich mich, bestimmte Ideen in Frage zu stellen, und werde starrköpfig. Ich versteife mich darauf, in einer unbefriedigenden Situation zu bleiben. Ich widersetze mich den Veränderungen, die ich mir selbst nicht ausgesucht habe und über die ich keine Kontrolle habe. Ich weiß unbewusst, dass eine Trennung eintreten könnte, wenn sich nichts ändert, sowohl auf persönlicher wie auch auf geschäftlicher Ebene. Treten bei mir **Ohrgeräusche** auf, muss ich mir die Zeit nehmen, mich zu fragen, ob ich auf meine innere Stimme gehört habe. Es ist, als ob ich nicht genau genug auf meinen inneren „Radiosender" eingestellt wäre. Wenn ich einen Radioapparat einstelle, der auf Sendung ist, aber keine Musik oder Sprache überträgt, kann ich „Stille" hören. Wenn ich den Empfänger aber auf eine Frequenz einstelle, auf der nichts gesendet wird, höre ich Knistern und Pfeifen. Gibt es vielleicht Emotionen, die ich aus Angst, mein inneres Gleichgewicht durcheinanderzubringen, verdrängt habe? Das Leben erinnert mich auf diese Weise, an meine innere Stimme, meine Bedürfnisse und Wünsche zu hören. Ich muss mich an die Hand nehmen, um die „Störgeräusche" zu verringern, die in meinen Gedanken und Emotionen bestehen können. Denn dieses Pfeifen und Brummen zeigt mir vielleicht auch, dass es etwas gibt, was ich nicht mehr hören möchte und was durch diese Geräusche „verdeckt" wird, damit es nicht bis zu meinen **Ohren** dringt. Die **Ohrgeräusche** geben mir darauf Hinweise, dass mein Körper unter Spannung steht. In meinem Kopf geht das so schnell, dass ich den Eindruck habe, alles würde „in die Luft gehen". Ich achte sehr **aufmerksam** auf das, was um mich geschieht. Wenn ich unter **Ohrgeräuschen** leide, fühle ich mich weit weg von einer geliebten Person. Ich fühle mich von dieser getrennt, weil wir Probleme hatten, miteinander zu kommunizieren. Das Schweigen macht mir Angst und ist unerträglich. Ich habe das Bedürfnis nach Bestätigung, Erklärungen, freundlichen Worten, aber dies alles fehlt. Ich fühle mich in dieser fehlenden Kommunikation sehr angegriffen. Ich habe keine andere Wahl, als mich in meinen Panzer zurückzuziehen, um mich gegen die Mauer des Schweigens zu schützen. Ich lebe in einem bestimmten Zwiespalt: Ich habe das Bedürfnis nach Einsamkeit, aber nur, wenn ich sie mir selbst aussuche oder sie sich ergibt, wenn ich darüber keine Kontrolle habe! Der Ton, den ich höre, kann mir auch erlauben, in Kontakt mit meinem Leiden zu bleiben, das ich nicht vergessen will. Erlaubt mir dieser Ton oder Lärm, mich auf gewisse Weise zu beruhigen, denn dies würde auch passieren, wenn ich ihn in der realen Welt hören würde? Manchmal bringt mich der Lärm dazu, an den Tod und an meine große Angst vor dem Tod zu denken. „Mein Hirn schlägt Krach", damit ich nicht an ihn denken muss. Es ist wichtig, dass ich genau identifiziere, was ich höre (Summen, Knistern, Brummen, Glockenläuten, Hupen usw.), um herauszufinden, was ich erlebe. Möglicherweise höre ich folgende Töne: den Lärm eines Baches, das Tosen eines Wildbaches, Glockenläuten, das Summen von Bienen, einen einzigen Flötenton, den Ton eines Dudelsacks, den Wind in den Bäumen, Tausende von Geigen, ein tiefes Dröhnen. In diesen Fällen bin ich in Kontakt mit einem der Töne auf den inneren Ebenen, die für eine bestimmte **Bewusstsein**sebene stehen[52]. Ich produziere die Ohrgeräusche hier nicht selbst; es handelt sich um einen natürlichen Ton. Mein inneres, spirituelles Ohr ist dafür umso offener. Ich sollte mich dafür **bedanken**, dass ich diesen Ton hören kann, denn er zeigt mir, dass ich mich in bewussterem Kontakt mit den inneren Welten der Schöpfung befinde. Ich bleibe ruhig und meine Haltung ist die einer Person, die genau neben einem Bach lebt und die diesen Ton normalerweise auch hört. Das Gehirn registriert diesen Ton als normal und so fühle ich mich wohl, in meinem Alltag mit **diesem natürlichen Ton** zu leben. Ich akzeptiere ↓♥, meine inneren **Ohren** (die sich 8 bis 10 cm hinter meinen körperlichen **Ohren** befinden) weiter zu öffnen, damit ich meine innere Stimme besser hören kann. Ich kann auch darum bitten, die Töne der Natur und die himmlischen Melodien besser hören zu können, damit ich mehr Frieden und Ruhe in mir habe. Jeder ganzheitliche

---

[52] Quelle: „Le carnet de notes spirituelles" von Paul Twitchell.

Ansatz, wie Yoga, geleitete Entspannungsübungen, Akupunktur, Osteopathie, Vitamintherapie, energetische Behandlung, usw., kann dazu beitragen, das Stressniveau zu senken und die innere Ruhe zurückzubringen.

Ösophagus

(siehe: Speiseröhre)

Otitis

(siehe: Ohrenentzündung)

P

Panaritium (Nagelgeschwür)

Ein **Panaritium** ist eine akute Entzündung eines Fingers oder, seltener, eines Zehs. Sind meine **Finger** betroffen, tue ich mich schwer, im Alltag Prioritäten zu setzen, während die **Zehen** eher auf die Prioritäten in der Zukunft hinweisen. Ich bin passiv, gleichgültig, melancholisch und meine Handlungsenergie, die ein Ventil braucht, äußert sich über meine Finger oder Zehen. „Habe ich Lust, auf die anderen zuzugehen?“ Zweifellos gibt es hier einen Mangel. Ich muss all diese verdrängten schädlichen Emotionen und Gedanken aus mir herauslassen, auf die anderen zugehen und sie teilhaben lassen. Ich will mich aus meinem inneren Gefängnis befreien. Vielleicht nagt im Augenblick auch ein Geheimnis in meinem Inneren. Mir ist derzeit das Lachen und die Lebensfreude verlorengegangen. Da ich mich nicht in Kontakt mit meinem Inneren befinde, lehne ich mich an die anderen an. Es ist so, als ob ich mein Schicksal nicht meistern könnte. Ich lasse es zu, dass meine Intimsphäre verletzt wird, denn ich ignoriere meine Grenzen. – Ich akzeptiere ↓♥, von nun an über mein Territorium zu entscheiden. Ich nehme Kontakt mit meiner Kraft auf. Ich hebe die Verriegelung meines Gefängnisses. Ich bin jetzt frei, mein Leben so zu gestalten, wie ich es will.

Pankreas

(siehe: Bauchspeicheldrüse)

Paralyse

(siehe: Lähmung)

Paranoia

(siehe: Psychose – Paranoia)

Parkinson-Krankheit

(siehe: Gehirn – Parkinson-Krankheit)

Paukentonschall

Unter **Paukentonschall** versteht man eine erhöhte Sonorität des Brustkorbs und des Bauchraums. Klopft man mit den Fingern auf einen Bereich des Körpers, lässt sich dieser Schall hören: Es klingt wie eine Trommel. Es kann sich um ein Zeichen dafür handeln, dass ich ein sehr empfindsamer Mensch bin und meine Emotionen für mich behalte, anstatt sie frei zum Ausdruck zu bringen. Ich fühle mich wie ein Hampelmann, den man gegen seinen Willen benutzt. Als Schutz vor meiner Empfindsamkeit gehe ich verstandesmäßig an meine Emotionen heran, damit ich mit meinem Intellekt den Eindruck gewinne, alles unter Kontrolle zu haben. Ich akzeptiere ↓♥, meine Emotionen voll auszuleben, da sie einen Reichtum darstellen, der mich verschiedene Aspekte meiner selbst entdecken lässt.

Penisbeschwerden

Der **Penis** ist das männliche Geschlechtsorgan, das dem Geschlechtsakt dient. Er steht für meine männliche Seite, meine Macht, die männliche Schöpfungskraft und auch die affektive Sicherheit. Wenn sich auf der Ebene des **Penis** oder der Hoden eine Krankheit einnistet, zeigt diese einen tiefen Konflikt im Ausdruck meiner Männlichkeit. Steht dieser Konflikt im Zusammenhang mit meiner Mutter? Ich stelle die Verbindung mit der mütterlichen Liebe her, die ich empfangen habe und die anders aussah, als ich sie mir vorgestellt hatte. Musste ich mich übergehen, um geliebt zu werden? Habe ich mich an die angeblichen Erwartungen an mich als Mann angepasst? Bin ich glücklich, der Mann zu sein, der ich bin? In meinen affektiven Beziehungen bin ich etwas fatalistisch geworden. Ich glaube, jede Kontrolle verloren zu haben, und verschließe mich. – Ich akzeptiere ↓♥, die Maske des starken Mannes zu lüften, und hinterfrage mich in meiner Beziehung im Hinblick auf die beiden Aspekte, die meine Person ausmachen: das Maskuline und das Feminine. Ich akzeptiere ↓♥ diese Verletzlichkeit in mir und nehme Kontakt mit meiner inneren Weisheit auf. Ich gebe mir selbst bedingungslose **Liebe**, ich akzeptiere ↓♥ mich so, wie ich bin. Ich nutze meine Kreativität in ihrer Gesamtheit, den maskulinen wie auch den femininen Aspekt, und ich strahle die Lebensfreude aus, im vollen Besitz meiner gesamten Kräfte zu sein.

Perikarditis (Herz♥beutelentzündung) (siehe: Herz♥ – Perikarditis)

Pfeiffer-Drüsenfieber (siehe: Blut – Infektiöse Mononukleose)

Phlebitis (siehe: Blut – Phlebitis)

Phobie (siehe auch: Angst, Klaustrophobie, Wut)

Eine **Phobie** ist eine grundlose Furcht, beispielsweise vor einem Objekt, einer Situation, einer Handlung oder einer Idee. Bei einer **Phobie** bin ich eventuell sehr streng und repressiv aufgewachsen und habe als Kind bestimmte Aspekte meiner Sexualität unterdrückt. Die **Phobie** bildet die Grundlage einer Todesangst. Tatsächlich gefährdet das Objekt meiner **Phobie** mein Überleben, sonst gäbe es die Angst nicht. Bei einer **Phobie** habe ich mich in einer Situation ohnmächtig und immens ängstlich gefühlt. Dadurch wurde mein Sicherheitsgefühl angegriffen, das völlig durcheinandergeraten ist. Oft kann ich mich an eine bestimmte Situation erinnern, in der ich vor einem **Objekt meiner Phobie** große Angst hatte. Trotzdem sollte man sich sowohl auf realer wie übertragener Ebene ansehen, welche emotionale Belastung dahintersteckt. Bei einer **Spinnenphobie** beispielsweise frage ich mich nach dem typischen Merkmal von **Spinnen**: Hier geht es um die Fähigkeit, ein Netz zum Beutefang zu weben. Vielleicht habe ich selbst Angst, zu einer Beute zu werden, durch einen Arbeitskollegen, ein Familienmitglied usw. Da bestimmte Spinnen giftig sind, ertrage ich möglicherweise auch die Menschen nicht, die mir das Leben vergiften und mich daran hindern, die Nummer eins zu sein. Bei einer Phobie gegen **Schmutz** oder **Mikroben** verabscheue ich alles, was ich als „schmutzig" betrachte, ob es dabei um meine Sexualität geht, meinen Körper oder alles Unmoralische. Ich toleriere keinen „Flecken auf meiner Weste", daher fordere ich von mir selbst wie auch von anderen Perfektion. Bei einer **Schlangenphobie** erschrecke ich mich genauso vor dem Tier wie vor der Person, die das Verhalten einer **Schlange** hat. Sie macht demnach alle möglichen Umwege, um ihr Ziel zu erreichen, und ist völlig unberechenbar. Die Schlange wird mit Sexualität assoziiert. – Ich akzeptiere ↓♥, mich mit meinen Ängsten zu konfrontieren, selbst wenn dies vielleicht die Konsultation eines Therapeuten erfordert, der mich auf meinem Weg begleitet. Ich mache mir das reale oder imaginäre Objekt meiner Angst **bewusst**. Ich gehe zu meinem Ursprung und zum Grund dieser Angst. Ich erlaube mir, meine Gefühle der Wut und der Ohnmacht auszudrücken, um mich wieder mit meiner göttlichen Schöpfungskraft zu verbinden. So zerstreut sich die Angst und ich übernehme wieder die Regie über mein Leben!

Pickel

(siehe: Haut – Pickel)

Pigmentmangel

(siehe: Haut – Leukodermie)

Pilonidalsinus

(siehe: Steißbeinzyste)

Pilzerkrankungen – Fußpilz

(siehe: Füße – Fußpilz)

Pilzerkrankung der Kopfhaut und der Hautanhangsgebilde (Körperhaare und Nägel)

(siehe: Haar – Grind)

Platzangst

(siehe auch: Angst, Tod, Furcht)

Die **Platzangst (Agoraphobie)** kommt von den griechischen Wörtern *agorá* (öffentlicher Platz) und *phóbos* (Furcht). Es handelt sich um Panik in einer Menschenmenge und Panik bei dem Gedanken an die Angst vor dieser Menschenmenge. Sie steht in sehr starkem Zusammenhang mit unbewusster Angst vor dem Tod. Wenn ich an **Platzangst** leide, bin ich wahrscheinlich ein sehr sensibler Mensch, auf mehreren Ebenen (vor allem aber auf seelischer Ebene) sehr empfänglich und im Besitz einer blühenden Fantasie. Ich bin in gefühlsmäßiger Hinsicht sehr abhängig und habe mich niemals wirklich von der (den) Bindung(en) an meine Mutter gelöst. Es fällt mir schwer, mein wahres Selbst von dem zu unterscheiden, das ich mir in meiner Seele, das heißt in meiner Gedankenwelt, **geschaffen** habe, was meine Ängste weiter nährt. Ich gleiche einem **Schwamm**: Ich sauge die Emotionen (und vor allem die Ängste) der anderen förmlich auf, ohne das, was zu mir gehört, kritisch von dem der anderen zu unterscheiden, zu filtern oder zu schützen, und steigere damit ebenso meine eigenen Ängste wie die der anderen. Ich habe also eine gewisse Neigung, mich in mich selbst zurückzuziehen, mich für alles verantwortlich zu fühlen, mich sehr wenig mitzuteilen, mit Ausnahme von dem Menschen, zu dem ich **sehr großes Vertrauen** habe, bei dem ich mich in **Sicherheit** fühle. Ich isoliere mich aus Angst, mich von dieser Art der Sicherheit zu entfernen. Ich bin wie eine Ratte im Käfig und ich neige dazu, mich an diese Person anzuhängen, da ich mich zerbrechlich fühle und nicht weiß, bis wohin meine selbst errichteten Grenzen reichen, die meine Freiheit beschneiden. Ich habe Schwierigkeiten, meine Rolle als Erwachsener zu erfüllen. Es kann sogar vorkommen, dass ich glaube, ich wäre verrückt, und ich **muss unbedingt so schnell wie möglich aufhören, dies zu denken**. *Es fällt mir leicht, „alles unter Kontrolle" zu haben, wenn dies an einem Ort ist, wo ich mich vollständig sicher fühle*. Sobald ich diesen Ort allerdings verlasse, bricht alles zusammen! Ich habe Angst vor dem Blick der anderen, vor ihrem Urteil. Alles macht mir Angst, so als ob mich eine Ängste derart überfluten, dass ich glaube, die Kontrolle zu verlieren! Sobald mich eine Erfahrung etwas zu stark stimuliert (Geburt, Unfall, Todesfall, Katastrophe), laufe ich Gefahr, mich noch mehr in meine Ängste (vor Lärm, vor Menschen, usw.) hineinzusteigern, ohne jemals eine Situation, die von Dauer ist, finden zu können, wodurch die **Platzangst** weiter gesteigert wird. Außerdem habe ich eine hohe Kritikbereitschaft, da ich ja sehr unsicher bin, wenig Vertrauen habe und glaube, dass die Dinge und Situationen nicht so gut laufen, wie ich es mir wünsche: Also kritisiere ich. Der **Platzangst** liegt manchmal ein Konflikt mit meiner Mutter zu Grunde, die ich ständig kritisiere. Letztere kann sich sehr auf mich stützen und so in einer Form der Abhängigkeit leben. Die Beziehung basiert dann mehr auf Erwartungen als auf **Liebe**. Möglicherweise habe ich schon eine große Leere verspürt und diese ist vor allem jetzt im Erwachsenenalter wahrnehmbar. Ich glaubte so sehr, mit meiner Mutter zu verschmelzen (oder mit einer anderen erwachsenen Bezugsperson, die sich um meine Erziehung kümmerte), dass ich Personen in meiner Umgebung nur schwer aushielt, denn ich hatte unbewusst Angst, auch mit ihnen verschmelzen zu müssen, was zu viel von mir verlangt ist. – Ich akzeptiere ↓♥, ab sofort mein Verhalten zu ändern. Ich entscheide mich, welche Richtungen ich einschlagen möchte, und ich weiß, dass ich volle Bewegungs- und Handlungsfreiheit habe. Ich akzeptiere ↓♥ alle meine Ängste eine nach der anderen, so wie sie sind, weil ich weiß, dass sie mir das Leben vergiften, dass sie mich aber auch weiterbringen können! **Ich lerne, mich selbst zu lieben und zu akzeptieren ↓♥**, meine mütterliche und beschützerische (Mutter) Seite in mir zu lieben, mir eine äußere und innere Welt voll Glück und frei von Kritik und Abhängigkeit aufzubauen. Ich tue auch gut daran, mich in meiner verbalen Kommunikation und meiner Kreativität auszudrücken. Ich muss die Angst, „meinen Platz zu verlieren", überwinden und mit mir selbst in Harmonie leben! Ich bin immer für mein Glück verantwortlich, selbst wenn ich dazu neige zu glauben, dass ich sowohl das Glück wie das Unglück anderer bestimme. Ich akzeptiere ↓♥, Risiken einzugehen und meine Befürchtungen, die meiner schöpferischen Kraft im Weg stehen, entschlossen anzugehen. Dies wird mir helfen, mein Leben und meine inneren Impulse besser zu beherrschen. Eine ausgeglichene und aktive Sexualität wird mir dabei helfen, mich von dieser emotionalen Fixiertheit, die in Verbindung mit meinem Geistesleben steht, zu lösen.

Pleuritis

(siehe: Lungenentzündung und Brustfellentzündung)

Pneumopathie

(siehe: Kongestion)

PMS (Prämenstruelles Syndrom)

(siehe: Menstruation – Prämenstruelles Syndrom)

Polyarthritis

(siehe: Arthritis – Polyarthritis)

Polyarthritis, progredient-chronische

(siehe: Arthritis – Rheumatoide Arthritis)

Polyarthritis, rheumatoide

(siehe: Arthritis – Rheumatoide Arthritis)

Polyorexie

(siehe: Ess-Sucht)

Polyp(en)

Ein **Polyp** ist eine gutartige Geschwulst auf der Schleimhaut, beispielsweise Mundschleimhaut, Nasenschleimhaut, Darmschleimhaut und Gebärmutterschleimhaut. Er ist ein körperliches Zeichen für mich, dass es in meinem Leben eine Situation oder einen Menschen gibt, die mich stören und denen ich ausweichen möchte, was aber nicht möglich ist. Ganz im Gegenteil, ich fühle mich gefangen, in der Klemme, und ich **kann mich dem nicht entziehen,** aus Angst, verlassen zu werden oder anderen zu missfallen. Ich negiere meine innere Macht und fühle mich daher eingesperrt und zwangsorganisiert. Meine Emotionen verfestigen sich in mir. Sie sind wie „Kummerkugeln", die ich nur auflösen muss. Bei **Polypen** in der **Nase** frage ich mich, welcher Geruch eine Gefahr ankündigt und mich stört. Ich will mich schützen und brauche die Unterstützung der anderen. Bei **Polypen** in den **Därmen** habe ich den Eindruck, dass die anderen mich daran hindern wollen, meine Ziele zu erreichen. So folge ich jetzt eher den anderen, als die Initiative zu ergreifen und Anführer zu sein: Damit riskiere ich weniger, enttäuscht zu werden … – Ich akzeptiere ↓♥, dass mich etwas oder jemand stört, und mich zu fragen, was ich daraus lernen kann. Auf welche Weise könnte ich mich freier fühlen? Wenn ich mich meiner Verantwortung stelle, verschwindet der **Polyp** oder verschwinden die **Polypen.**

Prolaps (Vorfall von Geweben, Organen)

Ein **Prolaps** ist die krankhafte Verlagerung eines Organs nach unten, die auf ein Nachgeben der Haltestrukturen dieses Organs zurückzuführen ist. Häufig sind Prostata, Gebärmutter, Scheide, Rektum, Harnröhre oder Harnblase von einem **Prolaps** betroffen. Ich **lasse mich** stark **gehen**, **vernachlässige** mich, habe mich **nicht unter Kontrolle**. Die Muskeln werden schwach, weil mein Energieniveau derart niedrig ist, dass es die Elastizität des Organs nicht mehr gewährleisten kann. Ich bin abgespannt, **innerlich tief verzweifelt**, wobei ein näherer Zusammenhang mit dem Aspekt meines Lebens besteht, dem der betroffene Körperteil entspricht. Zum Beispiel drückt der **Prolaps des Uterus** das gesamte Gewicht aus, das ich als Mutter trage, wenn sich die Probleme der Kinder nie regeln lassen und ich erschöpft bin, alle Sorgen managen zu müssen. Ich liebe meine Kinder, aber ich bin müde und kann nicht mehr … Ich hätte so gerne mehr Freiheit und wäre von meinen Zwängen befreit. Ich hege große Ambitionen, die ich nicht erreichen kann. Der **Prolaps der Blase** zeigt mir, wie viele unausgedrückte Emotionen auf mir lasten. Mein Selbstvertrauen ist dermaßen niedrig, dass ich mich anderen gegenüber demütige und meine Blase sich genauso verhält. Ich bin tieftraurig, denn ich glaube, meine Pflicht nicht gut genug erfüllt zu haben. Lieber kopple ich mich ab und unterbreche den Kontakt, sowohl körperlich wie auch emotional. – Ich akzeptiere ↓♥, dass ich einen Weg finde, mein Leben wieder in die Hand zu nehmen und aktiv zu werden. Ich kann überlegen, was ich wirklich mag, ob Kunst, Sport, ein Hobby, um wieder Lebenskraft und Lebensfreude zu erlangen.

Prostata (allgemein)

Die **Prostata** ist eine Drüse, die zu den männlichen Geschlechtsorganen gehört und unterhalb der Harnblase liegt. Ihr Sekret ist die Samenflüssigkeit. Sie symbolisiert daher das männliche Prinzip und die Manneskraft. Eine gesunde **Prostata** zeigt mir, dass ich klar weiß, wohin ich will, dass ich auf meine innere Stimme höre. Ich lebe meine Emotionen und ich weiß, wie ich mich von einer emotionalen Überlastung befreie. Ich kann ich selbst sein und bin Herr meines Lebens. Ich akzeptiere ↓♥, dass ich meine Autorität in meinem Inneren trage und dass sie mich in meiner Wahl leitet, wenn ich nicht möchte, dass mich künstliche Werte von meinem Weg abbringen.

Prostatabeschwerden

Die **Prostata** steht im Zusammenhang mit meinem Gefühl von Potenz und sexueller Leistungsfähigkeit. Da Erkrankungen der **Prostata** häufig bei älteren Männern auftreten, muss ich mich fragen: Bin ich mit meiner Sexualität zufrieden, fühle ich mich in meiner Sexualität wohl? Erlebe ich Frustration, Impotenz oder möglicherweise sogar Verwirrung im Zusammenhang mit meiner Sexualität und auch bei meiner Suche nach einem Partner, einer Partnerin, der oder die vielleicht jünger ist? Sollte ich lieber alles aufgeben? Ich fühle mich jetzt vielleicht unnütz, unzureichend, unfähig ein „richtiger Mann" zu sein. Vielleicht glaube ich auch, dass ich mit meinen Kindern überfordert oder ein schlechter Vater bin. Bin ich noch **attraktiv**? Ich lebe mit der intensiven Angst, dass ich nicht mehr den gesellschaftlichen **Normen** der Sexualität entspreche, vor allem, wenn ich oder eines meiner Kinder homosexuell ist: Unbewusst weiß ich, dass mein Geschlecht bedroht ist, weil es sich so nicht fortpflanzt. Habe ich Kontakt mit meinen sexuellen Wünschen oder dem Volumen meiner Genitalorgane? Ich erlebe die starke Angst, nicht den sexuellen Normen zu entsprechen, die die Gesellschaft erstellt hat. Ich muss lernen, mir meine Schuldgefühle zu nehmen und aufzuhören, mich im Hinblick auf eine „Leistung" unter Druck zu setzen, die ich in den Augen der Gesellschaft erreichen sollte. Ich muss mir meines eigenen Werts **bewusst** werden, und zwar nicht gemessen an meinen „sexuellen Heldentaten", sondern in Anbetracht all der herrlichen menschlichen Qualitäten, die ich besitze. Möglicherweise habe ich auch den Eindruck, dass es an **Übereinstimmung** mit meinem Partner oder meiner Partnerin fehlt, dass wir nicht zusammenpassen, vor allem auf sexueller Ebene. Wir bilden ein **Amalgam**, eine Mischung, die aus dem Normalen hervortritt. Unterdrücke ich meine Emotionen und meine kreativen Impulse? Verweigere ich jeden **erotischen** Akt in meinem Leben? Ich kann auch eine platonische Liebe leben, die körperlich unausgedrückt bleibt. Wenn ich meine Bedürfnisse und Wünsche missachte, ist dies so, als ob ich von meiner Person abgetrennt wäre. Ich fühle mich verpflichtet, mich jemandem oder sogar dem Gott, an den ich glaube, zu unterwerfen. Dies ist erniedrigend! Ich höre auf, mich mit Dingen, die es entweder zu tun oder nicht mehr zu tun gibt, unter Druck zu setzen: Fühle ich mich beim Thema Geld verletzlich, weil ich in Pension gehe? Vielleicht halte ich mich für unnütz, da ich weniger aktiv bin als während meines Arbeitslebens? Wenn ich Probleme mit der **Prostata** habe, muss ich mich fragen, ob ich Probleme und Schuldgefühle gegenüber meinen Enkelkindern oder gegenüber meinen eigenen Kindern habe, die ich, auch wenn sie längst erwachsen sind, noch für „ganz klein" und „zart" halte. Ich habe Angst, dass sie charakterlich oder körperlich in Gefahr sind, und vor allem, dass sie in Gefahr sind in Bezug auf alles, was mit Sexualität zu tun hat und was für mich als schmutzig oder außerhalb der gängigen gesellschaftlichen Normen gilt. Ich will noch ihr **Beschützer** sein. Ich glaube, dass man mich daran hindert, ihnen nahe zu sein. Wenn ich keine Kinder oder Enkelkinder habe, kann das Problem im Zusammenhang mit einem Neffen oder einem Kind aus der Nachbarschaft auftreten, das ich als „zur Familie gehörig" empfinde. Ich **passe** mich gerne den Erwartungen der anderen **an**. Ich will auch, dass die anderen meinen Werten oder denen der Gesellschaft **entsprechen**. Ich halte mich für enorm anormal und weiß nicht mehr, wie ich im Rahmen der Normen bleiben kann. Oft fühle ich mich **fremd**, anders als die anderen. Ich liebe mein Vaterbild nicht. Ein **Adenom** tritt bei großem Kummer über meine Kinder auf oder wenn ich glaube, bei der Arbeit oder in der Gesellschaft Macht zu verlieren! Ich muss lernen, Vertrauen zu haben, und die Tatsache, dass ich Angst davor habe, es könnte den Menschen, die ich liebe, etwas „Schlimmes" oder „Schlechtes" zustoßen, führt nur dazu, dass ich das Objekt meiner Angst noch stärker anziehe. Ich vertraue darauf, dass wir alle innerlich geführt und geschützt werden, auch alle die, um die ich mir Sorge mache. Auf diese Weise verhindere ich die Entstehung von **Prostatakrebs (Prostatakarzinom)**. Letzterer manifestiert sich, wenn ich auf der Ebene meiner persönlichen Beziehungen viele Rückschläge erlitten habe. Ich fühle in meinem tiefsten Inneren, dass ich die maskuline Dimension verloren habe, die notwendig ist, um eine Partnerin zu verführen und anzuziehen. Ich bin frustriert und bitter, wende diese Gefühle jedoch in der Regel gegen mich selbst. Mein Leben hat keinen Sinn mehr (dies ist häufig im Zusammenhang mit der Pensionierung der Fall). Ich habe das Vertrauen in meine Mittel verloren, in mein Bild als Vater und Mann. Ich schneide mich von meiner Kreativität und vom Recht auf Glück und Lebensfreude ab. – Ich akzeptiere ↓♥, Lebensfreude zu lernen. Nicht nur in sexueller Hinsicht, sondern auch mit allen meinen Sinnen. Ich kann mit meiner Kreativität in Kontakt sein und große Dinge realisieren. Ich akzeptiere ↓♥ auch, wirklich meine Emotionen zu fühlen und diese anzunehmen. Sie sind Teil meiner selbst. So übernehme ich wieder die volle Macht über mein Leben.

Prostatavorfall

(siehe auch: Prolaps)

Bei einem **Prostatavorfall** kommt es zu einem starken Druck auf die Harnblase. Es ist ein Zeichen dafür, dass ich mich schwer tue, die Gefühle der Nutzlosigkeit, die ich mir innerlich zurechtgelegt habe, loszulassen, denn der Urin steht für das Freisetzen von negativen Emotionen. Ich bin verwirrt und habe Schwierigkeiten, meine Bedürfnisse auszudrücken. – Ich akzeptiere ↓♥, meinen eigenen Wert mehr und mehr anzuerkennen, und weiß, dass mein gesellschaftlicher Beitrag unschätzbar ist.

Prostatitis

(siehe auch: Anhang C, Infektionen, Entzündung)

Die **Prostatitis** ist eine Entzündung der **Prostata**. Ich bin möglicherweise enttäuscht oder frustriert, entweder im Hinblick auf das, was mein Partner oder meine Partnerin von meiner sexuellen Leistungsfähigkeit erwartet, oder über mich selbst, weil ich mir zum Vorwurf mache, nicht „männlicher“, „leistungsfähiger“ zu sein. Ich finde mich alt, zu nichts nütze, mit mir ist es zu Ende. Ich kann meinen Partner nicht „besitzen“. Meine Werte oder mein Wert basieren auf materiellen und oberflächlichen Dingen. So schneide ich mich von meinen Emotionen ab, denn ich habe Angst. Ich muss deshalb unbedingt akzeptieren ↓♥, dass sich meine Sexualität zwar möglicherweise mit der Zeit verändert hat, aber trotzdem noch genauso erregend und vollwertig sein kann.

Pruritus (siehe: Hautjucken)

Pseudokrupp (Laryngitis subglottica) (siehe: Kehle – Laryngitis)

Psoriasis (siehe: Schuppenflechte)

Psychose (allgemein)

Die **Psychose** ist eine schwere Geisteskrankheit, die zu erheblichen Störungen der seelischen Existenz der Person in ihrer Beziehung zu sich selbst und zur Außenwelt führt. Dabei ist die Selbstwahrnehmung, die Wahrnehmung der anderen und der Außenwelt, die Affektivität, die Intelligenz, die Urteilsfähigkeit und die Persönlichkeit beeinträchtigt, was sich nach außen in einer deutlichen Verhaltensstörung bemerkbar macht, wobei der Betroffene wie ein Fremder in dieser Welt lebt. **Wahn** und **Schizophrenie** sind **Psychosen**. Wenn ich an dieser Krankheit leide, will ich vor mir selbst fliehen und aus meinem Körper ausbrechen, den ich nicht akzeptiere. Ich fühle mich derart unwohl, dass ich den Eindruck habe, ich besäße keine Identität mehr, da ich die Leute um mich herum in mich habe eindringen lassen. Ich habe ein schwaches Selbstbewusstsein und versuche mit allen Mitteln, geliebt zu werden und Aufmerksamkeit zu erlangen. Ich wage nicht mehr, ich selbst zu sein. Indem ich meine Person, meine Beziehungen, mein Leben im Allgemeinen ändere, werde ich wie besessen und fixiere mich auf etwas oder jemanden, der mich von meinem inneren Schmerz entfernt. Die **Psychose** kann auch auf ein Ereignis zurückzuführen sein, bei dem ich einen so starken seelischen Schock erlitten habe, dass ich mich von der Realität abkapseln wollte, weil mein Geist nicht begreifen kann, „warum mir so etwas passiert ist“! Und ich habe Ereignisse und Gefühle in meinem Unterbewusstsein versteckt, wo sie aber immer noch sind, und früher oder später muss ich mich ihnen stellen, um sie zu verarbeiten und die Lektion an Lebenserfahrung zu lernen, die mich dieses Ereignis lehren wollte. Indem ich diese Ereignisse, die unbewusst ihre Kontrolle über mich ausüben und mich impulsiv handeln lassen, aus diesem geistigen Gefängnis befreie, werde ich wieder die volle Kontrolle über mein Leben erhalten und mit mir selbst in Frieden leben. Die **manisch-depressive Psychose** ist ein Wechsel zwischen Erregungsphasen (Manie) und depressiven Phasen, die sich in Melancholie äußern. Ich habe Angst, mein Leben zu vergeuden, keine Zukunft zu haben. Diese manifestiert sich häufig, wenn ich etwas oder jemanden verloren habe, der mir wichtig ist. Ich wechsele schnell ins Extrem, denn ich fühle mich von meiner inneren Macht abgeschnitten und daher nicht in der Lage, mein Leben selbst in die Hand zu nehmen. Die **Psychose im Kindesalter** kann auf eine gestörte Beziehung zwischen Eltern und Kind zurückzuführen sein. Als Kind kann ich Ablehnung durch die unbewusste Auflehnung meiner Mutter oder durch sexuelle Erkenntnisse erfahren, die ich zu früh aufgedrängt bekomme, als dass ich sie verarbeiten könnte. Als Kind verschließe ich mich in einem Zustand der Gleichgültigkeit, der Passivität und der Stagnation meiner geistigen Entwicklung, oder ich verschließe mich in einer mir eigenen Welt, die sich nicht mehr mitteilen lässt und eine Schutzfunktion erfüllt. Das ist so, als ob ich nicht in der Lage wäre, meinen Platz zu finden und für mich selbst Verantwortung zu übernehmen. Ich ziehe mich in eine „schützende Abgrenzung" zurück, da ich eine tiefe Ablehnung oder eine „Gefühlskälte" erlebt habe und da ich den Eindruck habe, dass ich nicht so sein kann, wie meine Eltern mich haben wollen, die ihrerseits von ihren Ängsten, ihren Wünschen, ihren Befürchtungen, ihren Fantasien in Bezug auf mich, ihr Kind, beherrscht werden. – Ich akzeptiere ↓♥, mich langsam meinem inneren Universum zu öffnen. Ich erkenne die Macht an, die ich über mein Leben habe. Die in der Vergangenheit gelebten Schmerzen sind Teil eines Entwicklungsprozesses eines jeden Wesens und ich bin es mir selbst schuldig, sie zu akzeptieren ↓♥: Nur so kann ich das Leiden hinter mir lassen und mein Leben auf neuen, positiven Fundamenten aufbauen. Meine Sensibilität wird ein Werkzeug der Transformation, denn mit ihrer Hilfe habe ich Zugang zu unterschiedlichen **Bewusstsein**sebenen. Ich kann dem Leben vertrauen, denn ich werde immer und überall geschützt und geleitet.

Psychose – Paranoia

Paranoia ist eine durch Selbstüberschätzung, Misstrauen, Überempfindlichkeit, seelische Erstarrung, Aggressivität gekennzeichnete **Psychose**, die zu einem Verfolgungs**wahn** führt. **Paranoides** Verhalten kann als Protest, Ausgleich, Vergeltung oder Bestrafung aus einem Minderwertigkeitsgefühl heraus entstehen. Allerdings bleiben meine intellektuellen Fähigkeiten bei der **Paranoia** erhalten. Ein an **Paranoia** leidender Mensch hat Zwangsvorstellungen, fixe Ideen, auf die seine ganze Aufmerksamkeit gerichtet ist. Ich bemerke jedes kleine Detail, das, wie unbedeutend auch immer, immense Dimensionen annehmen kann. Da mein Universum so deformiert ist, wird alles gefährlich. Ich fühle mich ständig verfolgt, beobachtet, was zu einem **Wahn**zustand führt. Als unter **Paranoia** leidender Mensch fühle ich mich als Opfer von allem, was mir geschieht, und bin ständig auf der Hut. Ich habe den Eindruck, dass man mir **auflauert**, dass man mir ständig **auf den Fersen** ist. Meine Eigenwahrnehmung ist falsch (ich glaube dem, was die anderen von mir glauben …). Meine Verzweiflung und meine

Not führen dazu, dass ich in „**äußerster Bedrängnis** schreie". Ich fühle mich so, als ob ich mit dem Rücken zur Wand stünde, ich weiß nicht, in welche Richtung ich mich flüchten kann. Ich fürchte immer das Schlimmste und verstecke mich hinter einem **Panzer**. Meine emotionalen Verletzungen, meine große Empfindsamkeit, meine Ängste und mein Bedauern, vor allem gegenüber meinen Erfahrungen, die ich als Misserfolge werte, weil ich nicht den Erfolg erreicht habe, den ich erwartet hatte, führt dazu, dass ich die Flucht ergreife und mich von einer Wirklichkeit abschotte, mit der ich nicht zurechtkomme. Ich bin über eine Situation untröstlich. Vielleicht habe ich Todesangst erlebt, entweder meine eigene oder die eines anderen. Ich fühle sie noch immer sehr nahe bei mir, als würde sie mich beobachten. Es ist so, als ob ich zwischen zwei Welten lebte, und ich weiß nicht mehr, ob sie real oder eingebildet sind. Ich **vertraue** niemandem mehr. Ich suche nach „Ausgängen", um zu vermeiden, mich der Realität zu stellen. Eine Seite von mir akzeptiere ↓♥ ich nur schwer. Sie bezieht sich auf meine gesamten Ängste, mein Gefühl der Ohnmacht, meine aufgestaute Wut. Ich flüchte vor meinen eigenen Emotionen. „Ich bin nichts." Ich musste schon in sehr jungen Jahren lernen, in einer gefährlichen, vorwurfsvollen Umgebung zu leben. Vielleicht hat man mich sogar „aus dem Haus gegeben", aus der Schule oder meinem Freundeskreis. Ich konnte mir nicht ins Gesicht sehen und so flüchte ich vor der Wahrheit in eine irreale Welt. Ich neige dazu, andere zu **beneiden**. – Ich akzeptiere ↓♥, dass meine negativen zwanghaften Gedanken schädlich für mich sind und ich besser daran täte, mehr und mehr die Verantwortung für mein Leben zu übernehmen, da ich fähig bin, es so zu gestalten, wie ich es wünsche. Ich gestalte mein Leben mit positiven Gedanken. Ich bin aufrichtig und wahrhaftig mir selbst und meiner Umgebung gegenüber. Ich nehme alle meine Emotionen an.

Psychose – Schizophrenie

Die **Schizophrenie** ist eine Art, meine wahre Identität vor mir selbst und den anderen zu verstecken. Oft entsteht eine **Schizophrenie** innerhalb einer sehr starren Familienstruktur, in der ich meine eigene Identität verloren habe. Da ich nicht mehr weiß, wer ich bin, beschließe ich, jemand anderes zu werden. Es handelt sich um eine totale Ablehnung **meiner Existenz**. Das, was ich empfinde, ist derart stark, dass mein **schizophrener Zustand** eine Verzweiflungsreaktion auf zu großen Stress wird. **Ich habe das Gefühl, dass es keine Lösung für meine Situation gibt, so dass meine einzige Überlebenschance in der Flucht besteht**. Als an **Schizophrenie** erkrankter Mensch habe ich oft einen ausgeprägten Intellekt und muss verstehen können, was mir geschieht, anstatt es einfach nur zu akzeptieren ↓♥. Ich lebe normalerweise in einem Klima der Bedrohung, verfälsche die Wirklichkeit, weil ich sonst in Panik gerate. Ich habe das Bedürfnis, mich vor der Welt in meiner Umgebung zu verteidigen. Meine Vision von ihr stimmt mit der Realität nicht überein. Ich glaube, nur in der Einsamkeit etwas kontrollieren zu können. Ich baue mir eine Welt, in der ich nach eigenem Belieben jeden Teil meiner Persönlichkeit kontrolliere. Ich bin bei anderen niemals voll und ganz ich selbst. Ich verfüge über fiktive, **erdichtete** Macht, bis die Teile meiner selbst, die ich gerne vergessen würde, wieder an die Oberfläche kommen. Diese versteckte Persönlichkeit verlangt nach Selbstausdruck und will sich Gehör verschaffen. Daher glaube ich auch, Stimmen zu hören und „besessen" zu sein, denn die Realität ist für mich unerträglich, ich ziehe mich in einen bestimmten **Wahn** zurück. Ich muss damit aufhören, die Realität zu **leugnen**. Ich bin von den Wesenheiten nicht besessen; nur ein Teil von mir, den ich immer unterdrückt habe, drängt darauf, aus seinem Versteck zu kommen. Das Gefühl der Spaltung wird unerträglich. Auch dass ich die Menschen anziehe, aber sie gleichzeitig zurückstoßen möchte, ist sehr ermüdend. Es kann auch sein, dass ich große seelische Fähigkeiten, die ich besitze, übermäßig stark entwickle. Wir sind alle mehr oder weniger **schizophren**. Wenn ich in meiner Kindheit (vor allem im Alter zwischen 0 und 12 Jahren) eine innere Verletzung in Form von Ablehnung, Unterdrückung, Wut, Unverständnis, Verlassenheit usw. gespeichert habe, neige ich dazu, die Wirklichkeit zu verfälschen, wenn in meinem Erwachsenenleben irgendetwas diese Wunde wieder aufreißt. Es ist, als ob ich, manchmal unbewusst, Mechanismen entwickeln würde, um einen solchen Schmerz oder die Erinnerung daran nicht noch einmal zu erleben. Zu diesen Schutzmechanismen gehört beispielsweise, dass ich sofort das Thema wechsle, wenn eine Situation angesprochen wird, in der ich mich verletzt gefühlt habe. Wenn ein bestimmtes Thema berührt wird, kann ich auch ein unangemessenes Verhalten zeigen, wie beispielsweise Salz im Kühlschrank zu suchen, was dann als „Unkonzentriertheit" durchgeht, usw. Ich täte gut daran, das wunderbare Wesen zu entdecken, das ich bin, und die Verantwortung in meinem Leben zu akzeptieren ↓♥. – Ich akzeptiere ↓♥, dass ich in vollkommener Sicherheit lebe und dass der Schlüssel zu meiner Befreiung darin liegt, jeden Teil meines Wesens anzunehmen ↓♥, denn sie alle bilden ein Ganzes. Wenn es Dinge gibt, die ich weniger liebe, weiß ich, dass ich sie verändern kann. Aber um dies zu tun, muss ich meine Masken fallenlassen und mein Gesicht ansehen. So muss ich nicht mehr übertrieben reagieren, denn mein ganzes Wesen hat jetzt eine Stimme und kann sich ausdrücken. Ich vertraue mir selbst und weiß, dass nur Gutes in mir ist. Ich lasse den Begriff des „Bösen" los, dem ich erlaubt habe, in mein Leben einzudringen und der nicht mehr der neuen Realität entspricht.

Pulsschlag (unnormaler)

(siehe: Herz♥rhythmusstörungen)

R

Rachen (siehe auch: Polypen)

Der **Rachen**, der zur **Kehle** gehört, verbindet den hinteren Teil des Mundes mit dem Eingang der Speiseröhre. Wenn mein **Rachen** angeschlagen ist, bedauere ich eine Wahl, die ich getroffen habe. Ich mache mir bewusst, dass ich die falsche Richtung eingeschlagen oder den falschen Weg gewählt habe. Eine Situation verändert sich (etwa die Jugend, meine Beschäftigung, eine Trennung o. Ä.) und ich habe dies noch nicht akzeptiert oder die Veränderung ist im entscheidenden Augenblick noch nicht eingetroffen: Dies bedauere ich, auch wenn ich auf meinem Weg nicht kehrtmachen kann. Ich ärgere mich und kann mich damit nur schwer abfinden. Ich bin enttäuscht und vergifte mir die eigene Existenz, indem ich die Vergangenheit im Geist immer wieder durchspiele. Vielleicht fehlt mir auch etwas Unerlässliches für ein Projekt (zum Beispiel eine Information), und wenn ich dieses Element nicht finden kann, um das Projekt zu Ende zu führen, könnte ich **Krebs** entwickeln. So werte ich mich ab und entwickle Schuldgefühle. – Ich akzeptiere ↓♥, meine Prioritäten zu überdenken: Was ist wirklich notwendig für mein Glück und was ist sekundär und überflüssig? Ich akzeptiere ↓♥, dass alle meine Entscheidungen bis zu diesem Tag in Ordnung waren und dass ich durch sie über das Leben lernen konnte, was ich brauchte. Ich werde immer geführt und höre auf meine innere Stimme, die mir den guten Weg anzeigt.

Rachenentzündung (Pharyngitis) (siehe auch: Angina, Anhang C, Schnupfen)

Die **Rachenentzündung** ist viel eher unter dem Begriff **Halsschmerzen** bekannt. Sämtliche Emotionen, Gefühle oder Energien, die mir den **Hals** verlegen, müssen über die Nase oder den Mund hereinkommen. Oder sie kommen aus den Tiefen meines Wesens und blockieren dann den **Hals**. Oft handelt es sich um Emotionen oder Situationen, die ich immer wieder herunterschlucke, aber nicht akzeptieren ↓♥ kann und die mit einem Familienmitglied zu tun haben. In einer bestimmten Situation habe ich Lust auf jemand Unzugänglichen, Unerreichbaren, den ich nicht fassen kann, den ich aber trotzdem zum Leben brauche. Ich spüre also, dass etwas nicht in Ordnung ist, oder ich kann eine oder mehrere der Energien, die sich mir bieten, nicht aufnehmen. Manchmal handelt es sich um dieselben Emotionen, die sich bei einem Schnupfen verstärkt haben. Diese Emotionen treffen mich tiefer und stärker in meinem Kern als ein einfacher Schnupfen. Ich sehe mir außerdem an, welche Beziehung ich zu anderen habe und wie viel Angst davor, von ihnen abhängig zu sein. Ich bin sehr leicht zu beeinflussen. Ich habe Lust, herauszuschreien, wer ich bin, aber meine Angst und meine Unsicherheiten hindern mich daran. Ich habe sehr den Eindruck, dass ich im Hintergrund lebe und nicht den ersten Platz einnehme. Ich muss also diese Gefühle, die mir im **Hals** stecken bleiben und ihn verlegen, genauer analysieren, um sie akzeptieren ↓♥ und loslassen zu können. – Ich akzeptiere ↓♥, mich auszudrücken, und übernehme wieder die Macht über mein Leben, denn ich behaupte mich und meine Bedürfnisse. So finde ich meine Autonomie wieder. Ich akzeptiere ↓♥, auch anderen dieselbe Freiheit zu lassen, sodass die Wut verschwindet und Platz für mehr Ruhe und Verständnis in meinem Leben lässt.

Rachitis

Die **Rachitis** ist eine Wachstumsstörung des Skeletts, die auf eine gestörte Mineralisation des Knochens (Störung im Phosphor- und Calciumstoffwechsel) auf Grund eines Mangels an Vitamin D zurückzuführen ist. Bei dieser Krankheit ist die körperliche Mangelernährung ein Zeichen für die Mangelernährung, an der ich auf der seelischen und gefühlsmäßigen Ebene zu leiden glaube. Ich habe den Eindruck, dass alles, was ich mit meiner Kreativität oder meiner Sexualität erschaffe, leblos bleibt. Ich empfinde eine Leere oder einen Mangel an Zärtlichkeit. Ich kann den Eindruck haben, alleine auf der Welt zu sein und von niemandem geliebt zu werden. Ich bekomme also nicht die Unterstützung, die ich brauche, und fühle mich verletzlich. Infolgedessen lebe ich für andere. Ich fühle mich minderwertig und spiele leicht den Märtyrer. Diese Krankheit tritt vor allem bei Kindern auf und bringt die Tatsache ans **Licht**, dass meine Mutter eventuell die gleichen Emotionen erlebt wie ich. Ich muss mich daran erinnern, dass ich immer beschützt bin und dass die universelle Liebe überall gegenwärtig ist. – Ich muss diese Liebe akzeptieren ↓♥ und mich von ihr nähren lassen, damit die Krankheit ihre Daseinsberechtigung verliert und abheilt. Ich habe nämlich verstanden, dass ich zuerst mir selbst **Liebe** geben muss, bevor ich sie anderen geben kann. Der wahre Reichtum befindet sich im Inneren.

Rachsucht

Rachsucht gegenüber einem Menschen oder einer Situation zu hegen, bedeutet, tiefen Groll zu empfinden. Ich nähre sogar negative Gefühle, da ich mich als die geschädigte, verletzte Person und das Opfer betrachte. Mein Leben sollte besser werden, ich sollte höhere Gesellschaftsschichten erreichen, aber „jemand hindert mich daran"! Ich mache die anderen verantwortlich für mein eigenes Leben. Warum soll ich meine Energien damit verschwenden, jemanden zu hassen? – Ich tue gut daran, die Ereignisse in meinem **Herzen♥** zu akzeptieren ↓♥ und mich der Zukunft zuzuwenden, anstatt immer wieder die Vergangenheit durchzukauen. Andernfalls wird sich mein **Herz♥** verhärten und mein Körper mit Beschwerden oder Krankheit reagieren.

Rauchen (siehe auch: Buerger-Syndrom, Zungenkrebs, Abhängigkeit, Lungen)

Rauchen steht im Zusammenhang mit den Lungen, einem Symbol für das Leben, für Freiheit und Selbstständigkeit, für Kommunikation zwischen mir und dem Universum.

Es gilt als eine Art Schutz, ein Schleier, hinter dem ich bestimmte tief sitzende Ängste verstecken kann. Ich bilde mir ein, mich mit diesem Rauchschleier schützen zu können, der mich einhüllt und mich daran hindert, die Wahrheit zu sehen. Unbewusst befriedigt **Rauchen** auch unbefriedigte Bedürfnisse aus der Kindheit: nach Stillen, Wärme, Liebe und Zuneigung der Mutter. Ich zünde mir eine **Zigarette** an, ohne nachzudenken. Es ist eine Gewohnheit, eine automatische Geste, eine Manie, die mir unheimlich wichtig geworden ist. Ich muss meine Nervosität und Reizbarkeit ausgleichen. Ich lebe zu sehr in meinem Kopf und die **Zigarette** wird zu einem Fluchtweg, einem oberflächlichen Ventil für meinen Stress. Ich kann mir nur schwer Zeit für mich selbst nehmen und oft kann ich nur dann innehalten, wenn ich eine „**Zigarette**" rauche. Ich möchte die durch meine Mutter erfahrene Beruhigung und Sicherheit wiederfinden. Ich fühle mich allein, weit entfernt von allem, ängstlich. Meine Mutter kann sich mit mir nicht beschäftigen, ich habe das Gefühl, dass sie sich von meinem Vater entfernt. Ich bin zu schnell erwachsen geworden, so weiß ich nicht mehr, was ich mit meinen Emotionen anfangen soll und wage es nicht, mit meinem körperlichen Vergnügen zu experimentieren. Die **Zigarette** wird also zu einem „wahren Vergnügen". Sie wird zu meiner Lebensfreude, denn letztere gibt es in meinem Leben nicht. Vielleicht existierte diese Lebensfreude nur dann, wenn mir meine Mutter in jungen Jahren sehr nahe war, und da sie inzwischen nicht mehr präsent ist, glaube ich, gar nichts mehr zu haben, und empfinde einen Mangel. Die Beziehungen mit anderen machen mir Angst. Ich rauche, weil ich vor einer zu unangenehmen Situation, vor meiner Familie, meinem Leben **fliehe**. Der Rauch macht meine Entscheidungen noch vager. Er zeigt eine Ablehnung des anderen und erlaubt mir, Distanz zu wahren, vor allem gegenüber den Menschen, die nicht rauchen und die daher ihrem Empfindungsvermögen näher sind. Der Rauch der Zigarette wird zu meinem Begleiter, durch den ich mich weniger allein fühle. Das **Rauchen** steigert die Herzfrequenz und wirkt stimulierend. Welche Entscheidungen gelingt es mir nicht zu treffen, sodass mein Leben langweilig wird? – Ich akzeptiere ↓♥, meine wahren Bedürfnisse zu identifizieren. Ich mache mir **bewusst**, dass ich vielleicht in der Illusion lebe, die **Zigarette** könnte mich vor der Außenwelt schützen: Manchmal bietet sie mir die Gelegenheit, ein Gespräch mit einem Fremden zu beginnen („Haben Sie eine **Zigarette** für mich, haben Sie mal Feuer?"), oder sie gibt mir etwas zu tun, wenn ich mich durch ein Gespräch gestört fühle („Ich geh mal nach draußen, eine rauchen."). Sie füllt die Leere oder die Pausen in einer Konversation. Die **Zigarette** wird zu einem integralen Teil meiner Beziehungen mit anderen Menschen. Sie nützt mir in unangenehmen Momenten. Wenn die Zeit kommt, mit dem Rauchen aufzuhören, muss ich meine Art, mit den Menschen umzugehen, gänzlich überdenken. – Ich akzeptiere ↓♥, mich häufiger und leichter mitzuteilen. Wenn ich mit dem **Rauchen** aufhören will, sollte ich die emotionale Ursache hinter dieser Gewohnheit finden. Das wird mir die Entwöhnung erheblich erleichtern. Ich werde dann klarer sehen, was ich wirklich möchte, und meine Bedürfnisse werden in Harmonie mit meinem wahren Ich befriedigt. Die Einschränkungen verschwinden und ich fühle mich frei genug, mich in meinem eigenen Rhythmus zu entwickeln. Ich genieße jeden Augenblick und fühle mich in Sicherheit, denn ich weiß, dass ich es verdiene, geliebt zu werden.

Raynaud-Syndrom

Das **Raynaud-Syndrom** ist durch eine plötzlich auftretende, schmerzhafte Mangeldurchblutung der kleinen Arterien an Händen, Füßen, Ohren, Nase, vor allem aber und fast ausschließlich an den Finger gekennzeichnet. Es führt zu Blässe und Taubheitsgefühl in den Extremitäten, die sich bläulich oder dunkelrot verfärben können. Die Finger sind zunächst weiß, aber färben sich dann, wenn das Blut wieder zirkuliert, was schmerzhaft ist; bei Wiederholung und längerem Bestehen der Krankheit kann ein Gangrän der Finger auftreten. Das Blut kann also in den Extremitäten nicht gut fließen. Wenn einer oder mehrere meiner Finger betroffen sind, kann ich die Bedeutung in dem entsprechenden Abschnitt nachlesen und mehr über den betroffenen Aspekt meines Lebens erfahren. Die betroffenen Extremitäten fühlen sich verlassen und empfinden ein Verlustgefühl. Ich muss mich fragen: „Erlebe ich in meinem Leben Ablehnung? Habe ich Angst, mich auszudrücken und meinen Platz einzunehmen? Habe ich eine Liebesbeziehung beendet, an der ich mich festklammere?“ Fühle ich mich durch jemanden oder vom Leben verlassen? (Es kann auch der Tod sein, der die Krankheit herbeigeführt hat und mir das Blut gefrieren lässt: Ich verweigere die Trauerarbeit.) Warum will ich mich von Menschen entfernen? Um mich nicht zu etwas gezwungen zu fühlen? Warum sind körperliche und emotionale Kontakte so schwierig? Vor was will ich mich schützen? Vielleicht fühle ich mich zu verletzlich oder nicht wichtig oder energisch genug, damit man sich für mich „auf jeden Fall“ interessiert! Ich bin sehr unentschlossen und so kann ich mich nicht voranbewegen. Ich habe Angst, nach Hause zurückzukehren, denn dort droht mir Gefahr. Ich will Frieden mit meiner Mutter oder der Person schließen, die diese Rolle in meinem Leben einnimmt. – Ich akzeptiere ↓♥, dass ich mich in gewisser Weise vom Universum abgetrennt habe. Ich muss meinen Platz finden und mich wieder in das Universum einordnen, in dem ich eine wichtige Rolle habe. Wenn ich ihm entgegengehe, werden meine Extremitäten wieder mit **Liebe** und Verständnis genährt. Ich bin überzeugt, dass alle meine Handlungen und Entscheidungen für mich und meine Evolution am besten sind. Ich akzeptiere ↓♥, mich voll einzulassen und meine Träume und Ideen zu verwirklichen – sogar die, die verrückt erscheinen. So kann ich eine neue Realität bauen und mir neue Möglichkeiten eröffnen. Mein Leben wird reich und stimulierend.

Rechthaberei

Wenn ich ständig ein rechthaberisches Verhalten an den Tag lege, muss ich mich fragen: „Warum verschließe ich mich der Meinung der anderen? Wovor möchte ich mich schützen?“ Ich muss mir **bewusst** machen, dass die Menschen in meinem Umfeld mir gegenüber durchaus ruhig, auf Distanz bleiben können, dass sie darauf achten, Zusammenstöße mit mir zu vermeiden, und vielleicht sogar denken, dass ich krank sei. Man sagt, dass man mit sieben Jahren vernünftig werde: „Kann es sein, dass ein Teil von mir in seinen Gedankengängen Kind geblieben ist?“ – Ich akzeptiere ↓♥, dass ich meine **Liebe**, Offenheit, Freiheit in gegenseitigem Respekt und im Teilen erhöhe, wenn ich die anderen anhöre, mir die Möglichkeit einer Meinungsänderung einräume und akzeptiere ↓♥, dass die anderen durchaus auch gültige Meinungen haben können.

Regelbeschwerden

(siehe: Menstruationsbeschwerden)

Reisediarrhö

(siehe: Darm – Durchfall)

Reisekrankheit

(siehe auch: Ängstlichkeit, Seekrankheit, Übelkeit, Schwindelanfälle)

Die **Reisekrankheit** tritt ein, wenn ich einen Zwiespalt oder fehlende Übereinstimmung zwischen zwei unterschiedlichen Informationsquellen fühle, sodass ich meine Bezugspunkte zu Personen oder Situationen nicht mehr justieren kann. Dies ist zum Beispiel beim Kind der Fall, wenn die Äußerungen von Mutter und Vater nicht übereinstimmen. Meine innere, imaginäre Welt unterscheidet sich völlig von der Realität, von der Außenwelt. Ich kann mich gut und in Kontrolle meines Fahrzeugs fühlen, aber nicht in Kontrolle über die Menschen in meiner Umgebung. Ich fühle mich unsicher und unkomfortabel. Die Reise stört meine Gewohnheiten und ich habe möglicherweise den Eindruck, die Kontrolle über die Ereignisse in meinem Leben zu verlieren. Das Unbekannte (und indirekt der Tod) macht mir Angst. Ich glaube, Dinge und Personen hinnehmen zu müssen, wie in meinem Leben allgemein. Es gibt etwas, wovor ich flüchten will, denn ich will sofort an meinem Reiseort ankommen! Da ich innerlich „verbittert“ bin, ist mir auf der Strecke übel. **Die Autofahrerkrankheit** hat oft mit dem Gefühl zu tun, im Auto gefangen, eingeklemmt, erstickt zu sein. Wenn es mir selbst schwerfällt, das Auto zu fahren, frage ich mich, auf welche Weise ich mein eigenes Leben steuere: Bin ich selbst in Kontrolle oder lasse ich den anderen den Vortritt? Habe ich vielleicht Angst vor Autoritäten und der Verantwortung, die die Entscheidungsfindung mit sich bringt? Wenn ich nur ungern jemand anderen fahren lasse, liegt das vielleicht daran, dass ich anderen nur schwer vertraue und dass ich am liebsten alles kontrollieren möchte, da ich glaube, nur so sicher zu sein? Es kommt vor, dass mein Unwohlsein angesichts eines **Transportmittels** mit einer vergangenen traumatischen oder einfach unangenehmen Erfahrung verbunden war. Befinde ich mich also jetzt in einer ähnlichen Situation, bedient sich mein Körper häufig einer negativen Erinnerung und reagiert. So kann ich zum Beispiel eine sehr traumatisierende Neuigkeit erfahren haben, als ich auf Reisen war. Ich neige dann dazu, die Schuld für meinen Kummer auf das **Transport**mittel der Reise zu übertragen, und halte fortan den **Zug** oder das **Flugzeug** für ein negatives Anzeichen, das ich um jeden Preis vermeiden muss, damit ich nicht leide. – Ich akzeptiere ↓♥, Frieden mit mir selbst zu schließen und mir bewusst zu werden, dass die **Transport**mittel abgesichert sind: Ich muss mir selbst vertrauen und ein Sicherheitsgefühl aufbauen. Ich weiß, dass ich voll und ganz geleitet werde und dass ich mich immer am richtigen Platz, im richtigen Augenblick befinde. Ich muss Vertrauen in die Zukunft haben, neue Erfahrungen akzeptieren ↓♥, da ich weiß, dass ich daran wachsen werde.

Retinitis pigmentosa

(siehe: Augen – Retinopathia pigmentosa)

Retinopathia pigmentosa

(siehe: Augen – Retinopathia pigmentosa)

Reue

Mich von **Reue** zu nähren bedeutet, meinen Körper mit Kummer und Unzufriedenheit im Hinblick auf das zu nähren, was ich hätte tun, sagen oder denken sollen. Ich konfrontiere mich mit einer ärgerlichen Realität. Ich habe das Gefühl, jemanden oder etwas für immer verloren zu haben. Meine **Reue** nagt innerlich an mir und senkt mein Energieniveau. Sie schafft eine für Krankheiten günstige Ausgangslage. – Ich akzeptiere ↓♥, eine positive Einstellung anzunehmen, weil ich weiß, dass ich immer alles so gut mache, wie es mir möglich ist. Ich lerne aus meiner Vergangenheit und dadurch werde ich besser, bekomme mehr Erfahrung, größere Weisheit.

Rheuma

(siehe auch: Arthritis – Rheumatoide Arthritis, Gelenke, Entzündung)

Rheuma ist eine schmerzhafte akute oder chronische Gelenkerkrankung, die die einwandfreie Funktion des Bewegungsapparates beeinträchtigt. Die Gelenke werden steif und die Bewegungen damit schwieriger. Dies ist das äußere Zeichen meiner Starrheit, mangelnden Flexibilität und Dickköpfigkeit gegenüber bestimmten Menschen oder Situationen. Ich habe Angst verletzt zu werden und gebe deshalb ein Bild von mir als von jemandem, der „über allem steht". „Alles läuft bestens", selbst wenn das in meinem Inneren gar nicht stimmt. In meiner eigenen Welt betrachte ich mich als Opfer der Ungerechtigkeiten, die mir zustoßen. Ich zähle immer wieder meine „kleinen Missgeschicke" auf, was dann zu **Kritik** an mir selbst oder den anderen führt. Ich bin ein Märtyrer. Ich gebe mir nicht die geringste Chance. Ich bin anspruchsvoll und finde, dass mein Leben einen bitteren Geschmack hat. Ich muss mich fragen, ob es eine für mich zweideutige Situation gibt, die mich quält: „Soll ich es tun oder nicht?“ Ich befinde mich in einem Konflikt der inneren Trennung, will möglicherweise meinem Kind nah sein, kann es aber nicht. Wenn ich mein Kind beispielsweise geschlagen habe und das anschließend bedauere, ist die Wahrscheinlichkeit groß, dass an der Hand, mit der ich geschlagen habe, **Rheuma** auftritt. Mein Selbstwertgefühl ist sehr niedrig, weil ich mich ständig selbst herabsetze. Ich mache mir ständig Sorgen um die anderen, vor allem, wenn es sich um meine Kinder handelt. Ich stütze mich auf sie, denn oft sind sie der Sinn meines Lebens und der Grund, weiter zu machen. Wenn sie sich verletzen oder straucheln, habe ich Angst, sie könnten sich nicht wieder aufrichten, und frage mich: „Was hätte ich anders machen sollen oder mehr tun können?“ Ich habe Schuldgefühle und ein großes Verantwortungsgefühl, empfinde aber auch erheblich Geringschätzung für mich. Ich muss hundert Mal mehr tun und hundert Mal besser sein, um meine Selbsteinschätzung und meinen Wert zu erhöhen und um die **Liebe** der anderen zu erringen. Diese kann ich, so glaube ich, ohnehin nicht annehmen. Ich lebe in einer imaginären Welt und bin mit meinem Leben unzufrieden. Da ich die Dinge nicht verändern kann, bin ich frustriert und enttäuscht. Ich wäre gern der Erste und würde gern mehr Unabhängigkeit und Mut zeigen, aber dazu bin ich unfähig. Ich glaube, das Glück nicht zu verdienen und in jedem Fall immer „Bewährungsproben“ des Lebens bestehen zu müssen. Habe ich den Eindruck, dass man mich manipulieren wollte oder dass man mich verraten hat? Der **akute Gelenkrheumatismus** (oder **Bouillaud-Krankheit**[53]) weist darauf hin, dass ich befürchte, die **Liebe** einer geliebten Person zu verlieren, weil diese fortgehen wird. – Ich akzeptiere↓♥ mein starkes Bedürfnis nach **Liebe**. Ich lerne, mich um mich selbst zu kümmern und die Verantwortung für meine Emotionen zu übernehmen, denn sie sind alle positiv und erlauben mir, mich besser kennenzulernen. Ich übernehme das Steuer meines Lebens und bin nicht länger Opfer, sondern gestalte mein Leben selbst. Ich weiß, dass alles möglich ist. Es genügt, Geduld zu haben und zu akzeptieren ↓♥, dass ich nach meinem eigenen Rhythmus lebe und vermeide, Druck auf mich auszuüben und die für mein Wohlergehen notwendigen Veränderungen durchzuführen.

[53] Jean Baptiste **Bouillaud** (1796–1881): Mitten in der Revolution am 16. September 1796 im Weiler Braguettes in der Umgebung von Angoulème in bescheidenem Winzermilieu geboren, beginnt **Bouillard** seine Karriere 1818 als Externer des Krankenhauses Cochin. Am 23. August 1823 wird er Doktor der Medizin und schon im Alter von 30 Jahren Mitglied der königlich medizinischen Akademie. In seinem 1840 herausgegebenen Werk Traité clinique du rhumatisme articulaire et la loi des coincidences, des inflammations du cœur avec cette maladie zeigt er als Erster den Zusammenhang zwischen Polyarthritis und Endokarditis. **Bouillaud** schlägt bei Herzschädigungen durch akuten Gelenkrheumatismus eine seltsame Behandlung mit Blutegeln und Aderlässen vor.

Rheumatisches Fieber

(siehe: Rheuma)

Rhinitis

(siehe: Schnupfen)

Rinderwahnsinn

(siehe: Gehirn – Creutzfeldt-Jakob-Krankheit [CJK])

Ringfinger

(siehe: Finger – Ringfinger)

Rippen

Die **Rippen** gehören zum Brustkorb. Sie schützen Herz und Lungen (lebenswichtige Organe) vor Schäden, äußeren Verletzungen und Angriffen. Eine angebrochene oder gebrochene **Rippe** zeigt daher, dass ich weniger geschützt und damit äußerem Druck im Zusammenhang mit Liebe, meiner Selbstständigkeit und meinem Bedürfnis nach Lebensraum stärker ausgesetzt bin. Ich bin über meine Grenzen gegangen oder habe mich von anderen „verschlucken" lassen. Ich fühle mich zwischen mir selbst (meiner Spiritualität und Gefühlswelt) und der äußeren Welt eingeklemmt. Ich fühle mich schwach und allen Arten von Angriffen ausgeliefert. **Prellungen** stellen sich in Augenblicken großer Müdigkeit und Schwäche ein, vor allem, wenn man sich vom Leben verletzt fühlt: Dies ist die körperliche Spur einer inneren Wunde. Ich will meinen Schmerz und meinen Kummer herausschreien … Möglicherweise habe ich den Eindruck, keine Kontrolle über mein Leben zu haben, mittellos dazustehen und einer Gefahr ausgesetzt zu sein. Oft ist eine angebrochene oder gebrochene **Rippe** ein Zeichen für eine bestimmte Situation in Bezug auf ein Mitglied meiner Familie. Häufig handelt es sich um eine Situation, in der ich mich mit jemand anderem vergleiche: Ich fühle mich überfordert, ich unterschätze mich selbst oder ich glaube, dass die anderen mich klein machen. „Liebt oder schätzt man mich wirklich?" Die Lage der betroffenen **Rippe** gibt mir einen Hinweis auf die Person, um die es geht. Bei den **unteren Rippen** (tiefer liegende) handelt es sich möglicherweise um ein Kind oder Enkelkind (die Nachkommen). Eine **mittlere Rippe** (an der Seite) steht eher für einen Konflikt mit einem Geschwister, einem Cousin oder einer Cousine (Verwandte auf gleicher Ebene). Die **höheren Rippen** (oben liegende) stellen die Eltern oder Großeltern dar (die Vorfahren). Wenn sich die betroffene **Rippe** vor dem Körper befindet (**vorderer Teil**) oder wenn das Brustbein betroffen ist, gibt es etwas in meiner Zukunft, das bei mir einen großen Druck oder Unruhe verursacht, wie zum Beispiel Handlungen, die ich setzen sollte, oder Hürden, die mir eine Autoritätsperson bei der Realisation bestimmter Projekte in den Weg legen könnte. Befindet sich die **Rippe** an den Seiten oder in der **Mittelregion**, ist die derzeitige Situation betroffen. Wenn sie auf der hinteren Körperseite liegt, sind es meine Gefühle aus der Vergangenheit, die mich noch immer sehr einschränken. Ich identifiziere die Situation oder Situationen, die mir einen solchen Druck verursachen. Ich frage mich, welche Person oder Situation einen derartigen Druck auf meine **Rippen** ausgeübt hat, dass sie **brachen** oder einen **Knacks bekamen**, weil es zu viel war. Ich muss Abstand nehmen, mich von der Quelle dieses Drucks befreien, denn ich kann nicht mehr. Ich muss mich fragen, ob es die anderen sind oder ob ich selbst es bin, die mir dies auferlegen … Ich suche meinen Platz in der Gesellschaft und lebe eine Zerrissenheit zwischen dem Bild, das ich abgeben will, und dem, was ich wirklich bin. Bleibe ich im Oberflächlichen oder entschließe ich mich, nach meinen wahren Werten zu leben? Versuche ich, immer einen **guten Eindruck** bei anderen zu machen? Ich zweifle an mir und neige dazu, mich aufzulehnen. Ich bin eher streng, anstatt auf meine innere Stimme zu hören und auf spontane Weise zu leben. – Ich akzeptiere ↓♥, das Ereignis unkompliziert zu betrachten, meine Empfindungen offen auszudrücken, den anderen aber auch zuzuhören. Ich weiß jetzt, dass die Kommunikation ein Mittel ist, das es mir erlaubt, mich ebenso wie die anderen zu respektieren. Ich höre auf, mich mit anderen zu vergleichen, und akzeptiere ↓♥, ich selbst zu sein. Ich bin die einzige Person, die Macht über mich haben kann!

Röteln

(siehe: Kinderkrankheiten)

Rötung

(siehe: Hauterkrankungen)

Rücken (allgemein)

Der **Rücken** stellt die **Stütze und den Träger des Lebens** dar. Es ist die Stelle, die mich gegebenenfalls schützt, wenn ich mich einem Menschen oder einer Situation gegenüber machtlos fühle (**ich zeige ihm oder ihr den Rücken**). Ist meine Last zu groß, fehlt es mir an Unterstützung oder fühle ich mich nicht ausreichend unterstützt (auf gefühlsmäßiger, finanzieller Ebene, usw.), reagiert mein **Rücken** entsprechend und es können bestimmte Schmerzen (Muskelkater) auftreten. Wenn ich von etwas „die Nase voll habe", kann mein **Rücken** nicht mehr und es treten Beschwerden auf. Ich habe den Eindruck, dass mein Überleben gefährdet ist und dass man mich „fallen lässt". Damit sind häufig die Menschen in meinem Umfeld oder ganz einfach das Leben gemeint, das mich stehen lässt. Ich **lasse** mir **nicht mehr gefallen**, was mir passiert. Ich kann sogar den Eindruck haben, in einer bestimmten Situation „an die Wand gedrängt zu sein" oder immer „jemanden in meinem **Rücken**" zu haben, der mich verfolgt. Ich werde mir **bewusst**, dass ich mich an jemanden oder an etwas anlehne, die nichts mit mir zu tun haben. Da ich ihnen nicht voll vertrauen kann, habe ich Schwierigkeiten, im Leben voranzugehen. Ich erlebe Frustration, ich fühle mich gefangen und begrenzt in dem, was ich vorwärtsbringen kann. Ich bin nicht mehr in der Lage, die Dinge gut zu dosieren, um erfahrene

Entscheidungen zu treffen. Ich kann einen **breiten Rücken** haben und in der Lage sein, einiges einzustecken oder mich bescheiden zu verneigen, den Rücken aus Respekt oder Akzeptanz beugen. Unabhängig von der Ursache zeigen **Rückenschmerzen**, dass ich vielleicht vor etwas flüchten möchte, indem ich es hinter mich bringe, denn mit meinem **Rücken** stecke ich die Erfahrungen weg, die mir Verwirrung oder Kummer bereitet haben. Ich verstecke dahinter alles, was ich selbst nicht sehen oder andere nicht sehen lassen will, und spiele so Vogel Strauß. So versteckt er auch meine Vergangenheit, alles, was unbewusst oder unbekannt ist. Ich kann mich hier sogar vor meinen Träumen und Wünschen flüchten, von denen ich nicht mehr glaube, sie realisieren zu können. Ich bin **tief verletzt**, derzeit unfähig, diese blockierten Emotionen auszudrücken. Ich weigere mich zu sehen, was mir nicht gefällt! Vielleicht habe ich sogar einen **„Dolchstoß in den Rücken bekommen**", und so erlebe ich diese Situation wie einen Verrat. Wenn der Schmerz durch einen **verschobenen Wirbel**[54] verursacht wird, gegen welche Situation kämpfe ich, welches Ideal will ich aggressiv erreichen? Ich wehre mich mit aller Macht, denn ich habe Angst vor meinen Verantwortlichkeiten. Ein geschmeidiger, aber starker **Rücken** zeigt geistige Beweglichkeit und große geistige Aufgeschlossenheit. Im Gegensatz dazu bedeutet **Rückensteifigkeit** Stolz, Macht und Nicht-nachgeben-Wollen. Wenn ich bequem sitze, kann ich den Eindruck haben, geschützt und in Sicherheit zu sein. Aber auch wenn ich meinen Rücken benutze, um unerwünschte Dinge dahinter zu verstecken, und eigentlich lieber Vogel Strauß spielen möchte, akzeptiere ich ↓♥, das zu sehen, was mich stört, und es auszudrücken. Auf diese Weise befreie ich mich von der Last, die ich zu tragen hatte. Wenn die **Rückenschmerzen** eher **muskulär** sind, zeigen sie mir eine starre Haltung gegenüber Situationen in meinem Leben an. Ich habe Sehnsucht nach Stütze, denn wenn diese nicht vorhanden ist, glaube ich, alles fallen lassen zu müssen. Die **Haltung** gibt Hinweise auf das, was ich empfinde, und auf meine Art, mich mit meinen Lebenslagen zu arrangieren: Wenn ich mich gegen Autorität auflehne, wenn ich unbedingt Recht behalten will, „versteife" ich meinen **Rücken** aus lauter Stolz. Wenn ich dagegen unterwürfig bin, Angst habe, mich schwach fühle, dann „krümme" ich den **Rücken**, und je größer meine Besorgnis wird, desto mehr wird mir mein **Rücken** wehtun.– Ich akzeptiere ↓♥, jetzt die Energien zu befreien, die ich an schmerzenden Orten zurückgehalten habe! Ich kann die Schwierigkeiten des Lebens besser im Schreiben, im Dialog oder im Austausch ausdrücken. Ich wähle das Mittel, das mir am besten liegt, und lasse das Leben in mir fließen, damit ich lerne, mich stärker auszudrücken und mich gegebenenfalls zu behaupten. Ich akzeptiere ↓♥, dass mich das Leben in jedem Augenblick unterstützt, und ich richte meine Schultern auf, weil ich weiß, dass ich die nötige Kraft besitze, meine Pläne in die Tat umzusetzen. Ich akzeptiere ↓♥, mich an meine inneren Ressourcen anzulehnen. Meine Intuition leitet mich in meinen Handlungen, um meine Ziele zu erreichen.

---

[54] Zur Referenz über jeden einzelnen Wirbel siehe unter **Rückenschmerzen**.

Rücken – Wirbelbruch (siehe auch: Knochen – Knochenbruch)

Ein **Wirbelbruch** ist im Allgemeinen das Ergebnis einer inneren Auflehnung, einer Reaktion mangelnder geistiger Flexibilität in Zusammenhang mit Autorität. Ich betrachte das Leben mit Engstirnigkeit und **ziehe mir** so diesen **Wirbelbruch zu**. Meine Gedanken sind zu unbeugsam, ich weigere mich, mich bestimmten neuen Ideen zu öffnen, und entferne mich so von der Liebe und ziehe mir Schmerzen zu. Ich bin unnachgiebig und oft sehr stolz und ich täte besser daran, mich in etwas **Bescheidenheit** zu üben. Der **Rücken** ist meine Stütze, und ihn verletzt zu wissen ist sehr störend. Ich habe genug davon, alle Last auf meinem Rücken zu tragen. *Ich will, dass man mich anerkennt und respektiert.* Ein Zwiespalt in meinem Inneren zerstört mich. Ich atme in dieses Zentrum, im Kontakt mit meinem Wesen, um perfekt zu wissen, was gut für mich ist. Ich will mein Leben selbst bestimmen. Ich fühle mich in einer Situation gefangen und muss entschlossen vorangehen, um mich zu befreien. Ich akzeptiere ↓♥ meine derzeitigen Verhaltensweisen, da ich weiß, dass ich sie umgehend ändern kann. Es ist schön, das Leben mit seinen ständigen Veränderungen zu leben, und es ist wichtig, diese Veränderungen zu respektieren. Ich bleibe dem Leben gegenüber offen, da ich weiß, dass es gut für mich ist. Ich lasse mich vom Strom des Lebens tragen.

Rückenmark (siehe auch: Multiple Sklerose)

Das **Rückenmark** ist der Teil des Zentralnervensystems, der im Wirbelkanal im Inneren der Wirbelsäule liegt. Es ist die Fortsetzung des Nachhirns (Medulla oblongata) und endet im zweiten Lendenwirbel. Da das **Rückenmark** die Informationen aus dem Gehirn an die entsprechenden Körperteile weiterleitet, bedeutet eine Beeinträchtigung an dieser Stelle, dass ich möglicherweise Schwierigkeiten habe, meine Gedanken und meine ganze Kreativität in die Praxis der materiellen Welt umzusetzen. Ich habe ein so großes Bedürfnis, alles einzukalkulieren und bis zur Perfektion zu planen, ohne den geringsten Irrtum, dass es in meinem Leben keinerlei Spontaneität gibt. Meine Unbeugsamkeit wird über das **Rückenmark** zu Beschwerden und Funktionsstörungen führen. Ich zögere sehr, voranzugehen: Meine inneren Dämonen kämpfen mit meiner weisen Seite. Ich akzeptiere ↓♥, in mich hineinzuhören, intuitiv zu handeln, denn ich weiß, dass ich immer alles zum Besten tue und dass es keine Fehler gibt: Alles ist Erfahrung, um mich beim Wachsen zu unterstützen.

Rückenschmerzen – Halswirbelsäule (sieben Halswirbel)

Die **Halswirbelsäule** entspricht dem Bereich und dem Energiezentrum des **Herzens ♥**. Auf dieser Ebene habe ich die Kraft, meine Emotionen zu tragen.[55]

---

[55] „Ich trage die Welt auf meinen Schultern", und zwar die meine wie die der anderen.

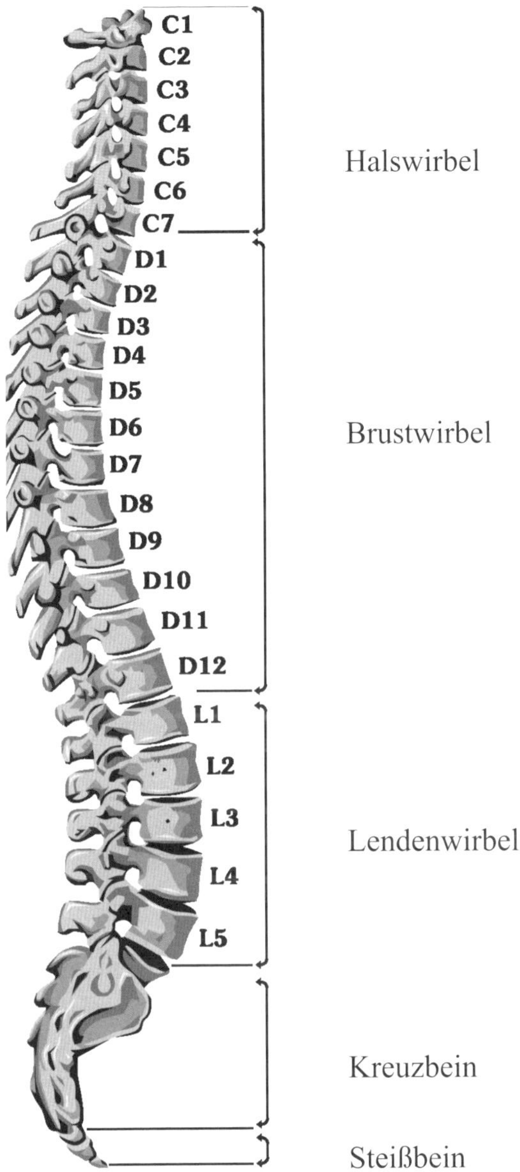

Rückenschmerzen in diesem Bereich stehen im Zusammenhang mit den ersten Stadien nach der Empfängnis, mit den Grundbedürfnissen und der Grundstruktur des menschlichen Wesens. Betroffen sind in diesem Bereich vor allem die sieben Halswirbel. Die Halswirbel stehen im Zusammenhang mit der Kommunikation und damit, wie weit ich für das Leben offen bin. Meine Naivität kann mich in diesem Bereich verletzlich machen. Wenn ich den Eindruck habe, man will über mich urteilen, mich kritisieren oder verletzen, werde ich Beschwerden in diesem Bereich bekommen und mich wie eine Auster verschließen. Die **Halswirbel** stehen in Bezug zu meiner Fähigkeit zu kommunizieren, der Bestätigung, der Meinung, der Unterwerfung oder der Gerechtigkeit. Wenn ich mich im Hinblick auf meine intellektuellen Fähigkeiten abwerte, werden am ehesten die **Halswirbel C1, C2 und C3** betroffen sein, während die **unteren Halswirbel** vor allem dann reagieren, wenn ich meine, in meinem Leben Ungerechtigkeit zu erfahren, oder mich die Ungerechtigkeit, die ich um mich herum wahrnehme, abstößt. Darüber hinaus gibt mir jeder Wirbel zusätzliche Informationen über den Ursprung meiner Beschwerden:

C1 = Der **erste Halswirbel**, der **Atlas** genannt wird und die Bezeichnung **C1** trägt, ist die Stütze des Kopfes. Er ist ein Pfeiler, der für das Gleichgewicht des Kopfes sorgt. Wenn ich mir über eine Situation oder einen Menschen zu sehr „den Kopf zerbreche", wird mein Kopf schwer (bis hin zu Kopfschmerzen) und **C1** wird Schwierigkeiten haben, die Last zu tragen. Wenn ich engstirnig bin, mich weigere, alle Aspekte einer Situation in Betracht zu ziehen, meine Denkweise unnachgiebig ist, wird **C1** reagieren, indem er seine Funktion einstellt, da er sich nicht mehr hin und her drehen kann. Er ist gelähmt durch meine Angst, meine Verzweiflung am Leben, meine negative Einstellung, meine Schwierigkeit, meine Emotionen auszudrücken. Ein schlechter Zustand von **C1** geht im Allgemeinen mit Schmerzen und Beschwerden einher, die den Kopf, das Gehirn und das Nervensystem betreffen, beispielsweise Migräne, Amnesie, Schwindelgefühl, Depression, usw. Da mein Kopf von unterschiedlichen Beschwerden heimgesucht wird, geht es hier um meine Individualität: „Was denken die anderen von mir? Bin ich den Anforderungen gewachsen? Wo bin ich in meinem Leben gelandet?" Ich versuche, mich von meinen Emotionen zu distanzieren. Ich spiele ein Spiel, um mir nicht ins Gesicht sehen zu müssen. Lieber verhalte ich mich starr, um in meiner Komfortzone bleiben zu können, aber früher oder später werde ich den Kopf wenden, um zu sehen, was um mich herum und in meinem Inneren passiert. Ich habe ein großes Bedürfnis nach Kommunikation, aber ich habe oft den Eindruck, dass man mir nicht zuhört. Ich neige zu obsessiven Gedanken und Verhaltensweisen. – Ich akzeptiere ↓♥, auf mein Inneres zu hören, meinen Geist offen zu halten, mehr Ruhe in mein Leben zu bringen, damit meine Gehirnaktivität verringert wird und ich so die Wirklichkeit aus einem anderen Blickwinkel und mit größerem Vertrauen betrachten kann. Ich nehme mein Leben in meine Hände und akzeptiere ↓♥, mich in jeder Facette meiner Persönlichkeit zu sehen. Ich arbeite wieder mit meiner Macht und realisiere große Dinge … für mich!

C2 = Der **zweite Halswirbel** arbeitet eng mit **C1** zusammen. Er wird **Axis** genannt. Es ist der Zapfen, der die Bewegungen von **C1** möglich macht. **C2** steht im Zusammenhang mit den wesentlichen Sinnesorganen, das heißt mit Augen, Nase, Ohren, Mund (Zunge). Gibt es also Beschwerden mit **C2**, sind diese Organe betroffen. Dies geschieht häufig, wenn ich in meinem Leben eine Etappe durchmache, in der ich mich hinsichtlich meines persönlichen Weges und der Rolle der Spiritualität hinterfrage. Es bieten sich Möglichkeiten, die mir bei einer neuen Vision und einem neuen Lebensverständnis und bestimmten Ereignissen in meinem Leben helfen. Bin ich wirklich bereit, die Antworten auf meine Fragen zu sehen? Wenn ich das Leben auf sehr starre Weise wahrnehme, mich weigere, überholte Ideen loszulassen, um Platz für neue zu schaffen, mir ständig Sorgen über die Zukunft mache, besteht die Gefahr, dass **C2** ebenfalls steif wird. Ich muss bereit sein, tief in mich hineinzutauchen und in Kontakt mit meinem wirklichen Wesen zu treten. Ich kann auch an den Anfangspunkt zurückgehen, ich muss Trauerarbeit leisten. Oft habe ich noch nicht einmal Tränen zum Weinen, weil ich meine Emotionen verdränge und mein Kummer, meine Enttäuschungen, mein Bedauern in mir verborgen bleiben. Da es kein „Gleitmittel" (meine Tränen der Trauer und der Freude) mehr gibt, kann sich **C1** nicht ungehindert in seinem Gelenk mit **C2** bewegen. Es kommt zu Reizung und Wärmebildung, genau wie in meinem täglichen Leben. Dies gilt vor allem für den Fall von Depression, übermäßiger Empfindsamkeit (beispielsweise bei einem Konflikt in der Familie), Wut, Auflehnung. Das alles wird oft durch die Angst ausgelöst, tatkräftig zu handeln, sich zu ändern, seine Verantwortung zu übernehmen, durch die Angst vor dem Urteil der anderen und meiner selbst oder durch mangelndes Selbstwertgefühl, das sogar bis hin zum Wunsch der Selbstzerstörung (Selbstmord) gehen kann. Was würde passieren, wenn ich meine tiefsten Gefühle zeige? Ich ziehe es vor, mich taub zu stellen, anstatt den wirklichen Grund für meine verschiedenen Krankheiten kennenzulernen. – Ich akzeptiere ↓♥ zu lernen, Kontakt zu meinen Emotionen aufzunehmen und mich ihnen zu stellen, meinen Platz einzunehmen, indem ich meine Empfindungen ausdrücke, damit der Strom der Energie wieder durch meinen Körper fließt und **C2** wieder in Harmonie mit **C1** funktionieren kann, völlig reibungslos. Ich akzeptiere ↓♥, mich neu mit meiner kreativen Kraft zu verbinden und mich durch meine innere Stimme leiten zu lassen.

C3 = Der **dritte Halswirbel** ist ein ewiger Einzelgänger. Auf Grund seiner Position kann er sich auf niemanden verlassen oder mit anderen Halswirbeln zusammenarbeiten. Wenn es meinem **C3** nicht gut geht, habe ich selbst vielleicht auch das Gefühl, ganz alleine fertig werden zu müssen. Möglicherweise ziehe ich mich auch in mich selbst zurück und vermeide jede Art von Kommunikation (sowohl verbal wie sexuell) mit meinem Umfeld. „Wozu soll ich meine Zeit verlieren? Man hört mir ja sowieso nicht zu und meine Ideen und Seelenzustände werden nicht verstanden!" Ich bin von dem getrennt, was ich liebe. Daraus folgt Auflehnung, Entmutigung, Verlorenheit, denn ich bin bis in mein tiefstes Inneres in meiner Empfindsamkeit getroffen. Es kann mich sogar Angst ergreifen. Die Zeit trägt das Ihre dazu bei und meine Träume und innigsten Wünsche zerrinnen nach und nach. Ich werde reizbar, bitter gegenüber einer Situation oder einem Menschen, die oder den ich nicht vertragen kann. Ich bin es leid, meinen Wert zu beweisen, mich für andere zu opfern. Wenn ich versage, wird dies nur bestätigen, was ich von mir selbst denke: dass ich zu nichts gut bin. Mein Leben ist wie eine große Maskerade. Ich neige dazu, mir die Unterstützung von jemand anderem zu holen. Ich werde ängstlich, wenn ich bei einem Projekt zu versagen drohe oder nicht anerkannt werden könnte. Ich merke mir, dass Beschwerden an **C3** Schmerzen in meinem Gesicht zur Folge haben können (wie auch an der Haut, den Knochen und den Nerven), genauso wie an den Ohren und allem, was mit meinem Mund verbunden ist (Zähne, Zahnfleisch, Mandeln). – Ich akzeptiere ↓♥, dass die Einsamkeit mir durchaus gut bekommen kann, um meine Energien wieder aufzuladen, Zwischenbilanz zu ziehen, mir Klarheit zu verschaffen; aber sie kann sich auch als Mittel der Flucht vor meinen Emotionen und der für mich unverständlichen Realität erweisen. Die Wahl liegt bei mir! Außerdem muss ich daran denken, dass Probleme mit **C3** zu Beschwerden im Gesichtsbereich (sowohl an der Haut als auch an den Knochen und Nerven) sowie an den Ohren und den Zähnen führen können.

C4, C5, C6 = Der **vierte, fünfte und sechste Halswirbel** liegen auf Höhe der Schilddrüse, mit der sie in engem Zusammenhang stehen. Die Schilddrüse spielt eine wichtige Rolle für die Sprache und die Stimme (Stimmbänder) und jeder Mangel an Harmonie in Bezug auf die Kommunikation – sowohl was meine eigenen Mitteilungen an andere betrifft als auch umgekehrt – führt zu einer Reaktion an **C4, C5, C6**. Vielleicht hat mich etwas, was ich gehört habe, entrüstet und Empörung und Wut in mir ausgelöst. Wenn ich außerdem meine Meinung, meine Frustration, meinen Kummer nicht äußere, werden **C4, C5, C6** noch stärker reagieren. Meine Aggressivität wird immer größer und blockiert die Kommunikation im Bereich dieser **drei Halswirbel**. Das, was ich erlebe, **bleibt mir im Hals stecken**. Ich neige dazu, bestimmte Ereignisse über lange Zeit immer wieder durchzukauen. Häufig treten auch Beschwerden und Schmerzen auf, die mein gesamtes verbales Kommunikationssystem berühren: Mund, Zunge, Stimmbänder, Kehle, **Mandeln** usw., und alle Körperbereiche, die zwischen der Höhe des Mundes und der Schultern liegen, können betroffen sein. Wenn **C4** besonders angegriffen ist, sehe ich mir an, welche Gefühle ich andauernd wiederkäue, besonders Wut und Schuldgefühle. Ich suche nach Gleichgewicht und Gerechtigkeit. Ich finde nur schwer Lösungen, häufig deswegen, weil ich zögere, meine abweichende Meinung auszudrücken. Ich hänge mich an meine Erinnerungen und an meine Vergangenheit. Anstatt meine Emotionen zu äußern, flüchte ich vor meinen tiefen Emotionen und vermeide so zu sehen, was in meinem Inneren passiert. Infolgedessen kann ich mich auch nicht entdecken und entfalten. Ich zerstöre und bestrafe mich und sabotiere mein Glück, das ich nicht zu verdienen glaube. **C5** wird reagieren, wenn ich mich gegen mein Umfeld wehre und mich gegen den Rat anderer Menschen stelle. Ich habe Angst, dass man mich mit Worten oder Handlungen beleidigt. Da ich mich anderen gegenüber unterlegen fühle, errichte ich eine Mauer um mich. Ich glaube, dass mir niemand zuhört oder mich versteht, und so verschließe ich mich in mir selbst. Kompromisse sind nicht möglich, denn ich vermeide es, Stellung zu beziehen. Ich schäme mich oft und in vielen Situationen schweige ich lieber, anstatt Verantwortung für das zu übernehmen, was ich ausdrücke. Rund um **C6** werde ich Schwierigkeiten haben, wenn ich die anderen nach meinen Bedürfnissen und Wünschen verändern will. Ich erwarte zu viel von anderen, anstatt mich selbst an die Hand zu nehmen. Ich bin verzweifelt, denn ich habe das Gefühl, dass nur die anderen mich „retten“ können. Tatsächlich aber kann nur ich selbst mein Leben wirklich bestimmen. Meine alten Träume sind nicht mehr zugänglich, was ich als ungerecht empfinde. Ich habe Lust, die Arme sinken zu lassen und aufzugeben, und ich bin deprimiert, weil ich Angst habe, der „Himmel könnte mir auf den Kopf fallen". Ich trage so sehr die Last der anderen, dass mein Opfer mich langsam sterben lässt. – Ich akzeptiere ↓♥, dass jede Erfahrung eine Gelegenheit bietet, zu wachsen, und dass sich aus allem etwas lernen lässt. Ich muss den Dingen ihren Lauf lassen, anstatt eigensinnig zu werden und dem Leben böse zu sein. Sonst wird mir der Kopf rauchen und ich werde mich von all den anfallenden Aufgaben überfordert fühlen und glauben, dass ich damit nie fertig werden kann. Ich muss mich entweder in Worten ausdrücken oder durch Schreiben, Musik, Malerei oder eine andere Ausdrucksmöglichkeit, die es mir erlaubt, wieder Kontakt zu meiner Kreativität und meiner inneren Schönheit aufzunehmen. Dann werden meine sämtlichen Sinne stimuliert, aktiviert – was auch meine Schilddrüse aktivieren und **C4, C5, C6** eine normale Funktion ermöglichen wird. Auf diese Weise können die Beschwerden in diesem Bereich wieder abklingen.

C7 = Der **siebte Halswirbel** wird stark durch meinen Moralsinn, meine religiösen Überzeugungen und meine Spiritualität beeinflusst. Wenn ich mit den Naturgesetzen in Einklang lebe, auf die Mitteilungen höre, die mir mein Körper und das Leben ganz allgemein macht, wird **C7** ausgezeichnet funktionieren. Wenn ich aber Wut empfinde, mich den Meinungen und Sichtweisen der Menschen in meinem Umfeld verschließe, mich gegen andere Ideologien als die meine ausspreche, ohne mir geistige Aufgeschlossenheit zu bewahren, wird **C7** stark reagieren und es können Entzündungen oder Bewegungseinschränkungen an meinen Händen, Ellenbogen und Armen auftreten. Auch die Funktion der Schilddrüse wird beeinträchtigt. Genauso werden sich Gewissensbisse wegen etwas, was gesagt, getan oder in Bezug auf einen Menschen gedacht wurde, auf **C7** auswirken. Wenn ich starken Emotionen ausgesetzt bin, enttäuscht bin, Angst vor Ablehnung habe, bestimmte Situationen als ungerecht empfinde, mich unter meinem Panzer verstecke, um weitere „Verletzungen" zu vermeiden, kann auch das sich auf **C7** auswirken. Dann ist es für mich einfach, die anderen für mein Unglück **anzuklagen**. Meinem Leben fehlt das Spiel, die Spontaneität. Mein Selbstvertrauen ist sehr schwach und so spiele ich den „perfekten" und klugen Schüler, um dem Zorn der Menschen in meinem Umfeld auszuweichen. Ich lasse die anderen für mich entscheiden. Ich fühle mich zu verletzlich und schamhaft, um meine Bedürfnisse mitzuteilen. Lieber isoliere ich mich, um mich vor dem Blick der anderen zu verstecken. Ich trage ein schweres Gewicht nicht ausgedrückter Emotionen und schneide mich von meinem Inneren ab. Meine intuitiven und emotionalen Seiten sind von meinem Verstand abgetrennt und werden vom Zweifel gesteuert. Da ich kein Vertrauen in meine eigenen Fähigkeiten, in meine Entscheidungsfähigkeit habe, muss ich mich an andere Personen anlehnen. Dann kann Depression auftreten und ich fühle mich ständig so, als ob ich zeitlich stecken geblieben wäre. – Ich akzeptiere ↓♥ zu lernen, zwischen dem zu unterscheiden, was gut und was nicht gut für mich ist. Ich muss den Standpunkt eines jeden Einzelnen respektieren, selbst wenn er von meinem eigenen abweicht. Indem ich den anderen die Arme öffne, werde ich am meisten lernen und am ehesten die Entscheidungen treffen können, durch die ich mich freier fühlen werde.

Die Beschwerden in diesem Bereich des Rückens sind also auf **verdrängte** Emotionen zurückzuführen, die wie ein Klotz an meinem Bein sind und die ich nicht erkennen will. Ich **erwarte** viel von den anderen, aber ich tue mich schwer, meine wahren Emotionen auszudrücken, sodass **Wut**, die **Angst nicht geliebt zu werden** oder ein **Mangel an gefühlsmäßiger Unterstützung** die Folge sind und ich das Gefühl habe, an alles denken und alles tun zu müssen. Mein Frustrationsniveau ist hoch und manchmal habe ich eher Lust, der Welt den **Rücken** zuzuwenden, als mich mit ihr zu konfrontieren. Ich empfinde viel inneren Widerstand in dem Glauben, mich auf der Gefühlsebene nicht gut genug unterstützen zu können, und ich bin überzeugt, dass, wenn mir mein Umfeld mehr Liebe und Unterstützung erweisen würde, alles viel besser ginge. Solche Erwartungen lassen sich bei mir als Mutter oder Vater finden, weil ich mich aufgeopfert habe, aber von der enormen Last, die auf meinen Schultern ruht, frustriert bin. Ich fühle mich für **das Glück der anderen verantwortlich** und habe **schwer** daran **zu tragen**. Ich kann sogar Angst haben, dass mein Überleben oder das eines meiner Nächsten in Gefahr ist. Mein Körper schickt mir dann wichtige Mitteilungen, die ich unbedingt beachten muss, um mein emotionales Gleichgewicht aufrechtzuerhalten. Ab sofort lerne ich, mich selbst mehr zu lieben, ich höre auf, ständig über mich zu urteilen und mich zu kritisieren! Ich entdecke alles, was ich versteckt und verdrängt hatte, meine Ambitionen, meine Wünsche, meine Lebensziele, und ich werde meine Fähigkeit, sie in die Tat umzusetzen, akzeptieren ↓♥. Meine Verwirrung wird sich auflösen und ich brauche keiner Situation oder keinem Menschen mehr **„den Rücken zuzudrehen"**, da ich die **Sicherheit** gewonnen habe, dass ich alles, was ich wünsche, auch in die Tat umsetzen kann. Ich akzeptiere ↓♥, alle diese Energien freizusetzen, die mich daran hindern, mich völlig zu entfalten. Es ist nicht erstaunlich, dass ich Mühe hatte, mich zu lieben, denn ich war nicht mehr ich selbst. Wieder ich selbst zu werden öffnet die Türen des Lebens und meines Herzens ganz weit. Ich höre auf zu kritisieren und lerne, mich frei auszudrücken, anstatt alles zu verdrängen. Ich akzeptiere ↓♥, dass ich vielleicht die Hilfe der anderen brauche, und lerne immer besser, um etwas zu bitten. Auf diese Weise respektiere ich viel besser den Menschen, der ich bin.

Rückenschmerzen – Brustwirbelsäule (zwölf Brustwirbel)

Die **Brustwirbelsäule** entspricht dem großen Körperbereich des Brustkorbs zwischen dem Herzen und den Lendenwirbeln. Es ist ein Bereich der **Schuldgefühle auf emotionaler und affektiver Ebene**. Die zwölf **Brustwirbel** stehen im Wesentlichen mit diesem Bereich im Zusammenhang:

D1 = Der **erste Brustwirbel D1** kann heftig reagieren, wenn ich mich entweder in meiner Arbeit oder im Sport oder allen anderen Situationen verausgabe, in denen ich meine geistigen, körperlichen oder emotionalen Kräfte voll einsetze. Dieser Wirbel weiß auch jede andere Art von Übertreibung, wie beispielsweise Alkohol oder Drogen, nicht zu schätzen. In solchen Augenblicken ist er höchst empfindlich. Ich habe Angst und daher muss ich Mittel zum Selbstschutz einsetzen, um mich gegen mein Umfeld und vor Verletzungen zu schützen. Dies kann sich vor allem in meiner Gestik oder meinen Worten ausdrücken: Beispielsweise neige ich dazu, andere mit meiner Kälte oder durch verletzende Bemerkungen auf Distanz zu halten. Durch meinen Rückzug vermeide ich, dass man „bis zu mir vordringt", dass man zu viel Macht oder Autorität über mich ausübt. Dies kann sich sogar in einer erheblichen Gewichtszunahme äußern, die dann mein natürlicher und körperlicher Schutzwall wird, da ich unbewusst „mehr Platz einnehmen" und den anderen weniger Platz überlassen will. Auf diese Weise lässt sich auch eine bestehende Schüchternheit vertuschen, mit der ich nicht gut fertig werde. Und wenn ich fürchte, die **Liebe** der anderen zu verlieren, ist sie noch ausgeprägter. Ich neige zu Unversöhnlichkeit und Unordnung bringt mich auf die Palme. Mein Rückzug und meine Angst vor dem Leben beeinträchtigen den Zustand von **D1**. Ich schneide mich von meinen Emotionen ab. Die Angst, die Liebe von jemandem zu verlieren, der Todesfall eines lieben Menschen lähmt mich. Ich wage es nicht, Dinge zu erledigen und meinen Platz einzunehmen. Ich muss aufmerksam sein und vermeiden, mich in mich selbst zurückzuziehen und ständig trüben Gedanken nachzuhängen, mit einer Fixierung auf dieselben Ideen und Frustrationen. Ein schlechter Zustand von **D1** kann zu Beschwerden in jedem beliebigen Körperteil zwischen meinen Ellenbogen und meinen Fingern sowie zu Atembeschwerden (Husten, Asthma, usw.) führen. – Ich akzeptiere ↓♥, mich für die **Liebe** zu öffnen, in Aufnahmebereitschaft und Respekt für meine eigene Person.

D2 = Der **zweite Brustwirbel D2** reagiert leicht, wenn die Empfindsamkeit betroffen ist. Wenn ich meine Emotionen ansammle und unterdrücke, wird mir **D2** eine Mitteilung machen, indem ich **Rückenschmerzen** bekomme. Wenn ich den Eindruck habe, dass ich nicht den mir gebührenden Platz im Leben und in der Gesellschaft habe, dass das Leben ungerecht ist und ich mich als Opfer fühle, wird **D2** betroffen sein. Ich kann besonders besorgt sein über alles, was meine Familie angeht, und erlebe jeden Konflikt, jeden Mangel an Harmonie auf sehr intensive Weise. Ich fühle mich unterdrückt, sowohl auf psychischer Ebene (emotional) wie auf physischer Ebene erstickt. Welchen Platz nehme ich in der Familie ein, vor allem gegenüber meinem Vater? Hat mir bei ihm sehr viel gefehlt? Habe ich eine zu große Verantwortung für die Sicherheit und das gute Funktionieren der Familie übernommen? Vielleicht habe ich alten Groll angesammelt oder käue ständig vergangene Erfahrungen, Erinnerungen wieder, um mich auf die Vergangenheit zu fixieren, anstatt der Zukunft voller Vertrauen entgegenzusehen und die Gegenwart intensiv zu erleben. Vielleicht habe ich Angst vor einer neuen Situation, weil sie mir Unbekanntes bringt. Werde ich vielleicht zu viel Verantwortung übernehmen müssen? Werde ich Unterstützung erhalten, oder muss ich ganz alleine zurechtkommen? Wie werden die Menschen um mich herum reagieren? Wenn ich an mir und meinen Fähigkeiten zweifle, reagiere ich möglicherweise, indem ich das Bild eines wenig umgänglichen Menschen nach außen kehre und sehr autoritär werde. Auf diese Weise bekomme ich den **Eindruck**, alles unter Kontrolle zu haben, obwohl ich sehr genau weiß, dass ich vor Angst zittere und möglicherweise sogar unter Beklemmung leide. Es ist auch möglich, dass ich gegenüber einem Menschen oder einem Ereignis reizbar werde und mit Launenhaftigkeit reagiere. Ich misstraue den anderen und ziehe es vor, dass sie weit von mir entfernt bleiben. So werden sie mich nicht verletzen! Ein **D2** in schlechtem Zustand geht oft mit Beschwerden und Schmerzen im Herz und den dazugehörigen Organen sowie in den Lungen einher. Das zeigt einen Verschluss des Herzens♥ gegenüber einer Person oder einer Situation, denn ich habe keine Lust mehr zu leiden. – Ich akzeptiere ↓♥, dass ich lerne, um etwas zu bitten und meiner Fähigkeit, mit neuen Herausforderungen fertig zu werden, zu vertrauen. Ich lasse meine Vergangenheit sein und wende mich der Zukunft zu, weil ich weiß, dass ich jetzt in der Lage bin, meinen Platz in Harmonie mit meinem Umfeld einzunehmen. Ich kann auch den Abschnitt über das Herz lesen, um andere Hinweise zu erhalten.

D3 = Der **dritte Brustwirbel D3** steht hauptsächlich im Zusammenhang mit den Lungen und dem Brustraum. Ich kann die Abschnitte zu diesen beiden Themen lesen, um die Ursachen für Beschwerden in diesem Bereich zu finden sowie Hinweise darauf, warum mir **D3** eine Mitteilung machen will. Darüber hinaus wird alles das zu einer Reaktion an **D3** führen, was ich mit meinen Sinnesorganen wahrnehme und was mir nicht gefällt. Da ich meinem Umfeld gegenüber sehr empfindlich bin, habe ich mir ein System aufgebaut, in dem ich genau weiß, was gut, was schlecht, was akzeptabel und was nicht akzeptabel ist. Ich habe möglicherweise eine starre Denk- und Sichtweise. Ich neige dazu, jeden Menschen – vor allem meine Mutter, die mir gefehlt hat – und jede Situation, die nicht in meine Kategorie des „Schicklichen" fällt, zu verurteilen. Ich reagiere wahrscheinlich stark auf das, was ich als Ungerechtigkeit betrachte. Ich kann dabei sogar jähzornig oder sogar gewalttätig werden, derart geht mir das, was ich sehe, wahrnehme oder höre gegen den Strich. Es kann auch sein, dass ich in meiner Vorstellung ein Szenario erfinde, das die Wirklichkeit verzerrt, und zwar oft, weil ich Angst habe, der Wirklichkeit ins Auge zu sehen, und weil mich meine unmittelbare Wirklichkeit deprimiert. Ich kann übermäßige und irrationale Ängste entwickeln. Ich habe weniger Lebenslust und fühle mich nicht mehr in Sicherheit. Traurigkeit überkommt mich, ich will nicht mehr kämpfen. Nach und nach werde ich immer deprimierter und ich möchte mich von dieser Welt, die mir nur Kummer, Frustration, Ängstlichkeit bringt, abschotten. Die Traurigkeit erstickt mich und ich ziehe mich in mich selbst zurück. Ich unterdrücke meine Gefühle und weigere mich, mich mit ihnen zu konfrontieren. Ich muss lernen, das Leben aus einem neuen Blickwinkel zu betrachten. Ich muss akzeptieren ↓♥, dass ich möglicherweise nicht in einer perfekten Welt lebe, dass aber jede Situation perfekt ist, weil sie mir erlaubt, etwas daraus zu lernen.

D4 = Der **vierte Brustwirbel D4** steht im Zusammenhang mit oft unbefriedigten Wünschen. Manchmal sind meine Erwartungen übertrieben oder sogar unrealistisch und ich werde reizbar, jähzornig, weil meine Wünsche nicht in Erfüllung gehen. Ich ärgere mich über das Leben und mein Umfeld. In meinem tiefsten Inneren fühle ich eine so große, oft affektive Leere, dass ich zu Depression neige, und die einzige Art darauf zu reagieren und etwas „Reiz“ in mein Leben zu bringen, die ich kenne, ist, auf natürliche oder künstliche Weise einen Erregungszustand zu schaffen. Ich kann Sportarten praktizieren, die starke Emotionen auslösen (Fallschirmspringen, Bergsteigen, usw.), oder Drogen nehmen, um mich in Ekstase oder einen vorübergehenden Zustand des Wohlbefindens zu versetzen. Auf diese Weise flüchte ich mich in eine imaginäre Welt, von allem abgeschirmt. Allerdings bin ich nicht vor meinen Emotionen sicher, die ich verdrängt habe und vor denen ich flüchten wollte. Dem Anschein nach bin ich vielleicht sehr frei, aber in Wirklichkeit bin ich in meiner Wut, meinem Kummer, meinen Frustrationen und meiner Angst gefangen, durch die Liebe der anderen erdrückt zu werden, da ich nie fähig war, sie zu erkennen und anzuerkennen. Daher neige ich dazu, die anderen abzuweisen. Ich opponiere gegen sie, bleibe auf Distanz und ich nähre diesen trennenden Abgrund mit meiner schlechten Laune, meiner depressiven Haltung. Ich habe so sehr Sehnsucht danach, von anderen geliebt zu werden, aber trotzdem neige ich dazu, andere zurückzuweisen und sie zu verurteilen, ja sogar zu verraten. Allerdings begehe ich den *größten* Verrat an mir selbst und dies bringt mich von meiner Aufgabe in dieser Welt weit weg. Es ist wichtig, dass ich meine Emotionen erkenne und akzeptiere ↓♥, um sie verarbeiten zu können und mir zu gestatten, mein Leben wirklich auszukosten. Wenn **D4** betroffen ist, kann es auch zu Problemen mit der Gallenblase kommen.

D5 = Der **fünfte Brustwirbel D5** ist betroffen, wenn ich mich in einer Situation befinde, in der ich glaube, die Kontrolle zu verlieren und keine Macht zu haben. Daher fühle ich mich destabilisiert und die Wut nagt an mir. Ich fühle mich aus dem Gleichgewicht geraten und befinde mich möglicherweise sogar in einem Panikzustand. Dies betrifft vor allem die Gefühlsebene in Bezug auf meinen Lebenspartner, meine Familie, einen engen Freund, usw. Manchmal versteckt sich diese Kontrolle hinter dem Anschein, „jemandem helfen zu wollen“, „ihn zu führen“, „ihm in seinen Schwierigkeiten beistehen zu wollen“, aber in meinem tiefsten Inneren übe ich eine Kontrolle über diesen Menschen aus, da ich mich, selbst unbewusst, in der Rolle des „Stärkeren“ befinde. Laufen die Dinge nicht so, wie ich es wünsche, bin ich möglicherweise frustriert, kritisiere, werde ungeduldig und sogar jähzornig, und **D5** wird heftig reagieren. Ich will mir das Bild eines unumgänglichen Menschen zulegen, der einen „breiten Rücken“ hat und „viel einstecken“ kann. Aber in Wirklichkeit weiß ich, dass ich mir zu viel zumute, wodurch ich unsicher, ängstlich, aufgebracht gegen mein Umfeld werde, das ich für mein mangelndes Wohlbefinden verantwortlich mache. Ich fühle ich nicht als Teil meiner Familie und habe Schuldgefühle, weil ich ihnen mehr helfen könnte, mir das aber nicht gelingt. Ich habe große Ambitionen, was manchmal dazu führt, dass ich mich von meinen innersten Werten entferne und im Widerspruch zu ihnen handele. Dann stürze ich mich in künstliche Beziehungen mit den anderen, erlebe eine Enttäuschung nach der anderen, da nicht genug einfache, wahre **Liebe** vorhanden ist. Ich häufe negative Gefühle an und sehe nur mit Schwierigkeiten die positive Seite einer Situation, da ich das „Negative" wälze. Ich lebe zu sehr im Rationalen, in meinen Gedanken und Strukturen. Ich fresse mich in meine Arbeit und werde unzufrieden mit meinem Leben. Ein schlechter Zustand von **D5** geht oft mit Leberbeschwerden und Durchblutungsstörungen einher. – Ich akzeptiere ↓♥, auf mein Inneres zu hören, wieder Kontakt mit meinem wahren Wesen, meinen wahren Werten herstellen, damit wieder Ruhe in meinem Leben einkehrt, ich die Ereignisse klar sehe, mich entfalte und wahre **Liebe** leben kann.

D6 = Der **sechste Brustwirbel D6** reagiert, wenn ich an mir herumkritisiere und hart über mich urteile. Vielleicht wurde ich in einem sehr strengen Umfeld erzogen, wo Werte und Verhaltensmaßregeln auf das Genaueste eingehalten werden mussten. Da ich in diesem autoritären, wenig freizügigen Klima aufgewachsen bin, kann es jetzt passieren, dass ich Gewissensbisse bekomme, weil ich mir Freude machen möchte, mir Zeit für mich nehmen möchte, dies aber für „nicht korrekt" oder „unverdient" halte. Ich mache mir unnötig Sorgen, weil ich nicht aufhöre, jede einzelne meiner Gesten, jedes einzelne meiner Worte, jeden Gedanken zu analysieren, um sicher zu gehen, dass ich mich „korrekt" verhalte. Ich bin von meinem Körper abgeschnitten und lebe in meinem Kopf. Innerlich nagen Schuldgefühle an mir. Die Angst ist ständig präsent und ich schotte mich von der Welt ab, um mich selbst zu bestrafen. Ich tue mich schwer, mich so zu akzeptieren, wie ich bin. Ich fühle mich als Opfer des Lebens, machtlos den Ereignissen ausgeliefert. Diese verurteile ich streng, da ich nicht akzeptieren will, dass sie da sind, damit ich daran wachsen kann. Ich will sie eher als Bestrafung, als Ungerechtigkeit betrachten. Ich lehne das Leben und neue Erfahrungen ab. Deshalb empfinde ich Frustration und Unverständnis, Groll, und ich bin neidisch und eifersüchtig auf die anderen. Daher geht ein **D6** in schlechtem Zustand auch oft mit Beschwerden des Magens und der Gallenblase einher, denn ich bin mit zahllosen Scherereien konfrontiert und flüchte vor der Verantwortung. – Ich akzeptiere ↓♥, nachgiebiger und freizügiger mit mir selbst zu sein, und ich lerne, in jedem Ereignis etwas Positives zu sehen, denn ich weiß, dass jede Erfahrung dazu führt, mich selbst besser kennenzulernen und noch besser zu werden.

D7 = Der **siebte Brustwirbel D7** ist ein wahrer Zwangsarbeiter. Wenn ich in meinem Leben in dem, was ich mache, bis an meine äußersten Grenzen gehe, ohne auf meinen Körper zu hören, wenn dieser sich ausruhen und entspannen müsste, stößt **D7** einen Alarmschrei aus. Vielleicht will ich auf diese Weise vor jemandem oder etwas fliehen, meinen finanziellen, affektiven, usw. Problemen entkommen. Wenn ich innehalte, laufe ich Gefahr, dass mich Entmutigung und Unzufriedenheit mit meinem Leben einholen, was ich unbedingt vermeiden will. Ich sammele viel Wut und Aggressivität an. In mir grollt alles, weil „mir das Leben nichts Gutes zu bieten hat“. Ich werde starrsinnig, dickköpfig und bleibe in bestimmten Ideen „stecken“, von denen ich besessen bin. Ich weigere mich, meine Ziele, meine Spontaneität und meine Kreativität zu zeigen, weil ich nicht weiß, wie ich das machen soll. Da ich den anderen erlaube, mir zu sagen, wie ich leben soll, bin ich ängstlich, verletzlich, nicht Herr meines Lebens. Die Zwistigkeiten in meiner Familie, für die ich mich verantwortlich fühle, laugen mich aus. Ich muss lernen, dass zu schätzen, was ich habe und bin, und all den Reichtum in meinem Leben sehen. Ich habe das Recht, mir Zeit zu nehmen, Emotionen auszuleben, anstatt sie in meinem Inneren brodeln zu lassen. Ich gebe mir das Recht, meinen Kummer, meine Enttäuschung, meine Ängste zu empfinden, denn so kann ich sie akzeptieren ↓♥ und sie in etwas Positives umwandeln. Ich kann innerlich nach und nach Hausputz halten und **D7** erlauben, normal zu funktionieren. So können die Beschwerden, die bei einem **D7** in schlechtem Zustand oft an Bauchspeicheldrüse und Dünndarm auftreten, wieder abklingen.

D8 und **D9** = Der **achte und neunte Brustwirbel D8** und **D9**, die auf Höhe des Zwerchfells liegen und in enger Verbindung zueinander stehen, ähneln sich in jeder Hinsicht. Deshalb werden sie gemeinsam behandelt. Sie sind vor allem dann betroffen, wenn ich infolge von Angst, die Kontrolle über eine Situation oder einen Menschen zu verlieren, Unsicherheit empfinde. Ich bin herrschsüchtig: Ich fühle mich meiner selbst sicherer, wenn ich alle Aspekte meines Lebens fest im Griff habe, jede Situation perfekt organisiere, so dass ich genau weiß, was mich erwartet. Die Unsicherheit führt dazu, dass ich alles für mich behalten möchte. Ich verstecke mich in meiner Glaskugel, wo ich mir keinerlei Fragen stellen noch irgendwelche Anstrengungen unternehmen müsste, um in meinem Leben irgendetwas zu verändern. Ich lebe alle Emotionen nach innen hinein. Gerät aber dieses angebliche Gleichgewicht ins Wanken, werden **D8** und **D9** aufgeschreckt und reagieren heftig, indem sie sich vor Angst zusammenkrümmen. Im Rückzug fühle ich mich sicherer. Ich dränge meine Emotionen zurück und unterdrücke meine inneren Kräfte. **D8** zeigt mir noch genauer, dass mich die Angst vor dem Versagen verfolgt und dass es eine familiäre Situation gibt, die geregelt werden sollte. **D9** ist mit meiner selbst auferlegten **Opfer**rolle verbunden. Verzweiflung macht sich breit und ich verliere die Lebenslust, denn ich weiß nicht, welche Richtung ich einschlagen soll, und habe Angst, mich zu täuschen. Teilweise zögere ich, entschlossen voranzugehen, weil ich noch an der Vergangenheit festhalte. Ich habe Angst vor dem Verlassenwerden und vor Zurückweisung. Es fällt mir schwer, das Licht am Ende des Tunnels zu sehen, und so bleibe ich lieber „an Ort und Stelle“. Ich empfinde dem Leben gegenüber vielleicht Verachtung und steuere auf einen Abgrund zu, den ich nur dann bezwingen kann, wenn ich Vertrauen in das Leben habe und die Kontrolle, die ich ausübe, loslasse. Denn wirkliche Kontrolle über mein Leben gewinne ich durch Loslassen. Ein **D8** in schlechtem

Zustand kann mit Beschwerden betreffend das Zwerchfell und die Milz (einschließlich Bluterkrankungen) einhergehen, während bei einem **D9** in schlechtem Zustand Allergien oder Funktionsstörungen der Nebennieren oder Hautausschlag auftreten. – Ich akzeptiere ↓♥, meiner sanften und tiefen Seite zum Ausdruck zu verhelfen. Ich gestatte es meinem kindlichen Anteil, zusammen mit mir als Erwachsenem zu leben, der ab sofort für das Kind in mir Sorge trägt.

D10 = Der **zehnte Brustwirbel D10** in schlechtem Zustand weist häufig auf eine tiefe Unsicherheit hin, die mich ratlos und hilflos macht. Mein Vertrauen ist so schlecht wie nie und ich brauche ein „kleines Stärkungsmittel", um Mut zu finden und meine Sorgen zu vergessen. Oft handelt es sich dabei um den Genuss von größeren Mengen an Alkohol oder Drogen als normalerweise, wodurch ich diesen kleinen „Anstoß" bekomme, den ich brauche. Wenn ich mich aber wieder in meinem Normalzustand befinde, sind die Probleme immer noch da und alles verdunkelt sich, weil ich nur die negative Seite der Dinge sehe. Ich biete dem Nichts die Stirn. Ich sehe für alles schwarz, lehne das Leben ab, versinke in Selbstmitleid. Die kleinste Kleinigkeit wirft mich um und ich gerate in Wut, ohne diese aber zeigen zu können, so dass ich überempfindlich werde und bei jeder Gelegenheit aufbrause. Ich stehe vor dem Nichts und weiß nicht, in welche Richtung ich gehen oder welche gute Wahl ich treffen soll. Ich fühle mich als Opfer der Umstände und so bin ich daran gehindert, mein Leben in meine Hand zu nehmen. Ich stecke im Schlamm meiner Emotionen, was meine Kommunikation mit anderen erschwert. Es fehlt mir ein Platz im Leben, ich kann mich nicht positionieren. Ein **D10** in schlechtem Zustand geht oft mit Beschwerden an den Nieren einher, die als Sitz der Angst bekannt sind. – Ich akzeptiere ↓♥, Vertrauen in mich zu haben und die Schönheit um mich herum und in mir zu sehen. Ich bringe den Mut auf, um Hilfe zu bitten. Ich übernehme voll und ganz die Verantwortung und bestimme selbst über mein Leben.

D11 = Der **elfte Brustwirbel D11** weist normalerweise dann Anomalien auf, wenn mein Nervensystem nicht richtig funktioniert. Meine in jeder Hinsicht große Empfindlichkeit führt dazu, dass sich **D11** verformt, weil ich nämlich auch die Wirklichkeit verforme, damit ich weniger leide. Ich ändere sie so, wie es mir gefällt, damit sie meinen Wünschen entspricht. Ich sehe mich als hässliche Person, wenig attraktiv, voller Fehler. Dieses Bild von mir ist sehr negativ und kann so beschaffen sein, dass ich nur schwer dauerhafte Beziehungen mit meiner Umwelt aufbaue, denn die Angst vor Ablehnung ist sehr groß. Ich „schotte" mich freiwillig von meinem Umfeld ab, denn ich habe den Eindruck, dass man in meinen Bereich eingreift, und ich weiß nicht mehr, was mir gehört und was nicht. Das kann aber nur eine begrenzte Zeit so gehen und früher oder später muss ich der Wirklichkeit ins Auge sehen. Zu diesem Zeitpunkt wird sich eine innere Anspannung gebildet haben, mit der ich nur schwer fertig werde. Sie kann so unerträglich werden, dass ich möglicherweise sogar Selbstmordgedanken habe, weil ich Unverständnis und Angst vor der Zukunft empfinde und mich **unfähig**

fühle, in meinem Leben etwas zu verändern. Ich betrachte mich als Opfer, bin in meinen Gefühlen verletzt. Ich werde dem perfekten Idealbild, das ich anderen vermitteln will, nicht gerecht. Ich wälze negative Gedanken umher und mache wenig Anstrengungen, um mich aus dieser Situation zu befreien. Ich muss lernen, mich in Bewegung zu setzen und tatkräftig zu handeln, anstatt in einer Art Ohnmacht zu erstarren und in Passivität zu versinken. Probleme mit **D11** gehen oft mit Beschwerden an den Nieren sowie mit Hauterkrankungen einher (Ekzem, Akne, usw.). – Ich akzeptiere ↓♥, dass sich die Dinge in meinem Leben ändern lassen, dass ich aber bereit sein muss, dafür auch die nötigen Anstrengungen zu unternehmen und um Hilfe zu bitten. Ich nehme wieder Kontakt mit meinen inneren Energien auf und lasse meine kreativen Energien frei fließen.

D12 = Der **zwölfte Brustwirbel D12** ist vor allem dann betroffen, wenn ich völlig abgekapselt und in mich selbst zurückgezogen lebe. Ich neige dazu, zu urteilen, zu kritisieren, voreilige Rückschlüsse zu ziehen, ohne irgendetwas überprüft zu haben, nur auf Grund meiner Beobachtungen, aus denen ich falsche Eindrücke bekommen und diese dann auf meine Weise auslegen kann. Dadurch empfinde ich starke Wut, die mich innerlich aushöhlt. Mein Geist ist sehr aktiv, ich bin überempfindlich. Ich baue mir Luftschlösser, erfinde alle möglichen Szenarien. Da ich meinem Umfeld gegenüber kompromisslos bin, fühle ich mich sehr unsicher und ich bin perfektionistisch. Es kann sein, dass ich morbide Gedanken nähre, weil ich unfähig bin, etwas von dem aufzunehmen, was ich sehe, fühle oder wahrnehme, und auf das, was die anderen haben, neidisch bin. Ich ersticke an dieser Aggressivität, diesem Kummer, diesem Gefühl des Verlassenseins. Ich trage eine Maske, um mich gegen andere Enttäuschungen und Desillusionierungen zu schützen, besonders in meinen engen Beziehungen. Eine Beeinträchtigung von **D12** geht häufig mit Darmbeschwerden, Gelenkschmerzen, ungenügender Lymphdrainage und gelegentlich auch mit Erkrankungen der Eileiter einher. Ich lerne, mich mitzuteilen, mit den betroffenen Menschen zu reden, um die Zweifel und die Unsicherheit, die ich empfinde, auszumerzen. Auf diese Weise erziele ich mehr Klarheit in meinem Leben und innere Ruhe.

Beschwerden an der **Brustwirbelsäule** sind ein deutliches Zeichen für eine schwierige Beziehung zum Leben und zu meinen Lebenslagen. Ich muss oft Entscheidungen treffen, aber ich zweifle ständig an diesen und an der Tatsache, dass ich sie **annehmen** muss. Dieser Bereich des **Rückens** entspricht auch der Bewegung zur Freisetzung von Lebensenergie, die durch mich hindurchfließt. Dies bedeutet, dass in einer Phase der inneren Reifung (wenn ich an Erfahrung dazugewinne) mehrere göttliche Eigenschaften wie Vertrauen, Liebe, Gleichmütigkeit (das heißt Willensfreiheit, vor allem auf der Gefühlsebene) auf die Probe gestellt werden. Meine **Rückenschmerzen**, einschließlich **Rundrücken**, können mehrere Bedeutungen haben: Schuldgefühle in Situationen, in denen mich **keine Schuld** trifft, **Bitterkeit** oder **schwaches Selbstvertrauen** in Verbindung mit einem Leben, dessen Last ich als sehr groß empfinde. Ich glaube, die Stütze sein und die schon existierende Struktur leiten zu müssen. Ich habe das Gefühl, mir säße ständig jemand im Nacken und ich müsse alles allein machen. **Rückenschmerzen** weisen auf ein Gefühl großer **Machtlosigkeit** in einer schwierigen Situation hin, in der ich Hilfe bräuchte. Da ich nicht weiß, wie ich mich in bestimmten Situationen positionieren soll, in denen ich mich entscheiden muss, werde ich oft Bitterkeit spüren, denn ich stelle sehr oft die Bedürfnisse der anderen über meine eigenen. Ich bin empfindlich und daher verschließe ich mich. Es kann zu Verzweiflung kommen, weil **ich mich auf der Gefühlsebene nicht genug unterstützt fühle** und auch unter Unsicherheit leide. Ich neige dazu, meine Emotionen zu unterdrücken, und lebe stark in der Vergangenheit, der ich verhaftet bleibe. Ich fühle mich labil und ängstlich. Ich habe **Gewissensbisse**. Das Ziel, das ich erreichen muss, besteht in einem aktiveren Ausdruck der göttlichen Energie. – Ich akzeptiere ↓♥, in allem deutlich zu sein, mir selbst und den anderen gegenüber. Ich darf keine Gefühle aus einer holprigen Vergangenheit mit mir herumschleppen, sondern muss **hier und jetzt** Platz für Ruhe und Gelassenheit schaffen. Ich brauche Hilfe und Ermutigung, muss Kontakt mit meinem Inneren aufnehmen, das ständig über mich wacht. Mein Körper gibt mir wichtige Signale. Es ist keine Schande, um Hilfe zu bitten. Es ist ganz im Gegenteil ein Zeichen von Intelligenz, den sie erlaubt mir, tatkräftig weiterzumachen. Ich sehe die Bedeutung meiner eigenen Identität und gehe mit meinem Ego und meinen Ängsten vorsichtig um. Durch Meditation und Kontemplation lerne ich, mich mit meinem inneren Wesen auszutauschen. Dort werde ich zahlreiche Lösungen und Antworten finden. In Kontakt zu meinem inneren Wesen zu stehe, heißt besser mit den unterschiedlichen Lebenslagen fertig zu werden.

Rückenschmerzen – Lendenwirbelsäule (fünf Lendenwirbel – fünf Kreuzbeinwirbel – fünf Steißbeinwirbel)

Dieser Teil des Rückens wird oft mit den Nieren verwechselt. Er liegt zwischen Taille und Steißbein und gehört mit zum **Stütz**apparat. Er symbolisiert meine Sicherheit, mein Selbstbewusstsein und mein Vertrauen ins Leben. Schmerzen in diesem Bereich bedeuten **materielle** (Arbeit, Geld, Besitz) und **gefühlsmäßige Unsicherheit**. Bemerkungen wie „Ich habe Angst, mir wird … **fehlen**!“, „Das werde ich nie schaffen!“ geben gut meinen Gemütszustand wieder. Ich habe so große materielle **Sorgen**, dass ich traurig bin, weil ich mich leer fühle und darunter leide. Es fehlt der Zusammenhang zwischen meinen Bedürfnissen und meinen Handlungen. Vielleicht messe ich sogar meinen persönlichen Wert an meinem materiellen Besitz. **Schmerzen** auf dieser Ebene treten oft als Folge des Verlustes eines Arbeitsplatzes, eines Rückzugs, nach dem Abschied eines Kindes, einer Trennung usw. auf. Ich bin zwischen zwei Fronten hin und her gerissen, weil ich sowohl „Qualität“ als auch „Quantität“ haben will, und zwar sowohl in Bezug auf meine zwischenmenschlichen Beziehungen als auch auf meinen

Besitz. Ich neige dazu, mir zu viel auf meine Schultern zu laden und meine Energien zu verzetteln. Ich versuche alles zu tun, um geliebt zu werden, und halte mich damit auf, was die anderen wohl über mich denken. Ich fühle mich als die Stütze und kann mich nur auf mich selbst verlassen. Ich kann diese Rolle auch annehmen, um mir Wichtigkeit zu verleihen. Vielleicht bin ich auch im Hinblick auf einen oder mehrere andere Menschen besorgt und neige dazu, mir „die Probleme der anderen zu eigen zu machen" und diese retten zu wollen. In diesem Augenblick drohen die **Rückenschmerzen** aufzutreten. Meine **Machtlosigkeit** gegenüber bestimmten Situationen in meinem Leben macht mich bitter. Unterkriegen lassen will ich mich nicht, habe aber Angst. Dieses Gefühl der **Machtlosigkeit**, das sogar bis zur Auflehnung führen kann, kann eine „Lumbago" oder einen „Hexenschuss" auslösen. Ich fühle mich in meinen grundlegenden und affektiven Bedürfnissen nicht unterstützt und ich fühle mich nicht in der Lage, die materielle Dimension meines Lebens anzunehmen. Meine Beziehungen zu Dingen und Personen sind konfliktreich. Es fällt mir schwer, mich mit Veränderungen und Neuem abzufinden, weil ich mich in meiner Routine und meinen alten Gewohnheiten in Sicherheit fühlen möchte. Das heißt oft, dass ich unflexibel und starr bin und auf *meine* Weise unterstützt werden möchte. Ich kann nicht vollständig glücklich sein: Es gibt immer einen „Schatten am Tisch", ein verstecktes Problem. Wenn ich akzeptiere ↓♥, dass mir die anderen auf ihre Art helfen können, werde ich feststellen, dass ich die ganze Unterstützung bekomme, die ich brauche. Auf diese Weise werde ich selbstständiger und verantwortungsbewusster. Ich lasse die Lasten, die den anderen gehören, los. Ich muss wieder meinen Wert anerkennen, um mich zu entfalten, anstatt die Erwartungen der anderen zu erfüllen. Ich muss aufhören, mich zu Dingen zu zwingen, um ein schönes Bild von mir zu vermitteln, denn so will ich die anderen manipulieren und handele nicht mit meinem Herzen♥. Wenn ich an einer **eingeklemmten Bandscheibe** leide, übe ich wahrscheinlich zu viel Druck auf mich aus, um Dinge zu tun und mich dadurch beliebt zu machen. Da in diesem Fall eine Ruhephase erforderlich wird, nutze ich diese, um mir anzusehen, was in meinem Leben geschieht und meine Prioritäten neu festzulegen. Da ich mich nicht unterstützt fühle, werde ich den anderen gegenüber unflexibel. Mache ich die anderen für meine Schwierigkeiten verantwortlich? Habe ich mir die Zeit genommen, meine Bedürfnisse zu äußern? Ich akzeptiere ↓♥, dass meine einzige Unterstützung von mir selbst kommt. Ich nehme wieder Kontakt zu meinem Inneren auf, stelle auf diese Weise wieder ein Gleichgewicht zwischen meinen unterschiedlichen Bedürfnissen her und vereinige alle Kräfte des Universums, die ich in mir habe. Diese Kräfte verschaffen mir Vertrauen in mich selbst und in das Leben, weil ich weiß, dass sie mir alles geben, was ich brauche: körperlich, emotional und spirituell. Ich werde zu jeder Zeit unterstützt! In diesem Bereich sind die **5 Lendenwirbel** betroffen:

L1 = Der **erste Lendenwirbel L1** ist betroffen, wenn ich ein Gefühl der Machtlosigkeit gegenüber einer Sache oder einem Menschen empfinde, die ich nicht mag, ohne mich in der Lage zu fühlen, daran etwas zu ändern, und sie daher ertragen muss. Ich werde passiv, leblos. Ich verbrauche häufig viel Energie für Nebensächlichkeiten, die ich aber so aufbausche, dass sie katastrophale Ausmaße annehmen und mich vielleicht sogar in Verzweiflung stürzen. Vielleicht empfinde ich grundlos Unsicherheit in Bezug auf bestimmte Lebenslagen. Ich erwarte, dass jemand mir eins auswischen will. Ich möchte alles kontrollieren, was aber menschlich gar nicht möglich ist. Ich berücksichtige die anderen so sehr, dass ich meine Bedürfnisse und meine Freiheit missachte. Vielleicht lebe ich auch in einem inneren Konflikt durch das, was ich machen möchte, mir aber selbst nicht erlaube. Ich habe Sehnsucht danach, den anderen nahe zu sein, aber gleichzeitig sehne ich mich nach Augenblicken der Einsamkeit. Dies führt zu Frustration, Aggressivität und Wut. Wenn ich mich von diesen Gefühlen nicht frei mache, verhärten sie mein Herz und machen mich bitter. Ein **L1** in schlechtem Zustand kann zu Beschwerden im Zusammenhang mit Verdauung (Darm) und Ausscheidung (Verstopfung, Dysenterie, usw.) führen. Ich akzeptiere ↓♥, dass ich die Kraft besitze, den Lauf meines Lebens zu ändern – und nur den meines eigenen Lebens! Ich lege meine Prioritäten neu fest, um meine Energien gut zu kanalisieren.

L2 = Der **zweite Lendenwirbel L2** hängt in seinem Zustand stark von meiner Flexibilität mir selbst und anderen gegenüber ab. Weitere wichtige Faktoren, die **L2** beeinträchtigen können, sind Einsamkeit und Bitterkeit, die oft durch eine ausgeprägte Schüchternheit verursacht werden. Ich bin Gefangener meiner Emotionen: Da ich nicht weiß, wie ich sie ausleben und ausdrücken soll, und diese manchmal sehr lebhaft und heftig sind, setze ich mir Masken auf, um mich zu schützen und das, was in mir ist, vor den Blicken anderer zu verstecken. Mein Unwohlsein kann so stark werden, dass ich es mit Alkohol, Drogen, Arbeit, usw. betäuben will, bis **L2** einen Hilfeschrei ausstößt. Ich will nicht mehr, dass man mich demütigt und erniedrigt. Ich neige dazu, alles schwarz zu sehen und in einem depressiven Zustand zu leben, der mir sogar ein wenig gefällt, weil ich dann in der Rolle des Opfers und nicht zum Handeln und dazu, irgendetwas in meinem Leben zu ändern, verpflichtet bin. Vielleicht gebe ich meinen Eltern oder bestimmten Ereignissen in meiner Kindheit die Schuld für meine derzeitigen Missgeschicke. Ich glaube, dass mein Überleben von der **Liebe** der anderen abhängt. Wie bei **L1,** wird sich ein Gefühl der Machtlosigkeit und viel Traurigkeit auf **L2** auswirken. Ich empfinde Bitterkeit, denn eigentlich sollte ich an den Vergnügungen, die das Leben bietet, teilnehmen, was ich mir aber auf Grund meiner „Verpflichtungen" oder aus Pflichtbewusstsein, um ein gutes Beispiel zu geben, nicht erlaube. Ich muss für meine Bedürfnisse sorgen, aber auch oft für die der anderen. Ich muss lernen, dass ich nicht perfekt sein muss. Vielleicht fühle ich mich manchmal in einer bestimmten Situation unfähig oder machtlos und kann sie nicht loslassen. Ein **L2** in schlechtem Zustand kann Beschwerden im Bauch, am Blinddarm oder an den Beinen, beispielsweise in Form von Krampfadern, auslösen. Ich muss akzeptieren ↓♥, mich nicht zu ärgern und Groll zu hegen: Ich muss nur mir selbst und anderen gegenüber aufrichtig sein und meinen Kummer, meine Freuden, meine Zweifel, mein Unverständnis, meine Frustrationen offen zum Ausdruck bringen, um anderen gegenüber ehrlicher zu sein und so zu erreichen, dass **L2** sich wieder erholt.

L3 = Der **dritte Lendenwirbel L3** ist vor allem dann betroffen, wenn ich in gespannten oder hitzigen familiären Verhältnissen lebe. Oft tritt ein Konflikt auf sexueller Ebene auf: Es kann sein, dass es eine Rivalität gab oder gibt, dass Beziehungen außerhalb der Ehe gepflegt wurden, in denen Kinder entstanden, oder dass Traumatisierungen im Zusammenhang mit einem gegenwärtigen oder vergangenen Inzest entstanden. Ich halte mich mit Bemerkungen zurück, um niemanden zu verletzen oder zu stören. Aber auf diese Weise verletze ich mich selbst. Ich spiele die Rolle des „guten Sohns" oder der „guten Tochter" und erweise mich als höchst flexibel. Aber ich werde ein „gutmütiges Schaf", was zu Frustration führt, vor allem dann, wenn ich meine eigenen Wünsche zurückstellen muss. Und vielleicht stelle ich mich selbst zurück, möglicherweise auf Grund meiner Schuldgefühle und meiner Schüchternheit, die dazu führen, dass ich mich selbst ablehne. Ich beurteile mich sehr streng. Ich stehe vor ständigen begründeten oder unbegründeten **Gewissen**sfragen, die sich auf einen Verrat beziehen können. **L3** reagiert auch, wenn ich meine Emotionen auf Grund meiner großen Empfindsamkeit nicht mitteile, weil ich nicht weiß, wie diese Emotionen aufgenommen würden. Ich werde in meinen Emotionen, meinem Körper, meinen Gedanken wie „gelähmt", völlig machtlos, so dass meine Kreativität nicht mehr zum Ausdruck kommt und alles, was damit zusammenhängt, wie vor allem die Kommunikation und die Sexualität, die „steif" und „frigide" bleiben. Ein **L3** in schlechtem Zustand kann Beschwerden an den Geschlechtsorganen, der Gebärmutter, der Harnblase oder den Knien (beispielsweise Arthritis, Entzündung oder Schmerzen) verursachen. – Ich akzeptiere ↓♥, den anderen meine Arme entgegenzustrecken und meine Emotionen zeigen, um die Entmutigung zu überwinden und mein volles kreatives Potenzial zu wecken und zum Ausdruck zu bringen.

L4 = Der **vierte Lendenwirbel L4** lehnt sich oft auf, weil es mir schwerfällt, mich mit der alltäglichen Wirklichkeit abzufinden. Ich gefalle mir vielleicht in einer imaginären Welt, was dazu führt, dass ich passiv werde, weil ich dessen, was ich um mich herum sehe, etwas überdrüssig geworden bin. Es kommt zu einer gewissen Nachlässigkeit. „Warum soll ich mir deshalb Sorgen machen?" Ich ertrage Ereignisse mehr, als dass ich sie selbst schaffe, was einen bitteren Geschmack hinterlassen kann. Dies ist vor allem im Bereich meiner Arbeit der Fall: Ich habe **enorme** Amibitionen, aber meine Ängste hindern mich daran, entschlossen voranzugehen, und bremsen mögliche Beförderungen. Daraus folgt eine Unsicherheit mit Geld. Ich fühle mich anders als die anderen. Dies kann im Bereich der Arbeit der Fall sein oder in meiner Beziehung, die nicht wirklich passt. Ich versuche, in einer vorherbestimmten Struktur zu bleiben. Nur auf diese Weise kann ich die Anerkennung und die Aufmerksamkeit der anderen erlangen und das positive Bild bewahren. So wie **L4,** brauche auch ich selbst manchmal Schutz, indem ich mich zurückziehe, da ich mich sonst zu leicht von meinem Umfeld ablenken und beeinflussen lasse, vor allem von dem, was die Leute wohl über mich reden. Davon kann meine Empfindsamkeit stark betroffen werden. Dies wird auch meine Sexualität beeinflussen, die ich eher ignoriere. Außerdem zerbreche ich mir viel zu sehr den Kopf und meine Urteilskraft ist manchmal beeinträchtigt, da mein Geist sehr starr ist und mich daran hindert, eine Situation in ihrer Gesamtheit und so auch mögliche Lösungen für diese Situation zu sehen. Anstatt auf meine innere Stimme zu hören, will ich alles kontrollieren. Ich muss lernen, wieder auf meine innere Stimme zu hören, damit ich mein Leben wieder in den Griff bekomme. Ich nehme mir wieder die Macht, mein Leben so einzurichten, wie ich es will, und finde wieder Gefallen daran, Großes zu vollenden! Ein **L4** in schlechtem Zustand kann Schmerzen am Ichiasnerv, am Gebärmutterkörper der Frau und beim Mann an der Prostata verursachen. Ich akzeptiere ↓♥, auf meine innere Stimme zu hören und dadurch mein Leben selbst zu bestimmen. Ich übernehme wieder die Macht, mein Leben zu gestalten, wie ich will, und finde Geschmack daran, große Dinge zu vollbringen!

L5 = Probleme mit dem **fünften Lendenwirbel L5** sollten mich dazu veranlassen, die Ereignisse in meinem Leben zu hinterfragen. Empfinde ich vielleicht Verachtung oder Herablassung gegenüber einem Menschen oder einer Situation? Ich empfinde vielleicht etwas Eifersucht, Unzufriedenheit, Frustration, obwohl ich schon viel besitze und mein Leben mich verwöhnt hat. Aber ich tue mich schwer, das zu erkennen. Ich werte mich gegenüber Familienmitgliedern, meinen Freunden, meinen Arbeitskollegen usw. ab. Ich fühle mich, besonders was meine sexuellen Fantasien anbelangt, anders, und so lebe ich im Schweigen. Ich schneide mich von meiner inneren Schönheit ab. Mein Leben ist voller Luxus (in jeder Hinsicht) und ich muss lernen, das, was ich besitze, zu schätzen und meine zwischenmenschlichen Beziehungen zu pflegen. Ich habe vor allem auf der Gefühlsebene Schwierigkeiten, aufrichtig zu sein und mich wohl zu fühlen, weil ich mich in meinem tiefsten Inneren sehr unsicher fühle und es mir schwer-fällt, das, was ich empfinde, zum Ausdruck zu bringen. Deshalb neige ich möglicherweise zu einem leicht depressiven Zustand, da ich oft meine Lebenspartner wechsle, ohne recht zu wissen, warum, da ich mein Verhalten „korrekt" finde. Ich werde alle möglichen Szenarien erfinden und meine Aufmerksamkeit wird sich immer auf Nebensächlichkeiten konzentrieren, so dass ich nie weiterkomme. Mein Leben kann durch eine bestimmte Bitterkeit getrübt sein, die mich daran hindert, mein Leben zu genießen. Meine Unsicherheit, mein Misstrauen und das Gewicht, das ich auf meinen Schultern trage, können mich daran hindern, voranzugehen. – Ich akzeptiere ↓♥ zu lernen, jeden Augenblick zu genießen und den Reichtum in meinem Leben zu schätzen. Ein **L5** in schlechtem Zustand kann Beschwerden in den Beinen, von den Knien bis zu den Zehen, auslösen.

Kreuzbein und Steißbein gehören auch mit zum **Bewegung**szentrum. Komme ich nicht gut mit der Gesellschaft klar, weder im Hinblick auf die einzuschlagenden Richtungen noch auf die Unterstützung, die ich von ihr erwarte, werde ich möglicherweise **Frustration** oder **Groll** empfinden. Ich will mich mit bestimmten Menschen oder Situationen nicht auseinandersetzen müssen. Darunter **leiden** meine **persönlichen Beziehungen** mit meinem Umfeld. Vielleicht fällt es mir auch schwer zu akzeptieren, dass ich älter werde. „Ich werde alt" und ich muss mich langsam an den Gedanken der

Sterblichkeit gewöhnen. Schließlich stehen **Kreuzbein und Steißbein** in engem Kontakt zu den beiden unteren Energiezentren, dem des Steißbeins und dem zweiten Energiezentrum, das vor allem mit der Sexualität im Zusammenhang steht. Bei inneren und äußeren Konflikten in dieser Hinsicht, oder wenn ich meine sexuelle Energie **verdränge,** wenn ich mich verraten fühle, können Schmerzen an **Kreuzbein und Steißbein** auftreten. Zu diesem Bereich gehören die **4 Kreuzwirbel** und die **5 Steißwirbel**. Wenn die **Kreuzwirbel** betroffen sind, kann ich das Gefühl haben, keine Wirbelsäule zu besitzen und deshalb jemand anderen als Stütze zu brauchen. Ich werde vom Leben ständig auf die Probe gestellt, um zu sehen, wie groß meine Integrität und meine Ehrlichkeit sind. Ich verfüge über ein enormes Potenzial. Aber bin ich auch bereit zu den nötigen Anstrengungen, um meine Ziele zu erreichen? Zu diesem Bereich gehören die folgenden Wirbel:

S1, S2, S3 = Da die **ersten drei Kreuzwirbel** miteinander verschmolzen sind, werden sie auch zusammen behandelt. Sie bilden eine Einheit. Sie reagieren auf meine Starrheit, meine Engstirnigkeit in manchen Lebenslagen oder gegenüber manchen Menschen, an meine mangelnde geistige Aufgeschlossenheit und meine Weigerung, mir das anzuhören, was andere zu sagen haben. Ich will über alles die Kontrolle haben, um mich stark und in Sicherheit zu fühlen, und wenn ich die verliere, gerate ich in Wut, tobe und würde anderen am liebsten einen Fußtritt versetzen vor lauter eigener Frustration und Bitterkeit. Alle diese Gefühle sind oft auf meine affektiven Beziehungen zurückzuführen, die nicht so laufen, wie ich es mir wünsche. Meine Kommunikation ist sowohl in verbaler als auch in sexueller Hinsicht unzureichend oder gar nicht vorhanden und ich stelle mich ständig in Frage. Ich habe den Eindruck, gegen den Strom schwimmen zu müssen, und fühle mich in einer Sackgasse. Ich tue gut daran, einen Augenblick innezuhalten, um Klarheit in meinem Leben zu bekommen, darüber nachzudenken, was ich will, und eine solide Grundlage aufzubauen.

S4, S5 = Der **vierte und fünfte Kreuzwirbel** sind der Ursprung aller Begierden. Wenn ich in der Lage bin, richtig mit ihnen umzugehen, mir die Zeit zum Ausruhen nehme und für Dinge, die ich liebe, werden **S4** und **S5** gut funktionieren. Habe ich aber Schuldgefühle, finde mich faul und mein Verhalten gemessen an meinem Pflichtbewusstsein und meinen Moralvorstellungen für „nicht korrekt", werden **S4** und **S5** heftig reagieren. Ich habe ein Recht, Dinge nur für mich zu machen und manchmal eine Auszeit zu nehmen, muss aber verhindern, dass das ein Mittel zur Flucht vor meiner Verantwortung wird. An diesem Punkt kann Faulenzen zu Faulheit werden, mich passiv machen und am tatkräftigen Handeln hindern. In diesen Extremfällen werden meine Füße betroffen sein. Die einzigen Mittel, ein angebrochenes oder gebrochenes **Kreuzbein** zu heilen, sind die körperliche Ruhigstellung und die Zeit. Das **Kreuzbein** steht im Zusammenhang mit dem zweiten Energiezentrum, das auf Höhe des ersten Lendenwirbels liegt. Ein mangelndes Gleichgewicht in diesem Energiezentrum kann sich in folgenden körperlichen Beschwerden äußern: in Bezug auf die Genitalorgane – Unfruchtbarkeit, Frigidität oder Herpes; in Bezug auf die Nieren – Harnblasenentzündung (Zystitis), Nierensteine; in Bezug auf Verdauung und Ausscheidung – Inkontinenz, Durchfall, Verstopfung, Colitis, usw. Verbiegungen der Wirbelsäule (Skoliose) nehmen normalerweise auf dieser Höhe ihren Anfang und führen zu Rückenschmerzen. Das zweite Chakra oder Energiezentrum beeinflusst meine Beziehungen zu meinem Umfeld und eine Funktionsstörung dieses Chakras, die sich auf mein **Kreuzbein** auswirkt, ist Zeichen für Stress, Ängste, Befürchtungen und eine Neigung zur Depression, mit denen ich lernen muss, umzugehen. Eine Schwierigkeit auf der Ebene meines **Kreuzbeins** kann einen inneren Konflikt mit jemandem zeigen, der für mich **heilig**, **göttlich** ist, mit meinen religiösen Werten. Stehe ich im Widerspruch zu diesen oder mache ich mir Schuldgefühle, die Spiritualität zu wenig beachtet zu haben? Habe ich den Eindruck, sehr viele **Opfer** bringen zu müssen? Ich muss eine **wichtige** Entscheidung fällen und ich fühle mich den zu erfüllenden Aufgaben gegenüber auf verlorenem Posten. Wer unterstützt mich bei meinen Entscheidungen? Das **Kreuzbein** hat mit der Beziehung zwischen Eltern und Kind zu tun und kann betroffen sein, wenn es Hassgefühle gibt. Ich will im Leben weitere Schritte machen, aber ich hänge mich an meine Vergangenheit oder an Dinge oder Personen, die mir vertraut sind und die mir ein fiktives Gefühl von Stabilität verschaffen, von Kontrolle und Schutz. Meine innere Zerrissenheit lässt sich nur dann vertreiben, wenn ich ehrlich meine Emotionen identifiziere und sie annehme; dadurch werden sie ein Werkzeug zur Transformation. Was das **Steißbein** betrifft, so steht es im Zusammenhang mit dem ersten Chakra oder Energiezentrum, dem Sitz des Überlebens. Es steht für die Grundlage meiner Sexualität, ein angemessenes Zufriedenstellen meiner **Grundbedürfnisse** (Sexualität, Nahrung, Unterkunft, Liebe[56], usw.), was mir Stabilität erlaubt. Das **Steißbein** setzt sich aus **fünf Steißwirbeln** zusammen, die miteinander verschmolzen sind. Es steht für meine Abhängigkeit vom Leben oder von einem anderen Menschen. Bei Schmerzen im **Steißbein** will mir mein Körper wahrscheinlich sagen, dass ich innehalten soll. Es handelt sich um meine Unsicherheit im Hinblick auf meine Grundbedürfnisse, mein Bedürfnis zu überleben, vor allem, ein Dach über dem Kopf, Nahrung, Kleidung, usw. zu haben. Der Begriff Nahrung umfasst hier auch körperliche sowie emotionale und sexuelle Bedürfnisse. Ich habe den Wunsch, mich in Sicherheit zu fühlen wie ein junger Vogel im **Nest**. Eine Beeinträchtigung am **Steißbein** kann aus dem Gefühl resultieren, dominiert zu werden, „ein Nichts" zu sein. Ich neige dazu, mich **in eine Ecke zu kauern**, als würde ich bestraft: Ich fühle mich, als wäre ein Teil von mir gestorben, und sehe mir das vergangene Leben an, ohne wirklich daran teilzuhaben. Ich bleibe in Situ-

[56] **Liebe:** Hierbei handelt es sich beispielsweise um **die Liebe einer Mutter zu ihrem Kind.** Probleme mit meinem Steißbein können darauf zurückzuführen sein, dass ich Angst habe, eine Liebe zu verlieren oder gar nicht zu besitzen, wie sie ein Kind von seiner Mutter erwarten darf. Es geht hier um diese Art von **Liebe**, und nicht um eine erotische Liebesbeziehung zwischen Erwachsenen.

ationen, die ich eigentlich vor langer Zeit schon hätte beenden sollen, aber meine Unsicherheit und meine Zweifel behalten die Oberhand. Jeder Mensch braucht in seinem Leben Liebe. Er braucht sexuelle Kommunikation mit einem Partner. Oft werden diese Bedürfnisse verleugnet oder unterdrückt, vor allem auf Grund von moralischen und religiösen Prinzipien. Dies führt zu großer Unzufriedenheit. In der Folge fühle ich mich vielleicht machtlos in jeder Hinsicht und in mir kocht Wut. Ich werde vor jeder Situation flüchten, die meine Empfindsamkeit verletzt oder Schuldgefühle in mir auslöst. Wenn ich beispielsweise mein Kind durch jemanden anderen aufziehen lassen muss, wird mein **Steißbein** sehr heftig reagieren. Ich kann mich wie ein **Kuckuck** fühlen, der sein Versteck für einige Sekunden verlässt und lange Stunden braucht, um in sein kleines Haus zurückzukehren. Ich muss meinen Stolz, das heißt: meine Ängste, beiseitelassen. Ich muss dem Leben vertrauen und vor allem mir selbst und meinen Fähigkeiten, mich auszudrücken und für mich selbst zu sorgen. Wenn ich im Hinblick auf diesen Aspekt meines Lebens Schwierigkeiten habe, überprüfe ich in meinem Inneren, inwieweit ich, bewusst oder unbewusst, von einem Menschen abhängig bin (oder sein möchte), der bestimmte Bedürfnisse in meinem Leben erfüllt. Ich bin in der Lage, für mich selbst zu handeln, unabhängig zu sein. Es kann sein, dass die Menschen, an die ich mich **hänge**, auf der Gefühlsebene noch viel abhängiger sind als ich und diese Art von Beziehungen unbedingt brauchen. Da das **Steißbein** im Zusammenhang mit dem ersten Chakra steht, kann ein mangelndes Gleichgewicht in diesem Energiezentrum zu körperlichen Beschwerden führen, die am häufigsten das Rektum oder den After (Hämorrhoiden, Juckreiz), die Harnblase (Probleme beim Wasserlassen, Inkontinenz) oder die Prostata betreffen. Auch Schmerzen an der Basis der Wirbelsäule lassen sich beobachten, sowie starke Gewichtsschwankungen nach oben oder nach unten (Fettsucht, Magersucht), Durchblutungsstörungen in den Beinen (Venenentzündung), den Händen und den Füßen. Diese Beschwerden zeigen mir, dass ich das Gleichgewicht in diesem Energiezentrum wieder herstellen muss. Wenn ich **auf mein Steißbein falle**, frage ich mich, in welcher Situation ich das Gefühl habe, mich um mich selbst zu drehen. Ich befinde mich in einer Sackgasse. Ich verneine meine Antriebe. Da ich Angst vor meinen eigenen Emotionen habe, spanne ich meinen Rücken an, um ein gutes Bild zu vermitteln, aber das Leben ruft mich wieder zur Ordnung und ich „stelle wieder beide Beine auf den Boden". – Ich akzeptiere ↓♥, zu sehen, wie es sich mit meiner Unabhängigkeit und Lebenskraft verhält. Ich muss jegliches Gefühl der **Unsicherheit** in Bezug auf meine Bedürfnisse loslassen, mir **jetzt** meine eigenen Kräfte **bewusst** machen und bekräftigen, dass ich selbst am besten weiß, wie ich mit meinem eigenen Leben fertig werde.

Ruhr

(siehe: Darm – Durchfall)

Rundrücken

(siehe: Schultern – krumme Schultern)

S

Sadismus (siehe: Sadomasochismus)

Sadomasochismus

Beim **Sadomasochismus** besteht eine Beziehung, in der einer der beiden Partner seine Dominanz (**Sadismus**) und der andere seine Unterwürfigkeit (**Masochismus**) zum Ausdruck bringt. Als **Masochist** ziehe ich mein sexuelles Vergnügen aus Leiden (körperlichen oder moralischen), denen ich mich freiwillig ausliefere. So habe ich das Gefühl von Macht oder Einfluss über mein Gegenüber. In meinem tiefsten Inneren empfinde ich wirkliche Leere, ich bin ohnmächtig, mein Leben zu gestalten und befriedigende Beziehungen mit anderen auf allen Ebenen einzugehen. Eine ähnliche Ohnmacht spüre ich auch als **Sadist**, aber sie drückt sich anders aus. Ich habe eine harte Seite entwickelt, um mich gegen andere zu schützen. Schon in jungen Jahren habe ich mich gegen andere verteidigen müssen, die über mich Macht ausübten. Ich musste meine Emotionen und meinen Schmerz zurückdrängen. Als ich erwachsen wurde, wollte ich die anderen für meine Vergangenheit bestrafen. Es kommt vor, dass ich durch den **Sadomasochismus** ein gewisses Gleichgewicht in meiner Beziehung finde. Wenn ich diese Art der Beziehung allerdings *brauche*, will ich mich wahrscheinlich von einem bestimmten inneren Stress befreien, entweder in dem ich beherrsche oder indem ich mich unterwerfe. Auf diese Weise befreie ich mich von möglichen Ängsten. Ein Teil von mir ist noch nicht erwachsen: Ich rebelliere und will den anderen zeigen, dass ich die Kontrolle habe. Auch ein Aspekt von Vergnügen liegt im Schmerz. Aber will ich diese Form von Vergnügen in meinem Leben wirklich? Diese Programme drohen wieder aufzutreten, wenn ich sie am wenigsten erwarte. Ich muss mir bewusst machen, dass ich in meinem Unterbewusstsein das folgende Programm entwickeln kann: Ich bin frei, wenn ich die Kontrolle habe, und danach fühle ich mich besser. Oder, im umgekehrten Fall: Ich bin frei, wenn ich mich „freiwillig" unterordne, und danach fühle ich mich besser. Es besteht die Gefahr, dass dieses Programm in meinem Leben in einem Augenblick wieder auftaucht, wo ich überhaupt nicht damit rechne. So kann ich beispielsweise in Stress-Situationen zu dem Schluss kommen, dass die Lösung im Beherrschen oder im Sichunterwerfen liegt. Ich muss beachten, **dass ich das werde, worauf ich meine Aufmerksamkeit richte**. So kann dieses negative Verhalten meine negativen Einstellungen verstärken. – Ich akzeptiere ↓♥, in meinem Unterbewusstsein das folgende Programm zu entwickeln: Ich bin frei, wenn ich am Steuer sitze, und fühle mich danach besser. Oder andernfalls: Ich fühle mich frei, wenn ich mich „freiwillig" unterwerfe. Ich akzeptiere↓♥ meinen Wunsch, mich von meinen Ängsten und meinen Einschränkungen zu befreien, sowie die Tatsache, dass ich eher Bescheidenheit als Unterwerfung entwickeln muss, eher Geleitetwerden als Beherrschtwerden. So kann ich eine Befriedigung finden, die zu meiner vollen persönlichen Entfaltung beträgt.

Salmonellose oderTyphus

(siehe auch: Lebensmittelvergiftung, Verdauungsstörung, Infektionen [allgemein], Darm – Durchfall, Übelkeit)

Salmonellose ist eine Infektion vom Verdauungstrakt aus, wobei die Verseuchung durch schmutziges Wasser oder die Nahrung erfolgt. Ihre schwersten Formen sind **Typhus** und **Paratyphus**. Die Krankheit äußert sich in verschiedenen Symptomen – Erbrechen, Durchfall, Infektion –, sodass ich mich fragen kann, was bei mir zu so viel Reizbarkeit führt. Selbst wenn ich mir leicht sagen könnte, dass ich keine Verantwortung habe, weil die Nahrung kontaminiert war (das heißt, es gab eine äußere Ursache), muss ich mich daran erinnern, dass es keinen Zufall gibt und dass äußere Faktoren nur dazu da sind, mir die Probleme bewusst zu machen, die ich derzeit in meinem Leben habe und nicht „verdauen" kann. Ich lebe in der Defensive und bin aufs Äußerste angespannt. Ich fühle mich wie im Gefängnis, ohnmächtig zu agieren. Eine Situation, die mit meiner Familie zu tun hat, sticht in mein **Herz♥** und da ich mich nicht ausdrücken kann, übernimmt die Krankheit die Aufgabe, alles Unpassende auszutreiben. Ich bin völlig irritiert. Ich suche nach meinen wahren Ursprüngen und will dorthin oder zu meinen Glaubensvorstellungen zurückkehren, aber ich fühle mich daran gehindert. Ich revoltiere gegen „diesen dreckigen Namen", denn meiner Auffassung nach hindert er mich daran, bestimmte Dinge zu tun. Ich muss mithalten können und im Rahmen des „Akzeptablen" bleiben. So lasse ich mich von der Gesellschaft und ihren Regeln in die Tiefe reißen. Ich sollte mein Erleben und meine Emotionen ausdrücken, die immer mehr Raum einnehmen und mich infizieren, da ich keine Lösung mehr sehe. Meine Schultern tragen eine schwere Last! Mein Leben ist ein Strudel von Emotionen. Ich akzeptiere ↓♥, diese Problemsituationen wieder mit Harmonie zu füllen, denn desto eher wird sich meine Gesundheit bessern. Indem ich mich wertschätze und mich so akzeptiere ↓♥, wie ich bin, fühle ich mich in Sicherheit und strahle Frieden und Wohlbefinden aus. Ich habe eine neue Erfahrung, auf Grund derer ich klüger werde.

Salpingitis

(siehe: Eileiterentzündung)

Sarkoidose

Die **Sarkoidose,** auch **Morbus Schaumann-Besnier** oder **Borbus Boeck** genannt, ist eine seltene Krankheit, die vor allem die Haut und die Lymphknoten angreift. Es verändert sich im Augenblick sehr viel in meinem Leben und es fällt mir schwer, mich anzupassen. Ich entmutige mich selbst, denn ich finde, dass „der Haushalt" zu langsam fertig wird. Ich frage mich, bis wohin ich in meiner Selbstbestätigung gehen kann und bis wohin ich um meine Einstellungen kämpfen muss. So werte ich mich ab und wechsele zwischen Perioden der Unterwerfung und der Aggressivität. Ich würde gerne „auf zwei Hochzeiten gleichzeitig tanzen". – Ich akzeptiere↓♥, dem Neuen Platz zu machen. Dafür muss ich aber auch wagen, das loszulassen, was mir nicht mehr guttut. Dies kann etwas Materielles sein wie auch etwas auf der Ebene des Denkens. Ich lerne es, mich entsprechend meinem derzeitigen Befinden hier und ab sofort zu entscheiden. Ich nehme meine Wahl voll und ganz wahr und weiß, dass ich mein Glück selbst gestalte.

S.A.R.S.

(siehe: Atemwegssyndrom, schweres akutes)

Saures Aufstoßen

(siehe: Magen – Sodbrennen)

Schädel

(siehe: Gehirn – Gehirnerschütterung, Knochenbruch)

Schambein

(siehe auch: Unfall, Knochen – Knochenbruch, Sehnen)

Das **Schambein** ist der vordere Teil des Darmbeinknochens, des großen, flachen Knochens, der das Becken bildet. Es dient als natürlicher Schutz der Geschlechtsorgane. Da an dieser Stelle mehrere Muskeln von Bauch und Oberschenkel ansetzen, kann es gelegentlich zu einer **Sehnenentzündung** kommen, die auf Enttäuschung in Bezug auf meine Sexualität, der Diskrepanz zwischen meinen Wünschen und der Wirklichkeit zurückzuführen ist. Ein **Knochenbruch** in diesem Bereich bedeutet eine große Angst oder Schuldgefühle in Bezug auf meine Handlungen, die ich im Hinblick auf meine Sexualität vollzogen oder nicht vollzogen habe. Eine Beeinträchtigung am **Schambein** zeigt meine Angst, in meiner Intimität verletzt zu werden. Häufig bin ich davon betroffen, wenn ich eine Person treffen will und die Möglichkeit einer tieferen Beziehung im Raum steht. Ich kann mich auch missbraucht fühlen und so bringt das Leiden eine Belastung aus meiner Pubertät ans Licht. Ich frage mich, ob ich ein guter und leistungsfähiger Sexualpartner bin. Ich frage mich möglicherweise, ob ich ein Kind bekommen soll und bis zu welchem Punkt ich die Geburt des Kindes als Last betrachte. Ich kann auch das Gefühl haben, dass meine „Leistung" zu wünschen übrig lässt. – Ich akzeptiere ↓♥, meine wahren sexuellen Bedürfnisse erkennen zu lernen, damit ich mich besser entfalten kann. Ich mache mir meine Grenzen **bewusst** und akzeptiere ↓♥, mich anderen gegenüber zu öffnen, da ich weiß, dass ich ständig beschützt werde.

Schamhaare

Die **Schamhaare** bedecken einen Teil der Geschlechtsorgane und den Schamhügel. **Dichte Schamhaare** deuten auf Angst vor meiner Sexualität hin, auf etwas, was ich versteckt will. **Wenig** oder **fehlende Schamhaare** sind dagegen ein Zeichen für Verletzlichkeit in Bezug auf mein Sexualleben oder die Beziehung zu meinem Lebenspartner. – Ich entfalte mich in meiner Sexualität, indem ich meine Ängste äußere und mehr und mehr Vertrauen habe.

Schamlippen (siehe auch: Lippen)

Die **Schamlippen** sind die gesamten äußeren Genitalorgane der Frau. Genauso wie die Lippen des Gesichts als Türen zum Mund gelten, sind die **Schamlippen** die Türen zu den Geschlechtsorganen. Ein Gefühl der Leere, der Erschöpfung, der Mutlosigkeit kann eine Entzündung (**Vulvitis**) oder andere Probleme an den **Schamlippen** auslösen. Ich fühle mich verletzlich, machtlos, lehne jeden körperlichen Kontakt ab, fühle mich in meinem Inneren freudlos. Ich schließe die Tür zum Vergnügen. Die Ursache von **Erkrankungen der Schamlippen** ist normalerweise seelischer Art. Oft führen Angst und Furcht, nachdem zahlreiche Entscheidungen getroffen werden mussten, zu einer Entzündung der **Schamlippen**. Ich bin müde, Entscheidungen treffen zu müssen, und auf diese Weise drücke ich meine Machtlosigkeit, mein Gefühl der Schwäche gegenüber den Ereignissen aus. Es fällt mir schwer, auf der Ebene meines **Herzens♥** zu leben, denn wenn der Augenblick kommt, mit meinem Partner intim zu sein, habe ich keine Lust mehr auf die Nähe: Die Verletzungen aus der Vergangenheit sind noch präsent und ich ziehe es vor, Kontrolle über meinen Körper und meine Emotionen zu bewahren. – Ich entscheide, mich aufgewertet zu fühlen und akzeptiere ↓♥, die Verantwortung für meine Wahl zu übernehmen.

Schanker (allgemein) (siehe auch: Geschwüre [allgemein])

Der **Schanker** tritt in Form eines Geschwürs an einer fest umschriebenen Stelle der Haut oder der Schleimhäute auf. Es ist Zeichen einer ansteckenden Krankheit und oft auf eine Geschlechtskrankheit zurückzuführen. Ich empfinde Wut in Bezug auf mein Geschlechtsleben. Die Stelle, an der der **Schanker** auftritt, gibt mir genauere Hinweise zu meinen Empfindungen. So kann der **Schanker** beispielsweise an den Geschlechtsorganen, dem After, im Gesicht, auf der Mundschleimhaut auftreten. Befindet sich ein **Schanker** in Form eines eitrigen Geschwürs **im Mund**, hindert mich das daran, bestimmte Dinge zu sagen. Ich bin unzufrieden, mit bestimmten Situationen in meinem Leben nicht einverstanden, wage aber nicht, davon zu sprechen. Ich halte bestimmte Worte zurück, die dann **gären** und Eiter bilden. Ich lehne eine Situation ab und verurteile sie (oder eine Person). Ich mache die anderen für mein Unglück verantwortlich. Ich habe Lust, ihnen ins Gesicht zu spucken. – Ich akzeptiere ↓♥, zu sprechen und mich auszudrücken, **selbst wenn** ich mit dem Leben und den anderen nicht einverstanden bin. Ich akzeptiere ↓♥ zu sprechen, wenn ich der aktiven Energie des Worts und meinem Selbstausdruck gegenüber offen bleiben will. Ich akzeptiere ↓♥ meine Sexualität und nehme mir das Recht, die Liebe zu entdecken, die mir Erfüllung bringt.

Schanker – Lippengeschwüre (Herpes) (siehe: Mundprobleme)

Scharlach (siehe: Kinderkrankheiten)

Scheide (allgemein)

Die **Scheide** ist ein muskulöser Schlauch zwischen den Schamlippen und der Gebärmutter der Frau. Krankheiten, die die **Scheide** betreffen, haben oft ihre Ursache in der Frustration, keinen Geschlechtsverkehr haben zu können, entweder, weil ich es mir aus moralischen Gründen nicht erlaube oder weil mir ein Mann fehlt, mit dem ich neue Erfahrungen machen könnte. „Bin ich mit meinem derzeitigen Partner zufrieden?" Wenn ich Angst vor **Küssen** und vor Intimität habe, sei es aufgrund meiner Prinzipien, die auf der Ebene der Sexualität sehr einschränkend sind, sei es aufgrund vergangener Ereignisse, wegen derer ich Schuld und Scham empfand, entwickle ich im Bereich meiner **Scheide** Beschwerden, vor allem **Scheidentrockenheit**, denn ich will die Penetration unbewusst verlangsamen. Ich schiebe die Sexualität weg, aber aus Angst, meinen Partner zu verlieren, willige ich in seine Annäherungsversuche und Forderungen ein. Indem ich in meinem Kopf und in meinen Sorgen lebe, schneide ich mich von meinem Körper ab, von meinen Trieben, von dem Leben in mir. Vergnügen ist untersagt, denn ich bin voller Schuldgefühle. Ich habe mich in einem „körperlichen wie emotionalen Mantel, einem Joch" verschlossen. Ich gehöre zu niemandem. Akzeptiere ↓♥ ich voll und ganz meine sexuellen Triebe, sogar wenn diese beinhalten, dass ich wie gebannt bin und manchmal die Kontrolle verliere? Wurde ich bereits einmal **angeschwärzt**? Ist es vorgekommen, dass mein Kind fortging, es gewissermaßen in den Krieg zog und nicht zurückkam? Ich leide darunter, keinen Partner zu haben, zu „niemandem zu gehören". Ich erlebe dies wie ein Drama, das schon zu lange andauert. Alle diese Situationen können einen **Deszensus der Vagina (Scheidensenkung)** oder damit verbundene Probleme zur Folge haben. So fühle ich mich ohnmächtig mir selbst und dem Geschehen gegenüber. Dieser Zustand impliziert gewöhnlich einen Konflikt oder eine Abwehr auf der Ebene meiner Sexualität und meiner Wahrnehmung. – Ich akzeptiere ↓♥, mich der **Liebe** in allen ihren Formen zu öffnen, um mich voll zu entfalten.

Scheide – Ausfluss (siehe: Ausfluss)

Scheidenentzündung (siehe auch: Candida, Weißfluss, Harnwegsinfektionen)

Eine **Scheidenentzündung** ist eine Infektion der **Scheide**, ähnlich einer Pilzinfektion, mit starker Geruchsbildung. In den meisten Fällen zeigt sie, dass ich über meinen Sexualpartner frustriert bin oder dass ich Schuldgefühle habe. Wenn ich Sex als Mittel der Macht oder Kontrolle über meinen Lebenspartner benutze, habe ich möglicherweise Probleme mit **Scheidenentzündungen**. Sie können eine willkommene Ausrede sein, keinen Geschlechtsverkehr haben zu müssen und so meinen Lebenspartner durch Sexentzug zu strafen. Meine allzu puritanische oder moralisierende Seite führt zu meiner Selbstbestrafung in Form der **Scheidenentzündung**. Die Intimität einer sexuellen Beziehung kann verschiedene Gefühle im Zusammenhang mit Erinnerungen oder Angst wachrufen: Angst vor Unverständnis oder erneuter Verletzung oder den anderen aufs Neue zu verlieren, der sich gefangen oder in Besitz genommen fühlen könnte. Außerdem ermöglicht es der unangenehme Geruch, negative Emotionen, Kummer und angestaute Ängste freizusetzen, die tief im Scheidengewebe sitzen. Die **Scheide** ist die Stelle, an der alle meine Gefühle im Zusammenhang mit Sexualität auftauchen: Sind sie positiv, erfahre ich sexuelle Befriedigung. Habe ich aber Schuldgefühle, Angst, Scham, Konflikte, Verwirrung, oder Erinnerungen an Missbrauch oder will ich mich selbst bestrafen, kommt es zur Infektion. – Ich akzeptiere ↓♥, offen zu bleiben, um eine harmonische Sexualität zu leben. Sie ist Teil des Lebens und des Glücks, auf das ich einen Anspruch habe.

Scheidenherpes (siehe: Herpes – Genitalherpes oder Scheidenherpes)

Scheidenjuckreiz (siehe: Juckreiz – Scheidenjuckreiz)

Scheidenjuckreiz steht im Zusammenhang mit der Sexualität und dem weiblichen Prinzip. Wenn ich **Scheidenjuckreiz** habe, gibt es in meinem Geschlechtsleben etwas, was mich stört, beispielsweise verliere ich die Geduld mit meinem Partner. So wie bei anderen Arten von **Juckreiz** frage ich mich auch hier, was mich reizt, stört und mir auf die Nerven geht. Wenn **Scheidenjuckreiz** auftritt, finde ich die Ursache dafür und lerne, mich mitzuteilen, mit offenem Herzen ein Gespräch zu führen, um auszudrücken, was ich empfinde.

Scheidenkrämpfe (siehe: Krämpfe)

Scheidentrockenheit (siehe: Scheide [allgemein])

Schiefhals (siehe: Hals – Schiefhals)

Schielen (siehe: Augen – Schielen)

Schienbein (Tibia) (siehe: Bein – Unterschenkel)

Schilddrüse (allgemein)

Die **Schilddrüse** sitzt im unteren Bereich des Halses, unter dem Kehlkopf. Sie steht in direkter Verbindung mit dem Hals (dem Halschakra). Sie ist außerdem mit dem Atmungssystem, dem Hals, dem Genick, den Kiefern, den Ohren, der Stimme, der Luftröhre, den Bronchien, den oberen Lungen und den Armen verbunden. Die **Schilddrüse** ist das Zentrum des Wortes, des verbalen Ausdrucks und der Kreativität. Sie wirkt sich außerdem auf das neuromuskuläre System aus. Diese **Drüse** steht in Zusammenhang mit dem Selbstausdruck, mit der Kommunikation. Über dieses Energiezentrum drücke ich meine Tränen aus, meine Freuden, meine Ängste und meine Gefühle. Als Energieproduzentin besteht die wesentliche Aufgabe dieser **Drüse** in der Sekretion von zwei sehr wichtigen Hormonen, Thyroxin und Trijodthyronin, die Jod enthalten, das für die einwandfreie Funktion des gesamten Körpers wichtig und außerdem ein wirksames Antiseptikum ist. Diese Hormone aktivieren den Zellstoffwechsel, das Wachstum und die Zellfunktionen. Ohne sie könnte ich nicht leben. Da die **Schilddrüse** die Körpertemperatur **reguliert**, dient sie auch als Thermostat, das darauf achtet, dass das, was sich im Inneren abspielt, an die Außenwelt angepasst wird. So kann mein Körper harmonisch meinen Gedanken und Gefühlen Ausdruck verleihen. Die **Schilddrüse** symbolisiert auch meine Fähigkeit, meine Göttlichkeit auszudrücken und meine Kreativität nach außen zu bringen. Sie zeigt mir, wie ich meinen Platz einnehme, anstatt mich von den anderen begrenzen zu lassen. Meine **Schilddrüse** reagiert, wenn mir der „Atem abgeschnitten" ist. Ich bin ohnmächtig, denn ich kann in einer bestimmten Situation nur schweigen. Bin ich mit den **Regeln** einverstanden, die ich mir auferlege? In **Disharmonie** zeigt mir dieses Zentrum einen fehlenden Selbstausdruck. Ich habe oft den Eindruck, einen Knoten im Hals zu haben: Ich rationalisiere, werde starr und verweigere mir das Recht zu leben. Meine Worte sind brüsk und meine Kommunikation wird konfliktgeladen. Ich nehme meinen Platz nicht ein, ich ersticke und fühle mich als Gefangener. Ich bin wie ein Vogel, dem man die Flügel gestutzt hat. Der normale Hormonspiegel bestimmt die Selbstkontrolle: die **Überfunktion** (Hyperthyreose) die Wärme und die Erschöpfung und die **Unterfunktion** (Hypothyreose) die Kälte und die Verlangsamung. Wenn ich den Eindruck habe, ständig Beleidigungen herunterschlucken zu müssen, oder dass das Leben ungerecht mit mir ist, kann es zu einer Über- oder Unterfunktion der **Schilddrüse** kommen, da dieses Energiezentrum auch mit dem Selbstausdruck verbunden ist. Ich gefalle mir in meiner Rolle und so kann es sogar vorkommen, dass ich in meinem Umfeld Probleme provoziere, um mich mehr und mehr als armes Opfer darstellen zu können. Ich will am liebsten alles fallen lassen, weit von meinen Problemen **abhauen**, sie ans andere Ende der Welt verbannen. Ich hätte gern, dass sie sich **auflösen**. Wenn ich so einen Konflikt mit der Zeit erlebe und mich verpflichtet oder gedrängt fühle, schneller oder langsamer voranzugehen, wird die **Schilddrüse** reagieren. Ich glaube, aus Zeitmangel nichts schaffen zu können und zu schnell groß oder erwachsen geworden zu sein. Oder dass ich nicht schnell genug bin, etwas zu erreichen, usw. Der Hals, der die Verbindung zwischen meinem Kopf und meinem Körper repräsentiert, macht auch die Gesten des Kopfschüttelns oder Nickens für *ja* und *nein*. Wenn ich sehr stolz bin und dadurch mein Herz♥ verschließe, missachte ich meine wahren Bedürfnisse. Das Energiezentrum des Halses steht für meine

Kreativität. Möglicherweise befinde ich mich in einer Situation, in der ich mich einer äußeren Autorität unterwerfe. Ich kann die anderen idealisieren, aber dies führt dazu, dass ich mich minderwertig fühle. Diese Haltung kann meinen Körper dazu bringen, mit **Schilddrüsenkrebs** zu reagieren: Die anderen werden zu einem Werkzeug, meine innere Leere zu füllen. Ich habe Angst vor Macht, denn ich negiere meine eigene, was dazu führt, dass ich passiv lebe. Wenn sich die **Schilddrüse** in **Harmonie** befindet, fühle ich mich offen für die anderen, aufmerksam, ich bin wenig beeinflussbar. Ich kann nein sagen, wenn notwendig. Ich bleibe offen für den Geist und werde kreativ. Ich bin in der Lage, die Wahrheit zu sagen, ohne mich selbst oder die anderen zu beurteilen. Dieses Kreativitätszentrum (das Wort) erlaubt es mir, eine ausgeglichene, liebevolle Verbindung zu leben, indem ich meine **Liebe** ausdrücke. Anstatt Macht über die anderen ausüben zu wollen, muss ich umso mehr meiner inneren Stimme vertrauen.

– Ich akzeptiere ↓♥ deshalb **unverzüglich**, mich ungehindert auszudrücken und setze alle meine Möglichkeiten ein. Ich entwickle meinen Schaffensgeist. Ich akzeptiere ↓♥, in der Wahrheit zu leben.

Schilddrüse – Kropf

Der **Kropf** ist eine Schwellung des vorderen Halsteils. Im Allgemeinen weist ein **Kropf** darauf hin, dass meine **Schilddrüse** überaktiv ist. Dies führt zu einer Beschleunigung verschiedener körperlicher und geistiger Abläufe. Diese Drüse ist unter anderem für die Regulierung des Atmungsprozesses verantwortlich. Sie steht in engem Zusammenhang mit meinem Lebenswillen, meiner Bereitschaft, mich auf das Leben einzulassen. Eine Überfunktion der **Schilddrüse** ist eine Stress auslösende Reaktion, die meine Angst, meinen Kummer, kurz starke nicht ausgedrückte Emotionen zeigt, die zu einem Anschwellen meiner **Schilddrüse** (meines Halses) führen. **Ich habe das Gefühl, alles ginge zu schnell!** Mangels Organisation oder aufgrund eines sehr niedrigen Energiepegels fühle ich mich wie in einem endlosen Wirbel der Ereignisse, die an mir vorbeiziehen. Ich kann auch das Gefühl haben, dass mich das Leben erstickt. Meine **Schilddrüse** fragt sich, ob sie das Leben aufrechterhalten soll oder nicht. Ich tue gut daran, meine Bedürfnisse, Wünsche, Emotionen zum Ausdruck zu bringen, anstatt sie zu verdrängen, damit meine **Schilddrüse** auf diese Weise wieder normal funktionieren kann. Wenn der **Kropf** auf eine Unterfunktion der **Schilddrüse** zurückzuführen ist, die schon seit Langem anhält und so ist, als ob die **Schilddrüse** sich ausklinken würde, zeigt das meine defätistische Persönlichkeit und meine Neigung zu Verzweiflung, weil ich keine Freude daran finde, etwas zu Ende zu bringen und die Haltung eines „Opfers" in Bezug auf das, was mir geschieht, einnehme. Auf diese Weise erlebe ich viel Ärger und empfinde viel Bitterkeit und ich habe das Gefühl, dass mir die ganze Welt Vorwürfe macht. Der **Kropf** zeigt mir, wie sehr ich mich von den anderen verlassen fühlen kann. Ich sehne mich nach **Liebe** und Aufmerksamkeit, aber ich ziehe den Rückzug vor. Ich flüchte vor meinen Ängsten, indem ich mich von meinen Emotionen abschneide. Ich will alles für mich behalten. – Ich akzeptiere ↓♥, mir eine positivere Einstellung zuzulegen und mich in die Hand nehmen, um meine Ziele zu erreichen.

Schilddrüse – Hyperthyreose

Hyperthyreose bedeutet eine Hyperaktivität, eine Überfunktion der **Schilddrüse**. Mein Stoffwechsel wird beschleunigt, ich habe Hitzewallungen und schwitze. Ich bin sehr enttäuscht, nicht das erreichen zu können, was ich mir wirklich wünsche, oder das auszudrücken zu können, was ich zu sagen habe, weil ich mich eher nach den Erwartungen der anderen als nach meinen eigenen richte. Ich habe das Gefühl, dass die Ereignisse an mir vorbeigehen. Ich häufe das Nicht-Gesagte an und lösche meine eigene Persönlichkeit aus. Ich fühle mich verpflichtet, den Erwartungen der anderen zu entsprechen. Folglich empfinde ich Verbitterung, Frustration und Hass gegen alles, was nicht wirklich meinen Erwartungen entspricht. So beginne ich allmählich, meine Aufmerksamkeit nur noch auf negative Dinge zu lenken. Möglicherweise höre ich auch ständig auf Ratschläge anderer, ohne auf mein Inneres zu hören. Ich baue mein eigenes Gefängnis, das ich nur schwer wieder verlassen kann, weil ich diejenigen, die mir helfen könnten, wegschiebe. Ich fühle mich ohnmächtig, die Dinge in meinem Leben zu verändern. Außerdem setze ich mir sehr kurze Fristen für das, was ich zu tun habe, weshalb ich mich immer beeilen muss, um die laufenden Projekte pünktlich abzuschließen. **Ich muss immer noch schneller machen!** Ich muss die Dinge möglichst schnell „**hinhauen**" (vor allem die Geschäfte), und das führt zu großem Stress. Ich habe den Eindruck, dass alles sehr **flüchtig** ist, die Dinge verschwinden sehr schnell und ich habe nicht wirklich die Zeit, sie zu genießen. Es ist so, als ob die die Kinder zu schnell wachsen würden oder als ob ich mir zu viele Sorgen um sie machte. Ich hege ungezählte, nicht erfüllte Sehnsüchte. Wenn meine **Schilddrüse** überaktiv ist, habe ich oft Probleme mit der Zeit und mit Verspätung. Ich schaue mir an, ob die Tatsache, dass ich bestimmten Dingen so viel Aufmerksamkeit schenke, mir erlaubt, bestimmte Verantwortlichkeiten beiseite zu schieben. Ich werde ein wenig wie ein Kind, das in Naivität und Sorglosigkeit lebt und hofft, dass die anderen sich schon mit den Dingen beschäftigen werden, für die es selbst nicht verantwortlich sein will. Ich habe den Kontakt mit meinem tiefsten Wesen verloren. Lieber bleibe ich an der Oberfläche der Dinge und meinen Emotionen, anstatt in die Tiefe zu gehen und unerwartete Entdeckungen zu machen. – Ich akzeptiere ↓♥, dass das Leben kein „Sprint" ist, sondern ein **Marathon**. Ich mache mir meine Macht bewusst. Ich treffe meine Entscheidungen und handle entsprechend meiner inneren Urteilsfähigkeit. Ich gestalte mit an meinem Leben.

Schilddrüse – Hypothyreose

Hypothyreose bedeutet Unterfunktion der **Schilddrüse**. Die körperlichen Ursachen sind eine Entgleisung des Immunsystems, eine Zerstörung der **Schilddrüse** durch eine entzündliche Ursache mit oder ohne Bildung von gegen die Drüse gerichteten Antikörpern und ein Jodmangel, der zu einem Anstieg des Cholesterins, zu Müdigkeit,

Kribbeln und Kälte in den Extremitäten, Verstopfung und einer Abnahme der Reflexe sowie zu einer Vergrößerung der Zunge usw. führt. Es kann **sogar zu Entmutigung kommen**, wodurch ich trübsinnig und defätistisch werde und mich unverstanden fühle. Mein Körper schickt mir einen SOS-Alarm. Die psychischen Ursachen sind ebenfalls sehr wichtig. Das Halschakra steht in Verbindung mit meiner Kommunikation und meiner Kreativität. Wie sieht meine Kommunikation mit mir selbst, meinen Angehörigen und den anderen aus? Wie lasse ich meine Kreativität in das, was ich mache, einfließen? Welchen Groll nähre ich in mir, der mich „von innen auffrisst"? Woher kommt dieser Mangel an Wünschen in meinem Leben? Eine **Hypothyreose** kann auch dadurch entstehen, dass ich unfähig bin, mich einer wiederholt in meinem Leben auftauchenden Situation zu stellen, der gegenüber ich nicht weiß, wie ich reagieren soll. Ich muss mich sanft fortbewegen, dies aber verlangt mir viel ab, sowohl im Bereich der Arbeit wie in den persönlichen Beziehungen. Ein Beispiel dafür: „Ich bin zu schnell bei der Hand" und muss mich verlangsamen, mir und der anderen Person Zeit geben … Ich will vor meinen Verantwortlichkeiten flüchten. Ich ziehe es vor, in einer irrealen Welt zu leben. Ich erschaffe mir eine künstliche Sicherheit. Ich leide darunter, mich beschränken zu müssen, denn ich glaube, dass die Ereignisse an mir vorbeigehen. Ich akzeptiere ↓♥, mit meinem emotionalen und physischen Körper in Kontakt zu bleiben. Ich fühle mich in Sicherheit und habe alles, was ich brauche, um mich meinen Verantwortlichkeiten zu stellen. Ich gestalte mein Leben selbst. Ich verbreite überall um mich herum Harmonie. Ich betrachte das Leben mit einem neuen, vertrauensvollen Blick. Ich lasse mich vom Leben stützen, wie der **Drachen**, der vom Wind getragen wird.

Schilddrüse – Morbus Basedow oder Immunthyreopathie

Morbus Basedow ist ein pathologischer Zustand, der durch eine Übersekretion der Schilddrüsenhormone hervorgerufen wird und durch ein unnormales Hervortreten der Augäpfel und eine Vergrößerung der Schilddrüse gekennzeichnet ist. Diese Krankheit betrifft öfter Frauen als Männer. Bei der erkrankten Person wird der ganze Stoffwechsel schneller, sie ist voller „nervöser Energie". Das Nervensystem wird „reizbar" und läuft immer „auf Hochtouren", da kein Jod gespeichert werden kann. Die Krankheit geht mit Schlafstörungen, Zittern der Hände, Abmagern und Nervosität einher, sowie einer erhöhten Schweißabsonderung. Was versuche ich mit dieser Hyperaktivität zu zeigen? Was bin ich nicht in der Lage auszudrücken? Möglicherweise will ich beweisen, dass ich *existiere*, ohne aber in der Lage zu sein, mich anzuhalten. Ich mache immer mehr, als von mir verlangt wird. Ich befinde mich ständig in einem Wirbel und andauernd nehme ich die Dienste meiner Schilddrüse in Anspruch … Ich verdränge meine wahren Gefühle, drücke mich nicht aus, schlucke hinunter und will mich beweisen, ja sogar „rächen". Wem muss ich unbedingt etwas beweisen? Ich bestrafe mich, weil ich jemanden oder eine Situation nicht rechtzeitig retten konnte. Meine Schuldgefühle sind groß. Ich bin misstrauisch geworden und fühle mich verpflichtet, alles selbst zu tun, was mir den „Eindruck" vermittelt, mehr Kontrolle über die Ereignisse zu haben. Ich akzeptiere ↓♥, die Dinge nach und nach auszudrücken; ich werde mein Bestes tun, ohne mich ständig zur Leistung anzutreiben, und so lasse ich die Selbstzerstörung los. Ich stelle fest, dass ich gerne geben würde (selbst wenn es nicht verlangt wird), um mich geliebt zu fühlen, und dass ich Schwierigkeiten habe, etwas anzunehmen. – Ich entscheide mich, für mich zu sorgen. Ich akzeptiere ↓♥, meine Bedürfnisse anzuerkennen und Bilanz zu ziehen, wer ich wirklich bin. Ich höre auf, mich immer im Kreis zu drehen, denn ich muss mich nicht so verhalten, um anerkannt zu werden. Ich nehme mir Zeit, mich auszudrücken, zu respektieren und mich zu entscheiden. Ich lerne, mich zu lieben und zu akzeptieren, wie ich bin: So finde ich die Stabilität meiner Gesundheit und das Gleichgewicht meines Alltags wieder.

Schilddrüse – Schilddrüsenentzündung (Thyreoiditis)

Die **Thyreoiditis** ist eine Entzündung der **Schilddrüse**. Die häufigste Form dieser Entzündung ist die **Hashimoto-Thyreoiditis**. Ich erlebe eine Situation, oft in Zusammenhang mit meiner Familie, in der ich mich eingeklemmt fühle, denn ich kann meine Frustrationen und meine Wut nicht ausdrücken. So lebe ich schließlich verlangsamt, denn meine negativen Emotionen fressen mich von innen auf. Ich habe Lust, Feuer zu spucken, will aber bestimmte Geheimnisse nicht ans Licht bringen, denn sie würden den familiären Kern vielleicht zum Bersten bringen. Lieber schweige ich und fühle mich steckengeblieben, anstatt die Tür meines **Herzens♥** zu öffnen und den Selbstausdruck zu wagen. – Ich akzeptiere ↓♥, die Emotionen in meinem Inneren anzuerkennen und sie anzunehmen. Ich entschließe mich, sie zu verbalisieren, um mich von ihnen zu befreien. Die **Liebe** und das **Licht**, das ich in mir trage, bilden einen Schild, der mich in jedem Augenblick schützt.

Schizophrenie

(siehe: Psychose – Schizophrenie)

Schlafanfälle

(siehe: Narkolepsie)

Schlaflosigkeit

Die **Unfähigkeit zu schlafen** entspricht einer tiefen Angst davor, sich fallen zu lassen. Ich fühle mich unsicher und will alles, was in meinem Leben geschieht, kontrollieren können. Wenn ich aber schlafe, schlafen auch meine geistigen Fähigkeiten und ich bin verletzlicher, weil meine Sinne wacher und für das Unbekannte offen sind. Wenn ich also meinen Geist mit allen möglichen Ideen, sogar fiktiven Situationen, die ich erfinde, beschäftigt halte, kann ich nicht in Schlaf fallen. Mein Leben ist von Angst, Schuldgefühlen und manchmal sogar einem gewissen Verfolgungswahn geprägt. Ich glaube, dass eine Person aus meiner Umgebung mir gegenüber **böswillig** ist, und muss daher ständig **auf der Hut sein**. In der Nacht spüre ich eine Gefahr, was mich am **Schlafen** hindert. Oft meine ich, dass mit mir etwas nicht stimmt. Dies kann auf das Gefühl zurückzuführen sein, dass mein Ego oder mein Überleben schon einmal irgendwie bedroht war, was verständlich ist, wenn ich bestimmte tiefe Traumen erlebt habe, vor allem zwischen dem dritten und fünften Lebensjahr. Wahrscheinlich bin ich extrem nervös und habe Mühe, meinen Platz zu finden und Entscheidungen zu treffen. Wenn ich mich niederlege, gibt es niemanden mehr außer mir selbst: Es gibt keine Kinder mehr, keinen Partner, keinen Arbeitskollegen. Ich bin von meiner äußeren Welt abgeschnitten und höre nur noch auf das, was in mir ist. Wenn ich an **Schlaflosigkeit** leide und meine inneren Sorgen oder das negiere, was sich in mir abspielt und was ich nicht in die Außenwelt lasse, kann meine geistige Aktivität, mein Gespräch mit mir selbst, nicht aufhören, und so will ich vor dem **Schlaf** flüchten. Indem ich mir zu viele Fragen stelle und mich unaufhörlich frage: „Und wenn ich dies oder jenes getan hätte …? Was wird passieren, wenn …?“, zeige ich mein mangelndes Vertrauen in mich und die anderen. Ich lebe in dieser Qual anstatt in dem Vertrauen auf Besserung, das ich verdiene und das ich auch bekommen werde. Es ist, als ob ich jedes Mal sterben würde, wenn ich einschlafe, und das weckt Ängste vor dem Unbekannten, vor allem nachts. **Schlaflosigkeit** kann in engem Zusammenhang mit bewussten oder unbewussten Schuldgefühlen stehen. Aus irgendeinem Grund kann ich den Eindruck haben, „keine Ruhe zu verdienen“. Vielleicht, weil ich mich schuldig fühle, im Leben keinen Erfolg zu haben, nicht alles für meine Kinder zu tun, was nötig ist usw. Vielleicht habe ich mich auch mit dem Gedanken programmiert, dass „Schlafen Zeitverlust“ ist: „Ich habe so viel zu tun …“. Die Thymusdrüse ist eng mit dem Schlaf und dadurch auch mit dem **Herzen♥** verbunden. **Schlaflosigkeit** kann also auch mit meiner Fähigkeit zur Eigenliebe, zum Vertrauen in die **Liebe** und in das Leben zusammenhängen. Ich lerne, mich zu entspannen und die Kontrolle abzugeben, damit der Schlaf in meinem Leben Einzug halten kann. – Ich akzeptiere ↓♥, mich zu entspannen, besser zu atmen und die Kontrolle loszulassen, um so geistigen „Frieden“ zu finden und dem **Schlaf** einen Platz in meinem Leben einzuräumen. Ich lerne zu vertrauen und weiß, dass „die Erde sich weiterdrehen“ wird, auch wenn ich mir Augenblicke der Ruhe erlaube. Ich lasse los in dem Wissen, dass ich vollständig geleitet bin und dass meine innere Stimme weiß, was gut für mich ist.

Schläfrigkeit

Die **Schläfrigkeit** ist mit der Leber verbunden, die auch verlangsamt arbeiten kann. Nach einer guten Mahlzeit kann sich **Schläfrigkeit** einstellen. Das ist eine angenehme Art, diesen Augenblick zu verlängern. Ich brauche nicht mehr zu denken, lasse mich leben. Trotzdem ist dies auch das Zeichen einer verlangsamten Verdauung und ich muss mich fragen, was ich in diesem Augenblick in meinem Leben schwer verdaulich finde. Es ist ebenfalls normal, einen alten Menschen zu sehen, der während des Tages einschläft, denn er ist am Ende seines Lebens angekommen. Er ist müde und wartet auf den Tod. Wenn ich aber als Erwachsener regelmäßig im Laufe des Tages Phasen der **Schläfrigkeit** habe, dann verweigere ich mich dem Leben, verstecke mich, flüchte, um nicht mehr handeln und Entscheidungen treffen zu müssen. Ich bin weich, inaktiv, erstarrt. Ich ziehe mich in meinen Panzer zurück und betreibe sehr viel Introspektion. – Ich akzeptiere ↓♥, wieder Kontakt mit dem Leben aufzunehmen, zum Akteur und Schöpfer meines Lebens zu werden. Andernfalls könnte sich Frustration einstellen.

Schlafwandeln

Als **Schlafwandler** wandere ich im Schlaf hierhin und dorthin, ohne dass mir dies bewusst wäre. Wenn ich ein **Schlafwandler** bin, lebe ich unter starker, manchmal unbewusster innerer Angst. Ich versuche möglicherweise, vor einer Situation zu flüchten, die mir zu große Sorgen macht. Auf diese Weise „äußere" ich mich, um diesem Druck ein Ventil zu verleihen. Ich experimentiere (auch unbewusst) oft damit, mich „außerhalb meines Körpers" zu befinden. Tritt dieses Phänomen auf, leitet mein Astralkörper meinen physischen Körper aus dieser Position „außerhalb des Körpers" heraus. Deshalb kann ich auch beim **Schlafwandeln** mit geschlossenen Augen gehen und trotzdem Hindernisse „sehen", denn ich erkenne sie mit meinem Astralkörper. Ich denke viel zu viel und bin voller Zwiespalt. Ich fühle mich von dem „ich muss" ausgelöscht. Dies ist so, als ob ich in einem Gefängnis lebte, aus dem ich flüchten will, sobald die Nacht gekommen ist. Ich fühle mich als Belastung für die Familie oder für die Gesellschaft. Die Pflege, die ich brauche, lastet schwer auf mir. Ich will nicht, dass man mich findet … Ich lebe in meiner Seifenblase, weit weg von den anderen. Ich habe wenig Vertrauen in mich selbst und es fällt mir schwer, im Leben voranzukommen (ich bewege mich in der Nacht voran), denn ich habe Zweifel an meiner inneren Stimme. Damit diese Phasen des **Schlafwandelns** in meinem Leben seltener werden, akzeptiere ↓♥ ich, meinem Umfeld meine Empfindungen stärker mitzuteilen oder sie einfach aufschreiben. So kann ich mehr innere Ruhe finden und meine Schlafzeiten normalisieren. Ich lebe spontaner. Ich bringe meine Kreativität in die Außenwelt und erlaube es meinen unterdrückten Gefühlen, sich auszudrücken. Ich weiß, dass ich mich im Leben vertrauensvoll voranbewegen kann.

Schlafapnoe

(siehe: Atembeschwerden)

Schlaganfall (Apoplexie)

(siehe: Gehirn – Schlaganfall)

Schluckauf

Schluckauf wird durch plötzliche krampfartige und unwillkürliche Kontraktionen des Zwerchfells verursacht. Ich empfinde vielleicht innere Auflehnung, Schuldgefühle, Selbstverurteilung. Das bringt meinen Organismus durcheinander. Schon wieder **Schluckauf**? Er kann häufig auftreten und lange anhalten. Es handelt sich für den Betroffenen um eine sehr störende und unangenehme Erfahrung. Gibt es in meinem Leben etwas Störendes und Unangenehmes, oder möchte ich etwas leben, was nicht eintritt und zu Frustrationen führt? Gibt es Geräusche, Gedanken, die ich nicht anhalten kann? Stimmen meine Worte mit meinen Gedanken und Taten überein? Ist der **Schluckauf** vielleicht vorprogrammiert, nach dem Motto: „Jedes Mal, wenn ich kohlensäurehaltige Getränke trinke, bekomme ich **Schluckauf**."? Gibt es eine Situation in meinem Leben, die ich nicht erlauben kann? Über die ich keine Kontrolle ausübe, die ich aber ändern, anhalten will wie einen **Schluckauf**? Mit welchem Thema bin ich **nicht einverstanden** und habe den Eindruck, dass ich nicht gehört werde? Höre ich immer auf meine innere Stimme? Möglicherweise erlebe ich eine Emotion gegenüber einer Person oder einer Autorität und will am liebsten sagen: Es reicht! Ich habe Angst vor jemandem oder vor etwas und der **Schluckauf** erinnert mich daran, dass ich mich davon befreien muss. Auch meine Ungeduld und meine Impulsivität gegenüber einem Ereignis können den **Schluckauf** verursachen. – Ich akzeptiere ↓♥, das Leben ruhiger anzugehen. Ich lerne, mein Leben voll auszukosten und zu genießen. Ich akzeptiere ↓♥, dass alles im göttlichen Plan an seinem Platz ist, alles ist in Ordnung und der **Schluckauf** verschwindet.

Schlüsselbein (Schmerzen, Bruch)

(siehe auch: Schulter, Knochenbruch)

Das **Schlüsselbein** ist ein länglicher s-förmiger Knochen, der von der Schulter zum oberen Teil des Brustbeins reicht. Da das **Schlüsselbein** in direkter Verbindung zur Schulter steht, bedeuten Schmerzen im **Schlüsselbein** meine Wut über die Verantwortung, die ich aufgehalst bekomme und die in mir möglicherweise ein Gefühl der Unterdrückung und Verpflichtung auslöst. Vielleicht versuche ich manchmal, gute Ideen auszudrücken, aber es gelingt mir nicht, sie zu realisieren. Ein **Schlüsselbeinbruch** wird am häufigsten durch einen Sturz auf die Schulter verursacht und zeigt, dass ich in Bezug auf meine Verantwortlichkeiten unter großem Druck stehe. Die dadurch ausgelöste Emotion kann mir den Eindruck vermitteln, ich würde unter dem Gewicht meiner Verantwortung „zerbrechen" und das empört mich. Ich habe Lust, zu flüchten. Ich kann weder reden noch handeln. Ich fühle mich Entscheidungen unterworfen, die mir auferlegt worden sind. Ich stelle immer wieder eine Autoritätsperson in Frage. Ich befinde mich in einer Sackgasse, an die Wand gedrängt. Das Leben fließt nicht in mir: Entweder ich widersetze mich oder ich lehne es ab! – Ich akzeptiere ↓♥, die Situationen objektiv zu betrachten und beginne zu verstehen, dass mir das Leben nicht mehr Verantwortung zumutet, als ich tragen kann. Ich habe Vertrauen und bemühe mich, Lösungen oder eine andere Einstellung zu finden, die mir bei einem besseren Umgang mit dem Leben helfen werden.

Schmerz

Der **Schmerz** ist einer der Werkzeuge des Körpers, um Aufmerksamkeit auf sich zu ziehen und mir zu sagen, dass ich anhalten und mir bewusst machen muss, dass ich etwas in meinem Leben, meiner Wahrnehmung und Beurteilung der Umwelt verändern sollte. Unabhängig von der Art des Schmerzes, lässt sich Schmerz immer auf ein mangelndes emotionales oder geistiges Gleichgewicht, **auf ein tiefes Schuldgefühl oder tiefen Kummer** zurückführen. Es handelt sich um eine Art innerer Angst, weil ich mich für etwas, was ich getan, gesagt oder sogar nur gedacht habe, schuldig fühle und mich jetzt **bestrafe**, indem ich einen Schmerz von unterschiedlicher Intensität äußere. Ich muss mir die Frage stellen: Bin ich wirklich schuldig? Und wofür? Der derzeit empfundene Schmerz verschleiert nur die wahre Ursache: Schuldgefühle. Meine Gedanken sind sehr machtvoll und ich muss offen bleiben, um diese Schuldgefühle genau identifizieren zu können. Ich darf nicht davor weglaufen, sondern muss mich ihnen stellen, weil es sich um Ängste handelt, die ich früher oder später verarbeiten muss. Der **Schmerz** zeigt mir auch, dass etwas unvollständig und falsch ist. Er ist ein „**sanfter Trick**": Ich glaube, verstanden zu haben, aber ich muss noch eine weitere Etappe bewältigen, um wahrhaft in der Wahrheit zu sein und infolgedessen im Zustand des Wohlbefindens, dem **Nicht-Schmerz**. Vielleicht finde ich an diesem unangenehmen Zustand auch Gefallen, anstatt mich mit meinen Emotionen zu konfrontieren. Anstatt den Schmerz mit Medikamenten aller Art zu betäuben, kann ich auch in den **Schmerz** eintauchen und entdecken, was er mich lehren will. So konfrontiere ich mich mit meiner Angst, die in diesem **Schmerz** gefangen ist. Wenn ich mir das **bewusst** mache, kann ich mich davon befreien. Ich sehne mich danach, zu vertrauen und von einer Situation oder einer Person loszulassen, um meine innere Spannung zu verlieren. Der körperliche **Schmerz** tritt oft nach einer Trennung auf, die meine Empfindsamkeit erhöht. Ich erlebe diese als brutal. Wenn ich jemandem einen Schlag versetze, auch in übertragenem Sinn, hinterlässt dieser schmerzhafte Kontakt, auch wenn er eher emotionaler Natur ist, einen Eindruck und der **Schmerz** kann sowohl bei der Person auftreten, die den Schlag abgegeben hat, wie bei derjenigen, die ihn bekam. Ich akzeptiere ↓♥, zu sehen, wie es sich mit meiner Unabhängigkeit und Lebenskraft verhält. Ich muss jegliches Gefühl der **Unsicherheit** in Bezug auf meine Bedürfnisse loslassen, mir **jetzt** meine eigenen Kräfte bewusst machen und bestätigen, dass ich am besten weiß, wie ich mit meinem eigenen Leben fertig werde. **Knochenschmerzen** zeigen, dass mich die Situation in meinem tiefsten Inneren trifft, während **Muskelschmerzen** eher geistigen Ursprungs sind. Der **Schmerz** bringt mich umgehend in direkten Kontakt zu meinem Körper und zwingt mich zu **spüren,** was dort vor sich geht. In gewisser Hinsicht ist er positiv, da er mir eben erlaubt, diesen Kontakt zu mir selbst als Seele herzustellen, und mein Bewusstsein weckt. Bei einem chronischen **Schmerz** heißt das ganz einfach, dass ich mich seit dem Auftreten des **Schmerzes** nicht mit seiner wirklichen Ursache auseinandergesetzt habe. Je länger ich zögere, sie mir bewusst zu machen, desto regelmäßiger wird der **Schmerz** wieder auftreten, bis er irgendwann chronisch ist. Es ist wichtig, dass ich akzeptiere ↓♥, den Ursprung des **Schmerzes** zu überprüfen, und offen bleibe, um die wirkliche Ursache aus der Welt zu schaffen. Die Stelle, an der der **Schmerz** auftritt, gibt mir Hinweise auf dessen wirkliche Ursache.

Schnarchen

Als **Schnarchen** wird das Geräusch bezeichnet, das ich beim Atmen im Schlaf mache, wenn meine Atmung in der Nase oder der Kehle behindert ist. Wenn ich **schnarche**, muss ich mir die folgenden Fragen stellen: Klammere ich mich an meine überholten Ideen, Einstellungen, materiellen Güter? Beharre ich darauf, eine bestimmte Beziehung oder Situation aufrechtzuerhalten, die nicht mehr gut für mich sind? Bin ich müde? Stagniere ich in meinen alten Lebensschemata, was meine Freiheit einschränkt? Sind meine Nasennebenhöhlen verstopft? Was macht mir das Atmen schwer und verfolgt mich sogar nachts (beispielsweise der Körpergeruch meines Lebenspartners, ein Parfum …)? Oder will ich die Distanz zwischen mir und meinem Lebenspartner, der neben mir schläft, verringern (körperlich und emotional)? Ich versuche also, ihm näherzukommen. Will ich ihm vielleicht in der Nacht alles sagen, was ich tagsüber durch Worte nicht ausdrücken konnte? Wenn ich mich in meinen Wünschen nicht gehört fühle, neige ich zum **Schnarchen und** mein Unbewusstes verschafft sich in der Nacht Gehör, da ich es nicht anders zeigen kann. Ich fühle mich wie in einer Falle, entweder in meiner Paarbeziehung oder in anderen persönlichen Umständen. Es ist wichtig, sich anzusehen, ob das **Schnarchen** beim Ein- oder Ausatmen auftritt. Beim **Einatmen** gleicht es einem Hilferuf. Beim **Ausatmen** will ich mich von einer Gefahr entfernen. – Ich akzeptiere ↓♥, zu lernen, loszulassen und für Neues Platz zu machen. Ich sorge dafür, dass ich mich deutlich und frei von allen unterschwelligen Andeutungen und Zweideutigkeiten mitteile. Ich bin offen für Veränderungen und für alles Neue.

Schnittverletzung

Die **Schnittverletzung** weist auf ein emotionales Durcheinander hin, einen tiefen geistigen Schmerz, der sich auf körperlicher Ebene ausdrückt und der große Schuldgefühle verstecken kann. Sie macht mir eine innere Verletzung **bewusst**, und dass ich mich unbewusst selbst verletzen kann. Es handelt sich um eine Warnung, ein Zeichen, dass ich die Richtung, in die ich mich bewege, neu überdenken soll. Ich will alles zu schnell machen. Es ist ein Zeichen für einen tiefen inneren Konflikt. Ich verlagere meine Grenzen etwas zu weit! Ich betrachte die Stelle, an der ich mich geschnitten habe, und die Aktivität, der ich in diesem Moment nachging, und identifiziere so den Aspekt, den ich verarbeiten muss. So kann eine **Schnittverletzung** an den Händen beispielsweise darauf hinweisen, dass ich mich schuldig fühle, meine Kreativität im Alltag auszudrücken, oder dass ich gereizt bin, weil ich etwas mache, was ich nicht gerne tue. Ich beeile mich und werde schuldig. Im Augenblick des **Schnittes** entsteht oft eine Emotion, die in den Griff zu bekommen mir nicht gelingt. Habe ich den Eindruck, dass ich ohne Verteidigung bin und dass jemand aus mir Nutzen schlagen oder mich verletzen will? Tiefe und Schwere des **Schnittes** zeigen mir den Grund dieser Verletzung: **Kleine Schnittwunden** treten bei leichteren Schuldgefühlen auf, die sich oft um Details des Alltags drehen, denen ich zu viel Aufmerksamkeit schenke, oder im Gegenteil, ich lasse mich ein wenig zu sehr gehen und durch meine Sorglosigkeit vergesse ich wichtige Einzelheiten. Eine große und **tiefere Schnittwunde** zeigt mir, dass diese Schuldgefühle weitaus wichtiger sind: Ich fühle mich von meinem tiefsten Wesen oder vom Rest der Welt „**abgeschnitten**", abgetrennt angesichts einer zu treffenden Entscheidung, zerrissen gegenüber einer Person oder einer Situation. In diesen Fällen bin ich verletzlich und unfähig zu agieren. Mein Stressniveau und meine Angst sind erhöht, denn ich habe den Eindruck, dass ich ständig aufpassen muss. Vielleicht habe ich auch das Gefühl, in dem Bild, das ich vermitteln will, und in den Idealen, die mir entweder durch mich selbst oder durch die Gesellschaft auferlegt wurden, eingesperrt zu sein. Ich fühle, dass meine Freiheit eingeschränkt ist, und habe Lust, mich zu widersetzen. Ich fühle mich von meinem wahren Selbst „**abgeschnitten**", meinem unbegrenzten Potenzial. – Ich akzeptiere ↓♥ das, was ich lernen muss, stehe zu meinen Entscheidungen und führe die Veränderung durch, die nötig ist. Ich nehme mir die Zeit, innezuhalten und mein Leben und meine Ziele einzuschätzen. Es steht in meiner Macht, alle meine Träume zu realisieren: Ich muss nur meine wahre Natur und meine inneren Kräfte akzeptieren ↓♥ und alles wird möglich. Ich nehme Kontakt mit mir selbst auf und mit den Menschen, die mir bei meinem Weg helfen.

Schnupfen

(siehe auch: Allergie – Heufieber)

Schnupfen, auch **Rhinitis** genannt, ist eine Virusinfektion, die Husten und eine laufende Nase mit sich bringt. Am bekanntesten ist der **akute Schnupfen (Coryza)**, gemeinhin auch **Stirnhöhlenkatarrh** genannt. Der **Schnupfen** geht außerdem mit Muskelkater, Müdigkeit und einer verstopften Nase einher. Er ist weit verbreitet und ansteckend. Die Tatsache, dass mein Körper von einem Krankheitserreger angegriffen wird, weist auf eine Schwäche meines Immunsystems hin. Dies kann auf **gedankliche Verwirrung** zurückzuführen sein oder darauf, dass ich „nicht mehr weiß, wo mir der Kopf steht". Es herrscht totale Unordnung und meine Sensibilität ist erheblich beeinträchtigt. Es gibt zu viele Dinge, die gleichzeitig zu erledigen sind. Ich frage mich, wo ich anfangen soll. Ich scheitere angesichts der familiären und beruflichen Verpflichtungen. Ich fühle mich kalt und daher „erkälte ich mich". Der **Schnupfen** verschafft mir eine Auszeit und die Möglichkeit, mich einige Zeit vor den anderen zu „schützen", „auf Distanz zu gehen", um es mir so zu ermöglichen, wieder Kontakt mit mir selbst aufzunehmen. Da es zu einer Ausscheidung von Sekret kommt, befinde ich mich wahrscheinlich in einer besonderen emotionalen Situation, die mich mitnimmt. Die damit verbundenen Emotionen wollen freigesetzt werden. Gibt es etwas, worüber ich am liebsten weinen würde, ohne mir das einzugestehen? Gibt es jemanden oder etwas, was ich „nicht riechen“ kann oder der schlecht riecht und den zu riechen ich vermeiden will, indem meine Nase verstopft ist? Da der **Schnupfen** sowohl den Brustkorb (Körper) als auch den Kopf (Geist) betreffen kann, besteht vielleicht ein mangelndes Gleichgewicht, weil ich dem einen auf Kosten des anderen zu viel Aufmerksamkeit schenke. Da der **Schnupfen** oft damit in Zusammenhang steht, dass „ich mich erkältet habe“, muss ich mich fragen, welche Situation oder welches Wort in die betroffene Beziehung Kälte gebracht hat, in der mir der Körper so sehr eingefroren ist, dass ich mich verletzt, enttäuscht, schuldig usw. fühle. Empfinde ich jemandem gegenüber Kälte? Wer spricht hinter meinem Rücken? Oder werde ich selbst kalt angesichts meines eigenen Schmerzes oder meines Kummers? Indem ich mich als Opfer fühle, akzeptiere ↓♥ ich, dass die anderen mir das „Virus“ geben. – Ich akzeptiere ↓♥, dass ich mehr menschliche Wärme brauche. Ich muss zuallererst anfangen, mich um mich selbst zu kümmern, damit auch die anderen dies tun. Ich lasse alle meine Masken fallen, denn ich bin gegen jede Attacke von außen „immunisiert“. Ich brauche eine Auszeit, um wieder mehr Durchblick in meinem Leben zu bekommen. Ich muss zu neuen Kräften kommen. Ich lege mir neue Einstellungen und Verhaltensweisen zu. Ich halte „Hausputz“ in meinem Leben und lasse mich nicht mehr von vorgefassten Meinungen beeindrucken (beispielsweise: „Dieses Jahr haben aber wirklich alle einen **Schnupfen**.“ – „Sobald es Dezember wird, bekomme ich immer **Schnupfen**.“) Ich lerne meine Grenzen kennen und sie nicht zu übergehen. So kehrt wieder Harmonie ein und ich habe mein Leben im Griff. Wenn ich das Bedürfnis habe, dass man sich mit mir beschäftigt, dass man mich tröstet, wage ich, dies einzufordern!

Schrunden

(siehe: Hautrisse)

Schüchternheit

Schüchternheit führt dazu, dass ich eine ganze Reihe wunderbarer Dinge verpasse. Ich gehe Menschen aus dem Weg, die ich nicht kenne. Aus Angst vor Kritik verzichte ich auf Neues und gebe vor, es wäre nicht für mich bestimmt. Ich lege die Hände in den Schoß, ich weigere mich zu kämpfen. Ich neige dazu, Sicherheit in Routine zu suchen. Ich mag mich nicht besonders und mein geringes Selbstwertgefühl und Selbstvertrauen führen dazu, dass ich in einem fest vorgegebenen Rahmen bleibe, in dem ich mich weder verletzt noch abgelehnt oder unverstanden fühle. Auf Grund dieser Art, vor meiner **Schüchternheit** zu flüchten, halte ich mich immer im Hintergrund. In gewisser Weise kommt mir das vielleicht sogar entgegen, denn es schützt mich auch vor Menschen oder Situationen, die mich verletzen könnten. Ich beschränke meine Kommunikation mit Personen, von denen ich mich bedroht fühle, auf ein Minimum. – Ich akzeptiere ↓♥, mir anzugewöhnen, ruhig zu handeln, und gebe mir die Chance, jeden Tag neue Dinge und neue Menschen kennenzulernen.

Schuldgefühle

(siehe: Unfall)

Schulter(n) (allgemein)

Meine **Schultern** stehen für meine Fähigkeit, eine Last zu tragen. Meine **Schultern tragen meine Freuden, meinen Kummer, meine Verantwortung und meine Sorgen**. Wie alle anderen Menschen muss auch ich möglicherweise eine Last tragen. Wenn ich die Verantwortung für das Glück und Wohlbefinden der anderen übernehme, steigere ich noch das Gewicht, das ich trage, und meine **Schultern** tun mir weh. Ich habe den Eindruck, zu viel zu tun zu haben und niemals in der Lage zu sein, das alles zu schaffen. Vielleicht habe ich auch den Eindruck, dass man mich am Handeln hindert, entweder auf Grund von Meinungsverschiedenheiten, oder weil man mir einfach nicht helfen und mich in bestimmten Projekten nicht unterstützen will. Ich fühle mich blockiert. Ich habe oft den Eindruck, dass man mir „Ohrfeigen" ins Gesicht gibt, und ich kann nicht mehr. Ich fühle mich ohnmächtig und glaube, meine Arme heben zu müssen, als würde man mich **erschießen**. Ich betrachte mein Leben als konfus und kann meine guten Eigenschaften nicht mehr sehen. Schmerzen in meinen **Schultern** treten auch dann auf, wenn ich in großer affektiver (linke **Schulter**) oder materieller (rechte **Schulter**) Unsicherheit lebe, oder mich von der Last meiner sowohl affektiven als auch materiellen Verantwortung erdrückt fühle. Ich fühle mich nicht **unterstützt**. Ich bin in einer Struktur eingeschlossen und es gelingt mir nicht, die Tür „aufzubrechen", um mich zu befreien. Ich habe so große Angst vor dem Morgen, dass ich vergesse, heute zu leben. Die Schwierigkeiten, mit denen ich konfrontiert bin, die Verantwortung, schaffen, machen und leisten zu müssen, das alles kann mich schier erdrücken. Vielleicht will ich mir beweisen, dass ich trotzdem mit allen Lebenslagen fertig werde, indem ich meine **Schultern** nach hinten nehme, wodurch mein Brustkorb stärker hervortritt. Die Wirklichkeit sieht aber so aus, dass mein Rücken schwach und von Angst verzerrt ist. Ich verlange ständig Perfektion von mir, was sogar so weit gehen kann, dass ich mich emotional „geißele", wenn ich glaube, zu lax zu sein. Vielleicht nehme ich es mir übel, dass ich jemanden nicht unter meine Fittiche genommen habe, der mir sehr lieb war. Ich habe viele Gewissensbisse und sage mir andauernd: „Ich hätte sollen …" Ich bin verängstigt und mache mir zu viele Sorgen um die Zukunft. Wenn der betroffene Bereich meiner **Schultern** die Knochen sind (Knochenbruch), steht dies vor allem in Zusammenhang mit meiner grundlegenden Verantwortung. Wenn der betroffene Bereich meiner **Schultern** die Muskeln sind, steht dies vor allem in Zusammenhang mit meinen Gedanken und Emotionen. Ich lerne, die Energie meines Herzens bis in die **Schultern** fließen zu lassen und von dort in die Arme, um

Steifigkeit und Schmerzen zu vermeiden, denn meine **Schultern** stehen für Handeln und Bewegung, von der Vorstellung zur Materie. Durch meine **Schultern** gehen meine Bedürfnisse, mich auszudrücken, etwas zu schaffen und auszuführen, denn ihr Ursprung liegt im Bereich des Herzens. Die emotionale Energie muss bis in meine Arme und Hände fließen, damit ich diese Bedürfnisse umsetzen kann. Wenn ich Worte oder Taten in mir zurückhalte, mich in mich selbst zurückziehe, anstatt voll ins Leben einzutauchen, wenn ich Masken trage, um meine Ängste zu verstecken, werden meine **Schultern** verkrampft und steifer. Wenn ich Schmerzen vor allem beim Heben der Arme erlebe, fällt es mir schwer, autonom zu sein, „meine Flügel auszubreiten". Ich stelle meine persönliche Identität gegenüber mir selbst wie auch gegenüber den anderen in Frage, vor allem im Hinblick auf meine Familie, die mich manchmal angreift und im Ungleichgewicht zurücklässt. Wenn mein **Schulterknochen** bricht oder einen Riss bekommt, gibt es in meinem Leben einen sehr tiefen Konflikt, der mein innerstes Wesen betrifft. Verspannungen oder jede Art anderer Beschwerden im Bereich der **Schultern** geben mir, je nachdem, ob es sich um die rechte oder linke **Schulter** handelt, einen Hinweis auf mein Problem. Ist meine **rechte Schulter** betroffen, handelt es sich um meine aktive Männlichkeit: Ich erlebe vielleicht einen Konflikt in Bezug auf meine Arbeit oder mein Verhalten gegenüber Autorität. Meine „steife und kontrollierende" Seite nimmt überhand. Ist aber meine **linke Schulter** betroffen, handelt es sich um den weiblichen, das heißt kreativen und empfänglichen Aspekt meines Lebens und meine Fähigkeit, meine Gefühle zum Ausdruck zu bringen. Ich mache mich gegenüber meinem Bild oder meiner Fähigkeit klein, gut für mein Kind zu sorgen oder meinen Eltern selbst ein gutes Kind zu sein. **Schultersteife** bedeutet, dass die betroffene **Schulter** kalt und schmerzhaft wird und in ihrer vollen Bewegungsfreiheit eingeschränkt ist. Bin ich gegenüber dem, was ich mache, kalt und gleichgültig, tue ich es nur um der Sache selbst willen, oder will ich es wirklich tun? Es besteht eine starke Spannung, die zeigt, dass ich in Wirklichkeit etwas ganz anderes machen will, als das, was ich derzeit mache. – Ich mache mir **bewusst**, was mich erdrückt, akzeptiere ↓♥, die Verantwortung für mich selbst zu übernehmen, und lasse die anderen sich um ihr eigenes Glück kümmern. Ich höre auf, ständig die Welt „auf meinen Schultern zu tragen", und lerne zu delegieren. Ich akzeptiere ↓♥, in der Gegenwart zu leben, wodurch das Gewicht, das ich auf meinen **Schultern** trage, leichter wird. Ich vertraue dem Universum, das sich um meine täglichen Bedürfnisse kümmert.

Schultern – krumme Schultern

Krumme Schultern werden häufig auch mit **Rundrücken** oder **Buckel** bezeichnet. Zusätzlich zu dem, was für **Schulterschmerzen** gilt, deuten **krumme Schultern** darauf hin, dass ich vor der Last des Lebens aufgebe. Ich kann diese ganze Last nicht mehr alleine tragen und finde die Situation hoffnungslos. Außer meinen eigenen Problemen, meine ich, auch noch die der Menschen um mich herum tragen zu müssen. „Ihr

Schicksal liegt in meiner Hand!" Ich habe viel Schuldgefühle in Bezug auf meine Vergangenheit. Wenn meine **Schultern** außerdem auch noch verspannt sind, besteht in meinem Inneren ein Zustand ständiger Anspannung. Ich liege ständig auf der Lauer, bereit, mit jeder unerwarteten Situation fertig zu werden, und übernehme so die Verantwortung für das Glück der anderen. Ich akzeptiere ↓♥, dass es höchste Zeit ist, mich um mich selbst zu kümmern und die anderen sich ebenfalls um sich selbst kümmern zu lassen. Diese Art der ausgeprägten **Verbiegung** meiner Wirbelsäule kann mir auch eine **Verpflichtung zur Bescheidenheit** zeigen. Unabhängig von meinem früheren Zustand, muss ich Bescheidenheit lernen, denn diese energetische Blockade stammt von großer Wut aus der Vergangenheit, unter der ich immer noch zu leiden habe und die mit starker Gereiztheit gegenüber bestimmten Menschen oder Situationen einhergeht. *Da ich zu 100 Prozent für das verantwortlich bin, was mir geschieht*, akzeptiere ↓♥ ich bewusst oder unbewusst meine Wahl. Das ist mit Sicherheit die größte Herausforderung meines Lebens. Wenn ich auf meine innere Stimme höre, bringt sie mich, in dem, was ich zu tun habe, zu mehr Glück. Eine Massage oder eine energetische Behandlung kann mir helfen, meinen Mittelpunkt in der Gegenwart zu finden und Kontakt mit meinem höheren Ich aufzunehmen, um meine eigenen Bedürfnisse zu erkennen.

Schulterblatt

Das **Schulterblatt** ist ein flacher, großer und dünner Knochen des Skeletts. Zusammen mit dem Schlüsselbein dient das **Schulterblatt** dazu, den Arm mit dem Körperstamm zu verbinden. Schmerzen an dieser Stelle können auf Auflehnung gegen Autorität hinweisen, weil ich mich von ihr eingeklemmt oder erdrückt fühle. Probleme mit dem **Schulterblatt** (Bruch oder andere Probleme) können auf Verärgerung über das zurückzuführen sein, was ich bin und was mein Körperstamm darstellt, über das, was ich gerne ausdrücken möchte und was von meinen Armen als Verlängerung der **Herzenergie♥** dargestellt wird. **Spannungen** (oder Knoten) auf der Ebene des **linken Schulterblatts** zeigen mir, dass ich mit meinem Partner oder meinen Kindern nicht einverstanden bin. Spannungen in meinem **rechten Schulterblatt** weisen auf etwas hin, das mich bei der Arbeit ärgert. **Beschwerden im Schulterblatt** sind außerdem ein Hinweis darauf, dass ich dazu neige, auf mir „herumtrampeln", mich „überwältigen" zu lassen. Ich brauche einen Schutzschild zu meinem Schutz. Es gibt eine Situation in meinem Leben, in der ich mich anderen völlig unterlegen, weniger gut, weniger kompetent fühle. Ich lebe in dieser Passivität, was meinen Energiepegel vermindert. – Ich akzeptiere ↓♥, mich als Ganzes zu betrachten, um mein Leben und meine Handlungen mit Harmonie zu füllen. Ich nehme mir Zeit, zu meditieren und genau hinzusehen, wer ich wirklich bin. Ich lerne, mich mit der Einsamkeit wohlzufühlen, denn sie erlaubt es mir, Kontakt mit meiner göttlichen Essenz aufzunehmen. So wird es mir leichter fallen, meine Bedürfnisse auszudrücken.

Schuppen (siehe auch: Haar – Haarerkrankungen)

Schuppen sind die trockene Hornschicht der Haut, die wie kleine weiße Flocken aussehen und sich vor allem auf der Kopfhaut befinden. Bei einer Anhäufung von abgestorbener Haut gibt es auch eine Anhäufung von „abgestorbenen" Verhaltensweisen und Denkmustern, die ich nicht mehr brauche. Meine Kopfhaut steht in Verbindung mit meinem Geist, dem Abstrakten. Diese Denkmuster muss ich loslassen, um Offenheit und Flexibilität Platz zu machen. **Schuppen** können sowohl infolge sehr großer intellektueller Aktivität als auch sehr geringer intellektueller Aktivität (ich lasse die anderen gerne an meiner Stelle denken) auftreten, weil in beiden Fällen ein Ungleichgewicht in Bezug auf die Funktion meines Verstands und meines Geists besteht. Ich fühle mich angegriffen und möchte meine Wut auf gesunde Weise nach außen bringen. Ich fühle mich von den anderen kontrolliert, dabei jagen mich eher meine eigenen Gefühle und ich weiß nicht wirklich, was ich damit tun soll. Ich bin von der Realität abgeschnitten und erfinde Szenarios für mich, um mir dabei zu helfen, mich mit Situationen abzufinden, in denen ich mich verletzt fühle. Ich verstehe bestimmte Situationen nicht mehr, in denen ich eine schwierige Trennung erlebt habe. Ich verstreue meine Energien in alle Richtungen. Es eröffnen sich mir Situationen, sowohl auf sozialer wie auf religiöser und moralischer Ebene, und ich muss mich angesichts neuer Überzeugungen oder Glaubensvorstellungen neu positionieren. Ich bin sehr unschlüssig und schulde es mir selbst, zu experimentieren und alles, was nicht mehr passt, loszulassen. Ich habe Angst, in einer neuen Realität demaskiert zu werden. – Ich akzeptiere ↓♥, mich immer mehr neuen Funktionsweisen im Leben zu öffnen, und fühle mich immer flexibler. Ich lasse mich vom Strom des Lebens leiten. Ich nehme Kontakt mit meinen Emotionen auf, und ich werde mir meines wahren Wertes bewusst. Indem ich den Strom des Lebens und meine Kreativität frei fließen lasse, bin ich immer mehr in Kontakt mit meinem gesamten Potenzial und werde Herr meines eigenen Lebens.

Schuppenflechte (siehe: Haut – Schuppenflechte)

Schwächezustand (siehe auch: Asthenie)

Ich erlebe einen **Schwächezustand**, wenn es mir allgemein an Kraft fehlt. Ich kann auch das Gefühl haben, dass ich das **Bewusstsein** verliere. Ich bin hypersensibel und ärgere mich oder bin emotional aufgeladen. Ich bin mir **bewusst**, was geschieht, aber ich habe keine Lust, da zu sein und den Augenblick wahrzunehmen. Ich möchte mich ausstrecken, um mir dabei zu helfen, meine „Sinne wieder zu sammeln". Diese **Schwäche** kann aus einer Situation resultieren, in der ich mich sehr unwohl fühle, weil ich nicht weiß, wie ich mich verhalten soll. Es ist auch häufig ein Familienmitglied beteiligt. Es ist so, als ob jemand anderer diese Situation kontrollieren würde, während ich nichts machen kann. Dadurch fühle ich mich sehr machtlos. Allein der Gedanke daran kann eine Mattigkeit und schließlich einen **Schwächezustand** hervorrufen. So flüchte ich mich auf gewisse Weise. Die **Schwäche** bringt meine Gleichgültigkeit gegenüber dem Leben ans **Licht**, denn ich habe das Interesse am Leben verloren. Ich lebe routinemäßig, sei es in meiner Arbeit oder in meinem persönlichen Leben, und bin meiner gesamten Umgebung müde. – Ich akzeptiere ↓♥, mich mit Kraft und Mut der Realität zu stellen. Ich bin mir bewusst, dass ich die Wahl habe, „meinen" Platz einzunehmen oder anderen den Platz zu überlassen: Es liegt nur an mir, das Notwendige zu tun. Ich wage es, meine Gefühle auszudrücken, um den Platz wieder einzunehmen, der mir zusteht. Ich treffe die angemessene Wahl für mein Wohlbefinden und alle Menschen in meiner Umgebung. Ich umgebe mich mit **Licht**, ich lasse zu, dass mich **Liebe** einhüllt.

Schwangerschaftsabbruch, freiwilliger (siehe: Entbindung – Abtreibung)

Schwangerschaftsbeschwerden (siehe auch: Entbindung, Übelkeit, Blut – Diabetes)

Selbst wenn eine **Schwangerschaft** normalerweise ein freudiges und bereicherndes Ereignis ist, kann sie durch versteckte Sorgen, Zweifel, Ängste und Unruhe auch erschreckend sein, vor allem, wenn es sich um eine erste **Schwangerschaft** handelt. Wenn ich als zukünftige Mutter nicht in der Lage bin, diese versteckten Gefühle verbal auszudrücken, werden sie sich ein anderes Ventil suchen. Es kann sein, dass ich manchmal den Eindruck habe, die Herausforderung wäre zu groß für mich, sodass ich das Kind unbewusst möglicherweise ablehne. Ich glaube, dass ich meine Jugend hinter mir lassen muss und damit auch meine Freiheit. Ich sehe alle Verantwortlichkeiten, die ich übernehmen muss. Hier sind einige Beispiele für mögliche **Beschwerden während der Schwangerschaft**: **Sodbrennen** zeigt mir, dass es mir schwerfällt, die Wirklichkeit dessen, was geschieht, anzunehmen; **Verstopfung** zeigt meine Angst, loszulassen, und dass ich versuche, die Dinge in ihrem jetzigen Zustand festzuhalten, weil ich weiß, dass die Geburt eines Kindes erhebliche Veränderungen in mein Leben bringen wird; ein **Ischiassyndrom** zeigt meine Angst, in die neue Richtung, die mein Leben aufweist, voranzuschreiten; ein **Schwangerschaftsdiabetes** ist Folge der Traurigkeit, die ich während dieser Zeit empfinde. Vielleicht bin ich auch unzufrieden, habe Angst vor Ablehnung wegen der Veränderungen meines Körpers und will „nicht mehr dick" sein. **Brechreiz** zeigt mir an, dass mir die Veränderungen meines Körpers Übelkeit verursachen. Ich lehne mein Selbstbild ab, das sich verändert. Ich habe Angst vor der Entbindung und vor meiner Fähigkeit zur Mutterschaft. – Ich lerne zu vertrauen und zu akzeptieren ↓♥, dass ich sämtliche Mittel habe, die nötig sind, um diese wunderbare Erfahrung in Freude und Harmonie zu machen. Ich akzeptiere ↓♥ meine Verpflichtung gegenüber dem neu geborenen Kind und auch die Veränderungen, die in mir stattfinden und die aus mir eine neue Persönlichkeit machen.

Schwangerschaft – Eklampsie

(siehe auch: Gehirn – Epilepsie, Blutdruck – Hypertonie)

Gegen Ende der **Schwangerschaft** kann eine **Eklampsie** auftreten. Es handelt sich um eine schwere Erkrankung, die durch Krampfanfälle in Verbindung mit arteriellem Bluthochdruck verbunden ist. Im Allgemeinen tritt sie bei einer Frau auf, die das erste Mal **schwanger** ist. Sie ist mit einem epileptischen Anfall vergleichbar, mit Bewusstlosigkeit, steifen Extremitäten und Krampfanfällen. Die Erkrankung ähnelt ein wenig einem **Blitz**schlag. Eine **Eklampsie** tritt dann auf, wenn ich als Frau die **Schwangerschaft** oder alles, was mit der Geburt des Kindes zu tun hat, wegen Unsicherheit oder Schuldgefühlen ablehne. Möglicherweise empfinde ich auch Groll gegen meinen Lebenspartner, weil ich ihn für die **Schwangerschaft** schuldig und verantwortlich mache. Es kann auch sein, dass ich mich als Mutter ablehne, weil es mir schwerfällt, die bevorstehende Geburt des Kindes zu akzeptieren ↓♥, und ich mich unfähig fühle, die Verantwortung dafür zu übernehmen. Ich fühle mich wie in einem Gefängnis und will mich daraus befreien. Ich fürchte den Tod: Der meine ist auch der des Kindes. Ich fühle mich ohnmächtig und verstecke mich lieber hinter jemand anderem, anstatt vorzutreten und ein hohes Tempo vorzulegen. Das Problem aber besteht darin, dass ich niemand anderem die Aufgabe anvertrauen kann, dieses Kind auf die Welt zu bringen: Nur ich ganz allein kann dies vollbringen. Ich muss mich mit allen Emotionen konfrontieren, die sich in mir ansammeln, und weiß nicht, wie ich reagieren soll. Ich bin sehr empfindlich für Geschwätz und Kritik. Wenn ich das Bedürfnis nach viel Aufmerksamkeit habe, wird das Kind mir wegnehmen, was ich gerade von den anderen bekommen habe? Wird es zum Zentrum der Anziehung und ich zu einem Phantom werden? Ich fühle mich sehr verletzlich und will dieses Kind, aber genauso auch Platz für mich selbst. – Ich lerne, die Ankunft meines Kindes positiv zu betrachten, weil ich weiß, dass ich alles habe, was ich brauche, um ihm auf seinem Lebensweg zu helfen. Ich nehme mir Zeit, den Verlauf der Schwangerschaft und die Entbindung zu visualisieren, und bin überzeugt, dass es so passieren wird. So kann ich mein Leben gestalten und meinem Kind gute Grundlagen geben. Ich bin stark genug und bekomme alle Hilfe, die ich benötige.

Schwangerschaft – Extrauterine Schwangerschaft

Eine **extrauterine Schwangerschaft** entsteht außerhalb der Gebärmutterhöhle. Es kann sein, dass ich als Mutter Angst vor der Geburt habe und deshalb kein Kind auf die Welt bringen will. Ich wünsche mir diese Schwangerschaft, aber ich zweifle auch an ihr. Möglicherweise habe ich den Eindruck, dass das Nest, das ich meinem Kind anbieten kann, zu klein ist und dass wir uns in einer Situation befinden, die das „Normale" übersteigt. Vielleicht habe ich auch Angst, dass mein Partner mich täuscht oder mich in der Vergangenheit getäuscht hat. Oder bin ich es selbst, die glaubt, jemanden zu täuschen? – Ich akzeptiere ↓♥, dem Leben seinen natürlichen Lauf zu lassen und die Energie frei in mir fließen zu lassen, damit die Elemente des Lebens den Platz einnehmen können, der ihnen nach dem göttlichen Plan zukommt.

Schwangerschaft – Scheinschwangerschaft

Eine **Scheinschwangerschaft** ist eine Situation, in der ich in meinem Körper dieselben Zustände erlebe, wie eine schwangere Frau, aber ohne schwanger zu sein. Eine **Scheinschwangerschaft** zeigt eine Unsicherheit zwischen meiner Verantwortung und meinen Wünschen. Ich möchte vielleicht ein Kind haben, aber fühle ich mich dem auch gewachsen, fühle ich mich in der Lage, die Verantwortung für das Kind zu übernehmen und alle seine Bedürfnisse zu erfüllen? Vielleicht nicht ... Tritt eine **Scheinschwangerschaft** bei einer unverheirateten Frau auf, muss ich überprüfen, ob ich Probleme mit meiner Sexualität habe. Vielleicht möchte ich ein Kind, aber keine Gefühlsbeziehung zu einem anderen Menschen haben. Ich kann auch Angst vor all der Verantwortung haben, wenn ich einen Lebenspartner habe, selbst wenn ich mir einen wünsche. Ich erzähle mir selbst gern Geschichten, ich „binde mir Bären auf". Mein Körper reagiert auf meine Fantasie. Ich liebe es, eine Rolle zu spielen, für jemanden gehalten zu werden, der ich nicht bin. Ich lasse mich von anderen überwältigen. Obwohl eine **Scheinschwangerschaft** vor allem bei Frauen auftritt, kann dieses Phänomen auch bei einem Mann beobachtet werden. Ich kann mich fragen, wie es dazu kommen konnte. Es ist wichtig, dass ich mich als Mann und als Frau erinnere, dass ich beide Seiten in mir habe, das Yin (Frau) und das Yang (Mann). Selbst als Mann kann ich meinen Mutterinstinkt entwickeln sowie gewisse Ängste, die damit im Zusammenhang stehen, und so auf Grund von Empathie oder energetischer Symbiose die Symptome einer **Scheinschwangerschaft** zeigen. Ich prüfe, welche Unsicherheit mein inneres Kind derzeit empfindet. So kann ich es beruhigen, ihm die Liebe und Zuneigung geben, die es braucht, damit alles wieder in Ordnung kommt. – Ich akzeptiere ↓♥, mich zu neuem Leben zu erwecken. Ich lasse meine Wünsche und meine inneren Tiefen sich entwickeln, die nur verlangen, aus dem Schatten herauszukommen. So nehme ich immer mehr den Platz ein, der mir in diesem Universum zukommt.

Schwangerschaft – Verlängerte Schwangerschaft

Wenn eine **Schwangerschaft**, die normalerweise 9 Monate oder 273 Tage ab dem Zeitpunkt der Befruchtung dauert, **sich** über die normale Dauer hinaus **verlängert**, möchte ich vielleicht unbewusst das Kind so lange wie möglich tragen, weil mir dieser Zustand gefällt, in dem ich mein Kind in Sicherheit weiß und das Band zwischen Mutter und Kind sehr stark ist. Ich möchte das Kind „vor den Unbilden des Alltags schützen". Vielleicht habe ich Angst vor der neuen Verantwortung die mich mit diesem Kind erwartet. Werde ich der Situation gewachsen sein? Wird sich etwas in meiner Partnerschaft ändern? Werde ich eine gute Mutter sein? Meine Besorgnis im Zusammenhang mit dieser Geburt kann dazu führen, dass ich die Ankunft des Kindes hinauszögern möchte. Vielleicht fühlt sich mein Kind auch so gut in dieser sicheren Umgebung, dass es dort möglichst lange bleiben möchte. Ich kann Kontakt mit seinem göttlichen Aspekt aufnehmen, es beruhigen, ihm versichern, dass ich alles in meiner Macht Stehende tue, um mich um es zu kümmern, dass ich es weiter lieben werde und gar nicht mehr erwarten kann, es in meinen Armen zu halten. Ich muss mich von meinem Kind lösen und mich davon überzeugen, dass mir alle Mittel zur Verfügung stehen, um die Herausforderungen anzunehmen, die sich ihm stellen werden. Alles, was es braucht, ist meine Liebe und Zuneigung.

Schwangerschaft – Zwillingsschwangerschaft

(siehe: Entbindung – Schwangerschaftsabbruch)

Schwangerschaftsabbruch

(siehe: Entbindung – Abtreibung)

Schwangerschaftsstreifen

(siehe: Haut – Weiße Streifen)

Schwellung

(siehe: Ödem)

Schwerhörigkeit

(siehe: Ohren – Taubheit)

Schwindelanfälle und Taumeln

(siehe auch: Blut – Hypoglykämie)

Der **Schwindelanfall** ist ein Gehirnproblem, ein Irrtum der Empfindung, unter dessen Einfluss ich glaube, dass meine eigene Person oder die Objekte der Umgebung von einer kreisenden oder oszillatorischen Bewegung (**Drehschwindel**) belebt sind.

Schwindelanfälle sind eine **Art der Flucht** vor einem Ereignis oder einem Menschen, die ich nicht sehen oder hören will: Selbst wenn ich nicht zufrieden bin, bleibe ich in diesem „Muster". Ich weigere mich, einer äußeren oder inneren Autorität zu gehorchen, meiner inneren Stimme. Vielleicht habe ich das Gefühl, irgendetwas würde sich zu schnell entwickeln, und ich habe Angst vor den Veränderungen, die das mit sich bringt. Kann ich immer mithalten? Eine neue Aufgabe oder Position, die ich als viel herausfordernder erlebe, kann bei mir psychischen **Schwindel** hervorrufen, der sich in einen physischen **Schwindelanfall** verwandelt. Ich habe Angst, nicht folgen zu können. Alles ist in Bewegung, alles „geht zu schnell"! Ich bin dabei, meinen Lebensraum zu verlieren, ich fühle mich zusammengedrückt. Es ist, als ob mir ein Anhaltspunkt fehlt, um mich orientieren zu können, was dann den Eindruck bei mir erweckt, dass der Mensch, der für mich Autorität darstellt, abwesend ist, obwohl er mich doch bei einer Richtungssuche mehr unterstützen sollte. So habe ich Angst vor der Zukunft, ich weiß nicht, in welche Richtung ich gehen soll, und finde mich mit mir selbst im Nichts wieder. Dadurch wird mir „**schwindelig**", es fällt mir schwer, mich zu positionieren. Ich ziehe es vor, mich zu verschließen und zu flüchten. Ich möchte alles in mir und außerhalb von mir unter Kontrolle haben, und da das unmöglich ist, werde ich labil und ängstlich. In den meisten Fällen, in denen ich **Schwindelanfälle** bekomme, leide ich möglicherweise an Hypoglykämie. Es gibt Kräfte, über die ich keinerlei Kontrolle habe, und dies stört mich. Ich suche ständig nach der Wahrheit. Ich bin von einer Unwahrheit betroffen, die meine Herkunft berührt: Ich habe den Eindruck, dass etwas „nicht stimmt", aber ich weiß nicht, was. Ich bin nicht in Kontakt mit der Erde, ich berühre die Erde nicht. Ich drehe mich im Kreis und sehe keinen Ausgang. Es gibt auch Dinge, die ich nicht gern höre. So lebe ich in meinen Gedanken und in einer Traumwelt. Mit meiner Position in meiner Familie oder der Gesellschaft geht es mir nicht gut und ich hinterfrage diese Rollen zutiefst. Wo stehe ich selbst? Bin ich zufrieden damit? Meine **Schwindelgefühle** bringen mein inneres Ungleichgewicht ans **Licht**, das ich zwischen meinem weiblichen und männlichen Anteil erlebe. Der Schwindel kann infolge eines emotionalen Schocks aufgetreten sein. Zum Beispiel der Verlust eines Menschen, den ich liebe: Ich minimiere den Einfluss dieses Ereignisses und ziehe es vor, nicht hinzuhören. So glaube ich, mein Leben kontrollieren zu können, tatsächlich bewahre ich aber nur ein Gleichgewicht von außen, das eine Illusion und sehr zerbrechlich ist. – Ich akzeptiere ↓♥, Lebensfreude zu finden, mir kleine Annehmlichkeiten zu verschaffen und Vertrauen in die Zukunft zu haben. So finde ich mein inneres Gleichgewicht wieder, das für meine Gesundung essenziell ist.

Schwitzen

(siehe: Körpergeruch)

Seekrankheit

(siehe auch: Reisekrankheit)

Die **Seekrankheit** ist das Gefühl, keine Kontrolle über die Situation zu haben, von den Ereignissen des Lebens hin und her geworfen zu werden, alles zu verlieren. Ohne „beide Füße auf dem Boden" zu haben, fühle ich mich unsicher, und wenn ich Angst vor der Zukunft und vor Unbekanntem habe, wird das umso schlimmer. Dies äußert sich in Übelkeit. Ich muss mich fragen, was ich nicht verdauen kann oder wieder von mir geben will, weil ich es nicht akzeptiert ↓♥ habe. Da ich vor meinen eigenen Emotionen und vor der Essenz einer jeden Sache flüchte, vermeide ich es, mich zuversichtlich und gut verankert im Leben zu fühlen. Ich bin wie ein Boot, dass sich nach dem Willen des Windes treiben lässt. Nicht ich entscheide über meinen Weg, sondern die Ereignisse in der Außenwelt – daher mein Gefühl der Unsicherheit. Ich bin anderen gegenüber verbittert und kritisiere sie, aber im Grund mache ich mir selbst Vorwürfe, dass ich mit diesem Gefühl der Ohnmacht lebe. Ich muss mich fragen, welches Leiden ich in Zusammenhang mit meiner Mutter habe (Beschwerden durch meine **Mutter**). Vielleicht hat diese ihren Körper verlassen und mir fehlt ihre Anwesenheit. Vielleicht war unsere Beziehung auch sehr angespannt und konfliktreich. Oft steht jede Art der **Reisekrankheit** (**Schiff, Flugzeug, Auto, Zug** usw.) auch im Zusammenhang mit meiner (bewussten oder unbewussten) Angst vor dem Tod. – Ich akzeptiere ↓♥, in mein Inneres zu sehen, um dort die Antworten auf meine Fragen zu finden. Ich höre auf, mich selbst durch meine negativen Gedanken und meine ständigen Selbstbeurteilungen zu zerstören.

Sehhügel (Thalamus)

Der **Sehhügel** befindet sich in Form zweier großer Kerne aus grauer Materie zu beiden Seiten des dritten Hirnventrikels. Er dient als Umschaltstation für die sensibelsensorischen Erregungen. Eine Funktionsstörung des **Sehhügels** weist auf ein erhebliches Infragestellen meiner selbst und der Art, wie man mich wahrnimmt, hin. Ich erlebe in meiner Beziehung eine **Not**, die ich mir nicht eingestehen will. Ich neige zur Verzweiflung. Diese kann ich gegenüber einem mir wichtigen Wesen empfinden oder auch gegenüber mir selbst. Ich habe Angst vor dem Urteil der anderen, Angst, unterschätzt und gedemütigt zu werden. Trotzdem bin ich oft die erste Person, die sich be- und verurteilt. Ich tendiere dazu, mich mit anderen zu vergleichen. Meine affektive Seite ist irgendwie tot. Ich befinde mich in einer Periode großer Veränderungen: Es ist so, als ob ich gerade sterben würde, ich lasse alles los, was mich daran hindert, voranzugehen, aber dies macht mir Angst. Ich bin auf der Suche nach meiner wahren Identität. – Ich akzeptiere ↓♥ mich so, wie ich bin, und mache mir klar, dass ich viel mehr Liebe äußern und gesunde und dauerhafte Beziehungen unterhalten kann, wenn ich mit den Menschen in meinem Umfeld aufrichtig bin.

Sehnen (allgemein)

Eine **Sehne** ist ein Bindeglied zwischen Muskel und Knochen, an dem sie ansetzt. Sie besteht aus Bindegewebe. Dieses weiche Gewebe, das also aus geistiger Energie besteht, die sich mit der spirituellen Energie verbindet, dient der Vereinheitlichung von Ausdruck und vollständiger Bewegung. Dadurch entsteht eine direkte Verbindung zu meinem Geistkörper. Meine **Sehnen** stehen für die Art und Weise, wie ich mich an unterschiedliche Situationen in meinem Leben anpasse und wie ich im Leben vorangehe, indem ich auf meine eigene innere Stimme höre. Weiche **Sehnen** zeigen meine Weichheit gegenüber mir selbst und den anderen. Im Gegensatz dazu steht die Steifheit der **Sehne** für starres Verhalten. Wenn meine geistige Energie starr ist, werde ich unflexibel. Meine Weichteilgewebe werden diesen Zustand spüren und selbst starr werden. Wenn ich einen Konflikt zwischen dem erlebe, was ich glaube tun zu *müssen*, und dem, was ich gemäß meiner inneren Stimme wirklich tun *möchte*, kommt es zu einem Schmerz in den **Sehnen**. Ich neige dann dazu, mich geringzuschätzen. Meine geistige Energie (**Sehne**) entscheidet sich für die eine Richtung, während meine grundlegende, tiefe und spirituelle Energie (**Knochen**) sich für die entgegengesetzte Richtung entscheidet. Ich kann mir ansehen, welche **Sehne** betroffen ist, um einen Hinweis auf den Aspekt meines Lebens zu bekommen, den ich geringschätze. Habe ich beispielsweise eine **Sehnenentzündung** am Handgelenk, muss ich mich fragen: „Bei welcher Aktivität, für die ich meine Hände und Handgelenke brauche, halte ich mich nicht für gut genug oder könnte ich besser sein?" Was fürchte ich so? In welcher Situation möchte ich mich verbessern, um meine Ziele zu erreichen, obwohl ich mich dazu nicht wirklich in der Lage fühle? Ich fühle mich wie in Ketten und es gelingt mir nicht, meine Vorstellungen umzusetzen. Ich brauche Hilfe. Ich nehme meine Ziele sehr wohl immer wieder in Angriff, aber ich befürchte trotzdem, sie nicht zu erreichen. Ich frage mich, welche Fähigkeit mir dabei helfen wird, den Zwiespalt meines Lebens in Einklang zu bringen. Wenn ich beispielsweise von meinen alten Ideen offen auf neue überwechseln kann und dabei weiß, dass ich mich völlig auf meiner inneren Autorität ausruhen kann, befinden sich die Sehnen an meinen **Fersen** in gutem Zustand. Bei ständigem Ärger, wenn ich nur nach dem Willen der anderen lebe, werden meine **Fersen** zerbrechlicher und neigen zu Rissen. Sie werden schwächer, wenn auch ich mich schwach oder nicht gut genug fühle. Ich kann auch glauben, dass meine Handlungen als wertlos beurteilt werden. – Ich akzeptiere ↓♥, wie wichtig es ist, meine Energien wieder ins Gleichgewicht zu bringen, und komme im Leben voran. Ich kann meiner göttlichen Weisheit vertrauen.

Sehnenentzündung

(siehe: Sehnen [allgemein])

Seitenstechen (ausstrahlender oder projizierter Schmerz)

Seitenstechen sind Schmerzen, die nach einer Anstrengung auftreten, wenn man schnell gegangen oder gelaufen ist. Oder es handelt sich um einen interkostalen Schmerz, der auf eine intensive körperliche Bewegung oder Erschöpfung zurückgeht. Dieser Schmerz schlägt Alarm: Warum bewege ich mich so schnell? Was setzt mich so unter Druck? Ich weigere mich, auf meine innere Stimme zu hören, und verpflichte mich, bestimmte Dinge zu tun, um ein gutes Bild abzugeben und den Erfolgsnormen der Gesellschaft zu entsprechen. Geht diese Irritation auf eine Erschöpfung, auf eine

Unzufriedenheit oder auf eine Enttäuschung zurück? Ich dränge mich bis zum Maximum und lasse die Folgen für meinen Körper außer Acht. Ich höre nur auf meinen Kopf und seine Unsicherheiten. Die **Seitenstiche** zwingen mich jedoch, meinen Schritt zu verlangsamen. Ich lerne, die Energien fließen zu lassen, ohne ungeduldig zu werden: Ich nehme mir die Zeit, eine Pause einzulegen. – Ich akzeptiere ↓♥, mir **bewusst** zu machen, dass ich auch meinen Alltag verlangsamen muss, mir Zeit zum Leben nehmen muss. Ich höre auf meine innere Stimme, denn sie weiß, was ich brauche und was gut für mich ist. Ich gehe in meinem eigenen Rhythmus und mein Körper entspannt sich. So brauche ich nicht mehr zu protestieren!

Selbstmord (Suizid)

Wenn ich mich mit dem Gedanken an **Selbstmord** trage, geht es um die Entscheidung zur Selbstzerstörung. Ich fühle mich jeder Energie beraubt und kann an nichts mehr anderes denken. Ich werde melancholisch, einzelgängerisch, bitter. Ich kann keinen Kontakt mehr mit der Außenwelt herstellen, ich lebe in meiner Seifenblase, in die ich niemanden hereinlasse, denn „niemand versteht mich". Ich leide derart, dass ich kein **Licht** am Ende des Tunnels sehe. Es ist unerträglich geworden. **Selbstmord hat etwas mit Flucht zu tun.** Ich kann mich deshalb fragen, wovor ich flüchten möchte: vor meinem inneren Schmerz, meiner Verantwortung, meiner inneren Leere, meinem Mangel an Liebe usw. Wenn ich Drogen oder Alkohol nehme, oder wenn ich mich unausgeglichen und arm an bestimmten für mein Nervensystem wesentlichen Nahrungsmitteln ernähre, können mir häufiger **Selbstmordgedanken** kommen. Ich kann auch Lust haben, mich **selbst zu töten**, wenn ich jemanden bestrafen will; so kann er (sie) die Schuld tragen, mich nicht genug geliebt zu haben. – Ich akzeptiere ↓♥, Vertrauen zu haben, schließe die Augen und sehe das **Licht** in meinem **Herzen♥**. **Ich spreche mit jemandem über meine Verzweiflung oder schreibe sie mit der Bitte um Hilfe auf ein Stück Papier.**

Selbstverstümmelung

(siehe auch: Amputation)

Die **Selbstverstümmelung** ist ein Verhalten, bei dem ich mir selbst Verletzungen zufüge. Dies kann auf einen bereits gestörten Geist zurückzuführen sein wie bei Psychotikern, Schizophrenen oder geistig zurückgebliebenen Kindern. Dies kann aber auch daher kommen, dass ich große Schuldgefühle habe, die möglicherweise mit einer starken, gegen mich selbst gerichteten Gereiztheit einhergehen, weil ich mich nicht würdig fühle, das zu sein, was ich bin. Meine Handlungen der **Selbstverstümmelung** und die Tatsache, dass ich mich verletzen will und leiden muss, bezeugen den Hass und die Wut, die ich gegenüber mir selbst empfinde. Anstatt mich mit Worten zu äußern, wird die **Selbstverstümmelung** zu einem Ausdrucksmittel meiner Frustrationen. Möglicherweise dienen meine mir selbst zugefügten Verletzungen auch dazu,

Aufmerksamkeit auf mich zu lenken, die ich mit **Liebe** gleichsetze. Es ist so, als wollte ich meinem inneren Leiden körperlich Ausdruck verleihen, um mich davon zu befreien und mein Bedürfnis nach Liebe offen zu zeigen. Es kann sein, dass ich schon in sehr jungem Alter die Opferrolle eingenommen habe, die das Leiden verdient. Also führt mich das Leben zu Menschen und in Situationen, die mir dieses Gefühl vermitteln. Es steht fest, dass ich in solchen Situationen Hilfe von außen brauche. – Ich akzeptiere ↓♥, dass ich mich in meinem Umfeld nach jemandem umsehe, der mir unmittelbar oder mittelbar helfen könnte, meine Selbstachtung und meine Lebensfreude wieder zu gewinnen, auf die auch ich einen Anspruch habe. Ich akzeptiere ↓♥, aus meiner Stummheit herauszutreten und meinen Schmerz und meine Leiden auszudrücken, um mich davon zu befreien.

Senilität

Wenn im Alter die körperlichen und seelischen Fähigkeiten nachlassen, spricht man von **Senilität**. Dabei handelt es sich um eine Krankheit, die sich mit einer Flucht gleichsetzen lässt. Indem ich in meine Kindheit zurückfalle, kehre ich auch zu der Sicherheit zurück, die sie mir geboten hat. Ich beschließe, sich die anderen um mich kümmern zu lassen; ich will, dass sie die Verantwortung für mich übernehmen. Ich fühle mich bereits auf vielen Ebenen so ohnmächtig, vor allem in meiner penibel genauen Kommunikation mit anderen. Anstatt als Erwachsener passiv zu leben, ziehe ich es vor, als **seniler** Mensch gesehen zu werden, denn dann beschäftigen sich andere mit gutem Grund mit mir, da sie mich wie ein Kind behandeln. Ich frage mich: „Lohnt sich mein Leben? Was möchte ich noch realisieren?" – Wenn ich **senil** bin, akzeptiere ↓♥ ich, mir **bewusst** machen, dass ich nicht zu flüchten brauche. Wenn ich die so sehr gewünschte Aufmerksamkeit ernten möchte, muss ich sie selbst säen. Ich kann mich des göttlichen Schutzes erfreuen, ich lebe in Frieden und Sicherheit. Ich mache mir die Kraft des Universums in jedem Augenblick meines Lebens bewusst. Ich kann mein Leben gestalten, wie ich will – ich muss mich nur an der Hand nehmen und die notwendige Hilfe erbitten, um meine Träume zu realisieren.

Sepsis

(siehe: Blut – Sepsis)

Sexuelle Abweichungen und Perversionen (allgemein)

Wenn ich mit einer **sexuellen Abweichung** zurechtkommen muss, will ich einen beachtlichen Teil meines Wesens verdrängen und ablehnen und lebe in einem ständigen inneren Kampf. Ich bin in meinem Leben oft verletzt worden und mache mir nicht klar, dass ich auf diese Weise die Frustration einfach umgeleitet habe. Ich fühle mich als Gefangener meines Schmerzes, meiner strengen Erziehung, den Regeln der Gesellschaft, meinen eigenen Begrenzungen und will mich freier und mächtiger fühlen. Mein Körper fordert mich auf, jeden Aspekt meines Wesens zu akzeptieren ↓♥, den ich mit einem Mangel gleichsetze. – Jedes Wesen hat eine männliche und eine weibliche Seite. Als Mann akzeptiere ↓♥ ich meine weibliche und als Frau meine männliche Seite. Ich werde bescheiden und beschließe, mich zu behaupten. Ich entscheide mich, mein ganzes Wesen verschmelzen zu lassen, weil sich jeder meiner Aspekte Ausdruck verschaffen möchte.

Sexuelle Belästigung

Wenn ich unter **sexueller Belästigung** zu leiden habe, ist das ein Zeichen für eine große, manchmal unbewusste Angst, von einer Art Zärtlichkeit und **Liebe** manipuliert zu werden. Unbewusst habe ich vielleicht so sehr das Bedürfnis nach Zuwendung, dass diese Botschaft von außen als negativ bewertet werden kann. Die anderen spüren vielleicht meine „Verfügbarkeit" oder mein Interesse, wenn es sich einzig und allein um mein Bedürfnis nach Aufmerksamkeit oder Geliebtwerden handelt. – Ich akzeptiere ↓♥, dass ich mir Respekt verschaffen muss, aber zuerst muss ich die Ursachen herausfinden, um wieder meine eigene Macht übernehmen und „normaler" weiterleben zu können.

Sexuelle Frustrationen

(siehe auch: vorzeitige Ejakulation, mangelnde Lust ...)

Auf Grund einer sehr strengen Erziehung in Bezug auf alles, was mit Sexualität zu tun hat, bin ich davon überzeugt, dass Geschlechtsorgane unmoralisch und schmutzig sind, und habe Schuldgefühle. Ich kann auch an einem Leistungskomplex leiden und je mehr ich mich verbessern will, desto weniger gelingt mir dies. Ich kann dieselbe Leistung auch vom anderen Geschlecht erwarten, und indem ich meine Sexualität ignoriere oder mich weigere, sie zu leben, räche ich mich in gewisser Weise dafür: Ich kann den anderen das Vergnügen nicht bieten, das sie nicht verdienen! So bestrafe ich mich selbst und schneide mir meine grundlegenden Bedürfnisse ab. Ich kann auch eine **Verminderung oder einen Mangel an sexuellem Begehren (Anaphrodisie)** erleben. Meine Enttäuschungen und mein Desinteresse gegenüber dem Leben führen zu ähnlichen Erfahrungen auf sexueller Ebene. Es kann sich um eine bestimmten Grad der Depression handeln, der seinen Ursprung in einer negativen Einstellung gegenüber mir selbst und anderen hat. – Ich täte besser daran, meine Sexualität zu akzeptieren ↓♥ und als gesund zu empfinden, denn sie gehört mit zu meiner Lebensqualität. Ich nehme mir die Zeit, Dinge zu tun, die mir Freude machen, die mich zufriedenstellen. So wird meine Lust am Leben und an guten Dingen neu erwachen, genauso wie an intimen und **sexuellen** Beziehungen.

Sinusitis
(siehe: Nasennebenhöhlenentzündung)

Skelett
(siehe: Knochen)

Sklerodermie
(siehe: Haut – Sklerodermie)

Sklerose
(siehe auch: Entzündung, Immunsystem)

Die **Sklerose** ist eine Hypertrophie, die zur Verhärtung des im ganzen Körper vorhandenen und wichtigen Bindegewebes führt. Ich muss mir **bewusst** machen, dass ich mich in diesem Fall selbst angreife, sodass sich die **Sklerose** auf fast alle meine Organe ausbreiten kann. Diese Hypertrophie löst eine Art brennender Energie aus, die eine lange verdrängte Wut zum Ausbruch bringt. Die Verhärtung des Gewebes lässt auf eine Verhärtung meiner Gedanken und meiner Einstellungen schließen, was zu einem energetischen Ungleichgewicht führt. So verhärte ich meine Positionen gegenüber dem Leben und den Personen meiner Umgebung. Ich bin unflexibel und passe mich nur schwer an neue Situationen an. Lieber **klammere** ich mich an meine alten Denkweisen. Ich habe nicht mehr so viel Sanftmut, vor allem gegenüber dem, was im Herzen der Familie passiert. Vielleicht fühle ich mich von anderen auch überwältigt. Mein Körper kann in seiner Gesamtheit und in einzelnen Körperteilen von der **Sklerose** betroffen sein. Ich muss mir also unbedingt bewusst machen, was in meinem Inneren vor sich geht. Wenn ich mich der Liebe verschließe, kann das heißen, dass ich mich ihrer für nicht würdig halte, mich schuldig fühle und mich schäme zu leben. Ich akzeptiere ↓♥, mich der Liebe zu öffnen, erkenne meinen göttlichen Wert an; ich bin alles, ich kann alles. Ich verbinde mich wieder mit meiner Neugierde und mit dem, was meine Leidenschaft weckt.

Sklerose – Multiple Sklerose

Die **Multiple Sklerose** ist eine Demyelinisierung[57], eine Entzündung der Hüllen, die die Nervenbahnen im Gehirn und im Rückenmark umgeben. Von diesem Zustand, der in verschiedenen Lebensphasen eintreten kann, ist der ganze Körper betroffen. Es ist, als ob mein Körper sich in einer Falle, in einem Käfig befinden würde und immer stärker im Ablauf seiner Bewegungen eingeschränkt würde. Wenn ich an **Multipler Sklerose** leide, habe ich im Allgemeinen auch andere schwere Leiden, die mich ent-

[57] **Demyelinisierung:** Verminderung des Myelins, einer Schutzsubstanz, die aus Lipiden (Fetten) und Proteinen besteht, die bestimmte Nervenbahnen umgeben.

mutigen. Etwas oder jemand lähmt mich, ich fühle mich eingezwängt. Ich fühle mich wenig **schneidend** gegenüber dem Leben. Es mangelt in meinem Leben an Annehmlichkeiten. Mein ganzes Wesen befindet sich in großer Auflehnung. Ich fühle mich verpflichtet, alles selbst machen zu müssen. Da ich ein Perfektionist bin, verweigere ich Irrtümer und lasse mir nur ungern helfen. Nur schwer akzeptiere ↓♥ ich Zwänge, vor allem von Seiten der Familie. Ich habe einen eisernen Willen. Ich werde mir **bewusst**, dass ich in meinen Gedanken sehr hart sein und mich von meinen Emotionen fernhalten muss. Der Gedanke an einen Misserfolg versetzt mich in Schrecken. Ich verzeihe mir selbst und anderen nur schwer. Vielleicht ärgere ich mich auch, eine Gelegenheit nicht genutzt zu haben. Ich fürchte, **einfach verlassen, fallen gelassen** zu werden. Möglicherweise habe ich auch Angst zu fallen, im wörtlichen wie im übertragenen Sinn, und dass ein solcher Sturz tödlich sein könnte. Alle diese Ängste, die sich auf eine vertikale Fortbewegung beziehen und dazu führen können, dass ich mein Leben in Gefahr glaube, können eine **Multiple Sklerose** verursachen. Vielleicht handelt es sich um einen Sturz von einer **Leiter**, die Gefahr, in einen Abgrund zu stürzen, den plötzlichen Höhenverlust in einem Flugzeug, einen Gegenstand, der mir auf den Kopf fällt, usw. Auf symbolische Weise steht das „Schwangerwerden" oder „Verlieben" bei mir für Gefahr. Ich empfinde diese Situationen als **umwälzend** und **unglaublich** und bin **erstaunt**. Ich habe Angst, von sehr **hoch** oben herunterzufallen oder dass mich unten „der Schlag trifft". Ich kann mich von jemandem anderen auch **herabgesetzt** fühlen oder habe Angst, meine Stellung zu verlieren, eine privilegierte Position bei der Arbeit zum Beispiel. Ich glaube, keine Zukunft mehr zu haben. Oft urteile ich sehr streng über mich oder die anderen, begleitet von einem **starken Gefühl der Geringschätzung, Abwertung oder Herabsetzung meiner Person**. Wenn ich mich herabgesetzt oder **abgewertet** fühle, habe ich den Eindruck, dass mich das Leben erdrückt, und so **krieche** ich lieber, anstatt aufrecht zu gehen. Ich kann mich auch selbst stoppen, mich **bewegungsunfähig** machen, da ich nicht mehr die Kraft habe, vorwärtszugehen, mich zu **bewegen**. Die ersten Anzeichen meiner Krankheit zeigen sich deshalb an meinen Beinen, von denen ich das Gefühl haben kann, ich würde sie erdrücken. Da ich immer weniger in der Lage bin, zu **gehen**, mich fortzubewegen und mich zu beugen, entsteht möglicherweise der Eindruck, nicht mehr in Sicherheit zu sein. Die Bewegungsunfähigkeit kann dazu führen, dass ich mich nicht mehr mit einer Situation konfrontieren will, die ich um jeden Preis vermeide. Wenn ich beispielsweise körperlich nicht mehr in der Lage bin, einer Begleitung in Schwierigkeiten wieder Kraft zu geben, vermeide ich so, mich aufs Neue mit einem Misserfolg zu konfrontieren, durch den ich mich wieder abwerten würde. Wie alt ich auch sein mag, man gibt mir nicht die Macht, Projekte durchzuführen, zu wachsen, meine Meinung zu äußern. Ich nehme es auf meine Schultern, die Wünsche meines Vaters oder meiner Mutter zu realisieren: Ich werde sozusagen zu ihren Armen und Beinen. Schnell werde ich mir meiner Ohnmacht in dieser Rolle bewusst. Ich komme zu der Überzeugung, dass ich mich für sie nicht gut genug fühle. Meine Verteidigung gegen alle diese

Ängste besteht darin, alles unter Kontrolle haben zu wollen, alles nach meinen Wünschen geschehen zu sehen. Die **Kritik**, die oft gegen mich selbst gerichtet ist, vergiftet mir das Leben. Ich glaube, dass mein Schicksal aus dauerndem Leiden besteht und ich keine Ruhe verdient habe. Ich versuche ständig, über mich selbst hinauszuwachsen, ohne es wirklich zu schaffen. Mein zunehmend müder Körper weigert sich auf diese Weise, weiter zu kämpfen, und will mir zu verstehen geben, dass ich durchaus Hilfe in Anspruch nehmen und Vertrauen erlernen kann. Ich wehre mich gegen das Glück und meine Aufwertung. Ich verleugne mich. Da man mich bereits herabgesetzt und **gedemütigt** hat, lässt man mich glauben, dass ich nicht viel wert bin. Ich bin wie ein Baum, der sich biegt. Ich fühle mich **ausgelöscht**. Ich zerstöre mich so sehr mit meinem Gedanken, dass mich jetzt die Krankheit kaputt macht. Da die Entzündung eine **brennende** und sehr emotionale Wut voraussetzt, die mein ganzes Wesen beeinträchtigen kann, sollte ich mich fragen: „Möchte ich wirklich frei sein?" Vielleicht möchte ich mich unbewusst an jemandem rächen, der ständig mein Universum **umkreist** und der mir nicht genug **Liebe** gegeben hat! Diese Art Käfig, in der mein Körper sich befindet, schützt mich vielleicht davor, meine wahren Gefühle zeigen zu müssen! Wenn ich so schweige, fühle ich mich verpflichtet, bestimmte Wege einzuschlagen, um den anderen zu gefallen, anstatt mich dorthin zu bewegen, wohin ich selbst gern möchte. Ich bewege und verändere mich nicht, sondern stagniere und bin bewegungslos. Da ich nichts mehr fühlen will, sind meine Gefühlsnerven angegriffen. Die Unterdrückung meiner Emotionen kann dazu führen, dass ich emotional keinen Fortschritt mehr mache, was zu einer Verwirrung auf muskulärer und geistiger Ebene führt. Wenn ich von **Multipler Sklerose** betroffen bin, werde ich von anderen abhängig. Ich werde wie ein Kind, das jemanden braucht, der sich mit ihm und seinen Grundbedürfnissen beschäftigt. Ich muss mich an andere **anheften**, mich **anklammern**, um nicht zu fallen, sowohl körperlich wie auch emotional. Ich sollte mich fragen, ob meine Verantwortlichkeiten als Erwachsener zu schwer zu tragen sind. Vielleicht bin ich lieber wieder abhängig, anstatt mich immer darum bemühen zu müssen, das zu erwerben oder zu bewahren, was ich besitze. Es ist mir so gut gegangen, als meine Mutter über mich wachte … Ich fand sie **bewundernswert**. Aber ich werde nie mehr die Zärtlichkeit in ihren Augen sehen … Jetzt glaube ich, dass mein Leben unaufhörlich in Unruhe ist, in voller **Wallung**. Mein Körper fordert mich auf, loszulassen, mich von meinen Ketten zu befreien. Der Schlüssel dazu liegt in meinem Inneren. Ich akzeptiere ↓♥, meinem inneren Führer zu vertrauen, und ich erkenne in jedem Menschen die Anwesenheit eines solchen Führers, der jeden nach bestem Wissen handeln lässt. Auf diese Weise kann ich mehr Flexibilität und Verständnis zeigen. Ich akzeptiere ↓♥, meinem Leben einen Sinn zu geben. Ich werde wieder Herr über mein Leben und stehe voll und ganz zu meinen Gefühlen. Ich **brauche** die Bestätigung der anderen nicht mehr. Ich akzeptiere ↓♥ die Gefühle in mir. Sie gehören zu mir. Ich lasse die negativen Kommentare hinter mir, die vielleicht in meiner Familie oder meiner ganzen Umgebung gegen mich aufgekommen sind. Ich widme mich mehr den positiven Seiten des Lebens. Ich bin der Strom des Lebens und seiner schönen Seiten und dadurch kann ich mich harmonisch **entwickeln**. Ich lasse mein Clown-Kostüm fallen, um mein inneres **Licht** zum Scheinen zu bringen. Der innere **Frieden** wächst von Tag zu Tag.

Sklerose – Amyotrophe Lateralsklerose (siehe: Charcot-Krankheit)

Skoliose (siehe: Wirbelsäule [Verbiegung der ...] – Skoliose)

Skrupel

Skrupel findet man bei einem Menschen, der Gewissensbisse hat. Verwandte Redensarten im Französischen sind: **Seelenschmerz** haben oder sich **böses Blut machen**. Ich bin voller Zweifel und ständig damit beschäftigt, mich selbst zu analysieren. Dadurch sinkt mein Energieniveau und die „Abenddämmerung meines Lebens" (also das Alter) kann auftreten oder beschleunigt werden. – Ich akzeptiere ↓♥, in Harmonie zu leben. Ich akzeptiere ↓♥, neue Ideen zu verarbeiten. Ich bekomme wieder Schwung.

Sodbrennen (siehe: Magen – Sodbrennen)

Sommersprossen (siehe: Hauterkrankungen)

Somnambulismus (siehe: Schlafwandeln)

Sonnenbrand (siehe: Sonnenstich)

Sonnenstich

Wenn ich zu lange in der Sonne bleibe, laufe ich Gefahr, einen **Sonnenstich** zu bekommen, der sich in einem Sonnenbrand auf meiner Haut und einem Hitzschlag, das heißt einem Temperaturanstieg in meinen Nervenzentren, äußert. Ob es sich nun um einen Unfall (ich bin in der Sonne eingeschlafen) oder eine schlechte Zeitplanung oder um jeden anderen Grund handelt, empfinde ich mit Sicherheit große Schuldgefühle, um mich derart vom Leben „bestrafen" zu lassen. Wenn ich mich im Urlaub befinde, kann ich mich fragen, ob ich wirklich davon überzeugt bin, diesen Urlaub verdient zu haben. Die Haut steht im Zusammenhang mit dem, was ich innen und außen erlebe. Empfinde ich vielleicht Frustration, weil mir **bewusst** wird, dass mein Leben nach außen hin nicht immer so ist, wie ich es mir innerlich wünsche. Die Intensität des **Sonnenstichs** oder Hitzschlags zeigt mir die Bedeutung einer bestimmten Art von Verzweiflung, die ich empfinde. Da die Sonne für den Vater steht, suche ich unbewusst nach der Gegenwart meines wirklichen Vaters, den ich als fern empfinde oder der mir als Kind gefehlt hat. Da der Vater gewöhnlich eine Autoritätsrolle spielt, lege ich auch heute vielleicht gern meine Kraft, meine Autorität in die Hände eines anderen. Vielleicht fühle ich mich auch frustriert, da ich den Ereignissen in der Außenwelt ausgeliefert bin. Ich suche nach **Liebe**, verbinde sie aber in erster Linie mit Sex. Ich muss lernen, diese Liebe in meinem Inneren zu finden, in allen Facetten meiner Persönlichkeit, die ich oft zu verstecken oder zu verneinen suche. Ich zerstöre mich, anstatt für mich zu sorgen. Ich verlasse mich sehr viel auf andere und richte mich lieber nach ihnen, anstatt selbst zu entscheiden und die Dinge in die Hand zu nehmen. Meine Angst ist größer als mein Gefühl der Ohnmacht und meine Frustration, deswegen bleibe ich lieber inaktiv. Ich werte mich ständig ab und finde mich unschön, zu dick, nicht intelligent genug, kurz gesagt, ich schlage mich selbst. So werden die kritischen Stimmen, die ich von anderen höre, immer lauter. Mein Schutz gegen den Schmerz, sowohl körperlich wie auch emotional, ist die Isolation. – Ich akzeptiere ↓♥, mein Selbstwertgefühl zu steigern und anzuerkennen, wer ich bin, mich angemessen schätzen. Ich bitte das Leben, mir die schönen Dinge, die es mir gibt, zu zeigen und mir zu helfen, sie zu schätzen. So werde ich innerlich stärker strahlen und brauche mir nicht mehr die Sonne auf den Kopf knallen zu lassen, um mich daran zu erinnern, meinen Platz im Leben einzunehmen. Ich akzeptiere ↓♥, meine Macht wieder zu übernehmen. Ich akzeptiere ↓♥, dass diese Sonne, nach der ich verlange, sich im Inneren meines **Herzens** ↓♥ befindet und mich wieder erwärmt und in schwierigeren Augenblicken meines Lebens beruhigt.

Soor

(siehe auch: Mund [allgemein], Mundprobleme, Rachen [allgemein], Rachenerkrankungen, Infektionen [allgemein])

Soor, auch **Candidose der Mundschleimhaut** genannt, ist eine Krankheit, die auf Hefebakterien zurückzuführen und durch weißliche Ablagerungen auf der Mund- und Rachenschleimhaut gekennzeichnet ist. Diese Krankheit tritt sehr häufig **bei Kindern** auf, oft nach unaufhörlichem Weinen und Schreien meines Kindes, das sich nach Streicheln, Körperkontakt mit seinen Eltern sehnt. Wenn ich mich an die Stelle des Babys versetze, erinnere ich mich, dass ich den Kontakt zu meiner Mutter oder meinem Vater brauche, um mich in Sicherheit und außer Gefahr zu fühlen, weil ich weiß, dass ich sehr verletzlich bin. Die einzige Möglichkeit, die Aufmerksamkeit meiner Eltern zu wecken, damit sie mich in die Arme nehmen, ist Schreien und Weinen. Das ist die einzige Art, mich mit menschlicher Wärme zu füllen. Da meine Eltern dieses Schreien und Weinen falsch auslegen und denken können, ich hätte Hunger, Durst, mir wäre kalt, usw. bekomme ich nicht das, was ich will. Und da mein Kehlkopf, das für die Stimmbildung entscheidende Organ, nicht in der Lage ist, mein Bedürfnis nach Körperkontakt zu erfüllen, löst er den **Soor** aus. Für meine Eltern bedeutet das, dass sie mich so oft wie möglich in den Arm nehmen, mich streicheln, mich in Sicherheit fühlen lassen sollen, damit der **Soor** wieder verschwindet. Wenn bei mir als Erwachsenem **Soor** auftritt, kann das infolge einer Infektion der Lungen oder der Atemwege sein. Ich habe dabei dieselben Bedürfnisse wie die oben erwähnten Bedürfnisse eines Kindes, mit dem einzigen Unterschied, dass es sich um mein inneres Kind handelt, das Aufmerksamkeit und ein Gefühl der Sicherheit braucht. Ich lebe eine große affektive Leere, ich bin melancholisch. Der Erwachsenenanteil in mir kann dieses Kind in mir trösten und beruhigen. Es kehrt wieder mehr Harmonie ein und auch die Gesundheit hat ihren Platz. Als Erwachsener habe ich Schwierigkeiten, meinen Bedürfnissen Gehör zu verschaffen, und fühle mich unfähig zu kommunizieren, was ich fühle. Ich möchte, dass andere meine Wünsche kennen und sie „erraten", und nur so soll es geschehen; also bin ich sehr frustriert und aggressiv. Alles ist für mich unscharf und ich weiß nicht mehr, in welche Richtung ich gehen soll. Entscheidungen fallen mir sehr schwer. Ich habe den Eindruck, stehenzubleiben, anstatt mich zu entwickeln. Trotzdem weiß ich, dass ich das gesamte notwendige Potenzial dafür habe, meine Projekte zu realisieren. – Ich akzeptiere ↓♥, mein Potenzial anzuerkennen und entschlossen voranzuschreiten, um in der körperlichen Welt meine ganze innere Kraft zu zeigen. Ich bin jetzt in der Lage, meine Zärtlichkeit und mein Verständnis zu manifestieren, indem ich wage, mein Leben in vollen Zügen zu leben.

Spasmen

(siehe: Krämpfe)

Spasmophilie

(siehe auch: Tetanie)

Die **Spasmophilie** ist ein Syndrom, das mit einem chronischen Zustand der neuromuskulären Übererregbarkeit einhergeht. Ich bin leicht deprimiert und sehe jedes Ereignis meines Lebens als ein Drama. Ich bin sehr unsicher und kann meine Emotionen und meine Verhaltensweisen im Hinblick auf äußere Einflüsse nur schwer verarbeiten. Ich denke ständig an alle möglichen Probleme, sei es an meine eigenen oder an die der anderen. Ich habe große Schwierigkeiten, mich zu verteidigen, loszulassen, das Leben voll und ganz zu genießen. Wie muss ich mich positionieren? Wo ist mein Platz in der Welt? Ich bin von meinen Bedürfnissen abgetrennt, voller Ängste. Ich stelle mich taub und ich habe überhaupt keine **Liebe** zu mir selbst. So lehne ich auch die **Liebe** der anderen ab. Dies ist so, als ob mein Körper etwas ausdrücken wollte, was ich immer schon unterdrückt habe. Ich bin unglücklich und ohnmächtig angesichts meiner Unfähigkeit, Worte und Gesten für den Ausdruck meiner selbst zu nutzen. Ich entschließe mich nun, mich geistig zu entspannen und damit aufzuhören, Dramen zu inszenieren. So kann ich mich bewegen und Neuem Platz machen. – Ich akzeptiere ↓♥, das Leben mit vollen Lungen einzuatmen, meine Krankheiten und Leiden nach außen zu bringen, alles, was aus mir heraus muss, um Platz für Ruhe, Frieden und die Annehmlichkeiten des Lebens zu schaffen. Ich akzeptiere ↓♥, mir selbst schöne Dinge zu gönnen, loszulassen, mir Zeit zu nehmen und Situationen als Erfahrung zu sehen. So nehme ich voll und ganz an allen Schönheiten der Welt teil und betrachte das Leben als ein spannendes Abenteuer voll von Freude und Glück.

Speichel (allgemein) (siehe auch: Speicheldrüsen, Mumps)

Speichel kann die Entwicklung von Mikroben verhindern. Durch seine benetzende Eigenschaft erleichtert er die Stimmbildung im Hals und das Schlucken von Nahrung. Er begünstigt außerdem den ersten Schritt der Verdauung, indem er die Stärke aufspaltet. Speichel verliert seine Wirksamkeit, wenn es zu viel oder zu wenig davon gibt. Wenn ich unter Depressionen leide, esse ich oft sehr schnell und schlucke große Bissen herunter, was zu einem **Speichel**mangel und einem Erstickungsgefühl führt. Ich habe den Eindruck, dass mir ständig „das Wasser im Mund zusammenläuft" oder dass ich nach etwas oder jemandem „Stielaugen mache", ohne jemals meine Wünsche befriedigen zu können. – Ich akzeptiere ↓♥, meinen Entscheidungen zu vertrauen. Indem ich an Stelle von Bedauern Freude in mein Leben hineinlasse und vertrauensvoll weitermache, gebe ich meinem **Speichel** wieder seine ganze Kraft.

Speichel – Hyper- und Hyposalivation (siehe auch: Mund)

Hyposalivation (**Mundtrockenheit**) ist ein Mangel an **Speichel**. Der **Speichel** ist die wässrig-zähflüssige Körperflüssigkeit, die meinen Mund und die Speisen anfeuchtet. Der **Speichel**, der die Verdauung unterstützt, wird von den **Speicheldrüsen** ausgeschieden. Wenn ich durch den Mund atme, anstatt durch die Nase, trocknen mein Mund und meine Atemwege aus. Da mein Mund die Öffnung zum Leben darstellt, kann ich mich fragen, welche meiner Bedürfnisse und Wünsche derzeit „auf dem Trockenen liegen" und warum sie nicht so laufen, wie ich es mir wünsche. Ich finde vielleicht, dass mir die Ereignisse in meinem Leben nicht genug Nahrung verschaffen und ich anfange, das Interesse am Leben zu verlieren. Bei einer **Hypersalivation** (**Überproduktion von Speichel**) frage ich mich, ob mir oft „das Wasser im Mund zusammenläuft". Ich bin voller Fantasien, Wünsche und voller Projekte, aber diese realisieren sich nur langsam. Ich habe das Bedürfnis nach Zuwendung. Ich will alle möglichen Dinge und Sachen sagen, aber ich fühle mich in meinen Gesten limitiert. Ich bin wachsam, denn ich zweifle an mir. Mein großes, wenn auch unbewusstes Bedürfnis nach **Liebe** kann sich durch eine **Hypersalivation** in der Nacht äußern. Jedenfalls bin ich angespannt und unzufrieden über meine Beziehung zu allem Lebendigen und dem Leben selbst. Ich brauche unterschiedliche Erfahrungen, um „satt" zu sein. – Ich akzeptiere ↓♥, mir **bewusst** zu machen, dass das Leben ein Geschenk ist. Das Leben gibt mir alles, was ich brauche, um meine Lebenslagen gut verarbeiten zu können. Ich stelle die Meinung der anderen hintan und lebe spontan. Ich genieße den Augenblick. Ich freue mich am Leben und stille meinen Durst, sodass ich jeden glücklichen Augenblick schätze. Ich schließe Frieden mit allen meinen inneren Bedürfnissen und bleibe aktiv, wenn diese sich konkretisieren.

Speicheldrüsen

(siehe auch: Mumps, Speichel)

Die **Speicheldrüsen**, deren größte die **Ohrspeicheldrüse** (Parotis) ist, sind das Symbol für **Liebe** und Sanftheit. Da diese **Drüsen** zum Verdauungstrakt gehören, zeigt mir eine Funktionsstörung meiner **Speicheldrüsen**, die zu viel oder zu wenig Speichel produzieren, dass ich besorgt bin, ob ich die für mein Überleben nötige Nahrung finden werde. Vielleicht habe ich kein Geld für Lebensmittel oder ich habe Geld, weiß aber nicht, wie ich es verwenden soll. Vielleicht habe ich auch Angst, mich zu vergiften. Es gibt also genug Nahrung, aber ich kann sie nicht kaufen, ich habe keinen Zugang dazu oder ich habe kein Vertrauen. Das Wasser wird mir im Mund zusammenlaufen und ich werde ein Gefühl des Mangels empfinden. Ich will so viel wie möglich einlagern, für den Fall, dass ich Hunger leide und keine Nahrung habe. In einem weiteren Sinn bin ich vielleicht auch ein Mensch, der gerne Dinge sammelt: So habe ich ständig das Gefühl, bestimmte Objekte speichern zu müssen, denn ich habe Angst, dass ich eines Tages nicht mehr in der Lage sein werde, sie mir zu beschaffen. Trotzdem hat dies eine Vergiftung zur Folge, die Verschmutzung meines Lebensraums. Wenn ich verhindert bin, kann ich mich abwerten und daraus wird eine **Parotitis**[58] entstehen. Eine **Entzündung der Speicheldrüsen** zeigt mir eine Unzufriedenheit gegenüber meinen Eltern. Ich frage mich vielleicht, ob ich Lust habe, jemandem „die Zähne zu zeigen". Befinde ich mich mit jemandem in einer Rivalität? Habe ich das Gefühl, dass die Wahrheit beschmutzt wurde? Bin ich in Kontakt mit dem Speichel einer anderen Person und das stört mich? Ich fühle mich verpflichtet, Dinge zu verfälschen. Woher kommt meine Ungeduld? – Ich akzeptiere ↓♥ die Wut in mir und erlaube ihr, sich auszudrücken, um wieder Frieden und Harmonie zu finden. Ich akzeptiere ↓♥ diese Situation und mache mir bewusst, dass auch ich ein Recht habe, mich gut zu ernähren, und dass das Leben mir alles gibt, was ich brauche.

Speiseröhre

Die **Speiseröhre** dient als Transportweg für die Nahrungsmittel, damit diese verdaut werden können. Sie verbindet den Rachen mit dem Magen. Durch sie können neue Er-

[58] Parotitis: Entzündung der Ohrspeicheldrüse, der wichtigsten Speicheldrüse.

fahrungen leicht ins Körperinnere wandern, was zu einer Öffnung zur Welt führt und mir bei meiner Entwicklung hilft. Bleiben irgendwelche Emotionen oder Ideen ganz allgemein „im Hals stecken", verkrampft sich die **Speiseröhre** und macht den Transport der Nahrungsmittel schwieriger. Dies kann sogar eine Reizung auslösen, die ein Zeichen für meine innere Gereiztheit über eine Sache oder einen Menschen ist, die ich nur schwer tolerieren kann. Ich bin sehr unversöhnlich. Es gibt Dinge, die mir nicht gefallen, aber ich bin passiv und tue nichts, um sie zu verändern. Meine Befürchtungen, meine Angst, mein Kummer führen zu einer Verengung meiner **Speiseröhre** bis hin zur vollständigen Verstopfung. Ich verpflichte mich, für andere Dinge zu tun, anstatt das zu machen, wozu ich wirklich Lust habe. Ich lasse alles an mir vorbeilaufen, um Konfrontationen zu vermeiden. Meine Emotionen lähmen mich und hindern mich daran, neue Erfahrungen zu „schlucken". Es gibt Situationen oder Denkweisen, die ich mich zu schlucken zwinge, ich akzeptiere ↓♥ sie als Teil meiner selbst, obgleich ich in meinem tiefsten Inneren weiß, dass ich sie nicht in mich oder in mein Leben integrieren möchte. Möglicherweise habe ich etwas **„in den falschen Hals bekommen"**, weil ich Angst vor der Autorität in der Außenwelt habe, oder weil die „bittere Pille" ganz einfach nicht hinunter will. Ich hindere mich daran, voranzugehen, zu wachsen. Vielleicht will ich zu schnell schlucken, aus Gefräßigkeit, aus Angst, dass es mir später an **Liebe** und Zuwendung fehlt. Ich ziehe es vor, „meine **Klappe** zu halten". Ich habe den Eindruck, dass ich von jemandem anderen abhängig bin, der „die Brötchen verdient". Ich hänge mich zu sehr an die Vergangenheit. So nehme ich eine willenlose und passive Haltung ein. Da die **Speiseröhre** die Verbindung zwischen meinem Mund, dem Eingang für neue Ideen, und meinem Magen, dem Ort, um diese Ideen zu verdauen, darstellt, kann es zu **Speiseröhrenkrebs** kommen, wenn ich starke Wut oder Hass wegen etwas empfinde, was mir „im Hals stecken bleibt". Der Krebs tritt dann auf, wenn ich eine Situation erlebe, aus der ich keinen Ausweg finde; was auch immer in meinem Leben passiert, ich sage mir, dass es nichts gibt, was mir meine Hoffnung zurückgibt. Der **untere Teil der Speiseröhre** bezieht sich auf meinen Wunsch, alles an mich zu nehmen, zu schlucken, niemals etwas wegzuwerfen. Meine „Augen sind größer als der Magen". Ich habe Angst, dass man mir etwas wegnimmt, was mir gehört, und gleichzeitig habe ich Schwierigkeiten, wirklich das zu genießen, was ich habe. Der **obere Teil der Speiseröhre** bringt eine Situation ans **Licht**, die ich mich „zu schlucken" weigere, sogar wenn man mich dazu zwingt. Etwas oder jemand bleibt mir im Halse stecken. – Ich akzeptiere ↓♥, alle Bitterkeit loszulassen und jede Erfahrung im Leben als eine Gelegenheit zum Wachsen betrachten, damit mich die Freuden des Lebens nähren können. Ich akzeptiere ↓♥, ein Pionier zu sein, ein „Leader"! Ich bleibe aktiv, ich suche nach neuen Möglichkeiten, mich zu entfalten. Indem ich jede Handlung oder jedes Wort, mit dem man mich verletzt hat, verzeihe, lasse ich all die schwarzen Wolken los, die über meinem Kopf schweben und mich daran hindern, entschlossen voranzugehen. Ich öffne mich für die

Lektionen, die das Leben mir erteilen will, und so gewinne ich umso größere Freiheit und inneren Frieden.

STD (Sexuell übertragbare Krankheiten)

(siehe: Geschlechtskrankheiten)

Steifigkeit (der Gelenke, der Muskeln)

Muskelsteifigkeit, die durch eine Ansammlung von Milchsäure verursacht wird, bedeutet eine Anhäufung von starrer und blockierter geistiger Energie. Auf diese Weise äußere ich starre Denkmuster und Dickköpfigkeit sowie meine Unfähigkeit, nachzugeben. Ich widersetze mich Veränderungen gegenüber der Autorität, einer Person oder mir selbst gegenüber. Ich erstarre in einer Struktur, ich werde steif, anstatt mit dem Strom zu schwimmen. Ich stelle meine Spontaneität hintan und wehre mich gegen das Leben. Ich lasse nicht zu, dass sich meine Intuition ausdrücken kann. Ich werde unversöhnlich. Eine Steifigkeit begrenzt bestimmte Bewegungen: Will man meine Freiheit einschränken? Ich muss meine geistigen Einstellungen in Bezug auf den von der **Steifigkeit** betroffenen Körperteil überprüfen. Sind die **Gelenke** meiner Extremitäten und der Wirbelsäule von der **Steifigkeit** betroffen, äußert sich im Knochen ein tiefer Widerstand, der auf tiefe Starrheit und die Weigerung, voranzugehen, hinweist. – Ich akzeptiere ↓♥, offener und flexibler im Hinblick auf neue Richtungen zu werden, die sich ergeben. Anstatt Widerstand zu leisten, lasse ich alles fließen und lebe im Rhythmus der Jahreszeiten.

Steinleiden (allgemein)

(siehe auch: Gallensteine / Nierensteine)

Ein **Stein** ist ein verdichtetes Konkrement, das aus Ablagerungen bestimmter Substanzen (Calcium, Cholesterin) besteht. Ein **Stein** ist die Ansammlung (oder auch „Anhäufung“) falscher Ideen, der Verhärtung der eigenen Position, des Rückzugs oder der Frustration, irrtümlicher Vorstellungen von der Wirklichkeit. Es kann sich auch um verdrängte Gedanken und Gefühle handeln; eine Konzentration von Gedanken, wie eine Energiemasse, die sich verfestigt und kristallisiert, bis daraus sehr feste Steine in dem Organ entstehen, wo die Ursache der Krankheit zum Ausdruck kommt. Da ich mich anderen gegenüber minderwertig fühle, leide ich innerlich und fühle Bitterkeit gegenüber dem Leben. Meine Starrköpfigkeit führt dazu, dass ich mich von meinen wahren Bedürfnissen entferne. Ich habe das Gefühl, dass man „auf mich übergreift“ oder in mein „Territorium“ eindringt. – Ich akzeptiere ↓♥, dass ich Vertrauen in das Leben haben muss und wissen, dass ich mich auf meine göttliche Kraft verlassen kann, die es mir erlauben wird, die Ereignisse mit einer größeren geistigen Offenheit und voller innerer Sicherheit zu betrachten.

Steißbein (siehe: Rückenschmerzen – Lendenwirbelsäule)

Steißbeinfistel (siehe auch: Rückenschmerzen – Lendenwirbelsäule, Infektionen [allgemein])

Eine **Steißbeinfistel** ist eine Infektion des Haarsystems im Bereich meines Steißbeinmuskels am unteren Ende der Wirbelsäule. Ich empfinde Frustration, Gereiztheit oder Auflehnung in Bezug auf eine Situation, in der ich meine Grundbedürfnisse bedroht sehe, da sie nicht mehr meinen Wünschen entsprechend erfüllt werden. Dieser Mangelzustand kann mich an eine Situation aus meiner Kindheit oder sogar vor meiner Geburt erinnern, in der ich auch das Gefühl hatte, dass mir etwas oder jemand Lebenswichtiges fehlt. Es kann sich dabei um einen warmen Aufenthaltsort oder bequeme Kleindung, oder auch um die Liebe und Zärtlichkeit meiner Eltern handeln. – In jedem Fall ist es wichtig zu akzeptieren ↓♥, dass ich das Universum bitten muss, mir bei der Erfüllung aller meiner Grundbedürfnisse zu helfen, und ihm vollständig vertrauen kann. Ich muss akzeptieren ↓♥, dass ich als jüngerer Mensch eine Mangelsituation erlebt habe und dass sie da war, damit ich lerne, meinen Glauben zu entwickeln, und dass ich jetzt alles, was ich besessen habe und heute besitze, schätzen und es mir bewusst machen kann.

Sterilität

Als **Sterilität** bezeichnet man die Unfähigkeit zur Fortpflanzung. Sie geht mit Gefühlen der Ohnmacht, der Verzweiflung, der Schuld und dem Eindruck einher, dass dies „ungerecht" sei. Der extreme Stress oder der Druck, unter den ich mich setze, um ein Kind zu bekommen, sind so stark, dass sie den Eintritt des Gewünschten verhindern. Die **Sterilität** kann eine Ablehnung, einen unbewussten Widerstand gegen die Idee bedeuten, ein Kind zu bekommen, oder auch die Angst, das Kind sei behindert, missgebildet oder nicht lebensfähig. Es kann auch sein, dass ich nur deshalb ein Kind haben will, um die Erwartungen meines Umfelds zu erfüllen, es mir aber selbst eigentlich gar nicht wünsche. Vielleicht hoffe ich auch, auf diese Weise meinen Lebenspartner an mich binden zu können. Da ich Angst vor einer Entbindung habe oder davor, meine Elternrolle übernehmen zu können (Angst vor der Verantwortung, vor finanziellen Problemen, usw.), oder nicht will, dass mein Kind dasselbe erleiden muss, wie ich, provoziere ich **Sterilität**, denn die Idee, ein Kind zu bekommen, wird plötzlich **unvorstellbar**. Ich kann mich für diese Art der Erfahrung auch unreif fühlen; vielleicht bin ich noch immer zu egoistisch. **Schrecken** macht sich breit. Möglicherweise habe ich als **Frau** auch Angst, dass meine Schwangerschaft schlechte Erinnerungen an die Zeit weckt, als meine Mutter mit mir schwanger war. Ich kann sogar unbewusst das Bild meiner Mutter oder die Beziehung zu ihr ablehnen. Bei einer großen inneren Leere kann ich diese vielleicht nicht füllen, schon gar nicht mit einem Kind … Die **maskuline** Sterilität tritt oft auf, wenn sich der Mann mit seiner Verantwortung als Vater überfordert fühlt. Ohne mir dessen bewusst zu sein, kann ich es ablehnen, die Fehler meiner Eltern zu **wiederholen**. Unbewusst kann dies eine Abrechnung sein, nicht unbedingt gegenüber meinem Partner, sondern auch gegenüber meiner Familie, die immer mein Leben diktieren wollte. Ich muss verstehen, dass sowohl der Wunsch, ein Kind zu haben, als auch die bewusste oder unbewusste Angst davor sehr groß sein können. Der Unterschied zwischen beiden kann den Ausschlag für oder gegen eine Schwangerschaft geben. Vielleicht trage ich auch eine erbliche Last, Ängste meiner Mutter oder meines Großvaters. Ich tue gut daran, zu überprüfen, ob ich in der Vergangenheit als Mann oder als Frau Erfahrungen gemacht habe, die zu bestimmten sexuellen Blockaden geführt haben. In diesem Fall kann eine Psychotherapie oder eine energetische Behandlung angemessen sein. Will ich das Kind nur deswegen haben, um damit eine Leere zu füllen, meinem Leben Sinn zu verleihen oder mich schließlich nützlich und wichtig zu fühlen? Oder habe ich im Gegensatz dazu den Eindruck, dass ich nicht genug bieten kann, um es zu „verdienen", ein Kind in die Welt zu setzen? Ich sehe mein Leben an und frage mich, in welchem Bereich ich sehr fruchtbar sein kann, sehr „produktiv". Wenn es einen solchen Bereich gibt, so befriedige ich mein Bedürfnis nach einem Kind in einem anderen Aspekt meines Lebens. Ich frage mich auch, ob ich immer noch wirklich Lust habe, ein Kind zu bekommen, und wenn ja, ob ich akzeptiere ↓♥, dass sich meine Kreativität über eine Schwangerschaft ausdrückt. Aber es kann auch sein, dass ich die Erfahrung der Elternschaft nicht brauche. Deshalb ist es wichtig, dass ich die Art meines Kinderwunsches hinterfrage und meinem Inneren in der Entscheidung für oder gegen ein Kind vertraue. – Was auch immer geschieht, ich akzeptiere↓♥, mein Leben in vollen Zügen zu leben und gebe mir die Erlaubnis, reiche Erfahrungen zu machen, durch die ich mich umso mehr an mein göttliches Wesen annähern kann. Ich muss meinen Wert voll anerkennen. Ich lebe für mich selbst mit den Werten und Prioritäten, die für mich wichtig sind und die mich mit dem ganzen Universum in Einklang bringen. Ich schiebe jeden Gedanken an das „Nicht-gut-genug-Sein" oder „Schlechtsein" weg. Das Leben sagt mir, dass ich Offenheit für mich selbst brauche und für mich sorgen muss. Schon vor der Geburt des Kindes sollte es mir gut gehen, damit nicht erst das Kind mich glücklich macht. So mache ich mich für mein Wohlergehen nicht von anderen abhängig, denn diese Verantwortung ist sehr schwer zu tragen. Ich lasse los und fordere vom Leben, dass sich im passenden Augenblick alles natürlich ergeben wird. In der Zwischenzeit pflege ich meine Kreativität und meine Fruchtbarkeit in so vielen Bereichen meines Lebens, wie ich will. Ich gestalte mein Leben, wie der Weber ein Stück Tuch erzeugt.

Stimmbänder

(siehe: Kehle – Kehlkopfentzündung, Krebs – Kehlkopfkrebs, Stimme – Heiserkeit)

Stimme – Heiserkeit

Wenn meine **Stimme** tonlos, rau oder krächzend wird, leide ich an **Heiserkeit** (auch **Dysphonie** genannt). **Heiserkeit** bedeutet geistige und körperliche Erschöpfung. Irgendetwas hindert mich am reibungslosen Funktionieren. Ich leide unter einer emotionalen Blockade, einer starken Emotion, und ich halte meine Aggressivität zurück. Da die Kehle mit dem Energiezentrum der Wahrheit, der Kommunikation und des Selbstausdrucks (Hals-Chakra) in Verbindung steht, kann es sein, dass ich mich von einer Wahrheit eingeholt fühle, die ich nur schwer verarbeiten kann, sowie von meinen persönlichen Überzeugungen. Ich lebe nach sehr präzisen und manchmal starren Strukturen. Meine Sichtweise der Arbeit und die Redewendung „Man muss im Leben hart arbeiten, um Erfolg zu haben“ führt zu einer Überbeanspruchung, die sich unter anderem in **Heiserkeit** zeigt. Ich helfe mir mit bestimmten Stimulanzien wie Kaffee, Alkohol, Zigaretten usw., aber wenn deren Wirkung abklingt, tritt die **Heiserkeit** wieder auf. Meine Müdigkeit verstärkt meine Unruhe und die Sorgen, die ich eigentlich verdrängen wollte. Es ist, als zögerte meine **Stimme**, Töne hervorzubringen, denn ich habe Angst, gegen eine Mauer anzurennen; ich weiß nicht mehr, was ich sagen soll, denn man findet mich ein wenig verrückt, „nicht ganz richtig im Kopf“. – Ich akzeptiere ↓♥, dass ich eine Auszeit brauche, und akzeptiere ↓♥, mir die nötige Ruhe und Zeit zu lassen, um mich wieder zu erholen. Im ausgeruhten Zustand nehmen die Dinge und Situationen wieder ihr tatsächliches Ausmaß an und ich bin viel objektiver und klarer, um die naheliegenden Entscheidungen zu treffen. Ich singe und befreie so den Weg (die **Stimme**) für den Selbstausdruck.

Stimmlosigkeit (Aphonie)

Die Stimme ist der Ausdruck des Selbst, der Kreativität. Eine zu starke Emotion (Verzweiflung, Besorgnis) kann dazu führen, dass ich nicht mehr weiß, was ich sagen soll, in welche Richtung ich mich wenden und wie ich diese Richtung in Bezug auf die erlebte Emotion auslegen soll. Diese starke Emotion kann auf sexueller Ebene erlebt werden und schlägt sich unmittelbarer auf Rachen oder Stimmbänder nieder, da mein zweites Energiezentrum (sexuelle Energie) in direkter Verbindung mit dem Rachen, meinem fünften Energiezentrum steht. In jedem Fall hat meine Empfindsamkeit (Überempfindlichkeit) darunter gelitten und ich bringe keinen Laut mehr heraus! Ich bin atemlos! Wenn ich zu viel Energie verschwende, vor allem infolge eines emotionalen Schocks, entsteht durch meine innere Verzweiflung eine innere „Leere“ und die Töne werden von dieser Leere „verschluckt“. Ich muss also unbedingt wieder Verbindung mit dem **Luftstrom meiner inneren Kommunikation** aufnehmen. Es kann sogar sein, dass mich diese Erfahrung schützt, da ich mich in einem Zustand befinde, wo ich nicht mehr sprechen muss, kann ich keine Geheimnisse verraten. Benutze ich meine Stimme und meine Stimmbänder auf gesunde Weise? Muss ich einige Zeit still bleiben? Manchmal heißt es: Reden ist Silber, Schweigen ist Gold ... Oder ist da jemand, der mich gewaltsam zum Schweigen gebracht hat? Ich kann mich allgemein unfähig fühlen, mich auszudrücken, denn ich habe den Eindruck, dass ich „nicht viel wert bin". Ich glaube, es wäre besser zu schweigen, als „Dummheiten" zu sagen. Ich wünsche mir so sehr, dass man mir zuhört, dass man mich für das, was ich bin, anerkennt, dass man mich respektiert. Manchmal glaube ich auch, etwas Besonderes zu sein, aber das ist von kurzer Dauer; dann stellt sich der Zweifel wieder ein, meine Schuldgefühle kommen zurück und ich schrumpfe wieder in mich selbst hinein. Anstatt für mich selbst zu leben, lebe ich nach dem Willen der anderen, und da ich nicht immer weiß, was ich sagen soll, um Anerkennung zu erhalten, schweige ich lieber: Entweder ich entscheide mich, nicht mehr zu sprechen, oder meine **Stimmbänder** entscheiden sich selbst, keine Töne mehr abzugeben. Ich akzeptiere ↓♥, meine Emotion, meine Kreativität und meine Ideen auf die für mich beste Weise auszudrücken, indem ich meine Fähigkeiten respektiere.

Stirn

Die **Stirn** befindet sich auf Höhe des Gehirns, und da sie Teil meines Kopfes ist, steht sie für meine Individualität und die Art und Weise, wie ich mein Leben und die Ereignisse darin angehe, eher rational oder eher emotional. Sie hängt auch mit meinem Willen und meiner Vision zusammen. Ich kann sagen, dass mir die Form meiner **Stirn** und ihre besonderen Merkmale zeigen, wie ich mich meinen Verantwortlichkeiten gegenüber verhalte. Die Breite meiner **Stirn** deutet auf meine geistige Aufgeschlossenheit hin: Je enger meine **Stirn** ist, desto engstirniger bin ich und desto mehr muss ich mich neuen Ideen öffnen. Jede Verletzung an der **Stirn** weist auf Angst oder Schuldgefühle in Bezug auf meine eigenen Ideen und Meinungen hin, die sich von denen der anderen unterscheiden und zu denen ich nicht ohne Schwierigkeiten stehe, da ich weiß, dass sie mein Umfeld stören[59]. Oft begegnen mir Missachtung oder Kränkungen von Seiten der anderen. Ich denke unaufhörlich und neige dazu, mich auf der Ebene meiner intellektuellen Fähigkeiten abzuwerten. Ich liebe es, mich gegen andere zu stellen, um auf diese Weise größere Probleme zu lösen: So hebe ich, wenn auch auf oberflächliche Weise, mein Selbstwertgefühl. Ich will den Eindruck eines „klugen Kopfes" vermitteln. Ich akzeptiere ↓♥, dass meine persönliche Integrität sehr wichtig ist, und ich muss mich unbedingt so respektieren, wie ich bin, während ich für die Meinungen der anderen offen bleibe und weiß, dass ich ein Recht auf eine andere Meinung habe. Ich behaupte meine Grenzen, um so den Raum zu schützen, der mir zusteht.

---

[59] Oft tritt in der Pubertät Akne vor allem auf der Stirn auf. Dies ist das rebellierende Kind, das seinen Eltern widersprechen will.

Stoffwechsel, langsamer

(siehe: Gewicht – Übergewicht)

Störung, psychische

(siehe: Wahnsinn, Neurose, Psychose)

Stottern

(siehe auch: Mund, Rachen [allgemein])

Stottern ist ein Ausdruck einer Sprachstörung, einer vollständigen oder partiellen Schwierigkeit, mich klar auszudrücken (das Problem reicht von einigen zufälligen Worten bis zu einer regelmäßig auftretenden Störung). Es steht im Zusammenhang mit der Kehle, dem Zentrum der Kommunikation und des Selbstausdrucks. Es kann sein, dass mein **Stottern** auf eine affektive oder sexuelle Blockade aus meiner Kindheit zurückzuführen ist. Das bedeutet nicht unbedingt, dass ich unsittlich berührt wurde, aber ich habe vielleicht bewusst oder unbewusst eine durch einen Menschen oder ein Ereignis ausgelöste Angst in Bezug auf meine Sexualität abgespeichert. Es handelt sich um eine Art **tiefer Unsicherheit** aus meiner Kindheit, die im Zusammenhang mit der Angst eines Elternteils (Mutter oder Vater) steht, gewöhnlich der Person, die die Autorität darstellt und die sich in der Gegenwart eines anderen manifestiert. Es ist eine Art **Verdrängung**, eine Unfähigkeit, meine Gedanken und intensiven Emotionen angemessen zu meistern, und der fehlgeschlagene Versuch, meine Sprache zu kontrollieren, die nicht mehr spontan ist. (Diese Art von Störung kann sehr früh in der Kindheit auftreten, wenn dem Kind mit Ermahnungen wie „Hör auf zu weinen!" sein Recht auf Weinen abgesprochen und es damit abgewertet wurde.) Es kann sich auch um ein Trauma handeln, das ich erlebte, als ich gehemmt oder gehindert wurde, bestimmte Handlungen auszuführen. Ich verwandle dann diese Emotion in **Stottern**. Ich habe Angst, „klar" zu sein, ich zögere, kann nicht klar ausdrücken, was ich empfinde, verdränge und verforme meine Worte aus Angst vor Ablehnung oder aus Ängstlichkeit. Wenn ich deutlich sage, was ich empfinde, werden mir das meine Eltern abnehmen? Bin ich korrekt genug für sie? Entspreche ich ihren Erwartungen? Erlauben sie mir, das zu sein, was ich bin? Gehen meine Worte weiter als meine Gedanken? Es kann sehr gut sein, dass ein Elternteil oder meine beiden Eltern sehr autoritär und dominierend sind und man es mir nicht erlaubt hat, „die **Führung** zu übernehmen". Ich fühle mich abgeurteilt, kontrolliert, kritisiert oder sogar so lächerlich gemacht, dass ich schließlich glaube, meine Worte wären nichts wert. Vielleicht hat man mich als Kind auch daran gehindert, mich auszudrücken oder mich vielleicht zum Reden gezwungen, wenn ich dazu keine Lust hatte. Habe ich Angst jemanden zu verraten, indem ich ein Geheimnis preisgebe? Was genau will ich nicht sagen? Und sollte ich es zu sagen wagen, wird es mir schaden? Wenn ich mich in einer Situation befand, in der ich sehr viel Angst hatte, die ich nicht hinausschreien konnte, kristallisiert sich der erlebte Stress in meinem Mund, sodass die Worte „gefrieren" und nicht mehr in die Außenwelt gelangen können. Wenn ich in einem Umfeld aufgewachsen bin, in der Schweigen Gold war (alles Nicht-

Gesagte und die Geheimnisse), lastet dies schwer auf mir und ich brauche immer eine gewisse Zeit, bevor ich spreche, um mich zu vergewissern, dass ich „das Gesetz nicht verletze". Ich zeige also alle möglichen Arten von Verhaltensstörungen, von Schüchternheit bis zu völliger Verschlossenheit. Ich glaube, in einem Gefängnis zu leben, wo das Atmen schwerfällt. Ich suche nach meiner Ausdrucksfähigkeit, die ich aber weder in diesem Augenblick noch mit anderen sehe. Die Außenwelt ist feindselig, wie also kann ich darin meinen Platz finden, wenn ich mich frei äußere? Vielleicht war ich im Zusammenhang mit Sprache oder mit der Sprache, die ich verwende, auch sehr verwirrt, als ich sehr klein war. Wurde beispielsweise mehr als eine Sprache zu Hause gesprochen und es entstand ein Wettbewerb darüber, was vornehmlich gesprochen wurde, kann ich eine Unsicherheit gegenüber Worten entwickelt haben. Dieses Zögern wird sich in den größeren Pausen manifestieren, die ich zwischen den Worten lasse. Möglicherweise drücke ich nur schwer meine Gefühle oder meine Bedürfnisse aus. Ich habe den Eindruck, um Aufmerksamkeit oder Anerkennung betteln zu müssen. – Der erste Schritt ist, meine **Gedanken**, **Worte**, **Handlungen** und vor allem **Emotionen** und **Wünsche** zu akzeptieren ↓♥ und mich ihnen in meinem Herzen zu öffnen. Es ist wichtig, dass ich mir Zeit nehme und meine „eigene Geschwindigkeit" respektiere. Ich akzeptiere ↓♥ mich, wie ich bin, ohne mich zu beurteilen oder zu kritisieren. Ich akzeptiere ↓♥, meine Ideen, Freuden, Kummer und Ängste auszudrücken. Ich nehme zunehmend eine aktive Position ein, in der ich mich selbst und meine Wünsche bejahe. Dann kann ich anfangen, mir selbst zu vertrauen, meine Emotionen und Gefühle wahrzunehmen und mich den Menschen zu öffnen, die ich liebe. Auf diese Weise finde ich wieder innere Ruhe, die es mir möglich macht, mich mit sehr viel mehr Sicherheit auszudrücken. So vermeide ich Gestammel, Wörter, die sich überschlagen, weil der Geist zu aktiv ist, oder bestimmte Wörter, die ich herunterschlucke, weil ich mich vor ihrer Wirkung fürchte. Ich nehme wieder Kontakt mit meiner wahren Natur auf und lasse die **Liebe** um mich fließen. Der innere Friede verfestigt sich und die Akzeptanz ↓♥ meines ganzen Seins führt in der Folge dazu, dass auch die anderen mich akzeptieren ↓♥, so wie ich bin.

Strabismus

(siehe: Schielen)

Stress

Stress ist eine Anpassungsreaktion auf ein Ereignis, eine Situation, eine reale oder imaginäre Gefahr. Die Anpassungsfähigkeit hängt von unterschiedlichen Faktoren ab: Jede Situation der Überforderung meines Organismus führt zu **Stress**, der sich in Hilflosigkeit verwandelt, wenn er als extrem stark erlebt wird. Es kann sich um seelischen **Stress** handeln (Druck aus meinem Umfeld), körperlichen **Stress** (große körperliche Anforderung auf der Arbeit, im Sport, durch Hitze oder Kälte, usw.), chemischen oder biochemischen **Stress** (Medikamenteneinnahme, Chemotherapie, hormonale Veränderungen). Allerdings ist **Stress** selbst nicht so wichtig wie meine Reaktion darauf, die ebenso positiv, stimulierend und schöpferisch wie gefährlich für meinen Körper sein kann. Je nach meiner Reaktion auf Lebenslagen, Ereignisse, Gefühle und Schwierigkeiten wird mir die Wirkung nutzen oder schaden. Es ist wichtig, sich klar zu machen, dass sogar ein glückliches Ereignis **Stress** auslösen kann. Ich kann beispielsweise einen großen Lotteriegewinn machen und deshalb eine Depression bekommen, weil ich glaube, so viele Dinge in meinem Leben verändern zu müssen, dass ich das gar nicht schaffen kann. Werde ich meinen Arbeitsplatz mit den Menschen, die ich schätze, behalten? Verhalten sich meine Freunde mir gegenüber wie vorher? Muss ich umziehen? Werde ich mich an all diese Veränderungen gewöhnen können? – Ich akzeptiere ↓♥, in mein Inneres zu schauen und meine Reaktionen, Motive und Einstellungen zu hinterfragen, anstatt äußeren Ereignissen die Schuld zu geben. Ich lerne, mich zu entspannen und den Nutzen von **Stress** in Betracht zu ziehen.

Subluxation (siehe: Luxation)

Suizid (siehe: Selbstmord)

Syndrom der Überbeanspruchung (siehe auch: Rückenschmerzen, Entzündung, Sehnen)

Das **Syndrom der Überbeanspruchung** wird hauptsächlich bei Musikern beobachtet. Es ist durch eine Entzündung der Sehnen an Fingern, Handgelenk, Ellenbogen und manchmal Schultern oder Hals gekennzeichnet. Dies kann zu Rückenschmerzen führen. Es heißt, dass eine falsche Haltung bei bis zu 53 Prozent der Orchestermusiker zu Rückenschmerzen führen kann. Als Musiker habe ich oft wenig Platz und wenig Arbeitskomfort. Wenn meine Schultern betroffen sind, können mir lange Übungsstunden die Arbeit schwer erträglich machen. Die Unsicherheit des Arbeitsplatzes und die scharfe Konkurrenz in diesem Beruf können große Ängste auslösen und ich fühle mich möglicherweise nicht ausreichend unterstützt. Deshalb treten Schulterschmerzen auf. Wenn meine Sehnen betroffen sind, muss ich flexibel bleiben und meine geistige und spirituelle Energie harmonisieren. Jeder Körperteil schickt mir eine deutliche Mitteilung zu dem, was ich empfinde. Auch wenn es so aussieht, als ob das etwas mit meinem Beruf als Musiker zu tun hätte, ist das kein Zufall. Ich identifiziere den betroffenen Körperteil, um die Bewusstwerdung zu vollziehen, die mir helfen wird, mich in dem, was ich tue, wohler zu fühlen.

Synkope (siehe: Gehirn – Synkope)

Syphilis (siehe: Geschlechtskrankheiten)

T

Tachykardie

(siehe: Herzrhythmusstörungen)

Taubheit

(siehe: Ohren – Taubheit)

Taubstummheit

(siehe auch: Ohren – Taubheit)

Wenn ich seit der Geburt **taub** bin oder mein Gehör als sehr kleines Kind verloren habe und deshalb nicht sprechen lernen konnte, bezeichnet man mich als **taubstumm** (in den USA spricht man eher von **taub** als von **taubstumm**, denn auch wenn jemand nicht hören kann, ist er dank der Logopädie in der Lage, Töne oder sogar Wörter von sich zu geben). Mein Hörvermögen kann zwischen 0 Prozent und 30 Prozent liegen. Es ist sicher, dass es in meiner Lebenserfahrung Dinge gegeben hat, die ich nicht hören wollte, sodass ich mich jetzt in dieser Situation befinde. Um die Situation zu klären, kann ich bei meinen Eltern, vor allem bei meiner Mutter suchen, um herauszufinden, was ich oder was sie nicht hören wollte. Vielleicht hat sie während der Schwangerschaft in einer Situation gesagt, dass sie davon nichts mehr hören wolle. Ich bin für das, was mir geschieht, verantwortlich, und wenn ich davon betroffen bin, heißt das, dass ich dadurch auch etwas lernen musste. Als Baby habe ich vielleicht Schwierigkeiten damit, autonom und unabhängig zu werden oder ganz einfach meine Individualität zu entwickeln (vor allem, nachdem ich neun Monate lang mit meiner Mutter verschmolzen war). Durch das Leiden will ich mich vielleicht vor der Außenwelt schützen. – Ich akzeptiere ↓♥, mir diese Situation bewusst zu machen, und entwickle mein inneres Gehör immer besser, um die Freuden des Lebens zu genießen und mich im Kontakt mit den Menschen in meinem Umfeld zu entfalten.

Tendinitis

(siehe: Sehnenentzündung)

Tennisellenbogen (Epikondylitis)

(siehe: Ellenbogen – Tennisellenbogen)

Tetanie

Die **Tetanie** ist durch Anfälle von Muskelkontraktionen, vor allem an den Extremitäten, und Übererregung der Nerven gekennzeichnet. Ich fühle, wie sich meine Hände, meine Füße, meine sämtlichen Muskeln verkrampfen. Dieser Zustand ist auf eine Übererregung und deren Auswirkung bei starkem Ärger zurückzuführen. Bei sehr starken Anfällen verkrampfen sich meine Finger und umschließen meinen Daumen in der Handfläche, so als ob er sich von der Außenwelt abschotten wollte. Vielleicht möchte ich mich auch von der Welt abschotten, oder unbewusst sogar sterben, weil es mir an Lebenswillen und Lebensfreude fehlt. Ich reagiere auf eine Situation, in der ich mich unterdrückt fühle, in meinen Bewegungen gestört. Ich ärgere mich, dass ich mich nicht ausdrücken oder in bestimmten Situationen reagieren konnte. Ich kann meine Frustrationen und meine Aggressivität nicht mehr zurückhalten. Ich würde gerne „alles in die Luft jagen", aber meine Angst vor den Konsequenzen hindert mich daran. – Ich akzeptiere ↓♥, dass ich Selbstbeherrschung lernen muss. Ich trenne mich von negativen Gedanken und beschränke die Folgen von Ärger so weit wie möglich. Indem ich lerne, meine Emotionen mit Worten auszudrücken, brauche ich dies nicht mehr mit meinem Körper zu tun.

Tetanus

(siehe: Wundstarrkrampf)

Tetraplegie

(siehe: Lähmung [allgemein])

Thalamus

(siehe: Sehhügel)

Thrombose

(siehe: Blut – Thrombose)

Thrombose – Koronarthrombose

(siehe: Herz – Koronarthrombose)

Thymus

(siehe: Brustdrüse)

Tic-Erkrankungen

(siehe: Gehirn – Tic-Erkrankungen)

Tiefschlaf

(siehe: Narkolepsie)

Tod

(siehe auch: Platzangst, Ängstlichkeit, Euthanasie)

Der **Tod** ist keine Krankheit, sondern ein Zustand. Er tritt ein, wenn meine Lebensfunktionen wie **Herz♥**schlag, Atmung, Gehirnaktivität aufhören. Dann kann mein Körper seine Funktionen nicht wieder aufnehmen, es sei denn, einige davon ließen sich durch mechanische oder andere Mittel wiederbeleben. Bei einigen schweren Krankheiten – bei bestimmten Formen von Krebs, bei AIDS, bei unheilbaren Krankheiten, usw. – kann es sein, dass ich unmittelbar vor Eintreten des **Todes** gesund werde. Es kann tatsächlich sein, dass ich von jeglichem körperlichen und seelischen Leiden befreit werde, während ich in meinem **Herzen♥** und in **Liebe** die **Bewusstwerdung** vollziehe, auf die es für mich ankommt. Wenn ich schon in einem zu weit fortgeschrittenen Stadium der Krankheit bin, kann mein Gehirn mich nach dieser **Bewusstwerdung** „abschalten". Deshalb ist es wichtig, dass ich in meinem **Herzen♥** den Grund, warum ich an dieser Krankheit erkrankt bin, verstehe und akzeptiere ↓♥. Je besser ich das, was das Leben mich lehrt, akzeptiere ↓♥, desto eher kann ich in Harmonie, im **Licht** und in **Liebe** aus der Welt gehen. Meine Angehörigen haben in diesem Heilungsprozess eine sehr wichtige Rolle zu spielen, indem sie mein Ableben in ihrem **Herzen♥** akzeptieren ↓♥, damit ich frei bin, meinen Weg fortzusetzen. Je mehr Situationen ich verarbeitet habe, bevor ich meinen Körper verlasse, desto mehr habe ich schon von der Arbeit geleistet, die mir *nach* meinem Ableben zu tun bleibt. Da das Leben weitergeht (zumindest für diejenigen, die daran glauben), ist es mir lieber, dass man von mir in diesem Sinne spricht: Ich sei „hinübergegangen", ich habe „meinen Körper verlassen", ich sei „in eine andere Welt gegangen". Diese Ausdrücke erscheinen mir zutreffender als der Ausdruck, ich sei „**tot**". Denn bei einem **klinischen Tod** oder **Scheintod** stehen in der Regel das Herz und die Atmung still. Auch das Bewusstsein setzt aus. Es handelt sich um eine reversible Anfangsphase, denn es kann eine kardiorespiratorische Wiederbelebung stattfinden (der Zustand unterscheidet sich trotzdem vom tiefen Koma). Ich frage mich, welcher tiefe Konflikt zu meinem Lebenszweifel führt. Vielleicht bin ich in einer für mich ausweglosen Situation. Ich fühle mich wie in einem Gefängnis. Ich kann mich nicht mehr nach vorn bewegen und der Schmerz ist unerträglich geworden. Ich muss sehr wachsam sein: Mit Gedanken wie „Ich kann auf dieser Erde nicht mehr leben" oder das „Leben ist nicht mehr lebenswert" ziehe ich eine Situation an, in der ich tatsächlich sterben will. Vielleicht fühle ich mich verletzlich und die ganze Welt der Emotionen ist mir so fremd, dass ich lieber flüchte, als mich damit zu konfrontieren. – Ich akzeptiere ↓♥, mein Leben in die Hand zu nehmen, und weiß, dass ich positive Erfahrungen durch positive Gedanken anziehe. Ich muss mir selbst Mut machen! Ich greife ins Leben ein und feiere es in jedem Augenblick!

Tollwut

Die **Tollwut** ist eine epidemische Erkrankung, von der bestimmte Säugetiere befallen werden (Fuchs, Katze, Hund usw.), die sie dann vor allem durch Bissverletzungen auf den Menschen übertragen. Eine krankhafte Furcht vor Wasser (**Hydrophobie**) ist eines der ersten Zeichen für **Tollwut**, ebenso wie die Angst vor Luftbewegungen (**Aerophobie**). Wenn ich an **Tollwut** erkranke, stecke ich wahrscheinlich voller **Wut** oder Bitterkeit über mich selbst, einen anderen Menschen oder eine Situation. Ich fühle mich ohnmächtig und verpflichtet, etwas zu tun, das mir zuwider ist. Ich will ein perfektes Bild von mir vermitteln, denn ich habe keinerlei Vertrauen in meine Fähigkeiten. Ich ziehe es vor, von anderen abhängig zu sein, selbst wenn ich mich über diese Autoritäten ärgere. Ich bin von jemandem verletzt worden, der Macht über mich hatte, und jetzt will ich mich rächen. Ein inneres Unwetter verursacht die **Wut und** die Basis oder die Fundamente meines Lebens sind schwach und in Gefahr. – Ich akzeptiere ↓♥, dass es noch andere Möglichkeiten als Kraft und Gewalt gibt, um Streitigkeiten und Unstimmigkeiten zu regeln. Ich lerne, meine Bedürfnisse, Meinungen und Gefühle ruhig mitzuteilen, mit dem nötigen Respekt mir selbst und dem anderen gegenüber. Ich nehme meine Emotionen an, welche es auch sein mögen.

Toxikomanie

(siehe auch: Alkoholismus, Rauchen, Zwangshandlung, Abhängigkeit, Drogen, Lungen [allgemein])

Die **Toxikomanie** ist durch einen missbräuchlichen Konsum verschiedener legaler oder illegaler Giftstoffe gekennzeichnet, zu denen Tabak, Arzneimittel, Alkohol und Drogen in jeder Form gehören. Auf diese Weise werde ich seelisch oder körperlich abhängig. Dieses zwanghafte Konsumbedürfnis bedeutet, dass ich mich selbst eher mit Entsetzen betrachte. Ich flüchte lieber, betäube mich. Da ich nicht weiß, wie ich mich lieben soll, kann ich mir auch nicht vorstellen, dass mich die Menschen in meinem Umfeld lieben und schätzen. Ich leide unter Versagensangst. Ich habe so sehr das Bedürfnis, anerkannt und geliebt zu werden, dass ich bereit bin, toxische Produkte zu konsumieren, sogar wenn ich bei ihrer Beschaffung sterbe. Ich habe Schwierigkeiten, in Kontakt mit anderen zu treten, meine Frustrationen und meine Verzweiflung auszudrücken. Ich entschließe mich von vornherein, dass sie mir nicht helfen können, denn „niemand versteht mich"! In gewissem Sinn gefällt es mir sehr gut, so zu denken …! Ich verstecke mich in einer imaginären Welt, in der ich glaube, dass mich niemand erreichen kann. Ich habe keine Lust, mich anzustrengen und für mein Leben die Verantwortung zu übernehmen. Ich schlafe ganz langsam ein, indem ich meine Verletzungen in meinem tiefsten Inneren verdränge. Ich leide, aber ich sehe es noch nicht einmal. – Ich akzeptiere ↓♥ zu sehen, wie **giftig** diese Manie für mich ist. Wenn ich mir die Chance gebe, ich selbst zu sein, kann ich das wunderbare Wesen entdecken, das ich bin, und mich der **Liebe** öffnen.

Tracheitis

(siehe: Atmung – Tracheitis)

Tracheobronchitis

(siehe: Bronchitis, Atmung – Tracheitis)

Trägheit

Trägheit geht mit einer großen Blässe, weichen Geweben und einer zarten Haut einher. Es fehlt mir an Kraft und Härte. Mit anderen Worten bedeutet sie: sich ja zu nichts zwingen, nichts tun, sich gehen lassen, einen Mangel an Beherztheit und Lebenskraft zur Schau stellen, keinerlei Motivation haben. Ich fühle mich zu nichts nütze. Ich lasse es zu, dass die anderen in mein Leben eindringen, denn mir fällt es schwer, meinen Lebensraum einzugrenzen und mir Respekt zu verschaffen. Die fehlende Akzeptanz meiner selbst beruht oft auf Situationen, in denen ich mich streng beurteilt fühle. Die **Trägheit** zeigt mir, wie sehr ich mich danach sehne, mich mit mir selbst auszusöhnen. Sie ist ein Zeichen dafür, dass ich mich wieder in den Griff bekommen, tatkräftig handeln muss, um die Energie fließen zu lassen und aus dieser Lethargie aufzuwachen, die dazu führt, dass ich immer weniger unternehme und eine immer negativere Einstellung annehme. – Ich akzeptiere ↓♥, mich der Lebensenergie wieder zu öffnen, und entscheide mich dafür, durch kleine Gesten denjenigen Lebensfreude zu geben, die diese benötigen. So fühle ich mich nützlich und kann mich selbst mehr schätzen.

Tränen

(siehe: Weinen)

Transpiration

(siehe: Schwitzen)

Traurigkeit

(siehe auch: Kummer, Melancholie, Blut – Cholesterin / Diabetes / Hypoglykämie)

Traurigkeit wird als „natürlicher, vorübergehender Zustand des Kummers, der Melancholie“ definiert. Es ist wichtig, sich daran zu erinnern, dass sich sich alles, was nicht ausgedrückt wird, einprägt. Eine nicht ausgedrückte **Traurigkeit** kann zu Lungenbeschwerden führen. Tiefe **Traurigkeit** kann zur Entstehung von **Diabetes** führen. Mein ganzer Körper lehnt die Lebensfreude ab. Ich richte meine Aufmerksamkeit nur noch auf die Eintönigkeit des Alltags. Ich habe den Eindruck, dass ich kein Glück habe, fühle mich voller Kummer, es zerreißt mir das Herz. Diese enorme Leere in mir scheint immer größer zu werden, um diesem Klumpen aus Kummer Platz zu machen. Ich bin von meiner Schöpfungskraft getrennt. Ich nehme gegenüber dem Leben eine unterwürfige Haltung ein, anstatt in die Handlung zu gehen. – Ich akzeptiere ↓♥, dass dieser Schmerz aufplatzt; ich brauche in meinem Leben etwas, was mich reizt, mich wärmt, um all die Tränen in mir zu lösen, die dann aus meinem Körper heraus können, wie Rauch, der zum Himmel steigt. So kann ich die Leere mit Sanftheit und Zärtlichkeit füllen. Die düsteren Gedanken werden verschwinden und ich finde wieder Tatkraft und Lebensfreude.

Trichophytie, tiefe

(siehe: Haar – Grind)

Trismus

(siehe: Muskeln – Krampf der Kaumuskeln)

Trisomie 21

(siehe: Down-Syndrom)

Tuberkulose (siehe auch: Lungenerkrankungen)

Die **Tuberkulose** ist eine Infektion durch den Koch-Bazillus,[60] der oft die Lungen befällt, aber auf dem Blutweg auch in die Nieren, das Harnsystem usw. gelangen kann. Zu den wesentlichen Symptomen gehören wiederholte Bronchitiden, anormale Müdigkeit, lang anhaltendes Fieber, Bluthusten. Jedes dieser Symptome bedeutet Wut und ein Leben ohne Freude. Ich fühle mich verlassen und hilflos, oft gegenüber meiner Familie. Ich habe nicht genug Raum zum Atmen. Ich möchte gerne die Menschen, die ich liebe, ganz für mich allein haben. Mein Egoismus führt zu Eifersucht auf das, was die anderen besitzen, und ich empfinde mich als „Opfer", mache dem Leben Vorwürfe und möchte mich gerne an ihm rächen. **Dass die Lungen von Tuberkulose betroffen sind, zeigt deutlich meine Angst vor dem drohenden Tod, die mir sehr gegenwärtig ist und meine Gedanken beherrscht.** Aus diesem Grund gab es nach dem Krieg mehr Fälle von **Tuberkulose**, weil ich möglicherweise in Bombenangriffe geraten bin und wusste, dass der Feind mich vernichten wollte. Ich habe etliche Situationen erlebt, in denen ich dem Tod nahe war. Ich kann auch zum Sterben zurückgelassen worden sein oder ich oder meine Eltern dachten, ich würde in einem bestimmten Alter sehr jung sterben. Es fehlen noch immer Annehmlichkeiten in meinem Leben. Ich verbiete meinem inneren Wesen, sich zu äußern. Die Härte des Lebens und seine Erfahrungen haben mich ihrerseits abgehärtet mit Lust auf Rache. Ich will mich ganz einfach vor Gefahr schützen. Mein Kampf um mein Überleben führt dazu, dass ich eine eiserne Maske trage und eine Mauer aus Steinen um mich aufbaue. Ich lebe Unterdrückung, etwas nimmt mir den Atem. Ich habe Lust, wieder mit diesem Kind in mir Kontakt aufzunehmen, das ich schon seit langer Zeit zurückgedrängt habe. Ich trage bittere Gefühle mit mir angesichts der Ereignisse in meiner Vergangenheit. Ich isoliere mich und vermeide so, dass ich neue Ideen und Haltung annehme. Ich kommuniziere nicht mehr mit meinem Körper, weder in Küssen noch in Umarmungen. So gebe ich meine Todesangst nicht weiter und schütze die anderen. Ich kann mich auch vor meinen Emotionen in die Arbeit flüchten. Es ist sehr wichtig, dass ich mir den Gegenstand dieser Angst **vor dem Tod** sowie alle Gefühle in mir klarmache und dass ich akzeptiere ↓♥, dass ich jederzeit beschützt werde. Ich wage es, verwegener zu sein, mehr Risiken einzugehen. Ich muss die Todesangst überwinden und in der Gegenwart leben, indem ich jeden Augenblick genieße. Ich lasse es zu, dass die Annehmlichkeiten in meinem Leben Raum bekommen. Ich nehme wieder Kontakt mit meiner göttlichen Essenz auf; niemand kann mir mehr etwas antun.

[60] Robert **Koch** (1843–1910): deutscher Arzt; er identifizierte 1882 den Tuberkulose-Bazillus, zählte Übertragungsarten dieser Krankheit auf und erfand eine Methode zur Diagnostik. 1905 erhielt er den Nobelpreis für Medizin für seine Entdeckungen.

Tumor(en)

(siehe auch: Zyste(n))

Ein **Tumor** lässt sich als eine formlose Anhäufung von Gewebe vergleichen, die sich an verschiedenen Stellen des Körpers befinden kann. Normalerweise tritt er infolge eines emotionalen Schocks auf. Wenn ich alte Verletzungen und negative Gedanken über meine Vergangenheit in mir behalte, sammeln diese sich an und bilden eine Masse, die sich schließlich verfestigt. Ich klammere mich leicht an und mein mangelndes Selbstvertrauen führt dazu, dass ich eifersüchtig, neidisch und enttäuscht über mich selbst und andere bin. Mein Potenzial ist unbegrenzt und schläft in mir. Ich bin tieftraurig angesichts einer Situation, in der ich resigniert habe, da ich mir sage, dass ich „die Partie verloren" habe, und ich lasse mich gehen, um so mein Leben zu beenden. Ich erlebe die Situation wie einen moralischen und emotionalen Absturz, von dem ich mich nicht zu erheben weiß. Zu viele Gefühle sind in meinem Körper gefangen; er kann nicht mehr. Ich glaube, etwas ändern zu können, indem ich andere dominiere, kritisiere und eine bestimmte Macht einsetze, aber im Grunde weiß ich, dass dies keine Lösung ist. Ein **gutartiger Tumor** wird größer und **bösartig (Krebs)**, wenn ich immer mehr Angst habe und immer mehr Aufmerksamkeit auf vergangene Ereignisse richte, die in meinem Inneren an mir nagen. Meine Emotionen werden immer stärker und meine Verletzungen lebendig. Ich werde so negativ, dass ich immer auf der Hut bin und nur das Schlimmste erwarte. Also umgibt mich eine negative Energie, die mir über den Kopf wächst. – Ich akzeptiere ↓♥, mir **bewusst** zu machen, dass diese Masse einen Teil meiner Energie blockiert, die frei fließen sollte. Es ist wichtig, dass ich diese Traurigkeit in mir zum Ausdruck bringen kann. Ich muss diese Nachricht meines Körpers unbedingt ernst nehmen. Ich mache Platz für die Gegenwart und verleihe meinen Gefühlen Ausdruck. Wenn ich mich weigere, werde ich eine leise Stimme in mir hören, die sagt: **Du siechst dahin**. Ich distanziere mich und lerne, mir völlig zu vertrauen.

Tumor, bösartig

(siehe: Krebs [allgemein])

Tumor – Gehirntumor

(siehe: Gehirn – Gehirntumor)

Typhus

(siehe: Salmonellose)

U

Übelkeit oder Erbrechen (siehe auch: Schwangerschaftsbeschwerden)

Übelkeit definiert sich als ein Nervenkrampf, der dem Erbrechen vorausgeht. Sie bezeichnet den Drang zu erbrechen und geht mit allgemeinem Unwohlsein einher. Ich empfinde Kummer und Schmerz in Bezug auf eine Wirklichkeit, die mein Leben durcheinanderbringt und der ich gern aus dem Weg gehen möchte. **Übelkeit** ist ein Hinweis, dass ich **Ekel** oder eine Aversion gegenüber einer Sache, einem Menschen, einer Idee, einer Situation oder sogar einer Emotion empfinde, weil ich mich nicht in Sicherheit fühle. In Verbindung damit empfinde ich Auflehnung, Wut, Angst, Ekel, Frustration oder Unverständnis und das „liegt mir auf dem **Magen**". Wird die Ablehnung stark genug, kann es zu **Erbrechen** kommen, um die Ablehnung körperlich auszudrücken. Ich muss mir bewusst machen, dass ich etwas von meiner Wirklichkeit oder meinem Wesen aufgenommen habe, das unmittelbar ausgedrückt werden möchte. Ist dies verbal nicht möglich, geschieht es durch **Übelkeit**. Wenn es zu viel davon gibt, wenn der Groll zu groß ist, wird daraus ein Erbrechen, denn ich neige dazu, die Ablehnung jener Situation, die ich als ungerecht empfinde, körperlich zu zeigen. Diese Ablehnung kann gegen ein Objekt in der Außenwelt gerichtet sein, aber es kann sich auch um einen Teil meiner selbst handeln, den ich gern verschwinden lassen würde. Wenn ich mich **übergebe**, lehne ich jemanden oder etwas ab. Auf diese Weise vermeide ich, entschlossen voranzugehen und mich zu entwickeln. Ich sehe mir an, wem oder was gegenüber ich den Widerstand empfinde. Vielleicht sind es auch meine Eltern, von denen ich gern hätte, dass sie „aus meinem Leben verschwinden", denn was wir **einst** gemeinsam hatten, scheint nun verschwunden zu sein. Habe ich nun Angst, bei den Folgen zu versagen? Warum lehne ich das Neue ab? Fühle ich mich von anderen gezwungen, etwas zu sagen oder zu tun? Vielleicht ist mir übel angesichts meiner Ohnmacht, zu handeln oder mein Leben in die Hand zu nehmen. Vielleicht habe ich von diesem oberflächlichen Leben genug. Wenn ich **Galle spucke,** ist die augenblickliche Situation für mich unerträglich und ich habe genug davon, immer mehr „Wasser in den Wein zu schütten". Zu Beginn einer Schwangerschaft kommt es oft zu **Übelkeit** und in dieser Situation muss ich die Veränderungen in meinem Leben akzeptieren ↓♥, die das Neugeborene mit sich bringen wird. Lehne ich dieses Kind ab oder gibt es einen Teil von mir (Ohnmacht, meine Unsicherheiten usw.), den ich nicht wahrhaben will? Habe ich genügend Kraft, um mich ausreichend um das Kind zu kümmern? Da ich Herrin meines Lebens bin, kann es sein, dass ich dieselben Werte auf mein Baby übertrage. Ich bitte um Frieden und akzeptiere ↓♥ die Emotionen und Konflikte, die dieses Ereignis in meinem Alltag verursacht. Ich lerne, jede Facette meiner Persönlichkeit zu akzeptieren ↓♥. Nur auf diese Weise kann ich mein Leben auf meinem Bild aufbauen und die Vergangenheit loslassen. Ich vertraue dem Leben und der

Zukunft. Ich habe immer die **Freiheit** der Wahl. Wenn ich tue, was ich will, gibt es nichts mehr, gegen das ich kämpfen müsste. Ich lasse all die guten Dinge auf mich zukommen, die mir das Leben geben will.

Überempfindlichkeit (siehe: Empfindsamkeit)

Unfall (siehe auch: Verbrennungen, Schnittverletzung)

Wie auch eine **Verletzung** tritt ein **Unfall** ein, wenn meine Emotionen durcheinandergebracht sind. Er ist oft mit **Schuld** oder Angst gleichzusetzen. Er steht im Zusammenhang mit meinen **Schuldgefühlen**, mit meiner Art zu denken und meiner Art, wie ich in der Gesellschaft funktioniere. Er ist ein Zeichen für eine gewisse **Reaktion auf Autorität** und sogar für mehrere Aspekte von Gewalt. Es kann sein, dass ich Schwierigkeiten habe, mich gegenüber dieser Autorität zu behaupten, von meinen Bedürfnissen, meinen Standpunkten, usw. zu sprechen. **Deshalb übe ich auf mich selbst Zwang aus.** Der **Unfall** weist auf ein unmittelbares und umgehendes Bedürfnis, tätig zu werden, hin. Das unbewusste Bedürfnis nach einer Veränderung ist so groß, dass die Gedanken sich einer extremen, wenn nicht sogar dramatischen Situation bedienen, um mir bewusst zu machen, dass ich wohl die Richtung wechseln muss, in der ich mich derzeit bewege. Er ist wie ein plötzlicher Bruch in einem Aspekt meines Lebens. An diesem Punkt gibt es kein Zurück mehr, was nicht unbedingt mit meiner Beziehungsebene zu tun hat. Es handelt sich **um eine Form der bewussten oder unbewussten Selbstbestrafung**. Der im Rahmen des **Unfalls** verletzte Körperteil ist meistens schon krank oder geschwächt, entweder durch eine Krankheit oder Beschwerden, eine Schnittverletzung, eine Verbrennung oder jede andere Art der Unfallneigung. Der **Unfall** ermöglicht es mir, diese Schwäche zu betrachten, indem er sie an die Oberfläche bringt. Der **Unfall** ist auch meine Unfähigkeit, mich so zu sehen und mich so zu akzeptieren ↓♥, wie ich bin. **Da ich zu 100 Prozent für meine Handlungen und mein ganzes Leben verantwortlich bin, kann ich mir besser erklären, *warum ich mir diese Art von Unfall zugezogen habe*.** Habe ich richtig gehört: zugezogen? Ja, denn das alles kommt aus meinen verborgensten Gedanken, meinen „Denkmustern" aus der Kindheit. Es ist durchaus möglich, dass ich mir Strafen zuziehe, wenn ich heute das Gefühl habe, etwas zu tun, bei dem **ich mich nicht richtig verhalte**. Genau wie in meiner Kindheit, als ich bestraft wurde, wenn **ich mich nicht richtig verhielt**. Das hat sich in meinen Geist eingegraben und es ist höchste Zeit, meine Einstellung zu ändern. Die „moralische" Seite des Menschen führt ihn dazu, sich zu bestrafen, wenn er sich schuldig fühlt. Daher kommen Schmerzen, Bekümmernisse und **Unfälle**. Es ist ausgesprochen wichtig zu wissen, dass ich mich in einer beliebigen Situation schuldig fühlen kann, **wenn ich – und nur wenn ich** – jemandem Unrecht getan habe. ***In allen anderen Situationen bin ich verantwortlich, aber nicht schuldig.*** Ich muss mich daran erinnern, dass ich meine eigene Autorität bin (im individuellen Sinn). Ich muss meinen Platz im Universum einnehmen. Ich muss aufhören, Zwang auf mich auszuüben. Wie bereits oben gesagt, steht der **Unfall** in Verbindung mit **Schuld** und diese mit **Angst** gegenüber einer bestimmten Situation. Die Angst, sich nicht richtig zu verhalten, wird oft eher unter dem Aspekt der Schuld als unter dem der Verantwortung empfunden. Der **Unfall** zwingt mich oft, meine Aktivitäten einzustellen oder zu verlangsamen. Darauf folgt eine Phase des Infragestellens. Wenn ich mir selbst gegenüber offen bleibe, werde ich schnell den Grund oder die Gründe für diesen **Unfall** entdecken. Habe ich die Kontrolle über eine Situation verloren? Ist es an der Zeit für mich, meine Orientierung, meine Richtung zu verändern? Tue ich mich schwer, auf Zeichen aus meinem Inneren oder meine Intuition zu hören, so dass ich mir also ein auf körperlicher Ebene **radikales** Zeichen setze? Ich neige zu Fatalismus. Ständig bin ich damit beschäftigt und ich lebe mehr nach Vermutungen als aufgrund von Tatsachen und in der Realität. Habe ich beobachtet, wie es zu diesem Unfall gekommen ist? In welchem Zustand war ich vor und nach dem **Unfall**? Es ist sehr wichtig, die Umstände im Zusammenhang mit dem Unfall noch einmal Revue passieren zu lassen. Ich analysiere die Worte, die fielen, und mache mir bewusst, dass sie das, was ich im Augenblick des **Unfalls** erlebte, hervorheben. Ich beobachte alle Zeichen und Symbole für diese Situation (**Unfall**) und ich höre auf meine innere Stimme, um zu verhindern, dass das alles noch schlimmer wird. Die **Unfallneigung** ist ein Zustand, der in einer Konfliktsituation mit der Realität auftritt, es ist die Unfähigkeit, ganz anwesend und sich der Welt bewusst zu sein, wie sie sich mir darstellt. Das ist so, als ob ich woanders sein möchte. Ich habe keine Verbindung zu dem, was um mich herum geschieht, vielleicht, weil ich meine Realität nicht akzeptieren kann oder unerträglich finde. – Ich akzeptiere ↓♥, dass ich eine bessere **Verbindung** zu mir selbst aufbauen muss, um innere Sicherheit und Selbstvertrauen zu finden. Ich gebiete meinem zügellosen Kurs Einhalt und nehme mir die Zeit, mein Leben anzusehen. Ich stelle mir erneut Fragen über die fundamentalen Werte meines Lebens. Ich akzeptiere ↓♥ die Öffnung, die aus meiner neu entstandenen Freiheit und meinem Glück resultiert.

Ungeduld

(siehe auch: Nervosität, Blut – Hypoglykämie)

Die **Ungeduld** weist auf inneren Stress, Unsicherheit oder Anspannung hin, die mich aus der Fassung bringen und mein Nervensystem in Mitleidenschaft ziehen. Ich werde leichter reizbar, in Worten und Handlungen kurz angebunden. „Bin ich mir selbst gegenüber ungeduldig oder gegenüber den anderen?" Warum habe ich immer das Bedürfnis, schneller zu gehen? Es ist, als ob ich die Zeit einholen wollte. Wenn ich eine Grenze spüre oder glaube, dass man meine Freiheit einschränken will, irritiert mich das, was sich in plötzlichen Handlungen und in meiner **Ungeduld** zeigt. – Ich akzeptiere ↓♥, mir etwas Zeit nehmen, um mich zu entspannen und den Grund meiner Gereiztheit herausfinden.

Unruhe

Unruhe äußert sich in Aufgeregtheit, Angst, Besorgnis. Sie ist auf eine innere Unsicherheit zurückzuführen, die mich sehr empfindlich macht. Meine **Unruhe** kann ihren Ursprung in meiner Kindheit haben, vor allem, wenn ich körperliche oder soziale Unsicherheit erlebt habe oder wenn ich den Eindruck hatte, dass mir auf der Gefühlsebene etwas fehlte, oder in meiner Erziehung, oder weil ich mich irgendwann **verlassen** gefühlt habe. Diese **Unruhe** kann im Erwachsenenalter wieder auftreten, wenn ich erneut eine ähnliche Situation wie in meiner Kindheit erlebe, die dieses Gefühl wieder aufleben lässt. Ich bin außerdem in einer Situation **unruhig**, die ich nicht ändern kann und in der ich mich eher als Opfer der Ereignisse und weniger als Urheber fühle. Ich glaube dann, dass ich mich unterwerfen müsse, anstatt in mein Handeln und meine Fähigkeit zur Akzeptanz ↓♥ zu vertrauen. – Ich akzeptiere ↓♥ zu lernen, dem Leben zu vertrauen. Ich muss stärker sein, als meine Ängste, um diese zu beherrschen, anstatt mich von ihnen beherrschen und mein Gefühl der Machtlosigkeit gegenüber dem Leben schüren zu lassen.

Unterarm

(siehe: Arme – Beschwerden in den Armen)

Unwohlsein

Unwohlsein ist keine Krankheit, sondern mehr ein mangelndes Wohlbefinden, das unterschiedlich stark ausgeprägt sein kann. Dieses „Un-Wohlsein“ oder „Un-Behagen“ spüre ich, wenn ich mit mir selbst oder mit einer Situation in meinem Leben in einem Konflikt stehe. **Unwohlsein** muss genauso entziffert werden wie Krankheiten. Allerdings sind die klinischen Symptome weniger deutlich und können von der Unpässlichkeit bis zum Ohnmachtsanfall reichen. Genauso wie Krankheiten ist **Unwohlsein** auf Konflikte oder bewusste oder unbewusste Traumata zurückzuführen. **Unwohlsein** kann vorübergehender Art sein, weist aber trotzdem auf einen inneren Konflikt hin, der gelöst werden muss, bevor die Nachricht deutlicher in Form einer Krankheit geschickt wird.

Unzufriedenheit

Ich bin mit dem, was in meinem Leben geschieht, **unzufrieden**. Ich hätte zwar allen Grund, zufrieden zu sein, aber es gibt immer ein „Ja, aber ...“ Vielleicht bin ich zu perfektionistisch. Ich verdränge den Druck, empfinde ein nicht verbal geäußertes Rachegefühl. Oft lässt sich **Unzufriedenheit** am Gesichtsausdruck erkennen. Ich habe das Bedürfnis, an meinem Leben etwas zu verändern, zum Beispiel die Strukturen und Umstände meines Lebens, aber ich habe Angst vor den Konsequenzen. So grüble ich nach und beklage mich, anstatt zu agieren. Denn was würde geschehen, wenn ich mich begnügen würde? – Ich akzeptiere ↓♥, die Ursache für diese **Unzufriedenheit** finden, damit ich positive Veränderungen vornehmen und die dafür erforderlichen Maßnahmen treffen kann. Ich werde dann als Erster von mehr Freude in meinem Leben profitieren, was sich in meinem Umfeld widerspiegeln wird.

Urämie
(siehe: Harnvergiftung)

Urtikaria
(siehe: Nesselsucht)

Uterus
(siehe: Gebärmutter)

Uterusmyom
(siehe: Fibrome und weibliche Zysten)

V

Varikozele (siehe auch: Kinderkrankheiten)

Vegetationen, adenoide (siehe auch: Mandeln)

Die Erkrankung der **adenoiden Vegetationen**, die allgemein als **Mandelentzündung** bezeichnet wird, ist eine vor allem bei Kindern auftretende Infektionskrankheit. Sie äußert sich in einer Wucherung der Rachenmandeln, die hinter den Nasenhöhlen liegen und zu einer Verlegung der Nase führen, so dass das Kind durch den Mund atmen muss. Da ich sehr empfindlich bin und eine stark ausgeprägte Intuition besitze, blockiere ich auf diese Weise meine Nase, um nichts wahrnehmen zu müssen, was mich verletzt. Es kann sich um eine banale Kleinigkeit handeln, der ich riesige Bedeutung beimesse. Manchmal fühle ich, dass ich keinen Platz in meiner Familie habe, was mich wütend macht und mich abgelehnt fühlen lässt. Lieber schweige ich, anstatt argumentieren zu müssen. Das Auftreten einer **Mandelentzündung s**teht oft im Zusammenhang mit Spannungen oder Konflikten in der Familie. – Ich akzeptiere ↓♥, den mir zukommenden Platz in Harmonie einzunehmen, ich bringe meine Gefühle zum Ausdruck und erkenne die Nützlichkeit der Intuition an.

Vegetatives Syndrom (siehe: Gehirn – Vegetatives Syndrom)

Venen – Krampfadern (siehe: Blut – Krampfadern)

Venenerkrankungen (siehe auch: Blut – Blutkreislauf)

Eine **Vene** ist ein Blutgefäß, das das Blut aus den Organen zum **Herzen♥** zurückleitet (während es sich bei einer Arterie um ein Blutgefäß handelt, das das Blut vom Herzen zu den Organen transportiert). Von den Lungen transportieren die **Venen** das „rote", gereinigte und mit Sauerstoff beladene Blut zum Herzen. Von den anderen Organen transportieren sie das „blaue", an Sauerstoff arme und an Kohlenstoff reiche Blut zu den Lungen. Das Blut fließt in meinen **Venen**; es ist das Leben, die Lebensfreude. Ich stehe ständig im Widerspruch zu meiner inneren Stimme und meinen Taten im Leben. Ich bin enttäuscht, überfordert. Ich lebe in einem Zustand der Trägheit und sehe noch nicht einmal mehr das Schöne, was mir passiert. Es fehlt mir an Energie, ich fühle mich ausgehöhlt. Ich fühle mich vom Leben und von meinem Umfeld allein gelassen und sehe alles schwarz. Ich kann mein Leben nicht ertragen und nicht in mein Heim zurückkehren. Ich will mich von meinen Wirrungen befreien, aber etwas hindert mich daran. Wenn ich Angst habe, jemanden oder etwas „in meinem Besitz" zu verlieren, aber nicht loslassen will, sind besonders meine **Koronarvenen** betroffen. Ich empfinde das wie eine Gefahr für „mein Gebiet“, das heißt *meinen* Lebenspartner, *mein* Haus, *meine* Arbeit, *meine* Ideen usw. Ich habe Angst, nirgendwo dazuzugehören, denn ich bin abhängig: Ich leide unter der Gleichgültigkeit vor allem meines Partners. Ich fühle mich im Stich gelassen und allein. Ich gebe viel, aber ich habe den Eindruck, dafür nichts zurückzubekommen. Ich habe „kein Blut mehr in den Venen“, es fehlt mir an Energie und Mut. – Ich akzeptiere ↓♥, Freude in mir fließen zu lassen. Ich erkenne gute Augenblicke an, lerne, mich zu entspannen, und finde wieder inneren Frieden.

Verbrennungen

(siehe auch: Unfall, Haut [allgemein])

Die **Verbrennung** durch verschiedene physikalische Ursachen (Hitze, Kälte, usw.) führt zu einer Verletzung der Haut. Die Haut ist die Grenze zwischen innen und außen, zwischen meiner Innenwelt und der Welt um mich herum. Irgendetwas **brennt** in meinem Inneren: ein tiefer Schmerz, tiefe und starke Emotionen, die verdrängt wurden (Wut, Kummer, Verzweiflung). Das alles wende ich in Form von **Schuldgefühlen** und **Selbstbestrafung (Verbrennung)** gegen mich selbst. Eine **Verbrennung** kann mehrere Ebenen des Körpers betreffen (Haut, Weichteile, Körperflüssigkeiten, manchmal die Knochen). Eine **brennende** „emotionale“ oder „geistige“ **Wunde** drückt sich körperlich auf sehr starke und aggressive Weise aus. Ich prüfe, welcher Körperteil verbrannt ist. Sind es die **Hände**, dann fühle ich mich wahrscheinlich sehr schuldig in Bezug auf eine **gegenwärtige Situation**. Sind es die **Füße**, geht es um die Zukunft und die nächste Richtung für meine Handlungen. Es kann sein, dass ich Angst davor habe, einen neuen Menschen oder eine neue Situation kennenzulernen, weil ich sie **brennend** gerne kennenlernen möchte. Ich habe vielleicht Angst, dass meine Projekte in Rauch aufgehen. Oder vielleicht sehne ich mich **brennend** danach, mit einem Menschen zusammen zu sein, den ich liebe. Vielleicht spiele ich in einer konkreten Situation meines Lebens **mit dem Feuer** und ich habe das Bedürfnis, mehr aufzupassen, was ich sage und tue. Ich kann auch die Art der **Verbrennung** überprüfen: Flüssigkeiten (kochendes Wasser, Gas) können im Zusammenhang mit einer **gewaltigen emotionalen Reaktion** stehen, während **Verbrennungen** mit einer festeren Substanz (glühende Asche, Metall, usw.) mehr auf eine brennende Wunde auf der **geistigen oder spirituellen** Ebene hinweisen. **Leichte Verbrennungen** erinnern mich daran, dass ich mein Tempo verlangsamen und meine Aufmerksamkeit auf den gegenwärtigen Moment lenken muss, anstatt meine Energien zu vergeuden und mich auf viele verschiedene Dinge auf einmal zu konzentrieren. Eine **schwerere Verbrennung** bringt gewaltsamere und destruktivere Empfindungen zum Ausdruck. Vielleicht fühle ich mich von jemandem oder von einer Situation – sei es aus der Vergangenheit oder aus der Gegenwart – „verbrannt“ und dies kristallisiert sich in meinem Inneren. Ich sehe mir an, welche Empfindungen mich in meinem Inneren „verbrennen“. Ich fühle mich gefangen, als würde meine Freiheit eingeschränkt. Ich beschuldige die anderen, aber tatsächlich bin ich es selbst, der Verantwortung übernehmen und sich selbst respektieren sollte, damit dadurch auch die anderen sich mir gegenüber so verhalten. Es gibt verschiedene Arten von **Verbrennungen**, die nach ihrer Tiefe eingeteilt werden. So gilt alles, was bis jetzt gesagt wurde, mit mehr oder weniger Intensität, je nach der Tiefe der Verbrennung. Verbrennungen **ersten Grades**, die die Hautoberfläche betreffen, wie beispielsweise ein Sonnenbrand, können durch Verärgerung über meine Lebenslagen verursacht sein. Verbrennungen **zweiten Grades** haben mehr mit Kummer über einen oder mehrere Aspekte meines Lebens zu tun, die mir wichtig sind. Verbrennungen **dritten Grades**, die die Haut in ihrer ganzen Tiefe betreffen, können einen Muskel, eine Sehne oder ein Organ verletzen. Diese Verbrennungen entsprechen einer starken Wut oder Aggressivität, die meine natürlichen körperlichen und seelischen Schutzbarrieren durchbrechen. Schwere **Verbrennungen** lassen sich körperlich nicht mehr beheben. Aber die göttlichen Eigenschaften (**Liebe**, Zärtlichkeit, Respekt, usw.) können zum Ausdruck kommen, um mir die Möglichkeit zu geben, die Erfahrung einer schweren **Verbrennung** zu verarbeiten. Anstatt nur die Schwierigkeiten und Probleme meines Lebens zu sehen, akzeptiere ↓♥ ich, jetzt in jeder Situation meines Lebens **Liebe** zu sehen. Die **Liebe** ist überall und ich bleibe offen, um aus den Erfahrungen, die ich mache, zu lernen. Das ist der normale Verarbeitungsprozess im **Herzen♥**. So kann ich sowohl meine inneren wie meine äußeren Verletzungen heilen.

Verdauungsstörung

(siehe: Lebensmittelvergiftung, Bauchschmerzen, Übelkeit, Salmonellose)

Der Magen ist die Stelle, an der mein Körper die Nahrung verarbeitet. Bei einer **Verdauungsstörung** verweigert mein Körper diese Nahrung, was bei mir zu verschiedenen Symptomen führt: Übelkeit (die meine Beschwerden offenbart), Erbrechen, Bauchschmerzen oder Blähungen (die mit der negativen Raumluft in meiner Umgebung zusammenhängen). Genauso verhält es sich mit der Wirklichkeit, mit den Gedanken, Gefühlen, Emotionen, die ich erlebe und empfinde und die ebenfalls eine **Verdauungsstörung** verursachen können, wenn ich mich damit nicht abfinden kann. Irgendwo in meinem Leben gibt es ein „zu viel". In mir gibt es ein Durcheinander, einen Mangel an Harmonie. Welchen Menschen oder welche Situation kann ich nicht „verdauen" oder erreichen oder in mein Leben integrieren? Was passiert in meinem Leben, das ich nicht mehr ertragen kann, weil es zu viel wird und unerträglich geworden ist? Welche Neuigkeit weigere ich mich, in mein Leben zu integrieren? Das kann sogar zur Auflehnung gegen diesen Menschen oder diese Situation führen, den oder die ich dann hart kritisiere. Es kann sich auch um etwas handeln, was ich gesehen oder gehört habe und einfach nicht „herunterschlucken" kann. Ich muss mich in einer Situation positionieren und im Augenblick bin ich dazu nicht in der Lage. Ich ertrage es nicht, dass die Menschen in ihren Gesten und Worten so inkohärent sind. Ich weiß nicht, wie ich mit dieser Situation umgehen soll: Die Worte, die ich gerne aussprechen würde, bleiben in meinem Inneren eingesperrt. Die Angst, die Unsicherheit und die

Aggressivität drehen mir den Magen um, und da die Verdauung also nicht mehr normal ablaufen kann, gebe ich körperlich die Nahrung wieder von mir, so, wie ich die neuen Ideen oder Lebenslagen verweigere. Ich fühle mich körperlich wie auch emotional bedroht. Alles macht mir Angst, denn ich befinde mich nicht in Kontakt mit meiner inneren Kraft. Da ich nicht selbst lenke, was sich in meinem Inneren abspielt, wird es mir auch schwerfallen, selbst zu bestimmen, was in der Außenwelt passiert. – Ich akzeptiere ↓♥, in meinem Inneren alle Schatzkammern zu suchen, die sich dort befinden. Ich konfrontiere mich mit mir selbst und sehe, dass alle Emotionen in mir mich zu einem anderen und außergewöhnlichen Wesen machen. Indem ich mir bewusst mache, wer ich bin, kann ich in meinem Leben verändern, was ich will. Ich lerne, die Situation oder Situationen mit **Liebe** zu füllen, denn es gibt darin etwas, was ich mir **bewusst** machen muss. Die **Liebe** ist die Zutat, die es mir möglich machen wird, meine Lebenslagen in Harmonie mit mir selbst zu verdauen und zu verkraften. So kann ich Entscheidungen fällen, die mich zur Realisierung meiner größten Ziele führen.

Vergesslichkeit (Verlieren von Gegenständen)

(siehe auch: Unfall)

Die **Vergesslichkeit** äußert sich in einem vorübergehenden oder ständigen Gedächtnisverlust. Dies kann ein Hinweis darauf sein, dass ich mich an bestimmte Ereignisse oder Menschen, oft aus meiner Vergangenheit, anklammere, von denen ich mich eigentlich lösen müsste, um nicht mehr in der Vergangenheit, sondern in der Gegenwart zu leben. Ich kann auch über eine oder mehrere Situationen meines Lebens besorgt sein, was mich daran hindert, voll da zu sein. Wenn ich meine **Schlüssel**, meine **Brieftasche oder** mein **Portemonnaie vergesse**, bin ich wahrscheinlich **auf der Suche nach meiner eigenen Identität**. Ich fühle mich vielleicht schuldig, weil ich mich ausruhe, mir Annehmlichkeiten bereite, Aufmerksamkeit haben möchte (weil das nicht vernünftig ist), und deshalb bestrafe ich mich, indem ich Dinge verliere. „Auf dem Mond" zu sein bedeutet, dass ich nicht im **Hier und Jetzt** bin, dass ich gerne anderswo wäre (in der Vergangenheit oder in der Zukunft). Ich liebe die Veränderung und zerstreue mich; ich beeile mich bei Aktivitäten, anstatt mir Zeit zu nehmen. – Ich akzeptiere ↓♥, die Menschen und Dinge loszulassen, lasse die Vergangenheit ruhen und öffne mich hier und jetzt allen Schönheiten des Lebens.

Vergewaltigung

(siehe auch: Unfall, Furcht)

Vergewaltigung ist eine Aggression, die oft Abscheu vor Sexualität und Enttäuschung über diese nach sich zieht. Sie steht im Zusammenhang mit großen Schuldgefühlen in Bezug auf die Sexualität, vor allem in Gedanken, aus Angst vor dem, „was passieren könnte". Die **Vergewaltigung**, von der hier die Rede ist, bezieht sich also auf

Geschlechtsverkehr ohne gegenseitiges Einverständnis. Auch wenn ich eine solche Erfahrung nicht auf sexueller Ebene machen musste, kann es sein, dass ich sie auf anderen Ebenen gemacht habe. Wenn bei mir schon einmal eingebrochen wurde, hatte ich möglicherweise ein starkes Gefühl einer **Vergewaltigung**. Die **psychische Vergewaltigung** ist genauso schlimm wie die **physische**. Auch die Art, wie ich mich im Hinblick auf meinen persönlichen Geschmack, meine Ideen, meine Wertvorstellungen von anderen behandeln lasse, kann ich wie eine **Vergewaltigung** empfinden. Auch im Rahmen einer Ehe kann es zu einer **Vergewaltigung** kommen. Wenn ich Opfer einer **Vergewaltigung**, eines sexuellen Missbrauchs werde, kann ich prüfen, ob meine Unkenntnis über Sexualität derart groß war, dass ich (energetisch gesehen) diese Erfahrung „angezogen" habe, um mich von meiner Angst zu befreien oder ganz einfach, um mich nicht mehr missbrauchen zu lassen. Möglicherweise waren meine sexuellen Impulse sehr stark, aber ich verbot mir, sie wahrzunehmen. Ich neige in meinem Leben dazu, „weich" und beeinflussbar zu sein: Es ist einfacher, „nach der Flöte der anderen zu tanzen", mich anderen zu unterwerfen, als meine Bedürfnisse zu behaupten. Auf diese Weise gewinne ich ihre **Liebe**. Ich bin verängstigt und die Idee, mit meinen Emotionen Kontakt aufzunehmen, lähmt mich. Ich zweifele an mir. Ich habe das Gefühl, dass ich nur leben kann, wenn ich jemanden bei mir habe, und manchmal bin ich auch bereit, sehr teuer zu bezahlen (in jedem Sinn des Wortes), um Zuwendung und Zärtlichkeit zu bekommen. **Bewusst wollte ich diese Situation natürlich nicht**, aber ich muss verstehen, wie das Unterbewusstsein funktioniert, um mir klarzumachen, dass es ein Ereignis programmieren kann, um mir eine Angst zu nehmen. Ich muss wachsam sein und darf nicht denken, dass ich an dem, was mir passiert ist, schuld bin. Ich muss viel eher versuchen zu verstehen, warum es mir passiert ist, um die Wunde, die es in mir hinterlassen hat, heilen zu können. Wenn ich selbst glaube oder andere mir gesagt haben, dass mich dieses Ereignis für den Rest meines Leben prägen wird, fange ich am besten gleich an, mir klarzumachen, dass **das falsch ist**. **Es gibt Möglichkeiten, sich von einer solchen Situation wieder vollständig zu erholen**. Es wird nur die Erinnerung an das Ereignis bleiben, aber ohne Kummer, Traurigkeit, Wut, Bitterkeit, Hass, weil alles geheilt sein wird, **denn die Bewusstwerdung im Herzen wird vollzogen sein und zu dem entsprechenden Verstehen geführt haben**. Ich vertraue auf die unbegrenzten Möglichkeiten, die mir das Leben bietet, und lerne, den Platz einzunehmen, der mir zukommt! So werde ich absolut Herr über die Ereignisse meines Lebens sein. Um zu gesunden, muss ich meinen Opferzustand loslassen, Verantwortung übernehmen und akzeptieren ↓♥, den Schleier über meiner Vergangenheit zu heben. – Ich akzeptiere ↓♥, von nun an aufzuhören, zu flüchten, und mich anzusehen. Ich akzeptiere ↓♥, in meinem Inneren die Sicherheit und die Kraft zu finden, mich als menschliches Wesen anzunehmen, das voll und ganz geleitet und geschützt ist. Ich lasse diese vergangene Erfahrung hinter mir und werde mir **bewusst**, dass die Person, die mit mir verstrickt war, selbst ebenfalls versuchte, ihr eigenes Gefühl von Ohnmacht zu überwinden. Ich übernehme wieder die Herrschaft über mein Leben und werde wieder völlig autonom. Ich muss mich zunächst respektieren, damit die anderen genauso mit mir umgehen. Nur indem ich die **Liebe** in allen meinen Gesten erlebe, kann ich auch das Glück in jedem Augenblick wahrnehmen. Auf diese Weise stärke ich das **Bewusstsein** für die Familie, in der ich geboren bin: Die Gefühle der Minderwertigkeit, der Ohnmacht, des Opfers, die bestimmte Familienmitglieder erleben können, werden so vermindert. Wenn ich aus dem Geheimnis und dem Schweigen ausbreche, wird dies zu großer Befreiung führen.

Vergiftung (Lebensmittelvergiftung)

Eine **Vergiftung** oder **Intoxikation** tritt dann auf, wenn eine giftige Substanz in meinen Körper eindringt. Dies löst eine Reihe körperlicher Störungen aus. Im Fall einer **Vergiftung** muss ich prüfen, **wer oder was mir meine Existenz vergiftet**. Eigentlich geht es gar nicht wirklich um die Nahrung als Ursache, sondern eher um das Spiegelbild meiner eigenen Gedanken. Übrigens leiden nicht alle, die dieselbe Nahrung zu sich genommen haben, an einer **Vergiftung**. Ich mache mir bewusst, welche Situation oder welcher Mensch mich so stark stört. Ich suche, zu wem oder was ich hingezogen werde und welche **vergifteten Gedanken** ich über diesen Menschen oder diese Situation nähre. Wer vergiftet mein Leben? Was muss ich aus dieser Situation lernen? Warum bin ich so fatalistisch? Die **Vergiftung** bringt meine unechte, künstliche Seite ans **Licht**: Ich kann nur eine Rolle spielen. Meine Werte sind die der anderen: Dadurch vermeide ich große Auswirkungen. Es kann sich dabei um soziale Regeln oder um eine Autorität handeln, die meine Existenz **vergiften**. Ich fühle mich in einem Aspekt meines Lebens gefangen. Ich frage mich, wie weit ich bei meinem Selbstausdruck gehen kann, denn ich bin mir des Gewichts von Worten und ihrer Wirkung **bewusst**. Ich akzeptiere ↓♥, diese Situation auf ihren einfachsten Nenner zu bringen und fasse sie mit einem Wort zusammen: Kummer, Frustration, Eifersucht, usw. Da alles, was ich in meinem Leben nicht akzeptiere, immer wieder auftaucht, und zwar so lange und immer stärker, bis ich es akzeptiert ↓♥ habe, tue ich gut daran, **mich jetzt und hier zu öffnen** und diese Situation mit meinem Herzen zu akzeptieren ↓♥. Dann kann ich verstehen, dass dieser Mensch oder diese Situation da ist, um mir zu helfen, über mich selbst hinauszuwachsen und weiterzukommen. Ich lasse alle diese Gifte in mir los: alle meine Einstellungen, meine Handlungen, meine Emotionen, die nicht mehr passen. Ich übernehme wieder die Kontrolle über mein Leben in Einfachheit und Wahrheit.

Verletzung

(siehe: Unfall, Schnittverletzung)

Verstauchung

(siehe: Gelenke – Verstauchung)

Verstopfung

(siehe: Darm – Verstopfung)

Verwachsungen (Adhäsion)

Verwachsungen sind dadurch gekennzeichnet, dass zwei Organe durch Bindegewebe wie aneinandergeschweißt sind. Wenn ich zu fest an etwas „hänge", oder wenn ich an negativen, krankhaften oder unangemessenen Ideen, an Rachsucht, **Hass**, Wut gegenüber jemandem, an **Schuldgefühlen**, illusorischen Träumen, einem zu sehr auf das Familienleben oder das Zuhause konzentrierten Leben (beispielsweise die glu-ckenhafte Mutter) „festhalte", laufe ich Gefahr, dass sich an den inneren Organen **Verwachsungen** entwickeln. Bestimmte **Verwachsungen** sind **krankhaft**, das heißt, sie treten nach einer Entzündung infolge von **Wut** oder in Verbindung mit einem Tumor infolge von verdrängten Emotionen oder einer Situation auf, die ich nur schwer lenken kann. Ich fühle mich angesichts einer bestimmten Situation oder allgemein verwirrt. Ich verknüpfe Gefühlsempfindungen und/oder Ideen miteinander, die in keinerlei Zusammenhang stehen. Ich fühle mich verloren. Ich verhalte mich wie ein umherirrender Hund. – Ich akzeptiere ↓♥, die Vergangenheit, die überholten Ideen und die negativen Gedanken loszulassen, die meinem Glück im Weg stehen. Ich lebe in der Gegenwart und genieße jeden Augenblick meines Lebens.

Vitiligo

(siehe: Haut – Vitiligo)

Vulva

(siehe: Schamlippen)

W

Wade
(siehe: Bein – Unterschenkel)

Wahnsinn
(siehe auch: Psychose)

Wahnsinn, auch als **Geistesgestörtheit** oder **Psychose** bezeichnet, entsteht dann, wenn ich nicht mehr weiter kann und **die Welt, in der ich lebe, ablehne**. Ich fühle mich angegriffen und von allen verfolgt, vor allem von meiner eigenen Familie. Für mich ist das Leben nur Leiden. Ich verschließe mich in meinem eigenen Universum, wo ich mich sehr wohl fühle. Nichts erreicht mich mehr. Das ist meine Art, mich endgültig von meiner Familie und der Außenwelt abzuschotten. Es handelt sich um Flucht. Diese ist vor allem beim **Größenwahn** zu finden, der mit einem übersteigerten Gefühl für den eigenen Wert oder für die Sache verbunden ist, mit der ich mich assoziiere. Ein Mangel an Realitätssinn hat fehlendes Selbstwertgefühl als Ursache. Ich fühle mich klein und projiziere meine Ideale in die Illusion. – Ich akzeptiere ↓♥, dass ich mich durch **Liebe** und Verständnis, die mir entgegengebracht werden, von diesem **Wahnsinn** befreien kann. Wenn ich glaube, „wahnsinnig zu werden", muss ich mich in die Hand nehmen, akzeptieren ↓♥, dass alles, was mir geschieht, einen Daseinsgrund hat und mir erlaubt, verantwortungsbewusster, freier, mehr Herr über mein eigenes Leben zu werden. So kann ich mich neuen Situationen, die sich vor mir auftun, besser anpassen.

Wange (sich von innen die Wangen zerfressen)
(siehe: Mundbeschwerden)

Warzen (allgemein)
(siehe: Haut – Warzen [allgemein])

Warzen an den Fußsohlen
(siehe: Füße – Warzen an den Fußsohlen)

Wassereinlagerungen
(siehe auch: Schwellung, Ödem)

Wassereinlagerungen sind oft auf eine schlechte Nierenfunktion zurückzuführen. Mein Körper „legt Reserven an" und das zeigt, dass ich Dinge oder Emotionen einlagere, da ich es verabscheue, etwas oder jemanden zu verlieren. Ich bewahre meine Tränen in meinem Inneren. Ich lebe sehr viel Zurückhaltung, ich „bin sehr aufmerksam", meine Umwelt nicht zu stören. Ich vermeide es, der „Versuchung zu erliegen", aber dies führt zu Frustration und Instabilität. Meine Unsicherheit kann der unbewusste Grund für diese „Ablagerung" sein. Ich neige auch dazu, mich oder die anderen zu kritisieren. Dies kommt entweder durch meine Schwierigkeit, mich zu behaupten, oder, ganz im Gegenteil, durch mein etwas zu starkes Ego, durch das ich sowohl meinen Platz als auch den der anderen einnehme. Auf diese Weise verstecke ich meine Ängste. Ich habe wohl auch eine chaotische Beziehung zu Autorität, da ich mich das Opfer von Ungerechtigkeiten erachte. – Ich akzeptiere ↓♥, die Verantwortung für mein Leben zu übernehmen und mehr Respekt und Bescheidenheit erlernen. Ich lerne, den Platz einzunehmen, der mir durch göttliches Recht zukommt, und ich vertraue darauf, dass alles möglich ist, wenn ich nur darum bitte.

Wasser im Knie

(siehe: Bursitis)

Wasserkopf

(siehe: Gehirn – Hydocephalus)

Wasserscheu

(siehe: Tollwut)

Wasserverlust des Körpers

Ein **Wasserverlust** in den Zellen weist auf einen Mangel an Wasser und Natrium hin. Oft wird er mit einer Demineralisierung in Verbindung gebracht. Irgendwo gibt es einen Verlust, eine Trockenheit. Wie kommt es, dass mir Wasser und Salz in meinem Körper fehlen? Wasser reinigt, klärt, lässt fließen: Ohne Wasser sterbe ich. Welcher Teil von mir will sterben, von welchen Emotionen will ich mich befreien? Welche Obsession raubt mir all meine Energie? Ich nehme zu meiner Kreativität und meinem inneren Potenzial eine distanzierte Haltung ein. Ich sehe keine Lösung mehr und es ist so, als ob ich mich vom Leben zurückzöge, denn der Schmerz ist zu intensiv. Ich erlaube mir, mich von meinen Energien zu entleeren, ich lasse mich von den anderen „austrocknen", da ich ihnen zu viel Aufmerksamkeit schenke. – Ich akzeptiere ↓♥, mich umso mehr zu lieben, meine Zellen gesund und mit Wasser zu nähren. Ich lasse sämtliche Emotionen zu und lebe und drücke sie über meine Kreativität aus. Ich sorge für mich, denn niemand anderer kann dies an meiner Stelle tun.

Wechseljahre

(siehe: Menopause)

Weibliches Prinzip

(siehe auch: Männliches Prinzip)

Unabhängig davon, ob ich eine Frau oder ein Mann bin, steht die rechte Gehirnhälfte und die linke Körperhälfte für das **weibliche Prinzip** (Yin), den Sitz von **Kreativität**, **künstlerischen Begabungen**, **Mitgefühl**, **Empfänglichkeit**, **Emotionen** und **Intuition**, bei dem es um mein inneres Wesen geht. Es drückt sich ebenfalls in Zärtlichkeit, Empfindsamkeit, Sanftheit, Harmonie, Schönheit und Reinheit aus. Es verbindet mich mit meiner Weiblichkeit und der der anderen. Dies ist meine mütterliche Seite. Sie wird durch den Mond repräsentiert. Die wesentlichen Schwierigkeiten, die hier auftreten können, stehen im Zusammenhang mit dem Ausdruck von Gefühlen. Fühle ich mich gut, wenn ich jemandem Trost zuspreche? Bin ich fähig zu sagen: „Ich liebe dich“, oder: „Ich habe Kummer“? Ich fühle mich nicht wohl, wenn ich die- oder derjenige bin, der etwas empfängt, vor allem, wenn es sich um **Liebe** handelt. Ob ich es will oder nicht, das **weibliche Prinzip** ist Teil meiner selbst. Die Einstellung, die ich gegenüber meiner **Weiblichkeit** habe, steht in direktem Zusammenhang mit den Beziehungen, die ich zu den Frauen in meinem Leben hatte: Mutter, Tochter, Freundin, Ehefrau, usw. Die Leichtigkeit oder Schwierigkeit, mit der ich meine Weiblichkeit zum Ausdruck bringe, wird größtenteils von dem elterlichen Vorbild und meiner Identifikation mit dem einen oder anderen Elternteil abhängen. Als **Mann** habe ich Schwierigkeiten mit meinen Emotionen, ich kann sie weder ausdrücken und mich davon befreien, noch sie von anderen annehmen. Als **Frau** gibt es einen Aspekt meiner Weiblichkeit, den ich negiere oder verdränge. Folge ich nämlich meiner Intuition, wird es meiner linken Körperseite im physischen Bereich und meiner weiblichen Polarität gut gehen. Wenn meine **weibliche Seite** hingegen übertrieben entwickelt ist, stelle ich mir Fragen über das Niveau meines Vertrauens und meiner Selbstsicherheit und ob ich meinen Emotionen zu sehr die Oberhand über meine logische und rationale Seite übergebe. – Ich akzeptiere ↓♥, dass dieses **weibliche Prinzip** ein Teil von mir ist, und öffne mich diesem umso mehr, da ich weiß, dass dieser Prozess essenziell für das Gleichgewicht meiner beiden Polaritäten ist (weiblich und männlich). Die eine Seite ergänzt die andere, um ein spirituelles, emotionales und körperliches Gleichgewicht meines ganzen Wesens herzustellen.

Weinen

Tränen kommen aus den Augen und setzen Emotionen frei. Ob aus Freude, Liebe, Angst oder Enttäuschung, **Weinen** befreit mich von überschäumenden Gefühlen und sehr starken Gedanken. Möglicherweise wurden meine Augen auch von einem unerträglichen, entsetzlichen Anblick beeindruckt, dem ich mich nicht entziehen konnte, sondern zu dem ich hinstarren musste, wie um jede Einzelheit aufzunehmen. Vielleicht **weine** ich auch, weil ich mich unfähig fühle auszudrücken, was ich fühle. Man ignoriert mich, als wäre ich unsichtbar. Ich habe wenig Kontakt mit meinem inneren Universum. Ich hänge mich zu sehr an Menschen und Dinge aus Angst, sie zu verlieren. Ich habe Angst, ich fühle mich verletzlich, denn ich habe wenig Selbstvertrauen. Ich lebe in der Abhängigkeit. **Weinen** kann auch die Unfähigkeit ersetzen, meine Gefühle mitzuteilen. Durch mein **Weinen** befreie ich mich von Traurigkeit und Enttäuschung. Ich zeige also eine Reaktion, durch die ich Druck ablasse. Ich kann meine Tränen auch einsetzen, um Aufmerksamkeit, Sympathie auf mich zu ziehen, damit man sich um mich kümmert. Das nützt aber nichts: Wenn ich hingegen einfach alle meine schönen Eigenschaften zeigen würde, würde ich diese Aufmerksamkeit auch bekommen. Vielleicht habe ich auch den Eindruck, mich immer schlagen zu müssen, und bin erschöpft. Ich habe andauernd Lust zu **weinen**, denn meine Erlebnisse sind mir zu viel! Ich brauche Hilfe und bitte nicht darum. Das **Weinen** gibt mir manchmal das Gefühl, eine andere Person zu sein, die stärker ist, die man zum „Bersten“ bringen kann und die eine bestimmte Macht hat. Wenn ich nicht **weinen** kann, vermeide ich es, schwächer zu erscheinen. Verstopfte **Tränengänge** bedeuten einen Widerstand gegen einen freien Selbstausdruck, der vielleicht auf die Überzeugung zurückzuführen ist, dass **Weinen** „nur etwas für Kleinkinder“ sei. In einer bestimmten Situation wollte ich mein Leiden nicht durch meine Tränen zeigen und so blockierte ich die **Tränengänge**. Ich will zeigen, dass ich existiere, aber ohne Erfolg. Bei einer **Entzündung der Tränengänge bei einem Kleinkind** ist dieses empfindlich, wenn man es berührt. Es hat Angst vor Schmerzen oder vor Verletzung. Wenn Tränen aus meinen Augen treten, nehmen sie Dinge mit und hindern mich am **Sehen**, vielleicht, weil ich Angst habe, dass diese Dinge keine Wirklichkeit werden. – Ich akzeptiere ↓♥, sie einfach loslassen, weil mich das von verstörenden Emotionen befreit, von angehäuften Giften, mich heilt und mir wieder Energie gibt. Ich akzeptiere ↓♥, mich zu respektieren und mit Freude zu leben.

Weißfluss

(siehe: Ausfluss)

Windpocken

(siehe: Kinderkrankhoiten)

Wirbelbruch

(siehe: Rücken – Wirbelbruch)

Wirbelsäule (allgemein)

(siehe auch: Rücken)

Nach der im Westen üblichen Einteilung hat die Wirbelsäule 33 Wirbel, die von oben nach unten gezählt werden, das heißt:

7 Halswirbel, die eher schmal sind,
12 Brustwirbel, die eher breit sind,
5 Lendenwirbel,
5 Kreuzbeinwirbel, die in einer dreieckigen Form mit der Spitze nach unten verwachsen sind,
4 Steißbeinwirbel, ebenfalls verwachsen und verkümmert.

Die **Wirbelsäule** stellt, wie ein Baupfeiler, eine Stütze, Schutz und Widerstandsfähigkeit dar. Die **Wirbelsäule unterstützt und schützt mich** also **in allen Lebenslagen. Sie ist mein körperlicher und seelischer Stützpfeiler.** Ohne sie breche ich zusammen. Die **Wirbelsäule** ist auch ein Symbol für meine grundlegende und am stärksten spirituelle Energie. Sie stellt meine Flexibilität und Widerstandsfähigkeit gegenüber den verschiedenen Ereignissen in meinem Leben dar. Sie gibt mir die Freiheit, mich zu bewegen, mich gelenkig in die gewünschten Richtungen zu wenden. Die Verbiegungen der **Wirbelsäule** (Skoliose, Lordose, usw.) stehen im Zusammenhang mit dem tief verborgenen Anteil meines Energiesystems. Kommt es zu einer Blockade, treten körperliche Schmerzen auf. Gefühle von Machtlosigkeit, eine zu große Last, ein unbefriedigtes affektives oder emotionales Bedürfnis, usw. führen dazu, dass ich mich in meiner Standfestigkeit und Widerstandsfähigkeit angegriffen fühle. Ich werde von hinten geschlagen. Ich habe den Eindruck, dass ich in meiner Familie, bei meiner Arbeit oder in Bezug auf eine Situation oder Organisation, in die ich mit einbezogen bin, der **Stützpfeiler** bin. Was würde aus den anderen, wenn ich nicht da wäre? Würde dann alles zusammenbrechen? Die **Wirbelsäule** steht über das Skelett, das Zentralnervensystem und die zentralen Blutgefäße in Verbindung mit sämtlichen Aspekten meines Wesens. Jeder Gedanke, jedes Gefühl, jede Situation, Reaktion oder jeder Eindruck sind sowohl in meiner **Wirbelsäule** als auch in den unmittelbar betroffenen Körperteilen eingeprägt. Ich betrachte den betroffenen Körperteil und identifiziere die Ursache für die Blockade. – Unabhängig von der Ursache akzeptiere ↓♥ ich, dafür offen zu bleiben, so dass sie sich leichter verarbeiten lässt. Ich baue den neuen Menschen auf, der ich sein möchte.

Wirbelsäule – (Verbiegung der ...) (allgemein)

Eine **Verbiegung der Wirbelsäule** ist im Allgemeinen ein Symbol für einen Widerstand dagegen, *das Leben voll auszuleben*. Ich habe das Gefühl, dass mir als Kind die elterliche Unterstützung gefehlt hat, eine fundamentale Struktur. Ich wurde in meinen tiefsten Überzeugungen erschüttert. Als Erwachsener äußern sich die Art und Weise, wie ich mich im Leben halte, meine Schwierigkeit, mich vom Leben unterstützen zu lassen und überholte Vorstellungen loszulassen, in einer **Verbiegung der Wirbelsäule** zu einer Seite, nach vorne oder nach hinten. – Ich akzeptiere ↓♥, mich in die Hand zu nehmen, mich dem Leben gegenüber „geradezuhalten", Vertrauen und Entschlossenheit zu zeigen.

Wirbelsäule – (Verbiegung der ...): Buckel

(siehe: Schultern – Krumme Schultern)

Wirbelsäule – (Verbiegung der ...): Kyphose

Die **Kyphose** ist eine anormale, nach hinten konvexe Krümmung der **Wirbelsäule,** gewöhnlich auf der Höhe des Schulterblatts. Abgesehen von einer schlechten Haltung kann die **Kyphose bei Kindern und Erwachsenen** auf eine Wachstumskrankheit zurückzuführen sein, auf die sogenannte **Scheuermann-Krankheit**. Wenn ich davon betroffen bin, bemerke ich, dass sich mein Körper noch einmal zusammenfaltet, als befände ich mich wieder in der Position des Fötus. Vor wem oder vor was möchte ich mich schützen? Will ich mich wieder an meine Mutter annähern, weil sie mich nicht versteht oder weil sie mich als Kind verleugnet? Ich fühle mich ganz klein, der Familie oder der Aufgabe nicht gewachsen, die ich gern erfüllen würde. Ich möchte alles für mich behalten, aus Angst vor einem Mangel. Ich beuge das Rückgrat, denn ich bin ängstlich und erkenne meinen Wert nicht an. Ich bin sogar ständig auf der Hut und fühle mich minderwertig, unfähig, meinen Platz einzunehmen und mit Freude zu leben. – Ich akzeptiere ↓♥, mich in Sicherheit zu fühlen, sogar in Gegenwart anderer Personen; ich bin in der Lage, meinen Platz einzunehmen, meine Grenzen zu definieren und mich den Herausforderungen des Lebens zu stellen. Ich bewahre meinen „aufrechten Rücken" und erkenne mich als einzigartiges und göttliches Wesen an. So lerne ich, mich mehr zu lieben, und weiß, dass ich auf meine Handlungen stolz sein kann. Ich lerne, diesem göttlichen Teil im tiefsten Inneren meines **Herzens♥** dankbar für meinen Mut zu sein, da ich mir bewusst bin, dass ich alle Antworten besitze, solange ich mit meiner Seele verbunden bleibe.

Wirbelsäule – (Verbiegung der ...): Lordose

Die **Lordose** ist eine Krümmung der **Wirbelsäule** nach vorne. Ich habe Mühe, aufrecht zu stehen, weil **ich mich schäme für das, was ich bin, und mich nicht liebe**. Oft empfinde ich Unterordnung meinem Vater oder dem gegenüber, was für mich Autorität bedeutet, weil ich mich herabsetze und ihm unterlegen fühle. Ich fühle mich von anderen erdrückt, habe sehr wenig Selbstvertrauen und bin unfähig, meine Ideen und Meinungen auszudrücken. Ich will frei sein. Ich beuge den Rücken wider Willen, denn ich habe das Gefühl, zu schwach und unfähig zu sein, um die Dinge entschlossen anzugehen. Es geht mir nicht schnell genug und es stellen sich nur langsam Resultate ein. Daher werte ich mich eher selbst ab. Ich fühle mich gespalten zwischen einem proaktiven Verhalten, bei dem ich mir selbst vertraue, und einer Neigung, nur den anderen zuzuhören. Ich sichere mich ab, indem ich mich an die alten Ideen anhänge. So wage ich es nicht, die Ordnung der schon etablierten Dinge zu verändern, um nicht zu stören. Innerlich koche ich und diese Wut frisst mich auf. Ich lehne die Hilfe der anderen ab; so fällt es mir schwerer, meine Ziele zu erreichen, und es passieren mir häufig Misserfolge. – Ich muss **lernen, mich zu lieb**en. Ich akzeptiere ↓♥, **meinen Platz einzunehmen**, denn jeder hat seine Rolle im Universum. Ich lerne, **meine Ideen und Meinungen frei auszudrücken** und fühle mich mir selbst gegenüber besser. Alles geschieht im richtigen Augenblick. Ich wage es, mich aufrecht zu halten, und vertraue mir. Ich fühle mich in Sicherheit, denn meine innere Stimme sagt mir, was ich für ein größeres Wohlbefinden tun muss.

Wirbelsäule – (Verbiegung der ...): Skoliose

Die **Skoliose** ist eine Krümmung der **Wirbelsäule** zur Seite. Ich habe dabei das Gefühl, eine zu große Last auf meinen Schultern zu tragen. Da ich keinerlei Hoffnung auf das

Erreichen eines Ziels habe, fühle ich mich machtlos und verzweifelt. Meine Verantwortung macht mir Angst, ich bin unentschlossen in meiner Ausrichtung. Die Energie ist blockiert und dies drückt sich körperlich in einer **Skoliose** aus. Sie tritt oft schon in der Kindheit auf: Da ich auf der Suche nach meiner Identität bin – zu alt, um ein Kind, und zu jung, um ein Erwachsener zu sein –, erscheinen mir das Leben und die Verantwortung enorm. Ich lehne diesen Körper, dieses Leben ab, ich weigere mich zu wachsen … Ich neige dazu, mich mit meinen Geschwistern, Cousins und Cousinen zu vergleichen (dies ist vor allem bei Zwillingen der Fall). Da ich oft das Gefühl habe, sie wären besser als ich, werte ich mich ab, was sich dann in einer **Skoliose** äußert. Ich vergleiche mich negativ mit anderen und diese Einstellung plagt mich ständig. Ich habe Angst davor, beurteilt zu werden. Ich fühle mich andauernd gedrängt. Ich habe den Eindruck, die Stütze der Familie sein, ihr Ehre erweisen und ihr Stolz sein zu müssen. Aber dies sind sehr hohe Ansprüche an mein **Rückgrat**, das den Mast eines Schiffes symbolisiert. Ich neige mich nach links oder nach rechts, um mich mit allem zu vergleichen, was neben mir ist. Ich kann mich von den anderen entfernen, um mich zu schützen, um Schläge zu vermeiden. Trotzdem habe ich im Inneren das Bedürfnis, mich anderen wieder anzunähern, aber ich wage nicht, den ersten Schritt zu tun. Vielleicht fühle ich mich verloren, weil ich Bezugspunkte brauche, Orientierungen, um mich als Individuum zu definieren. Diese werden in der Regel von meinem Vater und meiner Mutter personifiziert oder von den einflussreichsten Personen (wie beispielsweise einem Professor oder einer Tagesmutter). Wenn mir diese Bezugspunkte nicht gefallen oder wenn ich von ihnen enttäuscht bin, wird sich meine **Wirbelsäule** (die sich nicht **gestützt** fühlt) biegen. Ich kann mich an niemanden anlehnen und fühle mich sehr verletzlich. Meine Wirbelsäule stürzt wie meine innere Welt zusammen. Ich lebe nach den Vorgaben anderer. Ich ziehe es vor, mich **unsichtbar** zu machen, meine Umwelt zu vermeiden, anstatt das Risiko einzugehen, mich zu bestätigen. Die **Skoliose** steht also im Zusammenhang mit einem **Wunsch**, vor einer Situation oder einem Menschen **zu fliehen**. Ich prüfe, was in meinem Leben geschieht und mich daran hindert, mich wohlzufühlen. Ich akzeptiere ↓♥, **in der Gegenwart zu leben**, das heißt immer von einem Tag zum anderen. Ich mache mir bewusst, dass ich in die Schule des Lebens gehe und mit meiner Umgebung in Harmonie lebe. Ich habe wieder Freude und merke jeden Tag, dass ich die Kraft und die Fähigkeit besitze, die Herausforderungen anzunehmen! Ich werde zu einem wichtigen Teil meines eigenen Lebens. Ich lebe für mich. Ich höre auf, mich mit anderen zu vergleichen, denn wir sind alle unterschiedlich und einzigartig.

Wirbelsäule – Bandscheibenvorfall

(siehe: Bandscheibenvorfall)

Worte

(siehe auch: Stimmlosigkeit)

Die **Worte**, die ich heute ausspreche, gestalten meine Zukunft. Es heißt, der Gedanke schafft und das **Wort** offenbart. Wenn ich also spreche, lasse ich meine Gedanken bereits auf der körperlichen Ebene konkrete Gestalt annehmen, so als ob das **Wort** materiell wäre. Wenn ich Schwierigkeiten mit dem **Reden** habe oder nur schwer die Worte finde, die mein inneres Erleben ausdrücken, kann ich mir die Frage stellen, in welcher Situation ich mich verpflichtet fühle, nichts zu sagen oder zu lügen, also Worte zu benutzen, die meine Realität nicht respektieren. Wenn ich zum Beispiel eine Frau bin, die nicht sagen konnte, dass sie schwanger ist, entsteht ein immenser Stress, der sich festsetzt, weil ich etwas nicht sage, weil ich etwas verstecke. Wenn ich mich danach in ähnlichen Situationen befinde oder unter Stress stehe, habe ich Schwierigkeiten zu **reden**. Ich fühle mich anderen gegenüber minderwertig; es fällt mir daher schwer, mich auszudrücken, denn ich habe Angst zu versagen. Vielleicht will ich auch eine Rolle spielen. Von der Qualität meiner **Worte**, der Wahl der Wörter hängt die Harmonie oder Disharmonie ab, in der ich existiere oder existieren werde. Wenn meine Stimme melodisch ist, ich mit dem Herzen spreche, Fröhlichkeit, eine positive Lebenseinstellung und Ermutigung aus meinem Mund kommen, ziehe ich die Sonne an. Sind meine **Worte** nur Verleumdung, negative Lebenseinstellung, Wut, Zerstörung, ziehe ich dunkle Wolken und Unwetter an. **Es liegt an mir, zu wählen!** – Ich akzeptiere ↓♥, wahrhaftig zu sein, in aller Einfachheit!

Wucherungen

(siehe: Polypen)

Wunde

(siehe: Unfall)

Wundstarrkrampf

(siehe: Muskeln – Wundstarrkrampf)

Würmer, Parasiten

(siehe: Haar – Grind, Darm – Bandwurm, Darm – Dickdarmbeschwerden [Kolon], Füße – Fußpilz)

Wut

(siehe auch: Anhang C, Schmerzen, Verdauungsstörung, Infektionen)

Wut ist ein überschießender Gemütszustand und eine brutale Art, diesen Gemütszustand äußerlich sichtbar zu machen, die sich in einer sowohl körperlichen als auch verbalen Übererregung äußert, die sich nach und nach steigert und bis zu Schreien, Zerstören von Gegenständen, Aggressivität, Zittern usw. gehen kann. **Wut** ist ein spontaner Alarmschrei, der äußere Ausdruck eines **inneren Aufruhrs**, eine heftige Reaktion der Unzufriedenheit begleitet von Aggressivität. Vor einem Alter von zwei Jahren handelt es sich um eine einfache Art, zu reagieren oder ein inneres Unwohlsein auszudrücken (Frieren, Hunger, usw.), aber danach ist Wut eher ein Mittel des Widerstands und der Reaktion auf Verbote, die sich zu einem Mittel der seelischen Erpressung und Machtausübung entwickeln kann. Die Emotionen, die mich überwältigen, drücken sich im Allgemeinen im Bereich meines Verdauungssystems aus, und zwar durch das

Auftreten von Giftstoffen, die zu einer **Verdauungsstörung** führen können. Meine Gedanken spielen verrückt, überstürzen sich und nehmen ein solches Ausmaß an, dass **ich jeden klaren Überblick verliere**. Mein Blutdruck steigt und ich werde **rot vor Wut**. Was ist es, das mich derart stört und mich explodieren lässt? Ich bin sehr frustriert und kann mich nirgendwo bestätigen. Ich fühle mich von jemandem oder etwas überwältigt und will diese Personen jagen, sie vertreiben. Ich benutze die **Wut** als Ausdrucksmittel. Mir fällt es schwer, zu reflektieren und zuzugeben, dass ich etwas ändern muss. Ich will auf meinen Positionen beharren. Wenn ich **wütend** bin, muss ich unbedingt die Ursache für diesen Zustand suchen. Vielleicht empfinde ich ein Gefühl von Schwäche, Ungerechtigkeit, Frustration, Unverständnis, Machtlosigkeit usw., das durch meine starke Erregbarkeit und Impulsivität noch verstärkt oder übertrieben wird. Wenn ich dieses Gefühl klären kann, stelle ich fest, dass sich der Konflikt im Unterbewusstsein wiederholt und sogar auf Situationen zurückzuführen sein kann, die ich schon seit meiner Kindheit nicht gelöst habe, und dann wird sich dieses Gefühl schneller verarbeiten lassen. Ich akzeptiere ↓♥, mich der Liebe zu öffnen, die ich hier und jetzt zum Ausdruck bringen kann. Ich bleibe aufmerksam und **wachsam** gegenüber sämtlichen Signalen, die eine mögliche **Wut** ankündigen, und ich werde nicht unnötig aufbrausend.

Z

Zahnabszess

Da sich dieser **Abszess** in dem Gewebe befindet, dass meine Zahnwurzel umgibt, zeigt er meine Wut in Bezug auf eine zu treffende Entscheidung. Da die Infektion die zentrale Zahnhöhle betrifft, weist sie darauf hin, dass ich durch eine Entscheidung verärgert bin, die innerlich an mir nagt. Wie ein kleiner Vulkan bricht die Infektion aus und lässt die so lange unterdrückten negativen Emotionen hervorschießen. Vielleicht erlebe ich einen intensiven inneren Schmerz gegenüber einer emotionalen Nahrung, die ich brauche und bei der ich den Eindruck habe, dass sie mir fehlt. Bei einer **emotionalen Trennung**, vor allem von meiner Mutter oder meinen Kindern, staue ich Kummer und Enttäuschung an, da ich mich schuldig fühle. In diesen Fällen wird der **Abszess** zum Vorschein kommen. Meine tiefen Wurzeln werden in Frage gestellt. – Ich akzeptiere ↓♥, diese Entscheidung mit so viel **Liebe** und Harmonie zu treffen wie möglich, unter Berücksichtigung der höchsten Werte, die mein Leben leiten, in Respekt vor mir selbst und den anderen.

Zahnbelag

(siehe: Zahnschmerzen)

Zahnfleisch – Zahnfleischbeschwerden

(siehe auch: Abszess, Mund [allgemein], Zähne [allgemein] ...)

Das **Zahnfleisch** dient den Zähnen als Halterung und deren Festigkeit und Zustand hängen in hohem Maße vom Zustand des **Zahnfleischs** ab. Das **obere Zahnfleisch** steht mit der maskulinen Energie in Zusammenhang, mit dem Vater, während sich das **untere Zahnfleisch** auf die weibliche Energie, die Mutter, bezieht. **Zahnfleischbeschwerden** können mir anzeigen, dass ich mich von einer Person oder in einer Situation gefangen fühle, denn ich versteife mich, in der Vergangenheit zu bleiben. Anstatt die nächste Stufe auf der Leiter zu erklimmen, habe ich eher das Bedürfnis, mich zurückzuziehen. Die Unentschiedenheit ist in meinem Leben sehr präsent. Ich zweifle, denn ich frage mich, ob ich meine Entscheidungen und ihre Konsequenzen in meinem Leben tragen kann. **Zahnfleischschmerzen** können entweder auf eine Entscheidung zurückzuführen sein, die ich schon vor langer Zeit hätte treffen müssen und immer wieder verschiebe, da ich Angst vor den Folgen habe, oder auf eine Entscheidung, die ich bereits getroffen habe, aber nicht in die Tat umsetze. Ich befinde mich in einem passiven Zustand von Angst, Unsicherheit und Ungewissheit angesichts meiner Zukunft. Die Worte, die ich sage, haben kein Gewicht. Oft bin ich wütend auf mich selbst. Ich fühle mich mir selbst überlassen und habe Schwierigkeiten, meine Toleranzzonen, meine Grenzen zu definieren. Ich bin wie ein kleiner Vulkan, der ausbricht und lange unterdrückte Gefühle ausstößt. Vielleicht erlebe ich einen intensiven inneren Schmerz angesichts emotionaler Nahrung, die ich brauche und die mir offenbar fehlt. Bei einer **emotionalen Trennung** vor allem von meiner Mutter oder meinen Kindern, bei der ich den Kummer, die Enttäuschung in mir einschließe und mich schuldig fühle darüber, was passiert ist, wird der **Abszess** wieder auftreten. Ich will mich um jeden Preis befreien, meinen inneren Schmerz ausstoßen, um ihn für immer loszuwerden. Wenn mein **Zahnfleisch** darüber hinaus blutet, verliere ich die Lebensfreude im Zusammenhang mit diesen Entscheidungen, die mich innerlich zerreißen und mir keine Ruhe lassen. Empfindliches **Zahnfleisch** steht für meine große emotionale Empfindsamkeit und Verletzlichkeit, denn ich brauche viel **Liebe**, in Bezug auf die ich den Eindruck habe, sie nicht zu bekommen, oder Angst, sie zu verlieren. Ich fühle mich verletzlich gegenüber den selbst auferlegten Grenzen und meiner Fähigkeit zu erkennen, was gut für mich ist. Ich glaube, keine Ressourcen zu haben und auf mich selbst gestellt zu sein. – Ich akzeptiere ↓♥, mich zu behaupten und mehr Selbstvertrauen haben, da das **Zahnfleisch** die Zähne trägt und diese wiederum im Zusammenhang mit Entscheidungen stehen. Ich lerne, mir bei den Entscheidungen, die ich treffe, zu vertrauen und ich vertraue auch dem Leben, das mir alles gibt, was ich brauche. So werde ich stärker ich selbst und lerne, mich frei zu behaupten. In meinen Handlungen bin ich konsequent. Ich konfrontiere mich mit der Realität, lasse meine Vergangenheit los und bin zuversichtlich gegenüber dem, was sich für mich ergibt.

Zahnfleisch – akute Zahnfleischentzündung (Gingivitis)

Eine Infektion des **Zahnfleischs** zeigt, dass ich Angst empfinde, vielleicht mir selbst gegenüber im Hinblick auf eine Entscheidung, die ich getroffen habe und bedauere oder in Frage stelle; oder im Hinblick auf meine Unentschlossenheit, eine bestimmte Entscheidung zu treffen. Diese Angst kann auch einen anderen Menschen betreffen (beispielsweise meinen Arbeitgeber oder meinen Lebenspartner), dessen Entscheidungen mich unmittelbar betreffen, über die ich aber keinerlei Kontrolle habe. Jemand hat zu schnell gehandelt und das irritiert mich. Ich empfinde Frustration und Unzufriedenheit, die vielleicht zu eigentlich vermeidbaren Konfrontationen führen können. Das **Zahnfleisch des Oberkiefers** hängt mit meiner Arbeit und meiner Rolle in der Gesellschaft zusammen. Das **Zahnfleisch des Unterkiefers** steht in Zusammenhang mit meiner emotionalen Seite. Wenn sich das Zahnfleisch entzündet, drückt dies eine Traurigkeit und einen schlechten Selbstschutz aus, der von Müdigkeit, Melancholie und Angst begleitet ist. Ich lerne, diese Angst zu kanalisieren, zu äußern, damit mein **Zahnfleisch** sich nicht entzündet. Die **Zahnfleischentzündung** führt meistens auch zu **Zahnfleischbluten**, das für Traurigkeit oder Verlust an Lebensfreude darüber steht, dass ich nicht mehr in der Lage bin, mich auszudrücken, entweder, weil man es mir nicht erlaubt, oder weil ich mich selbst daran hindere, bestimmte Dinge zu sagen. Vielleicht habe ich den Eindruck, dass das, was ich sage, nicht wichtig ist, und dass man mir nicht zuhören wird. Da mein **Zahnfleisch** der Unterbau für meine Zähne ist, kann es sich auch um Wut oder Traurigkeit handeln, weil ich den Eindruck habe, meine Fundamente seien erschüttert und lassen mich machtlos gegenüber den Ereignissen des Lebens oder anderen Menschen. Ich trete drauflos und kritisiere, anstatt zu sehen, wie ich in meinem Leben vorankommen könnte, indem ich die Vergangenheit hinter mir lasse. Das innere Gefühl der Machtlosigkeit findet sich hauptsächlich bei Personen, die von **Gingivitis expulsiva** betroffen sind. Diese ist von einem **Zahnfleischschwund** gekennzeichnet. Die Realität hält nicht mehr und meine innere Kraft ist angeschlagen. Mein **Zahnfleisch** badet in den Tränen meiner Zähne – meinen Emotionen. Ich frage mich unaufhörlich, ob meine Entscheidungen gut waren, und habe Schwierigkeiten, bei meiner Wahl zu bleiben. Ich bin extrem gespalten, denn ich zweifle an mir selbst. Ich möchte so sehr, dass die anderen mich akzeptieren ↓♥ und ich selbst flexibel und zutiefst verständnisvoll werde, gleichzeitig aber stelle ich meine eigenen Bedürfnisse zurück. – Ich kann mir einen Augenblick der Stille gönnen, um wieder aufzutanken. Ich mache mir bewusst, dass jedes Ereignis in meinem Leben dazu da ist, mich wachsen zu lassen, und dass jede größere Veränderung nötig ist, damit ich die Ziele erreichen kann, die ich mir gesteckt habe. Ich akzeptiere ↓♥ meinen wahren Wert und schreite in meinem Leben mit Entschlossenheit voran.

Zahnfleischbluten (siehe auch: Blut – Blutungen)

Blutendes **Zahnfleisch** lässt auf Unsicherheit, Zweifel an einer Entscheidung, die ich treffen muss, und auf einen Verlust an Freude am Selbstausdruck schließen. Habe ich Grund zu zweifeln, zu bedauern? Ich habe Schwierigkeiten, an meiner Position festzuhalten, in meinen Entscheidungen fest zu bleiben. Ich habe den Eindruck, dass meine Freiheit eingeschränkt ist, ich fühle mich ohnmächtig und mache die anderen für meine Krankheit verantwortlich. Ich übernehme die Verantwortung und akzeptiere ↓♥ gelassen die Veränderungen, die in meinem Leben auftreten. Ich vertraue mir, denn ich weiß, dass meine Entscheidungen dazu da sind, dass ich weiter wachsen und mich weiter entwickeln kann.

Zahnfleischschwund (siehe: Zähne – Zahnbeschwerden)

Zähne (allgemein)

Die **Zähne** sind ein Symbol für **Entscheidungen**. Sie sind die solide Eingangstür, die es mir ermöglicht, im Leben „herzhaft zuzubeißen“! Die innere und äußere Wirklichkeit geht durch meine **Zähne**, die das Mittel für meine volle Ausdrucksfähigkeit in diesem Universum sind. Ein Zahn ist ein sehr hartes Anhangsgebilde, das die grundlegende Energie meines Wesens, meine Integrität, darstellt. Die innere Fähigkeit, neue Ideen, **Liebe** und geistige Nahrung aufzunehmen, genauso wie mein Gleichgewicht und meine Stabilität, äußert sich in gesunden und festen **Zähnen**. Zum Teil sind die **Zähne** ein Spiegel des menschlichen Wesens. Wenn die Nahrung durch meinen Mund geht, vermittelt sie auch Gefühle, die früher oder später meine **Zähne** angreifen können. Der **Zahn** ist immer als Erster betroffen (dies kann sogar in Form von unsichtbarer Karies sein). So weisen schlechte **Zähne** (beispielsweise mit Karies) auf ein schwaches **Selbstwertgefühl** hin, eine für mich nicht akzeptable Wirklichkeit und die **Angst, meinen** Platz im Universum mit der dazugehörenden Verantwortung **einzunehmen**. Meine Schwierigkeit, mir Autonomie und Unabhängigkeit zu verschaffen, das **zu erreichen**, was ich möchte, manifestiert sich in **Zahn**problemen. Selbst wenn es mir schwerfällt, bestimmte für mich nützliche Entscheidungen zu treffen, muss ich für die mir zur Verfügung stehenden Möglichkeiten offen bleiben, die es mir erlauben, mit den heikelsten Situationen fertig zu werden. Bei vielen Tieren sind die **Zähne** das wirksamste Mittel, um sich vor einem Angriff von außen zu schützen oder sich zu verteidigen. Wenn ich mich gefährdet fühle und nicht mehr weiß, wie ich reagieren soll, werden dies meine **Zähne** tun. Die **Zähne** stehen auch für meine Bereitschaft, tatkräftig zu handeln, die Dinge gründlich zu erledigen, sowie für meine Fähigkeit, meine Gedanken und Emotionen mit Leben zu füllen. Ein tiefgehender Konflikt, Schuldgefühle im Zusammenhang mit einer emotionalen Situation, die in Worten ausgedrückt wurde, oder jede andere innere Störung können sich in Reaktionen an den **Zähnen** oder auch am Zahnfleisch äußern. Probleme mit den **Zähnen** oder am **Zahnfleisch** treten auf, wenn ich der Ansicht bin, ein Konflikt sei nicht gelöst, und mich entschließe, dass „die Zeit schon eine Lösung bringen" werde. Ich will den „Schaden begrenzen" und meine **Zähne** werden verfaulen. Die ungelösten Situationen, die nicht beherrschten Emotionen schaden meinen **Zähnen**. So kann ich beispielsweise die „**Zähne** zusammenbeißen", um mich in einer Situation, in der ich heftig reagiere, gegen eine Aggression von außen zu verteidigen. Ich mache die Tür zu, indem ich dem widerstehe, was in mich hineinwill, oder, ganz im Gegenteil, gegen das Widerstand leiste, was eigentlich aus mir herausmüsste. Die **Schneidezähne** (die vorderen Zähne) stehen im Zusammenhang mit einer Entscheidung, die ich zwischen mehreren Wahlmöglichkeiten treffen muss, das heißt ja oder nein, etwas tun oder nicht tun, usw. Die **Eckzähne** stehen mehr im Zusammenhang mit der Fähigkeit, eine gewisse Autorität in Bezug auf die von mir getroffenen Entscheidungen auszuüben. Ein wenig wie Fangzähne symbolisieren sie meine Fähigkeit oder meine Verpflichtung, mich selbst zu schützen. Sie können betroffen sein, wenn ich mich bei einer Entscheidung, die ich treffen muss, hin und her gerissen fühle. Ich arbeite verbissen und habe den Eindruck, meine Ziele nicht erreichen zu können. Die **Backenzähne** zeigen mir den Grad meines Einverständnisses mit meinen Entscheidungen, während mir die **Mahlzähne** meinen Grad der Zufriedenheit mit den getroffenen oder noch zu treffenden Entscheidungen zeigen. Wenn ich den Eindruck habe, in einer bestimmten Situation nicht das Recht zu haben, aus ethischen Gründen oder wegen meiner Erziehung richtig „zuzubeißen" (ich bin mir zu gut dazu, so etwas zu tun …), wird der **Zahnschmelz** angegriffen sein. Vielleicht glaube ich auch, dass mich meine Nächsten „benutzen", denn ich habe keine Barriere, um mich zu schützen. Habe ich aber das Gefühl, in einer bestimmten Situation nicht fähig zu sein, richtig „zuzubeißen", weil ich an mir und meinen Fähigkeiten zweifle, wird eher das **Zahnbein** betroffen sein. Meine Realität und mein Alltag lasten schwer auf mir und ich will vor ihnen flüchten. – Ich akzeptiere ↓♥, für die Liebe offen zu bleiben, ohne Angst zu haben, dass ich die Dankbarkeit der anderen verlieren könnte. Mit gesunden **Zähnen** erlaube ich mir eher zu lächeln und so eröffne ich eine nonverbale Kommunikation mit den anderen. Ich liebe mich so, wie ich bin, mit all meinen guten Eigenschaften. Ich muss mich um meine **Zähne** kümmern. Sie „kleiden meine Persönlichkeit" und ermöglichen mir eine klare und präzise Kommunikation, sodass ich in der Lage bin, meine Gedanken und Gefühle mit den richtigen Worten auszudrücken. Die **Zähne** haben keine Maske! Ich bleibe ich selbst, ohne über mich zu urteilen, und indem ich für Kritik durch andere offen bleibe. Ich wandle meine Gedanken in wahre Liebe um und erhalte meine **Zähne** gesund!

Zähne – eingeschlossener Weisheitszahn

(siehe: Zahn – Symbolische Bedeutung)

Weisheit ist eine wichtige Eigenschaft. Ich habe das Glück, sie in diesem Leben zum Ausdruck bringen zu können. Sie erlaubt es mir, mich dem Universum zu öffnen, und gibt mir eine **solide Grundlage** für alles, was ich unternehme. Die **Weisheitszähne** symbolisieren die Autonomie, die ich mit den Jahren erworben habe. So bedeutet ein **Weisheitszahn**, der nicht aus dem Kiefer herauskommen, seinen „Platz nicht einnehmen" will, dass ich mich noch weigere, auf geistiger Ebene den ganzen Raum einzunehmen, der mir zukommt, und mir selbst zu vertrauen. Ich behalte bei mir, was mir nicht gefällt, um so den anderen zu gefallen. – Ich akzeptiere ↓♥, mir bewusst diesen Raum zu nehmen, um all die göttlichen Eigenschaften herausbilden zu können, die für meine Entwicklung wesentlich sind. So kann ich mir eine solidere Basis für mein Leben verschaffen. Ich akzeptiere ↓♥ den Lauf der Natur und mein Bewusstsein zu öffnen, um zu wachsen und die Veränderungen in mir wahrzunehmen! Sie werden mir noch viel nützen!

Zähne – Symbolische Bedeutung

Bei der Arbeit sitze oder stehe ich immer der jeweiligen Person *gegenüber*. Also sehe ich links von mir die **rechten Oberkieferknochen** (**Zähne 11 bis 18**) und **Unterkieferknochen** (**Zähne 41 bis 48**). Diese Zähne entsprechen der linken Gehirnhälfte (der Seite des Rationalen, Konkreten, Materiellen, der Analyse). Ich sehe rechts von mir die **linken Oberkieferknochen** (**Zähne 21 bis 28**) und **Unterkieferknochen** (**Zähne 31 bis 38**); diese Zähne entsprechen hingegen der rechten Gehirnhälfte (der Seite des Gefühls, der Intuition, des Begehrens, der Sensibilität). Da **Zähne** lebendig sind und über viele Jahre hinweg einen Entwicklungsprozess durchlaufen, ist es interessant festzustellen, dass jeder einzelne mit einer bestimmten Emotion oder Gefühlsregung verbunden ist. Sollte mit dieser nicht gut umgegangen werden, wird dies eine Schwäche am betreffenden **Zahn** hervorrufen. Wenn auf der **oberen rechten Seite** ein **Zahn verloren** wurde (**Zähne 11 bis 18**), habe ich Schwierigkeiten, meinen Platz zu finden. Die **obere linke Seite** (**Zähne 21 bis 28**) zeigt mir, dass ich nur mit Mühe meinen Daseinswunsch realisiere. Die **untere rechte Seite** (**Zähne 41 bis 48**) bezieht sich darauf, dass es mir schwerfällt, einen Lebensplan aufzustellen. Die **untere linke Seite** (**Zähne 31 bis 38**) zeigt mir, dass ich von meiner Familie nicht die emotionale Anerkennung erhalte, die ich brauche.

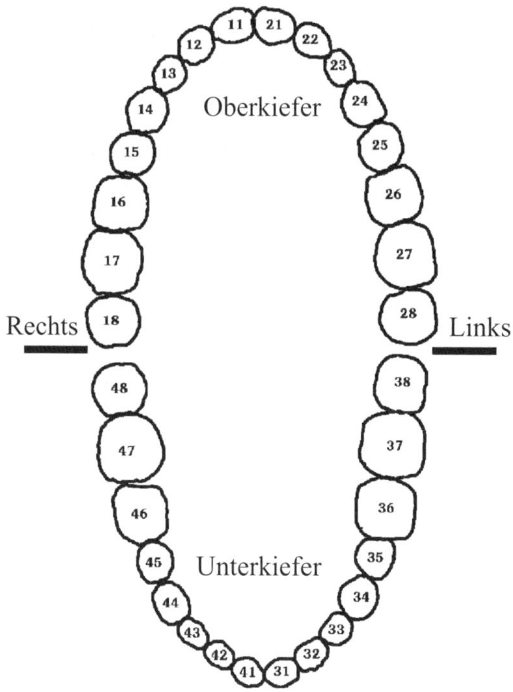

Der **mittlere Schneidezahn oben rechts (# 11**) entspricht dem Vater, dem männlichen Anteil des Menschen, der Autorität, Gott. Der **mittlere Schneidezahn oben links (# 21**) entspricht der Mutter, der weiblichen Seite des Menschen. Wenn sich zwischen zwei Zähnen ein Zwischenraum befindet, sind meine weiblichen und männlichen Polaritäten gestört. Als Frau stelle ich dann ständig die Beziehung zu meinem Partner in Frage. Als Mann erlebe ich gegenüber der Frau einen Zwiespalt: Ich fühle mich angezogen, gleichzeitig aber auch von ihr angewidert. Ein **Zwischenraum zwischen diesen beiden Zähnen** bezeichnet meine Schwierigkeit, ein Paar zu bilden, sowohl innerlich wie in der Außenwelt. Wenn einer der beiden Zähne über dem anderen steht, symbolisiert der obere Zahn den Elternteil, den ich als dominant betrachte, und der Zahn, der mehr nach innen gerichtet ist, repräsentiert den dominierten oder unterdrückten Elternteil. Die **mittleren unteren Schneidezähne (# 31 und # 41)** beziehen sich konkret im Alltagsleben auf den Platz der Mutter oder der Person, die für sie steht **(# 31)** und auf den Platz des Vaters **(# 41)** oder die jeweilige Ersatzperson. Gleich daneben befinden sich die **seitlichen Schneidezähne (# 12, 22, 32, 42)**. Sie stehen in direkter Verbindung mit den mittleren Schneidezähnen. Wenn ich Schwierigkeiten mit beiden Elternteilen oder mit ihren Repräsentanten habe, verändern die Schneidezähne ihre Position, da meine Dynamik oder meine Reaktionen gegenüber dem männlichen oder weiblichen Prinzip in Frage gestellt sind. Diese Zähne werden sich vor den mittleren Schneidezähnen befinden oder diese überragen, wenn ich stärker als meine Eltern sein möchte, vor ihnen stehen und unabhängig sowie keiner Autorität unterworfen sein will. Je mehr die Zähne nach vorne gerichtet sind, desto früher habe ich mich von meinen Eltern distanzieren wollen. Ich will meine Eltern dominieren, oder sie verschwinden von selbst. Diese Situation existiert gegenüber meiner Mutter, wenn der linke, seitliche Schneidezahn **(# 22) Zahn 21** überragt, und mein Vater ist betroffen, wenn der **rechte seitliche Schneidezahn (# 12)** über **Zahn 11** steht. Wenn sich die **seitlichen Schneidezähne hinter** den **mittleren Schneidezähnen** befinden, verhalte ich mich einem oder beiden Elternteilen gegenüber unterwürfig oder ich fühle mich überbehütet. Die **Eckzähne (# 13, 23, 33, 43)** wachsen in der Pubertät (mit ungefähr 13-14 Jahren), wenn sich die sexuelle Energie entwickelt. Sie entsprechen den großen Veränderungen, die ich innerlich erlebe. Die Probleme mit meinem Körper, meine wachsende Sexualität, meine Fähigkeit, eine Wahl zu treffen beeinflussen meine Eckzähne. Der **obere rechte Eckzahn (# 13)** ist mit einer Veränderung verbunden, die sich in der Außenwelt manifestiert, in meinen Projekten und in meiner Zukunftssicht, meinen Aufgaben und Verpflichtungen, die dazu führen können, dass ich mich nicht ausdrücke. Der **obere linke Eckzahn (# 23)** hat mit inneren Veränderungen und Unterwerfung zu tun. Wenn ich zum Beispiel Probleme mit dem ersten Auftreten meiner Menstruation habe, ist es gut möglich, dass **# 23** betroffen ist. Der **linke untere Eckzahn (# 33)** gegenüber **# 23** entspricht inneren Veränderungen, die sich in der Außenwelt konkretisieren, in meiner Familie. Wenn ich ganz im Schweigen leben will, wird **# 23** betroffen sein. Ich neige dazu, mich zu unterwerfen, und fühle mich verpflichtet, den anderen zu dienen. Der **untere rechte Eckzahn (# 43)** stellt meine Entschlossenheit und das Wachstum meines Körpers dar. Wenn ich zum Beispiel zu früh zu wachsen aufgehört habe, zeigt sich dies bei **# 43**. Die **ersten vorderen Backenzähne (# 14, 24, 34, 44)** demonstrieren, wer ich bin und was ich will. Wenn diese Zähne gezogen sind, beispielsweise schon als Kind, fühle ich mich verpflichtet, Teil der Masse, anstatt ein eigenes Individuum zu sein. Als wäre die Masse wichtiger als das Individuum. Ich unterwerfe mich einer Autorität, die nicht die meine ist. Der **obere rechte Backenzahn vorne (# 14)** zeigt, wie ich mich in der Gesellschaft bewege, mit meinen Qualitäten und meinen inneren Reichtümern. Wenn es mir schwerfällt, meine Wünsche auszudrücken und meinen Raum einzunehmen, ist dieser Zahn versetzt. Der **erste vordere Backenzahn oben links (# 24)** ist mit meiner Empfindsamkeit, meiner inneren Gefühlsseite verbunden. Meine schlecht gelebten Wünsche und meine nicht realisierten Kindheitsträume in Zusammenhang mit diesen Elementen führen zu Schwierigkeiten mit **# 24**. Der **erste vordere Backenzahn unten links (# 34)** weist auf die Art hin, wie ich meinen Willen konkret in meinem Alltag ausdrücke, besonders in emotionaler Hinsicht (und vor allem gegenüber der mütterlichen **Liebe**), während unten rechts **(# 44)** mit Freundschaft und meiner Art in Zusammenhang steht, meine Projekte zu Ende zu führen. Wenn ich sehr erbost über ein Projekt bin, das mir am **Herzen♥** liegt, ist **# 44** betroffen. Die **zweiten vorderen Backenzähne (# 15, 25, 35, 45)** sind mit den Wünschen, die ich realisieren will, und mit Erfahrungen von Verrat verbunden (Vater, Mutter, in der Beziehung, in der Freundschaft). Meine gesamte Kreativität ist hier Thema. Wenn ich diese nicht ausdrücken kann, werden die erwähnten Zähne angegriffen. Der **zweite vordere Backenzahn rechts (# 15)** bezieht sich auf das, was ich in der Außenwelt entwickeln will. Die Tatsache, dass ich keine Kinder haben kann, aus welchem Grund auch immer, ist ein Beispiel für etwas, was ich gerne hervorbringen wollte, dessen Realisierung aber nicht möglich war. Der **zweite vordere Backenzahn links (# 25)** steht für meine besonderen Fähigkeiten, die mich tatsächlich ausmachen und die ich nach außen trage oder auch nicht. Er beinhaltet alle meine vergangenen und gegenwärtigen Möglichkeiten. Der **zweite vordere Backenzahn unten links (# 35)** ist mit meiner Mutterbeziehung verbunden, mit der Frage, wie ich von meinen Energien beeinflusst bin, wie ich mich frei oder von diesen erdrückt fühle. Je mehr ich gefangen, von meiner Mutter erstickt werde, desto mehr neigt sich dieser Zahn nach innen. Der **zweite vordere Backenzahn unten rechts (# 45)** bezieht sich auf die Arbeit und auf den Verrat eines Freundes. Auch Schwierigkeiten, Projekte konkret zu organisieren, können diesen Zahn beeinträchtigen. Die **ersten hinteren Backenzähne (# 16, 26, 36, 46)** stoßen im Alter von sechs bis sieben Jahren durch und zeigen, auf welche Weise ich meinen Platz einnehme und wie ich mich von den anderen anerkannt fühle. Der **erste hintere Backenzahn oben rechts (# 16)** bezieht sich besonders auf den Ort, den ich in der Gesellschaft einnehmen möchte, in der Außenwelt, und der **erste hintere Backenzahn links (# 26)** ist mit dem Raum meiner empfindsamen und gefühlsorientierten Seite verbunden. Der **erste hintere Backenzahn unten links (# 36)** drückt aus, ob ich mich emotional anerkannt fühle, besonders durch meine Eltern. Vielleicht habe ich den Eindruck, nicht zu existieren oder nicht so geliebt zu werden, wie ich möchte, und dann reagiert **# 36**. Der **erste hintere Backenzahn unten rechts (# 46)** bezieht sich auf die Arbeit in sehr konkreter Form. Die Schwierigkeit, ein Projekt umzusetzen oder ein Unternehmen auf die Beine zu stellen, wird sich auf **# 46** auswirken. Der Zahn ist mit der Vorstellung des Begehrens, von Tod und Wiedergeburt verbunden. Wenn ich in sehr jungen Jahren beinahe gestorben wäre oder der Tod sehr präsent durch das Ableben einer Person ist, wird **# 46** betroffen sein. Die **zweiten hinteren Backenzähne (# 17, 27, 37, 47)** wachsen im Alter von 12 Jahren. Sie beziehen sich auf die Interaktionen mit anderen und wie ich wahrgenommen werde. Der **zweite hintere Backenzahn oben rechts (# 17)** steht mit dem Alltagsleben und der Arbeit in Verbindung. Wenn meine Beziehungen zu anderen unharmonisch sind, wird **# 17** reagieren. Der **zweite hintere Backenzahn oben links (# 27)** manifestiert ebenfalls mein Verhältnis zu anderen, aber auf emotionaler Ebene. Unerfüllte Erwartungen von Einstellungen anderer gegenüber mir werden **# 27** beeinträchtigen. Der zweite **hintere Backenzahn unten links (# 37)** wird seinerseits reagieren, wenn die Person (zusätzlich zu der Enttäuschung über eine Haltung) eine körperliche Handlung ausführt, die diese Enttäuschung vergrößert. Der zweite **hintere Backenzahn unten rechts (# 47)** hat mit meinen Beziehungen an sich zu tun. Intensive Konfliktsituationen mit Worten oder Gesten machen **# 47** noch verletzlicher. Die **Weisheitszähne (# 18, 28, 38, 48)** treten bis zum Alter von 21 Jahren hervor. In diesem Alter habe ich meine spirituelle Seite integriert. Sie stehen für die Welt, in der ich mich entwickele, aber auch für die Spiritualität, meine Mission, meinen persönlichen Wert und meine Form der Selbststütze. Letztere ist über den mystischen Weg zugänglich, das heißt, sie ist auf Religion und deren Mysterien oder auch auf esoterisches Wissen ausgerichtet. Ich entscheide mich eher für den Weg des Wissens als für die Mystik, wenn meine Weisheitszähne fehlen. Wenn ich nur **Weisheitszähne im Oberkiefer** habe, habe ich Schwierigkeiten, mein Wissen über höhere, unsichtbare Ebenen in meinen Alltag zu integrieren. Wenn sie sich nur **im Unterkiefer** befinden, stecke ich sehr viel Energie in meine alltäglichen Handlungen, um die physische Welt neu zu integrieren. Der **Weisheitszahn oben rechts (# 18)** bezieht sich auf meine Kraft, mich zu entwickeln, um mich zu inkarnieren, mich auf allen Ebenen in die Welt einzufügen. Der **Weisheitszahn oben links (# 28)** entspricht meiner Angst, dass mir diese Integration nicht gelingt. Mein schwaches Selbstvertrauen ist von der Angst vor Ablehnung getragen. Der **untere Weisheitszahn links (# 38)** bezieht sich auf meine Fähigkeit, meine Ansichten und Emotionen in die Außenwelt zu tragen, und der **Weisheitszahn unten rechts (# 48)** ist von meiner Fähigkeit beeinflusst, mich in die physische Welt einzufügen und gut verankert zu sein.

Zähne – Zahnkaries

Zahnkaries ist der Ausdruck eines extremen **inneren Schmerzes**. Sie zeigt nach außen, was sich im tiefsten Inneren meiner Person ereignet. **Irgendetwas nagt** an meinem tiefsten Inneren. Ich kann nicht ausdrücken, was das ist, und deshalb tritt die Entzündung auf. Der **Zahn** wird weich und auf Grund der guten Nervenversorgung der **Zähne** ist er oft schmerzhaft. Wenn der emotionale Druck zu intensiv wird, verwandelt er sich auf körperlicher Ebene in eine Zahnkaries, die ganz genau dem entspricht, was ich lebe[61]. Da jeder **Zahn** einen bestimmten Aspekt meiner Persönlichkeit und meines Lebens darstellt, zeigt mir die **Karies**, dass ich diesen besonderen

---

[61] Siehe die Erläuterungen zu jedem **Zahn** unter: **Zahn** (Symbolismus …)

ablehne oder verweigere, dass ich mich selbst zerstöre. Wenn dieser **Zahn plombiert** wird, werden die betroffenen Emotionen eingesperrt, bis ich mir ihrer bewusst werde. Die **Zahn**struktur ist die härteste Struktur des menschlichen Körpers. **Zahnkaries** betrifft den „geistigen" Aspekt. Handelt es sich um **Hass** oder **Rachsucht** gegenüber einem Menschen, besonders gegenüber einer Autoritätsperson? Vielleicht „zeige ich die **Zähne**", wenn ich mich angegriffen fühle. Welche wahre Ursache steckt hinter meinen Schmerzen? Der Hauptgrund erhöht meine Chancen, diesen Zerstörungsprozess umzukehren. Vielleicht habe ich auch eine Situation erlebt, in der ich jemanden zum Zweck der Selbstverteidigung „beißen" wollte, es aber nicht getan habe, weil ich dafür „zu gut erzogen" bin. Als Kind hatte ich oft **Zahnkaries**, weil ich **Groll** gegen jemanden hegte. Ich habe wenig emotionale Nahrung bekommen (Zeichen der Zuneigung, Zärtlichkeit, Schmeicheleien usw.). Man lacht über mich und ich wurde zutiefst verletzt, bis zum Grund meiner **Zähne**! Vielleicht erlebe ich auch einen familiären Konflikt oder kann schlecht wegstecken, was ich aus meinem Umfeld erhalte. Diesen Konflikt muss ich dann durch den Kauvorgang mit meinen **Zähnen** filtern. Denn mit Hilfe meiner **Zähne** kann ich das filtern, was in meinen Körper und damit in meine Welt ganz allgemein hereinkommt. Je weiter meine **Karies** verbreitet ist, desto mehr schneide ich mich von mir selbst ab und nähere mich unbewusst dem Tod. Denn jede **Karies** manifestiert einen lebendigen Teil von mir, der tot ist oder gerade abstirbt, weil ein augenblicklicher Konflikt ohne Lösung bleibt. Der Schmerz drückt sich unter anderem in **Karies** aus und kann auch andere körperliche Begleiterscheinungen hervorrufen. – Ich akzeptiere ↓♥ aufzuhören, nach einer körperlichen Ursache zu suchen (Ernährung, Zucker, usw.). Ich lasse eher meine Gedanken sich weiterentwickeln und ändere meine Art, meine Lebenslagen zu betrachten. Ich kann mich auch fragen: Wie sieht meine emotionale und rationale (gedankliche) „Nahrung" aus, die mir nicht mehr guttut und die ich durch eine „gesündere"und ausgeglichenere Ernährung ersetzen sollte? Ich nehme das Leben mit dem Salz, das dazugehört, und gebe so meinen **Weisheitszähnen** Gelegenheit, sich zu entwickeln und zu festigen. Das wird mir viel besser bekommen!

Zähne – Zahnprobleme

Zahnprobleme, vor allem **Zahnschmerzen**, stehen im Zusammenhang mit **Entscheidungen**. Ich **schiebe die Entscheidung vor mir her**, da mich die Folgen meiner Wahl erschrecken, in Unsicherheit versetzen. Hier besteht ein Zusammenhang zu meiner persönlichen Verantwortung, meiner Entscheidungsfähigkeit, ohne Angst vor dem zu

---

[62] Aus diesem Grund fürchten sich so viele Menschen vor dem Zahnarzt. Oft mache ich meine Angst vor Spritzen und Injektionen für diese Angst verantwortlich. Aber unbewusst weiß ich, dass die Tatsache, dass an meinen Zähnen gearbeitet wird, an Emotionen rührt, die mir unangenehm sind oder vor denen ich flüchten möchte. So fühlt man sich beim Zahnarzt häufig auch emotionaler und etwas fiebrig.

haben, was später kommen wird[62]. Diese Unentschiedenheit kann daran liegen, dass mir in einer Situation die Gesamtsicht fehlt, sodass ich keine passenden Schlüsse ziehen kann. Meine **Zähne drängen nach vorne**, wenn ich mich in meinen Entscheidungen zu sehr gedrängt fühle und gerne hätte, dass alles viel schneller geht. Ständig schließe ich Kompromisse, damit die anderen mich lieben. Wenn die **Zähne nach hinten** gerichtet sind, neige ich eher dazu, mich einzubremsen und in mich zurückzuziehen. **Zahnschmerzen** können Wut über mich selbst bedeuten, da ich das, was ich ausdrücken will, nicht ausdrücken kann. Ich habe Lust, „die **Zähne** zu zeigen", **vor mich hin zu schimpfen**, um meinen Platz einzunehmen und zu beweisen, dass ich existiere. Ich will, dass man mich anhört, mich respektiert. Im Gegensatz dazu „halte ich aber meine Klappe". Beschwerden in der **Zahnwurzel** machen mir meine Wut gegenüber einer bestimmten Situation bewusst, in der ich ein Mitglied der Familie bin, die ich zu verlieren fürchte. Der **Schmerz** tritt regelmäßig in „schmerzhaften" Situationen auf, in denen ich mich vielleicht auch von einer Person distanzieren will. Wenn so etwas nicht vollständig geregelt ist, kann der Scherz sogar nach der **Zahn**extraktion noch anhalten. Der **Schmerz** zeigt mir, dass die Wut nutzlos ist und dass ich aufhören muss, mich angesichts des Aspekts, den der schmerzhafte **Zahn** darstellt, unter Druck zu setzen. Ich mache mir **bewusst**, dass es keinen Grund mehr für **Zahnschmerzen** gibt, wenn ich meine Bedürfnisse und Wünsche offen mitteile. Wenn meine Zähne als Kind nur **schwer durchbrechen**, fühle ich mich verloren und weiß nicht mehr, auf wen oder was ich mich stützen soll. Ich lebe in Angst und Unsicherheit. Wenn ich im Gegensatz dazu **keinerlei Sensibilität** habe, flüchte ich so auf meine Weise vor unangenehmen Situationen oder verschließe meine Ohren gegenüber Nachrichten, die mein Körper mir schickt. Bei **Zahnstein** handelt es sich um eine Art **innerer Aggression**, ein Reaktion, die nicht in Ordnung gebracht wurde und wieder auftaucht. Dies kann dazu führen, dass sich meine Einstellung gegenüber bereits getroffenen oder noch zu treffenden Entscheidungen verhärtet. Ich lebe für die anderen anstatt nach meinen eigenen Vorstellungen und Wünschen. Der **Zahnstein** wird zu einer Rüstung für meine **Zähne**, um mich gegen Angriffe von außen zu schützen. Wenn ich mir einen **Zahn ausschlage**, bin ich mit jemandem oder etwas konfrontiert, der oder das größer und mächtiger ist als ich. In solchen Fällen versteife ich mich darauf, mich für meine Ideen (oder was ich dafür halte) zu schlagen. Ich bin unnachgiebig und gehe immer über meine Fähigkeiten hinaus. Wenn die **Milchzähne nicht ausfallen**, hänge ich mich zu sehr an infantile Verhaltensweisen, denn ich habe Angst vor dem Wachsen. Sollte ich andererseits meine **Zähne** zu früh **verlieren**, habe ich den Eindruck, dass andere Entscheidungen an meiner Stelle treffen. Ich kann nicht „in das Leben hineinbeißen". Wenn ich mich damit abgefunden habe, meine **Zähne zu verlieren**, beim Älterwerden zum Beispiel, ist das so, als ob mein Leben nicht mehr mir gehörte, denn die anderen treffen die Entscheidungen für mich. Ich kann „meine Zähne nicht mehr zeigen", ich verzichte auf meine Kreativität und meine Jugend. Wenn einige **Zähne nicht ausgewachsen sind**, fällt mir das Leben schwer: Ich sehe nicht, wie ich vor allem von meiner Mutter unabhängig werden und mich frei ausdrücken kann, ohne Angst vor den Folgen. **Zahnfleischschwund** und **frei stehende Zahnhälse** haben mit der Angst zu tun, bei einem noch ungesagten Geheimnis entdeckt zu werden. Das zermürbt mich mit den Jahren. So verliere ich mich und bin grenzenlos, denn ich will mich wie ein Chamäleon zu sehr an die anderen anpassen, damit sie mich lieben und akzeptieren ↓♥. Es ist an der Zeit, dass ich meinen Lebensraum eingrenze und mich von dem Geheimnis befreie, das an mir nagt, um meine Energie frei fließen zu lassen und ins Leben wirklich hineinzubeißen. – Ich akzeptiere ↓♥, einen Weg zu finden, um meine Gedanken und Ideen besser zu strukturieren. So wird es leichter für mich, in meiner derzeitigen Lebenslage sinnvolle Initiativen zu ergreifen und meine Verhaltensweisen zu ändern. Ich akzeptiere ↓♥, mir bewusst zu machen, was sich in meinem Leben ereignet, das Wesen der Vorbestimmung, die mein Universum leitet, zu verstehen. Ich prüfe, welcher Bereich von den **Zahnproblemen** betroffen ist und finde eine angemessene Lösung. Liegen die Probleme in der oberen Zahnreihe, denke ich an die Intuition und den Instinkt, während ich bei der unteren Zahnreihe eher an eine Entscheidung aus dem rationalen und logischen Bereich, etwas körperlich Gewolltem denke.

Zähne – Zahnprothese oder künstliches Gebiss

Die **Zahnprothese** gibt mir die Illusion, voller Lebenskraft zu stecken. Da sie richtigen **Zähnen** ähnelt, macht sie den Eindruck, so echt zu sein wie diese. Aber nichts könnte unechter sein! Da ich nach einer deutlichen Antwort suche, gehe ich auch auf den Grund der Dinge. Bin ich fähig, meine Erfahrungen mit Mut und Aufrichtigkeit zu leben, so wie mit echten **Zähnen**? Bin ich entschlossen wirklich das zu sein, was ich bin, mich durchzusetzen, im Leben „herzhaft zuzubeißen“? Wenn mich die **Zahnprothese verletzt** (wenn sie beispielsweise schlecht angepasst ist), rührt diese Verletzung, wenn auch unbewusst, von einem anstrengenden, fordernden Elternteil her, der mein Leben „vergiftet“ (oben der Vater, meine rationale Seite, das Yang, und unten die Mutter, meine emotionale, intuitive Seite, das Yin). So werde ich an meiner Autonomie gehindert. Ich höre auf, mich immer nach den anderen zu richten. Ich akzeptiere ↓♥, ich selbst zu sein, und indem ich mich durchsetze, finde ich Zufriedenheit und Glück.

Zähneknirschen (Bruxismus)

(siehe auch: Autoritäres Wesen, Kieferprobleme)

Die **Zähne** stehen für Entscheidungen und eine gewisse Form der Aggressivität. **Zähneknirschen**, auch **Bruxismus** genannt, ist also eine **unbewusste Wut**, die an die Oberfläche kommt und sich, da sie verdrängt wird, oft nachts äußert. Ich bin innerlich sehr angespannt, halte mich zurück, bestimmte Dinge zu sagen oder zu tun, kann keine klaren Entscheidungen treffen. Das **Zähneknirschen** ist **der körperliche Ausdruck meiner Traurigkeit und meiner unterdrückten Aggressivität** gegenüber einer Situation, die ich unerträglich finde. Wie eine nicht gut geölte Tür bringt das **Zähneknirschen** meine Angst ans Licht, mich den zu treffenden Entscheidungen zu öffnen, und das Geräusch ist eine Art inneres Stöhnen, da ich mich unter dem Einfluss eines **Fluches** fühle, **in den Bann gezogen**. Ich spreche in der Stille, um mich von dem zu befreien, was ich am Tag mit Worten nicht ausdrücken konnte, nämlich all dem Ungesagten und dem, was ich in meinem Inneren versteckt habe. Kinder sind sehr oft von **Zähneknirschen** betroffen: Ich lerne schon sehr früh Machtspiele und unterschiedliche Autoritätsbeziehungen kennen. Wenn ich Angst habe, meine Meinung zu sagen, fühle ich mich gegenüber meinen Eltern, meiner Kinderbetreuung oder den Lehrpersonen „zu klein“, und so **knirsche** ich **mit den Zähnen**. Wie alt auch immer ich bin, der **Bruxismus** zeigt meine sehr große innere Spannung. Ich erlebe eine große Zerrissenheit zwischen meinem Kopf und meinem **Herzen♥**, meinem Verstand und meiner Leidenschaft, wodurch ich passiv werde. – Ich akzeptiere ↓♥, mir diesen Zustand **bewusst** zu machen, ohne ihn zu verdrängen, und ihn so auszudrücken, wie ich ihn derzeit erlebe. Ich akzeptiere ↓♥ meine Empfindsamkeit und die Emotionen, die auftauchen, und mache mir klar, dass mir die Unsicherheit viel mehr innere Anspannung verursacht, als die Tatsache, die erforderlichen Initiativen zu ergreifen. Wenn ich eine Entscheidung treffe, befreie ich mich und fühle mich ausgeglichener.

Zahnfüllung

(siehe unter: Zähne – Zahnkaries)

Zehen

Die **Zehen** stehen für die Einzelheiten der Zukunft. Sie sind Gleichgewichtsträger und durch sie kann ich die Sonne sehen, also die Welt. Empfinde ich im Hinblick darauf Unsicherheit, können **Krämpfe** in den **Zehen** auftreten, und im Fall von Schuldgefühlen kann ich mir die **Zehen anstoßen**, **schneiden** (Verlust an Lebensfreude) oder sie noch schwerer **verletzen** (Zehenbruch). Ein **Bruch** in der Zehe (oder eine **leichte Verstauchung**) zeigt mir, dass ich die Richtung ändern, eine Entscheidung treffen will, aber ich widersetze mich der Veränderung, denn ich bin sehr an ein Ding, eine Person oder eine Situation gebunden. Ich bin es leid, immer die Verantwortung dafür zu haben, dass alles harmonisch abläuft. Ein **Bruch** beweist mein Gefühl, in einer Sackgasse zu sein. Meine kleine Routine sichert mich ab, aber gleichzeitig brauche ich Veränderung! Vielleicht bin ich ein wenig flatterhaft und schwebe in den Wolken wie ein **Künstler**, der in seinen Vorstellungen lebt. Ich kann auch bewusst oder unbewusst wichtige Einzelheiten auslassen wollen. Meine Verletzung wird mich aufwecken, sodass ich wachsamer und aufmerksamer bin. Oder möglicherweise beschäftige ich mich zu sehr mit kleinen Details in der Zukunft, was mich vom Wesentlichen abbringt. Bei Schwierigkeiten, direkt auf das selbst gesteckte Ziel zuzugehen, oder im Gegenteil, wenn ich zu schnell gehen will, sind meine **Zehen** betroffen. Bei zu großer Eile drückt sich das oft dadurch aus, dass ich mir die **Zehen** breche. Tue ich mir gedanklich Gewalt an, so verletze ich mich selbst, nur um mich daran zu erinnern. Bei einem **eingequetschten Zeh** fühle ich mich immer eingezwängter im Hinblick auf die einzuschlagende Richtung. „Der Schraubstock zieht sich zu", ich will flüchten, aber ich weiß in meinem Inneren, dass dies nicht die Lösung ist. Ein **Ballenzeh (Hallux valgus)**, eine Verformung des **großen Zehs**, bedeutet einen sehr tief sitzenden Konflikt, der meine inneren Werte berührt. Der **Ballenzeh** entsteht im Allgemeinen dann, wenn ich eine Beziehung zu einem Partner oder einer Partnerin oder einem Elternteil habe, die ich sehr dominant finde. Da ich Entscheidungen dem anderen überlasse, weiche ich vor meiner Verantwortung in Bezug auf selbst getroffene Entscheidungen aus. Es kann entweder sein, dass die Menschen in meinem Umfeld sich meiner Meinung nach zu stark in meine Angelegenheiten einmischen, die sie nichts angehen, oder ich mache mir selbst Vorwürfe, dass ich mich zu sehr um die Angelegenheiten der anderen kümmere. Der **Ballenzeh** wird wieder verschwinden, wenn ich die Verantwortung für mich selbst übernehme und mein Leben voll auslebe. Da die **Zehen** der Teil meines Körpers sind, der immer ganz vorne ist, können **nach unten gekrümmte Zehen** den Wunsch repräsentieren, sich „am Boden festzukrallen", um nicht voranzukommen. Meine Zehen sind wie Haken und ich neige dazu, auf der Stelle zu treten. Ich hindere mich daran, voll in das Leben „einzutauchen". **Nach oben gekrümmte Zehen** bedeuten dagegen, dass ich mein Leben oberflächlich lebe und mich in abstraktere und weniger irdische Wirklichkeiten flüchte. **Krumme Zehen** sind ein Zeichen für eine große Verwirrung im Hinblick auf die einzuschlagende Richtung und einen Mangel an innerer Freiheit und Klarheit, was zu Fluchtgedanken führt. Ein **Hammerzeh** weist auf Stress und Widerwillen gegen tatkräftiges Handeln hin, oder auch auf Angst vor einem abstrakten und wenig strukturierten Wesen. Die tiefere Bedeutung jedes einzelnen **Zehs** finde ich unter der jedes einzelnen Fingers, wobei der Daumen dem **großen Zeh** entspricht, und so weiter bis zum kleinen Finger, der dem **kleinen Zeh** entspricht. Es genügt, die Bedeutung der Finger, die für die Einzelheiten des *Alltags* stehen, auf die **Zehen** zu übertragen, die für die Einzelheiten der *Zukunft* stehen. Oft ist der **große Zeh** von einem Problem betroffen. Er steht für mein Ego, meine Überzeugungen, meinen ureigenen Bereich. In diesem Fall kann ich mich fragen, ob ich einen Konflikt mit meinen Verpflichtungen erlebe, mit den Gesetzen oder der Autorität, die meine Mutter über mich ausübt, sei diese Mutter nun real – der **große Zeh des rechten Fußes** oder symbolisch – der **große Zeh des linken Fußes**. Ich fühle mich verpflichtet zu gehorchen. Wenn sich der **große Zeh über den zweiten Zeh** legt, habe ich dann das Gefühl, ich sei verantwortlich und müsste die Bedürfnisse eines kleinen Bruders (oder einer kleinen Schwester) erfüllen? Wenn sich der **große Zeh darunter** befindet, kann ich mich unterworfen oder einem großen Bruder unterlegen fühlen (oder einer großen Schwester). Wenn er **gegen die anderen Zehen gekrümmt** ist (**Schiefzehe**), habe ich Schuldgefühle wegen meines Glücks. Ich ziehe mich in mich selbst zurück, ich habe keinen Platz mehr auf dieser Welt. Man bürdet mir so viele Dinge auf, dass ich mich retten will, aber ich weiß nicht, welche Richtung ich einschlagen soll. – Ich akzeptiere

↓♥, offen und flexibel für die Zukunft zu bleiben. Indem ich meiner Wahl und den Richtungen, in die ich einschlage, vertraue, werden meine **Zehen** gut in Form sein und frei von jedem Problem. Ich gehe im Leben mit Überzeugung entschlossen voran!

Zellulitis

(siehe: Cellulite)

Zirbeldrüse oder Corpus pineale oder Epiphyse

Die **Zirbeldrüse** (verbunden mit dem sogenannten koronalen Energiezentrum oder dem Kronen-Chakra) ist der wichtigste Spiegel des *Ich* und enthält die Energien sechs anderer Zentren. Sie ist mit dem ***Ich bin*** und den höchsten Ebenen des **Bewusstseins** verbunden. Die **Zirbeldrüse** steht mit meiner inneren Stimme in Verbindung, meiner spirituellen Suche. Sie nimmt alles auf, was mit den Wahrnehmungen der Erde zu tun hat, und bringt diese in Kontakt mit meinen inneren Erfahrungen. So kann ich eine globale Vision meiner Existenz entwickeln. Wenn sie sich in **Disharmonie** befindet, zeigt sie eine Desintegration des *Ich* an, eine Neigung zum Selbstmitleid und eine Behinderung meiner Selbstverwirklichung. Ich fühle mich angegriffen und in Zwiespalt mit mir selbst. Ich tue mir Gewalt an. Ich verliere so meine Fähigkeit, mich in Erstaunen zu versetzen, und habe Schwierigkeiten, meine Mission auf der Erde zu vollbringen. Ich weiß nicht, auf welchen Strukturen ich mein Leben aufbauen soll, also werde ich mein Lebensumfeld zurückweisen, wenn es nicht das Leben selbst ist! Ich habe Angst vor Irrtum und vor Beurteilung, vor allem bei meiner Berufswahl. Ich habe Schwierigkeiten, in mein Leben die subtilen Informationen zu integrieren, die ich empfange, und meine Beziehung führt mit fortdauernder Zeit zu einem inneren Kampf. Ich lebe die Spiritualität, aber ich bin von meinem Körper und von der Erde abgeschnitten. Ich entwickle sehr viel Angst und dadurch sehe ich alles negativ. Ich setze mir Grenzen und lebe künstlich und unpersönlich. Wenn sie sich in **Harmonie** befindet, bringt diese **Drüse** Ruhe und Ausgeglichenheit, eine Öffnung des Geistes. Ich spüre dann die göttliche Präsenz und meine Energien befinden sich in Harmonie mit *allem*. Ich bin glücklich, auf der Erde zu sein. Das Ego macht dem universellen **Bewusstsein** Platz und der Zwiespalt verschwindet, denn ich befinde mich in diesem Augenblick (weder in der Zukunft, noch in der Vergangenheit) und es fällt mir leicht, mich an alle Situationen anpassen. Da sie die Brücke zwischen den Plänen des **Bewusstseins** und der irdischen Welt darstellt, integriere ich mich über dieses Energiezentrum und bin mir meines Gottesverständnisses bewusst. – Ich akzeptiere ↓♥, in das Leben einzutauchen und die passenden Entscheidungen zu treffen, um mich voll und ganz zu verwirklichen.

Zittern

(siehe auch: Parkinson-Krankheit)

Das **Zittern** betrifft vor allem die oberen Extremitäten des Körpers und hauptsächlich die Hände. Es handelt sich um unkontrollierte Bewegungen, die oft nach großer Wut, nach einem Schreck oder einem körperlichen Schwächeanfall auftreten. Es ist eine Reaktion des Nervensystems. Da ich mich in der Klemme fühle, spannen sich meine **Muskeln** an und beginnen zu zittern. Ich bin wie ein Vulkan, der ausbricht, in mir grollt Verbitterung. Das **Zittern** kann auch auf Grund einer Nachricht oder Information, deren Folgen ich mich zu verstehen weigere, auftreten. Es kommt dann zu einem Konflikt zwischen meinem Bewusstsein und meinem Unterbewusstsein. Die Spannung zwischen diesen beiden Teilen führt zu einem unwillkürlichen **Zittern** eines Körperteils (Arme, Gesicht, Beine, Körperstamm). Vielleicht tritt es infolge einer Frage auf, die ich mir seit Jahren stelle, und auf die ich eine Antwort gefunden habe, an deren Richtigkeit ich aber zweifle oder sie **fürchte**. Ich bin innerlich erschüttert und dies äußert sich durch Zittern. Ich schwanke, ich kann mich in bestimmten Situationen nicht entscheiden, und genauso verhält sich nun auch der Körper. Die Energie, die ich in meinem Unterbewusstsein angesammelt habe, während ich mich nach einer Antwort sehnte, wird plötzlich in Form eines **Zitterns** freigesetzt. Diese werden die **Epidermis** nur dann betreffen, wenn ich eine schwierige Trennungssituation erlebe. – Ich akzeptiere ↓♥, zu lernen meinen Platz einzunehmen, entspanne mich und lebe immer einen Tag nach dem anderen. Ich **singe** das Leben und das Glück!

Zunge

Die **Zunge** ist ein Muskelkörper und dient der Geschmacksempfindung. Sie ist mit dem Verdauungsapparat verbunden. Wenn ich einen Gedanken in Worte fassen will, brauche ich meine **Zunge**. Wenn ich „mir auf die **Zunge** beiße", muss ich mich fragen, ob ich mir wegen des Gesagten Vorwürfe mache, Schuldgefühle habe. Weiß ich, „meine Zunge im Zaum zu halten"? Oder tut es mir weh, die Dinge nicht so zu sagen, wie ich will, meine Gefühle nicht auszudrücken, da ich nicht in der Lage bin, die richtigen Worte zu finden? Wenn ich Ausdrücke verwende wie: „Da habe ich mir **die Zunge verbrannt**" oder „Du hast ein großes Mundwerk", beschreibt dies eine Situation im Zusammenhang mit „Gesagtem" und „Ungesagtem", die Beschwerden an der **Zunge (Prickeln, Gefühl des Brennens)** hervorrufen kann. Was brennt mir auf der Zunge, was ich zurückhalte? Mein Gefühl der Ohnmacht führt dazu, dass ich schweige. Vielleicht behalte ich ein Familiengeheimnis für mich, das bei mir, wenn ich es offenlegen würde, Scham erzeugen würde. Da ich glaube, dass man mir nicht zuhört, werde ich gegenüber anderen völlig gleichgültig. Wenn es Schuldgefühle gegenüber dem gibt, was ich gesagt habe, „**beiße ich mir auf die Zunge**". Die Redewendung „Worte auf die Goldwaage legen" illustriert dies sehr gut. Ein **Zungenschmerz** zeigt mir an, dass es etwas ganz Präzises gibt, was ich nicht sagen will und was auf der **Zungenspitze** liegen bleibt. Ein „**Pickel auf der Zungenspitze**" weist mich darauf hin, wie sehr ich meinen leidenschaftlichen Elan sowohl verbal wie körperlich unterdrücken kann. Es kann sich um eine schmerzhafte Erinnerung handeln, die ich ausdrücken wollte, um mich zu befreien. Wenn meine **Zunge rissig** ist, will ich aufhören „ein guter Junge / ein gutes Mädchen“ zu sein, und der ganzen Welt sagen: „Es reicht! Hört mir zu!“ Ich habe genug davon, mich abgetrennt zu fühlen, in einem Zwiespalt zwischen dem, was ich ausdrücken will, und dem, was ich tatsächlich sage. Wenn ich das Leben mehr auskosten will oder mich vor einem Menschen, einer Sache oder einer Situation ekele, habe ich eine **angeschwollene Zunge**. Eine **dicke Zunge** zeigt mir, wie sehr ich mich bei meinen Worten verhaspele und nicht weiß, wie ich mich ausdrücken soll. Ein **Geschwür auf der Zungenspitze** hingegen weist darauf hin, dass etwas, was ich sagen möchte, mich verbrennt. Ein Rückzug in mich selbst oder Schuldgefühle gegenüber einem Vergnügen, das mir angeboten wird, lassen meine Zunge reagieren, zum Beispiel im Fall einer **Zungenentzündung**. Ich wage es nicht, alle Geschmacksrichtungen des Lebens auszukosten. Ich bestrafe mich ständig und lebe als Sklave. Eine **Pilzinfektion** (eine Zunge, die **von einem weißlichen Belag bedeckt** ist) ist Hinweis auf die Kritik und die Wut, die in meinem Inneren nagen und die ich nicht auszudrücken wage. Ich bin in der Vergangenheit verletzt gewesen und das verfolgt mich; ich ziehe es vor, mit meinem Schmerz allein zu bleiben. – Ich akzeptiere ↓♥, ab sofort alle Freuden auszukosten, die sich mir bieten. Ich lerne es, meine Meinung zu sagen und mir in meiner Andersartigkeit Respekt zu verschaffen und freue mich am Leben!

Zungenkrebs

(siehe: Krebs – Zungenkrebs)

Zystozele

(Blasensenkung) (siehe: Prolaps)

Zwangshandlungen

Eine **Zwangshandlung** ist eine Verhaltensstörung, die durch einen unwiderstehlichen Drang gekennzeichnet ist, bestimmte Handlungen auszuführen, die der Patient nicht ohne Angstzustände unterlassen kann. Eine solche **Zwangshandlung** kann Sexualität, Nahrung, Getränke, Einkäufe, Sauberkeit, usw. betreffen. Die **Zwangshandlung** bezieht sich auf einen Aspekt meiner Persönlichkeit, den ich als negativ beurteile, der mir so missfällt, dass ich ihn nicht wahrnehmen will. Ich verdränge ihn also bis in mein tiefstes Inneres. Solange ich mich diesem Aspekt verweigere und ihn nicht akzeptiere ↓♥, bringt mich mein Leben immer häufiger in Situationen, in denen ich mit diesem Aspekt meiner Persönlichkeit konfrontiert werde. Wenn ich an einer **Zwangshandlung** leide, betrachte ich, was mich stört, und akzeptiere ↓♥, mich dem zu stellen, anstatt davor zu **flüchten**. **Ich akzeptiere ↓♥, ein Mensch zu sein**, mit Stärken, Schwächen, guten Eigenschaften und Fehlern. Ich mache mir bewusst, dass ich **mein schärfster Richter bin**, verzeihe mir und **lerne mich zu lieben**. Wenn ich mich so akzeptiere ↓♥, wie ich bin, kann ich mich harmonisch entfalten und brauche mich nicht mehr in **Zwangshandlungen** abzureagieren.

Zwangsvorstellungen

Zwangsvorstellungen sind eine Erkrankung des Geistes. Bei **Zwangsvorstellungen** ist meine gesamte Aufmerksamkeit und Energie auf eine bestimmte Sache oder einen bestimmten Menschen gerichtet. Die **Zwangsvorstellungen** drängen sich immer wieder in bedrohlicher Weise auf. Allerdings ist mir bewusst, dass diese Ideen irrational sind. Etwas anderes zählt nicht. Wenn ich an **Zwangsvorstellungen** leide, bin ich wahrscheinlich ein Mensch voller Zweifel, dem es sehr schwerfällt, Entscheidungen zu treffen, der im Widerspruch zwischen Liebe und Hass zu sich selbst und anderen steht. Die **Zwangsvorstellungen** können sehr verschiedene Formen annehmen. Es kann sich um eine auf Dinge oder Menschen bezogene Phobie handeln, um immer wiederkehrende Gedanken über „das, was passieren könnte, wenn ...", krankhafte Zweifel, oder ein Drang nach bestimmten Handlungen mit oder ohne schwerwiegende Folgen, möglicherweise sogar Selbstmord, die aber fast nie in die Tat umgesetzt werden. Die meiste Zeit leide ich an einer beklemmenden Angst vor „etwas, was passieren könnte" (aus Nachlässigkeit oder infolge eines persönlichen Fehlers) und was es unbedingt zu vermeiden gilt. Meine Priorität besteht darin, meine **Zwangsvorstellungen** zu nähren, möglicherweise sogar unbewusst. Mein Gedankenapparat ist gelähmt. Ich nähre mich mit dem Gegenstand meiner **Zwangsvorstellungen**. Auf diese Weise fülle ich eine innere Leere und eine große Unsicherheit. Voraussetzung für **Zwangsvorstellungen** ist eine gewisse innere Anspannung, Unruhe. Es wird Zeit für mich, Interessen in meinem Leben zu entwickeln, die mir innerlich mehr Ruhe und Frieden verschaffen. So werde ich das, was das Leben mir bietet, besser genießen können. Wenn ich unter **Zwangsvorstellungen** leide, beurteile und kritisiere ich mich sehr schwer. Bei der Idee, was sich in der Zukunft ereignen könnte, ergreift mich Panik, aber meine Angst ist häufig unbegründet. Diese Angst hindert mich daran, mein Leben voll und ganz zu leben, mich zu entwickeln. Ich zwinge mich, in meiner Komfortzone zu bleiben, und zögere, Projekte zu beginnen, Träume zu haben, denn ich habe mich von vornherein dazu entschieden, dass sich etwas Negatives ereignen wird, was mich daran hindern wird, die Projekte zu konkretisieren. Ich weiß, dass ich an eine Etappe meines Weges gelangt bin, auf der ich Dinge oder Personen loslassen muss, die mir nicht mehr gefallen. Ich sollte alles loslassen, was für mich negativ ist, aber ich hänge mich daran, denn ich habe Angst vor dem Unbekannten. – Ich entscheide mich heute dafür, mein Leben in die Hand zu nehmen. Ich sehe alle schönen Dinge, die mir passiert sind, auf objektive Weise, und ich akzeptiere ↓♥, dass das Leben nur das Beste für mich bereithält. Ich verdiene es und vertraue mir. Indem ich mich von all dem befreie, was in meinem Leben keine Daseinsberechtigung mehr hat, nähere ich mich immer mehr an mein göttliches Wesen an. So verbinde ich mich wieder mit meiner Macht und meiner inneren Sicherheit. Ich muss nicht mehr besessen sein, sondern nur noch auf meine innere Stimme vertrauen, die mich immer zu dem leiten wird, was gut für mich ist.

Zweifel

Der Zweifel steht in direktem Zusammenhang mit dem Geist. Es handelt sich um einen zwanghaften Zustand, der mich daran hindert, einen deutlichen körperlichen Kontakt herzustellen. Der **Zweifel** kann Folge von Fragen sein wie: Habe ich es getan oder nicht? Entweder stelle ich mir sehr praktische Fragen oder auch sehr tiefsinnige, über den Wert des Lebens, der Religion, der Pflicht, der Wahrheit, usw. Ich hinterfrage ständig meine Entscheidungen, frage mich, ob ich im Hinblick auf meine Lebenslagen die richtige Wahl getroffen habe. Der **Zweifel** kann mir das Leben schwer machen und vergällen. – Ich akzeptiere ↓♥ , auf meine innere Stimme zu hören und dem Leben stärker zu vertrauen. Indem ich mein inneres Selbst beruhige, akzeptiere ich ↓♥, frei von geistigen Zwängen zu bleiben, die meine spirituelle Entwicklung behindern. Wenn es sich um meine Beziehungen mit den Menschen in meinem Umfeld handelt, **lerne ich**, anstatt mir das Leben durch **Zweifeln** schwer zu machen, meine Bedürfnisse, meine Eindrücke, meine Intuitionen bei diesen Menschen **zu überprüfen**.

Zwerchfell

Das **Zwerchfell** ist die große muskulöse Scheidewand zwischen dem oberen Teil (Lunge und **Herz♥**) und dem unteren Teil (Leber, Magen, Darm, usw.) meines Wesens. Es ist Symbol für die Atmung, **die Fähigkeit, mich in einer tiefen Atmung völlig gehen zu lassen**. Wenn das **Zwerchfell** zusammengedrückt ist, habe ich das Gefühl, mich mir selbst gegenüber zu verschließen. Ich muss entspannt sein, um das Leben richtig atmen zu können. Das **Zwerchfell** ist wirkungsvoll, wenn ich mich dem Leben hingebe, und nicht, wenn ich alles steuern und kontrollieren will. Wenn Verspannungen auftreten, liegt das daran, dass ich die befreienden Energien, die mir nützlich sind, **zurückhalte**, **verdränge** und **blockiere**. Ich erlebe vielleicht bestimmte Situationen, die mich hindern, meine tiefsten Gefühle und Gedanken frei zu äußern. Vielleicht hindert mich mein Lebensstil daran, wirklich das zu sein, was ich bin, und ich atme nur noch oberflächlich und eingeschränkt. Ich fühle mich steckengeblieben, eingeschlossen. Ein Teil, ein Fragment meiner Persönlichkeit wird „unter Verschluss gehalten". Das **Zwerchfell** steht im Zusammenhang mit der Zeit der ersten Bewegungen des Fötus, in der ich entdecke, dass es außer mir noch etwas anderes gibt. Im Erwachsenenalter ist dieser Bereich dann blockiert, wenn der Austausch zwischen meiner Innenwelt und meiner Außenwelt konfliktgeladen ist und wenn ich beispielsweise viele Dinge oberflächlich, ohne Tiefgang, mache. – Ich akzeptiere ↓♥, dass das Leben mir viel Gutes bringt. Ab jetzt brauche ich mich nicht mehr unnützerweise zurückzuhalten, ich habe Vertrauen und gebe mich dem Leben mehr hin. Das **Zwerchfell** ist ein sehr wichtiger Muskel, der mir, wenn ich tief durchatme, erlaubt, in Kontakt mit meinem Inneren zu treten und Verbindung zu der Energie des Universums aufzunehmen. Ab sofort sehe ich mein Leben mit völlig anderen Augen an. Ich drücke hier und jetzt offen meine Gedanken, meine Gefühle, meine tiefen Emotionen aus. Mein Leben ist voll von **Leidenschaft** und Aufregung!

Zwergwuchs – Riesenwuchs (siehe auch Knochen – Akromegalie)

Zwergwuchs ist eine Anomalie, die durch eine kleinere Körpergröße als der Durchschnitt der Personen derselben Altersstufe, desselben Geschlechts und derselben ethnischen Abstammung gekennzeichnet ist. Er ist mit keinerlei geschlechtlichen oder intellektuellen Mangelerscheinungen verbunden, was den Unterschied zum Infantilismus ausmacht. (**Riesenwuchs** wird genauso definiert, der einzige Unterschied besteht nur in der unnormal großen Körpergröße). Das Wachstum geht schnell und meine Knochen- und Drüsensysteme haben Schwächen und Unzulänglichkeiten. **Zwergwuchs** zeigt mir, dass ich unbewusst so lange wie möglich Kind bleiben möchte. Es ist so, als ob ich auf mich selbst zusammengeschrumpft bleiben würde. Ich misstraue anderen, der Welt im Allgemeinen, und in der Regel leide ich an einem Kleinheitskomplex. Ich will mich hinter den anderen verstecken, so fühle ich mich mehr in Sicherheit. Ich ziehe mich lieber in mich selbst zurück und lebe nach sehr strengen Regeln: So glaube ich, mein Leben durch Struktur beherrschen zu können. Das Wachsen impliziert für mich auch, dass ich erwachsen werde, was für mich eine Gefahr darstellt (zum Beispiel muss ich dann mehr Verantwortung übernehmen, die mir Angst macht). So weigert sich mein Körper, größer zu werden. Möglicherweise hat man mir auch verboten, mich körperlich zu entwickeln, denn dies könnte für mich gefährlich sein (wenn ich zum Beispiel den Inzest mit einem Elternteil fürchte, weil ich zu sehr wachse). – Ich akzeptiere ↓♥ zu wachsen, sowohl physisch wie emotional, im Fluss meiner spirituellen Entwicklung. Jede Etappe meiner Entwicklung bringt unterschiedliche Herausforderungen mit sich und meine Seele besitzt alles Notwendige, um sich diesen Herausforderungen zu stellen. Reife ist mit größerer Weisheit und innerer Kraft verbunden. Mein Wesen kann sich voll entfalten und umso mehr meine innere Freiheit manifestieren. Wenn ich meine falschen Glaubensvorstellungen loslasse, setze ich das um, wozu ich mich in dieser Situation bewusst entschlossen habe. Ich fühle mich geleitet und durch die Quelle geschützt. Jeden Tag gehe ich einen Schritt mehr und gebe mir bedingungslose Liebe. Was den **Riesenwuchs** anbelangt, so zeigt er mir, dass ich Gefangener meines Körpers und meiner Emotionen bin und dass ich aus diesem Gefängnis um jeden Preis aussteigen möchte! Ich ersticke und will mich keiner Autorität beugen müssen. Da ich größer als die anderen bin, bekomme ich einen falschen Eindruck von Macht und Kontrolle über mich und meine Umwelt. Ich fühle mich von den Ereignissen des Lebens generell überholt. Ich will zu schnell in den Kreislauf des Lebens eintreten und respektiere die natürlichen Bewegungen nicht. Ich akzeptiere ↓♥, mein Leben in die Hand zu nehmen. Ich lerne, zu verlangsamen und nichts zu erzwingen, denn ich erkenne meine Gefühle an und lerne, diese zu kanalisieren, damit die Energie in mir positiv ist und mir mehr Freiheit und **Liebe** bringt. Ich richte meine Aufmerksamkeit vor allem auf meine Lebensziele. Ich trage Frieden in der Seele und höre auf zu drängen, um noch schneller voranzugehen als die anderen. Die einzige Autorität ist die meiner Stimme (meines Weges) und dieser weist auf die totale Befreiung aller meiner Grenzen hin. Ich vertraue ihr völlig und entfalte mich jeden Tag immer mehr.

Zwillingsgeburt (siehe: Geburt [Ablauf meiner Geburt])

Zwölffingerdarm (Duodenum) (siehe auch: Darmbeschwerden)

Der **Zwölffingerdarm** ist der anfängliche und kürzeste Teil des Dünndarms. Er folgt auf den „Magenpförtner" und setzt sich über den Leerdarm bis zum Darmbein fort. Der größte Teil der Verdauung und die Absorption finden im Dünndarm statt. Der **Zwölffingerdarm** stellt daher die Synthese zwischen Rezeption und Integration dar. Die Verbindung zwischen Geben und Nehmen ist ausgeglichen. Wenn der **Zwölffingerdarm** nicht gut arbeitet, fühle ich mich mit neuen Ideen konfrontiert. Unbewusst zweifele ich an mir selbst. Ich misstraue meiner Fähigkeit, irgendeine Anpassung gut zu gestalten. Es kann sich hier um emotionale Beziehungen handeln, oder vielleicht auch um meine familiären Verhältnisse, in denen ich mich geärgert habe oder ungerecht behandelt wurde. Es gibt etwas oder jemanden, der mich wütend macht und den ich nicht aushalte. Ein Disput müsste geregelt werden; ich brauche Hilfe. Ich fühle mich zerrissen: Ich habe den Eindruck, mich für die wenigen Freunde, die ich habe, opfern zu müssen, die noch dazu wenig freundlich sind. Ein **Geschwür im Zwölffingerdarm** wird oft durch eine große Unsicherheit oder Misstrauen anderen gegenüber verursacht. Ich mache mir **bewusst**, dass „Duodenum" auch aus dem Wortteil „**Duo-**" (= zwei) besteht. Daher gibt es eine Verbindung zu den zwischenmenschlichen Beziehungen. Ich fühle mich von innen zernagt, etwas brennt in mir. Ich verdaue die Situation nicht, das irritiert mich und ich habe mir in den Kopf gesetzt, alles in meinen persönlichen Beziehungen zu kontrollieren. Fühle ich mich von jemandem oder etwas dominiert? Habe ich Angst, nicht alles zu besitzen, was notwendig ist, um so geliebt zu werden, wie ich bin? Ich mache mir diese Ängste **bewusst** und lasse meine alten Ideen los. – Ich akzeptiere ↓♥, mir meiner Fähigkeit **bewusst** zu werden, meine Energien kreisen zu lassen, ohne mich dem Leben zu widersetzen, und dass zu meinen Kräften auch die des Vertrauens und der Anpassungsfähigkeit gehören. Wenn ich meinen inneren Frieden wiederfinde, wird das Feuer, das in meinem Inneren nagte, verlöschen und meinem **Zwölffingerdarm** wird es sehr viel besser gehen.

Zwölffingerdarm (Duodenum), Geschwür des (siehe: Magenschmerzen)

Zyste(n) (siehe auch: Erkrankungen der Eierstöcke, Tumor[en])

Eine **Zyste** ist eine Aushöhlung in einem Organ oder einem Gewebe. Sie enthält eine flüssige, weiche, manchmal auch feste Substanz, die mit einer eigenen Wand umgeben ist. Eine **Zyste** entsteht, wenn ich wegen eines Projektes, eines Wunsches Bedauern empfinde, den oder das ich nicht realisieren konnte. Ich fühle mich „aufgebläht", ich habe jede Menge Informationen zu einem Projekt „angesammelt", das ich nie zu Ende bringen konnte. So sind diese Informationen in meinem Körper und in meinem Geist stecken geblieben und zu einer Art Kugel geworden, die meine Lebensenergie blockiert. Ich hänge mich an bestimmte Erfahrungen aus der Vergangenheit. Ein Schmerz folgt mir überallhin. Es handelt sich um die Weigerung, zu verzeihen. Die **Zyste** kann auch für die Verfestigung von Einstellungen und Denkmustern stehen, die sich im Laufe der Zeit im Unterbewusstsein angesammelt haben. Sie können mir als Schutzwälle dienen, wobei sie mich in einem fest umschriebenen Rahmen einschließen und mich daran hindern, mich mit bestimmten Menschen oder Situationen auseinanderzusetzen. Das führt ebenfalls dazu, dass ich gebremst werde und nicht weiterkomme, da es mir schwerfällt, mich anderen Meinungen oder Denkweisen zu öffnen. Mein Ego ist möglicherweise tief verletzt und meine Verbitterung verfestigt sich zu einer **Zyste**. Meine Ohnmacht bewirkt, dass ich diesen ganzen Schmerz, Hass und manchmal sogar die Lust in mir ansammle, mich an jemandem zu rächen. Ich suche nach der Anerkennung meines vollen Potenzials, aber das lässt auf sich warten. Ich habe lange das Opfer gespielt, aber jetzt wird mir **bewusst**, dass nur ich selbst mein Leben gestalten kann, wie ich will. Ich möchte meine schöpferische Kraft finden. Ich neige dazu, mich in mich selbst zurückzuziehen, und verdränge alles in mein Inneres, bis ich voll bin und sich eine **Zyste** bildet. Ich flüchte vor einem Konflikt, anstatt mich damit zu konfrontieren. Wenn ich außerdem eine Lebensangst oder Todesgefahr erlebe, wird aus der Zyste ein **Krebs**. – Ich akzeptiere ↓♥, die Energie frei in mir fließen zu lassen, vertraue darauf, meine Projekte voranzubringen, und bitte um die nötigen Lösungen, damit die Dinge in meinem Leben besser laufen. Ich verzeihe mir, ich liebe mich und wende mich der Zukunft zu, daher bin ich im Frieden mit mir selbst. Ich befreie alle meine in der **Zyste eingesperrten** Emotionen. Durch meine negativen Gedanken ziehe ich negative Ereignisse an; also säe ich ab jetzt nur noch schöne Gedanken und schöne Worte, damit ich schließlich das Leben erschaffen kann, das ich mir wünsche. Ich bin Schöpfer meines Lebens und gehe mit Zuversicht voran.

Zystitis (siehe: Harnblasenentzündung)

Anhang A

Die Körperteile und ihre tiefere Bedeutung

Arme	Meine Fähigkeit, Menschen oder Situationen im Leben anzunehmen. Die Arme sind die Verlängerung des Herzens. Sie dienen dazu, Befehle auszuführen. Sie stehen im Zusammenhang mit dem, was ich im Leben tue, beispielsweise meine Arbeit.
Augen	Meine Fähigkeit zu sehen
Bauchspeicheldrüse	Die Freude in mir
Beine	Meine Fähigkeit, im Leben voranzugehen, Veränderungen, neuen Erfahrungen entgegenzugehen
Blut	Die Freude, die mein Leben durchdringt
Brüste	Meine mütterliche Seite
Darm	(Vor allem Dickdarm:) Meine Fähigkeit loszulassen, was nutzlos für mich ist, oder die Ereignisse in meinem Leben kommen und gehen zu lassen
Ellenbogen	Meine Flexibilität bei Richtungsänderungen in meinem Leben
Finger	Die kleinen alltäglichen Einzelheiten
Daumen	Steht im Zusammenhang mit Sorgen oder mit meinem Intellekt oder mit meinem Gehörsinn.
Kleiner Finger	Steht im Zusammenhang mit Ansprüchen oder mit meiner Familie oder mit meinem Geschmackssinn.
Mittelfinger	Steht im Zusammenhang mit Wut oder mit meiner Sexualität oder mit meinem Sehvermögen.
Ringfinger	Steht im Zusammenhang mit Kummer oder mit meiner Partnerschaft oder mit meinem Tastsinn.
Zeigefinger	Steht im Zusammenhang mit Ängsten oder mit meiner Persönlichkeit (meinem Ego) oder meinem Geruchssinn.
Füße	Meine Ausrichtung (auf der Stelle treten). Mein Verständnis meiner selbst und des Lebens (Vergangenheit, Gegenwart, Zukunft).

Fußgelenke	Meine Flexibilität gegenüber neuen Richtungen in der Zukunft
Gebärmutter	Mein Zuhause
Gelenke	Meine Flexibilität, meine Fähigkeit, mich den unterschiedlichen Situationen in meinem Leben anzupassen.
Haare	Meine Kraft
Hals	Meine Flexibilität, meine Fähigkeit, die Situationen im Leben von mehreren Seiten zu betrachten.
Haut	Meine Verbindung zwischen meiner Innenwelt und meiner Außenwelt (Gleichgewicht)
Herz	Meine Liebe
Knie	Meine Flexibilität, mein Stolz, mein Hochmut, meine Starrköpfigkeit
Knochen	Die gesetzlichen Strukturen und Prinzipien der Welt, in der ich lebe
Kopf	Meine Individualität
Kopfhaut	Mein Glaube an meine göttliche Seite
Leber	Der Sitz der Kritik
Lippen	Meine Oberlippe steht im Zusammenhang mit meiner weiblichen Seite[63] und die Unterlippe mit meiner männlichen Seite[64].
Lungen	Mein Bedürfnis nach Platz, nach Unabhängigkeit. Steht im Zusammenhang mit meinem Lebensgefühl.
Magen	Meine Fähigkeit, neue Ideen zu verarbeiten
Nase	Meine Fähigkeit zu riechen oder Empfindungen für Menschen oder Situationen zu haben
Nieren	Der Sitz der Angst
Ohren	Meine Fähigkeit zu hören

[63] **Weibliche Seite:** siehe: Weibliches Prinzip

[64] **Männliche Seite:** siehe: Männliches Prinzip

Rachen	Meine Ausdrucksfähigkeit mit und ohne Worte, meine Kreativität
Rücken	Meine Unterstützung, meine Hilfe
Schultern	Meine Fähigkeit, eine Belastung zu ertragen, Verantwortung zu übernehmen
Zähne	Meine Entscheidungen – oben im Zusammenhang mit meiner weiblichen Seite, unten im Zusammenhang mit meiner männlichen Seite
Zehen	Die Einzelheiten meiner Zukunft

Anhang B

Die wichtigsten Beschwerden und Krankheiten und deren wahrscheinliche Bedeutung in Kurzform

Abszess — Tritt oft im Zusammenhang mit der Schwierigkeit auf, etwas auszudrücken, das mich irritiert oder verstimmt. Diese Schwierigkeit drückt sich dann in Form eines Abszesses aus.

AIDS — Steht oft im Zusammenhang mit einer großen Enttäuschung oder einem starken Schuldgefühl in Verbindung mit Liebe und Sexualität.

Akne — Steht oft im Zusammenhang mit mangelndem Selbstwertgefühl, mit dem Wunsch, andere Menschen auf Distanz zu halten, aus Angst, verletzt zu werden.

Alkoholismus — Steht oft im Zusammenhang mit dem Wunsch, keine materielle oder gefühlsmäßige Verantwortung übernehmen zu müssen, aus Angst, wieder verletzt zu werden.

Allergien — Stehen oft im Zusammenhang mit Wut oder Frustration gegenüber einem Menschen oder einem Ereignis, der oder das in Verbindung zu dem die Allergie auslösenden Produkt steht. Gegen wen oder was bin ich allergisch, wenn eine solche Situation eintritt?

Alzheimer — Eine Krankheit, die oft in Zusammenhang steht mit dem Wunsch, den Tatsachen auszuweichen und keine Verantwortung mehr übernehmen zu müssen.

Amputation — Steht oft in Zusammenhang mit sehr großen Schuldgefühlen.

Angst — Steht oft im Zusammenhang mit dem Gefühl der Einschränkung, der Einengung und dem starken Gefühl, in einer bestimmten Situation zu ersticken.

Arthritis — Steht oft im Zusammenhang mit Kritik an sich selbst oder an anderen.

Autismus — Steht oft im Zusammenhang mit Flucht, da ich Schwierigkeiten habe, mit der Welt um mich herum Kompromisse einzugehen.

Benommenheit	Steht oft im Zusammenhang mit dem Wunsch, sich einem Menschen oder einer Situation gegenüber unempfindlicher zu machen.
Blinddarmentzündung	Steht oft im Zusammenhang mit Wut, weil ich mich wie in einer Sackgasse fühle.
Bluthochdruck	Steht oft im Zusammenhang mit lang anhaltenden Sorgen und Nöten.
Blutungen	Stehen oft im Zusammenhang mit einem Verlust an Freude (Blut = Freude).
Brennen, Fieber	Steht oft im Zusammenhang mit Wut, die in meinem Inneren kocht oder sich gegen einen Menschen oder ein Ereignis richtet.
Burn-out-Syndrom	Steht oft im Zusammenhang mit der Flucht vor einer starken Gemütsbewegung, die bei der Arbeit oder anderen Beschäftigungen auftritt.
Cholesterin	Steht oft im Zusammenhang mit meiner Lebensfreude, die beeinträchtigt ist.
Darmgase	Stehen oft im Zusammenhang mit einer Sache oder einem Menschen, an die oder den ich mich anklammere, die oder der mir aber nicht mehr guttut.
Depressionen	Stehen oft im Zusammenhang mit dem Bestreben, Druck aus meinem Leben zu nehmen: Ich entwickle eine „De-Pression“, also ein Ablassen von Druck.
Diabetes	Steht oft im Zusammenhang mit einer tiefen Traurigkeit infolge eines Vorfalls, bei dem ich mit dem Leben gehadert habe.
Durchfall	Steht oft im Zusammenhang mit dem Bestreben, Lösungen oder Situationen abzulehnen, die sich mir bieten.
Ekzem	Steht oft im Zusammenhang mit der Tatsache, dass der Kontakt zu einem geliebten Wesen abgebrochen ist.
Erstickungsanfälle	Stehen oft im Zusammenhang mit dem Gefühl, unnötig stark kritisiert, an der Gurgel gepackt zu werden, nicht genug Lebensraum zu haben, sondern Schwierigkeiten, das zu leben, was ich leben möchte.
Ess-Sucht (Bulimie)	Steht oft im Zusammenhang mit dem Wunsch, eine innere gefühlsmäßige Leere zu füllen.

Gangrän	Steht oft im Zusammenhang mit Groll oder Hass gegenüber einer Situation, die sich auf einen Aspekt meines Lebens bezieht, der in Verbindung mit dem betroffenen Körperteil steht.
Gelenke	Stehen oft im Zusammenhang mit einem Mangel an Flexibilität gegenüber den Situationen meines Leben.
Gelenksteifigkeit	Steht oft im Zusammenhang mit einem Mangel an Flexibilität, mit Starrköpfigkeit, Widerstand oder Starrheit, vor allem gegenüber einer Autoritätsperson.
Grippe	Steht oft im Zusammenhang mit Wut, denn ich habe dabei eine Abneigung gegen einen Menschen oder eine Sache.
Gürtelrose	Steht oft im Zusammenhang mit einer sehr großen Unsicherheit gegenüber dem Verlust der Liebe eines Menschen oder dem Verlust einer Situation (beispielsweise: Arbeitsplatz), die mir diese Liebe verschafft.
Haut	Hautkrankheiten stehen oft im Zusammenhang mit dem Gefühl, nicht den körperlichen Kontakt (oder eine andere Art des Kontakts) zu haben, den ich brauche, um mir die für mich nötige Liebe zu verschaffen.
Herz	Oft stehen die Krankheiten in Verbindung mit dem Herzen im Zusammenhang mit einem Mangel an Liebe meiner Nächsten oder meiner Umwelt.
Hypoglykämie	Steht oft im Zusammenhang mit Traurigkeit auf Grund des Widerstands, den ich gegenüber den Ereignissen meines Lebens leiste.
Infarkt	Steht oft im Zusammenhang mit der Liebe, bei der ich stärker akzeptieren muss, sie annehmen zu können.
Infektionen	Stehen oft im Zusammenhang mit Frustrationen gegenüber verschiedenen Aspekten meines Lebens.
Inkontinenz	Steht oft im Zusammenhang mit dem Wunsch, alles in meinem Leben zu kontrollieren.
Ischiassyndrom	Steht oft im Zusammenhang mit einer großen Unsicherheit im Hinblick auf meine Grundbedürfnisse: Unterkunft, Nahrung, Geld.
Juckreiz, Hautreizungen	Steht oft im Zusammenhang mit Ungeduld, Unsicherheit oder Ärger über mich selbst.

Krampf	Steht oft im Zusammenhang mit einer Spannung in Bezug auf eine Maßnahme, die getroffen wurde oder getroffen werden muss.
Krebs	Steht oft im Zusammenhang mit einer großen Angst oder einem starken Schuldgefühl, sodass ich (unbewusst) nicht mehr leben möchte.
Lähmung	Steht oft im Zusammenhang mit Flucht, weil mich Angst vor etwas lähmt.
Leukämie	Steht oft im Zusammenhang mit der Tatsache, dass ich nicht mehr kämpfen will, um das zu erhalten, was für mich Liebe bedeutet.
Lungen	Lungenkrankheiten stehen oft im Zusammenhang mit der Tatsache, dass man mir meinen Lebensraum nehmen könnte, die Luft, die ich brauche, um mich frei zu fühlen und leben zu können.
Magersucht (Anorexie)	Steht oft im Zusammenhang mit sehr geringer Selbstachtung und dem unbewussten Wunsch, zu „verschwinden“.
Mononukleose	Steht oft im Zusammenhang mit großer Angst vor einer Situation, in der ich mich womöglich gefühlsmäßig binden müsste.
Müdigkeit	Steht oft im Zusammenhang mit der Tatsache, dass ich meine Energie verschwende und mich leicht von meinen Ängsten, meinen Unsicherheiten, meinen Sorgen beherrschen lasse.
Multiple Sklerose	Steht oft im Zusammenhang mit einer starren Einstellung gegenüber mir selbst, anderen oder Lebenssituationen.
Niedriger Blutdruck	Steht oft im Zusammenhang mit einer Art der Entmutigung.
Ohrgeräusche	Stehen oft im Zusammenhang mit dem Bedürfnis, ständig auf seine inneren Bedürfnisse, seine eigenen Werte zu lauschen.
Rauchen	Steht oft im Zusammenhang mit einer inneren Leere, die ich anfüllen will.
Rheuma	Steht oft im Zusammenhang mit Kritik mir selbst oder anderen gegenüber.
Schiefhals	Steht oft im Zusammenhang mit einem oder mehreren Aspekten einer Situation, die ich nicht sehen will oder vor der ich flüchten will.

Schlaflosigkeit	Steht oft im Zusammenhang mit der Tatsache, dass ich mich an eine Art Schuldgefühl anklammere.
Schmerzen	Sind oft eine Art der Selbstbestrafung auf Grund eines Schuldgefühls. Manchmal können sie auch im Zusammenhang mit einem Bedürfnis nach Aufmerksamkeit, mit Angst oder mit Wut stehen.
Schnarchen	Steht oft im Zusammenhang mit alten Ideen, mit Einstellungen oder materiellen Gütern, an die ich mich klammere, die ich aber besser loslassen würde.
Schwellung (Ödem)	Steht oft im Zusammenhang mit dem Gefühl, eingeschränkt zu sein, oder der Angst vor Einschränkung oder davor, an der Umsetzung meiner Wünschen gehindert zu werden.
Schwindelanfälle, Ohnmacht, Koma	Stehen oft im Zusammenhang mit dem Wunsch, vor einer bestimmten Situation oder einem bestimmten Menschen zu fliehen, wenn ich das Gefühl habe, dass sich etwas zu schnell entwickelt.
Skoliose	Steht oft im Zusammenhang mit dem Gefühl, so viel Verantwortung auf meinen Schultern zu tragen, dass ich ihr ausweichen möchte.
Tic-Erkrankungen	Stehen oft im Zusammenhang mit einer sehr großen inneren Anspannung. Die Tics treten meistens dann auf, wenn ich mich einer Autoritätsperson gegenüber unter Druck fühle.
Tumor, Zyste	Steht oft im Zusammenhang mit einem emotionalen Schock, der sich verfestigt.
Übelkeit	Steht oft im Zusammenhang mit einem Aspekt meines Lebens, den ich loswerden möchte, weil mir davor ekelt.
Übergewicht	Steht oft im Zusammenhang mit der Tatsache, dass Dinge, Ideen, Gemütsbewegungen angesammelt werden, oder mit dem Wunsch sich zu schützen, mit dem Gefühl der Einschränkung oder inneren Leere.
Unfall	Steht oft im Zusammenhang mit Angst oder Schuldgefühlen.
Unwohlsein	Steht oft im Zusammenhang mit dem Bestreben, eine innere Anspannung nach außen hin auszudrücken.

Vergiftung	Ich muss mich fragen: Wer oder was vergiftet mir meine Existenz?
Verstauchung	Steht oft im Zusammenhang mit einer Situation, in der ich Widerstand leiste, weil ich beunruhigt bin, und eigentlich offener und flexibler reagieren müsste.
Verstopfung	Steht oft im Zusammenhang mit dem Bestreben, Menschen oder Ereignisse in meinem Leben festhalten zu wollen.
Zellulitis / Cellulite	Steht oft im Zusammenhang mit Angst vor Verpflichtung und mit meiner Neigung, Gemütsbewegungen aus der Vergangenheit festzuhalten.

Anhang C

Erkrankungen, die auf ...itis enden

Sämtliche Krankheiten, die auf „...**itis**" enden, stehen im Allgemeinen mit Wut oder Frustration im Zusammenhang, da sie auf Entzündungen zurückzuführen sind.

Appendiz**itis**	(Blinddarmentzündung)
Arthr**itis**	(Gelenkentzündung)
Bronch**itis**	(Entzündung der Bronchien)
Burs**itis**	(Schleimbeutelentzündung)
Col**itis**	(Dickdarmentzündung)
Divertikul**itis**	(Entzündung der Wand eines Divertikels)
Epikondyl**itis**	(Entzündung eines Knochenfortsatzes)
Gastroenter**itis**	(Magen-Darm-Entzündung)
Gingiv**itis**	(Zahnfleischentzündung)
Hepat**itis**	(Leberentzündung)
Ile**itis**	(Entzündung des Dünndarms)
Kerat**itis**	(Hornhautentzündung)
Kolp**itis**	(Scheidenentzündung)
Konjunktiv**itis**	(Bindehautentzündung)
Laryng**itis**	(Kehlkopfentzündung)
Mast**itis**	(Brustdrüsenentzündung)
Nephr**itis**	(Nierenentzündung)
Oophor**itis**	(Eierstockentzündung)
Osteomyel**itis**	(Knochenmarkentzündung)
Ot**itis**	(Entzündung des Ohrs)
Pharyng**itis**	(Rachenentzündung)
Phleb**itis**	(Venenentzündung)
Poliomyel**itis**	(Kinderlähmung)
Prostat**itis**	(Entzündung der Prostata)
Salping**itis**	(Eileiterentzündung)
Tendin**itis**	(Sehnenentzündung)
Tonsill**itis**	(Mandelentzündung)
Urethr**itis**	(Entzündung der Harnröhre)
Zyst**itis**	(Blasenentzündung)

Anhang D

Erkrankungen, die auf …ose enden

Die **Krankheiten**, die auf „**…ose**" enden, wie Arthr**ose**, Couper**ose**, Zirrh**ose**, Thromb**ose usw.** sind nicht-entzündliche Krankheiten. Wenn ich an einer dieser Krankheiten leide, lege ich mir in einer Situation selbst Zügel an, denn ich **richte** zu viel Aufmerksamkeit auf meine äußeren wie inneren Grenzen. So **wage** ich nicht zu handeln, denn es nagt eine unterschwellige Angst an mir. Ich reagiere empfindlich auf die Kritik der anderen und diese Passivität macht mich negativ und manchmal deprimiert. Ich akzeptiere ↓♥, mich mit meinen Ängsten zu konfrontieren. ***Ich wage*** es, zu sprechen und eine Handlung auszuführen, die zu größerer Freiheit führt. So kann ich mein Leben erschaffen und meine Träume realisieren!

Akrokerat**ose**	(Oberhautverdickung an Hand- und Fußsohlen)
Arterioskler**ose**	(Degenerative Erkrankung der Muskelfasern)
Arthr**ose**	(Verschleiß der Gelenkknochen)
Candid**ose**	(Weiße Ablagerungen auf Schleimhäuten)
Couper**ose**	(Verletzung der Hautoberfläche)
Discarthr**ose**	(Degeneration der Bandscheibe)
Fibromat**ose**	(Mangelnde Elastizität der Muskeln und des Bindegewebes)
Fibr**ose**	(Vermehrung des Bindegewebes)
Gürtelr**ose**	(Hautausschlag entlang Nervenbahnen)
Halit**ose**	(Mundgeruch)
Hyperthyre**ose**	(Überfunktion der Schilddrüse)
Hypothyre**ose**	(Unterfunktion der Schilddrüse)
Kerat**ose**	(Verhornung der Haut)
Kyph**ose**	(Verbiegung der Wirbelsäule)
Lord**ose**	(Verbiegung der Wirbelsäule)
Mononukle**ose**	(Infektion mit Anstieg der Lymphozyten)
Mukoviszid**ose**	(Zystische Fibrose)
Myk**ose**	(Pilzerkrankung)
Neur**ose**	(Nervenkrankheit)
Osteopor**ose**	(Knochenschwund)
Pedikul**ose**	(Läusebefall der Haut)
Psych**ose**	(Psychische Störung mit Erlebenswandel)
Salmonell**ose**	(Infektionskrankheit durch Salmonellen)
Sarkoid**ose**	(Erkrankung der Haut und Lymphknoten)

Skler**ose**	(Krankhafte Verhärtung eines Organs)
Skoli**ose**	(Verbiegung der Wirbelsäule)
Thromb**ose**	(Arterien und Venenverschluss)
Tuberkul**ose**	(Lungenerkrankung)
Zirrh**ose**	(Harte Schwellung, Tumor)
Mediakalzin**ose**	(Erkrankung von Muskelarterien)

Danksagungen

Mein besonderer Dank gilt **Lucie Bernier** für ihre wertvolle Hilfe als Mitarbeiterin während der gesamten jahrelangen Entstehungszeit dieses Buches. Ihre persönliche Lebenserfahrung, ihre Erfahrung als Psychotherapeutin, ihre Ausbildung in der hier vertretenen Betrachtungsweise der Beschwerden und Krankheiten, ihre Fähigkeit, in Zusammenhängen zu denken, und ihre Intuition haben das Fortschreiten der Arbeit maßgeblich unterstützt. (lucie.bernier@atma.ca)

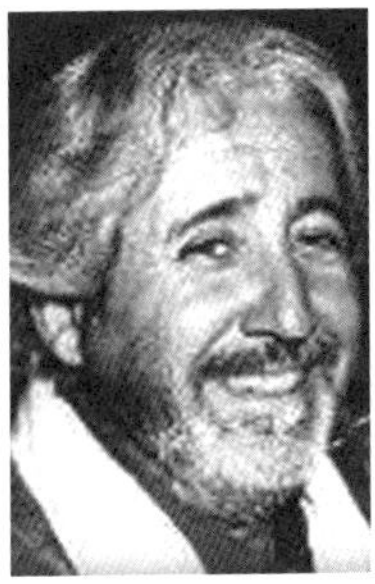

Ein besonderes Dankeschön gilt auch **Claude Sabbah**, der es mir durch seine Forschungsarbeiten, seinen außergewöhnlichen Sachverstand und seinen Unterricht in der gesamten Biologie ermöglicht hat, in meinen Forschungen und Erkenntnissen voranzukommen. Seine Offenheit und seine Liebe zum Menschen sind für mich ein nachahmenswertes Beispiel – ist doch die Liebe die wahre Heilkundige im Rahmen der Arbeit, die wir leisten, um Konflikte zu lösen, die möglicherweise zum Ausbruch einer Krankheit geführt haben. (www.biologie-totale.org)

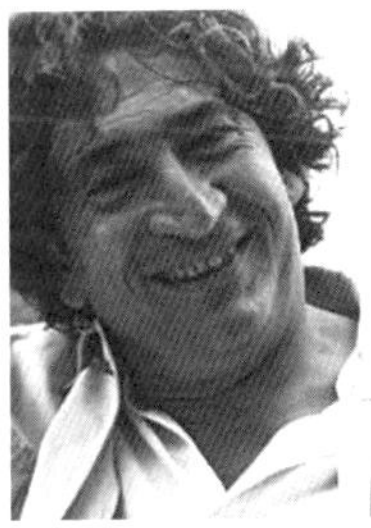

Mein Dank gilt außerdem **Gérard Athias** für seine Zusammenstellung einer Liste von Stichwörtern über Konflikte und die Identifizierung der etymologischen Wurzeln von Krankheitsbezeichnungen. Seine Arbeit stellt eine wertvolle Informationsquelle dar, die uns den Konflikt als Ursache der Krankheit immer noch bewusster macht. Gérard Athias hat uns gestattet, diese Informationen für das vorliegende Nachschlagewerk zu verwenden.

Darüber hinaus möchte ich den folgenden Personen für ihren Beitrag zur Erstellung dieses Buches danken:

Nicole Gagné
Ginette Plante
Denise Quintal
Simon Alarie
Paul-Émile Drouin
Denise Boucher
Pierre Couture
Nicole Cloutier
Jean Dumas

Ginette Caron
Danielle East
Louise Drouin
Laurent Chiasson
Bob Lenghan
Fleurette Couture
Catherine Guin

Meinem Vater: Noé Martel

Literaturverzeichnis

Arnold, Roland: *La symbolique des maladies*, Éditions Dangles, 2000

Balch, James F. & Balch, Phyllis A.: *Prescription for Nutritional Healing*, Avery Publishing Group, 1990

Beerlandt, Christiane: *La clef vers l'autolibération,* Édition Altima

Bourbeau, Lise: *Qui es-tu?*, Éditions Écoute ton Corps, 1988

Caftin, Michèle: *Quand les dents se mettent à parler,* Éditeur Guy Tredaniel, Éditions de la Maisnie, 1994

Charpentier, Gérard: *Les maladies et leurs émotions,* Editions de Mortagne 2000

Colin, Antoine: *Dictionnaire des noms illustres en médecine,* Prodim Édition-Librairie, Brüssel, 1994

de Surany, Marguerite & Jourdan, Jean-Claude: *Les deux inséparables. Crâne – Colonne, union de l'âme et de l'esprit*, Éditions Guy Tredaniel, 1992

de Surany, Marguerite: *Pour une Médecine de l'Ame,* Éditions Guy Tredaniel, 1987

Dictionnaire encyclopédique alpha, Éditions Grammont S.A., Lausanne, 1982

Dransart, Philippe: *La maladie cherche à me guérir*, Éditions Le mercure dauphinois, 2000

Duhaime, Bertrand: *L'humanité Métaphysique,* A.U.M. Les ateliers universels de motivation

Dunne, Layon J.: *Nutrition Almanac*, Mc GrawHill, 1990

Encyclopédie de décodage biologique en corrélation psychocérébro-organique, Holoconcept

Fiammetti, Roger: *Le langage émotionnel du corps*, Éditions Dervy, 2004

Flèche, Christian: *Décodage biologique des maladies*, Le souffle d'or, 2001

Hay, Louise: *D'accord avec mon corps,* Éditions Vivez Soleil, 1988

Hay, Louise: *L'amour sans condition*, Éditions Vivez Soleil, 1992

Hay, Louise: *Transformer votre vie*, Éditions Vivez Soleil, 1990

Larousse médical, Larousse, 2005

Larousse-Bordas. Dictionnaire historique des médecins dans et hors de la médecine, 1999

Le grand dictionnaire collégial de décodage biologique, Rassemblé par Eduard van den Bogaert, Réalisé par l'asbl. Téligaté, Brüssel, 2004

Le nouveau petit Robert, Paul Robert

Müller, Brigitte & Günther, Horst H.: *REIKI, Guéris toi-même,* Le courrier du Livre, 1994

Odoul, Michel & Portrait, Rémy: *Cheveux, parle moi de moi. Le cheveu, fil de l'âme*, Édition Dervy, 1997

Odoul, Michel: *Dis-moi où tu as mal,* Éditions Dervy, 1999

Rainville, Claudia: *Métamédecine, la guérison à votre portée*, Éditions FRJ, 1995

Sabbah, Claude: *La Biologie des êtres vivants décrite sous forme d'histoire naturelle, notes de cours,* Séminaires 1, 2, 3, Holoconcept, 1997

Shapiro, Debbie: *L'intelligence du corps,* Éditions Dangles, 1998

Shapiro, Debbie: *The Body Mind Workbook*, Element Books, 1990

Sharamon, Shalila & Baginski, Bodo J.: *REIKI Guérir, Rééquilibrer grâce à la Force de Vie Universelle*, Guy Trédaniel, 1991

Vereeck, Estelle: *Dictionnaire de langage de vos dents,* Éditions Luigi Castelli, 2004

Stichwortverzeichnis

A

B

C

D

E

F

G

H

I

L

M

N

O

P

R

S

T

U

V

W

Z

Der Autor

Jacques Martel (Jahrgang 1950) stammt aus Montreal, Kanada. 1977 schloss er seine erste Ausbildung als Elektroingenieur an der Universität Laval in Quebec (Kanada) ab. Parallel zu seiner Tätigkeit als Ingenieur und Ausbilder von Ingenieuren spezialisierte er sich in der Zeit von 1978 bis 1988 auf die Vitamintherapie, die auch orthomolekulare Therapie genannt wird und einen ganzheitlichen Ansatz verfolgt. In dieser Zeit wurde er aktives Mitglied einer Bewegung, die sich der Selbsterkenntnis widmete, und zeichnete dort für die PR-Arbeit verantwortlich. Er organisierte Seminare und war als Referent für diese Bewegung tätig.

1987 absolvierte er eine Ausbildung am *Collège des Annonceurs en Radio et Télévision du Quebec* (CART*)*. In den folgenden zwei Jahren nahm er als Moderator an etwa hundert Fernsehsendungen zum Thema Gesundheit und Wohlbefinden teil, die in der Provinz Québec im öffentlichen Fernsehen ausgestrahlt wurden.

1988 begann er seine Ausbildung in Persönlichkeitsentwicklung bei Claudia Rainville. Seit 1990 arbeitet er als Psychotherapeut und leitet Seminare über persönliches Wachstum. 1990 gründete er das Zentrum für Persönlichkeitsentwicklung ATMA, aus dem im Juli 1996 die ATMA Inc. wurde, die er bis heute leitet. (www.atma-inc.com)

1993 erwarb er den Grad eines Reiki-Meisters und von 1994 bis 1998 war er Präsident der *Association Canadienne et Québécoise des Maitres Reiki* (ACQMR*)*.

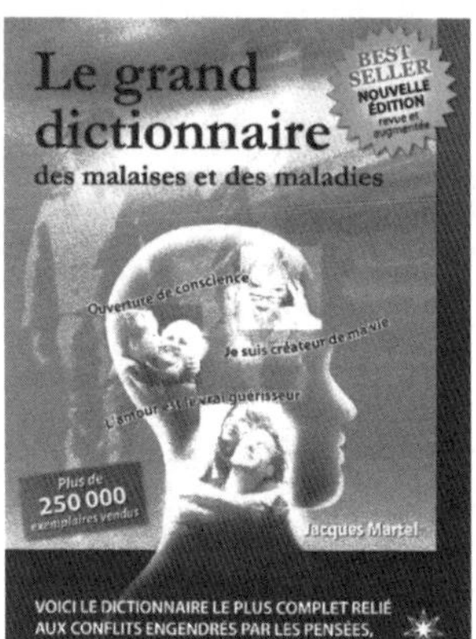

1996 schloss er die Ausbildung in Rebirthing (Technik der bewussten Atmung) am *Institut Héléna Marcoux* ab. Bereits im Januar 1991 hatte er das Projekt mit dem Titel *Le Grand Dictionnaire des Malaises et des Maladies* ins Leben gerufen, an dem er seither arbeitet und aus dem das vorliegende Buch hervorging.

Weitere Informationen (in französischer Sprache) über den Autor sowie über Seminare und Produkte zur Thematik dieses Buches: www.atma.ca

Kontakt (in französischer oder englischer Sprache): info@atma.ca

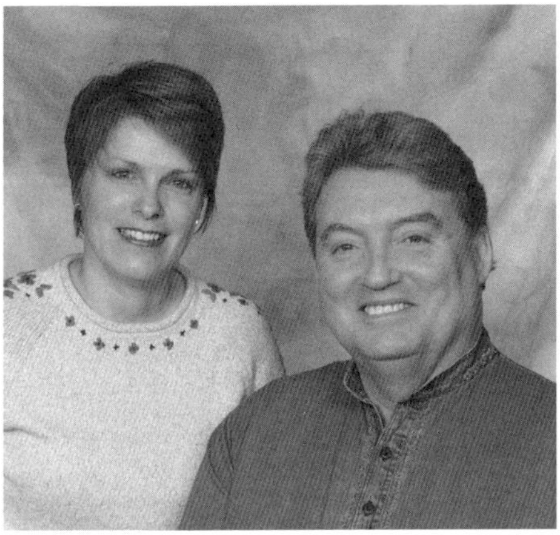

Lucie Bernier und Jacques Martel

Die Mitarbeiterin

Lucie Bernier stammt aus Riviére-Québec. Nach Abschluss ihres Studiums (1988) an der *Université Laval de Québec* war sie zunächst als Stewardess tätig, dann leitete sie die *Cabin Crew* einer kanadischen Luftfahrtlinie.
Parallel dazu begann sie 1989, sich mit dem „Selbst" auseinanderzusetzen, ein Prozess, der sich über siebzehn Jahre erstrecken sollte. 1993 erwarb sie den Grad einer Reiki-Meisterin. (Bei dieser natürlichen Heilungstechnik werden Hände mit neutraler, universeller Energie ohne bestimmte Absicht auf den Körper gelegt.)
In mehr als 2000 Ausbildungsstunden sammelte sie Erfahrung im Bereich persönliches Wachstum, davon nahm sie 1400 Stunden bei Jacques Martel. Sie war außerdem bei Seminaren, die von Jacques Martel geleitet wurden, als Assistentin und Moderatorin tätig, vor allem in Europa.
Von 1995 bis 1998 arbeitete sie an der Erstauflage des vorliegenden Buches mit und später ebenso an der überarbeiteten Ausgabe. (lucie.bernier@atma.ca)

Jacques Martel:

Die Kraft der Worte

Wie die richtige Wortwahl uns befreit, stärkt und heilt

Leseprobe: www.vakverlag.de

Allzu oft gehen wir gedankenlos mit Worten um, dabei ist Sprache so viel mehr als nur ein reiner Austausch von Informationen. Worte haben einen entscheidenden Einfluss auf uns und prägen unser Denken und Fühlen. Wenn wir negativ besetzte Worte aus unserer Sprache verbannen und durch positive Begriffe ersetzen, können wir wieder mehr Wohlbefinden und Freiheit in unser Leben bringen und haben auch eine positivere Wirkung auf andere. Jacques Martel zeigt uns, wie das geht und liefert einfache Techniken und praktische Wortlisten für die Umsetzung.

128 Seiten, Paperback (13 x 20,5 cm)
ISBN 978-3-86731-247-9

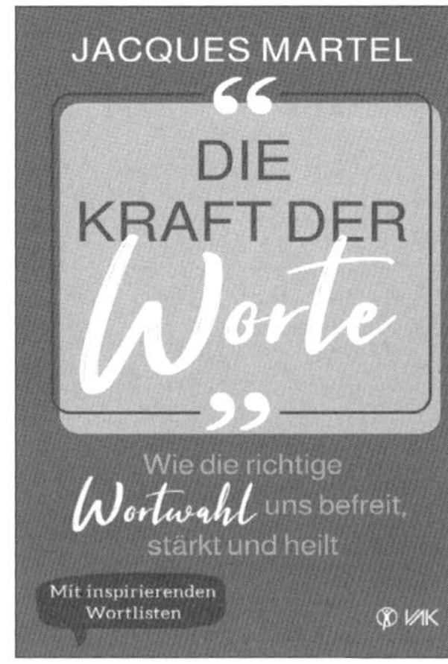

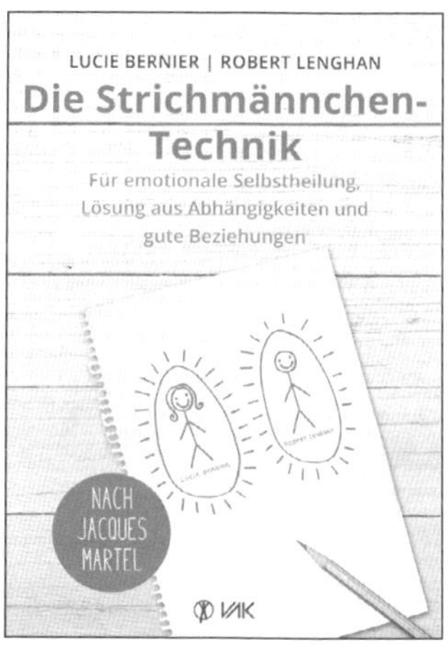

Lucie Bernier, Robert Lenghan:

Die Strichmännchen-Technik

Für emotionale Selbstheilung, Lösung aus Abhängigkeiten und gute Beziehungen

Leseprobe: www.vakverlag.de

Häufig belasten uns bestimmte Situationen oder Beziehungen zu anderen Menschen, wir beharren auf unseren Standpunkten, anstatt uns zu öffnen. Jacques Martels Strichmännchen-Technik ist eine einfache und hochwirksame Selbstcoaching-Methode, die hilft, durch Visualisierung Gegebenheiten zu akzeptieren und loszulassen. Mit einfachen Strichzeichnungen nach einem bestimmten Schema können Sie sich von bewussten oder unbewussten Abhängigkeiten, konkreten Ängsten oder bestimmten Personen lösen oder ungute Erinnerungen und Situationen loslassen.

208 Seiten, durchgehend illustriert, Paperback (15 x 21,5 cm)
ISBN 978-3-86731-202-8

Juliette Peyronnet:

Die Zähne, ein Spiegelbild unserer Seele

Leseprobe: www.vakverlag.de

Unsere Zähne sind viel mehr als bloße Kauwerkzeuge, sie ermöglichen einen tiefen Blick in unser Innerstes – schließlich hängt an jedem Zahn ein ganzer Mensch. Die ganzheitlich arbeitende Zahnärztin Juliette Peyronnet erklärt, auf welchen Ebenen sich Erkrankungen der Zähne manifestieren und in welchen Beziehungen sie zueinander stehen: auf körperlicher, seelischer sowie genetischer Ebene. Mithilfe von 13 Schlüsseln eines Master-Codes können wir die körperlichen und energetischen Zusammenhänge entziffern. Zusätzlich beleuchtet die Autorin die Zähne auch aus der Perspektive von Numerologie, Tarot, Kabbala oder des Quantenuniversums. Ein faszinierender neuer Ansatz, der erstmals Zahnheilkunde und Quantenheilung miteinander verbindet!

296 Seiten, Paperback (15 x 21,5 cm)
ISBN 978-3-86731-259-2

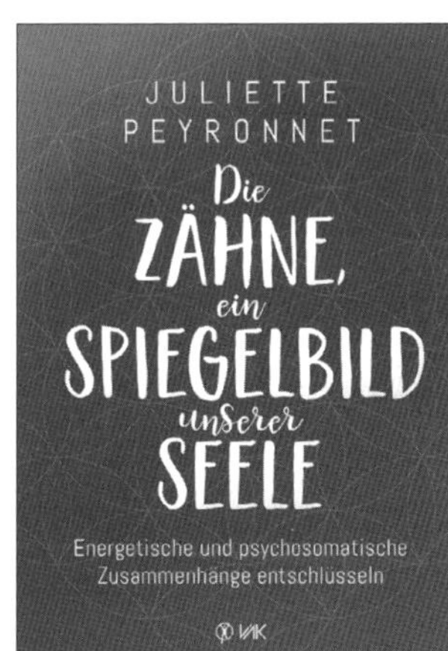

Abonnieren Sie unseren Newsletter (gratis) unter www.vakverlag.de